U0302843

国家中医药管理局中医药传承与创新"百千万"人才工程
岐黄学者项目资助

实用中西医结合老年病学

主审　陈可冀

主编　徐凤芹　刘　玥

科学出版社

北京

内 容 简 介

本书分为上、下两篇，共 18 章 88 节。上篇为总论，分别从中西医老年医学发展史、老年综合评估、老年综合征及干预、老年心理、老年康复等方面介绍了中西医结合老年病学的发展源流及关键技术。下篇为各论，分别介绍了老年各系统疾病的中西医结合诊治方法。本书不但保留了中医老年医学的学术精华和诊疗特色，而且还吸纳近几十年来中西医老年病学发展的优秀成果，比较全面、系统、客观地反映了目前中西医结合老年病学的最新水平，是一部既能体现传统又极富时代特色的实用中西医结合老年医学专著。

本书适用于从事中医、中西医结合老年医学科研、教学、临床研究的医学工作者参考阅读。

图书在版编目（CIP）数据

实用中西医结合老年病学 / 徐凤芹，刘玥主编. —北京：科学出版社，2023.10

ISBN 978-7-03-074121-9

Ⅰ. ①实⋯ Ⅱ. ①徐⋯ ②刘⋯ Ⅲ. ①老年病–中西医结合疗法 Ⅳ. ①R592

中国版本图书馆 CIP 数据核字（2022）第 232720 号

责任编辑：鲍 燕 / 责任校对：刘 芳
责任印制：徐晓晨 / 封面设计：陈 敬

科 学 出 版 社 出版
北京东黄城根北街 16 号
邮政编码：100717
http://www.sciencep.com

河北鑫玉鸿程印刷有限公司 印刷
科学出版社发行 各地新华书店经销

*

2023 年 10 月第 一 版 开本：787×1092 1/16
2023 年 10 月第一次印刷 印张：36 1/4
字数：905 000

定价：228.00 元
（如有印装质量问题，我社负责调换）

编　委　会

序 一

健康长寿是人们的美好愿望。我国古代有过很多传说，如称四川彭山的彭祖寿至 880 岁。西方同样有很多类似的美妙传说，如《圣经》载 Methuselah 活到 969 岁。的确，人生即使活到 100 岁，也不过 3 万多天，真是太短了，所以大家都心存健康长寿的美好期望。

由于当今社会的进步、科学技术的发达、医疗条件的改善，现代人平均寿命已经比古代人延长了不少。譬如唐代诗人杜甫（公元 712~770 年），终年 59 岁，50 来岁就"耳聋肩麻"，慢病缠身，作诗自称"衰病已成翁"，并有"老病有孤舟"之类的感慨。西汉著名辞赋家司马相如（公元前 179~前 118 年），病消渴，多饮多尿，甚为痛苦，被称为"相如病"，医史学家认为"相如病"实为今之糖尿病。可见，慢性病（诸如糖尿病及其并发症等）常是当时人们早夭或短寿的原因。

而今，生物寿命学正在被老年学家和老年医学家广泛关注，从基础科学到社会生活实际，已研究到应如何进一步采取措施，谋求健康的长寿（healthy life-span）生活，也就是世界卫生组织倡导的追求积极的老龄化。健康指标是多方面的，名老中医岳美中曾用十分生动的短句描述了老年人中极易见到的几类慢性疾患："只记远事，不记近事；笑时有泪，哭时无泪；喜欢孙子，不喜欢儿子；喜欢硬食，不喜欢软食；眼昏花，看不清近处；耳朵聋，好打听闲事；遇生人，没观察就问；想尿远，反溺在鞋上。"以上数语包括了认知障碍、心理障碍、口齿病、性格变化、视力减退问题、听力障碍问题、前列腺疾病或膀胱无力症等问题。研究证实，个体寿命虽与人们遗传因素及生活方式密切相关，但也与及时预防和治疗中老年慢性疾病有极其重要的联系。在慢性疾病中，因影响寿命与生存质量，而最应及时治疗的疾病有认知障碍疾病、肿瘤、心脑血管疾病、糖尿病等内分泌代谢疾病、骨关节疾病、前列腺疾病、白内障及失聪等等。临床中绝大多数老年人患有多种慢性病，每天会吃大把的药，因此治疗老年病用药应简约，避免过度医疗。

早在 1981 年西苑医院就成立了老年病研究室，1985 年成立中医研究院老年医学研究所，是全国最早成立的中西医结合老年病临床、科研机构，经过近 40 年的建设，老年病学科各项工作得到了长足发展，成功研制了清宫寿桃丸、清宫长春丹胶囊、强骨胶囊、舒经通络颗粒、治瘫灵、长生降压液等多个老年病防治创新中成药，建立了病证结合诊疗规范和疗效评价方案，制定行业内临床诊疗指南及标准十余项，并向全国推广，在中医老年病防治与研究领域居全国领先地位，2022 年 11 月获批为国家中医药管理局重点研究室建设项目之一"病证结合防治血管衰老重点研究室"。2023 年 2 月，国务院正式印发《中医药振兴发展重大工程实施方案》，"中医药老年健康服务能力建设"作为中医药健康服务高质量发展工程重要内容纳入《中医药振兴发展重大工程实施方案》，这标志着中医药在老年健康领域发挥作用的意义得到了国家层面的认可。

老年医学研究所所长徐凤芹主任医师，是我的学术传承人，三十多年来在中西医结合防治老年病的临床和科研中成就颇多，是国家首批岐黄学者。此番不畏艰难，历经数载，带领团队主编出版《实用中西医结合老年病学》专著，厚古不薄今，温故且知新，中医学和西医学对待老年疾病的防治虽然是在不同的社会背景及文化背景下形成的，在思维方法和诊疗手段上也有很大不同，但保障和提高老年人群健康水平是两者的共同价值取向，这本老年病学专著做到了很好的中西医结合，为老年病防治领域又增添一部力作。

是以为序。

中国科学院资深院士

国医大师

国家中医心血管病临床医学研究中心主任

2023 年 8 月

序 二

人口老龄化和老年疾病是全球面临的重大社会问题，我国老年人口数量多，人口老龄化速度快，老年人患慢病尤其是多病共存的现象不断增加，为老年医学带来了巨大的发展机遇和时代需求。传统医疗模式主要针对疾病本身，以专科治疗为主，常常"只见病，不见人"，缺乏整体系统的分析评估与综合干预，不适合老年慢病共病患者。中医药作为我国独特的医疗卫生资源，特别是中医治未病思想及整体观念和辨证论治在老年病的预防保健、疾病诊疗及康复中有着不可替代的关键优势与作用。

徐凤芹主任医师是国医大师、中国科学院资深院士陈可冀先生的学生，传承陈先生衣钵，从事中西医结合老年医学临床与研究三十余载，一直致力于中西医结合老年医学理论与诊疗技术的守正创新。在繁重的临床工作之余，历时五载编撰完成《实用中西医结合老年病学》一书，围绕中西医结合防治老年病的临床定位和优势环节进行了较为系统地梳理，着力实现中西医结合"主动健康"与"健康老龄化"的目标。

本书融古于今、中西医结合，对中医老年医学的发展历史进行了系统梳理，将中医药传统内涵与现代老年医学的发展趋势有机结合，既包罗了国医大师与名老中医诊治老年病的真知灼见，又涵盖了老年病现代诊疗的循证规范，在重视老年共病、善用非药物疗法的同时，注重老年学和老年医学并重，对老年学及老年医学学科建设的关键问题进行了较为系统的阐述，如：老年多学科团队建设、老年心理、老年康复、老年医学核心技术、老年综合评估等，为老年病学学科建设提供支撑，是一本兼具临床实用价值和理论指导意义的老年病学专著。

党的十九届五中全会明确提出实施积极应对人口老龄化国家战略，近年来国务院办公厅先后印发的《"十四五"中医药发展规划》和《中医药振兴发展重大工程实施方案》中均明确提出要积极应对人口老龄化，发展中医药老年健康服务，发挥中医药在老年人慢性病、重大疑难疾病治疗和疾病康复中的重要作用和优势。相信此书的出版必将积极推动中西医结合老年病的临床及科学研究迈向更高的水平。

中国工程院院士

中国中医科学院院长

2023 年 10 月

前　言

我国是世界上老龄化发展速度最快的国家之一，预计到 2050 年左右，老年人口将达到全国人口的三分之一，人口老龄化将对我国的经济、社会、政治、文化发展产生深远的影响。老年医学是研究人类衰老的规律及机制、关注老年疾病及老年问题、衰弱及失能的预防与干预的新兴临床学科。事实上古代中医学就开始关注老年疾病的防治，最早的专著可追溯到隋代的《彭祖养性经》(已失传)，现存最早的老年医学专著是北宋陈直所著《养老奉亲书》，全书包括饮食调治、形证脉候、医药扶持、性气好嗜、宴处起居、食治老人诸疾方等内容，对后世老年人养生理论影响较大。1981 年，陈可冀院士等老一辈专家们创建中国中医研究院（现中国中医科学院）西苑医院老年病研究室，后续又成立了老年医学研究所，这也是全国最早的中医、中西医结合老年病临床和科研机构，开创了中西医结合老年医学研究的先河。

经过四十余年的建设，中国中医科学院老年医学研究所各项工作得到了长足发展，已建成集医疗、科研、教育、药膳、养生、康复为一体的中西医结合老年医学研究机构。传承精华、守正创新，中国中医科学院西苑医院老年医学团队在传承陈可冀院士防治老年病学术思想的基础上，经过长期的临床诊疗实践，提出了中西医结合防治老年病的"五脏虚损" 理论，并将其与老年综合评估、老年多学科干预以及老年人健康管理相结合，提出了老年医学发展的三大核心技术。

随着老年医学的蓬勃发展，国内先后有多部以"老年医学"为主题的专著面世，然而对于从事中西医结合防治老年疾病的同道来说尚无一套全面、系统的专著可供参考，基于此，笔者组织中国中医科学院西苑医院老年医学团队，在参考大量材料的基础上，倾注了大量的心血，前后组稿、修订到最终成书共耗时近五年余，力争做到厚古不薄今、与时俱进，全面体现中西医结合老年学和老年医学知识体系的全貌。全书分为上下两篇，共十八章八十八节，上篇为总论，包括中西医老年医学发展历史、衰老的机制与中药干预、中西医结合老年综合评估、常见老年综合征及干预、老年心理、老年康复、老年护理及临终关怀与舒缓治疗，下篇为各论，分别介绍了老年各系统疾病的中西医结合诊治方法，需要特别提出的是，除倚重循证医学证据外这一部分还收录了国医大师等老一辈名医名家的诊疗经验以飨读者，力求做到权威性、时效性和实用性相统一，为中西医结合老年病专业的研究生、临床医师及科研人员提供参考。

特别感谢我们的老师、国医大师、中国科学院资深院士，开创我国中医、中西医结合老年医学学科的陈可冀先生应允作为本书主审并作序，感谢中国工程院院士、国家中医药管理局副局长、中国中医科学院院长黄璐琦院士为本书拨冗作序。但由于编者水平有限，书中难免有一些疏漏，期望得到读者指正，以便再版时修订完善。

金秋九月，秋风轻拂，微凉的清晨里，万物恬静而美好，岁月流逝，每个人都注定会慢慢老去，希冀通过我们的努力，让人优雅地老去，才是对生命最好的尊重。

编　者

2023 年 9 月

目　录

上 篇

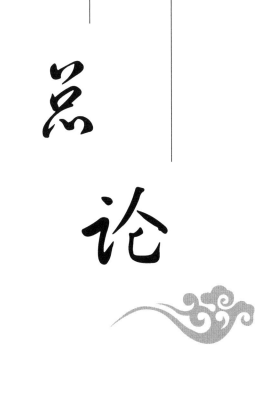

总论

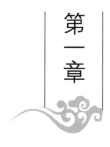

中西医老年医学概述

第一节　中西医结合老年医学的发展历史

联合国经济与社会部人口司网站显示，2019 年全球 65 岁以上人口约 6.17 亿，占总人口数的 8.5%，预计到 2050 年，这一比例将上升到 17%左右，老龄人口数量将达到 16 亿。我国是世界上老龄化发展速度最快的国家之一，第七次全国人口普查结果显示，截止到 2020 年，我国 60 岁及以上人口为 26 402 万人，占 18.70%，65 岁及以上人口为 19 064 万人，占 13.50%。到 2050 年左右，老年人口将达到全国人口的三分之一，人口老龄化将对我国的经济、社会、政治、文化发展产生深远的影响。我国人口老龄化以未富先老和慢病高发为特点，这给老年医学的发展带来巨大挑战，也将中西医结合老年医学带入了空前的机遇期与发展期。

中医学的发展与其所处的时代息息相关，受到不同时代的政治、经济、军事、文化、科学水平以及士农工商等行业的影响。在我国，中医学的发展史与封建制度的确立、发展如影随形，并随之到达巅峰。与之不同的是，作为一门科学与哲学完美结合的产物，中医学并未随着封建制度的没落走向衰亡，在短暂的沉寂后，中医学又在新中国焕发出令人赞叹的蓬勃生机。作为中医学的重要分支，中医老年医学横跨多个领域，其发展遵循着类似的规律。

近代以前的中国老年医学史在曲折发展的过程中，历经了秦汉、唐宋、明清三个重大总结期，并以这三个时期为界大致可以分为三个阶段，即秦汉以往的初具雏形时期，三国至宋的基本形成时期，以及金元明清的臻于成熟时期。近现代随着科学技术的进步，中西医有机结合，老年医学也迎来了发展与振兴。

一、萌芽时期

夏商周及秦汉时期是中国由奴隶制向封建制过渡的历史转型期，生产力的解放与发展，推动了社会的巨大进步，老年医学应运而生，在认识疾病与衰老、药物、养生以及养老奉亲的社会风尚的形成等方面历经了从无到有的过程。特别是秦汉两代，封建帝制的确立和大一统政策的推行，使封建制度正式登上历史舞台，老年医学的发展也随着《内经》和《伤寒杂病论》的问世完成了自身的第一次总结，中医老年医学初具雏形。

殷代的甲骨文和殷周的钟鼎文已有"老""寿"的形象。前者很像一个头发花白、老态龙钟、伸手扶杖的老年人，后者很像手捧食器供养老人或以手搀扶老年人的会意图。这是我国老年人备受尊敬的写照。

甲骨文是我国目前发现的最早的一种古文字，它记载了 20 余种疾病的名称，如疾首、疾目、疾耳、疾自、疾齿、疾腹、疾止、疾子、疾育等。其中疾目、疾耳、疾齿是老年人的常见病、多发病。

《周礼》中记载了四时与疾病关系的有关内容："春时有痟首疾，夏时有痒疥疾，秋时有疟寒疾，冬时有嗽上气疾。"《周礼·天官》已有"以五味、五谷、五药养其病"的论述。

《山海经》根据疾病的特点，具体记述了一些病名，如痹、聋、心悸等病在老年人中常见，这可以说是老年病病名的最早记载。书中载有一类补药，如櫰木、櫾木、狌狌等药物，具有强壮身体、增强记忆力、延年益寿的功效。

《吕氏春秋》认识到天年有限，而不追求虚妄，"圣人察阴阳之宜，辨万物之利，以便生，故精神安乎形，而年寿得长焉。长也者，非短而续之也，毕其数也"；提出知本去害的保摄观，即"故凡养生，莫若知本，知本则疾无由至矣"，"必数之务，在乎去害。何谓去害？大甘、大酸、大苦、大辛、大咸，五者充形则生害矣；大喜、大怒、大忧、大恐、大哀，五者接神则生害矣"，以及"流水不腐，户枢不蠹"的运动养生观，并提倡"适欲""节"以摄生延年。书中还归纳了影响人寿夭的因素，认为"出入车辇""烂肠之食""伐性之斧"是富贵之人损伤身体的三患。

《管子·入国篇》："所谓问疾者……九十以上日一问，八十以上二日一问，七十以上三日一问，众庶五日一问"，反映了老年医学的特点以及尊老敬老的社会风尚。在养生保健方面，管子认为精存则体健，内外安和，是以益寿延年。

孔子在《论语》中呼吁："老者安之"，并述作《孝经》，后有《孟子·梁惠王》："老吾老以及人之老"，以推动养老奉亲的社会风尚；孔子认识到年老之人"血气既衰"，在《论语·季氏》："君子有三戒……及其老也，血气既衰，戒之在得"；饮食宜忌中，《论语·乡党》："食不厌精，脍不厌细。食饐而餲，鱼馁而肉败不食，……"；精神调摄方面，孔子认为"仁者寿"，提出"发愤忘食，乐以忘忧，不知老之将至"，其淡定泰然的养生观与孟子的"善养吾浩然之气"有异曲同工之妙。

老子之说以"道"为本，以"道法自然"立论，成为后世道家学说包括养生调摄的理论渊源，如《道德经》力主"抱朴""无为"，《庄子·天运》亦云："夫至乐者，先应之以人事，顺之以天理，行之以五德，应之以自然，然后调理四时，太和万物，四时迭起，万物循生。"道家的调摄之法众多，《庄子·刻意》提出导引以保生："吹呴呼吸，吐故纳新，熊经鸟申，为寿而已矣"；《庄子·达生》提倡房事、饮食有节："人之所取畏者，衽席之上，饮食之间，而不知为之戒者，过也。"

《内经》作为中医学的奠基之作，在衰老机制和历程、摄生大法和宜忌、老年病的病机和治则等方面作出了有益的探索。《灵枢·卫气失常》："人年五十为老"界定了年老。关于衰老的原因和表现，《素问·阴阳应象大论》中提到"年四十，而阴气自半也，起居衰矣；年五十，体重，耳目不聪明矣；年六十，阴痿，气大衰，九窍不利，下虚上实，涕泣俱出矣"，

《灵枢·天年》中提到"五十岁，肝气始衰，肝叶始薄，胆汁始灭，目始不明。六十岁，心气始衰，苦忧悲，血气懈惰，故好卧。七十岁，脾气虚，皮肤枯。八十岁，肺气衰，魄离，故言善误。九十岁，肾气焦，四脏经脉空虚。百岁，五脏皆虚，神气皆去，形骸独居而终矣"，《素问·至真要大论》则以女子七岁、男子八岁为限进行了论述。

　　《素问·上古天真论》提出"尽终其天年"的观点，使摄生之学不至流于虚妄。《灵枢·天年》中"使道隧以长，基墙高以方，通调营卫，三部三里起，骨高肉满，百岁乃得终"描述了长寿之人的面相特点。《灵枢·天年》中"五脏坚固，血脉和调，肌肉解利，皮肤致密，营卫之行，不失其常，呼吸微徐，气以度行，六腑化谷，津液布扬，各如其常，故能长久"，则论述了长寿之人的体质特点。《素问·上古天真论》又有真人、至人、圣人、贤人等深谙保摄之道的四类人。

　　关于寿夭不同，《素问·五常政大论》："阴精所奉其人寿，阳精所降其人夭。"《内经》的摄生之道取法老庄之学，《素问·上古天真论》提到"法于阴阳，和于术数，食饮有节，起居有常，不妄作劳，故能形与神俱，而尽终其天年，度百岁乃去""外不劳形于事，内无思想之患，以恬愉为务，以自得为功，形体不敝，精神不散，亦可以百数""恬淡虚无，真气从之，精神内守，病安从来。"对于难尽终寿之人，《灵枢·天年》提到"其不能终寿而死者，何如？""其五脏皆不坚，使道不长，空外以张，喘息暴疾，……薄脉少血，其肉不实，数中风寒，血气虚，脉不通，真邪相攻，乱而相引，故中寿而尽也"，其中"血气虚，脉不通，真邪相攻，乱而相引"作为老年病的基本病因病机，后世广为沿袭发挥。此外，《内经》还对老年人的一些常见表现作了解释，如《灵枢·营卫生会》："老者之气血衰，其肌肉枯，气道涩，五脏之气相搏，其营气衰少而卫气内伐，故昼不精，夜不明。"

　　《难经·四十一难》以老年寤而不寐，少壮寐而不寤为例，论述老少寤寐的不同，提出老少体质有荣卫虚实、气血盈亏之异，应区别对待。

　　《神农本草经》提倡药物防治老年病，在其收载的120种上品中，85种药物有"轻身益气，不老延年"之功。

　　《史记·扁鹊仓公列传》记载扁鹊"过雒阳，闻周人爱老人，即为耳目痹医"，证明我国在春秋战国时期已出现专职的老年病医生，并有专门的老年病治疗。

　　汉·张仲景《伤寒杂病论》中记载的少阴病、胸痹病、虚劳病、痰饮、水肿病等脉证并治，常用方剂如桂枝汤、小青龙汤、瓜蒌薤白半夏汤、防己黄芪汤、麻子仁丸、肾气丸、真武汤、苓桂术甘汤、四逆汤等，对于老年病的治疗具有较高的指导意义和实用价值。是书重视调摄防治于既病之先，提出"若人能养慎，不令邪风干忤经络，适中经络，未流传脏腑，即医治之，四肢才觉重滞，即导引、吐纳、针灸、膏摩，勿令九窍闭塞；更能无犯王法、禽兽灾伤，房室勿令竭乏，服食节其冷热苦酸辛甘，不遗形体有衰，病则无由入其腠理"等治未病的方法。

　　汉代敬老奉老蔚然成风，《礼记·礼运》提倡："人不独亲其亲，……使老有所终，……矜寡孤独废疾者皆有所养。"《礼记·王制》云："凡养老，有虞氏以燕礼，夏后氏以飨礼，殷人以食礼，周人修而兼之。五十养于乡，六十养于国，七十养于学，达于诸侯。"《礼记·王制》有"三老""五更"的官职，以知天地人三事和五行更代，由老人担任，是为皇帝问计之师，并特设养老礼以示恭敬。

华佗指出"人体欲得劳动，但不当使极耳"，认为"动摇则谷气得消，血脉流通，病不得生，譬犹户枢，终不朽也"，并亲创五禽之戏："一曰虎，二曰鹿，三曰熊，四曰猿，五曰鸟。亦以除疾，兼利蹄足，以当导引"，提出"体有不快，起作一禽之戏，怡而汗出，因以著粉，身体轻便而欲食"，同时强调练形与练神同时进行，而以练神为重。此外，华佗主张辨证服饵、不可强持。《后汉书·华佗传》记载华佗"年且百岁，而犹有壮容，时人以为仙"，其摄生之道可见一斑。

东汉·魏伯阳《周易参同契》托易象而论炼丹，研究养性延年，强己益身之术，亦值得后世研究借鉴。

王充在《论衡·气寿》："夫禀气渥则其体强，体强则其命长，气薄则其体弱，体弱则命短，命短则多病"，指出禀气渥薄与体质寿夭的关系；并主张节欲以养生，《论衡·命义》："美酒为毒，酒难多饮，蜂液为蜜，蜜难多食……故美味腐腹，好色惑心。"王氏晚年曾作十六篇养性书，惜已失传。

二、形成时期

中医老年医学的形成时期，包括三国、晋、南北朝、隋、唐、五代至宋，历时逾千年，在养性导引、摄生延寿、病因病机、食疗方药等方面均取得重大进展，并有世界第一部老年病专著问世。三国至宋，封建制度得到充分发展，经济、文化、科学居于世界领先水平，老年医学的发展也以《养老奉亲书》等划时代作品的问世完成了自己的第二次总结，老年医学基本形成。

魏晋时期，社会风尚转向务虚，摄生保卫之道偏重修身养性、气功导引以及炼丹求仙等，固有其消极的一面，但仍不乏可参考借鉴之处。

晋代许逊承袭道家养生理论，主张以气功导引防治老年性疾病，在后人托他名所著的《灵剑子》一书中，导引势第八篇即专论导引治病，创脏腑导引十六式，结合脏腑生理机能及不同病理表现，按照季节变化，采用不同导引姿势以治疗疾病，详细记述了每式的做法、功效及主治病证，认为若能持之以恒，便可起到五脏安和、血脉强壮、筋骨柔和、眼目皎然的作用，使诸疾退散，其病得痊。

嵇康重视道德修养，从精神协调方面防治老年病。《嵇中散集》认为修性以保神，安心以全身，爱憎不栖于情，忧喜不留于意，泊然无感，才能使"体气和平"；并认为服食药物"辅养以通"。

《孔子家语》中指出："人有三死而非其命也，己取之也。夫寝处不时，饮食不节，逸劳过度者，疾共杀之"，提倡"若夫智士仁人，将身有节，动静以义，喜怒以时，无害其性，虽得寿焉，不亦宜乎"。《孔子家语·观乡射》中"发彼有的，以祈尔爵。祈，求也。求中所以辞爵酒者，所以养老，所以养病也。求中以辞爵，辞其养也"，认为酒可以通血脉、"行药势"，用以养老养病，与《礼记·射义》中"酒者所以养老"之说不谋而合。

葛洪《抱朴子》主张综合摄生保健，创造性地提出保摄之法应因人制宜，为老年病的防治作出了贡献。然而，葛氏运用金石之品炼丹、成仙之说又值得后人反思和警醒。

南齐·褚澄《褚氏遗书》中"合男女必当其年。男虽十六而精通，必三十而娶；女虽十四而天癸至，必二十而嫁。皆欲阴阳气充实而交合，则交而孕，孕而育，育而为子坚强壮寿"，指出人的强弱寿夭与先天有关，提倡节欲、晚婚优生，推动了优生学的发展。

陶弘景著有《养性延命录》，主张安养精神，并提出了养生的"食诫"，倡导包括调神、养性、服气、保精、导引、按摩等的老年病综合防治之法。

西晋张华的《博物志》、东晋葛洪的《抱朴子内篇》、梁·陶弘景的《名医别录》等都收录有大量的延年益寿药物，为后世相关的药物研究提供了参考。

隋代巢元方的《诸病源候论》是我国最早的论述以内科为主各科病病因和证候的专著。书中对一些老年常见病，如心痛、消渴、中风、虚劳等疾病的病因病机作了详尽的论述，在每一证之后都附有导引法，简便易行，是治疗学上的重要发展。此外，该书对老年病的病因病机提出不少新见解，如"消渴候"认为老年消渴的病因是由于少壮之时服了大量的金石药品，乃至老年下焦产生虚热，加上老年气血津液不足而成此证，同时指出此病晚期可并发痈疽。更重要的是，认识到本病与饮食的关系，"此肥美之所发也"，"此人必数食甘美而多肥"。

唐代医家孙思邈十分重视老年人的调摄及老年疾病的防治与养护。《千金翼方·养老大例》语云："人年老有疾者不疗，斯言失矣，缅寻圣人之意，本位老人设方。"在其著作《备急千金要方》《千金翼方》中列有《食治》《养性》《补益》等专篇论述老年病。《千金翼方》则提出"养老大例""养老食疗"和"退居"，以阐发老人形神衰老、情志变化、起居饮食调护，深中肯綮。在对衰老特点的把握上，孙氏认为"老而衰"，"衰退既至，众病蜂起"，指出"人年五十以上，阳气日衰，损与日至，心力渐退，忘前失后，兴居急惰，计授皆不称心，视听不稳，多退少进……性情变异，食饮无味，寝处不安"。鉴于"万事零落，心无聊赖，健忘嗔怒"等负面情绪在老年病发生发展中的重要作用，孙氏提出"养老之要"在于"耳无妄听，口无妄言，身无妄动，心无妄念，此皆有益老人也"。对于老年病的治疗，孙氏认为"年少则阳气猛孟……至于年迈，气力稍微，非药不救，譬之新宅与故舍，断可知矣"（《千金翼方·养老大例》），强调食疗与药疗相结合，《千金翼方》指出"安身之本必须予食"；又云"食能排邪而安脏腑"，列出食疗药236种，方剂17首。药疗以补法为主，提出：凡人五十以上，应"四时勿阙补药"，并认为老年病用药应求平稳轻清，是因老年精气耗衰，不耐药饵之故。在其《千金翼方》"养老食疗"之后，载补虚除冷、恢复记忆力的方剂大黄芪圆、彭祖延年柏子仁圆等三首；专立"卷十五补益"，列方84首。此外，孙氏秉承道家传统，以养性服饵（服饵：通过长期内服药物，以减断谷食，达到却病延寿的目的，如茯苓酥、小续命汤等。）提出节护精气神"三宝"、淡饮食、不过劳、适运动、重卫生等达到防病延年之目的。

唐·孟诜《食疗本草》是第一部食疗专著，其后在此基础上不断发展补充。如元·忽思慧《饮膳正要》、贾铭《饮食须知》、明·胡文焕《食物本草》、清·王孟英《随息居饮食谱》等都是研究饮食调养和防治老年病的专著。

唐代老年医学知识日益普及，相关资料散见于医著外的其他古籍中，如白居易年近七旬时曾采用"叩齿"法和饮云母粥治疗他的头风、消化不良。

宋·王怀隐《太平圣惠方》秉承《千金方》"食疗不愈，然后命药"的思想，在其九十六至九十七卷，记载有形式多样的食疗方法，软食、硬食、水浆、菜肴、点心俱备，在食疗学科的形成中起到了承前启后的衔接作用。

陈直的《养老奉亲书》，成书于公元1085年，比西方老年病学第一部著作、1724年英国牛津大学内科医生弗罗杰爵士撰写的《老年保健医药》至少早639年，因而《养老奉亲书》也是世界上现存最早的、实用性很强的老年养生与老年病学专著，对后世养生学的发展有深远影响。全书分上、下两部分，上部主要论述老年人的食养、食疗；下部则论述老年病的病机、治法、方药及病后调养。针对老年人的体质与情志特点，陈氏指出：老人"神气浮弱，返同小儿""五脏气弱，脾胃虚薄""肺脏易被火乘""肾水衰而心火盛"，"五脏气衰，精神耗竭，若稍失节宣，即动成危瘵"，故而"危若风烛，百疾易攻""易于动伤，多感外疾""若风伤腠中，便成大患"；老年人常"形气虽衰，心亦自壮""性气不定""止如小儿"，由于事不遂愿，"故多咨煎背执，等闲喜怒"；染病多以脾胃病和时令病最常见，且"高年之人多有宿疾"，应"常宜体候"，避免新感引动宿疾。陈氏提倡综合治疗老年病，首重食疗，认为"善治药者，不如善食治"，食疗方约占232个方的70.1%，用于治疗养护的食物种类多、兼顾口味与药效，并于诸般食物中首推粥剂，占食疗方的25.3%，并指出食疗调摄须顺应四时变化，详述了以脏补脏的思想和经验总结。在老人的饮食宜忌方面，《饮食调治第一》中指出"老人之食，大抵宜其温热熟软，忌其黏硬生冷""尊年之人，不可顿饮，但频频与食""秽恶臭败，不可令食。黏硬毒物，不可令餐……暮夜之食，不可令饱。阴雾晦暝，不可令饥"。这也与陈氏强调"法重脾胃"，认为"其高年之人，真气耗竭，五脏衰弱，全仰饮食以资气血"，所以调养脾胃是"养老人之大要"有着密切的关系。此外，《养老奉亲书》载述的老年病治疗，指出"大体老人药饵，止是扶持之法，只可用温平、顺气、进食、补虚、中和之药治之""若汗之则阳气泄，吐之则胃气逆，泄之则元气脱，立致不虞"。陈氏在老年病的治疗中也十分留意顾护血分，认为"气血盛则筋力强"，反之"精血衰竭"，必然"神气浮弱"，如顾及老人"阴气自半"的特点，于疏风散邪药中加入滋阴养血之品；在老年感寒的治疗中，于祛寒温阳药中配伍活血化瘀之品；在食积治疗时，除消食、破气外佐以破血之药等。摄养之道方面，陈氏提出"常得虚阳气存"，认为老人"两手脉大，饮食倍进，双脸常红，精神强健，此皆虚阳气所助也"，故"常得虚阳气存，自然饮食得进"；提倡综合摄生，认为老年人行往坐卧，"皆须巧立制度"；四时疾病，主要以预防为主，注重调理，如春时"乍寒乍热"，老人"风冷易伤肌体"，故"不可顿减棉衣"，"过暖之时，一重渐减一重，即不致暴伤也。"又因"春气所攻"，宿患易发，又加冬季老人饮热拥炉，致热邪聚积于内，伏热易致泄漏，故凡"水团兼粽黏冷肥僻之物，多伤脾胃，难得消化，大不益老人"，"冷馔、米食等"亦不食为好；具体介绍了四时情志调养方法，如春时宜"放意登眺，用摅滞怀，以畅生气。时寻花木游赏，以快其意"；对于起居环境，陈氏考虑十分周到，指出老年人"栖息之室，必常洁雅。夏则虚敞，冬则温密"，被褥应柔软，枕以低长为宜，坐椅应低矮，使老人容易坐起，左右设有围栏，前置茶几等。《养老奉亲书》的问世，标志着我国老年医学体系的初步形成。

作为北宋药物学集大成之著，《证类本草》不乏明目、轻身、坚齿、聪耳、益智、强志、黑毛发、润泽皮肤、坚筋骨、长肌肉、耐寒暑等养生摄卫的药物记载。

徽宗年间编纂的《圣济总录》全面反映了北宋时期的医学成就，书中收载了许多治疗老年病的名方及验方，特别是对常见的老年病如积年久嗽、胸痹心痛、累年消渴、年久耳聋、远年翳障等病，记载有古医书和一般方书缺如的方药，具有较高的实用和参考价值。书中提出老年人多瘀多虚的特点，将活血化瘀方药应用于实践当中，如治哮喘用莨菪子、老年耳聋用芎归等；对老年人多虚的特点，注意扶助正气，如治老年久咳，每选人参为主药，即使是痰涎壅盛、脘膈不利的支饮，也要在涤痰逐饮之剂中加入人参以护养正气。

宋·许叔微《普济本事方》载有中风、眩晕等老年常见病的诊疗经验，提出老人虽正气本虚，治疗之时仍要辨证施治，"不可畏虚以养病"的重要观点。许氏认为老人虚损多责于脾肾，补益之时亦多从脾肾着手，对于迁延难愈的病证宜缓图徐进，切不可邀功自逞。其后严用和的《济生方》亦尤重补肾，认为"肾气若壮，丹田火经上蒸脾土，脾土温和，中焦自治"，主张治虚以补肾为主，进一步深化衰老机制的探索以及延年益寿方药的研究。

南宋·窦才《扁鹊心书》提出"人之真元，乃一身之主宰"之说，认为"保命之法，艾灸第一"，提出"人于无病时，长灸关元、气海、命门、中脘，虽未得长生，亦可保百余岁矣"。后王执中在《针灸资生经》亦提到"旧传有人年老而颜如童子者，盖每岁以鼠粪灸脐中一壮故也"，并指出久冷伤损脏腑，泻利不止，中风不醒人事等疾，宜灸神阙。

老年医话始见于《苏沈内翰良方》，自述"近年颇留意养生、读书，延问方士多矣，其法百数，择其简易可行者，间或为之，辄有奇验"，是书认为调摄、养精、炼气、服食、居止、游览、吞津、丹药等，对延年益寿都有一定作用。南宋·张杲《医说》中提到"艾能养生"等，亦有养生摄卫的医话篇章。

三、发 展 时 期

宋代以降，群雄环伺，战事连连，强大的少数民族政权在中原逐鹿的同时，也冲击着自给自足的小农经济，为封闭的中原社会注入了新的活力。至明清时期，伴随着中国的封建集权到达顶峰，中医学包括老年医学在理法方药及养生调摄诸方面臻于成熟。

金元时期，中医学迎来学术争鸣的时代，伴随着理论的发展与创新，医家迭出，流派纷起，老年医学亦迅速得到提升，尤具代表性的金元四大家即从不同侧面论述了老年人的摄生延年以及老年疾病的诊治养护，推动了老年医学的进一步发展。

刘完素在《素问玄机原病式》中提出老人多阴虚阳亢，治疗以降心火、滋肾水为主；主张老年人应以预防疾病为先，综合调摄，关键在保养真气，主张以饮食、起居、劳役等为重，佐以药物治疗。《素问病机气宜保命集》中认为老年人"五十岁至七十岁者，和气如秋，精耗血衰，血气凝泣，思虑无穷，形体伤惫，和之违也。百骸疏漏，风邪易乘，和之伤也"，以正气虚衰而外邪易侵的观点为老年病立论。其"养、治、保、延"的摄生思想为后人称道，即少年宜养，防微杜渐；壮年宜治，当减其毒；老年宜保，济其衰弱；耄年宜延，尽其天年。

张从正《儒门事亲》认识到老年病不能简单补虚扶正，认为"邪气加诸身，速攻之可也，速去之可也，揽而留之何也"，提出"养生当论食补，治病当论药攻"，故强调老年之疾，补之则闭门留寇，主以攻邪，施吐、下法治疗老年诸病，参以疾病的不同阶段、虚实缓急，病家的体质各异，确立攻补之法及治疗宜忌。书中列有老年常见病、多发病如便秘、中风、消渴等的治疗验案，以翔实的论据佐证张氏独到的理论。

李东垣将"内伤脾胃,百病由生"的观点贯之于老年人的摄卫保健及疾病治疗,《脾胃论》进而提出"是真气元气败坏促人之寿也"的衰老观点,并认为老年人多脾虚、脾胃湿热,治以"脾胃将理法"。李氏提出若能"积气以成精,积精以全神"则可以长生,倡导节饮食、调居处、适劳逸、少思寡欲、省语等以延年益寿。

朱丹溪《格致余论·养老论》中"人生至六十七十以后,精血俱耗,平居无事,已有热证,何者?头昏,目眵,肌痒,溺数,鼻涕,牙落,涎多,寐少,足弱,耳聩,健忘,眩运,肠燥,面垢,发脱,眼花,久坐兀睡,未风先寒,食则易饥,笑则有泪。但是老境,无不有此",对老来之境的描述广为后世传抄。对衰老的原因,《格致余论》中"男子六十四岁而精绝,女子四十九岁而经断,夫以阴气之成,止供给得三十年视听言动,已先亏矣""人身之阴,难成易亏,六七十后,阴不足以配阳,孤阳几欲飞跃,因天生胃气尚而留连,又藉水谷之阴,故羁縻而定耳",认为老年内虚脾胃,阴亏性急,故治疗重在养阴填精、理脾健中,强调"补肾不如补脾"以重申培补后天的重要,并创制"大补阴丸""三才封髓丹""还少丹""延生护宝丹"等。除认为老年人精血衰少,阴不足以配阳外,是书还提出老年病多有痰饮、痰火壅盛的观点。朱氏一承既往老年医学的观点,亦强调慎疾于先,指出"与其就疗于有疾之后,不若摄养于无疾之先",在其《格致余论·饮食色欲箴序》中,确立房劳伤肾以招虚致损的观点,力主惜精、保精、固精,又提出清淡饮食等宜忌以养生防老。

元·邹铉将《养老奉亲书》续增二、三、四卷而成《寿亲养老新书》,集当时老年病防治学之大成,在老年医学史上起着承前启后的作用。邹氏对老年病证尤推崇食疗,认为"老人之性,皆厌于药而苦于食,以食治疾,胜于用药。况是老人之疾,慎于吐利,尤宜以食以治之。凡老人有患,宜先以食治,食治未愈,然后命药,此养老之大法也"。书中论及老年人生理、病理、心理以及长寿老人的特征等,还从老年保健学的角度,对观颐自养、延寿方药作了许多补充,并强调发挥子女孝亲的积极性。是书问世以来被翻译成多种文字广为流传,成为老年医学研究的重要资料。

元代罗天益的《卫生宝鉴》以《内经》理论为指导,通过临床验案、方药等阐发老年病的辨证论治,强调重视后天,以胃气为本等;罗氏另一著作《罗谦甫治验案》指出老年人"年高气弱",应注重用药宜忌,并载有针药并行治疗疾病的宝贵经验。

邱处机《摄生消息论》,探讨了衰老与四时之气的关系,认为老年人不胜外邪,易感四时不正之气而发病,故在养老调摄及老年病的防治中应注意结合四时变化调养生息。

元·王珪《泰定养生主论》倡导养生应从婚合、孕育、婴幼、童壮、衰老等各个环节着眼,对优生与长寿关系作了进一步阐发。

眼科专著《秘传眼科龙木论》约成书于宋元年间,详述了老年眼科的相关内容,如采用针拨手术治疗老年白内障,从术前准备、操作方法到术后处理、适应证和禁忌证等均有详尽说明,为后世中医眼科的发展提供了宝贵资料。

宋元以降,老年医学的发展更加贴近临床,著书立说趋于专题化、系统化,老年医学理论体系逐步走向成熟。明清时期,老年医学已在理法方药、养生调摄的诸多方面积累了丰富的经验,相关的论述广见于综合性的医著、专著、医案、医话及古籍中,同期的老年病著述多在翔实的论据中独出己见,成就一家之言。

对于老人多虚的观点，明代戴思恭的《证治要诀》，常"老人、虚人"并论，其治疗老年病亦多从"虚"入手。薛己《内科摘要》，首先提出老年人应滋补真阴真阳，主张采用八味之属，以治老年疾病，提倡治病求本，力主治疗老年病从脾胃入手，长于温补的同时不忘顾护气血阴阳。韩懋《韩氏医通》中"老人精枯血闭，唯气是资"，主张滋养气血，提倡调气补气并用，令气行则无疾。

明·龚廷贤《寿世保元》设有《衰老论》以探讨衰老机制，对卒中、消渴、虚损、皮风等老年病先论理，后列方，另附医案以探讨证治之法，并有"老人篇"专门论述老人摄养。龚氏的养生思想主要有：固肾气，保根本；调脾胃，养后天；饮食重在有节，气血贵在流通；重视房室养生等，提倡从饮食、生活、起居、德行等方面综合调摄。此外，是书还将重要的延年益寿的方剂编成口诀，利于传诵。

张景岳认为"阳强则寿，阳衰则夭"，"肾阳衰"为亡身之渐，《类经附翼》进而提出："水亏其源，则阴虚之病叠出；火衰其本，则阳虚之证迭生"，故治疗上主张益水壮火，提倡用药以清灵为先，创制左归饮、右归饮及相应丸药、金水六君煎等传世名方。治病养生中，《景岳全书·传忠录·治形论》创养形说，并认为"精血即形也"——"吾所以有大乐者，为吾有形。使吾无形，吾有何乐？是可见人之所有者唯吾，吾之所赖者惟形耳。……奈人昧养形之道，不以情志伤其府舍之形，则以劳役伤其筋骨之形，内形伤则神气为之消靡，外形伤则肢体为之偏废，甚则肌肉尽削，其形可知。其形既败，其命可知。然则善养生者，可不先养此形以为神明之宅？善治病者，可不先治此形以为复兴之基乎？虽治形之法非止一端，而形以阴言，实惟精血二字足以尽之。所以，欲祛外邪，非从精血不能利而达；欲固中气，非从精血不能蓄而强。"养形即养精血，而养精血之法主要在药饵，其次是纯正可口而宜于胃气的饮食。此外，张景岳提出"人于中年左右当大为修理一番，则再振根基，尚余强半"（《景岳全书》）的思想。他认为人之早衰的产生，乃由于不知摄生，耗损精气，所谓"伤残有因，惟人自作"（《景岳全书》），且"所衰由人，而挽回之道有乃不由人乎"，挽回之道即在重振元气，此说无疑是对养生摄卫的又一发展。

明·武之望《济阳纲目》认为老人之病多虚实夹杂，系统阐发老年病的病机、证候、治则与治法，提出老年病多不离痰饮、痰火壅盛，对老人风痰积滞实证加以论述。

胡慎柔《慎柔五书》重视"后天之本"，提出：沉疴养胃，可望生机；调补后天，以培虚损；顾护生气，慎施戕伐，至今指导着临床实践。

李中梓《医宗必读》提出"水为万物之源，土为万物之母，二藏安和，一身皆治，百疾不生"，以重先后天之本。李氏主张先天分水火论治，后天分饮食、劳倦论治，并倡导节食节肉，培元气，养阴血，制参苓造化糕等以益于老人。书中对老年虚劳、痢疾、咳嗽、中风、淋证、便秘以及反胃、噎嗝等病证的治疗皆不离补肾理脾，特点鲜明。

赵献可《医贯》认为"火乃人身之至宝。何世之养身者，不知保养节欲，而日夜戕贼此火，既病矣，治病者，不知涵养此火，而日用寒凉，以直灭此火，焉望其有生气耶"。故治疗多采用"温补元真之火"和"滋养水中之火"的方法。在益寿延年中亦重视命门之火，提出"火旺则动速，火微则动缓，火熄则寂然不动"（《医贯》）的观点。

汪绮石《理虚元鉴》有关老年肺结核病的论述较西方医学约早了三个世纪。汪氏认为，劳嗽、吐血、咯血是"老年怯证"，故治疗与虚劳相同，且老年"气血易亏，精力不长，病此更难得愈"。在虚证治疗中,《理虚元鉴·治虚三本》指出"治虚有三本,肺、脾、肾是也,肺为五脏之天,脾为百骸之母,肾为性命之根",并列举了老年病防治的诸多措施,一些理论和方法沿用至今。

明·龚信《古今医鉴》记载了中风先兆:"凡人初觉大指次指麻木不仁,或手足少力,或肌肉微掣,此中风之先兆也,"对中风的防治有重要的参考价值。

李梴《医学入门》强调老年病应以预防为主,并遵循《内经》养生之道,在《保养说》中提出:"《素问》曰:'食饮有节,起居有常,不妄作劳,精神内守,病安从来! 故能尽其天年,度百岁乃去',此保养之正宗也。"灸法治疗亦为李氏所重。至《针灸大成》问世,不仅针灸治疗与老年有关疾病的门类齐全,还附有老人风湿、膈气、痰火、便血等医案九则,针灸在益寿延年及老年病防治中已稳占一席之地。

药物方面,明代《本草纲目》是中医药学具有划时代意义的巨著,书中记载有上千条、多达数百种的延年益寿药物,可谓集16世纪前延年益寿药物之大成。自宋代转而服用"草木之药"以来,金石延寿之说渐渐淡化,至嘉靖年间,炼丹之术复燃,李氏力驳金石、红铅延寿成仙之误谬,倡导应用无毒的动植物药,如首乌、五加、人胞、口津唾等,并对人参、何首乌、柏子仁等作了详细的论述。《本草纲目》深入分析了衰老原因和证候,参以禀赋各异,主张以调补脾肾、固益精气、滋阴安神、养心益智等法辨证延缓衰老,其药食并补、食养保健、通补结合、求治于腑等观点为延缓衰老和老年病的防治提供了有益借鉴。

明代老年医学专著,如徐春甫收录孙思邈、陈直、邹铉、朱丹溪、李梴关于老年医学的论述,编著的《老老余编》,分为上下两卷,上卷重点介绍老年人的颐养,下卷重点论述老年病的治疗,创制牢牙乌须方、金樱子煎等。另有刘宇所撰的《安老怀幼书》,洪楩编纂的《食治养老方》等。

明代的养生专著,如高濂的《遵生八笺》,将清修妙论、四时调摄、起居安乐、饮馔服食、延年却病、灵丹秘药等结合在一起,指出它们都是养生必不可少的组成部分。又如冷谦的《修龄要旨》《四时调摄》等都是老年医学的重要著作。

江瓘《名医类案》是我国第一部大型医案类著作,载有老年病医案百余例。卷二有关老年颐养的内容亦是研究老年病的宝贵资料。此外,冯元成《上池杂说》、黄承昊《折肱漫录》、裴一中《裴子言医》都载有老年医话,值得探究。

喻昌《寓意草》:"肾中之气,易出难收",认为"收摄肾气,原为老人之先务","诚使真阳复返其宅,而凝然与真阴相恋,然后清明在躬,百年尝保无患。"在老年病的治疗上,每以收摄肾气为要,其收摄肾气常用三法:一者以涩固脱;再者以重治怯;三者以补理虚,封锁真阳,不使外越。喻氏在《医门法律》中提到老人多燥证,"燥胜则干","有干于外而皮肤皱揭者;有干于内而精血枯涸者;有干于津液而荣卫气衰,肉烁而皮著于骨者",故立清燥救肺之法。

曹庭栋《老老恒言》认为老人"脾胃弱则百病生,脾阴足则万病息",附有粥谱一卷,收录了100余种粥,包括植物药粥、动物药粥、矿石药粥等,以备治疗调养。曹氏主张从饮食、起居、精神、运动诸方面摄养,重视精神因素在老年病发病中的作用,并记载了一套适合老年人的简便易行的防病健身方法,具有较高的实用价值。

叶天士《临证指南医案》认为中年人以"阳明脉衰"为主,六十岁以后以肾虚为主。防治老年病重在调摄，"颐养功夫，寒暄保摄，尤当加意于药饵之先"。在老年病的诊疗中，叶氏提出守病机、重脾肾，顾胃气、忌燥腻、护正气、慎攻下、参气象、审体质等治疗老年病的方法，以及"高年下元衰惫，必得釜底暖蒸，中宫得以流通"，"积著于胃，脘中痹痛，高年宜和不宜攻"，"高年最虑风痱，宜清上宣通，勿进刚燥及腻滞之药"等治则。辨证老年病以肾、脾、胃虚者居多，辨治过程中提倡忌刚用柔，如认为老年中风是"年高水亏，肝阳升逆无制"，"有年下亏，木少水涵，相火内风旋转"，故制"滋阴潜阳，濡养营络"法；推崇调补奇经及治络之法，其中风证之中络的养血络法、胃痛经年的通络止痛法等颇为后世所重；注重培补先后天之本，指出"老年衰惫，无攻病成法，大意血气有情之属，栽培生气而已"，治疗多以调补脾肾为主。《临证指南医案》记载的老年病医案例数多，涵盖的范围广，涉及了中风、肝风、眩晕、虚劳、咳嗽、喘、吐血、淋浊、噎嗝反胃、便秘、胸痹、脱肛、肩臂痛及郁、消渴等老年人常见病种。

尤乘《寿世青编》提出老人"血气已衰，精神减耗"，故老人药饵，止用扶持，只可温平顺气，而将汗、吐、下列为养老之忌，一承《养老奉亲书》的观点，并论述了论服药宜忌，病后调理之法。

在养生调摄中，程国彭《医学心悟》提出保生四要：一曰节饮食，二曰慎风寒，三曰惜精神，四曰戒嗔怒。

徐灵胎《医学源流论》提出衰老与元气有关，且元气"当其受生之时，已有定分焉"。对于老年病的治疗，徐氏主张老人有是病用是药，如他提到年老而阳盛者在临床上并不少见，《慎疾刍言》老人专论中指出"能长年者，必有独盛之处。阳独盛者，当补其阴，阴独盛者，当益其阳，然阴盛者十之一二；阳盛者十之八九"，故治疗中"不独当补阴，并宜清火以保其阴"；又如"治老人之有外感者，总与壮年一例。或实见其有虚弱之处，则用轻淡之品而量为依托；若无病而调养，则当审其阴阳之偏盛而损益使平"，这一学术观点对于反对当时动辄参苓的老年病治疗具有十分重要的意义。

延年益寿的方药在不同时期各有侧重，唐宋以前多以补益心肾为主，兼补五脏；金元至明代，重在补肝肾，如七宝美髯丹、丹溪八仙长寿丹等；明朝以后，转为侧重脾肾双补。清代陈修园独树一帜，尤重补心，在其著作《医学实在易》中提出"主明则下安，以此养心则寿"，推崇十味补心汤，谓之补一脏而五脏交补。

吴鞠通认为"年老全赖阳气生活"，"年老真阳大虚，一刻难生难长"，且"老年阳微浊聚"（《吴鞠通医案》），务必顾护阳气，治疗中亦以温通阳气为主。

王清任首先提出"脑渐空"而衰老的观点，认为"年高无记性者，脑髓渐空""脑气虚，脑缩小"等，以补气生血和活血化瘀开窍等方法予以治疗，第一次明确地将衰老与脑联系起来，为中医衰老机制的研究开拓了思路。此外，王氏强调高年之人气虚致病，如年高口角流涎是气虚不能摄津，而非痰饮；年高大便干燥难解是气虚无力推动下行，而非风火燥；年高小便频数遗尿是气虚不固而非火；其著作《医林改错》更是提出元气一亏，"其气向一侧归并"的学说，倡用补阳还五汤治疗中风，时至今日仍是中风治疗与康复的研究热点。

清代老年医学的医案、医话较多，魏之琇《续名医类案》、俞震《古今医案按》、沈源《奇证汇》等载有颇多老年病案。陆定圃《冷庐医话》、黄凯钧《友渔斋医话》《一览延龄》等皆不乏老年病防治及摄生保健的经验总结。

明清时期，食治养生之学发展迅速：明·高濂《遵生八笺·饮馔服食笺》、钟惺伯《饮馔服食谱》，清·袁枚《随园食单》等，均载食疗方剂甚富。明·胡文焕《食物本草》、宁源《食鉴本草》、鲍山《野菜博录》、孟笨《养生要括》，清·沈李龙《食物本草会纂》、日本香月牛山《卷怀食镜》以及《调息居饮食谱》、陈修园《增补食物秘书》等则论述了食疗药性。明·胡文焕《新刻养生食忌》、范在文《卫生要诀》对于食疗禁忌作了详细阐释。其他如明·符度仁《修真秘录·食宜篇》论调食养气之术，清·沈自南《艺林汇考饮食篇》对多种饮食名称的来源加以考证。

四、近代停滞期

16 世纪中叶，西医开始传入中国，中西医汇通的思想开始萌芽。尤其 1840 年鸦片战争后，西方列强轰开了清朝闭关锁国的大门，古老的中华大地出现"西学东渐"之势。从 1840 年至 1949 年前夕，在这一个世纪的进程中由于清政府的腐败，帝国主义的入侵，使中国沦为半殖民地半封建国家，内战繁乱，人民流离失所，民不聊生，国家生产力处于瘫痪状态，并且由于排斥、限制和消灭中医学的政策，使传统中医发展缓慢，几近停滞，老年病学的发展理所当然地受到了很大的影响。

五、现代繁荣期

中华人民共和国成立后，毛泽东首先肯定和提出："中国医药学是一个伟大的宝库，应当努力发掘，加以提高。"号召西医学习中医，制定了中西医结合方针，开展中西医结合研究，使我国中医运用现代科学技术，走上了有组织、有计划的中西医结合道路。

在此期间，随着科学技术的发展，人民的平均寿命不断延长，特别是我国已经进入老年化社会，党和政府对老年保健工作的重视，极大地推动了老年医学事业的发展。

老年医学学科起源于长期照料和收容院，后发展到聚焦于学科管理、中间照料和老年康复，如今老年医学则更关注健康促进、老年病急症和老年病亚专科诊治。中国的老年医学学科起源于 20 世纪 50 年代，依托于干部保健科。50 年代后期至 60 年代初期，以老年病为主体的老年医学科研工作在全国各地陆续开展。在此期间，中国科学院动物研究所成立的老年学研究室应运而生，并对新疆百岁老人做了调查；北京医院将全院科研工作向老年病防治方向倾斜，成立老年病学研究所。此后，上海、南京、广州、浙江等地区的老年医学工作者也做了许多老年病的临床、实验研究工作。在此基础上，1964 年 11 月第一届老年学与老年医学学术会议在北京召开。1978 年 3 月中国中医研究院西苑医院整理出版了《岳美中老中医治疗老年病经验》，书中总结岳老治疗老年病学术思想以及治疗 14 种老年常见疾病的经验，内容包括六种补法（平、调、清、温、峻、食）的临床应用，此本书籍也成为1949 年以后第一本中医老年病专著。1980 年卫生部成立了老年医学专题委员会。1980 年 6 月中国中医研究院西苑医院成立岳美中学术经验研究室，在著名中医、老年病学专家岳美中教授的指导下，开始了中医老年病学和抗衰老方法的研究，并对我国早期老年病学专著《养老奉亲书》进行校勘评释。1981 年 10 月，第二届全国老年医学学术会议在广西桂林召开，在此次大会上，中华医学会老年医学学会正式成立，大大推动了我国老年医学研究工作。20 世纪 80 年代，随着中西医结合临床人才、研究人员的培养与实践，1981 年中国中西医结合研究会成立，全国中西医结合学术交流网络系统逐步形成，极大促进了中西医结合在国内外的学术交流和学术发展，同年成立了虚证与老年医学专业委员会；1982 年，该会组织的全国首次虚证和老年病防治会议在广州召开。1982 年 5 月，中国中医研究院西苑医院成立老年医学及清宫医案研究室。1985 年，陈可冀院士等老一辈专家们创建中国中医科学院老年医学研究所，这也是全国最早的中西医结合老年病临床和科研研究机构。陈可冀院士认为，老年人常见的慢性病，从中医十纲辨证（八纲辨证加气血、脏腑辨证）相关病机解析，一般均可归结为衰老所致的"阴阳失调、营卫不和、脏腑虚弱、多脏受损"，以致"易虚易实、易寒易热、虚实夹杂"等诸种表现，并将老年病临床治疗的原则总结为"治老年病六法"：一是侧重补虚，治疗过程中应注意培补脏腑，尤其是培补脾、肾。但补虚要注意补阴不过于滋腻，补阳不过于刚燥，峻补气血应避免滞涩不通。二是扶正宜用调补，但立方遣药不可过偏、过猛，补虚应有主有从，补之法不唯见何脏虚便一味补其虚，应时时顾及中州，调理脾胃亦属调补，不惟药疗，食饵、果菜等均有调理补益之效。三是祛邪慎用攻伐，应汗而勿伤、下而勿损、温而勿燥、寒而勿凝、消而勿伐、补而勿滞，攻邪宜"衰其大半而止"。四是攻补兼施，但关键在于补而不偏，攻而不伤，补中有泻，泻中寓补。五是治疗应缓急得当，太急则欲速不达。六是老人用药应慎重，不宜药量过大，应予小量用药，大抵为常人之半或三分之二，逐渐收效。1986 年 4 月，全国第一届老年学学术讨论会在北京召开，同时中国老年学会成立。1987 年 10 月 21 日至 24 日，中华全国中医学会老年医学会成立，首届学术交流大会举行，这是中医老年医学前进中的一个里程碑。关于老年病的学习班、研讨会、学术会议日益增多，越来越多老年病方面的人才辈出。1994 年中华中医学会内科分会又成立了中医药延缓衰老专业委员会、中医养生学会、中国药膳学会、气功协会等。1995 年，老年卫生工作领导小组成立。随着各大老年学会机构的建立，各医院专设老年病科室，1997 年国家中医药管理局命名中国中医研究院西苑医院老年病科为全国中医老年病医疗中心，该科在老年痴呆、老年糖尿病、老年骨质疏松症、中风后遗症等的治疗都在全国保持领先水平，院内制剂包括瘫复康、龙牛降压胶囊等。同时全国各地保障老年健康的研究所、二级分支机构等如雨后春笋纷纷成立，为我国的老年医学发展增加了新内容。

进入 21 世纪，老龄化社会现象在全球日益增多，各国卫生健康组织对老年人的健康、养生保健日益关注，作为衡量一个国家卫生水平的重要标志，老年人的生活质量也得到了重视，在这种大环境下，老年医学发展突飞猛进。

2012 年，国家发布临床重点学科老年医学学科建设，中国老年医学学科正式迈入发展轨道。2015 年 3 月 4 日，国家卫生和计划生育委员会正式批复在北京医院设立国家老年医学中心，开展相关老年疾病疑难危重症的诊断与治疗，示范推广适宜有效的高水平诊疗技术，开展高层次老年医学人才教学培养，培养临床技术骨干和学科带头人，承担全国老年医学临床转化研究，针对老年健康有重大影响的疾病组织开展相关科学研究，及时将国内外临床科研成果转化为临床应用并进行有效推广，构建老年人疾病防治网络，定期发布中国老年人群健康状况报告、老年重大疾病监测及防治报告，以及老年人用药综合评价报告，预测老年人重大疾病发病和死亡、疾病负担、危险因素流行和发展趋势，推动国家老年医学领域的交流与合作。

随着老年医学的蓬勃发展，现代有关老年医学方面的论著相继问世，大量涌现。陈可冀、周文泉主编的《实用中医老年病学》，杨维益、李岩合著的《老年医学》，周文泉、高普主编的《中医老年病临床研究》，田金洲主编《中医老年病学》等，都不同程度地介绍了老年人的生理特点、疾病诊疗、疾病防治、养生保健等。在老年医学教育方面，国内医学院校先后开设有关老年医学的必修课和选修课，老年病学被列为养生康复专业的必修临床学科之一。

随着我国人口老龄化的加剧，医疗卫生服务体系面临着严峻的考验。基于当下我国老年医疗服务模式尚不完善，老龄化问题日益严重，分级诊疗推进困难、健康管理不连续以及连续性一体化照护体系缺乏等问题；因此，如何积极应对人口老龄化，建立符合中国国情的新型高效老年医疗服务体系，积极推进分级诊疗及连续性照护医疗模式的构建与开展，提高老年人的整体健康水平，满足老年人日益增长的医疗卫生服务需求，为老年人提供全面、合理的治疗、照护与保健服务，已成为医疗卫生行业亟待解决的突出问题。

老年患者与其他成人患者相比，其病理生理机制具有一定特殊性，健康问题更为复杂多变。老年人的机体功能随着年龄增长逐渐出现减退，对疾病和意外风险的易感性增高，但发病多不典型或隐匿，且易受心理、经济、社会支持等因素的影响，但专科医师往往更多关注患者躯体疾病本身，容易忽略对老年综合征的识别及外在因素的影响，对老年人的功能状态容易忽视，因此临床上易造成误诊、漏诊影响治疗；此外，老年人慢性病与共病现象尤为突出，使其治疗周期延长、预后不佳、并发症增多、生活质量下降等，老年共病患者常常辗转就诊于多个专科，导致过度检查、多重用药等医源性问题，易出现矛盾性医疗及治疗效果的不确定性等诸多问题。

老年医学的现代化发展肩负着助推"健康老龄化"的重要责任与使命，其中，老年综合评估（comprehensive geriatric assessment，CGA）作为老年医学的特色核心技术，为老年综合征的临床识别和多学科联合管理奠定了基础，将成为助推"健康老龄化"的重要实现路径之一。

老年综合征（geriatric syndrome，GS）是一类老年特有的疾病状态，临床上常见多种疾病或多种因素导致老年人发生同一种临床表现，这种临床表现无确切的发病部位，通常以躯体或认知功能下降、营养状况不良、视觉听觉功能衰退、负性心理情绪问题等作为表现形式，需要通过全面评估和多学科对症治疗以维护或延缓进行性功能衰退。老年综合征对老年人身心健康、生活质量影响极为严重，是导致老年人失能、住院率增加甚至致死致残的主要原因。现代老年医学的重要进展之一就是将老年综合征的筛查、高危人群管理及综合干预融入传统医疗体系，将其作为维护和增进老年健康的重要内容。

《健康中国行动（2019—2030 年）》中提出"重视老年综合征和老年综合评估"；2020 年国家卫生健康委员会发布的《关于开展建设老年友善医疗机构工作的通知》明确提出"二级以上综合性医院要在老年医学科或内科门诊开展老年综合评估服务，对老年患者高风险因素给予早期识别与干预，保障医疗安全"，可见从国家政策层面，肯定老年综合评估的重要性。

老年综合评估是指采用多维度、多学科评估老年人躯体健康、功能状态、认知和精神健康，以及生活社会环境等方面的内容，并根据此制定治疗和随访计划，辅助临床诊断，协调安排医疗照护内容、评估长期照护的需求和最佳场所等，最大限度地提高老年人的生活质量。老年综合评估是现代老年医学的核心技术之一，是筛查老年综合征的有效手段。老年综合评估突破了传统评估方法仅对疾病本身评估的局限，从多维度进行全面评估，提高诊断准确率，及时干预延缓疾病进展。老年慢性病和共病现象突出普遍，老年综合评估可有效解决老年患者多病共存、治疗不连续等难题，老年综合评估强调对老年患者进行全方位多系统诊疗，优化治疗方案，减少医源性并发症，一站式解决患者就诊需求，减少患者的经济负担和不必要医疗损耗，有助于共病管理。与传统医学评估相比，老年医学评估强调最大限度地改善或保留老年患者的功能状态，提高患者的生活质量，虽然衰老不可逆转，复杂的老年疾病尚不能完全治愈，但最大限度维持老年人基本生活自理能力，可有效提高老年人的自我认同感和生活质量，减轻家庭和社会的医疗负担。在临床诊疗中，老年医学评估可应用于各专科领域老年患者风险和治疗效果的评估，指导临床专科决策。

　　老年人常有共病，即同时患有多种慢性疾病及老年综合征，据统计，约 50%的老年人患有 3 种或以上的慢性病，合并营养不良、多重用药、抑郁等老年综合征，甚至还有失能或部分失能，给治疗增加了难度；老年人生理功能的衰退，一方面使得老年人的临床表现不典型，常以乏力、消瘦、周身不适、食欲不振等非特异性主诉来诊；另一方面造成某个症状常常是多种因素导致；这使得老年患者常常难以选择专科就诊，同时对多个专科建议又难以取舍。因此，老年医学多学科整合团队（geriatric interdisciplinary team，GIT）应运而生，成为老年患者的重要诊疗模式。20 世纪 90 年代，美国老年医学学会提出支持多学科合作性照顾模式，理由包括：多学科合作性照顾满足了伴有多重合并症及相互交叉并发症老年人的复杂要求；多学科合作性照顾促进了卫生保健和老年综合征预后的进一步改善；多学科合作性照顾不仅对整个医疗制度有利，而且对老年人的照顾者来说，也有很多好处；多学科间合作的训练和教育可以有效地培训向老年人提供服务的人员。20 世纪 90 年代，美国纽约市约翰·哈特福德基金会首先发起了老年医学多学科团队训练（the geriatric interdisciplinary team training，GITT），通过对老年病医师、医学生、护士和社会工作者等组成的老年病多学科团队进行培训，使其共同应对老年患者可能出现的各种问题，并以患者整体为中心，实施个体化的综合治疗、康复和护理服务，从而最大限度地维持和恢复老年患者的功能状态和生活质量。到目前为止，GIT 工作模式已成为国外治疗老年患者的重要模式。

　　虽然多学科团队工作模式在我国刚刚起步，但发展迅速，目前已经应用于近 20 种疾病的诊疗和照护中。2007 年北京协和医院成立"老年示范病房"，初步建立起老年患者常见综合征的评估制度，并以现代老年医学的理念来指导患者的诊疗，同时还形成了一支多学科协作的现代老年医学工作团队。北京老年医院已将多学科管理模式应用于老年病的诊疗服务中，其提倡的"多学科诊疗""老年综合评估"和"个案管理"的老年病诊治护理理念已在业内达成广泛共识。2016 年，四川大学华西医院老年医学中心通过"老年人急性期快速恢复病房"团队培训，多学科团队包括老年病学医生、老年护理学专家、康复医生及康复师、临床营养师、临床药师以及社会工作者等，建立老年人急性期快速恢复单元病房，促进衰弱老年人的急性期照护，同时进行临床药师干预后，老年患者用药依从性明显提高，促进了患者用药合理与安全。中国中医科学院西苑医院老年医学团队在传承陈可冀院士老年病学术思想的基础上，经过长期的临床诊疗实践，提出了中西医结合防治老年病的"五脏虚损"理论，并将其与老年综合评估、老年多学科干预以及老年人健康管理相结合，根据我国现有国情，制订了中西医结合的老年医学多学科干预模式，团队成员包括中西医结合老年科医师、药师、营养师、针灸科医师、运动康复师、护师等，在现有多学科干预内容的基础上，加入个体化的中药用药方案以及非药物干预手段如针灸、药膳、养生功法、辨证施护等，将中医的预防、诊断、治疗、康复全程融入到多学科干预方案中，其有效性、安全性研究目前正稳步开展。相较于传统老年疾病诊疗模式，改进后的中西医多学科干预方案可能更加符合我国老年人的健康管理要求。

时代在发展，社会在进步，国家已经逐步进入老龄化社会，为了适应这一发展规律，在国家卫生医疗保健政策的扶持下，广泛开展老年保健工作，做好健康教育，提高老年人的自我保健意识，同时结合广大老年医学工作者的努力，我国老年医学事业必将蓬勃发展。

（徐凤芹）

第二节　中国健康老年人标准及其解读

健康是保障老年人独立自主、参与社会的重要基础，是提高老年人健康预期寿命、改善老年人生活质量、实现健康老龄化的基石。中华医学会老年医学分会于 2013 年补充修订标准，强调了健康老年人的重要脏器虽有增龄性改变但功能未见异常，重视了心理和认知功能、日常生活能力及社会参与的评价；增加健康高危因素控制、自我满意评价等内容。《中国健康老年人标准（2013）》指出中国健康老年人的标准为：①重要脏器的增龄性改变未导致功能异常；无重大疾病；相关高危因素控制在与其年龄相适应的达标范围内；具有一定的抗病能力。②认知功能基本正常；能适应环境；处事乐观积极；自我满意或自我评价好。③能恰当处理家庭和社会人际关系；积极参与家庭和社会活动。④日常生活活动正常，生活自理或基本自理。⑤营养状况良好，体重适中，保持良好生活方式。本标准适用于≥60 岁人群，老年人指 60～79 岁人群，高龄老年人指≥80 岁人群。相关高危因素指心脑血管疾病的相关危险因素，主要有高血压、糖尿病、血脂紊乱，相关危险因素控制标准，见表 1-2-1。

表 1-2-1　老年人心脑血管疾病相关危险因素控制目标

危险因素	控制目标
血压	无高血压者：血压正常为＜140/90mmHg，其中高龄老年人≥120/60mmHg； 高血压（除年龄外无其他危险因素和病史）患者降压目标值＜150/90mmHg，其中高龄老年人≥130/60mmHg
血糖	血糖正常者，老年人糖化血红蛋白（HbAlc）在 5.0%～6.5%；无慢性并发症糖尿病患者糖化血红蛋白在 6.0%～7.0%
血脂	血总胆固醇（TC）：3.1～6.2mmol/L，低密度脂蛋白胆固醇（LDL-C）：1.8～3.9mmol/L，高密度脂蛋白胆固醇（HDL-C）＞1.0mmol/L，三酰甘油（TG）：0.8～2.3mmol/L

认知功能的变化在老年人的健康中非常重要，自我满意和自我评价好是国际上较新的老年人健康概念。老年人可在家人协助下使用《简易认知状态评价量表（MMSE）》进行认知功能评估，简易智能量表（MMSE）见表 1-2-2，总分 30 分，初中以上文化水平的老年人≥27分为正常，高龄老年人≥25 分为正常。其中需要注意的是第 8 个问题，患者如非本地人，可改成问他熟悉的城市；第 26～28 个问题，需要连续说出 3 个动作指令，再看患者能否连贯完成。对于偏瘫患者，指令可以是健侧手；第 29 个问题，向患者强调句子要完整。对于患者说出的句子，主谓宾语齐全才能得分；第 30 个问题，患者所画出的图形有正确的空间关系才能得分。每一个空不正确扣 1 分，满分 30 分。评分参考：≤22 分为痴呆，≤15 分为严重痴呆；按文化程度区分：文盲<17 分，小学<20 分，中学以上<24 分为痴呆。总分在 27～30分为正常，<27 分为认知功能障碍。

表 1-2-2　简易认知状态评价量表（MMSE）

项目	序号	评估项目	评估方法		得分
			答对 1 分	答错 0 分	
时间定向	1	今年是哪一年?			
	2	现在是什么季节			
	3	现在是几月份?			
	4	今天是几日?			
	5	今天是星期几?			
地点定向	6	这是哪个国家?			
	7	这是哪个城市?			
	8	这是什么地址?			
	9	这是哪个医院?			
	10	这是几层楼?			
表达	引导语：现在我告诉您三种东西的名称，我说完后请您重复一遍。现在开始：皮球、国旗、树木。现在请您记住这三样东西，等会还要问您。				
	11	复述：皮球			
	12	复述：国旗			
	13	复述：树木			
注意力和计算力	引导语：现在请您做 100 减 7 的连续计算，请您将每减一个 7 的答案告诉我，直到我说"停"为止。				
	14	计算 100-7=?			
	15	再减 7=?			
	16	再减 7=?			
	17	再减 7=?			
	18	再减 7=?			
	备注：如前一项计算错误，但在错误得数基础上再减 7，正确者仍给相应得分。				
回忆力	引导语：现在请您说出我刚才让您记住的三样东西				
	19	回忆：皮球			
	20	回忆：国旗			
	21	回忆：树木			

项目	序号	评估项目	评估方法		得分
			答对 1 分	答错 0 分	
语言能力	22	拿出一支笔，问这是什么			
	23	拿出一块手表，问这是什么			
	24	请您跟我说：四十四只石狮子			
	25	检查者给受试者一张卡片，上面写着"请您闭上您的眼睛"，请您念一念这句话，并按照上面的意思去做			
引导语：给您一张纸，请您按我说的去做。现在开始，用右手拿着这张纸，用两只手把它对折					
	26	用右手拿着这张纸			
	27	用两只手将纸对折			
	28	将纸放在左腿上			
	29	请您写一个完整的句子			
	30	请您照着下面图案把它画下来			

老年人要充分意识到在整个生命过程中，自身体力、精神状态及社会参与的潜力，即使高龄老年人，仍能发挥对家庭、同行、社会及国家的贡献，增加幸福感和归属感。老年人的心理状态可通过老年人抑郁量表简表进行评估，如表 1-2-3 所示。老年抑郁量表（GDS）简表：总分 15 分，<5 分为正常。

表 1-2-3 老年抑郁量表

项目	请为您在过去一周内的感受选择最佳答案	项目	请为您在过去一周内的感受选择最佳答案
你对你的生活基本满意吗？	是/否	你是否更愿意待在家里，而不是出去做一些新鲜的事情？	是/否
你失掉了很多活动或者兴趣了吗？	是/否	你觉得有比较突出的记忆力问题吗？	是/否
你觉得生活空虚吗？	是/否	你认为目前活着很精彩吗？	是/否
你经常觉得无聊吗？	是/否	你认为你目前的生活方式毫无价值吗？	是/否
大部分时间你的精力充沛吗？	是/否	你精力充沛吗？	是/否
你害怕一些不好的事情发生在你身上吗？	是/否		
大部分时间内你觉得快乐吗？	是/否	你是否认为你的处境毫无希望吗？	是/否
你经常觉得无助吗？	是/否	你认为大部分人比你强吗？	是/否

老年人的活动能力评估非常重要，是否能维持基本日常生活，可使用老年人日常生活活动（ADL）量表进行评估，如表 1-2-4 所示，老年人即使患有疾病，只要能维持基本日常生活也可视为健康老年人。日常生活活动（ADL）量表：总分 100 分，达到 100 分为正常，高

龄老年人达到95分为正常。《中国健康老年人标准（2013）》倡导老年人要养成良好的生活方式，不吸烟，慎饮酒，合理膳食，坚持科学锻炼，积极预防疾病。

表1-2-4　老年人日常生活活动（ADL）量表

项目	0分	5分	10分	15分
大便	失禁	偶尔失禁	能控制	
小便	失禁	偶尔失禁	能控制	
修饰	需帮助	独立洗脸刷牙梳头剃须		
用厕	依赖别人	需要部分帮助	自理	
吃饭	完全依赖	需要部分帮助	全面自理	
转移	完全依赖，不能坐	能坐，转移需2人帮助	需1人帮助或指导	自理
活动（步行）	不能动	在轮椅上独立活动，需体力或语言指导	需1人帮助步行	独自步行（可用辅助器）
穿衣	依赖	需部分帮助		
上楼梯	不能	需体力帮助或语言指导		
洗澡	依赖	自理		

（徐凤芹）

第三节　老年病特点

一、中医临床特点

在同一环境条件下，疾病的发生与否，是内外因相互作用的结果。老年患者作为一类特殊人群，组织器官老化、脏腑功能减退，其疾病形式有如下特点。

1. 老衰正虚，积损成疾

人至老年，身体渐虚，气血耗损，精血内亏，阴阳失衡，进而阴损及阳，阳损及阴。最后阴阳两虚。人体衰老是随着年龄的推移不断显现的，精血不断衰耗，脏腑生理功能逐渐虚损，脏腑阴阳气血的逐渐失去平衡，阴阳失调，则病隐袭于内，若有外邪侵袭人体，则发病。

2. 多病相兼，虚实夹杂

老年人随着增龄，脏腑亏损，气血不足，抗病能力下降，多脏受损，一病未愈他病又起，脏与脏之间相互影响，此脏有病罹及彼脏，或多脏同时发病。这是"五脏相通，移皆有次，五脏有病，则各传其所胜"。老年病脏腑之间更容易发生传变。由于多脏受损，多病相兼，病机复杂，病情也就易出现虚实夹杂，老年人脏腑亏损，气血不足，抗病能力低下，因而机体的正气对于致病邪气的斗争难以出现较明显的反应，因此临床可出现一系列虚弱不足的证候。老年人虽以虚症为多，但是由于疾病过程的因果转化关系，可以因虚致实而出现实证，从而导致疾病的正虚邪实、本虚标实、正衰邪实等虚实夹杂的病理变化。人到晚年，常易发生"真气虚而邪气实"的病理改变。

3. 外邪易凑，因加而发

人至老年，正气亏虚，精血衰耗，老年人表现出对外界适应能力不强，对因初夏秋冬时令变化更迭而寒热温凉的调节能力也降低。外邪容易侵犯体内，邪胜于正，老年人就会发病。或在感受邪气之后，老年人的反应较慢，邪留于体内，当时可不发病，之后由于某种因素如饮食不当、起居失调、情志变动等使气血运行不畅，卫外抗病能力减退，病邪乘机与正气相搏而发病。

4. 发病隐袭，传变迅速

衰老是一个逐渐进展的过程，老年人脏腑气血阴阳因衰老而失去平衡，抗病能力减弱，疾病在体内慢慢滋生。有的疾病在不断的发展，缺乏典型的症状和体征，由于老年人的反应迟钝，有的病比较严重往往临床表现较轻，甚至有的没有明显症状，给临床诊疗带来了不少困难。如老年消渴病，不一定出现"三多"症状，相反会食欲不振、厌食，伴随消瘦、乏力、头晕，往往才是诊断消渴病的线索。如老年人真心痛，有的先兆症状不明显，仅表现为焦虑、头晕、乏力，或仅有轻微的胸闷。

5. 病势缠绵，康复缓慢

老年病多脏受损，多病相兼，虚实夹杂，故老年病缠绵难愈，许多疾病一旦罹患，要完全依赖药物治疗，需终身服药，不可中断，以带病延年。如消渴病等，病邪滞留体内，正气日益亏损，病情难以驱除，常反复发作，严重影响健康。老年病病程长，病势缠绵，病情复杂，康复也较缓慢。老年病不仅不易痊愈，脏腑之间相互影响，一脏之病常波及他脏而引起他脏的病变。因此，老年人多病相兼、病势缠绵的发病特点应十分重视。

二、西医临床特点

衰老的增龄性改变是指随着年龄的增长，人体全身各个器官发生一系列形态结构改变与生理功能减退。老年病的临床特点为：多系统老化，起病隐匿；发病方式独特，症状和体征不典型；变化迅速，易发生全身器官衰竭，多病共存，常有共同基础，并发症多，药物不良反应多；心理健康常影响病情。

1. 多数老年人患有慢性非传染性疾病（慢性病）

慢病是指至少持续 1 年以上的疾病或医学情况，需要持续治疗和（或）引起形态学改变、影响日常生活，多数非传染性慢病均与增龄有关（即老年病。）我国老年人常见的慢性疾病有：高血压、冠心病、脑血管疾病、恶性肿瘤、糖尿病、慢性阻塞性肺病、白内障和前列腺增生。

2. 多因素致病

多因素致病是老年病的病因学特点。老年人由于机体老化、免疫功能下降、器官和组织功能减退，任何一种因素都可能引起老年人发病，多数情况下并不能明确病因，有时甚至难以分清是自然衰老还是独立的疾病。随着现代医学模式的转变，人们逐渐认识到人的健康并非仅仅是指躯体健康而言，而是躯体功能、精神心理、社会行为和环境因素的结合。除不良的生物医学因素可导致疾病外，不好的精神心理素质、不端的社会行为、不适的社会和自然环境都可以导致疾病。老年人由于自身体质下降、精神心理调节能力降低、社会适应能力减退和不能及时适应比较剧烈的环境变化，任何一种不佳的因素都可导致老年人发生疾病。

3. 多数症状和体征不典型

多数老年人发病症状和体征不典型，这是老年病临床表现的特点。其主要原因为：①老年人对疼痛的敏感性和反应性降低。由于老年人机体形态改变和功能衰退，反应性减弱，对于疼痛和疾病的反应不敏感，故病症容易被忽略。②老年人罹患多种疾病，很多老年人同时患有多种疾病，临床表现往往不典型，一种疾病的症状可能被另一种疾病所掩盖。③老年人发病多出现精神神经症状：很多老年人发病的首发症状是精神神经症状而非相应器官系统症状和体征，如老年人心脏病发作时首发症状是晕厥和嗜睡。④老年人起病隐匿，发展缓慢。老年病为慢性退行性疾病，生理变化与病理变化难以区分，疾病的早期变化缓慢，在很长一段时间内可无症状，疾病发展到一定阶段，器官处于衰竭的边缘，一旦发生应激反应，病情可在短时间内迅速恶化。

4. 多病共存

老年人一体多病较为常见。由于老年人机体功能衰退、脏器功能降低、免疫力低下、代谢平衡被破坏，认识功能下降和肢体活动障碍等病理生理特点，一体多病非常普遍，甚者一个脏器可同时存在多种病变。

5. 多脏器衰竭和多系统功能障碍

由于老年人抵抗力低下、极易发生感染或多病共存，常常伴有多脏器功能衰竭或是多系统功能衰竭。老年人在机体各器官功能正常或相对正常的情况下，由于严重感染、败血症性休克、创伤、毒物中毒等致病因素导致 2 个或 2 个以上器官功能同时或相继发生衰竭。或是因各种慢性疾患引起各脏器功能不全或衰竭，易引起水电解质紊乱、酸碱平衡失调、意识障碍，易发生后遗症和并发症等。很多老年人罹患多种疾病，即使没有脏器的衰竭也会发生多系统功能障碍。

6. 多种老年综合征的共同表现

老年综合征包括跌倒、痴呆、尿失禁、晕厥、谵妄、帕金森病、抑郁症和脆弱综合征等，其中脆弱综合征表现为机体功能低下、易疲劳、性欲减退、情绪躁动、骨质疏松加剧、肌肉强度下降和高度疾病易感等临床表现。老年病患者一种疾病可能有几种老年综合征的表现，而不同的疾病也会有一种老年综合征的表现，这些都给老年病的诊断带来一定的困难，导致治疗难度加大。

7. 多种老年问题同时出现

老年病常见的问题有褥疮、便秘、失眠、疼痛、深静脉血栓、肺栓塞、吸入性肺炎、营养不良、肢体残疾、舒缓治疗与长期照料等。

8. 多重用药和药物的不良反应

老年病患者通常是多病共存，有时还伴有多脏器的衰竭或多系统功能的障碍，因此多重用药和联合用药是非常普遍的。多重用药和联合用药本身会使药物的毒副作用和相互作用风险加大，降低老年人代谢水平，出现药物不良反应的机会大大增加，多重用药也会造成更大的脏器功能损害。

（徐凤芹）

第四节　老年医学的核心技术

老年医学的三大核心技术是指老年综合征、多学科团队（GIT）、老年综合评估（CGA）。

老年综合征是指多种疾病或多种原因导致老年人发生的同一种临床表现或者出现的问题。是躯体疾病、心理、社会及环境等多种因素累加的结果，即"多因一果"。例如：跌倒可由感官障碍，中枢神经疾病，骨骼肌肉疾病，代谢障碍，各种急性疾病，精神疾患，多重用药以及环境因素等所致。常见老年综合征包括痴呆、谵妄、头晕、失眠、疼痛、压疮、抑郁症、跌倒、肌少症、吞咽障碍和尿失禁等。老年综合征是老年人在病态状态下最常见和最重要的临床表现，可导致老年人衰弱，衰弱反过来又加重病因和老年综合征，形成恶性循环，使病情复杂化和严重化、住院时间延长、医疗费用和病死率增加，同时具有较高的共病率、住院率、致残率和病死率，现已成为老年医学重点关注的领域。

多学科团队由美国纽约约翰-哈特福德基金会首先发起，开始于 20 世纪 90 年代。通常由老年科医师或全科医师、护师、药师、康复治疗师、社会工作者、精神卫生科医师、营养师等人员参与，为老年人提供全方位的医疗服务。多学科团队服务，一是由健康的概念和老年健康的标准所决定，健康的概念现已转变为多维的"躯体-心理-社会-环境-道德平衡观"，老年健康的标准也从躯体、精神心理和社会适应等多方面进行界定。二是由老年病的特点所决定，老年疾病的复杂性和特殊性决定了其管理不能采取普通疾病的管理模式。三是由老年医学的目标所决定，最大可能地保持老年人的功能自主独立性，让老年人尽可能回归家庭与社会，因此要对老年人进行各种功能状况的评估，以便制定正确、合理和可为的照护计划。四是由老年人的社会阅历所决定，由于老年人文化背景、宗教信仰与生活习惯的多样性等社会特点使老年疾病的诊断和治疗变得更加复杂，因此需要有多学科团队的积极参与。

老年综合评估（CGA），是指采用多学科方法评估老年人的躯体情况、功能状态、心理健康和社会环境状况，并制订和启动以保护老年人健康和功能状态为目的的防治计划，最大程度地提高老年人的功能水平和生活质量。CGA 现已成为现代老年医学的核心技术之一，是老年医学的精髓所在。CGA 主要包括以下四个方面：全面的医疗评估、躯体功能评估、认知和精神心理评估以及社会/环境评估。全面的医疗评估重视多种老年慢病、老年综合征的筛查以及多重用药管理，让易被误解为"正常衰老现象"如视听力下降、记忆障碍、营养不良和尿便失禁等得到应有的处理，同时避免该用的药未用、该停的药未停引起药物副作用而加重病情。躯体功能评估可及时发现老年问题，并进行预防，例如有平衡和步态障碍者有跌倒骨折的风险、生活不能自理者如得不到支持和帮助其健康情况会持续恶化、下降的视力和听力得不到纠正会使老年人行为退缩和脱离社会。认知和精神心理评估一般需要精神、神经科医生通过评估量表完成。老年人容易发生心理障碍，有关数据显示上海市老年人患各种心理疾病的人数已经从 3 年前的 8% 增加到了 19.9%。社会/环境评估主要包括对社会参与、社会支持和经济状况等的评估，其次还包括对老年受虐和老年文化差异等的评估。

对于合并有严重疾病、严重痴呆、完全失能的老年人以及健康老年人可酌情开展部分评估工作。CGA 不仅仅用于康复和护理，在诊治疾病时同样可以用，并且在疾病不同时期有不同侧重。对于医护人员，通过 CGA 可以提高对老年疾病诊断的准确率，能够全面了解或掌握老年患者的病情变化和功能状态，及时指导医疗、康复和护理方案的制订，适时进行疗效的评价，并有助于为患者选择适宜的照料环境和服务设施，有效实施老年健康管理、老年康复和老年中长期的照护服务。对于老年患者及家属，通过 CGA 可以促进患者尽早康复，及时回归家庭与社会，最大限度地维持老年人的功能状态和提高其生活质量，预防老年综合征的发生，提高其健康期望寿命，节约医疗费用。

（徐凤芹）

第五节 老年多学科团队建设

由于多数老年病人多病共存，通常具有不典型的症状与体征，具有多种老年综合征的表现，同时还伴有多种老年问题的出现，因此需要多专业医师参与诊治。老年综合评估是一种涉及多个方面和多种学科的诊断过程，以此来确定老年人在临床医学、精神心理、社会行为、生活环境及其功能状态等方面存在的问题，为老年患者制定一个协调的、综合的短期或长期的照料计划。老年患者需求的复杂性要求使用一种整体的评估方法，这种评估通常要求多学科团队的参与。多学科团队具体包括老年病医师或全科医师、老年病护士、老年康复治疗师[包括物理治疗师（PT）、职业治疗师（OT）、语言治疗师（ST）]、社会工作者、足病治疗师、工娱治疗师、营养师、临床药师、心理师和咨询工作者等。

多学科团队模式主要有以下几种：①老年医疗保健管理模式（GEM）是一种行之有效的、多学科参与的早期康复干预模式；②老年人急性期快速恢复单元（ACE）源于欧美的医院内老年患者照护体系，其核心理念是通过老年综合评估（CGA）、多学科团队照护、合理及时的安全出院计划以及适宜的病房环境设置等关键技术，帮助受急性疾病打击下的老年人尽快恢复，从而达到快速康复和重返家庭的目的；③住院老年患者生活项目（HELP）综合干预模式，HELP 模式由老年医学专家和老年护理专家共同主持病房管理方案，强调多学科团队的介入。多学科团队除老年医学专家和老年护理专家外，还包括志愿者（陪护）、临床药师、临床营养师和康复师。

多学科团队工作模式在我国刚刚起步，但发展迅速，已应用于近 20 种疾病的诊疗和照护中。从现有状况来看，我国老年多学科整合门诊尚未充分开展，而且医生诊疗收费过低、多学科人员的配备不足也限制了整合门诊的开展；但整合门诊所倡导的以患者为中心、全面的、个体化干预，是现代老年医学的发展方向，也是我国老年患者的迫切需求，需要老年医学工作者了解并推动老年多学科整合门诊的发展和实施。2007 年成立的北京协和医院"老年示范病房"，初步建立起老年患者常见综合征的评估制度，并以现代老年医学的理念来指导患者的诊疗，同时还形成了一支多学科协作的现代老年医学工作团队，"多学科诊疗""老年综合评估"和"个案管理"的老年病诊治护理理念已在业内达成广泛共识。2016 年，四川大学华西医院老年医学中心通过"老年人急性期快速恢复病房"团队培训，建立 ACE 病房，通过包括老年病学医生、老年护理学专家、康复医生及康复师、临床营养、临床药师以及社会工作者等在内的多学科团队，促进衰弱老年人的急性期照护，进行临床药师干预后，老年患者用药依从性明显提高，促进了患者用药合理与安全。

老年病的管理模式已经由传统的单病种、单一科室诊疗模式转变为 GIT 诊疗模式。通过国内外老年医学专家的积极探索，目前 GEM、ACE 以及 HELP 综合干预模式等多学科整合团队模式逐渐发展成熟。目前我国 GIT 仅在少数综合医院得以初步应用，仍处于亟待发展阶段。为应对人口老龄化和实现积极老龄化，应不断探索和完善 GIT 管理模式，开展规范化团队成员培训，资源共享，在更多综合医院老年医学中心予以推广和研究，从而探索出适合应对我国老龄化进程的团队照护模式，使其能更好地为老年患者服务。中国中医科学院西苑医院老年医学团队根据中国国情制订了中西医结合的老年医学多学科干预模式，团队成员包括中西医结合老年科医师、药师、营养师、针灸科医师、运动康复师、护师等，在现有多学科干预内容的基础上，加入个体化的中药用药方案以及非药物干预手段如针灸、药膳、养生功法、辨证施护等，将中医的预防、诊断、治疗、康复全程融入到多学科干预方案中。相较于传统老年疾病诊疗模式，改进后的中西医多学科干预方案可能更加符合我国老年人的健康管理要求。

（徐凤芹）

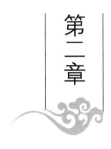

衰　老

第一节　衰老的特征及机制

衰老是指人体的组织结构和生理功能出现自然衰退的现象。衰老的生物学意义是使个体通过衰老走向死亡，从而保持物种的稳定性和进化压力，在野生的环境下，很难观察到动物衰老，是因为在食物链中，最先消失的个体是幼年动物和衰老动物，这种自然选择的结果使身体强健、反应敏捷、生存力强的个体得以存活下来。就人类而言衰老是缓慢发生、漫长的动态衰退过程，存在从量变到质变的变化。人类个体发育成熟后，开始衰老的进程：起始的程度较为轻微，然后逐渐加重，直至出现老年病、生命的终结，就整个进程而言，衰老表现为如下的特点。

衰老的渐进性是指缓慢衰退的进程，经过漫长而复杂的累积变化。对于具体的人类个体来说，其整个衰老过程是渐进、不可逆的。一般来说，到人体成熟期后，机体的某些细胞组织器官便开始老化，但此时衰老的改变十分轻微，不表现出任何衰老症状。只有积累到一定程度后，机体的形态结构才会出现明显的退行性变化，生理功能才会明显下降。在衰老过程中，就整个机体而言，不同器官衰老的起点和衰老的速度也不尽一致，有的器官衰老的起始时间较早，而有的器官则较晚。衰老的渐进性使我们难以准确区分衰老的阶段性特征，也给衰老生物标志物（biomarker）的确定带来困难，难以提出符合各方面标准、仅与衰老相关、但与疾病无关、仅是老年期才出现的生物标志物。

衰老的必然性是指衰老必定在人类个体中出现，从中年开始，到老年症状明显，"长生不老"更多的是科学幻想。即使是没有任何遗传性疾病的健康个体，由于体内细胞的不断分裂，到一定的时间发生完全衰老，进入停止分裂的状态。从胎儿到出生，人体中有两大类细胞进入停止增殖状态：心脏细胞和神经细胞。这两类人体最重要的细胞，是控制整体功能、建立调节和学习机制所必需的。到达一定年龄，这些细胞必然发生功能失调，进入到不可恢复的衰老状态。

衰老的保守性是多细胞生物普遍存在的现象，具有进化上的保守性。从单细胞真核生物酵母到植物、线虫、小鼠、人类，虽然衰老的表型有所不同，但任何生物个体都不可避免地走向衰老和死亡。正是由于衰老的保守性，进化程度不同的生物存在一些共同的衰老机制，这也是目前大量研究模式生物的衰老机制，有助于解释人类衰老的生物学基础。另一方面，也要注意具有高级智慧的人类，在衰老特征上有其特点，不能完全使用动物得到的结果直接外推到人类。

衰老的内生性是指衰老过程像生长发育一样，也是人类固有的特性，受基因和表观遗传及环境因素决定，衰老的原因来源于人体内部。该特点与病原微生物引起的传染病明显不同，外部病原的侵入是引起传染病的根本原因，因此，阻断和消灭病原是根治传染病的最根本手段。而衰老的内生性明确其引起的表型变化起源于人体内部，针对衰老相关的疾病防治策略与传染病明显不同。此外，衰老的内生性也有助于解释衰老的个体差异。

衰老的危害性是不言而喻的，衰老的程度越重，机体的生理功能越差，生活质量越低，越容易发生疾病，也容易被病原微生物感染而死亡，个体的寿命也就越短。一方面，衰老导致疾病症状的出现；另一方面，正是衰老加重老年患者多种疾病的发生和发展，影响治疗效果，容易导致手术并发症和药物不良反应。人为什么会衰老？引起了人们广泛的兴趣和探索，出现了大量的假说，自由基致衰老假说、端粒缩短致衰老假说获得了越来越多的实验证据支持。

（一）氧化应激与衰老

关于衰老有许多假说不断被提出，但是导致生物体增龄性功能改变和寿命改变的机制仍不明确，其中大多数理论的提出都是建立在生物体内因在衰老中的重要作用的基础之上，而环境因素对衰老的发生发展的影响同样不容忽视。环境因素既包括生物体外部的环境也包括生物体内部的环境。氧化应激理论的提出即是考虑了环境因素对衰老的影响。

1955 年英国学者哈曼首次提出衰老的自由基理论，并于 1956 年在《老年》杂志上发表了题为"衰老，根据自由基和放射化学提出的理论"的文章。衰老的自由基理论同时涵盖了损伤积累理论和基因程序衰老理论。核心观点包括以下几点：①细胞代谢过程中不断产生的自由基造成的细胞损伤是引起机体衰老的根本原因之一。②造成细胞损伤的自由基主要是氧自由基，大部分的活性氧（ROS）基团主要由线粒体产生，线粒体作为细胞呼吸和氧化的中心与衰老密切相关。③在体内维持适当的抗氧化剂和自由基清除剂可以延长寿命和延缓衰老。

自由基，也称为"游离基"，是化合物的分子由于光热等外界因素造成共价键发生断裂，形成具有不成对电子的原子或基团，它是多种生化反应的中间代谢产物，包括超氧阴离子、氢自由基、氯自由基、甲基自由基、羟自由基、羧自由基、一氧化氮自由基等。由氧分子（O_2）形成的自由基统称为氧自由基。上述的氧自由基统称为活性氧（ROS），它是外源性氧化剂或细胞内有氧代谢过程中产生的具有很高生物活性的含氧化合物，自由基可导致多种生物大分子的结构改变，其中蛋白质的氧化被认为是最重要的改变，因为蛋白质扮演着受体、载体、酶、转录因子、细胞支架等诸多重要角色。此外，蛋白质是细胞有机物的主要成分，同时也是自由基的主要攻击目标。公认的蛋白质不可逆的氧化修饰便是蛋白质的羰基化，自由基攻击蛋白质可导致蛋白质的羰基化，进而导致蛋白质的失活、水解、折叠和交联，影响蛋白质的功能和机体的代谢，改变对信号转导途径的影响及酶的活性，引发生物学效应，最终导致了衰老以及衰老相关多种慢性疾病的发生。

人体内自由基的来源主要有外源性自由基和内源性自由基两类。外源性自由基主要是从人体外界环境中吸收获得的，包括①电离辐射（如 γ-射线和 α-射线、紫外线等）和大气污染（如烟雾中的氟利昂、臭氧、香烟产生的烟雾、汽车尾气等）均可使人体内产生自由基；②一些药物如抗结核药、硝基化合物、解热镇痛药、类固醇激素等在体内也可产生自由基；③其他一些水银等重金属离子污染、杀虫剂毒性与自由基相关，产业植物油等在空气中久置也会造成自由基含量增加。内源性自由基：在机体代谢过程中会不断产生多种自由基，其中活性氧（ROS）最多，内源性自由基主要由线粒体产生，可产生活细胞内 90%以上的自由基，线粒体中自由基浓度最高。机体中约有 1%～4%的氧在线粒体氧化磷酸化生成 ATP 的过程中转化为活性氧。过氧化物酶体、脂氧合酶、NADPH 氧化酶以及细胞色素 P450 都是线粒体外ROS 主要来源。此外，一些吞噬细胞、血红细胞、肌红细胞也可产生少量的自由基。

正常的情况下，机体自由基的产生与自由基防御系统处于动态平衡状态。一旦机体暴露在有害因素中或者机体处于疾病和衰老状态下，体内活性氧自由基会不断产生，而此时机体清除力却明显下降，不断产生的活性氧物质会修饰和干涉细胞蛋白质、脂质和 DNA，从而引起细胞大分子的氧化损伤，细胞的氧化与抗氧化功能失衡，发生氧化应激，氧化应激对机体的影响有双重作用；氧化应激引起的凋亡可增强生物体的防御功能，因此从生理学角度来说，氧化应激是有益的。但是，氧化应激导致的氧化损伤的积累又会造成细胞损伤及衰老发生。

在生物体的衰老过程中，机体组织细胞不断产生的自由基逐渐累积，由于自由基反应能力较强，可氧化细胞中的多种物质，损伤生物膜，造成蛋白质、核酸等大分子损伤，影响其正常功能，此后自由基学说被赫尔穆特·瑟斯等发展为"氧化应激假说"，该学说认为衰老过程中机体抗氧化成分的减少导致自由基清除力减弱，进而导致生物大分子结构损伤的增龄性累积。人体可以被理解成一个氧化与抗氧化的系统，随着年龄的增加，自由基不断累积，机体平衡被打破，进而导致了疾病与衰老。在机体随年龄增长的过程中，线粒体内的 ROS 也会随之不断累积增加，高水平的 ROS 可直接损伤生物膜，生物膜结构被破坏、功能受损，细胞器功能损伤；氧自由基能够直接氧化破坏蛋白质，引起磷蛋白失活；产生异质性蛋白质引起自身免疫反应；改变机体组织结构蛋白的理化性质，减少血液组织间的交换，加速组织器官衰老退化。活性氧造成的 DNA 损伤是衰老的诱发事件，在衰老过程中自由基的生成速率增加，机体氧化与抗氧化水平失衡。

综上所述，氧化应激不单是机体内氧化还原稳态的失衡，还是机体失去了对氧化还原信号的响应和对其状态的调控。此外，由于 ROS 的双重作用，衰老的氧化应激学说也不仅限于ROS 的增加是促进衰老的主因。因此，如何在细胞内部将 ROS 维持在一个适当的生理水平，而不是单纯地降低细胞内的 ROS，对于疾病预防、延缓衰老具有重要的研究意义。

（二）端粒-端粒酶与衰老

端粒是位于染色体末端的核蛋白结构，由端粒 DNA 序列和端粒蛋白组成，其可控制细胞分裂周期，维持基因组的完整性。研究表明，端粒磨损和端粒酶活性的降低是细胞衰老，导致衰老相关疾病发生的两个主要驱动因素。端粒除了具有维持染色体稳定性和完整性的功能，还能防止染色体发生降解、重复、融合和丢失，抵御细胞内外核酸酶、拓扑异构酶、连接酶、蛋白酶等对染色体末端的损伤，进而保持物种遗传系统的稳定。近几年的研究表明，随着年龄的增长，体细胞不断的分裂增殖，端粒长度会逐渐缩短。端粒缩短到一定程度能够引起细胞衰老及细胞凋亡，而在某些细胞中，随着细胞不断分裂端粒的长度未发生改变，如干细胞以及某些生物如四膜虫等，这是因为端粒酶的存在，它能够补偿细胞分裂造成的染色体末端缩短的损伤。端粒酶首先在四膜虫中被发现，随后在人宫颈癌细胞株（HeLa 细胞）中得到鉴定，并证明它是一种核糖核蛋白酶。端粒酶通过引物特异性识别位点，以自身的 RNA 为模板，在染色体末端合成端粒 DNA 序列，使端粒得以延长，为后续 DNA 聚合酶合成完整的染色体提供平台，进而维持了染色体的稳定性。人类端粒酶主要由 RNA 成分（hTR）、端粒酶反转录酶成分（hTERT）和端粒酶相关蛋白等组成。端粒缩短被认为是触发细胞衰老的生物标记，可作为衰老的生物钟。研究显示人的正常组织和细胞在复制过程中均会出现端粒缩短、DNA 丢失的现象，当缩短至不能维持基因组稳定时细胞失去分裂增殖能力开始进入衰老阶段。

端粒酶的活性与细胞的增殖及细胞衰老有关，端粒酶以自身 RNA 为模板利用逆转录的方式合成并保护端粒，在调节寿命和细胞增殖方面起着重要作用。端粒酶的活性受多因素调节，包括端粒酶基因的表达调控、蛋白质之间的相互作用、蛋白磷酸化调节等。端粒酶活性可以通过端粒长度，进而控制细胞的分裂次数。实验结果显示端粒酶缺失小鼠由于其端粒缩短而导致过早衰老。在细胞衰老的过程中，人的端粒酶表达主要受控于 hTERT，而 hTR 在各细胞中均有存在且含量比较恒定。研究者在人类端粒酶负表达的体细胞中观察到了 hTERT 基因的表达，此研究利用基因克隆的方法将外源 hTERT 基因克隆到端粒酶负表达的体细胞中，使细胞的端粒酶过表达，其细胞寿命至少延长 20 代，并且衰老的生物标记 β-半乳糖的表达量也显著下降。对端粒、端粒酶与衰老关系的深入研究可以揭示人类衰老的奥秘，为抗衰老治疗提供更有力的靶点和治疗方案。

（刘艳飞　刘　玥）

第二节　衰老与老年病相关研究

血管衰老的主要表现是动脉僵硬度升高、脉搏波速升高、收缩压升高和中心静脉压升高，血管衰老是动脉粥样硬化和心血管疾病的主要危险因素。研究表明 ROS 增多、炎性因子分泌、eNOS 减少、DNA 损伤和端粒功能障碍可诱导血管内皮细胞衰老，从而导致心血管系统的结构和功能障碍。衰老可通过诱导血管平滑肌细胞内质网应激加速动脉粥样硬化。研究发现脂质参数与脉搏波速度（PWV）值升高和早期血管老化密切相关，甘油三酯/高密度脂蛋白胆固醇（TG/HDL-C）比值可作为预测早期血管老化和亚临床动脉粥样硬化的指标。胞外体微核糖核酸通过参与血管细胞的生理功能和细胞外基质的破坏和重塑，参与调节血管衰老。大脑微血管和星形胶质细胞的功能损害可导致神经血管功能障碍和认知功能下降，从而出现年龄相关的认知障碍。

早期干预血管老化可以延缓动脉粥样硬化性血管疾病的发生，保护靶器官，血管老化的早期干预主要包括改善生活方式和药物治疗。热量限制、低钠饮食结合运动，积极控制高血压、糖尿病、高脂血症等心血管危险因素，可预防血管老化。药物治疗可以靶向针对血管老化的结构成分，从而延缓血管衰老的发展，药物治疗措施主要包括降压药、他汀类药物和降糖药物等。血管紧张素受体阻滞剂可以预防老年人的认知衰退，实验研究发现 RAS 调节剂可改善卒中后自发性高血压大鼠的认知功能，降低细胞毒性，减少慢性反应性小胶质细胞增生。他汀类药物不仅能调节脂质代谢，降低心血管事件风险，还能够缓解卒中后认知障碍，干扰衰老过程。降糖药物可以增加胰岛素的敏感性，抑制管壁炎症，防止血管重建。Karnewar 等研究者发现长期小剂量应用二甲双胍显著减轻 ApoE$^{-/-}$ 小鼠的血管衰老，并抑制了与年龄相关的动脉粥样硬化斑块的形成。

阿尔茨海默病（AD）是一种发生在老年和老年前期的神经退行性疾病，阿尔茨海默病的特点是淀粉样 β 蛋白沉积形成斑块，Tau 蛋白过度磷酸化。血管衰老引起的内皮功能障碍加重了 β 蛋白沉积造成的认知障碍。异常线粒体在神经元中累积，导致 ATP 生成减少、氧自由基大量释放、淀粉样 β 蛋白生成和 Tau 蛋白磷酸化增强。PSEN1 和 PSEN 2 的突变引起溶酶体功能障碍，导致线粒体自噬增强，产生大量自噬体，引起溶酶体超负荷，加重脑损伤。NF-kB 通路的慢性激活可引起各种炎性细胞因子的转录，促进胶质细胞分泌炎性细胞因子，导致神经细胞损伤和凋亡。目前临床上用于治疗 AD 的药物主要为非竞争性 n-甲基-d-天冬氨酸受体拮抗剂（如美金刚）和胆碱酯酶抑制剂（如多奈哌齐、加兰他明）。

2 型糖尿病的发生与衰老密切相关，胰岛 β 细胞功能障碍在糖尿病的发生发展中起重要作用，胰岛 β 细胞衰老主要表现为胰岛 β 细胞数量的减少和分泌能力的降低。研究发现衰老的胰岛细胞中自噬标志性蛋白 LC3/Atg8 和 Atg7 的表达降低，衰老大鼠胰岛自噬功能下降。P16ink4a/p19ARF 表达上调、bmi-1 和 EZH2 水平下降、血小板源性生长因子信号异常调节是导致年龄相关 β 细胞增殖和胰岛素分泌下降的重要因素。糖尿病的主要干预措施包括饮食控制、运动、减肥和联合使用降糖药物等。

皮肤衰老是机体老化的一部分，皮肤衰老不仅影响外观，而且降低了其作为机体屏障的功能。研究者培养了不同年龄女性皮肤成纤维细胞以研究自噬与皮肤衰老的关系，研究发现老年皮肤成纤维细胞自噬受到抑制，导致自噬体的积累，该结果提示老年人皮肤成纤维细胞的自噬功能受损可能会影响皮肤的完整性。有研究者构建了果蝇皮肤衰老模型，发现自噬标志物 Atg 7 的表达增加与皮肤衰老有关。另一项研究发现，外泌体 miR-30a 可以调节表皮细胞的凋亡，是人类表皮衰老的关键调节因子，它的过表达可损伤表皮分化，导致严重的屏障功能障碍和皮肤老化。皮肤衰老的治疗主要包括口服抗氧化药物，外用抗衰老剂、光电和声学物理技术等。

老年性黄斑变性（AMD）是老年人视力受损的主要原因之一。AMD 可分为干性 AMD 和湿性 AMD。干性 AMD 占 AMD 病例的 85%～90%，是由于视网膜色素上皮细胞（RPE）和感光细胞缺失导致的萎缩模式。湿性 AMD 是由于新生血管出现渗漏、出血，导致黄斑部水肿隆起，引起黄斑变性。越来越多的证据表明自噬功能的异常与 AMD 的形成有关。研究者在渗出性 AMD 中发现 miR-29 在脉络膜、视网膜色素上皮细胞组织中表达下调，提示 miR-29 缺乏可能与 AMD 进展有关，当 miR-29 表达水平升高时，通过抑制 mTORC1 的活性，增强自噬，清除蛋白聚集物，延缓 AMD 的发生。另一项研究发现随着自噬的减少，SQSTM1/p62 沉积在 RPE 中，激活炎症体，破坏 RPE 细胞，导致 AMD 的形成。

（刘艳飞 刘 玥）

第三节　中药延缓衰老的科学基础与证据

大量研究表明，许多中药具有延缓衰老的作用，选取研究、应用广泛的延缓衰老的中成药、中药复方、单味药及活性成分分述如下。

（一）中成药

1. 清宫寿桃丸

清宫寿桃丸源于清代宫廷御用秘方，20 世纪 80 年代由陈可冀院士主持整理清宫原始医药档案时将其公布于众，后被列为非物质文化遗产，该方由人参、生地、当归、枸杞子、益智仁、酸枣仁等中药组成，具有补肾生精、益元强壮等功效，补肾可以补益脑髓，益智聪明，因此清宫寿桃丸可能有改善记忆的作用。轻度认知障碍患者予清宫寿桃丸口服 52 周后发现清宫寿桃丸可延缓轻度认知障碍患者进展为痴呆，改善患者认知功能；动物实验发现清宫寿桃丸可改善获得性记忆障碍、巩固性记忆障碍和再现性记忆障碍。

2. 龟龄集

龟龄集系我国最早的中药复方升炼剂，历史悠久，具有补脑、益髓、兴阳、滋肾、营养神经、延年益寿之功效。研究表明龟龄集可防止中枢神经系统内突触小泡蛋白丢失，从而延缓神经元的衰老；能提高学习记忆能力。随机选取伴有老年衰弱综合征的患者24 例予龟龄集胶囊治疗，每次 2 粒（每粒 0.3g），每天 1 次，连续治疗 12 周结果发现龟龄集胶囊能够有效改善老年衰弱综合征患者的衰弱症状，具有良好的临床有效性和安全性。轻-中度老年认知障碍予龟龄集胶囊（早饭前 2h 淡盐水送服，2 粒/次，每日 1 次，给药 24 周），24 周后受试者MMSE 评分、中医证候评分均升高，MoCA 总评分升高，健忘、腰膝酸软证候改善有效率升高，龟龄集胶囊可改善轻-中度老年认知障碍肾虚髓减证患者认知功能，提高学习记忆能力。

3. 八子补肾胶囊

八子补肾胶囊是在气络学说精气神理论指导下研发的抗衰老代表性中成药。研究选择采用13 月龄自然衰老小鼠评价用药 2 个月后八子补肾胶囊对虚弱指数（FI）及整体外观状态的影响，结果发现八子补肾胶囊组的小鼠皮毛黑亮浓密，精神状态良好，活动正常。八子补肾胶囊显著降低了小鼠的 FI，对小鼠的视力、前庭功能、皮下囊性肿物发生率等指标有明显改善作用。D-gal 衰老小鼠予八子补肾胶囊 60 天后可维持衰老小鼠体质量，明显提高脑、脾、胸腺脏器指数；小鼠毛色乌黑亮泽、浓密，精神状态良好，活动正常，表明该制剂可延缓全身衰老状态，改善外观指标。

4. 六味地黄丸

六味地黄丸为中医滋阴补肝肾名方。研究表明，其多通过调节免疫功能、抗氧化而达到延缓衰老的效果。六味地黄丸含药血清显著抑制 Aβ25-35 诱导的毒性：减弱 caspase-3 和caspase-9 的活化；降低 Foxo3a 表达和细胞内 ROS 产生和 GSH 耗竭。SOD 作为支撑大脑功能的重要物质之一，其活性会随着人的衰老而大幅降低，因此保持 SOD 的活性对延缓衰老至关重要。六味地黄丸可以有效提高 D-半乳糖致衰老大鼠的 SOD 值，从而起到延缓衰老的作用。六味地黄丸可通过调节 *D*-半乳糖亚急性衰老模型大鼠免疫机能，抑制炎症损伤达到延缓衰老的效果。

5. 金匮肾气丸

金匮肾气丸为经典补肾方，出自张仲景的《金匮要略》，具有滋养阴精，温肾助阳的功效。*D*-半乳糖诱导衰老复制阿尔茨海默病模型予金匮肾气丸灌胃后大鼠的学习记忆能力恢复至正常水平，海马内 SOD 活性明显增加，MDA、NO 含量显著减少，海马神经元形态呈现正常，金匮肾气丸能够改善 *D*-半乳糖诱导衰老大鼠的学习记忆能力，其作用机制是通过改善能量代谢、降低氧化损伤、增加神经细胞数目与改善形态等多方面来实现对神经的保护作用。

（二）中药复方

1. 人参三七川芎提取物

人参、三七、川芎是行气活血化瘀的常用配伍。将自然衰老模型大鼠分别喂以高、中、低剂量人参三七川芎提取物 3 个月，研究发现人参三七川芎提取物可以改善衰老大鼠精神动作迟缓的状态，增强衰老大鼠的空间探索性，使血清活性氧的含量降低，并能够增强其免疫功能。人参三七川芎提取物能够明显减少血管组织中活性氧的生成，减少晚期糖基化终末产物，降低基质金属蛋白酶的活性，从而最终改善衰老小鼠血管的僵硬度，减少血管重构，延缓小鼠血管老化的发生。人参三七川芎提取物还能够保持复制性衰老心脏微血管内皮细胞（HCMEC）微丝的正常形态、促进衰老内皮细胞自噬体的产生及自噬蛋白的表达、抑制 P53 基因表达、促进衰老内皮细胞增殖、激活过氧化物酶体增殖物激活受体 γ、延缓血管内皮细胞衰老、对外膜局部 Ang Ⅱ、AT1R 等多靶位的干预、改善外膜重构，从而延缓衰老。

2. 当归补血汤

当归补血汤源自李东垣的《内外伤辨惑论》，是益气补血活血的代表方剂，此方由黄芪、当归两味药以 5∶1 的比例组成，具有益气、生血的传统功效。采用 H_2O_2 诱导的方法建立内皮细胞缺氧模型，利用 48 培养孔，根据黄芪、当归配伍的大、中及小剂量，将内皮细胞分为不同的组别，进行细胞培养，结果显示含有当归补血汤培养药物的各组血管内皮生长因子（VEGF）受体均有不同程度的表达，提示当归补血汤具有体外抗缺氧的作用，可以上调 VEGF 受体、VEGF mRNA 的表达，促进血管新生，一定程度上具有抗衰老的作用。

3. 补阳还五汤

补阳还五汤出自王清任的《医林改错》，方由黄芪、当归、芍药、川芎、桃仁、红花、地龙等药物组成，具有补气活血通络的传统功效。用生理盐水、补阳还五汤低剂量（含生药7.2g/kg）、中剂量（含生药 21.6g/kg）、高剂量（含生药 36.0g/kg）、通心络胶囊组（1.0g/kg）灌胃健康小鼠 7 天，分别观察末次给药后 30min，采用小鼠耳后 2mm 处断头的方法造成小鼠脑死亡，观察小鼠脑死亡前张口喘气持续时间，末次给药后 30min，将小鼠放入装有 20g 钠石灰的 250ml 广口瓶中，观察小鼠从进入到死亡的时间，结果显示补阳还五汤能明显延长小鼠断头后喘气时间及耐缺氧时间，高剂量组延长时间更加显著，说明补阳还五汤具有明显的抗脑缺血及耐缺氧作用而表现出一定的延缓衰老的作用。

4. 当归芍药散

当归芍药散是《金匮要略》所载著名活血化瘀方剂，其主要由当归、白芍、川芎、茯苓、白术、泽泻 6 味药组成，具有养血、活血、止痛等传统功效。将 *D*-半乳糖所致衰老小鼠以不同剂量的当归芍药散（0.75g/kg、1.5g/kg、3.0g/kg）进行灌胃，每日给药 1 次，连续给药 52 天，观察触电潜伏期（即为错误潜伏期）和 5 分钟内错误次数，测定 SOD、MDA 值，结果示 *D*-半乳糖模型组脑 SOD 活性显著降低，MDA 含量显著升高。当归芍药散 1.5g/kg 及 3.0g/kg 组显著升高 *D*-半乳糖诱导的亚急性衰老小鼠脑、血清中 SOD 的活力，3.0g/kg 组显著降低小鼠脑、血清中 MDA 的含量，该方益智延缓衰老的作用机制可能与其抑制氧自由基的形成有关。

5. 血府逐瘀汤

血府逐瘀汤出自《医林改错》，由桃仁、红花、当归、生地黄、牛膝、川芎、桔梗、赤芍、枳壳、甘草、柴胡等药物组成。将 27 月龄老年大鼠每日灌胃 1 次血府逐瘀汤 5ml，连续 20 天。研究结果显示血府逐瘀汤能够降低全血黏度低切、全血还原黏度、血小板凝聚率，延长体内外血栓形成时间，提示血府逐瘀汤能显著改善衰老大鼠的血液流变性，使血液恢复正常的流动性，达到延缓衰老的目的。

（三）单味药及活性成分

1. 银杏叶（*Ginkgo biloba*）

银杏叶提取物（EGb）具有保护血管内皮、预防动脉粥样硬化的药理效应。此外，银杏叶提取物对冠心病、高血压、认知障碍等血管衰老相关疾病具有较好的临床防治效果。银杏叶提取物治疗痴呆和中度认知障碍临床应用的首个国际专家共识于 2019 年发表。用 10、25、50mg/L 的 EGb 处理衰老内皮祖细胞（EPCs），发现其能抑制 EPCs 的衰老，提高端粒酶活性，以 25mg/L 浓度效果最佳，银杏叶提取物抑制 EPCs 衰老的机制可能与激活 PI3k/Akt 信号通路有关。研究者给予衰老小鼠不同剂量（20、40、80、100mg/kg）的 EGb-761，每 3 天 1 次，连续 12 个月，发现 EGb 可减轻衰老小鼠缺血引起的缺血性损伤和氧化应激，其机制可能与上调蛋白磷酸酶 2（PP2A）和降低细胞外信号调节激酶（ERK）活化有关。糖尿病 ApoE$^{-/-}$ 小鼠给予银杏叶提取物（200、400mg/（kg·d））灌胃 12 周，发现银杏叶提取物可调节糖脂代谢，减少动脉斑块，其机制可能与抑制 mTOR，上调自噬而减轻内质网应激有关。

2. 人参（*Panax Ginseng*）

人参皂苷是人参的主要活性成分。研究表明人参皂苷具缓解疲劳、提高免疫力、延缓衰老、抑制癌细胞转移、调节血糖、保护肝肾功能等药理作用。衰老小鼠腹腔注射人参皂苷 Rg1 20mg/kg/d，连续注射 28d，人参皂苷 Rg1 可通过抗氧化和下调 p19/p53/p21 信号通路延缓小鼠睾丸衰老。人参皂苷培养衰老的 Sca1$^+$ 造血干细胞 6h，发现人参皂苷可缓解造血干细胞衰老，其作用机制可能与修复磨损的端粒、维持端粒酶活性有关。衰老小鼠连续饲喂含 10g/kg 和 30g/kg 人参粉的饲料 24 周，结果显示人参可通过调节胆碱能系统和抗氧化系统提高衰老小鼠认知能力。另有研究发现人参皂苷 Rg1 可降低氧化应激，下调 Akt/mTOR 信号通路，减轻 *D*-半乳糖诱导的小鼠认知功能损伤和神经干细胞衰老。

3. 三七（*Panax Notoginseng*）

三七的主要活性成分包括三七总皂苷 Rh1、Rh2、Rg1、Rg2、Rgb1 等，具有抗肿瘤、增强学习记忆、抗衰老、抗疲劳等药理作用。自然衰老小鼠以 10、30、60mg/（kg·d）予三七皂苷（PNS）灌胃，发现 PNS 能剂量依赖性地抑制衰老大鼠心肌细胞凋亡，减轻氧化损伤。不同浓度的三七总皂苷（5、25、50g/ml）预处理 *D*-半乳糖诱导的衰老 H9c2 细胞 4h，结果显示三七组总皂苷中衰老相关 β-半乳糖苷酶染色的阳性细胞数量显著减少，SOD 活性显著升高，自由基相关 MDA 含量和 ROS 荧光强度显著降低，结果提示 PNS 能够通过增强抗氧化能力和减少细胞凋亡来抵抗 *D*-半乳糖诱导的 H9c2 细胞衰老。

4. 黄芪（*Radix Astragal*）

黄芪主要含有黄芪多糖、皂苷、黄酮类等活性成分，具有抗氧化、抗衰老、保护心肌、增强免疫功能等多种药理作用。不同剂量（100、200、400、600mg/kg）的黄芪提取物体内干预心肌缺血大鼠模型，结果发现黄芪可以减少心肌损伤，保护心脏功能，这一作用可能与减少氧化损伤和自由基生成有关。不同浓度黄芪（100、200、400、600μg/ml）体外干预氧化应激心脏细胞模型，研究结果发现黄芪可以通过减轻氧化损伤、阻止 Ca^{2+} 内流来减少细胞凋亡的数量，从而减轻细胞死亡。学习记忆障碍大鼠模型以不同剂量（8、16、32mg/kg）黄芪甲苷灌胃，研究结果发现黄芪甲苷能提高学习记忆能力，改善海马 CA1 的神经退行性损伤，其机制可能与降低脑内淀粉样前体蛋白（APP）、α-分泌酶和 β-分泌酶水平有关。黄芪多糖还可以通过清除 ROS、抑制线粒体通透性转变（PT）、提高抗氧化酶活性等途径保护线粒体，延缓小鼠衰老。

5. 枸杞（*Lycium barbarum*）

枸杞具有调节免疫、抗肿瘤、保肝、延缓衰老等药理作用。Hu 等研究者给三氧化铝（$AlCl_3$）联合 *D*-半乳糖诱导的阿尔茨海默病（AD）小鼠模型灌胃以不同剂量枸杞，结果发现小鼠水平和垂直运动的数量增加，而 AChE 和 ChAT 水平显著降低，这一作用与调节细胞凋亡线粒体途径和胆碱能系统有关。Jeong 等研究者用不同剂量的枸杞（150、300mg/（kg·d））干预衰老模型大鼠，发现枸杞可提高睾酮水平，降低细胞凋亡激活因子的表达，这与枸杞的抗氧化作用有关。研究者用枸杞干预氧葡萄糖剥夺和复氧诱导的神经元损伤，发现枸杞可通过激活 PI3K/Akt/mTOR 通路，抑制氧葡萄糖剥夺和复氧诱导的神经元和自噬细胞死亡，从而减轻神经元损伤。

6. 红景天（*Rhodiola rosea*）

红景天含有生物碱、黄酮类、苷类、酚类、挥发油、有机酸等多种活性成分，具有抗氧化、抗炎、抗凋亡等作用。研究者给动脉粥样硬化大鼠模型以不同剂量（60、120mg/（kg·d））的红景天连续灌胃 9 周发现红景天可降血脂、抗氧化、抗炎及调节内皮功能。红景天可通过调节沉默信息调节因子 2 蛋白、胰岛素和胰岛素样生长因子信号以及雷帕霉素靶点来延长果蝇的寿命。此外，红景天可以通过提高抗氧化能力来延长家蚕的寿命。

7. 当归（*Angelica sinensis*）

当归的活性成分主要有挥发油（藁本内酯、当归酮）、有机酸（阿魏酸、丁二酸、烟酸、壬二酸）、多糖、类黄酮（阿魏酸、丁二酸、烟酸、异构酸、壬二酸）等。X 射线全身均匀照射所致衰老小鼠口服当归多糖（ASP），小鼠处死后分离纯化造血干细胞（HSCs），结果发现 ASP 能显著降低衰老组 HSCs 中 SA-β-gal 染色阳性率和 G1 期比例，减少 ROS 生成，下调 p16 mRNA 表达，延缓 HSCs 的衰老。ASP 可恢复 *D*-半乳糖引起的认知功能障碍，促进神经干细胞（NSC）增殖，通过增强抗氧化能力降低氧化应激水平，降低 NSCs 炎症因子水平，

减弱 *D*-半乳糖诱导的 NSC 衰老。ASP 可通过增强抗氧化和抗炎能力，下调 p53/p21 信号通路，减缓衰老速度。

8. 川芎（*Ligusticum chuanxiong*）

川芎含有川芎嗪（TMP）、香兰素、大黄素、阿魏酸等活性成分，对心脑血管、神经系统、呼吸系统均有多种药理作用。研究者用不同剂量的 TMP（1、3、10mg/kg）干预 6-OHDA 诱导的帕金森病小鼠，研究发现 TMP 通过激活 PI3K/AKT/GSK3β 信号通路，保护多巴胺能（DA）神经退行性变，减轻 DA 神经元凋亡。TMP 能够减轻缺氧诱导的人脐静脉内皮细胞（HUVECs）细胞损伤，增强细胞活力，抑制细胞凋亡，其作用机制与上调 miR-135b，激活 JNK/SAPK 和 PI3K/AKT/mTOR 信号通路有关。另有研究发现衰老小鼠骨髓中衰老 Lepr MSPC 积聚增加，TMP 通过调节 Ezh2-H3K27me3 显著抑制细胞衰老表型，TMP 能改善衰老小鼠的骨髓微环境，并通过增加代谢和抗炎反应、诱导 H 型血管形成和维持 HSCs 生态位来维持骨稳态，结果提示 TMP 可以改善与人类年龄相关的骨病，延长寿命。

9. 白藜芦醇（*Resveratrol*）

白藜芦醇具有抗血管衰老、抗菌、抗炎症反应、抗神经退行性病变等药理作用。用不同剂量（30、100mg/（kg·d））白藜芦醇干预化疗导致的卵巢早衰小鼠发现白藜芦醇可以改善化疗导致的卵巢早衰，并通过减少 Nrf 2 激活的氧化应激损伤改善卵原干细胞的更新能力。白藜芦醇联合骨化三醇干预 *D*-半乳糖诱导的衰老大鼠，该联合用药可通过调节血流动力学参数和提高血清 Klotho 水平来保护心脏，增加其抗氧化功能。不同浓度的白藜芦醇（5、10、50μM）干预衰老细胞，发现白藜芦醇可以提高细胞活性，增加 SOD 水平，通过调节自噬来延缓细胞衰老。白藜芦醇亦可通过抗炎、抗氧化活性提高黑腹果蝇生存率，延长寿命和改善黑腹果蝇的行为缺陷。研究还发现白藜芦醇可增加蛋白激酶 C 的活性，促进 DNA 合成，减少细胞凋亡，改善内皮功能，为未来研究抗氧化剂的心脏保护提供了思路。另一研究也证实白藜芦醇可增加内皮的抗氧化作用而对心血管有益。此外，白藜芦醇被证明可以增加衰老小鼠骨骼肌抗疲劳能力，缓解年龄相关骨骼肌衰老。

10. 姜黄素（*Curcumin*）

姜黄素具有抗衰老、抗炎和抗氧化等药理作用。姜黄素可降低 C 反应蛋白水平，提高丙二醛（MDA）水平，MDA 通过抑制年龄相关炎症因子的表达，起到延缓衰老的作用。用不同浓度（1、5、10、20μM）的姜黄素干预大鼠脂肪组织来源干细胞（rADSC）后发现姜黄素可通过促进 TERT 基因表达，促进大鼠 rADSC 增殖，减少脂肪干细胞衰老。姜黄素亦可通过调控共价组蛋白修饰和激活 TIMP1 基因，减轻高血压所致的细胞外基质降解和间质纤维化，从而保护高血压相关血管损伤。在热应激条件下，姜黄素可提高果蝇的抗氧化活性和减轻热休克反应的影响来延长果蝇的寿命。姜黄素还可以减轻与衰老相关的骨骼肌质量损失和功能障碍。

综上，中药及其活性成分可通过增加端粒酶活性、增强抗氧化能力、减少细胞凋亡和抗炎、调节衰老相关通路等干预衰老。

（刘艳飞　刘　玥）

第三章

中西医结合老年综合评估

第一节 老年综合评估概述

随着全球老龄人口的剧增，衰老导致功能减退和疾病导致功能障碍的老年人也在迅速增长，我国作为人口老龄化大国，这一问题更为突出。老年人在衰弱的基础上常伴有多种慢性疾病和老年综合征，同时存在复杂的心理和社会问题。传统的医疗评估（病史、查体及辅助检查）仅局限于疾病评估，无法反映功能、心理及社会方面的问题，难以满足老年人评估的需要。因此，采取更全面的评估方法，以发现老年人更多潜在的问题就显得尤为重要。

一、老年综合评估的概念

老年综合评估（comprehensive geriatric assessment，CGA）是一种多维度、跨学科的诊断过程，是老年医学的核心技术，是现代医学模式在老年医学中的具体应用。CGA 是指采用多维度、多学科方法，评估老年人的躯体健康、功能状态、心理健康和社会环境状况，并制订和启动以保护老年人健康和功能状态为目的的预防保健、疾病诊治、康复护理、长期照料与临终关怀等措施，最大限度地为老年人提供优质、高效的服务，以提高老年人的生活质量。CGA 不是单纯的评估，也包括评估后的处理，实际上是多学科诊断和处理的整合过程。

与传统医疗评估相区别，CGA 具有两个特点：一是"多学科"团队合作，CGA 实施团队不仅包含医师、护士，同时还包含其他相关的医疗保健人员，如药剂师、康复理疗师、心理师、营养师等。团队最终成员的组成取决于整个项目实施的目的、医疗机构的类型、工作量和经费。二是"多维度"评估，CGA 不仅包含传统的医疗诊断，同时还强调功能状态、周围环境、社会因素等所有影响患者健康因素的评估，以生物-心理-社会-环境的模式为依据，以及早期发现老年人各种潜在的健康问题并给予相应的干预措施，从而预防和控制问题的发生和恶化。用以确定老年衰弱群体在医学、社会心理学及其功能状况等方面所具有的能力和存在的问题，以便为患者制订一个协调的、综合的治疗、康复、照护计划和长期随访计划。为老年患者进行全面 CGA，虽然会耗费较多的时间，但从提高患者的疗效、提高护理质量、减少医源性损害、降低医疗费用等方面来考虑，开展 CGA 对提高我国老年人的生活质量具有重要意义。

二、老年综合评估产生及发展背景

在 20 世纪 30 年代末期，英国学者 Marjory Warren 首先提出了 CGA 的概念。她从综合医院调到一家疗养院后，开始对那些衰弱的老年人进行详细评估并给予适当的康复治疗，从而使多数老年人摆脱了卧床状态，约 1/3 的患者康复出院。因而她提出老年人在入住养老机构前均要接受完整的评估与康复，此后 CGA 的概念逐步被临床所接受。20 世纪 70 年代，CGA 在美国退伍军人医院得到应用，后来又用于门诊老年患者。CGA 在早期发现老年人复杂的医疗问题、降低医疗费用、提高患者的满意度等方面展现出其价值。为了实现老年人更好的健康愿望和较高层次的生活质量，CGA 作为老年医学的一种新技术，经过 70 多年的发展在西方国家已得到广泛应用。

国内对 CGA 的研究起步较西方国家晚，最早见于 1993 年，但近年来发展迅速。同国外的发展路线一样，最初多见于以社区为单位的调查评估，之后以医院为核心的评估和治疗开始兴起。由于我国人口众多，社区保健机构跟不上医院正规治疗，对社区老年人的综合评估主要集中在健康问题及其危险因素分析等现况调查，缺乏后续资源协调，且我国多数医疗机构还未将老年综合评估列入服务范畴。

三、老年综合评估的目的

老年综合评估的目的包括：及早发现患者潜在的功能缺陷，明确患者的医疗和护理需求，制订可行的治疗干预策略，进行随访评估干预效果和调整治疗计划和策略，安排患者合理使用慢性长期的医疗和护理服务，最终改善衰弱老年人的躯体、功能、心理和社会等方面的问题。

四、老年综合评估的意义和作用

老年综合评估方法的正确应用，对医疗服务机构、医护人员、患者及其家庭成员具有诸多意义。

1. 对医疗服务机构的作用

（1）减少患者对医院医疗资源的占用；

（2）让患者及时出院回家或转介到其他老年医疗卫生服务机构；

（3）为不同层次的患者提供不同的医疗服务，对患者进行准确定位；

（4）为患者选择最佳的治疗或个案管理方案。

2. 对医护人员的作用

（1）提高对老年疾病诊断的正确性；

（2）随时监测老年患者疾病的临床变化；

（3）及时了解和掌握老年患者的功能状态；

（4）充分了解老年患者的护理服务需求，从而提高护理质量。

3. 对老年患者的作用

（1）充分了解自身的健康状况；

（2）促进自身康复，提高自身的生活能力；

（3）减少医疗费用的支出；

（4）增强自身的健康管理意识。

4. 对家庭成员的作用

（1）优化老年人的生活环境，提高老年人的生活质量；

（2）正确了解亲属的身体状况，提供最佳的生活帮助。

五、老年综合评估对象

1. CGA 的目标人群

CGA 的对象没有明确的界定范围，一般认为具备以下任意情形者均需进行 CGA：

（1）65 岁以上，具有多种慢病（共病）和多重用药者或合并有精神行为异常者。

（2）已出现生活或活动功能不全（尤其是最近恶化）者。

（3）疾病急性期经过医院住院治疗，有一定程度功能下降的患者，或经常住院者。

（4）经过运动、神经、呼吸、心脏或智能康复的患者。

（5）具有跌倒、痴呆、尿失禁、晕厥、谵妄、抑郁症、慢性疼痛、睡眠障碍和帕金森综合征等常见老年综合征的患者。

（6）存在压疮、便秘、营养不良、运动功能障碍或肢体残疾等常见老年照护问题的患者。

（7）存在社会支持问题，如独居、缺乏社会支持、疏于照护者。

（8）存在居住环境、社会环境和文化环境不良者。

（9）其他需要根据实际情况做 CGA 者。

2. CGA 的非目标人群

（1）基本健康或经治疗已完全康复的比较年轻的老年人。

（2）处于急危重症中的老年人。

（3）严重痴呆或功能完全丧失的老年人。

（4）处于疾病终末期或完全卧床的老年人。

（曾文颖　徐凤芹）

第二节　老年躯体评估

包括日常生活活动能力（activities of daily living，ADL）、平衡与步态、关节活动度、营养状况、视力和听力、吞咽功能和失能等的评估。

在躯体功能评估中，最重要的是 ADL 评估，其可分为基本 ADL（basic ADL，BADL）评估和器具 ADL（instrumental ADL，IADL）评估两种。BADL 评估内容包括生活自理活动和开展功能性活动的能力，如平地走动、移位（从床上坐到椅子上）、洗漱、穿衣、如厕、尿便控制、上下楼梯、沐浴和进餐等，可通过直接观察或间接询问的方式进行评估；IADL 评估更加复杂，它包括对患者独立服药、处理财物、操持家务、购物、使用公共交通工具和使用电话等能力的评估。

（曾文颖　徐凤芹）

第三节　老年精神心理评估

老年精神心理评估主要包括认知功能评估、谵妄评估、情绪和情感等的评估。认知功能评估是老年精神心理评估的重点，痴呆、谵妄、抑郁、合作不佳、受教育水平低、语言障碍和精神不集中等都可影响老年认知功能的评估。有效筛查认知功能障碍的工具，包括画钟试验（clock drawing test，CDT）、简易智能评估量表（mini-mental status examination，MMSE）、简易操作智能问卷（short portable mental status questionnaire，SPMSQ）和蒙特利尔评估量表（Montreal cognitive assessment，MoCA）等。情绪和情感的评估包括抑郁的评估和焦虑的评估。

情绪障碍是指以焦虑或抑郁为临床表现的一组精神障碍。主要包括抑郁障碍中的抑郁症和广泛性焦虑障碍、惊恐障碍等焦虑障碍，是初级卫生保健中最普遍的精神障碍。他们共病率高，并且在风险因子、现象学和遗传因素等方面类似，往往与慢性残疾过程、社会功能障碍和高疾病负担有关。

社会老龄化的加剧使老年人数量越来越多。老年人常常面临着大量老年病、慢性病，除这些生理疾病外，许多老人还存在严重的心理疾病。就我国目前现状而言，老年人群患抑郁症的概率已经高达 5.5%。许多老年人面对着多种疾病共患的情况，很容易产生大量恐惧、紧张、焦虑等负面情绪。据调查显示，老年患者中得抑郁症的人数很多，已经严重影响到老年人的正常生活。无论是社会还是家庭，都需要思考如何给予老年人更多的关怀。老年综合评估是一种全方面评估老年人健康功能的方法，在它的帮助下能够有效改善治疗方法，大大提高患者康复速度。

老年人情绪障碍发病原因为七情所伤、情志失常而导致阴阳失衡、脏腑功能失调。初起多以情志抑郁，肝失疏泄，气滞为主；继之肝郁化火，肝胆火盛，欲火扰心；或气滞血瘀，闭阻心窍；或因思虑伤脾，脾失健运，化湿生痰，痰气上扰为主要因素，多属实证；久病则由实转虚。病变脏腑以心、肝、脾、胃、肾为主，其发生与心理因素有密切关系。

一、老年人心理健康评估内容

根据心理健康的概念和维度，对老年人的心理健康进行评估时要全面考察以下 5 个方面：

1. 认知效能

老年人能保持基本的日常认知功能，如：注意、学习、记忆、思维等，才能生活自理，完成日常任务，这是保证生活质量的重要环节。老年人还能在学习新事物中发挥智力潜能，不断提高认知效能。

2. 情绪体验

老年人一生经历不同的生活事件，情绪体验较深刻，情绪反应持续时间较长。老年人要有良好的情绪调适能力，才能使情绪稳定，保持积极的情绪状态。

3. 自我认识

老年人要凭借自己丰富的阅历，不断认识自我，才会正确地了解和评价自己，有自知之明，具有完好的自我。

4. 人际交往

老年人要有一定的交往能力，主动与他人联系，尤其要和家人沟通，理解他人，关爱和帮助他人。要参与社会，融入社会，获得社会支持，这是积极老龄化的重要环节。

5. 适应能力

老年人要在与人和环境相互作用中不断调适自己，积极应对自身老化带来的各种困难和面临的生活事件，保持良好心态。有较强的心理承受能力，能耐受挫折，尽快复原，恢复正常生活。

表 3-3-1 至表 3-3-4 为参考标准。

表 3-3-1　焦虑筛查量表 GAD-7

序号	题目	没有	有几天	一半以上时间	几乎每天
1	感到不安、担心及烦躁	0	1	2	3
2	不能停止或无法控制担心	0	1	2	3
3	对各种各样的事情担忧过多	0	1	2	3
4	很紧张，很难放松下来	0	1	2	3
5	非常焦躁，以至无法静坐	0	1	2	3
6	变得容易烦恼或易被激怒	0	1	2	3
7	感到好像有什么可怕的事会发生	0	1	2	3

2014 美国临床肿瘤协会（ASCO）推荐使用

（1）计分方法：广泛性焦虑量表 GAD-7 共有 7 个条目。

（2）每个条目分 4 级，分别为 3=几乎每天；2=超过一周；1=好几天；0=完全不会，总分就是将 7 个条目的分值相加，总分值范围 0～12 分。

（3）焦虑程度分析表

总分	分析
0～4 分	正常水平
5～9 分	轻度焦虑
10～13 分	中度焦虑
14～18 分	中重度焦虑
19～21 分	重度焦虑

表 3-3-2　PHQ-9 抑郁症筛查量表

姓名：　　　　　　　　　　年龄：

性别：□男性　□女性　　　　日期：

在过去的两周里，你生活中以下症状出现的频率有多少？把相应的数字总和加起来。

序号	问题	没有	有几天	一半以上时间	几乎每天
1	做事时提不起劲或者没有兴趣	0	1	2	3
2	感到心情低落、沮丧或绝望	0	1	2	3
3	入睡困难、睡不安稳或者睡眠过多	0	1	2	3
4	感觉疲倦或没有活力	0	1	2	3
5	食欲不振或吃太多	0	1	2	3
6	觉得自己很糟，或觉得自己很失败，或让自己或家人失望	0	1	2	3
7	对事物专注有困难，例如阅读报纸或看电视时不能集中注意力	0	1	2	3
8	动作或说话速度缓慢到让别人已经觉察？或正好相反，烦躁或坐立不安，动来动去的情况更胜于平常	0	1	2	3
9	有不如死掉或用某种方式伤害自己的念头	0	1	2	3

总分：

【计分规则】

总分	分析
0~4 分	没有抑郁症（注意自我保重）
5~9 分	可能有轻微抑郁症（建议咨询心理医生或心理医学工作者）
10~14 分	可能有中度抑郁症（最好咨询心理医生或心理医学工作者）
15~19 分	可能有中重度抑郁症（建议咨询心理医生或精神科医生）
20~27 分	可能有重度抑郁症（一定要看心理医生或精神科医生）

核心项目分

项目 1、项目 4、项目 9，任何一题得分＞1（即选择 2、3），需要关注；

项目 1、项目 4，代表着抑郁的核心症状；

项目 9 代表有自伤意念。

表 3-3-3　《中国心理健康量表（老年版）》

请您根据自己半年来通常的实际情况，如实回答下面的题。回答无所谓对或错，不必对每题考虑过多，只要在 1、2、3、4 四种答案中选择适合您情况的等级上画"√"就可以了，谢谢合作！

等级：1. 与我不符合或不同意　3. 与我较符合或较同意

　　　2. 与我较不符合或较不同意　4. 与我符合或同意

序号	问题	不符合	较不符合	较符合	符合
1	我喜欢结交朋友				
2	我的记忆力比同龄人差一些				

续表

序号	问题	不符合	较不符合	较符合	符合
3	我常为一些事担忧				
4	我经不起挫折，不能很快振作起来				
5	我的情绪一般不容易变化、波动				
6	我常帮助那些不幸的人				
7	我常常对自己不满意				
8	与同龄人相比，我的朋友是少了些				
9	我感到生活中充满乐趣				
10	我现在常常话到嘴边，一下子又忘了要说什么				
11	我感到生活中令我高兴的事不多				
12	我的心情通常很轻松、愉快				
13	我很难与别人保持亲密关系				
14	我常常感到郁闷，心里不痛快				
15	我有无话不谈的知心朋友				
16	在街上遇到熟人，通常我先主动打招呼				
17	我常常感到紧张，心里不踏实				
18	如果有人需要帮助，我总会主动去做				
19	我常常主动与朋友联络				
20	我对自己的健康状况不太满意				
21	当我遇到困难，总有可信赖的朋友帮助我				
22	我与家人的关系很和谐				
23	我常常感到自己的脑子不如周围同龄人灵活				
24	我经常将心事压在心里，不表现出来但又忘不了				
25	我得了病容易往不好的一面想，总担心治不好				
26	我常常感到孤独、寂寞				
27	我的情绪不容易受外界事件的影响				
28	我感到自己不幸福				
29	我不能像过去一样很好地思考问题				
30	一般我能很快适应新情况				
31	离退休使我感到有点没着没落，无法适应				
32	我常常感到忧伤，心情沉重				
33	我的朋友愿意找我倾诉心事				
34	我有时会突然发脾气，平静下来感到很后悔				
35	我对许多事情都能泰然处之				
36	我的精力比较充沛				
37	别人嘱咐我的事，只要说一遍就能记住				
38	我感到自己常常无法控制情绪				
39	我相信"车到山前必有路"				
40	我常帮助那些不幸的人				

续表

序号	问题	不符合	较不符合	较符合	符合
41	即使和家人或朋友在一起，我仍感到孤独				
42	现在我学习新东西的能力和过去差不多				
43	我不太能记住别人的姓名				
44	生活中我有很多感兴趣的事				
45	面对生活中的问题我常常感到无助				
46	我是一个有责任心的人				
47	我感到自己的生活很充实				
48	我对新事物感兴趣				
49	我常常心情愉快				
50	我愿意主动向家人、亲友倾诉烦恼并取得理解和支持				
51	我无法把握好自己的心情				
52	我遇到事情常常能拿定主意				
53	我常为他人做一些力所能及的事				
54	我不容易记住他人的长相				
55	我的朋友愿意找我倾诉心事				
56	我对过去比较熟悉的地方现在常常会找不到				
57	我善解人意				
58	遇到不好的事，我也能想得开				
59	我常为一些事担忧				
60	我有困难，家人会来帮我				
61	子女或朋友能经常来看我，和我聊天				
62	我和家人发生争执，很快就不在意了				
63	我对自己目前的生活感到不满意				
64	离退休后，我的生活圈子缩小了，感到很苦闷				
65	我是一个快乐的人				
66	我有几个经常来往的好朋友				
67	我对自己的经济状况感到满意				
68	我常常无法解决家人之间的矛盾				

该量表由中国科学院心理研究所老年心理研究中心李娟、吴振云等编制，通过检索我国老年心理健康的相关文献，总结提炼理论构想，进一步建立题库、设立常模，设计心理健康由 5 个维度组成：认知效能、情绪体验、自我认识、人际交往和适应能力，并编制相应的分量表。采用 4 级计分（1. 与我不符合或不同意；2. 与我较不符合或较不同意；3. 与我较符合或较同意；4. 与我符合或同意），反向题目调整后，得分越高表明心理健康状况越好。

表 3-3-4　老年人心理需求调查问卷

对心理需求的自我评价（所有的题目，除注明"请自填"外，都是选择合适对象在对应项打钩）

序号	问题	常符合	较符合	一般	较不符合	常不符合
1	想吃饱、穿暖					
2	想吃好、穿好，有良好的生活环境					
3	想结婚或和伴侣有性生活					
4	希望避开可能贬低自己或使自己陷入羞辱、失败的困境					
5	希望得到或付出友情，有知心朋友					
6	希望得到他人的支持（帮助、保护、喜欢、指导、规劝、原谅、安慰等）					
7	渴望参加某个团体或组织					
8	希望比周围的人强，获得成功，取得成绩					
9	希望得到他人的理解和尊重，对自己的事情有发言权和决定权					
10	想控制别人，使他人接受自己的建议、说服和命令等					
11	希望获得科学文化知识					
12	希望改善文化娱乐生活，使生活更丰富多彩，提高自己的精神境界和品德修养					
13	渴望身体强健或没有疾病					
14	乐意帮助他人，为他人做好事					
15	渴望作贡献，显示自己的存在					
16	渴望为国家和社会贡献自己的全部力量					

中国老龄事业发展基金会副理事长傅双喜教授自编的"老年人心理需求调查问卷"，参照马斯洛的需要层次理论，结合老龄人群的心理特征，以科学发展观为指导，采用心理学的研究方法，对老年人的心理需求状况进行系统分析，直观又准确。它包含四个维度：生理需求，交往需求，认同需求和自我实现的需求。共 16 题。采用 likert 5 级评分，依次为"非常符合""比较符合""一般""比较不符合"和"非常不符合"。题项相加得分表示心理需求，分值越小，表明心理需求水平越高。

二、护 理 措 施

中医情志护理是临床上常用且有效改善患者不良情绪的干预措施。《黄帝内经》言："审其忧苦，避其诱因，随其所喜，解其郁结，调悦情志。"中医学对"七情五志"的情绪变化提出"因人而异、因病而异、施护求本"的情志。

1. 按摩穴位

护理人员轻柔按患者足三里、内关、三阴交等穴位，主治心脾两虚；合理控制力道点按照海、太冲、天突等穴位，主治肝气郁结。向患者及家属介绍腧穴定位方法及按摩手法，鼓励居家自我调护。

2. 引导正面情绪

首先疏导患者的消极情绪，转移患者的注意力，使患者保持良好的情绪，提升患者治疗的依从性。其次向患者耐心讲解治疗的必要性，并详细告知患者疾病治疗过程中的注意事项，进而降低患者的负性情绪。以中医情志理论中节制法减少负面情绪影响，多谈及患者感兴趣话题，调动其正面情绪产生，可由浅至深对患者讲解《寿世青编》养生论中情绪自控之法，以达遇悲不惧，七情不过激之效；情志相胜：依中医五行中的相生相克理论，悲可胜怒、喜可胜悲、恐可胜喜、思可胜恐、怒可胜思等，积极与患者进行沟通，了解患者的心理状态，并结合患者实际的心理状态，采取情志相胜的方式，缓解不良心理情绪，如因担心无法融入社会或是给家庭带来负担而产生恐惧、悲伤等情绪，医护人员可依思可胜恐、喜可胜悲的理论，给予患者心理疏导；因环境的改变与自身疾病的原因，极易产生紧张、恐惧等心理，护理人员即可依喜胜忧的理论，让患者尽快摆脱忧虑，建立健康乐观的心态，使患者能尽快熟悉并接受新环境。

3. 静心养情

通过增加患者治疗信心，加强接受治疗主动性及对抗抑郁病症痛苦的意志力，医护人员可通过指导患者进行呼吸训练、冥想、静坐等活动，让患者情绪逐渐平稳，身心放松；护理人员可主动了解患者喜好，为患者播放其喜爱的音乐、电影、电视剧等，转移患者注意力，以缓解患者的负面情绪；鼓励患者与医护人员、同类病友及家属等进行沟通和交流，主动参与集体活动，培养自身兴趣爱好、发挥个人特长，使自己变得豁朗。

4. 音乐怡情

让抑郁症患者欣赏歌曲，可先向患者播放优美、柔和乐曲，待患者心绪逐渐平稳后，再播放轻松、欢快的歌曲，让积极快乐情绪感染患者，抑郁情绪得到疏导。

5. 发泄解郁

引导患者通过对他人倾诉、实施安全发泄行为等让患者将内心抑郁、焦虑情绪发泄出来，以缓解患者心理压力；鼓励患者家属多与患者进行沟通，主动倾听患者倾诉，并对其不良心理情绪表示理解，多带患者出去散心，让患者感受外界的美好，使患者能有多种方式发泄自身不良情绪。患者负面情绪的产生多数与患者缺乏对疾病与治疗方式的深入了解有着直接的关系，对此，护理人员应给予患者健康宣教，告知患者疾病的产生原因、治疗方法、治疗过程当中的注意事项等，以提高患者对疾病的认知程度；同时，可为患者讲解治疗成功的案例，为患者介绍治疗成功的病友，以帮助患者树立治疗信心，消除患者疑虑。

6. 适当锻炼

指导患者每日进行适当锻炼，在锻炼时协助患者调节气息，舒展身体，密切关注患者的具体情况，如果有任何不适，必须马上停止锻炼。

护理过程中，护士应耐心、细致的观察老年人的性格特点、兴趣爱好、家庭情况和心理状态并进行评估。收集老年人的心理信息，掌握其心理活动，以便有针对性地开展个体化心理护理。

由于老年人智力下降、反应迟钝、记忆力减退，护士应耐心、细致、反复的进行入院宣教，在各种操作、检查前进行解释，必要时可以把重要内容写成字条给老年人看。老年人多有听力、视力下降，与老年人讲话时应声音响亮、面带微笑、态度和蔼；交流时应有适宜的目光接触，面部表情，手势，体态和空间距离等。在老年人受到病痛折磨时或是在做有创操作时，护士应进行安慰，给予适宜的肢体语言，身体接触。护士应主动、热情、周到服务，护理人员热情体贴，能解除老年人生理和心理上的疲劳和痛苦。

随着社会老龄化程度的加深，空巢老人越来越多，当子女由于工作、学习、结婚等原因而离家后，独守"空巢"的老年人因此产生家庭"空巢"综合征。家庭是老年人的精神支柱，动员家属多与老年人进行思想沟通，真正了解他们的内心世界，调节情绪，认真对待心理的微妙变化。

护士应指导老年患者正确认识衰老和健康，正确对待疾病，采取适当的求医行为，顽强地与疾病抗争，才能促进病情稳定和康复。老年人能保持乐观、通达，养成良好的生活方式，积极进行身心保健，是完全可以达到健康老年化。老年人与家庭成员的沟通，求同存异，相互包容；空巢家庭中，善于利用现代通信与子女沟通；多与亲朋好友来往，将自己心中的郁闷、苦恼通过交谈等方式进行宣泄，及时消除和转化不良情绪，求得心理上的平衡和舒畅。根据自己的情况，有意识地培养一两项兴趣爱好，如书法、绘画、下棋、摄影、园艺、烹调、旅游、钓鱼等，让晚年生活充实而充满朝气。总之心理护理可促进老年人身心健康，身体健康和心理健康是相互影响和作用的，因此，对老年人的健康，不仅局限于医疗服务，更需要针对其特点，加强心理护理。帮助老年人保持良好心理状态，不断提高广大老年人的生存质量和身心健康水平。

（曾文颖　徐凤芹）

第四节　老年营养

一、老年营养管理团队

老年营养管理是一个长时间、连续的过程，需要多学科团队共同协作进行。为了为患者提供合理、全面、有效的营养管理，一个规范的营养管理团队主要由医师、营养师、康复师、口腔医生和护士组成。同时还可包括社会工作者、呼吸疾病治疗专家、医院行政管理人员等。老年营养管理团队各类成员职责如表 3-4-1。

表 3-4-1　老年营养管理团队各类成员职责

医师	担当营养管理的负责人，并指导运作；
	对患者进行营养评估；
	汇总其他小组成员提供的医疗信息和建议以完善营养管理；
	对医疗计划的制订及实施承担最终责任。
营养师	对患者进行营养风险筛查以发现重度营养风险的患者；
	对部分患者进行营养评价；
	为患者、家属及看护人员提供饮食配方或建议；
	监测并记录患者各类营养素摄入情况；
	为包括营养产品、加工、配方等膳食营养问题提供咨询服务。

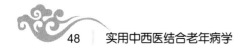

续表

口腔医生	对患者的口腔健康及功能进行评估与管理；
康复师	评估咀嚼功能、吞咽功能；
	提出喂养建议；
	与营养师共同制订饮食计划；
	制订并监督实施运动或肢体活动计划。
护士	对营养管理过程中的护理工作进行监督；
	对患者及家属进行宣教并提供咨询服务。
社工及社区支持工作者	提供经济方面的建议，协助老人解决社会隔离问题；
	协助监督营养摄入情况。

二、营养筛查

营养筛查（nutritional screening）是在食物摄入和饮食相关的行为与环境基础上，明确营养不良危险因素的过程。目的是辨别有营养风险和营养不良的个体，以判断是否进一步进行全面营养评估。

（一）营养筛查的目标

营养筛查的目标主要是帮助居家及社区机构的老人预防和早期发现由疾病并发症或生活独立能力下降导致的营养相关并发症。营养筛查可通过早期的鉴别和治疗营养危险因素产生积极的健康效应。

（二）营养筛查的对象

所有年龄≥65 岁的老年人，包括超重和肥胖者；预计生存期＞3 个月的老年住院患者都应常规接受营养筛查，明确有无营养不良或营养不良风险的存在。对于存在营养风险的老年人进行营养评估。

（三）营养筛查的工具

当前，营养学家已开发了许多筛查工具来识别具有营养不良风险的老年人。其中，灵敏度和特异性较高的两个筛选工具是微型营养评估量表（mini nutritional assessment，MNA）和营养不良筛查工具（malnutrition screening tool，MST），其中 MNA 最常被应用。初步营养筛查可采用 MST 提问：

（1）是否存在非主动干预性体重下降？（体重下降指与往常体重相比，6 个月内体重下降≥10%或 3 个月内体重下降≥5%或 1 个月内基线体重下降≥2%。）

（2）是否存在经口摄食量减少？

上述任意一条回答阳性则应用营养工具筛查。

1. 微型营养评估量表（mini nutritional assessment，MNA）

MNA 是 20 世纪 90 年代初由 Guigoz 等人设计的专用于筛查评估老年人营养状况和营养不良风险的量表，现广泛用于社区、门诊、住院及护理机构的老年人。该量表共 18 个条目，其中涵盖人体测量（BMI、体重减少、腓肠肌围、中臂围等）、生活方式、饮食、药物、精神心理、疾病等方面。总分共 30 分，总分≥24 表示营养状况良好；总分 17～24 为存在营养不良的危险；总分<17 明确为营养不良。

后于 2001 年美国学者 L.Rubenstein 将 MNA 的 18 个项目与评分结果进行相关性分析得出的 6 条相关性最强的项目，精简为微型营养评定简表（mini-nutritional assessment short-form，MNA-SF），与完整 MNA 相比，验证研究显示出良好的灵敏度。

MNA 的优势在于无需进行任何生化检查，也是营养干预后重新评估和监测营养状况的工具。MNA 还可用于区分营养充足、营养不良风险及营养不良的老年人。

2. 营养风险筛查 2002（nutritional risk screening，NRS 2002）

NRS 2002 是由丹麦的 J.Kondrup 牵头专家基于多项研究开发，于 2002 年完成并在欧洲肠外肠内营养学会（ESPEN）年会报告，2003 年正式发表，是国际上第一个采用循证医学方法开发的营养筛查工具。包括三个部分：营养状态评分、疾病严重程度评分及年龄评分。总分≥3 分提示有营养风险，需制订营养支持计划或进行营养评估。若营养状态评分单项≥3 分时，可直接确认营养风险并诊断营养不良，需进行营养支持。若总分<3 分则需要每周对患者进行测评。

3. 其他营养筛查方法

（1）简化营养评定问卷（simplified nutrition assessment questionnaire，SNAQ）：SNAQ 由 4 个筛查条目组成，用于社区居住的老年人以及居住在护理机构的老年人的营养筛查。满分 20 分，若累计总分<14 分，则判断存在体重丢失或营养不良风险。

（2）营养不良通用筛查工具（malnutrition universal screening tool，MUST）：MUST 是由英国剑桥大学 M.Elia 牵头制定，推荐用于社区的营养不良筛查，也用于预测急性病和住院老年人的病死率及住院时间。MUST 主要通过体重指数、3～6 个月的体重减轻量以及急性疾病影响三部分来筛查社区人群营养不良发生率的一种营养筛查工具。当身高和体重均无法测量时，可以使用上臂中点围和主观评估的身体特征（如身形消瘦）来替代。

（3）主观全面评估（subjective global assessment，SGA）：SGA 最初用于胃肠道手术患者。问卷包括体重改变、营养摄入、疾病和年龄、代谢应激状态等方面。其中体格检查评估皮下脂肪、肌肉以及水肿表现。综合问卷评估和体格检查的问题对患者进行主观分级，分为营养良好（A 级）、中度或可疑营养不良（B 级）以及严重营养不良（C 级）。虽然 SGA 没有特别针对老年人，但可评估老年人营养相关并发症和死亡。

三、营 养 评 估

营养评估的主要目的是解释和扩展营养筛查过程中得到的资料。全面的营养评估是通过收集药物史、营养史、病史、体格检查、人体测量以及实验室检查来确定营养状况。评估之后将会制订并实施营养管理计划。

一旦老年人经过营养筛查确认存在营养风险，便要对其进行全面的营养评估，包括生物学、临床、膳食、社会心理、功能、精神健康以及口腔状况。在进行营养评估时，营养指标的选择须考虑几个因素：用于评估的总有效时间、评估者的类型、身边支持评估的财力资

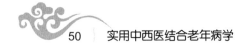

源。表 3-4-2 总结了营养评估的方法、目的以及内容。

表 3-4-2　营养评定方法

目的：提供综合性的营养状况评价和适当的营养干预，以预防和治疗营养不良及其相关情况。

1. 人体测量

目的：确定和监测体重、身高、人体成分和体脂分布的变化。确定蛋白质和能量储备并评估慢性病风险。

组成：身高、体重、BMI、上臂围、小腿围、皮褶厚度、人体成分（可采用生物电阻抗法、双能 X 射线吸收法或核磁共振法检测分析）等。

2. 生化

目的：客观评价各类营养素的摄入。确定营养素的储存和功能水平。监测营养相关疾病的变化。

组成：血浆白蛋白、转铁蛋白、前白蛋白、视黄醇结合蛋白、胆固醇水平、维生素、微量元素等（若处于感染和炎症期，建议同时检测 C 反应蛋白）。

3. 临床

目的：获得完整的营养和医学病史，包括认知、症状、体征、病史、口腔等，明确存在营养缺乏的体征和症状。

组成：病史、症状和体征、认知功能、口腔健康、药物使用等。

4. 膳食

目的：了解并检测个体或群体食物摄入、营养补充剂的使用及饮食相关行为，以确定膳食质量。鉴定并评估膳食模式。

组成：食物摄入、食品安全、营养补充剂的使用、食物喜好、文化习俗、饮食偏好等。

　　住院患者经筛查和评估后确认无营养支持指征者，需定期再评估（一般为 1 周）。再评估内容与营养评估内容相同，后期再根据病情决定再评估时间。

　　（一）人体测量

　　营养评估常用的人体测量指标为身高、体重、各种围度和皮褶厚度。在老年营养评估中人体测量的优势在于简便、无创且费用低廉。但由于衰老机体发生了许多生理改变，使得在老年人中使用这些测量指标预测营养情况受到了质疑。因此人体测量同临床、实验室、膳食、心理等资料结合使用评价为更佳。

　　1. 体重

　　体重是最简单且最常收集的个体测量指标。在进行老年人测量时要注意部分老年人无法行走和站立需使用轮椅或床称，准确的体重对营养状况评估至为重要。故老年人应当使用相同的体重计，穿相同种类的衣服，且一天的同一时段测量，若条件允许尽可能额外测量体质和肌肉重量。同时要注意：

　　（1）若存在水肿、腹水等，引起细胞外液相对增加，可掩盖化学物质及细胞内物质的丢失。

　　（2）巨大的肿瘤或器官肥大等，可掩盖脂肪和肌肉组织的丢失。

　　（3）使用利尿剂会造成体重丧失的假象。

　　（4）短时间内出现能量摄入及钠量的显著改变，可导致体内糖原及体液的明显改变，进而影响体重。

　　（5）若每天体重改变大于 0.5kg，往往提示是体内水分改变的结果，而非真正的体重变化。

　　（6）不同类型营养不良病人，相同体重的减少对预后可产生不同影响。

2. 身高

随着年龄的增长由于椎间盘的萎缩，人的身高会逐渐下降。而老年人常因为身体受限、脊柱侧凸、脊柱后突或关节炎、骨质疏松等慢性病难以测量准确的身高。可通过一些替代测量法间接测量身高。

（1）两臂伸展距离：对于不能站立的人，可用两臂伸展距离代替身高。两臂伸展距离包括手臂伸展时，双臂和肩膀宽度。测量要从一个手的中指到另一个手的中指。

（2）总臂长：总臂长是手臂弯曲 45° 时，从右侧肩胛骨肩峰的顶点到尺骨茎突末端的距离。

3. 体重指数（表 3-4-3）

体重指数（body mass index，BMI）=体重（kg）/身高（m）^{2}

表 3-4-3　BMI 中国评定标准　　　　　　　　　　（单位：kg/m^2）

等级	BMI 值
肥胖	≥28.0
超重	24.0≤BMI<28.0
正常值	18.5≤BMI<24.0
体重过低	<18.5

4. 围度测定

围度与皮褶厚度测量是老年人人体测量评估肌肉和脂肪变化最适用的方法。

（1）腰臀比（waist-to-hip ratio，WHR）=腰围/臀围测量时采用腰节围或最小腰围，不采用腰围（脐点）。脂肪分布影响了老年人的健康结局。脂肪分布有从四肢向躯干转移的趋势，而女性更为明显。在女性中腹部脂肪独立于体重，与疾病全因死亡率、冠心病和肿瘤死亡率相关。腹部脂肪沉积呈现随年龄进行性增加的趋势，因而增加了患心脏病的风险。

（2）上臂中肌围（mid-arm muscle circumference，MAC）是上臂中点的肌肉周径，可由上臂围换算求得：上臂肌围（cm）=上臂围（cm）–3.14×三头肌皮褶厚度（cm）。MAC 的改变反映了肌肉组织或脂肪组织或两者的变化。

（3）小腿围为世界卫生组织推荐用于评估老年人营养状况的指标之一，作为人体脂肪总量丢失的一个很敏感指标。在评估老年人营养状况的 MNA 表格中包含小腿围。小腿围测量可单独或与皮褶厚度一起使用，有助于评估营养状况。

（4）皮褶厚度：皮下脂肪含量约占全身脂肪总量的 50%，通过皮下脂肪含量的测定可推算体脂总量，并间接反映热能的变化。但老年人的生理变化，如脂肪重新分布、皮肤弹性降低、皮肤厚度改变，同时皮肤水分和压缩性、连接性与脂肪组织的改变限制了皮褶厚度测量的可靠性，以及人体总脂肪方程式预测的准确性。从多个部位收集皮褶厚度测量值有助于提高老年人体脂估计的可靠性。

三头肌皮褶厚度（TSF）：被测者上臂自然下垂，取左（或右）上臂背侧肩胛骨肩峰至尺骨鹰嘴连线中点，于该点上方 2cm 处，测定者以左手拇指与食指将皮肤连同皮下脂肪捏起呈皱褶，捏起处两边的皮肤须对称。然后，用压力为 10g/mm^2 的皮褶厚度计测定。应在夹住后 3 秒钟内读数，测定时间延长可使被测点皮下脂肪被压缩，引起人为误差。连续测定 3 次后取其平均值，后期应固定测定者和皮褶计。

结果判定：TSF 正常参考值男性为 8.3mm，女性为 15.3mm。实测值相当于正常值的90%以上为正常；介于 80%～90%之间为轻度亏损；介于 60%～80%之间为中度亏损；小于60%为重度亏损。

肩胛下皮褶厚度：被测者上臂自然下垂，取左（或右）肩胛骨下角约 2cm 处，测定方法同 TSF。正常参考值男性为 10～40mm，女性为 20～50mm；男性＞40mm，女性＞50mm 者为肥胖；男性＜10mm，女性＜20mm 者为消瘦。

髋部与腹部皮褶厚度：髋部取左侧腋中线与髂嵴交叉点；腹部取脐右侧 1cm 处。

5. 握力

先将握力计指针调到"0"位置；被测者站直，放松，胳膊自然下垂，单手持握力计，一次性用力握紧握力计（注意：在此过程中，不要将胳膊接触身体，不要晃动握力计），读数并记录。然后，被测者稍作休息，重复上述步骤，测定 2 次，取平均值。

（二）生化指标及实验室检查

通过生化及实验室检查可判断蛋白质、脂肪、维生素及微量元素的营养状况及免疫功能。在解释实验室数据时，必须考虑整体医疗条件和医疗应激、药物干预、水合状态改变，还必须考虑在不同医疗机构中操作和设备的差异。

（三）临床评估

对于老年人的临床评估包含内容更广泛，包括确定可能限制营养平衡膳食摄入的身体、功能、认知和社会因素。早期确定营养膳食的障碍并采取合适的干预措施，能预防和延缓营养不良及相关结果的发生。

1. 身体功能评定

临床评估包括病史，体格检查确定营养疾病的症状和体征，功能状态评估（尤其需关注食物获取、制备和消费能力）以及口腔健康的评价。同时也需仔细观察头发、皮肤、指甲肌肉组织、眼睛、黏膜和其他身体器官。长期存在一种或多种营养素摄入不足时会引起不同的身体症状。老年人常见因营养问题而出现的症状有：精神萎靡，水肿，苍白，皮下瘀斑，全身无力和疲劳，淡漠和震颤，皮肤损害，皮肤干燥鳞屑，口腔及嘴唇干燥，溃疡多发。

2. 口腔状况

口腔状况的评估是老年营养评估的重要部分。老年人常由于口腔状况差导致进食困难或部分食物较少摄入，也常是老年人不明原因体重下降的常见原因之一。因此定期检查口腔是营养评估的必要内容，主要由口腔医生进行。评估内容主要包括老年人的口腔条件、咀嚼能力、吞咽能力、自我进食的能力，牙齿、舌头、牙龈以及口腔黏膜情况。同时，也需观察老年人义齿装配情况、牙齿是否缺失、口疮、是否有牙龈红肿、舌炎、口腔溃疡、口腔干燥等。

3. 药物使用情况

多数老年人存在长期口服多种治疗慢性病药物的情况。而无论是处方药还是非处方药都有可能显著影响营养状况。处方药虽有益于治疗慢性疾病，但他们可能导致食欲减少或代谢改变。营养管理团队需明确老年人常用药物及其副作用，评估与营养不良相关的药物，并与相关专科医生共同制订用药方案。

（四）认知与精神状态

认知与精神状态不仅影响生活质量、功能水平、身体感觉、情绪健康，也从一方面反映了老年人的整体健康状况。认知与精神状态的下降均可导致食物摄入不足、体重下降，进而造成营养不良。同时许多抗抑郁药物也会对营养状况造成负面影响。而老年人抑郁的原因多较为复杂，疾病、药物使用、家人朋友逝世、生活方式改变、身体功能下降都会导致抑郁。当尽量了解抑郁原因，才能更好地展开合适的干预。

（五）膳食评估

膳食评估是对食物消费和食物消费行为的综合性评估。老年人营养评估能够了解过去和现在的食物摄入行为以及对健康状况的影响。在确认评估方法时需考虑患者本身的身体疾病及精神状况，尽量准确地获得老年人的膳食资料。

膳食评估主要分为回顾法和前瞻法。膳食资料主要包括 24 小时回顾、膳食史、食物频率问卷和饮食记录。

1. 回顾性方法

（1）24 小时回顾法：受试者尽可能准确回顾调查前一天的食物消耗情况，一般选用 3 天连续调查方法。由于该方法成本低、耗时较短以及能够同时评估大量人群，24 小时回顾法是独居、专门机构和住院老人广泛接受的方法。总体而言，24 小时膳食回顾趋向低估老年人的平均摄入。且由于年龄的增长、短期记忆的改变，老年人使用该方法的可靠性也存在疑问。

（2）食物频率问卷（food frequency questionnaire，FFQ）：FFQ 提供了在特定时期常摄入食物的定性描述。该问卷可由老年人自行阅读和填写，且有助于调查者了解老年人的食物摄入模式和膳食计划，有助于后续制订营养教育计划。

（3）饮食史：饮食史的方法提供了食物摄入量的定性和定量方面更完整和详细的描述。标准的饮食史当收集一天的饮食信息；偶尔使用的食物、经常使用的比例，饮食习惯的改变；食物喜好及民族文化。

2. 前瞻性方法

前瞻性方法是在进食时间记录食物摄入，包括每天进食的时间、地点、食物种类和分量，常记录 3 天或 7 天的膳食摄入。这种方法的回忆误差最小，但需要大量的人员合作记录每天的进食情况。

（张　瑶　曾文颖　徐凤芹）

第五节　老年认知功能评估

认知功能由多个认知领域组成，包括记忆、计算、时空间定向、结构能力、执行能力、语言理解和表达及应用等方面。临床实践中，可以通过问询了解个体以上各方面的情况，有时还需要通过对其照料者的问询补充和核实有关情况。通过测查可以量化地评估个体的总体认知功能和特异的认知领域状况，还可以发现某些日常生活中难以察觉的认知功能损害。

认知功能障碍泛指各种原因导致的各种程度的认知功能损害，从轻度认知功能损害到痴呆。认知功能障碍又称为认知功能衰退、认知功能缺陷或认知残疾。

随着人口老龄化，痴呆已成为老年人的常见病，其中阿尔茨海默病（AD）性痴呆占60%～80%，是老年人最常见的认知障碍疾病，流行病学调查结果显示，我国现有 AD 患者超过 750 万人，预计到 2050 年，患病人数将超过 2000 万。与此同时，我国近 10 年因 AD 死亡人数增长达 57.8%，为 2016 年死亡顺位原因第 5 位，是老年人失能和死亡的主要原因。AD 防治是世界性难题，首要原因在于难以早期诊断。

目前 AD 的调查方法，分筛查和确诊两个阶段，筛查常用简易智能精神状态检查量表、蒙特利尔认知评估，通过这两种评估量表能够及早发现认知功能障碍。

（一）评估时注意事项

1. 环境准备

（1）安静、舒适，并尽可能保证以后的测试在相同的环境中进行。

（2）房间中最好使用"请勿打扰"标志，不能有受访者可看到的钟表、日历等。

（3）不应让受访者看到你对他的评分。

2. 人物准备

（1）建立良好的关系。

（2）备物齐全（铅笔、手表、纸张）。

（3）鼓励受访者完成测试，可提供眼镜、助听器等。

（4）给予正面的反馈。

（5）应尽量避免搜集任何关于不良事件的信息。

3. 最初的交谈

（1）开始前进行 5 分钟左右的交谈，话题是中性的，比如天气、最近发生的事情等。

（2）注意：避免谈到受访者的健康、负性的、有压力的事情。

4. 测试中的注意事项

（1）保持适当的言语交流语速。

（2）每个测试项目只允许尝试 1 次。

（3）给予受访者的反馈应当是中性的，而且通常不应当指出受访者的反应是对还是不对。

（4）评价恰当。

（5）受访者特意询问自己是否做对了，可以给予反馈。

5. 尽量取得受访者的合作

（1）同受访者的交流保持平静、前后一致和简明扼要。

（2）不要让受访者的焦虑或愤怒产生阻抗。

（3）如果受访者仍然不合作，那么测试者应当暂时停止。

（二）评估量表

1. 简易智能精神状态检查量表（mini-mental state examination，MMSE）

是国内外应用最广泛的认知筛查量表。（MMSE表见表1-2-2）

（1）内容覆盖定向力、记忆力、注意力、计算力、语言能力和视空间能力。具有敏感性好、内容简练、易操作等优点。

（2）共30个题目，每项回答正确得1分，回答错误或回答不知道评0分，量表总分范围0～30分。测验成绩与文化水平密切相关，正常界值划分标准为：文盲＞17分，小学＞20分，初中及以上＞24分。

2. 蒙特利尔认知评估（montreal cognitive assessment，MoCA）

是一个用来对轻度认知功能异常进行快速筛查的评定工具。它评定了许多不同的认知领域。

（1）MoCA量表包括以下7个方面：注意与集中、执行功能、记忆、语言、视空间结构技能、抽象思维、计算和定向力。

（2）共30个题目，每项回答正确得1分，回答错误或回答不知道评0分，量表总分30分，正常值为≥26分。

总分：在右侧列出每题的得分，并计算总和。对受教育年限在12年及以下的被测试者加1分，得分最高30分。最终得分≥26分为正常。

评分≥26分且不属于血管性认知功能损害（VCI）高危人群者为正常；评分若＜26分，说明患者已有认知功能损害并应马上接受治疗；评分≥26分，患者虽未出现认知功能损害的临床表现，但属于VCI高危人群，这个阶段是最佳干预时期，应立即给予干预措施以防止认知功能损害的进展。

总结：MMSE在鉴别轻度认识功能损害（MCI）与AD或正常人时并不敏感，分析发现其区别正常老人和MCI的敏感度和特异度分别为63.4%和65.4%（I级证据）；MoCA涵盖的认知领域较MMSE广，包括注意与集中、执行功能、记忆、语言、视空间结构技能、抽象思维、计算和定向力，是专门为筛查MCI而设计的，其在识别MCI时有较高的敏感度（80%～100%）和特异度（50%～76%）（II级证据）。

MoCA在区别正常老年人与MCI时较MMSE更具准确性（II级证据）；由于MoCA较MMSE增加了执行功能、抽象思维等检查，其对识别早期血管因素导致的认知障碍和帕金森病患者的认知损害也优于MMSE。

（蔡盈盈　李　静）

第六节　老年日常生活能力评估

一、定　义

日常生活活动能力（activities of daily living，ADL）是指人们为达到独立的生活而必须反复进行的、最基本的一些活动，包括衣、食、住、个人卫生等基本的动作和技巧，根据性质的不同可将 ADL 分成工具性 ADL（instrumental ADL，IADL）和躯体性 ADL（physical ADL，PADL），前者主要指人们每日生活中与穿衣、进食、保持个人卫生等自理活动和与坐、站等身体有关的基本活动。后者主要指人们在社区中独立生活所需要的关键性的较高级的技能，如家务、骑车、驾车等。

二、ADL 评定的常用方法

（一）PULSES 量表（the pulses profile）

评定量表产生于 1957 年，主要用于慢性疾患、老年人和住院患者的 ADL 评定，包括六项：身体状况（physical condition，P）、上肢功能（upper extremity，U）、下肢功能（lower extremity，L）、感觉功能（sensory component，S）、排泄功能（excretory，E）、精神和情感状况（psychosocial，S）由 6 项关键字母组成 PULSES（脉搏）一词，便于记忆，简称为 PULSES。

（二）Katz 指数（Katz index）

该方法产生于 20 世纪 60 年代，Katz 等人通过研究大量不同病种的老年慢性病人的日常生活活动而制定的。Katz 评分法将日常生活能力分为进食、穿衣、大小便控制、如厕、床椅转移、洗澡 6 个方面，并将功能独立情况分为 A-G 7 个等级。

（三）Kenny 自理评定（the Kenny self-care evaluation）

该量表于 1965 年提出，1973 年修订，是一种经过标准化的躯体功能评定法。它将 ADL 分为床上活动、体位转移、移动、穿着、个人卫生、进食 6 项日常生活的独立能力进行评分。每项分 5 个等级，评分标准为 0~4 分，6 项总分 0~24 分。

（四）功能状态评定系统（functional status rating system，FSRS）

该方法是 1981 年由 Forer 提出并应用于临床。

（五）功能独立性评定（functional independence measure，FIM）

该评定是 1983 年美国物理医学与康复学会提出的医学康复统一数据系统中的重要内容。其内容包括自我照顾、括约肌控制、移动能力、运动能力、交流和对社会的认知等 6 个方面，并制定了详细的评分标准。根据患者的独立程度和他人帮助程度的不同，患者所得分数不同，得分越高，独立水平越好，反之越差。

（六）Barthel 指数评定量表（Barthel index，BI）

该量表由美国 Mahoney 和 Barthel 于 1965 年设计并应用于临床，是世界上公认的最为常用的 ADL 量表，该量表简单，中文版 Barthel 指数评定量表内部一致性信度 Cronbach，α 系数＞0.92，各领域的重测信度系数均＞0.82。中文版 Barthel 指数评定量表各时间点的累计贡献率范围为 75.03%~76.49%，显示了较好的效度。

1. Barthel 指数评定量表（表 3-6-1）

评定患者的日常生活能力，包括穿衣、洗漱、洗澡、进食、如厕、控制大小便、床椅移动、平地行走、上下楼梯等 10 项内容，按照是否需要帮助及帮助程度分为完全独立（15 分）、需部分帮助（10 分）、需极大帮助（5 分）、完全依赖（0 分）4 个功能等级，总分 100 分，分值越高则独立性越强，日常生活能力越好。

2. 评分标准（表 3-6-2）

生活自理（100 分）：日常生活能力良好，完全独立，不需他人帮助；轻度功能障碍（61～99 分）：能独立完成大部分日常活动，但需要部分帮助；中度功能障碍（41～60 分）：需要极大帮助才能完成日常活动；重度功能障碍（≤40 分）：大部分日常活动不能完成或完全需要人照料。

表 3-6-1　中国中医科学院西苑医院 Barthel 指数评定量表（BI）

序号	项目	完全独立	需部分帮助	需极大帮助	完全依赖
1	进食	10	5	0	—
2	洗澡	5	0	—	—
3	修饰	5	0	—	—
4	穿衣	10	5	0	—
5	控制大便	10	5	0	—
6	控制小便	10	5	0	—
7	如厕	10	5	0	—
8	床椅转移	15	10	5	0
9	平地行走	15	10	5	0
10	上下楼梯	10	5	0	—

分级　□0 生活自理　□1 轻度功能障碍　□2 中度功能障碍　□3 重度功能障碍

表 3-6-2　BI 评估操作的动作步骤及评分标准

步骤	实施方法	评估内容	评分标准
1	沿直线独立行走 10m（5m 一个来回）	平地行走能力	独立完成 15 分，步伐蹒跚 10 分，需依靠家属/辅助工具完成 5 分，无法独立行走 0 分
2	双腿分别做高抬腿动作，左右腿交替各做 1 次	上下楼梯能力	脚可离地 15cm 以上 10 分，需扶墙壁或依靠家属 5 分，无法完成 0 分
3	双臂同时平举扩胸，手臂平行向身体两侧伸展，呈大字，后平行屈肘回收手臂至胸口	穿衣能力	完全且独立完成 10 分，不能同时完全平行伸展手臂或屈肘回收至胸口为部分完成 5 分，无法完成 0 分
4	双手同时上举，依次举至唇、头顶、颈后	进食、洗澡、修饰能力	完全按照评估动作完成 20 分，不能双手同时上举或不能同时上举至头顶、颈后为部分完成 10 分，无法完成 0 分
5	身体下蹲，臀部与小腿呈 90°，呈扎马步样，双手向后抱大腿，坐于座椅	如厕能力	完全按照评估动作完成 10 分，不能蹲至 90°或不能双手向后环抱大腿为部分完成 5 分，无法完成 0 分

续表

步骤	实施方法	评估内容	评分标准
6	从座椅起身站起，绕座椅旋转 1 圈，后再次落座于座椅	床椅转移能力	完成起身、侧转、落座三部分 15 分，完成两部分 10 分，完成一部分 5 分，无法完成 0 分
7	口头询问患者控制大小便的能力	大小便控制能力	大小便控制能力分别计分，完全控制 10 分，部分控制 5 分，无法控制 0 分

（孙晓凤　陈晓芳　李　静）

第七节　老年衰弱评估

一、概　念

衰弱是指老年人生理储备降低所导致的机体易受损性增加、抗应激能力减退的非特异性状态。研究显示，65 岁以上老年人衰弱发生率在 4%～27.8%，而 80 岁老人衰弱发生率在 50%以上。衰弱是一种即将发生失能等临床事件的危险状态，衰弱会增加跌倒、失能、感染、急慢性病的发生甚至死亡率。衰弱前期可被逆转至健康状态，一些衰弱状态，也可被逆转至衰弱前期。因此早期识别衰弱老人或衰弱高危人群，及早进行干预、防止衰弱进展十分重要。目前推荐年龄≥70 岁或者一年内非刻意节食情况下体重下降≥5%的所有人群进行筛查和评估。

二、衰　弱　分　级

按照不同诊断标准衰弱可分为不同等级，根据 Fried 衰弱表型可以将老年人分为健康期、衰弱前期和衰弱期。临床衰弱量表按功能状况可以分为 9 级（表 3-7-1）。

表 3-7-1　临床衰弱评估量表

序号	衰弱等级	图示	具体测量
1	非常健康		身体强壮、积极活跃、精力充沛、充满活力，定期进行体育锻炼，处于所在年龄段最健康的状态
2	健康		无明显的疾病症状，但不如等级 1 健康，经常进行体育锻炼，偶尔非常活跃，如季节性的

续表

序号	衰弱等级	图示	具体测量
3	维持健康	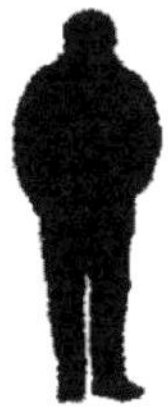	存在可控制的健康缺陷，除常规行走外，无定期的体育锻炼
4	脆弱易损伤	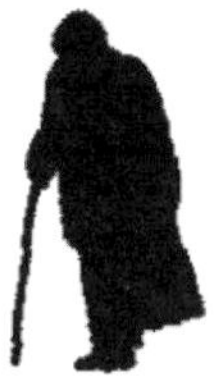	日常生活不需要他人帮助，但身体的某些症状会限制日常活动。常见的主诉为白天"行动缓慢"和感觉疲乏
5	轻度衰弱	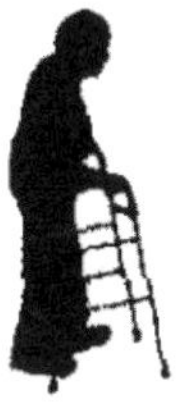	明显的动作缓慢，工具性日常生活活动需要帮助（如去银行、乘公交车、干重的家务活、用药）。轻度衰弱会进一步削弱患者独自在外购物、行走、备餐及干家务活的能力
6	中度衰弱	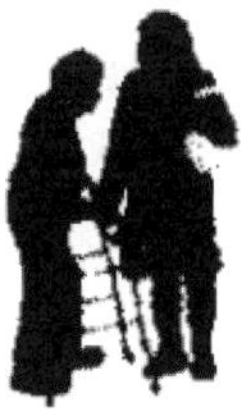	所有的室外活动均需要帮助，在室内上下楼梯，洗澡需要帮助，可能穿衣服也会需要（一定限度的）辅助
7	严重衰弱	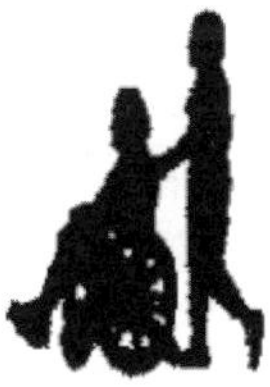	个人生活完全不能自理，但身体状态较稳定，一段时间内（＜6个月）不会有死亡的危险
8	非常严重的衰弱	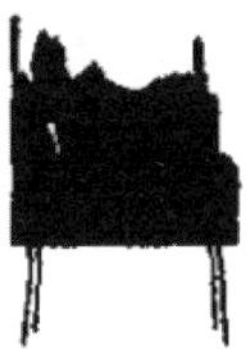	生活完全不能自理，接近生命终点，已不能从任何疾病中恢复

续表

序号	衰弱等级	图示	具体测量
9	终末期	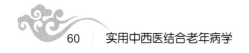	接近生命终点，生存期<6个月的垂危患者

三、评估量表

衰弱评估量表较多，如 FRAIL 量表（表 3-7-2）、Fried 衰弱评估方法（表 3-7-3）、衰弱指数等。FRAIL 量表是在 2008 年由国际营养、健康和老年工作组提出，FRAIL 量表包括五项：疲劳感、阻力感、自由活动下降、多种疾病共存≥5 个、一年内体重下降>5%。每条 1 分，总分 0~5 分，0 分为无衰弱，1~2 分为衰弱前期，3~5 分为衰弱。衰弱量表对死亡和日常活动障碍有良好的预测效度，简单易操作，适合进行快速衰弱筛查及临床评估。

表 3-7-2　FRAIL 量表

序号	条目	询问方式
1	疲乏	过去 4 周内大部分时间或所有时间感到疲乏
2	阻力增加/耐力减退	在不用任何辅助工具以及不用他人帮助的情况下，中途不休息爬 1 层楼梯有困难
3	自由活动下降	在不用任何辅助工具以及不用他人帮助的情况下，走完 1 个街区（100m）较困难
4	疾病情况	您患有 5 种以上的疾病吗（慢性疾病）
5	体重下降	您在最近一年内体重下降超过 5.0%了吗

Fried 衰弱表型（Fried frailty phenotype，FFP）是 2001 年 Fried 等基于美国心血管病研究提出的，以客观的体能测试指标为衡量指标，包括 5 项指标：自然体质、走路速度、握力、疲乏感、体力活动。符合≥3 项指标，诊断为衰弱；符合 1~2 项指标，诊断为衰弱前期；符合 0 项指标，为非衰弱。此评估方法可独立预测 3 年内跌倒、行走能力下降、日常生活能力受损情况、住院率及死亡，便于采取措施预防不良事件，目前在临床和研究中应用最多。

表 3-7-3　Fried 衰弱评估方法

序号	检测项目	男性	女性
1	体重下降	过去 1 年中，意外出现体重下降>10 磅（4.5kg）或>5.0%体重	
2	行走时间（4.57m）	身高≤173cm：≥7s	身高≤159cm：≥7s
		身高>173cm：≥6s	身高>159cm：≥6s

续表

序号	检测项目	男性	女性
3	握力（kg）	BMI≤24.0kg/m²：≤29	BMI≤23.0kg/m²：≤17
		BMI≤24.1～26.0kg/m²：≤30	BMI≤23.1～26.0kg/m²：≤17.3
		BMI≤26.1～28.0kg/m²：≤30	BMI≤26.1～29.0kg/m²：≤18
		BMI>28.0kg/m²：≤32	BMI>29.0kg/m²：≤21
4	体力活动（MLTA）	<383kcal/周（约散步 2.5h）	<270kcal/周（约散步 2h）
5	疲乏	CES-D 的任一问题得分 2～3 分	
		您过去的 1 周内以下现象发生了几天？	
		（1）我感觉我做每一件事都需要经过努力	
		（2）我不能向前行走	
		0 分：<1d；1 分：1～2d；2 分：3～4d；3 分：>4d	

注：BMI：体质指数；MLTA：明达休闲时间活动问卷；CES-D：流行病学调查用抑郁自评量表；散步 60min 约消耗 150 千卡能量。

衰弱指数（frailty index，FI）：又称缺陷累计评估方法，选取的变量包括躯体、功能、心理及社会等多维度的健康变量。目前变量的数量尚无统一标准，研究者可根据研究目的和资源自行决定，界值也各不相同。FI≥0.25 提示衰弱；FI<0.12 为无衰弱；FI 在 0.12～0.25 为衰弱前期。FI 应用范围广，易于理解，且预测能力强，更易在健康人群中识别出高危跌倒或住院患者，常用于流行病学调查。不足之处是评估项目多，需要专业人员进行评估，对于分析人员的统计学方法要求高。

另外还有 Tilburg 衰弱指数（Tilburg frailty indicator，TFI）量表，该量表共有两部分，第一部分包括人口学特征等 10 项，第二部分包括躯体衰弱、心理衰弱和社会衰弱共 15 项，仅第二部分计分，对于老年人残疾、医疗资源利用和生活质量有较好的预测作用，适用于社区老年人衰弱筛查。Edmonton 衰弱量表（Edmonton frail scale，EFS），包括一般健康状况、功能、认知、社会支持、营养、药物、情绪、控制力等共 11 个条目，适用于非老年医学专业的调查者对门急诊和住院患者的快速筛查。格罗宁根衰弱指标（Groningen frailty indicator，GFI），包括躯体、认知、社会、心理 4 个维度的 15 个自评条目，采用简单的自评方式，用于社区老年人衰弱评估或老年医学的初级预防。

四、护理干预

1. 饮食指导

营养不良与衰弱有密切关系，充足的营养可以改善衰弱症状。饮食有节，适时定量，老年人饮食应"美"其食，以适应脾胃，安和五脏，气旺血生，正气充足，正能胜邪，促进康复。食物选取上，应进食富有营养易消化的食物，增加蛋白质的摄入，特别是富含亮氨酸的必需氨基酸混合物，可以增加肌容量，进而改善衰弱，如牛肉、猪肉、牛奶、乳制品等。老年人日常需要的蛋白质及氨基酸略高于年轻人，老年人每天每公斤体重需要 0.89g 蛋白质，衰弱患者合并肌少症时每天每公斤体重需要 1.2g，应激状态时需要 1.3g。此外，增加维生素和钙的摄入，如牛奶、紫菜、菠菜、鱼类、鱼肝油等。

2. 运动指导

仅补充营养而不运动，无法真正改善躯体衰弱状态。运动以安全为主，循序渐进，动则有益，即使衰弱的老人，也可以在运动中获益，可以维持衰弱老年人的肌肉力量。运动前应对老年人进行风险评估，如：营养状况、衰弱状况、跌倒、认知、心肺功能等，确保老年人的安全。选择老年人感兴趣的运动方式、强度、频率，宜选择抗阻力运动和有氧耐力运动。对于衰弱严重的患者可以进行肢体被动运动。运动亦可选择中国传统功法，如太极拳、八段锦、五禽戏、易筋经等。

3. 情志指导

多与患者沟通，评估患者焦虑、抑郁、睡眠等状况，多一些思想上的沟通与理解，舒畅患者情志，多一些精神上的安慰与鼓励，多分担一些他们的忧愁与痛苦，使患者保持积极乐观的心态，增强战胜疾病的信心，亦可采取五行音乐疗法舒缓情志。

4. 共病和多重用药管理

共病是衰弱的潜在因素，如心衰、肾衰、认知功能障碍、视力和听力下降等，也会引起或促进衰弱的发生发展。对老年人的共病和多重用药进行管理，减少不合理用药，可以防止或减缓衰弱的发生发展。

5. 安全指导

老年人视力、听力下降、步态不稳、衰弱状态极易发生跌倒、坠床、外伤等不良事件，因此，老年人居住的环境地面不宜硬滑、居住场所不可有杂物堆积，日常所需物品放置位置合适、方便拿取，床边应具有床挡，卫生间浴室地面应有防滑设施。

6. 多学科护理干预

传统的慢病管理并不能防止衰弱的发生，可以采取老年综合评估，进行多学科干预。针对衰弱症状，整合多学科资源，以患者为中心，多学科团结协作，根据老年人的意愿，制订适合老年人并且感兴趣，可以坚持下去的护理措施。

（毛俊红　李　静）

第八节　老年尿失禁的评估

一、概　　述

尿失禁是指由于膀胱括约肌损伤或神经功能障碍而丧失排尿自控能力，使尿液不自主流出的病理状态。据统计，60岁以上的老年人中，有50%以上的人患有尿失禁，其中以女性多见。尿失禁会引起患者会阴皮疹、褥疮和尿路感染，以及精神上羞愧、孤僻、沮丧感，给老年人生理、心理、社会活动方面带来的影响极大，被称为"社交癌"，早期有效的治疗是恢复患者身心健康的关键。

本病在中医学中属于"小便失禁""遗溺"范畴，凡以神志不清为主症而伴有小便失禁者，不属于本证范畴。

二、尿失禁的临床表现

真性尿失禁是由于膀胱肌功能障碍或膀胱颈部以下（包括尿道括约肌以及盆底肌）的病变造成，常见以下 3 种形式：

1. 压力性尿失禁

腹压突然增加（如咳嗽、用力、打喷嚏、大笑或推举重物等）时发生的不自主排尿，患者残尿量正常（≤50ml）称为压力性尿失禁。因女性在围产期易造成盆底的支持组织损伤，故压力性尿失禁女性较为常见；男性主要见于前列腺广泛切除术。

2. 急迫性尿失禁

膀胱逼尿肌收缩过度活跃是老年人尿失禁最常见的类型，表现为突发的强烈尿意后不自主地排尿，常发生在去厕所的过程中，白天和夜间均可发生，常伴有尿频，尿残量正常，常见于骶髓以上的脊髓不完全损伤，广泛上运动神经元损伤、膀胱激惹、炎症、刺激等，典型的急迫性尿失禁发生在膀胱充盈度较高时。

3. 充溢性尿失禁

因逼尿肌收缩功能极度减弱或无收缩功能，或膀胱流出道功能性或机械性梗阻大量尿液积聚于过度膨胀的膀胱内，膀胱内压超过了最大尿道压，尿道自过度充盈的膀胱内不断地经尿道自动溢出，膀胱不能完全排空，残余尿量增加（常＞100ml）称为充溢性尿失禁。常见于脊髓创伤、糖尿病、便秘嵌顿等。

三、尿失禁症状评估的重要性

传统诊断尿失禁的方法主要为尿流动力学和尿垫试验，临床人员根据检查结果明确尿失禁的诊断以及严重程度。但患者对尿失禁严重程度的主观感受和临床检查的结果存在很大差别。有研究表明，尿流动力学能够帮助明确诊断，但是不能客观地评估尿失禁的严重程度，尿垫试验能够客观准确地评估尿失禁严重程度，但是耗时间、人力，同时可能增加患者的负担。而尿失禁症状评估问卷（表 3-8-1）作为一类简单易行、有效的临床评估工具，评估内容涵盖尿失禁的临床表现、发生频率、严重程度、对日常生活的影响等。以患者为主导的评估问卷能够准确可靠、真实地反映出患者尿失禁的症状严重程度等，可以帮助临床人员进行诊断，为选择合适的干预措施提供依据。此外，尿失禁症状评估量表具有灵敏度高、特异性强、操作方便、省时省力等特点，因此，也适用于尿失禁的流行病学调查、尿失禁人群筛查以及尿失禁相关研究。

表 3-8-1　国际尿失禁咨询委员会尿失禁问卷简表（ICIQ-SF）

仔细回想你近四周来的症状，尽可能回答以下问题。

1. 您的出生日期：	2. 性别：	
3. 漏尿的次数?（在空格内打√）。		
□从来不漏尿		0
□一星期大约漏尿 1 次或经常不到 1 次		1

续表

□一星期漏尿 2 次或 3 次	2
□每天大约漏尿 1 次	3
□一天漏尿数次	4
□一直漏尿	5

4. 我们想知道您认为自己漏尿的量是多少?在通常情况下，您的漏尿量是多少（不管您是否使用了防护用品，在空格内打√）

□ 不漏尿	0
□ 少量漏尿	1
□ 中等量漏尿	2
□ 大量漏尿	3

5. 总体上看，漏尿对您日常生活影响程度如何?请在 0（表示没有影响）～10（表示有很大影响）之间的某个数字上画圈。

0　1　2　3　4　5　6　7　8　9　10

不漏尿　　　　　　　　　　　　　严重漏尿

ICI-Q-SF 评分（把第 3、4、5 个问题的分数相加）：

6. 什么时候发生漏尿?

（请在与您情况相符合的那些□打√）。

□ 从不漏尿

□ 未能到达厕所就会有尿液漏出

□ 在咳嗽或打喷嚏时漏尿

□ 在睡着时漏尿

□ 在活动或体育运动时漏尿

□ 在小便完和穿好衣服时漏尿

□ 在没有明显理由的情况下漏尿

□ 在所有时间内漏尿

备注：总分<7 分为轻度；7～14 分为中度；>14 分为重度。

评估者：　　　　　　　日期：

四、护理措施

（一）饮食指导

纠正尿失禁就要少喝水控制尿量的错觉，保持良好的饮排习惯，保证饮水量约 1500ml，待膀胱充盈后排尿，每次排尿记得排空。可适当服食酸涩的果品缩尿，如莲子、山楂、石榴、乌梅、樱桃等，应常服羊肉、狗肉、雀卵、虾、韭菜、红枣、核桃仁、白果等食物，不喝任何刺激性或能影响神经功能的饮品，包括饮料、酒水、咖啡等。

1. 黄芪乌鸡汤

黄芪 50g，乌鸡一只，小葱、姜、酒、盐适量。上述原料煮熟后加小葱、盐调味即可。功效：补脾益肾，适合久病、老年体虚的尿失禁患者，加粳米即为黄芪乌鸡粥，功效相同。实验证明，黄芪有雌激素样作用，可以有效防止和减少绝经期妇女因缺乏雌激素而引起的尿失禁。

2. 黄芪蜂蜜饮

黄芪 30g，蜂蜜 10g。黄芪用开水冲泡放凉后兑入蜂蜜即可。功效：防止老年体弱充盈性尿失禁及老年妇女尿失禁。

3. 党参核桃汤

取党参 20g，核桃肉 15g，加水适量煲汤，一日服完。此方具有益气固肾之功效，对于老年人尿失禁有显著疗效。

（二）皮肤护理

保持床单和局部皮肤清洁、干燥，及时更换尿湿的衣裤和被褥；经常进行会阴冲洗；必要时局部涂凡士林或鞣酸软膏，以防局部皮肤因尿液刺激发生褥疮。

（三）导尿术（内引流）

留置尿管 1～3 天，应鼓励患者多饮水，每天 2500ml 以上，每日用 0.5%碘伏棉球清洁尿道口及会阴部；拔除尿管后 2～3 天应记录排尿时间，按时排尿，每 2h 一次，以训练膀胱功能，其间应注意有无尿液不自主地流出，如偶有此现象，可通过行为训练或调整吊带松紧度达到满意效果。

（四）重建正常的排尿功能

1. 膀胱功能训练

对意识清醒的患者，定时使用便器，以促进排尿功能的恢复。初始时白天每 1～2h 使用便器一次，夜间每 4h 一次。以后间隔时间逐渐延长。使用便器时，配合使用按摩手法，协助排尿，注意用力要适度。

2. 盆底肌肉运动练习

教会患者在不收缩下肢、腹部及臀部肌肉的情况下自主收缩耻骨、尾骨周围的肌肉（会阴及肛门括约肌）。每次收缩维持 10s，重复做 10 次，3 次/天。这种训练可增加尿道阻力，加强盆底肌肉张力，可以减少漏尿的发生，在漏尿前后做练习，效果更好。

3. 激发训练

定时对患者的排尿扳机点进行不同方法的刺激，促进排尿功能的恢复。如轻轻敲打耻骨上区，牵拉阴毛，摩擦大腿内侧，捏掐腹股沟，听流水声等辅助措施适用于功能性尿失禁的患者。

（五）心理护理

尿失禁患者常会存在羞愧、焦虑不安的负面情绪，这不仅会影响到患者的生活质量，还会影响患者康复的信心。针对患者的这种心理，医护人员应当主动关心、多与患者沟通，帮助其克服自卑的心理，树立自信心，坚持康复锻炼，关注患者病情康复状况，建立良好的社会支持网络，鼓励患者加入同伴教育组织，通过同伴教育消除心理隔阂，建立康复的自信心。

（夏晓美　李　静）

第九节　老年社会经济支持评估

社会评估是老年综合评估的一个重要组成部分。由于医学模式的改变，健康评估已从单一的躯体评估发展到躯体-心理-社会-环境的综合评估，它可以帮助人们更好地理解老年人的社会功能并正确指导老年人积极参与社会活动。

社会评估的任务是评估老年人的社会支持系统、角色和角色适应，主要包括老年人的社会支持情况、社会文化状况、经济情况、照顾者负担以及居家环境的安全等。

一、社　会　支　持

社会支持从性质上可以分为两类：一类为客观的、可见的或实际的支持，包括物质上的直接援助、团体关系的存在和参与等。另一类是主观支持，个体体验到的或情感上感受到的支持，指的是个体在社会中受尊重、被支持与理解的情感体验和满意程度，与个体的主观感受密切相关。

社会支持主要是包括亲人、朋友、社会的帮助，可作为心理刺激的缓冲因素或中介因素对个体健康产生间接保护作用。可维持良好的情绪体验从而有益于健康，提高生活质量、延长生命。许多研究证实了经济地位、社会待遇与健康状况之间的关系，家庭越贫困老年健康水平越低，反之则相反，社会支持作为一个对人类健康有益的社会因素已得到广泛的承认。目前采用的社会支持量表（表3-9-1）多采用多轴评价法。评估人员可通过询问量表中问题了解老年人的社会支持状况，该量表有10个条目，包括客观支持（3条）、主观支持（4条）和对社会支持的利用度（3条）等三个维度。

表3-9-1　社会支持评定量表SSRS

1. 您有多少关系密切，可以得到支持和帮助的朋友？（只选一项）

（1）一个也没有（2）1~2个（3）3~5个（4）6个或6个以上

2. 近一年来您：（只选一项）

（1）远离家人，且独居一室（2）住处经常变动，多数时间和陌生人住在一起

（3）和同学、同事或朋友住在一起（4）和家人住在一起

3. 您和邻居：（只选一项）

（1）相互之间从不关心，只是点头之交（2）遇到困难可能稍微关心

（3）有些邻居很关心您（4）大多数邻居都很关心您

4. 您和同事：（只选一项）

（1）相互之间从不关心，只是点头之交（2）遇到困难可能稍微关心

（3）有些同事很关心您（4）大多数同事都很关心您

5. 从家庭成员得到的支持和照顾（在合适的选项后画"√"）

A. 夫妻（恋人）	无	极少	一般	全力支持
B. 父母	无	极少	一般	全力支持
C. 儿女	无	极少	一般	全力支持
D. 兄弟姐妹	无	极少	一般	全力支持
E. 其他成员（如嫂子）	无	极少	一般	全力支持

6. 过去，在您遇到急难情况时，曾经得到的经济支持和解决实际问题的帮助的来源有：

（1）无任何来源

（2）下列来源（可选多项）

A. 配偶；B. 其他家人；C. 亲戚；D. 同事；E. 工作单位；F. 党团工会等官方或半官方组织；G. 宗教、社会团体等非官方组织；H. 其他（请列出）

7. 过去，在您遇到急难情况时，曾经得到的安慰和关心的来源有：

（1）无任何来源

（2）下列来源（可选多项）

A. 配偶；B. 其他家人；C. 亲戚；D. 同事；E. 工作单位；F. 党团工会等官方或半官方组织；G. 宗教、社会团体等非官方组织；H. 其他（请列出）

8. 您遇到烦恼时的倾诉方式：（只选一项）

（1）从不向任何人诉说（2）只向关系极为密切的1～2个人诉说

（3）如果朋友主动询问您会说出来（4）主动诉说自己的烦恼，以获得支持和理解

9. 您遇到烦恼时的求助方式：（只选一项）

（1）只靠自己，不接受别人帮助（2）很少请求别人帮助

（3）有时请求别人帮助（4）有困难时经常向家人、亲友、组织求援

10. 对于团体（如党组织、宗教组织、工会、学生会等）组织活动，您：（只选一项）

（1）从不参加（2）偶尔参加（3）经常参加（4）主动参加并积极活动

表格使用方法如下：

1. 社会支持评定量表条目计分方法

（1）第1～4，8～10条：每条只选一项，选择1，2，3，4项分别计1，2，3，4分。

（2）第5条分A，B，C，D四项计总分，每项从无到全力支持分别计1～4分。

（3）第6、7条如回答"无任何来源"则计0分，回答"下列来源"者，有几个来源就计几分。

2. 社会支持评定量表分析方法

（1）总分：即十个条目计分之和。

（2）客观支持分：2，6，7条评分之和。

（3）主观支持分：1，3，4，5条评分之和。

（4）对支持的利用度第8，9，10条。

3. 检查方法：一般得15分钟，可笔答也可计算机答。共10个条目，每个条目从无支持由低到高分为4个等级。总分40分

正常情况：总分≥20分

判断标准：分数越高，社会支持度越高，一般认为总分小于20，为获得社会支持较少，20～30为具有一般社会支持度，30～40为具有满意的社会支持度。

测评结果包括三个维度：客观的支持度、主观的支持度和对社会支持的利用度。测量结果需在专业心理医生的帮助下进行解释。

二、经济状况评估

经济情况是决定老年人能否得到适宜医疗和生活照护的重要因素，对老年人的物质生活和文化生活有着广泛的影响。已有研究显示经济收入满意度可以反映老人的物质生活水平，影响健康自评。老年人的经济来源有限，低收入制约了老年人健康状况的改善。

目前我国老年人经济支持主要来源于离退休金、国家补贴、家人供给和养老保险。通过询问需要了解老年人收入能否满足其个人需要、是否需要他人支持。评估人员可通过询问量表（表3-9-2）中问题了解老年人的社会支持状况。

表 3-9-2　经济状况评估表

1. 家庭经济收入能否应付日常所需	2. 医疗费用支付方式
有富余	全公费
刚刚够花	全自费
不能应付日常所需	有医保

三、生活质量评估

生活质量是指个体对目标、期望、标准以及关心的事情有关的生活状况的体验。它反映了个体客观的物质和精神生活状态的水平，与个人躯体健康状况、心理状态、社会关系、个人信仰和生活环境等密切相关。目前，临床医学更强调改善功能，延缓病情恶化和失能，防治并发症，提高老年人独立生活能力。

常用的评估方法是标准化量表，以简易健康调查量表（36-item short form health survey, SF-36）最为常用。SF-36 健康调查量表（表3-9-3）是一个多目的、简短形式的健康调查量表，包括 36 个问题，8 个维度，对生理和心理进行综合测量。

表 3-9-3　简易健康调查量表

1. 总体来讲，您的健康状况是：
（1）非常好（2）很好（3）好（4）一般（5）差
（权重或得分依次为5，4.4，3.4，2.0 和1）
2. 跟1年以前比您觉得自己的健康状况是：
（1）比1年前好多了（2）比1年前好一些（3）跟1年前差不多
（4）比1年前差一些（5）比1年前差多了
（权重或得分依次为1，2，3，4 和5）
健康和日常活动
3. 以下这些问题都和日常活动有关。请您想一想，您的健康状况是否限制了这些活动？如果有限制，程度如何？
（1）重体力活动。如跑步、举重物、参加剧烈运动等：
①限制很大　②有些限制　③毫无限制
（权重或得分依次为1，2，3；下同）
（2）适度的活动。如移动一张桌子、扫地、打太极拳、做简单体操等：
①限制很大　②有些限制　③毫无限制
（3）手提日用品。如买菜、购物等：
①限制很大　②有些限制　③毫无限制
（4）上几层楼梯：
①限制很大　②有些限制　③毫无限制
（5）上一层楼梯：
①限制很大　②有些限制　③毫无限制
（6）弯腰、屈膝、下蹲：
①限制很大　②有些限制　③毫无限制
（7）步行1500 米以上的路程：
①限制很大　②有些限制　③毫无限制
（8）步行1000 米的路程：
①限制很大　②有些限制　③毫无限制

（9）步行 100 米的路程：

①限制很大　　②有些限制　　③毫无限制

（10）自己洗澡、穿衣：

①限制很大　　②有些限制　　③毫无限制

4. 在过去 4 个星期里，您的工作和日常活动有无因为身体健康的原因而出现以下这些问题？

（1）减少了工作或其他活动时间：

①是　　②不是

（权重或得分依次为 1，2；下同）

（2）本来想要做的事情只能完成一部分：

①是　　②不是

（3）想要干的工作或活动种类受到限制：

①是　　②不是

（4）完成工作或其他活动困难增多（比如需要额外的努力）：

①是　　②不是

5. 在过去 4 个星期里，您的工作和日常活动有无因为情绪的原因（如压抑或忧虑）而出现以下这些问题？

（1）减少了工作或活动时间：

①是　　②不是

（权重或得分依次为 1，2；下同）

（2）本来想要做的事情只能完成一部分：

①是　　②不是

（3）干事情不如平时仔细：

①是　　②不是

6. 在过去 4 个星期里，您的健康或情绪不好在多大程度上影响了您与家人、朋友、邻居或集体的正常社会交往？

（1）完全没有影响（2）有一点影响（3）中等影响

（4）影响很大（5）影响非常大

（权重或得分依次为 5，4，3，2，1）

7. 在过去 4 个星期里，您有身体疼痛吗？

（1）完全没有疼痛（2）有一点疼痛（3）中等疼痛

（4）严重疼痛（5）很严重疼痛

（权重或得分依次为 5.4，4.2，3.1，2.2，1）

8. 在过去 4 个星期里，您的身体疼痛影响了您的工作和家务吗？

（1）完全没有影响（2）有一点影响（3）中等影响

（4）影响很大（5）影响非常大

（如果 7 无 8 无，权重或得分依次为 6，4.75，3.5，2.25，1.0；如果为 7 有 8 无，则为 5，4，3，2，1）

您的感觉

9. 以下这些问题是关于过去 1 个月里您自己的感觉，对每一条问题所说的事情，您的情况是什么样的？

（1）您觉得生活充实：

①所有的时间　　②大部分时间　　③比较多时间　　④一部分时间

⑤小部分时间　　⑥没有这种感觉

（权重或得分依次为 6，5，4，3，2，1）

（2）您是一个敏感的人：

①所有的时间　　②大部分时间　　③比较多时间　　④一部分时间

⑤小部分时间　　⑥没有这种感觉

（权重或得分依次为 1，2，3，4，5，6）

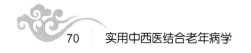

（3）您的情绪非常不好，什么事都不能使您高兴起来：

①所有的时间　　②大部分时间　　③比较多时间　　④一部分时间

⑤小部分时间　　⑥没有这种感觉

（权重或得分依次为1，2，3，4，5，6）

（4）您的心理很平静：

①所有的时间　　②大部分时间　　③比较多时间　　④一部分时间

⑤小部分时间　　⑥没有这种感觉

（权重或得分依次为6，5，4，3，2，1）

（5）您做事精力充沛：

①所有的时间　　②大部分时间　　③比较多时间　　④一部分时间

⑤小部分时间　　⑥没有这种感觉

（权重或得分依次为6，5，4，3，2，1）

（6）您的情绪低落：

①所有的时间　　②大部分时间　　③比较多时间　　④一部分时间

⑤小部分时间　　⑥没有这种感觉

（权重或得分依次为1，2，3，4，5，6）

（7）您觉得筋疲力尽：

①所有的时间　　②大部分时间　　③比较多时间　　④一部分时间

⑤小部分时间　　⑥没有这种感觉

（权重或得分依次为1，2，3，4，5，6）

（8）您是个快乐的人：

①所有的时间　　②大部分时间　　③比较多时间　　④一部分时间

⑤小部分时间　　⑥没有这种感觉

（权重或得分依次为6，5，4，3，2，1）

（9）您感觉厌烦：

①所有的时间　　②大部分时间　　③比较多时间　　④一部分时间

⑤小部分时间　　⑥没有这种感觉

（权重或得分依次为1，2，3，4，5，6）

（10）不健康影响了您的社会活动（如走亲访友）：

①所有的时间　　②大部分时间　　③比较多时间

④一部分时间　　⑤小部分时间　　⑥没有这种感觉

（权重或得分依次为1，2，3，4，5，6）

总体健康情况

10. 请看下列每一条问题，哪一种答案最符合您的情况？

（1）我好像比别人容易生病：

①绝对正确　　②大部分正确　　③不能肯定　　④大部分错误　　⑤绝对错误

（权重或得分依次为1，2，3，4，5）

（2）我跟周围人一样健康：

①绝对正确　　②大部分正确　　③不能肯定　　④大部分错误　　⑤绝对错误

（权重或得分依次为5，4，3，2，1）

（3）我认为我的健康状况在变坏：

①绝对正确　　②大部分正确　　③不能肯定　　④大部分错误　　⑤绝对错误

（权重或得分依次为1，2，3，4，5）

（4）我的健康状况非常好：

①绝对正确　　②大部分正确　　③不能肯定　　④大部分错误　　⑤绝对错误

（权重或得分依次为 5，4，3，2，1）

1. SF-36 计分方法

换算得分=（实际得分−该方面的可能的最低得分）/该方面的可能的最高得分与最低得分之差×100

2. 健康状况各方面得分及换算：

（1）生理机能（PF：Physical Functioning）

问题条目：3
（1）重体力活动（如跑步、举重物、激烈运动等）
（2）适度活动（如移桌子、扫地、做操等）
（3）手提日杂用品（如买菜、购物等）
（4）上几层楼梯
（5）上一层楼梯
（6）弯腰、屈膝、下蹲
（7）步行 1500 米左右的路程
（8）步行 1000 米左右的路程
（9）步行约 100 米的路程
（10）自己洗澡、穿衣

条目编码及计分		
答案	条目编码	条目计分
有很多限制	1	1
有一点限制	2	2
根本没限制	3	3

方面计分及换算
将各个条目得分相加得实际得分，再按下式算得最终得分 PF。PF 得分越高，健康状况越好。PF=（实际得分−10）/20×100

（2）生理职能（RP：Role-Physical）

问题条目：4
（1）减少了工作或其他活动的时间
（2）本来想要做的事情只能完成一部分
（3）想要做的工作或活动的种类受到限制
（4）完成工作或其他活动有困难（比如，需要额外的努力）

条目编码及计分		
答案	条目编码	条目计分
有	1	1
没有	2	2

方面计分及换算
将各个条目得分相加得实际得分，再按下式算得最终得分 RP。RP 得分越高，健康状况越好。RP=（实际得分−4）/4×100

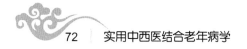
续表

（3）躯体疼痛（BP：Bodily Pain）

问题条目：7，8

7. 在过去四个星期里，您有身体上的疼痛吗？

8. 在过去四个星期里，身体上的疼痛影响您的正常工作吗（包括上班工作和家务活动）？

条目 7 的编码及计分

答案	条目编码	条目计分
根本没有疼痛	1	6.0
有很轻微疼痛	2	5.4
有轻微疼痛	3	4.2
有中度疼痛	4	3.1
有严重疼痛	5	2.2
有很严重疼痛	6	1.0

条目 8 的编码及计分-----如果对条目 7 和 8 均做了回答

答案	如果条目 8 的编码为	且　条目 7 的编码为	那么　条目 8 的计分为
根本没有影响	1	1	6
根本没有影响	1	2 至 6	5
有一点影响	2	1 至 6	4
有中度影响	3	1 至 6	3
有较大影响	4	1 至 6	2
有极大影响	5	1 至 6	1

条目 8 的编码及计分-----如果对条目 7 没有做回答

答案	条目编码	条目计分
根本没有影响	1	6.0
有一点影响	2	4.75
有中度影响	3	3.5
有较大影响	4	2.25
有极大影响	5	1.0

方面计分及换算

将各个条目得分相加得实际得分，再按下式算得最终得分 BP。BP 得分越高，健康状况越好。BP=（实际得分–2）/10×100

（4）一般健康状况（GH：General Health）

问题条目：1，10

总体来讲，您的健康状况是

10.1 我好像比别人容易生病

10.2 我跟我认识的人一样健康

10.3 我认为我的健康状况在变坏

10.4 我的健康状况非常好

条目 1&10.1-10.4 的编码及计分

问题条目 1	答案	条目编码	条目计分
	非常好	1	5.0
	很好	2	4.4

续表

	好	3	3.4
	一般	4	2.0
	差	5	1.0
问题条目 10.1, 10.3	答案	条目编码	条目计分
	绝对正确	1	1
	大部分正确	2	2
	不能肯定	3	3
	大部分错误	4	4
	绝对错误	5	5
问题条目 10.2, 10.4	答案	条目编码	条目计分
	绝对正确	1	5
	大部分正确	2	4
	不能肯定	3	3
	大部分错误	4	2
	绝对错误	5	1
方面计分及换算 将各个条目得分相加得实际得分,再按下式算得最终得分 GH。GH 得分越高,健康状况越好。GH=(实际得分-5)/20×100			

（5）精力（VT：Vitality）

问题条目: 9.1, 9.5, 9.7, 9.9 9.1 您觉得生活充实吗? 9.5 您精力充沛吗? 9.7 您觉得筋疲力尽吗? 9.9 您感觉厌烦吗?			
条目的编码及计分			
问题条目 9.1, 9.5	答案	条目编码	条目计分
	所有的时间	1	6
	大部分时间	2	5
	比较多时间	3	4
	一部分时间	4	3
	小部分时间	5	2
	没有此感觉	6	1
问题条目 9.7, 9.9	答案	条目编码	条目计分
	所有的时间	1	1
	大部分时间	2	2
	比较多时间	3	3
	一部分时间	4	4
	小部分时间	5	5
	没有此感觉	6	6
方面计分及换算 将各个条目得分相加得实际得分,再按下式算得最终得分 VI。VI 得分越高,健康状况越好。VI=(实际得分-4)/20×100			

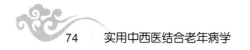

（6）社会功能（SF：Social Functioning）

问题条目：6，10
6. 在过去的四个星期里，您的身体健康或情绪不好在多大程度上影响了您与家人、朋友、邻居或集体的正常社交活动？
10 您的健康限制了您的社交活动（如走亲访友）吗？

条目的编码及计分

问题条目6	答案	条目编码	条目计分
	根本没有影响	1	6
	很少有影响	2	5
	有中度影响	3	4
	有较大影响	4	3
	有极大影响	5	2
问题条目10	答案	条目编码	条目计分
	所有的时间	1	1
	大部分时间	2	2
	比较多时间	3	3
	一部分时间	4	4
	小部分时间	5	5
	没有此感觉	6	6

方面计分及换算
将各个条目得分相加得实际得分，再按下式算得最终得分 SF。SF 得分越高，健康状况越好。SF=（实际得分–2）/8×100

（7）情感职能（RE：Role-Emotional）

问题条目：5
（1）减少了工作或其他活动的时间
（2）本来想要做的事情只能完成一部分
（3）做工作或其他活动不如平时仔细

条目的编码及计分

答案	条目编码	条目计分
有	1	1
没有	2	2

方面计分及换算
将各个条目得分相加得实际得分，再按下式算得最终得分 RE。RE 得分越高，健康状况越好。RE（实际得分–3）/3×100

（8）精神健康（MH：Mental Health）

问题条目：9.2，9.3，9.4，9.6，9.8
9.2 您是一个精神紧张的人吗？
9.3 您感到垂头丧气，什么事都不能使您振作起来吗？
9.4 您觉得平静吗？
9.6 您的情绪低落吗？
9.8 您是个快乐的人吗？

续表

条目的编码及计分			
问题条目 9.2，9.3，9.6	答案	条目编码	条目计分
	所有的时间	1	1
	大部分时间	2	2
	比较多时间	3	3
	一部分时间	4	4
	小部分时间	5	5
	没有此感觉	6	6
问题条目 9.4，9.8	答案	条目编码	条目计分
	所有的时间	1	6
	大部分时间	2	5
	比较多时间	3	4
	一部分时间	4	3
	小部分时间	5	2
	没有此感觉	6	1

方面计分及换算
将各个条目得分相加得实际得分，再按下式算得最终得分 MH。MH 得分越高，健康状况越好。MH=（实际得分-5）/25×100

（9）健康变化（HT：Reported Health Transition）

问题条目：2
2. 跟一年前相比，您觉得您现在的健康状况是：

条目的编码及计分		
答案	条目编码	条目计分
比一年前好多了	1	5
比一年前好一些	2	4
和一年前差不多	3	3
比一年前差一些	4	2
比一年前差多了	5	1

方面计分及换算：
将各个条目得分相加得实际得分，再按下式算得最终得 HT。HT 得分越高，健康状况越好。HT=（实际得分-1）/4×100

　　老年社会经济支持评估的目的是评估老年人是否存在老年综合征，如果发现老年综合征以后，要采取相应的管理措施来干预这种现象，以提高老年人生存质量，延长老人生存寿命。评估虽然是诊断过程，其实更多的也是管理过程。老年病科往往有专业的医护人员、专业团队对这种病人进行评估。

　　通过老年社会经济支持评估的方法，根据心理、社会等其他因素制定相应的个体化诊疗措施，帮助老年人改变健康状况，提高病人生存质量。

（赵伟岑　李　静）

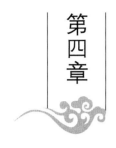

第四章

常见老年综合征及干预

第一节 老年性眩晕

长期以来关于头晕和眩晕的概念都存在争议。头晕概念可分为下列 4 类情况，眩晕、头昏、失平衡、晕厥前状态，不包括晕厥、癫痫等意识障碍类疾病。头晕是总的概念，眩晕、头昏等仅仅是头晕的组成部分。

头昏是指阵发性或持续性的大脑头昏头沉、不清晰感，可有头胀、头部发紧感等。头昏症候有时属于生理过程，如长时间加班、过度疲劳、睡眠不足等，不一定是病理性的，若适时调整可以纠正。高血压、脑血管病、精神因素等是头昏常见原因。

一、流 行 病 学

眩晕是患者主体对静态的客体或自身位置产生运动错觉的感受，多为病理生理现象，表现为视物旋转或自身旋转感，也可有摇摆不稳、坠落感等；如梅尼埃病、前庭病变、耳石症、前庭性偏头痛、脑干病变等常出现眩晕。眩晕时多数患者不敢睁眼，常伴恶心，严重者有呕吐、多汗、血压升高等表现，有的可伴眼震、共济失调等体征。

晕厥先兆是指晕厥前发生的头昏沉、眼前发黑、胸闷、心悸、乏力等症状，通常是因为大脑供血不足。在老年人群中，一般出现在体位性低血压、直立性调节障碍的患者。

平衡失调是指活动中有站立不稳或运动不稳的感觉，主要指下肢或躯干，而不是头部。患者经常讲述有跌倒的感觉，常出现在帕金森病、共济失调、周围神经病等。

头晕和眩晕是老年人中常见且严重的健康问题，在 60 岁以上人群中患病率达 30%，85 岁以上人群中更是高达 50%，女性较男性更易发生眩晕。与年轻患者不同，老年患者较少表现为强烈的眩晕感，更多表现为头晕和平衡功能障碍。这一现象可能与多系统老化、退行性变有关。

二、病因及发病机制

（一）西医病因及发病机制

1. 前庭系统疾病

主要有梅尼埃病、良性发作性位置性眩晕（BPPV）、复发性前庭病、耳毒性药物所致和听神经瘤等。

梅尼埃病：又名迷路水肿，这是由内耳功能衰弱造成的，表现为发作性眩晕、耳鸣、波动性耳聋三联征。常有内耳发胀的感觉，发作持续时间为 1～2 小时，发作期间患者可能有恶心呕吐、头痛的感觉。本病为单侧受累，约有一半的患者听力会受影响。

BPPV：病人表现为突然出现的、发作性眩晕，大多数患者伴随恶心、呕吐，与体位变化有关，患者常伴有旋转性眼震，患者常"望床兴叹""不堪回首"。虽然有部分患者有头部受伤史或病毒性神经迷路炎病史，但病因仍不明，大多归因于后半规管颗粒物质自由运动的结果，就是我们常说的耳石症。

复发性前庭病：是以反复发作性眩晕为特点，头晕持续时间 5min 到 24h 不等，没有听力损失是与梅尼埃病的区别，大多数病人可自行恢复，但还有少部分患者最后诊断改为梅尼埃病或 BPPV。

听神经瘤：又被称为桥小脑角肿瘤，是一种良性肿瘤，临床特点包括耳鸣、单侧进行性耳聋，患者是一种不稳定的感觉，当肿瘤体积大时患者会出现枕部疼痛、复视、三叉神经分部的部位或面部感觉异常、共济失调步态。

2. 中枢神经系统疾病

包括后循环缺血（旧称椎基底动脉供血不足）、脑出血、脑肿瘤、脑炎或脱髓鞘病、眩晕性癫痫等。

后循环缺血：是中老年常见的一种疾病，此类头晕主要以头昏、眩晕为表现，或伴脑干及小脑受损等。

脑卒中后头晕：是脑卒中患者在后遗症期最常见的一种临床症状，常伴随倦怠乏力、注意力不集中、健忘、智力减退等不适，并有偏瘫、吞咽功能障碍、言语不利等神经功能缺失症状。

其他导致头晕的中枢神经系统疾病包括帕金森病、基底动脉型偏头痛。

3. 内科系统疾病

如心血管疾病（血压高低、心律失常、心力衰竭等）、血液疾病（贫血、真性红细胞增多症等）、内分泌疾病（甲状腺功能亢进或减退、糖尿病等）、电解质紊乱等。

4. 耳部疾病

外耳道异物或耵聍栓塞，尤其是豆类异物或耵聍块经水泡胀压迫外耳道后壁的迷走神经，经神经反射到前庭系统引发眩晕。气压性中耳炎、分泌性中耳炎、化脓性中耳炎、中耳及乳突肿瘤，均可引发眩晕。

5. 药物引起的头晕

许多药物可导致头晕，包括降压药、抗心律失常药、抗生素（氨基糖苷类、大环内酯类、万古霉素类似物）、抗组胺药、非甾体抗炎药、过度使用感冒药和睡眠药，这些药物均可通过不同机制导致头晕。

6. 其他

环境变化（高温、酷暑、严寒或高海拔等）、活动过度（久立、过劳等）、头部轻微外伤后综合征、视觉疲劳及眼部疾病（重症肌无力、青光眼等）、五官炎症、上呼吸道感染。此外，还包括心因性头晕，如抑郁、焦虑、轻躁狂状态、强迫症等。

（二）中医病因病机

本病多慢性起病，反复发作，表现为头晕、头昏、头重脚轻等症状；亦有突然发作，天旋地转、站立不稳、恶心呕吐等。病位在脑，与肝脾肾三脏密切相关。病性以虚居多，虚实之间可以相互转化，虚实夹杂为其特征。有气血亏虚、髓海空虚、肝肾不足导致的虚证，亦有痰浊中阻、瘀血阻络、肝阳上亢所致的实证。病机特点为气血亏虚为本，风火痰瘀为标。

三、诊断与评估

头晕的评估对于临床来讲是一件非常复杂而艰巨的任务。首先要对头晕的病因进行鉴别诊断，并治疗并发症；如果找不到可治疗的疾病，目标是改善头晕的症状。我们要通过病史、体格检查、化验检查对头晕进行评估。

（一）病史

病史采集非常重要，但是对老年患者进行有效的病史采集有一定的困难。首先要鼓励患者用自己的语言描述头晕，医生再加以补充。仔细地询问病史可以缩小诊断范围。如：

头晕是发作性的还是持续性的：梅尼埃病和 BPPV 通常为发作性眩晕，通过具体动作诱发，而精神性头晕大多为持续性的。

头晕发作频率和持续时间：时间少于 1min 提示可能为 BPPV，5～120min 可能是 TIA 或偏头痛，超过 120min 可能是梅尼埃病或复发性前庭病。

头晕的诱发因素：饥饿、饮酒、服用的药物、改变体位、排尿排便等。

头晕和饮食的关系：诊断有无餐后低血压，尤其是体弱的老年人。

头晕伴随的症状：梅尼埃病患者常伴有耳鸣、耳闷、波动性听力受损；椎基底动脉供血不足的患者可能伴有复视、构音障碍或突然黑朦；颈椎病患者伴有颈部不适。

并发症：贫血、心脏病、糖尿病、焦虑、抑郁等。

（二）相关检查

应包括以下几个方面：①全身检查：着重检查可引起眩晕的眼部、颈部、循环系统及神经系统。②耳鼻喉检查：着重检查中耳、内耳有无炎性疾病。③听力学检查：音叉实验、纯音测听、语言测听、声导抗测试、耳蜗电图及听性脑干反应（ABR）。④前庭功能检查：自发性眼震、步态试验、位置实验。眼震电图（双温试验）及旋转试验可了解前庭功能损伤的量及性质。老年人眼球震颤慢相速率、频率之振幅及眼震值均逐渐减弱。冷刺激反应较小，热刺激反应上述各项参数减弱较明显。⑤影像学检查：耳部 X 线拍片，耳部与颈椎体层摄影，颞骨薄层或头颅 CT 扫描、头颅或颈椎磁共振，经颅彩色多普勒，以了解内听道、颅内及颈椎情况。⑥实验室检查：脑电图、心电图、放射性核素检查，血液流变学、血液生化及变态反应检查，了解脑、心、肝、肾功能及免疫功能。

四、治　疗

（一）西医治疗

1. 一般治疗

急性发作时，患者应绝对卧床，房间应安静且昏暗，避免头部活动，通常数天之后，眩晕将进行性减轻。此时，应逐渐增加头及身体的活动，以利于恢复。为了让神经系统重新调整对视觉、本体感觉及前庭信号之间的关系，需要更多的头、眼及身体的运动，使患者脱离这种慢性虚弱状态。

2. 心理治疗

对于首次发作的患者，眩晕是一种令人恐惧的症状，医生必须给患者提供足够的心理指导使其了解所患疾病的临床特点及预后，减轻患者的恐惧和顾虑。通过病史及检查之后，如可以排除严重疾病，则可告知患者，其眩晕并非为影响生命的疾患所致，一般是可以治愈的。

3. 病因治疗

当疾病得到明确诊断之后，病因的特殊治疗极为重要。一部分眩晕疾患，如感染性眩晕、血管性眩晕，可以针对疾病进行治疗。但是有部分眩晕疾患，即使病因明确，去除病因仍有一定困难。

4. 药物治疗

抗眩晕药有多种，其效果多为经验的结论，难以确定何药有效或何种合并用药有效，即使是同类患者，个体间对疗效的反应又不一致，通常可用：

（1）抗胆碱能药及单胺类药：可减少前庭核的神经元的兴奋性，抗胆碱能药同时抑制了前庭神经的刺激及自发点火率。抗胆碱能药：①东莨菪碱：能阻断胆碱受体。②阿托品与 M 胆碱受体结合，可对抗乙酰胆碱。单胺类药：①苯丙胺：为拟肾上腺素药，有烦躁、失眠等副作用，高血压、动脉硬化、冠心病患者禁用。②麻黄碱。

（2）抗组胺药：已长期应用于抗眩晕，但其作用不甚清楚，有一些抗胆碱能作用，且可阻止在神经突触末端处对单胺的再吸收，从而加强了交感神经的活动性，可能有减低前庭核传入兴奋性的作用，如异丙嗪（非那根）。

（3）抗多巴胺药：包括吩噻嗪药，主要作用于化学感受器触发带及呕吐中枢，有多巴胺阻滞作用，且有抗组胺及抗胆碱能作用，如丙氯拉嗪、氯丙嗪。

（4）安定药：减少前庭核的静息活动，同时还可影响前庭的交叉活动，以及抑制小脑-前庭的传递作用，如地西泮、艾司唑仑、阿普唑仑。

（5）钙通道阻滞剂：亦称钙离子拮抗剂，根据 WHO 的分类方案，氟桂利嗪属于非慢钙通道选择型中的第Ⅳ类，为高选择性钙离子通道阻滞剂，且为钙离子超载阻滞剂，高选择性作用于脑血管。尼莫地平为钙通道抑制剂的第Ⅱ类，既作用于脑血管也作用于心血管系统，对脑血管及脑神经元的作用与氟桂利嗪近似，但由于有扩张周围血管的作用，故可出现全身无力的副作用。

（6）组胺药：可抑制外前庭核的多突触神经元的活动，使脑血管扩张，从而改善脑、小脑、脑干及内耳循环，且可减少膜迷路内淋巴量。如敏使朗即倍他司汀。

（7）抗缺氧药：能增加动脉血氧分压及血氧饱和度，且改善微循环。如都可喜。

（8）神经营养药：补充维生素 A、B 及 E，金维他或施尔康包含多种维生素及微量元素，其他还可用 ATP 及辅酶 A 等。

（9）抗晕止吐药：对呕吐中枢及催吐化学感受器有抑制作用，还有血管扩张作用，可阻断来自前庭末梢的异常冲动。如眩晕停。

（10）银杏叶制剂：为自由基清除剂，血小板活化因子抑制剂，故可抑制血管壁通透性，抑制血小板聚集从而防止对脑组织细胞的破坏，且可增加缺血组织血流量，降低血黏稠度，调整血管张力。

（二）中医辨证治疗

补虚泻实：老年人眩晕以虚为主，治当滋养肝肾、补益气血、填精生髓。但老年人脏腑虚弱，用药不宜过重，注意固护脾胃。以痰瘀、肝阳上亢为主者，多阴虚致实，注意扶正祛邪。

平衡阴阳：眩晕阴阳失调多表现为肝阳上亢或心火旺盛和肝肾阴虚，下虚上实之证，平衡阴阳当从心肝肾三脏调治。同时要注意痰瘀对阴阳平衡的影响，在滋阴平肝之时注意化痰祛瘀。

1. 肝阳上亢

临床表现：眩晕耳鸣，头目胀痛，头重脚轻，遇烦劳郁怒加重，颜面潮红，急躁易怒，肢麻震颤，口苦；舌红苔黄，脉弦数。

治法：平肝潜阳，滋阴息风。

方药：天麻钩藤饮加减。天麻，钩藤，石决明，杜仲，桑寄生，夜交藤，茯苓，牛膝，益母草。

2. 气血亏虚

临床表现：眩晕动则加剧，遇劳即发，神疲懒言，倦怠乏力，面白少华，心悸，失眠，纳少；舌淡胖苔薄白，脉细或虚大。

治法：补益气血，健脾益胃。

方药：十全大补汤加减。熟地，当归，川芎，白芍，人参，白术，茯苓，肉桂，黄芪，炙甘草。

3. 痰浊上蒙

临床表现：头晕头重，胸闷恶心，呕吐痰涎，少食多寐；舌淡胖，苔白腻，脉濡滑。

治法：燥湿化痰，健脾和胃。

方药：半夏白术天麻汤加减。半夏，白术，天麻，陈皮，茯苓，石决明，甘草。

4. 肾精不足

临床表现：眩晕日久反复发作，精神萎靡，少寐多梦，健忘耳鸣，腰膝酸软，目昏齿摇。偏阴虚者，五心烦热，舌红少苔，脉细数；偏阳虚者，面色㿠白，形寒肢冷，舌淡嫩，脉弱。

治法：偏阴虚者，补肾益精；偏阳虚者，温补肾阳。

方药：左归丸或右归丸加减。左归丸：熟地，山药，山萸肉，菟丝子，枸杞子，川牛膝，鹿角胶，龟甲胶。右归丸：熟地，山药，山萸肉，菟丝子，枸杞子，杜仲，附子，肉桂，当归，鹿角胶。

5. 瘀阻脑络

临床表现：头晕，头痛，健忘，失眠，精神不振，面暗唇紫，舌有瘀斑，脉弦细或细涩。

治法：活血化瘀通络。

方药：通窍活血汤加减。川芎，赤芍，桃仁，红花，白芷，老葱。

（三）中医外治法

（1）体针：常用穴位为风池、百会、阳陵泉、三阴交、足三里等。气血亏虚者可选脾俞、肾俞、关元、足三里等，用补法；肝阳上亢者可选风池、行间、侠溪等，用泻法；肝阳上亢急性发作可泻太冲；痰浊中阻可选内关、丰隆、解溪等，用泻法；肾精不足者，针百会、足三里、三阴交，阴虚偏重者加太溪、肾俞，偏阳虚者，加复溜、命门；痰阻脑窍，可选太阳、印堂、头维。

（2）头针：双侧晕听区，每天1次，5～10次为一疗程。

（3）耳针：可取降压沟、脑干、内分泌、皮质下、神门、眼、心等。

（4）推拿：选百会、风池、风府、太阳、印堂、肺俞、心俞、脾俞、肾俞；用推、拿、抹、按手法。

五、预 后

排除严重疾病引起的眩晕，一般是可以治愈的。

（吴立旗 徐凤芹）

第二节 痴 呆

随着人口老龄化，痴呆正成为全世界关注的重要问题，其患病率及发病率随年龄的增长呈指数上升。痴呆是一种以获得性认知功能损害为核心，并导致患者日常生活能力、学习能力、工作能力和社会交往能力明显减退的综合征。患者的认知功能损害涉及记忆、学习、定向、理解、判断、计算、语言、视空间功能、分析及解决问题等能力，在病程某一阶段常伴有精神、行为和人格异常。痴呆在美国精神病学会《精神疾病诊断与统计手册》第 5 版

（Diagnostic and Statistical Manual of Mental Disorders，5th edition，DSM-Ⅴ）中被描述成"神经认知障碍"。痴呆多缓慢起病、病程长，故又称为"慢性脑病综合征"。

一、流 行 病 学

痴呆可发生在任何年龄段，多见于老年期，随着年龄的增加发病率和患病率明显升高。世卫组织统计，2019 年全世界约有 5000 万痴呆患者，且以每年 1000 万例的速度递增。2019 年我国现存超过 1300 万阿尔茨海默病（Alzheimer's disease，AD）及其他痴呆患者，标化患病率达 682.5/10 万，且因痴呆导致的死亡人数约 32 万，标化死亡率为 23.3 万/10 万，呈现高患病率和高死亡率的特点。从性别上看，女性的患病率和死亡率均高于男性。

痴呆按是否为变性病，分为变性病和非变性病痴呆，前者主要包括阿尔茨海默病（AD）、路易体痴呆（dementia with Lewy body，DLB）、帕金森病痴呆（Parkinson disease with dementia，PDD）和额颞叶变性（frontotemporal lobar degeneration，FTLD）等。后者包括血管性痴呆（vascular dementia，VaD）、正常压力性脑积水以及其他疾病如颅脑损伤、感染、免疫、肿瘤、中毒和代谢性疾病等引起的痴呆。AD 占所有类型痴呆的 50%～70%。DLB 发病仅次于 AD，占痴呆的 5%～10%。PDD 约占痴呆的 3.6%，FTLD 占痴呆的 5%～10%。VaD 是最常见的非变性痴呆，占痴呆患者的 15%～20%。

二、病因及发病机制

1. 现代医学病因及发病机制

引起痴呆的病因很多，病因不同，治疗效果和预后也不同。诊断痴呆后，要结合患者认知障碍起病形式、各认知域和精神行为损害的先后顺序及特征、病程发展特点以及既往史和体格检查提供的线索，对痴呆的病因做出初步判断，然后选择合适的辅助检查，最终确定痴呆综合征的可能病因，尤其注意识别可治性、可逆性痴呆。

神经变性痴呆多隐匿起病，呈慢性进展性病程；非神经变性痴呆多急性起病，呈快速进展性病程。变性痴呆若单纯表现为认知/行为异常，则考虑是否为 AD、FTLD、DLB 等；痴呆叠加其他症状，如合并锥体外系症状则考虑是否为 PDD、DLB、进行性核上性麻痹、皮质基底节综合征等，合并运动神经元病症状则需排除额颞叶痴呆合并肌萎缩侧索（frontotemporal dementia-amyotrophic lateralsclerosis，FTD-ALS）。非变性痴呆中，VaD 占较大比例；其他引起急性、快速进展性痴呆的病因众多，如感染性、代谢性、中毒性、自身免疫性、肿瘤、外伤等，其中以 Creutzfeldt-Jakob 病、桥本脑病、Wernicke 脑病、边缘叶脑炎等较多见。根据上述诊断步骤可确定大多数痴呆患者的病因。

2. 中医病因病机

中医认为本病多发于老年人，病位在脑、在心，与肝、脾、肾功能失调密切相关。病机关键在于脑髓空虚，五脏虚损，痰瘀阻窍，神机失用。《黄帝内经》中有"心者，君主之官，神明出焉""心者……精神之所舍也"。"脑为元神之府"，"脑主神明"，脑为神机之源。脑髓空虚是痴呆病、健忘的主要原因。年老或久病肾精不足则髓海消减，心无所主，神无所依，记忆减退，而致痴呆。

主要病证特点为本虚标实，病因病机以肾虚精亏、气血不足、心肾两虚为基础，脑髓空虚，痰瘀痹阻，火扰神明，诸邪蓄积，蕴生浊毒，元神受损，神机失用。病性不外虚实两类。虚指气血亏虚、脑脉失养、阴精亏虚、髓海不足；实指痰浊蒙窍、瘀血痹阻脑络、肝火上扰神明。虚实可互相影响，相兼为病，因虚致实，实邪伤正，渐成虚实夹杂之证。

三、诊断及评估

痴呆是一类综合征，其诊断需要根据病史、一般及神经系统检查、神经心理评估、实验室和影像学检查结果综合分析。主要分三个步骤进行：①首先明确是否为痴呆；②明确痴呆的病因；③明确痴呆的严重程度。

（一）确立痴呆诊断

对于既往智能正常，之后出现获得性认知功能下降（记忆、执行、语言或视空间能力损害）或精神行为异常，影响工作能力或日常生活，且无法用谵妄或其他精神疾病来解释的患者，可拟诊为痴呆。认知功能或精神行为损害可通过病史采集或神经心理评估客观证实，且至少具备以下 5 项中的 2 项：①记忆及学习能力受损；②推理、判断及处理复杂任务等执行功能受损；③视空间能力受损；④语言功能受损（听、说、读、写）；⑤人格、行为或举止改变。国际痴呆诊断标准主要有两个：世界卫生组织的《国际疾病分类》第 10 版（International Classification of Diseases，10th edition，ICD-10）、美国精神病学会的《精神疾病诊断与统计手册》第 4 版修订版（Diagnostic and Statistical Manual of Mental Disorders，4th edition，revised，DSM-Ⅳ-R）。

（二）判定痴呆严重程度

根据临床表现、日常能力受损情况或认知评估等确定痴呆的严重程度。临床一般常用日常生活能力量表（activity of daily living scale，ADL）、临床痴呆评定量表（clinical dementia rating，CDR）或总体衰退量表（global deterioration scale，GDS）做出严重程度的判断。日常生活能力减退是痴呆的核心症状，对于不能完成神经心理评估者，可根据以下标准判断痴呆的严重程度：①轻度：主要影响近记忆力，但患者仍能独立生活；②中度：较严重的记忆障碍，影响到患者的独立生活能力，可伴有括约肌障碍；③重度：严重的智能损害，不能自理，完全依赖他人照顾，有明显的括约肌障碍。

常用的心理测验如：①MMSE，常用于痴呆的筛查；②AD 评定量表认知分量表（ADAS-cog），用于评估 AD 患者的语言、记忆和其他认知功能；③韦氏成人智力量表（Wechsler adult intelligence scale，WAIS）和韦氏记忆量表（Wechsler memory scale，WMS）；④哈金斯基缺血指数量表（Hachinski ischemic score，HIS）是 VD 的检查量表，在痴呆确诊后也常用作 VD 和 AD 的鉴别诊断；⑤老年抑郁量表（the geriatric depression scale，GDS）和神经精神症状问卷（neuropsychiatric inventory，NP）等用于评估痴呆患者的精神行为症状。

（三）辅助检查

1. 实验室检查

包括完整的血液学、肝肾功能、血脂、血糖、叶酸、维生素 B_2、血清梅毒筛查、HIV 抗体和甲状腺功能的检查。AD 诊断相关的血液标志物，如糖原合成酶激酶-3（glycogen synthase kinase-3，GSK3）、血浆中的总 Aβ 及 Aβ42 水平。脑脊液（CSF）血清学检查，如 Aβ42、Aβ40、T-tau 和 P-tau$_{181}$。

2. 影像学

MRI 和 CT 可显示脑萎缩、梗死和占位等病变，常用于痴呆的诊断和鉴别诊断。MRI 能更清晰地分辨灰质和白质，能显示海马和内嗅皮质的萎缩，有助于早期诊断。

功能性脑影像学检查如正电子发射断层扫描（PET）和功能磁共振（MRI）等，常比结构影像学检查更为敏感。

3. 电生理检查

如脑电图（EEG）、脑电地形图（BEAM）和脑诱发电位（BEP）等检查。

四、常见类型的痴呆及其治疗

（一）阿尔茨海默病

阿尔茨海默病是老年人痴呆最常见的病因。根据中国认知与老化研究（COAST 研究），截止到 2009 年，中国有 920 万痴呆患者，其中 62.5% 都是 AD 导致的。AD 致残率高，患者晚期丧失独立生活能力，完全需要他人照料，给社会和家庭带来了沉重的经济负担和护理负担。AD 目前的治疗方式仅限于对症治疗，仍没有已知的治疗可以延迟或阻止该病的进展。因此，明确 AD 发病的危险因素，并针对这些危险因素开展早期干预和预防，是降低或延缓 AD 发病的可行方法之一。

1. 病因病理和发病机制

AD 的病因和发病机制复杂，目前并不十分清楚。通常认为与遗传因素 Aβ 的沉积、神经递质功能缺陷、tau 蛋白过度磷酸化、线粒体缺陷、神经细胞凋亡、氧化应激、自由基损伤及感染、中毒、脑外伤或低血糖等多种因素有关。

AD 的神经病理主要表现为：①大脑皮质、海马、杏仁核和丘脑中大量的老年斑；②大脑皮质和海马存在大量的神经纤维缠结（NTF），存在 NTF 的神经元多呈退行性变化；③AD 患者存在脑膜和皮质小血管淀粉样斑块沉积，沉积严重时可以影响血供；④在海马部位常可见颗粒样空泡变性及大量的平野体（Hirano）。伴随上述病理变化的是大量的神经细胞脱失，AD 患者神经元的退行性变和脱失使大脑的重量减轻和体积缩小，额叶、顶叶和颞叶皮质萎缩，杏仁核、海马和海马旁回受累可能更加明显，白质和深部灰质的体积缩小。

2. 危险因素及其干预

AD 的危险因素分为可干预的危险因素和不可干预的危险因素。

（1）不可干预的危险因素。

①年龄：年龄是 AD 最大的危险因素，大多数患者都是在 65 岁以后发病。分析显示，60

岁以后，AD 的发病率每 10 年会增高一倍。

②性别：性别也是影响 AD 的一个危险因素。研究显示男性比女性的痴呆患病率低 19%～29%，可能原因是女性的寿命比男性长，故而在高龄人群中发病率更高。

③遗传因素：AD 最明确的危险因素为遗传因素，包括 AD 的致病基因和风险基因。目前已知的致病基因有三个，分别是位于 21 号染色体的淀粉样蛋白前体基因（amyloid precursor protein，APP），位于 14 号染色体的早老素-1 基因（presenilin 1，PSEN1）和位于 1 号染色体的早老素-2 基因（presenilin 2，PSEN2）。携带有 APP 或者 PSEN1 基因突变的人群 100%会发展为 AD，而携带有 PSEN2 基因突变的人群，其发展为 AD 的概率为 95%。携带有 AD 致病基因突变的 AD 患者占 AD 总患者数的 5%左右，这部分患者通常在 65 岁之前就会起病。另外载脂蛋白 E 基因（apolipoprotein E，APOE），有 ε2、ε3 和 ε4 三种不同的等位基因。研究显示携带一个 APOE ε4 等位基因的人群，其罹患 AD 的风险约是正常人的 3.2 倍，而携带有两个 APOE ε4 等位基因的人群，其罹患 AD 的风险是正常人的 8～12 倍。

④家族史：并非所有的 AD 患者都有家族史，但如有一个一级亲属（包括父母、兄弟姐妹）中有人罹患 AD，其最终发展为 AD 的风险会增加 10%～30%。如果一个家庭中有 2 名或 2 名以上的同胞（即兄弟姐妹）罹患 AD，其家庭成员发展为 AD 的风险是普通人群的 3 倍。

（2）可干预的危险因素。

心脑血管疾病：不同类型的脑血管病，如脑梗死、脑出血、脑小血管病等，均会增加 AD 的患病风险。心血管病也与 AD 或痴呆发病风险增高有关，心血管病伴随的很多血管性危险因素，如高血压、高脂血症等，均是 AD 发病的危险因素。另外，心血管疾病本身也是 AD 发病的危险因素，如心衰等。

血压：中年期的高血压会增加 AD 的发病风险，同时多项研究也证明了降压治疗对认知功能的作用。

血脂：流行病学研究发现总胆固醇或低密度脂蛋白（LDL-C）的增高会增加 AD 的发病风险。

2 型糖尿病：2 型糖尿病会导致 AD 的发病风险增加，尤其是中年期血糖水平升高。

体质量：中年期的肥胖（主要是指腹型肥胖）会导致 AD 的发病风险增加。脂肪组织会导致胰岛素抵抗、脂肪细胞因子水平增高，这些均会增加 AD 的发病风险。

吸烟与饮酒：多项研究证实吸烟会增加 AD 的发病风险，大量饮酒会导致酒精性痴呆，尤其是中年大量饮酒。

饮食：饱和脂肪酸的过多摄入会增加 AD 的发病风险，而地中海饮食（摄入鱼类、水果蔬菜、橄榄油，适当饮用红酒而少吃红肉）能够降低 AD 的发病风险。维生素 E、维生素 C、叶酸和维生素 B_{12} 的摄入对认知功能有保护作用。

教育水平：高教育水平对 AD 或痴呆发病有保护作用。

体力活动与脑力活动：中年期的规律体力活动可以降低痴呆与 AD 的发病风险。分析显示高强度和中等强度的体力活动可以分别将认知功能减退的风险降低 38%和 35%。通过参加各种增加脑力活动的项目，如打牌、阅读、学习新知识等，均可以减少痴呆的发病风险。

3. 临床表现

通常隐匿起病，呈慢性进展性病程，患者有认知功能减退、精神行为症状和社会生活功能减退等，符合痴呆的一般规律。轻度 AD 以近事记忆障碍为主，学习能力下降，语言能力受损。不能合理地购物、理财，基本生活尚能自理。早期可见抑郁、焦虑和淡漠等症状。中度 AD 近事记忆障碍加剧，远期记忆也受损。语言功能明显损害，理解能力下降。生活需协助料理，可出现大、小便失禁。此期患者的精神行为症状较突出，以激惹、幻觉、妄想和攻击行为为主。重度 AD 各项功能均严重受损，活动能力减退，逐渐卧床，大、小便失禁，饮食困难，生活完全依赖护理。患者多见营养不良，可出现褥疮、肺炎等并发症。此时精神行为症状可以减轻或消失。

体格检查上，轻、中度 AD 患者一般躯体状况比较好，常无明显的神经系统体征。重度患者可见肌张力增高、四肢屈曲性强直，可见原始性反射如强握、吸吮反射等，可伴明显虚弱和其他并发症的表现。

从实验室检查和影像学上，对于有家族史的 AD 患者可以检测相关基因可能有助于诊断。目前尚无特异性的生化标志可以用于确诊 AD。CSF 中 Aβ 和 tau 的测定有助于 AD 的诊断。常用的 CT 和 MRI 对 AD 的诊断和鉴别诊断很有价值，AD 患者表现为额叶、颞叶、顶叶和海马等部位的萎缩。

4. 诊断与评估

应先明确痴呆的诊断，再对临床资料进行综合分析，参照诊断标准，再排除其他病因得出 AD 的临床诊断。AD 的诊断标准包括 3 个方面：①首先符合痴呆的标准；②痴呆的发生和发展符合 AD 的特征：隐匿起病、缓慢进行性恶化；③需排除其他原因导致的痴呆。AD 分为 3 个阶段，即 AD 临床前阶段、AD 源性轻度认知障碍和 AD 痴呆阶段。目前主要是基于 DSM-Ⅳ 中的诊断标准，具体见表 4-2-1。

表 4-2-1　DSM-Ⅳ 中的诊断标准

A. 具有以下多方面的进行性认知功能损害的临床表现：

1. 记忆损害（学习新知识或回忆既往掌握的知识能力受损）

2. 至少存在以下 1 项认知功能损害：

失语（言语障碍）

失用（运动功能正常但不能执行有目的的活动）

失认（感觉功能正常但不能识别或区分感知对象）

执行功能障碍（如：计划、组织、推理和抽象思维能力）

B. A1 和 A2 项的认知功能缺损导致明显的社会或职业功能损害，并显著低于病前水平。

C. 缓慢起病，认知功能进行性下降

D. 排除其他中枢神经系统疾病、躯体疾病和药物滥用所致的痴呆

E. 认知功能损害不是发生在谵妄期

F. 认知功能障碍不能用其他轴的精神障碍（如抑郁症和精神分裂症）解释

5. 治疗

当前 AD 的治疗包括促认知药物治疗（胆碱酯酶抑制剂、NMDA 受体拮抗剂等），精神行为症状的治疗，精神保护对策等。

（1）胆碱酯酶抑制剂：胆碱酯酶抑制剂（cholinesterase inhibitors，ChEIs）增加突触间隙乙酰胆碱含量，是现今治疗轻中度 AD 的一线药物，主要包括多奈哌齐、卡巴拉汀、加兰他敏和石杉碱甲。多奈哌齐、卡巴拉汀、加兰他敏治疗轻中度 AD 在改善认知功能、总体印象和日常生活能力方面的疗效确切（均为 I 级证据）。研究证实 ChEIs 尽早使用效果更好，对轻度和中度 AD 患者进行多中心研究，发现轻度 AD 治疗效果优于中度 AD（Ⅱ级证据）。有研究证实在 AD 治疗中使用 ChEIs 治疗 1~5 年内，可延缓 AD 认知障碍衰退的进程，患者的认知功能和总体功能下降程度减慢，优于安慰剂对照组（I 级证据），且延缓进程的作用与疗程成正比（I 级证据）。最近一项中国的多中心随机双盲安慰剂对照试验发现，多奈哌齐对重度 AD 治疗有效。

现有多项研究显示多奈哌齐、卡巴拉汀对治疗中重度 AD 也有效果。卡巴拉汀改善中重度 AD 精神症状效果较多奈哌齐好，而多奈哌齐耐受性较卡巴拉汀好，不良反应较卡巴拉汀少。指南推荐，对明确诊断 AD 患者可以选用 ChEIs 治疗。ChEIs 存在剂量效应关系，中重度 AD 患者可选用高剂量的 ChEIs 作为治疗药物，但应遵循低剂量开始逐渐递增的给药原则，并注意药物可能出现的不良反应。

（2）N-甲基-D 天冬氨酸（NMDA）拮抗剂：NMDA 抗剂阻断谷氨酸能神经元的过度兴奋作用，维持正常的信号传导并起神经保护作用。目前批准用于中、重度 AD 治疗的药物为美金刚，是另一类 AD 治疗的一线药物。美金刚能选择性改善一些关键认知域障碍如语言、记忆、定向力、行为、视空间能力。分析显示美金刚对 AD 患者的认知功能、生活功能和精神行为症状均有效，不良反应较少。指南指出，明确诊断的中重度 AD 患者可以选用美金刚或美金刚与多奈哌齐、卡巴拉汀联合治疗，对出现明显精神行为症状的重度 AD 患者，尤其推荐 ChEIs 与美金刚联合使用（A 级推荐）。

（3）精神行为症状的治疗：约 80%以上的 AD 患者存在不同程度的精神行为症状，严重时需要干预，主要措施包括：

非药物治疗：应首先考虑。如改变环境以缓解患者的紧张和焦虑，包括适当地放松、聆听音乐或家庭成员和照料者的悉心安慰等。

药物治疗：对于难以控制的精神病性症状和激惹，非典型抗精神病药治疗有效。常用喹硫平、利培酮和奥氮平等。这类药物比传统抗精神病药物安全，不良反应如锥体外系反应少。应使用最低的有效剂量，待患者的精神症状和行为紊乱缓解后及时减量或停药。有报道称非典型抗精神病药会增加痴呆患者的总体死亡率和卒中的风险，因此使用前应权衡利弊，充分的知情同意非常必要。

对于 AD 患者常伴的焦虑、抑郁症状，合并小剂量新型抗抑郁药有效。

（4）神经保护对策：可能具有神经保护机制的药物或保健品种类繁多，如常用的银杏制剂、抗氧化剂、降血脂药、扩脑血管药和脑代谢改善药等，可使用维生素 E 等抗氧化剂。目前正在开发的药物有抑制 Aβ 沉积的疫苗、β 分泌酶和 γ 分泌酶的抑制剂、抑制 tau 过度磷酸化的制剂等，但尚未正式用于临床。

6. 预后

目前 AD 尚无确切的预防措施，加强脑和身体的锻炼，积极治疗和预防高血压、糖尿病等慢性病，及时干预老年抑郁等精神卫生问题可能有益。AD 预后不佳，平均病程为 7~10

年，生存期受发病年龄、躯体疾病以及治疗和护理水平等影响。

（二）血管性认知障碍

血管性认知障碍（vascular cognitive impairment，VCI）是脑血管病变及其危险因素导致的临床卒中或亚临床血管性脑损伤，涉及至少一个认知域受损的临床综合征，涵盖了从轻度认知障碍到痴呆，也包括合并阿尔茨海默病等混合性病理所致的不同程度的认知障碍。

我国脑血管病和痴呆的疾病负担沉重，患病率均呈上升趋势。65 岁以上老年人轻度认知障碍总体患病率为 20.8%，其中脑血管病和血管危险因素所致的轻度认知障碍占所有轻度认知障碍的 42.0%。65 岁以上老年人群中，血管性痴呆（vascular dementia，VaD）的患病率为 1.50%，是仅次于 AD 的常见痴呆类型。许多老年期痴呆患者常有血管性脑损伤病理和 AD 病理并存，血管危险因素会增加 AD 的风险，脑血管病变和神经退行性病理过程可相互作用，对认知损害具有累加效应。VCI 包括 VaD，其发病率也相应增加。迄今为止，尚无针对 VaD 病理的干预药物应用于临床。因此，重视和推广 VCI 的临床诊治规范，对于包括 VaD 和 AD 在内的老年期痴呆的有效防治具有重要的临床意义。

1. 病因和发病机制

VaD 的病因是脑血管病变引起的脑组织血液供应障碍，导致神经细胞的坏死，其中以缺血性脑损害表现为多见。包括：多发性梗死、关键部位（如丘脑、海马、角回和额叶底面等）梗死、分水岭区梗死、微腔隙病、脑低灌注、脑出血、蛛网膜下腔出血和脑淀粉样血管病变等。高血压、糖尿病、动脉粥样硬化、高胆固醇血症等脑血管病危险因素以及引起脑灌注不足的心、脑血管疾病是 VD 的危险因素。VD 与 AD 的危险因素有部分重叠。

2. 临床表现

VD 患者除具有痴呆的基本症状以外，多见相应脑血管病变的表现。典型 VD 病例具有波动性、阶梯样恶化的临床特点。

尽管引起痴呆的病因不同而呈现多种脑功能受损的临床表现，且在不同时期症状特点相异，仍有以下特点：早期 VD 患者常有头晕、头痛、失眠、乏力和耳鸣等躯体不适症状，患者注意力不集中、易激动、情感脆弱，抑郁症状多见。轻度 VD 患者的认知功能损害为"局灶性"，通常记忆和语言功能损害轻于 AD 患者，推理、判断可以保持正常，人格也相对完好，自知力存在，此时生活功能保持尚可。随着病情的加重认知功能损害加剧，局灶性特点也不再明显，情绪不稳或失禁更为突出，易激惹明显。部分患者可伴明显精神行为症状。多数患者可有神经系统体征，如偏瘫、偏身感觉障碍、共济失调及阳性锥体束征。

CT 和 MRI 对 VD 诊断很有帮助，能显示相应脑血管病变的表现。EEG 表现为与脑缺血或梗死部位相关的慢波，α 波功率降低和 θ 波、δ 波功率增高与痴呆的严重程度平行。

3. 诊断

首先应确诊痴呆，必须有与痴呆有关的脑血管病依据，并能排除其他原因所致的痴呆。

自 2013 年 DSM-Ⅴ标准发布以来，已陆续推出了三项国际 VCI 诊断标准，其诊断的路径基本一致，即首先确定认知障碍的存在，其次确定脑血管病是导致认知障碍的主要原因，排除导致认知障碍的其他原因，同时对认知障碍的严重程度及病理类型进行判断。近年来的诊治指南和专家共识除对 VCI 相关的概念、分类改进以外，诊断细则也做了比较具体的修改，如所需要累及的认知域数量从原来的≥2 个认知域损害变为至少 1 个认知域损害即可诊断。基于 VASCOG 声明、最新研究进展以及专家建议，2019 年中国血管性认知障碍诊治指南推荐 VCI 诊断包括以下核心要素、分类与标准以及排除因素。

VCI 诊断需要具备的 3 个核心要素：①存在认知损害：主诉或知情者报告或有经验临床医师判断存在认知障碍，而且神经心理学检测也有认知障碍的证据，和（或）客观检查证实认知功能较以往减退，并至少存在 1 个认知域的损害。②存在血管性脑损伤的证据：包括血管危险因素、卒中病史、脑血管病的神经损伤症候、影像学显示的脑血管病变证据，以上各项不一定同时具备。③明确血管性脑损害在认知损害中占主导地位：明确血管性脑损伤在认知障碍中是否起主要作用是诊断 VCI 的重要环节，尤其是合并有 AD 病理表现时，应根据认知障碍和脑血管病的临床表现结合神经影像表现判断血管性脑损伤对认知障碍的影响。

临床特征需要符合下列之一：①认知障碍的发生在时间上与 1 个或多个脑血管事件相关（认知障碍的发生往往是突发的，并随着多次类似脑血管事件的发生而表现为阶梯式进展或波动性，并且认知障碍在脑血管事件发生后 3 个月仍然持续存在）。②如果没有卒中事件的病史，那么需要受损的认知域主要是信息处理速度、复杂注意力，和（或）额叶执行功能，以下特征可作为支持点：a.早期出现的步态异常，包括行走不平衡感或反复地跌倒；b.早期出现尿频、尿急或其他不能用泌尿系统疾病解释的症状；c.人格或情绪改变，如意志力丧失、抑郁或情绪失禁。

神经影像检测需要符合 VASCOG 诊断 VCI 的最低影像学标准，即至少具备以下影像学表现之一：①一个大血管脑梗死足以导致 VaMCI，而诊断重度 VCI 往往需要 2 个或多个大血管脑梗死。②存在一个广泛的或者关键部位的脑梗死，位于丘脑或基底节区可能足以导致重度 VCI。③存在 2 个以上脑干以外的腔梗；1～2 个关键部位的腔隙，或者 1～2 个非关键部位的腔隙，同时合并广泛的脑白质高信号。④广泛或融合的白质高信号。⑤关键部位的脑出血，或者 2 个及 2 个以上的脑出血。⑥以上形式的组合。

4. 评估

主要评估认知障碍与脑血管病发生、发展过程的关系。2018 年由全球 27 个国家的专家共同参与制定的血管损伤认知障碍分类研究共识（Guidelines from the vascular impairment of cognition classification consensus study，VICCCS），采用新型大规模的国际专家共识调查方法 Delphi 法，对 VCI 的诊断做了更清晰一致的阐述。

病史采集：应通过患者和知情者详细了解认知障碍和脑血管病的起病时间、起病形式、具体表现、进展方式、诊治经过及转归；认知障碍与精神行为变化对日常生活及社会功能的影响；同时要记录基本日常生活能力与工具性日常生活能力表现等。

既往史应包括以往基本健康状况，过去几年是否存在记忆障碍、思维和行动速度、精神状态及社会活动状况等。既往心血管和脑血管疾病史，包括心、脑血管病发作的时间，是否有介入及手术病史，是否有高血压、糖尿病、高脂血症、心功能不全、房颤及饮酒、吸烟史等相关的血管危险因素，是否缺乏体育锻炼以及所有的药物使用情况。家族史要记录一级亲属的卒中史、其他血管性疾病和痴呆病史。

体格检查：包括详细的全身体检与神经系统检查，评估患者的一般健康状况及精神状态。神经症候包括认知与行为症状，以及步态异常、震颤、平衡障碍、吞咽困难、假性球麻痹等表现；生命体征和其他资料包括身高、体重、血压、腰围、步态及心血管体征等。

辅助检查：血液检测主要包括血常规、电解质、血脂、血糖、肝肾功能、甲状腺功能及同型半胱氨酸和 C 反应蛋白等。还有心电图、心脏超声、颈动脉超声和头颅 MRI/CT 扫描等影像检查。

神经心理评估：是识别和诊断 VCI 的重要方法也是观察疗效和转归的重要工具。由于 VCI 在病因、病理等方面存在较大的异质性，其神经心理特征也不尽相同。VCI 患者最常见的受损认知领域是处理速度和执行功能，表现为信息处理速度减慢，工作记忆障碍和定势转移降低。因此，对 VCI 患者的认知功能评估应包括执行功能、注意力、语言功能、记忆功能和视空间能力等认知域。并非所有的 VCI 患者早期都会出现记忆力下降，因而记忆障碍并非诊断 VCI 的必备条件。此外，蒙特利尔认知评估量表（MoCA）对识别轻度 VCI 优于 MMSE，已广泛应用于国内外临床实践中，可适用于认知障碍的早期筛查和整体认知评估。

5. 治疗

相对而言，VD 比 AD 容易治疗和预防，脑血管病的治疗和危险因素的干预对 VD 有预防作用。

（1）危险因素的干预：高血压、糖尿病、高胆固醇血症、房颤的治疗，戒烟、减肥和适当的运动等健康生活方式有助于预防卒中和 VD。

（2）促认知药：药物种类繁多，可以选择尼莫地平、麦角碱类药物、银杏制剂中的 1～2 种治疗。ChEIs 中的多奈哌齐可用于 VD 的治疗。2019 年中国血管性认知障碍诊治指南推荐：胆碱酯酶抑制剂与 NMDA 受体拮抗剂用于 VCI 的治疗效果有待进一步临床评价。对于 VCI 合并 AD 的混合性痴呆，胆碱酯酶抑制剂与美金刚也是治疗选择。丁苯酞、尼莫地平、银杏叶提取物、脑活素、小牛血去蛋白提取物等对 VCI 的治疗可能有效，但还需要更多的临床研究证据。

（3）精神行为症状的治疗：同前面 AD。

（4）康复治疗：康复治疗和功能训练常有一定疗效，要鼓励患者多与外界接触，参与一定的社会活动。

（三）中医辨证治疗

1. 髓海不足证

主症：记忆力等明显减退，神情呆板，头晕、脑鸣、耳鸣。

次症：毛发干枯，腰背酸痛，神疲乏力嗜卧。

舌象：舌质红，少苔或无苔或裂纹。

脉象：沉细弱，两尺脉无力。

治法：补肾益髓，填精养神。

方药：七福饮加味。

方中重用熟地滋阴补肾，用当归养血补肝，人参、白术、炙甘草益气健脾，以培后天之本，远志、杏仁开窍化痰。酌加鹿角胶、龟板胶、阿胶、紫河车等血肉有情之品，共奏补肾填髓充脑之功。

若兼见水不制火，心火上炎之象者，可合用六味地黄丸，并加莲子心等兼清心开窍之品。若有痰热，可先服清心滚痰丸，待痰热化净，再投滋补之品。

2. 心脾两虚证

主症：记忆力减退，失认失算，表情呆滞，倦怠嗜卧。

次症：心悸失眠，多梦易惊，少气懒言，面唇无华，纳呆，大便溏。

舌象：舌淡体胖，苔白滑。

脉象：沉弱无力。

治法：益气养血，安神宁志。

方药：归脾汤。

方中以人参、黄芪、白术、甘草补脾益气，当归滋养营血，与龙眼肉配伍养心补血，茯神、枣仁、远志养心安神，木香理气醒脾，生姜、大枣调和脾胃，以资化源，诸药合用，共奏益气养血、安神宁志之功。

兼见脾虚食滞者，可合用焦三仙、鸡内金消食导滞。若心悸失眠者，可加夜交藤、合欢皮养心安神。若兼有瘀血者，可加丹参、川芎活血化瘀。兼有情志抑郁者，加绿萼梅、郁金等理气解郁之品。

3. 肝肾亏虚证

主症：记忆力下降，表情淡漠，眩晕耳鸣，颧红盗汗。

次症：皮肤干燥，筋惕肉瞤，关节屈伸不利，舌强语謇。

舌象：舌红少苔。

脉象：弦细数。

治法：滋阴益肾，补血养肝。

方药：左归丸。

方中重用熟地滋肾益精，填补真阴；山茱萸养肝滋肾，涩精敛汗；山药平补脾肾；枸杞子补肾养肝；龟鹿二胶均为血肉有情之品，峻补精髓，其中鹿角胶偏于补阳，大量补阴药中配以补阳药，取阴中求阳之义；菟丝子、川牛膝补肝肾，强筋骨。诸药合用，共奏滋补肝肾，填精益髓之功。还可加天麻、钩藤或用珍珠母丸以助息风之力。

4. 痰浊阻窍证

主症：记忆力减退，时轻时重，智力衰退，表情呆钝，少言，口多涎沫。

次症：头重如裹，腹胀痞满，倦怠嗜卧，或哭笑无常，喃喃自语或终日无语，呆若木鸡。

舌象：舌淡，苔厚腻。

治法：健脾化痰，开窍醒神。

方药：洗心汤。

方中人参、甘草培补中气；半夏、陈皮健脾化痰；菖蒲祛痰开窍；附子助气扶阳；茯神、枣仁宁心安神；神曲和胃。本方扶正与祛痰并施，扶正益脾胃之气以生心气，祛痰以扫荡干扰心宫之浊邪，再伍以养心之品以治痴呆，故方名洗心。若脾虚重者，重用人参、茯苓，并配伍黄芪、白术、山药等健脾益气；痰浊较盛，口吐涎沫者，重用陈皮、半夏，可配胆南星、白豆蔻、佩兰、瓜蒌、贝母等豁痰理气；痰郁化热者，酌加清金化痰汤。

5. 血瘀阻窍证

主症：言语不利，善忘，易惊恐，或思维异常，行为古怪。

次症：肌肤甲错，面色黧黑，唇甲紫暗，目凝无神，睡中易惊，口干不欲饮，或头痛头晕，痛有定处。

舌象：舌质暗紫，有瘀斑（点），舌苔薄白。

脉象：弦细或涩。

治法：活血化瘀，开窍醒脑。

方药：通窍活血汤加味。本方为活血通窍之剂，善治头面之瘀血。方中麝香芳香开窍并活血散结通络，桃仁、红花、赤芍、川芎活血化瘀，葱白、生姜加菖蒲、郁金以通阳宣窍，加牛膝通利血脉，引血下行，还可酌加柴胡疏肝理气行滞，诸药合用，使气行血畅，窍开神醒。久病气血不足者，加熟地、当归、人参、黄芪益气养血；瘀久化热，致肝胃火逆，症见头痛、呕恶，加钩藤、菊花、夏枯草、竹茹等清肝和胃之品；若为痰瘀互阻者，可酌加半夏、陈皮、胆南星等豁痰开窍之品，亦可参考痰浊阻窍证治。

6. 心肝火旺证

主症：善忘，判断错误，言行颠倒，急躁易怒。

次症：眩晕头痛，面红目赤，心烦不寐，口干咽燥，或口臭生疮，尿赤便干。

舌象：舌红苔黄。

脉象：弦数。

治法：清热泻火，安神定志。

方药：黄连解毒汤。本方重用黄连为君，泻心及中焦之火，黄芩清上焦之火，黄柏泻下焦之火，栀子通泻三焦，四药合用，苦寒直折，火邪去而热毒解，诸症可愈。若便秘甚者，加大黄以泻下焦实热。热盛伤津者，配玄参、生地清热生津。心烦不寐较重者，加朱砂安神丸重镇安神，清心泻火。

五、预　　后

痴呆的病程较长，且不易根治。邪实较盛者，及时有效地治疗，邪去正安，可控制病情进展。虚证患者长期服药，积极接受治疗，认知功能和部分精神症状可有改善。虚实夹杂者，往往病情缠绵，更需长期调理，方可奏效。

（张　萍　徐凤芹）

第三节　谵　　妄

谵妄（delirium）是一种严重的急性或亚急性神经精神综合征。它是多种原因引起的一过性意识混乱状态，主要特点为意识障碍和认知功能改变。综合医院住院患者谵妄患病率显著高于社区人群，其中 ICU、急诊、术后等患病率较高。谵妄可导致患者病死率增加，机械通气时间和住院时间延长，引起长期的认知功能障碍，增加医疗支出，影响患者的预后。

一、流 行 病 学

谵妄是指急性发病的注意力及全脑认知功能紊乱，是导致高龄住院患者发病和死亡的一种常见的严重疾病。谵妄也可诱发老年人的一系列灾难性事件，从而导致患者的功能下降、丧失生活自理能力、入院治疗，最终导致死亡。由于评估方法、调查群体的不同，文献报道的谵妄发生率存在差异。国外文献报道，社区人群谵妄的患病率为 1%～2%，综合医院 17～95 岁住院患者谵妄发生率为 17.7%，卒中后谵妄发生率为 32%～52%，由此可见综合医院住院患者谵妄的发生率显著高于社区群体。谵妄常见于老年群体，有报道急诊老年患者谵妄发生率为 17.2%，住院老年患者谵妄发生率为 10.0%～21.6%，老年患者冠状动脉旁路手术后谵妄发生率达 32%，髋关节术后谵妄发生率高达 40.5%～55.9%，而 65 岁以上 ICU 患者中，约 70%的患者出现谵妄。

二、病因及发病机制

同其他常见的老年性疾病一样，谵妄也是由多种病因导致的，如跌倒、二便失禁、压疮等，虽然可能有其特有的病因，但目前一般认为是由易感性（如易感因素）和有害刺激（如诱发因素）相互作用而诱发。

1. 病因与危险因素

（1）易感因素：高龄、认知障碍、衰弱、药物/酒精依赖、听力或视力障碍、罹患多种躯体疾病等是常见的易患因素。其中认知障碍的影响最明显，认知障碍程度越重，发生谵妄的风险越高。

（2）触发因素：研究提示谵妄的主要触发因素有药物不良反应、卧床、留置尿管、身体约束、脱水、营养不良、医源性疾病、感染、代谢紊乱、乙醇或药物中毒、戒断综合征、环境影响以及社会心理学因素等。主要器官的功能障碍，特别是肝肾功能衰竭也是谵妄的主要诱因之一。此外，部分药物也会增加谵妄的发生风险，如阿片类药物、苯二氮䓬类药物等。

谵妄是多种因素导致的神经精神综合征，高龄、认知障碍、衰弱、视听障碍是谵妄常见的易患因素，而脑部疾病、其他系统性疾病、环境因素以及药物因素均可诱发谵妄的发生；故对谵妄的患者，需积极查找并处理触发因素。

2. 病理生理机制

谵妄的病理生理机制复杂且尚未充分了解。因为谵妄的病因及危险因素众多，临床表现多样，故难以用单一的病理生理机制来解释谵妄的发生和发展过程，推测可能多种病理生理机制与谵妄的发生有关，如神经炎症机制、神经老化、氧化应激、神经递质的失衡、神经内分泌紊乱、褪黑素调节障碍等，不同机制互相补充、部分互有重叠，最终产生神经递质调节障碍和神经网络连接障碍，导致系统整合衰竭，从而出现谵妄症状。其中神经递质失衡机制（如乙酰胆碱、褪黑素缺乏；多巴胺、去甲肾上腺素、谷氨酸增多；γ-氨基丁酸、天冬氨酸、五羟色胺的增多或减少）学说在谵妄的发病机制中具有重要作用，是谵药物治疗的理论依据。

中医对本病病因病机已有一定的认识，病因主要是外感、内伤及不内外因三种。病机不外虚实两端，实证多由热、痰、瘀、湿等邪入营血或逆传心包，或里热过盛，或痰火内扰，致神明失用。虚证多由气、血、阴阳的不足或亏虚，致髓海失养。其病位在脑，与心、肝等脏腑关系密切。

三、诊断与评估

（一）谵妄的诊断

谵妄的概念及诊断标准还在不断地完善。目前仍以美国精神病学协会（American Psychiatric Association）制定的为准。定义：患者在很短的时间内快速出现注意力及意识障碍受损，且呈现波动性。

2018 年世卫组织发布了国际疾病分类第 11 版（ICD-11）对谵妄进行了重新定义：谵妄是急性或亚急性起病的注意障碍（即指向、聚焦、维持和转移注意的能力减弱）和意识障碍（即对环境的定向力减弱），在 1 天内症状常出现波动，并伴有其他认知障碍（如记忆、语言、视空间功能或感知功能障碍等），可影响睡眠觉醒周期，其病因常为非精神行为障碍类疾病、物质或某种药物中毒或戒断。

（二）谵妄的分类

目前谵妄可分 5 个临床亚型：①活动亢进型：患者表现高度警觉、烦躁不安、易激惹、可有幻觉和妄想、有攻击性精神行为异常，是最容易被发现的一种类型；②活动抑制型：表现为睡眠增多，表情淡漠、语速及动作缓慢，因症状不易被察觉，常漏诊；③混合型谵妄：表现为上述两种妄类型交替出现，反复波动；④亚综合征型：表现为部分谵妄症状，只符合部分谵妄诊断标准，常被忽视；⑤迁延型或持续型谵妄：相对较少，多见于既往存在认知功能障碍的患者，或谵妄继发于颅内新发病变者。

（三）主要临床表现

谵妄主要有以下核心表现：①注意力障碍：表现为定向、聚焦、持续和变更注意力的能力下降，患者的注意力分散，容易被无关刺激干扰，不能根据询问内容恰当回答或转换话题；②意识内容障碍：表现为对环境的定向力减弱，有时对自身状态（如姓名、年龄、职业等）的定向力减弱，同时伴有觉醒程度下降、淡漠、嗜睡等意识活动降低的表现，或警醒、易激惹、烦躁、有攻击性和拒绝配合诊疗活动等意识状态过度增强的表现；③此障碍在很短的时间内发展，通常为数小时至数天，倾向于在一天内波动，在傍晚和夜晚时加重；④可伴发认知功能障碍，主要包括感知觉障碍（如错觉或幻觉）、记忆和学习障碍、抽象思维及理解能力障碍、执行功能障碍（即确定目标、制定和修正计划、实施计划、进行有目的活动的能力）、语言障碍；⑤生物节律、情绪调节障碍，其特征是睡眠觉醒周期紊乱、睡眠倒错、恐惧、易怒、易激惹、焦虑不安。

四、治 疗

谵妄是一种精神急症，其处理需要正确的检测、病因的识别和症状的治疗。首先，也是最重要的，它包括做出正确的诊断。诊断应基于任何标准的疾病分类系统，因为必须使用适当的评分标准来评定症状的严重程度和谵妄的亚类型。一旦患者被诊断为谵妄，管理应包括识别可能的原因，纠正或消除病因，并通过使用药物和非药物治疗来管理谵妄症状。

（一）谵妄触发因素的治疗

谵妄的治疗首先是针对病因，治疗各种躯体疾病。给予抗感染、吸氧、输液、补给营养、维生素，保持水、电解质和酸碱平衡。如果谵妄可能是药物诱发的，应及时停用或调整药物剂量。

（二）对症治疗

谵妄治疗以触发因素治疗为主，对症治疗首选非药物治疗。大部分谵妄症状尤其是活动抑制型谵妄的症状可以通过非药物治疗得到改善，不推荐对谵妄患者常规使用抗精神病药物。对谵妄伴行为及情感障碍导致患者极度痛苦、危及患者或他人安全、干扰基本的检查及治疗，且非药物治疗无效时，可使用抗精神病药物进行治疗。

主要是控制各种精神症状，选用安全有效的抗精神病药物治疗，其治疗目的为镇静、控制兴奋躁动和精神病性症状：①谵妄伴行为及情感障碍如兴奋、激越、行为紊乱、错觉、幻觉和妄想等导致患者极度痛苦；②危及患者或他人安全；③干扰基本的检查及治疗；④非药物治疗无效时。治疗药物推荐氟哌啶醇、喹硫平、奥氮平及利培酮，以上药物宜自小剂量开始，根据谵妄改善情况及不良反应逐渐增加剂量；一般治疗 1～2 周，谵妄消失 2d 后可逐渐停药。用药期间需监测锥体外系不良反应、心电图 QT 间期及意识水平的改变，治疗后若谵妄症状仍不改善，建议重新评估谵妄的诱因并予以治疗，或随访判断是否存在痴呆。

（三）中医治疗

1. 阳明腑实证

时发谵语，甚至循衣摸床，日晡潮热，大便秘结，腹满而痛，苔黄燥少津，脉沉实。治宜通腑泻热。方选大承气汤。

2. 热毒炽盛证

狂躁谵语，身大热，目睛昏瞀，头痛咽干，或吐血，或身发斑，舌绛紫，苔焦黄无津或焦黑起芒刺，脉浮大而数或沉数。治宜清热解毒。方选清瘟败毒饮。

3. 瘀血阻滞证

神昏谵语，甚则昏迷，头痛呕吐，舌有瘀斑，舌下脉络增粗，脉细涩。治宜活血化瘀。方选通窍活血汤。

4. 热扰厥阴证

精神错乱，谵语，神志异常，如见鬼状，脉弦，苔薄黄。治宜清肝泻热。方选柴胡加龙骨牡蛎汤。

5. 阴伤阳亡证

谵语，精神倦怠，困顿嗜卧，声低息微，口干舌燥，手足心热，舌淡，苔薄白而干，甚则苔光如镜，脉象虚大欲散。治宜滋阴回阳。方选救逆汤。

6. 血气亏虚证

谵语独语，表情淡漠，面色无华或萎黄，头昏目眩，自汗出，舌淡胖，苔薄白，脉细弱或细缓。治宜补气益血。方选七福饮。

（四）随访

部分谵妄患者出院后仍残留症状，因此需要继续治疗干预。

五、预　　后

即使是排除了年龄、性别、痴呆、疾病严重程度、基础功能状态等因素的影响，谵妄仍然是造成住院天数延长、病死率和病院护理增加、患者日常生活及认知功能下降的一个重要的决定因素。长期以来，谵妄被认为是一个可逆的、短暂的病理过程，但最近对其病程的研究却发现谵妄可以持续更长的时间。通常，谵妄持续约 1 个月，随访发现，只有 20% 的患者在 6 个月后可完全恢复。此外，合并认知障碍者比没有患痴呆者预后更差。其预后不良除了与患者的易感性有关外，还与病程、严重程度以及引起谵妄的基础病因有关。

（张　萍　徐凤芹）

第四节　失　　眠

失眠是指无法入睡或无法保持睡眠状态，导致睡眠不足，又称入睡和维持睡眠障碍（disorder of initiating and maintaining sleep，DIMS）。由于各种原因引起入睡困难、睡眠深度或频度过短、早醒及睡眠时间不足或质量差等，常伴有头昏健忘、心悸多梦等症状。长期不能正常睡眠的老年人较为多见。失眠亦称不寐，中医认为是由于外感或内伤等原因，出现心、肝、胆、脾、胃、肾等脏腑功能失调，引起心神不宁，导致失眠，在中医古籍中也称为"不得眠""目不瞑""不得卧"。

一、流　行　病　学

失眠是一种常见病、多发病。中国睡眠研究会发布，我国人群中存在睡眠障碍的发生率为 38%，高于世界平均水平。2006 年在中国上海、北京、广州、南京等 6 城市就普通人群睡眠问题调查显示：成年人在过去的 12 个月内有失眠症状的总计约 57%，其中 53% 的失眠患者其症状持续时间大于 1 年。近年来，睡眠障碍的发病呈上升趋势，美国一项大规模流行病学研究结果显示，2002 年失眠或睡眠障碍发病率为 17.5%，2007 年增加到 18.1%，2012 年进一步增加到 19.2%，睡眠障碍或失眠的发病率 10 年间在原来基础上增加了 8%。不同年龄阶段的人群失眠的患病率各有差异，调查显示，65 岁以上老年人群失眠的患病率约为 35%～50%。

二、病因及发病机制

正常人睡眠由两个时相组成：快波睡眠和慢波睡眠，两者可互相转化。一个慢波睡眠和一个快波睡眠组成一个睡眠周期，每个睡眠周期历时大约 90 分钟，每晚的睡眠通常经历 4～6 个睡眠周期。

（一）睡眠时相

1. 慢波睡眠

慢波睡眠又称为正相睡眠或慢动眼睡眠（slow-wave sleep，SWS）。慢波睡眠由浅至深又可分为四期：S1 为入睡期，S2 为浅睡期，S3 为中度睡眠期，S4 为深度睡眠期。深睡期对恢复机体的精神和体力具有重要价值。在整个慢波睡眠中，其脑电特征是高振幅、低频率的同步化的慢波（δ 波），以副交感神经活动占优势，此时人的意识消失，心率、呼吸、体温、血压、尿量、代谢率等全部降低。夜间睡眠多数时间处在这种睡眠状态。最近研究表明，生长激素分泌的高峰在慢波睡眠期间，因此慢波睡眠对生长发育和恢复体力有重要促进作用。慢波睡眠时眼球只有少数缓慢的运动，故又称为非快速眼动睡眠（non-rapid eye movement sleep，NREM），在这个阶段中，人的呼吸变浅、变慢而均匀，心率变慢、血压下降，全身肌肉松弛（仍然能够保持一定姿势），无明显的眼球运动。

2. 快波睡眠

快波睡眠也称眼球快速运动睡眠（rapid eye movement sleep，REM），进入睡眠约 90 分钟后，人体进入快动眼阶段，特征是眼球快速转动。在快波睡眠阶段，人体的感觉功能进一步减退，肌肉更加松弛，肌腱反射消失，血压也较慢波睡眠时升高，呼吸稍快且不规则，体温、心率也有所升高，体内各种代谢功能都显著增加，以保证大脑组织蛋白的合成和消耗物质的补充，使神经系统正常发育，并为次日的活动积蓄能量。成年人整夜的快波睡眠时间约 100 分钟，占整夜睡眠时间的 18.9%～22%。当睡眠者在这个阶段被唤醒，74%～95% 的人诉说在做梦并能记起梦境内容。而在慢波睡眠期间，只有很少的人诉说在做梦。

正常成年人上床睡眠时，便由觉醒进入慢波睡眠阶段，迅速从入睡期经浅睡、中度睡眠进入深度睡眠。开始入睡后的 60～120 分钟出现第一次快波睡眠，然后经数分钟又迅速再转入慢波睡眠，这种慢波→快波→慢波的周期变化，每个整夜有 4～6 阵，每阵快波睡眠时间逐次延长，最长达 30 分钟左右。研究认为，慢波睡眠主要是大脑皮层的休息，而在快波睡眠中主要是全身性的休息。

失眠与躯体疾病、社会经济地位、婚姻状况、工作生活压力、心理、药物及嗜酒等各种因素有着密切关系，引起失眠的原因多种多样。老年人罹患失眠除了精神心理因素外，与年龄增长带来的全身及大脑皮质功能变化有一定的相关性。

（二）病因

1. 躯体疾病

罹患躯体疾病后出现的各种不适可引起失眠。常见于心脏病、高血压、肾病、哮喘、溃疡病、胃肠炎症、关节炎、骨关节病、睡眠呼吸暂停综合征、甲状腺功能亢进、夜间肌阵挛综合征、脑疾病等。针对躯体疾病的治疗可以间接地改善睡眠。

2. 生理因素

睡眠环境改变会使人产生生理上的反应进而影响睡眠，如乘坐车、船、飞机时睡眠环境的变化，卧室内的强光、噪声，温度过冷或过热，过于干燥或潮湿，枕头及床铺的不舒适都可能使人失眠。

3. 心理、精神因素

心理因素如焦虑、烦躁不安或情绪低落、心情不愉快等，都是引起失眠的重要原因。生活打击、工作与学习的压力、未遂的意愿及社会环境的变化等，会使人产生不良的心理状态和生理反应，导致神经系统功能异常，大脑功能障碍，从而引起失眠。焦虑或抑郁都会引起不同程度的失眠，而失眠又可引起或加重焦虑抑郁。

4. 药物和其他物质

服用中枢兴奋药物可导致失眠，如减肥药苯丙胺等；激素类药物也可影响睡眠。安眠药虽然可以助眠，但长期服用后若突然停药也会出现睡眠轻浅、噩梦频做等戒断症状。茶、咖啡、可乐类饮料等含有中枢神经兴奋剂——咖啡碱，晚间饮用可引起失眠。吸烟可影响睡眠，酒精能干扰人的睡眠结构，使睡眠变浅，酒精依赖者一旦戒酒也会出现戒断反应引起失眠。

中医认为失眠是人体阴阳失调、心神不宁所致。《内经》云"阳气尽，阴气盛，则目瞑；阴气尽而阳气盛，则寤矣。……卫气不得入于阴，常留于阳则阳气满，阳气满则阳跷盛，不得入于阴则阴气虚，故目不瞑矣"。《景岳全书·卷十八·不寐》云"盖寐本乎阴，神其主也，神安则寐，神不安则不寐"。失眠的病因病机大致可分为外感与内伤。因外感疾病引起的失眠，多见于各种热病过程中，以实证居多。由于内伤引起的失眠多以虚证为主，常因情志不舒、心脾两虚、阴虚火旺、心肾不交、痰热内扰、胃气不和所引起。

三、诊断与鉴别诊断

（一）诊断

根据临床症状、睡眠质量及睡眠时间长短、脑电图及睡眠监测等，失眠一般不难诊断，但病因诊断必须依靠病史、实验室及各种特殊检查，才有可能明确。

1. 临床表现

（1）入睡困难；

（2）睡眠轻浅，不能熟睡，睡眠时间减少；

（3）易醒或早醒，醒后难以再入睡；

（4）频频从噩梦中惊醒，自感整夜都在做梦；

（5）次日精力差，疲劳，体力没有恢复；

（6）发病时间或长或短，短者数天可好转，长者持续数日甚至数年难以恢复；

（7）容易被惊醒，对声音或光线比较敏感；

（8）很多失眠的人思虑多，常浮想联翩；

（9）长时间的失眠会导致焦虑症和抑郁症，而焦虑症或抑郁症患者的病症常常加重失眠。

老年人的失眠会出现特定的表现，其特点之一是夜间失眠而白天睡眠过多。夜间入睡困难，睡眠轻浅易醒，醒后难以入睡，白天困倦，睡眠增多，时常瞌睡，睡眠效率低，但每昼夜睡眠总时间并不一定减少。其特点之二是睡眠-觉醒节律障碍，可表现为就寝和起床时间均提前或夜间睡眠觉醒次数增多。

2. 分类

（1）短暂性失眠（小于1周）：突然感受到压力、兴奋、紧张、焦虑时、罹患疾病时、到达高海拔地区、改变睡眠规律时（如时差影响，倒班制工作，夜间值班等）都会有短暂性睡眠障碍。这类失眠一般会随着事件的消失或时间的延长而改善，但是短暂性失眠如处理不当部分人会逐渐出现慢性失眠。通过间歇性使用低剂量镇静安眠药，或其他可助眠的中西药物，培养良好的睡眠卫生习惯，短暂性失眠可得到康复。

（2）短期性失眠（1周至1月）：生活或工作中经受严重或持续性压力，如罹患较重身体疾病或经历手术，亲朋好友的离世，严重的家庭、工作或人际关系等问题可能会导致短期性失眠。这种失眠与压力有明显的相关性。治疗原则为减轻压力，短期使用低剂量镇静安眠药或其他可助眠的中西药物，心理行为治疗等。短期性失眠如果处理不当也会导致慢性失眠。

（3）长期失眠（大于1月）：亦称慢性失眠，可维持数年或数十年之久。有些人面对压力（甚至仅仅为正常压力）时就会失眠，已经形成了一种对压力的习惯性模式，就像有的人容易得慢性胃炎或偏头疼一样。

3. 诊断要点

根据 Dement（1992）提出的标准：

（1）主观标准（临床标准）：主诉睡眠生理功能障碍；白日疲乏、头昏头胀等症状系由失眠引起。需要注意的是仅有睡眠量减少而无白日不适（短睡者）不属于失眠。

（2）客观标准：根据多导睡眠图结果来判断：睡眠潜伏期延长（大于30分钟），实际睡眠时间减少（每夜不足6.5小时），觉醒时间增多（每夜超过30分钟）。

4. 健康睡眠的标准

世界卫生组织（WHO）对好的睡眠质量制定了评价标准：

（1）30分钟内入睡；

（2）睡眠深沉，呼吸深长无打鼾，夜间不易惊醒；

（3）起夜少，无惊梦现象，醒后很快忘记梦境；

（4）早晨起床后精神好；

（5）白天头脑清晰，工作效率高，不困乏。

（二）鉴别诊断

老年失眠可分为原发性失眠和继发性失眠。继发性失眠常由于疼痛、慢性阻塞性肺疾病、帕金森病、老年痴呆等疾病引起，抑郁症、焦虑症、精神分裂症等也可导致失眠，某些药物及烟、酒、茶类可导致失眠。

四、治　疗

（一）西医治疗

总治疗原则：解除病因，对症治疗，综合治疗。

1. 药物治疗

要遵循以下原则：①用最小有效剂量；②间断用药，每周 2～4 次；③短期用药，长期用药不宜超过 3～4 周；④停药时要逐步停药；⑤防止停药后反弹；⑥严格掌握禁忌证。下面就具体的药物做分类介绍。

（1）苯二氮䓬类：最为常用，属于镇静催眠药。毒性相对较小，安全范围大。此类药物对中枢神经系统有着广泛的抑制作用，可以产生镇静、催眠和抗惊厥等作用。通常镇静与催眠并无严格意义上的不同，剂量不同而产生不同的治疗效果。小剂量时产生镇静作用，使患者安静，减轻或消除激动、焦虑不安等；中等剂量时可引起近似生理性睡眠；大剂量时可产生抗惊厥、麻醉作用。若长期使用此类药物几乎都可以产生耐受性和依赖性，突然停药会产生戒断症状，因而需严格控制用药，避免长期应用。分为短效类（半衰期＜12 小时），如三唑仑、去甲羟安；中效类（半衰期 10～20 小时），如艾司唑仑、阿普唑仑；长效类（半衰期 20～50 小时），如地西泮、氯硝西泮。

（2）新型非苯二氮䓬类：特点是成瘾性小，起效也比较快，疗效相对比较稳定。但若是患者合并有焦虑、抑郁，则不能单纯依靠使用安眠药进行治疗。代表药物有佐匹克隆、唑吡坦、扎来普隆等。

佐匹克隆属于短效镇静催眠药物，消除半衰期约为 5 小时，适用于入睡困难、夜间易醒、早醒。睡前服用 7.5mg，老年人、肝功能不全或慢性呼吸功能不全者减量 3.75mg。右佐匹克隆又称艾司佐匹克隆，消除半衰期约为 6 小时，是佐匹克隆的一种右旋单一异构体，对中枢的苯二氮䓬受体亲和力更高，比佐匹克隆大约 50 倍。服用右佐匹克隆需注意缓慢增加药量，若增量过快、剂量过大时易发生与剂量相关的知觉紊乱。此类药物主要副作用有短暂的不愉快的味觉如味苦，头晕及宿醉感等。服药期间需要忌酒。禁用于失代偿的呼衰、重症肌无力、重度呼吸睡眠暂停综合征的患者。

酒石酸唑吡坦（思诺思）是咪唑吡啶类衍生物，具有很强的睡眠诱导作用，起效快，服药后 30 分钟起效，消除半衰期约为 2.4 小时，是短效的镇静催眠药物，停药后引起的睡眠紊乱较轻。老年人起始剂量为 5mg，服药期间需忌酒。抑郁症患者慎用。

扎来普隆（安云）半衰期更短，消除半衰期约为 1 小时，起效快，能缩短入睡时间，适用于入睡困难的患者，老年人、糖尿病、轻中度肝功能不全者 2.5mg。服药期间需忌酒。由于扎来普隆属于超短半衰期助眠药，理论上这一特点使其较少导致次日镇静及困倦，对于要求药物助眠作用时间短的人群（如飞行倒时差者等）具有独特优势。然而因半衰期短，扎来普隆也可能导致后半夜觉醒或日间焦虑增加。除非能保证 4 小时以上睡眠时间，否则不建议服用。抑郁症患者慎用。

（3）褪黑素：是一种诱导自然睡眠的体内激素，可调节昼夜节律，有较强的调整时差功能，通过调节人的自然睡眠而克服睡眠障碍。主要功能是改善睡眠质量，能缩短入睡时间，可使睡眠中觉醒次数明显减少，浅睡阶段缩短，延长深睡阶段，次日早晨唤醒阈值下降。

褪黑素属于内源性物质，在体内有其自身的代谢途径，不会造成体内蓄积。生物半衰期短，口服 7～8 小时后即降至正常人的生理水平。与其他安眠药最大区别在于褪黑素无成瘾性，副作用相对小。晚上睡前服用起效快，约半小时就能产生睡意，而次日晨起褪黑素自动失去效能，起床后不会有疲倦困顿感。褪黑素可推迟老化，调节中枢神经、免疫、心血管等多个系统，适用于老年患者。

近年来研究显示褪黑素有着明显抑制生殖机能的作用，因此青少年、孕妇及哺乳期妇女、自身免疫性疾病及抑郁症患者不宜服用。驾车、机械作业前或作业时、从事危险作业者亦不推荐服用。

（4）其他药物：可酌情使用抗抑郁药、抗组胺药和抗精神病药物。

2. 非药物治疗

（1）认知行为治疗

认知治疗：纠正患者的功能紊乱理念及关于睡眠和失眠的错误理解。

放松训练：上床后避免盯着时钟，减少患者在睡觉时产生生理和认知的唤醒。逐渐放松肌肉，冥想，练习瑜伽和进行生物反馈训练。

睡眠限制：通过限制躺床的时间来促进睡眠的连续性。

刺激控制：仅将床或卧室联系为睡觉的地方。

（2）光疗法：一定强度的光和适当的光照时间，可以改变睡眠-觉醒节律，对改善睡眠时相提前综合征较为有效。

（3）其他物理治疗：磁疗、直流电离子导入、水疗、负离子疗等。

（二）中医辨证论治

首先要明辨虚实，辨别所病脏腑气血阴阳。失眠主要是因脏腑阴阳失调、气血不和所致，故而用药治疗应着重调整所病脏腑的气血阴阳。采用补益心脾、滋阴降火、交通心肾、疏肝养血、益气镇惊、化痰清热、和胃化滞等方法，"补其不足，泻其有余，调其虚实"，使气血调和，阴阳平衡，脏腑功能得以恢复如常，则失眠可愈。

其次强调在辨证论治的基础上加安神镇静之品。失眠的关键在于心神不宁，所以安神镇静是基本法则。但必须在调整脏腑气血阴阳，即辨证论治的基础上进行。安神的方法很多，有养血安神、清心安神、养阴安神、益气安神、清肝安神，以及安定神志等诸多方法，可以随证施用。

最后是注重心理的调整治疗。消除顾虑及紧张情绪，保持心情舒畅对疗效有很大影响，尤其是对于心情焦虑或抑郁导致的失眠，心理治疗更为重要，应引起重视。

1. 心脾两虚证

临床表现：入睡困难，或多梦易醒，醒后难以入睡，或兼见心悸、心慌、神疲、乏力、口淡无味，或食后腹胀，不思饮食，面色萎黄，舌质淡，舌苔薄白，脉象缓弱等。

治法：补益心脾，养血安神。

方药：归脾汤。方中人参、黄芪补心脾之气，当归、龙眼肉养心脾之血，白术、木香、陈皮健脾畅中，茯神、酸枣仁、远志养心安神。脾虚便溏者，宜温脾安神，选用景岳寿脾煎，方中以人参、白术、山药、干姜温脾；酸枣仁、远志、莲肉、炙甘草安神。偏于血虚者，养血安神，可选用茯神散。

中成药：可予心神宁片，养血除烦，宁心安神，每次 6 片，每日 3 次。复方枣仁胶囊，养心安神，每次 1 粒，睡前服用。

2. 阴虚火旺证

临床表现：心烦失眠，入睡困难，伴有手足心热，口干咽干，盗汗，或口腔黏膜溃疡，舌红，或仅舌尖红，苔少或无，脉细数。

治法：滋阴降火，清心安神。

方药：黄连阿胶汤。方中以黄连，黄芩降火；生地、白芍、阿胶、鸡子黄滋阴，收清心安神之功。

中成药：予天王补心丸，滋阴清热，养血安神，每次 1 丸，每日 2 次。或予百乐眠胶囊，滋阴清热，养心安神，每次 4 粒，每日 2 次。

3. 心肾不交证

临床表现：心烦不寐，头晕耳鸣，烦热盗汗，咽干，神疲健忘，腰膝酸软，男子遗精阳痿，女子月经不调。舌尖红，苔少，脉细数。

治法：交通心肾。

方药：交泰丸。方中黄连清心降火，少佐肉桂，以引火归元。适用于心火偏旺者。若以心阴虚为主者，可用天王补心丹；如以肾阴虚为主者，可用六味地黄丸加夜交藤、酸枣仁、合欢皮、茯神之类。

中成药：治疗可予乌灵胶囊，补肾填精，养心安神，每次 3 粒，每日 3 次。

4. 肝郁血虚证

临床表现：入睡困难，思虑多，多梦易惊醒，或胸胁胀满，喜叹息，平时性情急躁易怒，舌质红，苔白或黄，脉弦数。

治法：疏肝养血安神。

方药：酸枣仁汤加柴胡。方中酸枣仁养肝血、安心神；川芎调畅气血，疏达肝气；茯苓、甘草宁心；知母清热除烦；酌加柴胡以加强疏肝的作用。肝郁化火者，可用丹栀逍遥散加酸枣仁、珍珠母、柏子仁之类。

5. 心虚胆怯证

临床表现：虚烦不得眠，入睡后易惊醒，终日心神不安，胆怯恐惧，遇事易惊；伴有心悸、气短、自汗等症状。舌淡，苔薄白，脉弦细。

治法：益气镇惊，安定心神。

方药：安神定志丸加酸枣仁、夜交藤、牡蛎。亦可选用温胆汤加党参、远志、五味子、酸枣仁。心虚胆怯，昼夜不睡，怔忡重者，可选用高枕无忧散。

6. 痰热内扰证

临床表现：失眠心烦，口苦，目眩，头重，胸闷，恶心嗳气，痰多，舌质偏红，舌苔白腻或黄腻，脉滑数。

治法：清热化痰，养心安神。

方药：清火涤痰汤。方中用胆星、贝母、竹沥、姜汁化痰泄浊，柏子仁、茯神、麦冬、丹参养心安神，僵蚕、菊花息风定惊，杏仁、橘红豁痰利气。一般轻症，可用温胆汤。

中成药：可予清脑复神液，清心安神，化痰醒脑，活血通络，每次 10～20ml，每日 2 次。

7. 胃气不和证

临床表现：失眠而兼食滞不化，脘腹胀满或胀痛，时有恶心或呕吐，嗳腐吞酸，大便异臭，或便秘，腹痛；舌苔黄腻或黄糙，脉弦滑或滑数。

治法：和胃化滞安神。

方药：轻症可用保和丸或越鞠丸加山楂、麦芽、莱菔子。重症者宜用调胃承气汤，胃气和，腑气通即止，不可久服。如积滞已消，而胃气未和，仍不能入睡者，用半夏秫米汤，以和胃气。

8. 其他疗法

（1）针灸

毫针疗法：可选内关、神门、三阴交、足三里、风池、百会、涌泉、脾俞、心俞、肾俞，上述穴位每次选 3～5 个，采用补法或平补平泻法，轻刺激，临睡前施针，留针 20～30 分钟。

（2）耳针：选取神门、心、肾、皮质下、交感穴，用胶布将王不留行籽贴于穴位上，每天自行按压 3～4 次，每次 3 分钟，睡前各按压一次。

（3）推拿疗法：在头面四肢经穴进行推拿按摩，可以达到疏经通络、宁心安神、促进睡眠的目的。一般最好在睡前 0.5～1 小时进行。

五、调护与预后

（1）应特别注意精神调理，避免不良的精神刺激，消除紧张和焦虑情绪，培养乐观的健康心理。

（2）创造避光、安静的睡眠环境。

（3）注意生活规律，督促患者白天尽量少睡，适当做一些运动锻炼。

（4）注意饮食，避免油腻及不易消化的食物，以免因消化道不适而干扰睡眠。忌浓咖啡、酒、浓茶、烟等兴奋刺激之品。

可采用以下助眠措施：

（1）睡前不宜过饱或过饥，睡前喝热牛奶（约为 250ml），有助于睡眠。

（2）睡前温水洗脚，并按摩"涌泉穴"15～30 分钟。

（3）睡前 1 小时要远离电视，因为电视屏幕闪烁的光线会使人神经兴奋而影响睡眠。

（4）进行深呼吸，听节奏缓慢和不会令人心情激动的音乐或歌曲，使杂乱的心情随着音乐节奏缓和下来。

（5）心要静，不可忧虑，先睡心，后睡身。

（6）保持脚部温暖有助于睡眠。可穿袜子睡觉或放置热水袋。

尽管采取了上述适当的治疗、干预方法，很多失眠得以改善，但仍存在有部分治疗困难者，同时改善老年人的生活质量，增进交际能力及调养心态，维护老年人的各项生理功能是维持老年人功能状态尤为重要的内容。

（辛　莉　徐凤芹）

第五节　疼　　痛

疼痛是一种潜在或现存的与组织损伤相关的认知、感觉、情感和社会维度的痛苦体验。1979 年国际疼痛研究学会（IASP）将疼痛定义为一种由潜在或实际组织损伤引起的不愉快的感觉和情感体验；2000 年世界卫生组织（WHO）提出"慢性疼痛是一类疾病"的主张；2001 年 WHO 将疼痛列为呼吸、血压、体温、脉搏以外的第五大生命体征。目前 IASP 依据 WHO 对慢性疾病时间的界定将疼痛时间不少于 3 个月的疼痛定义为慢性疼痛。

慢性疼痛在老年人中的患病率高达 60.2%。由于慢性疼痛的持续时间超过正常恢复时间，故失去了一般生理伤害性感受的警示作用。在国际疾病分类（ICD）-11 中，慢性疼痛被具体划分为以下 7 大类：①慢性原发性疼痛，②慢性癌性疼痛，③慢性术后疼痛和创伤后疼痛，④慢性神经病理性疼痛，⑤慢性头部和颌面部疼痛，⑥慢性内脏疼痛，⑦慢性骨骼肌疼痛。持续性的疼痛不但会导致患者的食欲、睡眠质量和工作能力下降，还会增加各类情感障碍如抑郁、焦虑等的发病率。

一、流　行　病　学

老年人的疼痛多数是慢性的，在对一项超过 7000 万人口中因为新的疼痛去看医生的调查研究中发现，第一次主诉疼痛最常发生的年龄在 15～44 岁之间，55～65 岁年龄段疼痛人数最多。在老年人中，与退行性疾病有关的疼痛发生率最高，老年人比年轻人更容易出现持续性疼痛，持续性疼痛在 18～30 岁的年龄阶段发生率是 7.6%，而在年龄大于 81 岁的人群中持续性疼痛的发生率已经超过 40%。每日疼痛是一个重要的危险因素，可致老年残疾。老年无自我限制和高负荷体力活动的影响最大，年龄越大维持日常生活的基本活动程度越重要。

据估计 65 岁以上的个体中 80%～85% 至少有一种明确的健康问题使之极易发生疼痛。退行性改变引起的疼痛在老年慢性疼痛中占有很大的比例。调查发现，在疼痛门诊就诊中，单独头痛和背痛组患者随着年龄的增加而减少，而伴随着疼痛的关节退行性疾病的慢性健康问题随着年龄的增加而增加。

二、病因及发病机制

（一）病理生理学特点

对疼痛情况潜在的病理生理学的推断，有助于临床医师对疼痛治疗的选择并决定预后。

疼痛可以细分成三种病理生理亚型：损伤性疼痛、神经性疼痛、心因性疼痛。损伤性疼痛是指由于特定的周围或内脏疼痛感受器受到有害刺激导致的疼痛，如骨关节炎、软组织损伤、内脏病变所导致的疼痛。神经性疼痛是指周围神经或中枢神经系统内的病变产生异常的躯体感觉处理所导致的疼痛，该定义包含多种情形如痛性周围神经炎、四肢幻觉痛、疱疹后神经痛、三叉神经痛及中枢性脑卒中后疼痛。神经起源疼痛常伴有不正常和不愉快感觉（感觉迟钝），可以是烧灼感或针刺感。在受累区域轻微、规律的有害刺激可导致疼痛（异常性疼痛），反复刺激导致疼痛累积和持续（痛觉过敏）。在损害与疼痛发作之间可能存在迟滞，如中枢性脑卒中后疼痛症状通常发生于脑卒中后1～3个月内，但也可能长达1年后发生。在无进行性组织破坏情况下疼痛可经常呈持续状态。慢性病的多维度早已公认包括知觉维度、感觉维度及认知维度。这些维度被生物、心理、社会因素所影响。个人适应心理社会改变所产生压力的能力也许会随着年龄的增长而降低。疼痛的狭窄内稳态这个词汇被引用来描述一个有机体对于有效回应病理性疼痛所产生压力的日渐减少的能力。临床医生应该意识到产生这些现象的因素，如认知功能降低、阿片样物质受体的密度减小、共病、多种药物疗法、衰老对药代动力学和药效学的影响，以及与社会隔绝、抑郁症和日常生活活动的改变。有特定的评估技术和工具可以帮助评估这些因素。抑郁在慢性病患者中特别普遍。抑郁患者表现为精力下降，不积极参与治疗，并且避免参加娱乐活动。疼痛常伴随着焦虑，这部分人群常常同时合并有抑郁。焦虑可能在恐惧相关行为中起作用，这些行为抑制了身体的恢复。社交网络和经济资源是很重要的评估参数。

家人和朋友的参与可以提供令人愉悦的经验，并且不用总是把精力集中在疼痛上。除有效的社会支持外，还应评估关系的类型。负面的社会强化也会存在，过度热心的家人会鼓励患者久坐。其他负面影响如长期陪同的护理人员不喜欢家人一起照顾患者。经济资源也在很大程度上影响潜在治疗方的选择并被认同。最后，对于疼痛的想法和态度决定了整个疼痛物理治疗方案的选择。疼痛意味着自理能力的下降、疾病的衰弱，或者被认为是衰老之后的结果，因此被低估。如果年龄大的患者能够很好地理解疼痛的潜在原因，无论从功能上还是从可能的治疗方案上理解疼痛代表的含义，他们就会将护理计划考虑进去，并且获得更加令人满意的结果。

（二）中医病因病机

中医认为引发慢性疼痛的原因无外乎三大类：外感六淫、内伤七情以及不内外因。六淫之邪，或从皮毛而入，客于人体经络使人气血经络不畅；或从口鼻而入，温热邪气则耗气伤津，致使局部失于濡养而痛，寒湿邪气则直中脏腑，腑气不通则痛。七情不遂，则会直接致使气机紊乱和脏腑功能失调，从而可能引发出现疼痛的相关病理表现。因情志失调所导致的"气结、气乱、气上"，会导致体内气血不畅，瘀滞不行，气机受阻，不通则痛；而所谓"气缓、气消、气下"，则使气伤血虚，机体失养，不荣则痛。

1. 不通则痛

《素问·举痛论》曰："经脉流行不止，环周不休，寒气入经而稽迟，泣而不行，客于脉外而血少，客于脉中则气不通，故卒然而痛。"疼痛的病机在于气血运行的障碍，疼痛的病因则偏重于寒中。外感六淫可单独侵袭人体，也可合而为病，导致经脉闭阻，脉气不通，气血逆乱，不通而痛。喜、怒、忧、思、悲、恐、惊七种情志变化过于强烈、持久或突然，引起气机紊乱，脏腑功能失调而引起疼痛的表现。此外，六淫、七情、饮食劳倦等原因导致瘀血、痰饮等病理产物形成，痰饮流窜全身，瘀血阻碍血行，使得脏腑组织间气血阻滞，经脉闭阻不通，不通则痛。

2. 不荣则痛

《素问·评热病论》曰："邪之所凑，其气必虚。"临床上疼痛的病因病机，不外乎虚实两类。不通则痛为实，不荣则痛为虚。劳倦过度、年老久病，损伤元气，无力输送气血精微，使得脏腑、经脉失于荣养而出现各种痛证。各种原因引起的血虚，使血不上荣，清窍失养，则见头晕头痛；四肢百骸失于滋养，则引起各部位的疼痛；阴精损耗，津液不足，不能濡润经脉脏腑，则不荣而痛。

三、诊断与评估

（一）诊断

1. 诊断依据

对老年慢性疼痛患者，应根据其主诉和相关症状、疼痛持续时间、疼痛部位、疼痛性质、加重因素、缓解因素、既往史、药物史、过敏史及详细的体格检查和必要的辅助检查结果等，作出相应的判断。

2. 疼痛分类

（1）按疼痛时长分类：可分为急性疼痛和慢性疼痛。急性疼痛通常发生于伤害性刺激之后，持续时长<2个月。慢性疼痛是在治愈最初的创伤后仍持续3~6个月或更长时间的疼痛症状，其特点和疼痛强度随时间波动。

（2）按疼痛的部位分类：疼痛可分为浅表痛、深部痛和牵涉痛。浅表痛是由机械性、化学性、物理性的不良刺激引起皮肤和黏膜部位的疼痛。其疼痛程度非常剧烈，有精确的定位，并可产生肌肉活动，多呈局限性，如刀割、针刺。深部痛是指内脏、关节、胸膜、腹膜等部位受刺激而产生的疼痛。常表现为灼痛，无明显疼痛部位，不呈局限性。牵涉痛是指深部痛表现为远离病灶的浅表痛，如胆囊炎表现为右肩痛。牵涉痛可伴有肌肉痉挛和植物神经系统异常。总合起来，浅表痛、深部痛和牵涉痛均属于周围神经末梢痛。浅表痛是由 A_δ 神经传递的痛，深部痛是由 C 神经传递的痛，牵涉痛是深部神经与体表神经在脊髓汇合交错引起的一种疼痛。

（3）按致痛原因分类：根据慢性疼痛的致病机制可分为伤害性疼痛、神经病理性疼痛、心理性疼痛和混合性疼痛。伤害性疼痛是神经通路受到刺激后被激活的生理过程，有潜在或实际的损伤。神经病理性疼痛是由外周神经或中枢神经的原发病变或功能障碍引起的，如糖尿病周围神经病变、脊神经根炎、疱疹后神经痛、三叉神经痛、丘脑综合征、脑卒中后中枢神经痛、脊髓伤后疼痛。心理性疼痛没有明显的器质性病因，而是由于存在精神障碍，如抑郁症、癔症。混合性疼痛见于上述三种疼痛特点共存的某些疾病，如癌性疼痛，肿瘤生长可侵犯躯体、器官和神经，同时合并抑郁、焦虑，导致疼痛加重。

3. 老年慢性疼痛特点

（1）持续疼痛时间长，一般持续 3 个月以上；

（2）原因复杂，常伴随多种基础疾病如骨关节病、恶性肿瘤、糖尿病等；

（3）通常有多种表现疼痛的行为，如表情、声音、走路姿势等；

（4）缺乏典型交感神经症状；

（5）除躯体疾病外，常伴有心理疾病；

（6）需要综合治疗，单一治疗不能缓解疼痛；

（7）受知识层次的影响，无法正确表达疼痛，容易延误疾病的诊断和治疗；

（8）有很多疼痛病因不可治愈，如晚期恶性肿瘤；

（9）老年人对疼痛治疗不积极，认为其为衰老的一种正常结局。

4. 疼痛对老年人生活质量的影响

（1）身体功能受限：老年人最基本的日常生活包括翻身、起床、穿衣服、吃饭、洗漱、如厕、行走等受限。患者为了减轻疼痛而避免参加某些日常活动，甚至因此出现肌肉萎缩、硬化和身体功能减退等症状。

（2）心理功能障碍：慢性疼痛的老年人常出现急躁、焦虑和抑郁等负面情绪，加重疼痛感觉。

（3）社交活动减少：老年慢性疼痛患者因身体功能下降，活动时间减少，社交活动范围缩小，最终出现人际交流障碍，影响老年人的心理和情绪，从而与家庭、社会活动脱节。

（二）评估

1. 疼痛主述的特征

P：激发（加重）（provocative）和缓解（减轻）（palliative）因素。

Q：性质（quality），如烧灼痛、刺痛、钝痛、搏动性疼痛。

R：范围（region），如疼痛地图。

S：严重程度（severity），如 0 代表无疼痛，10 代表最严重疼痛。

T：时间（timing），如疼痛的发生时间、频率和持续时间。

2. 疼痛程度

对于清醒易沟通患者，可采用自述评估法，分为单维度、多维度两大类评估工具。单维度评估工具包括言语评分法（verbal rating scale，VRS）、视觉模拟评分法（visual analogue scale，VAS）、数字评分法（numeric rating scale，NRS）、面部表情分级评分（face rating scale，FRS）（图 4-5-1），FRS 特别适用于急性疼痛者、老人、小儿、文化程度较低者、能力表达丧失者及认知功能障碍者。多维度评估工具包括 McGill 疼痛问卷表（McGill pain questionnaire，MPQ）、简化的 McGill 疼痛问卷表（short-form of MPQ，SF-MPQ）、疼痛简明记录表（brief pain inventory，BPI），其中 MPQ 应用于老年慢性疼痛者，易于理解且与其他疼痛强度量表具有较好的一致性效度，但它并不适合于文化程度低或有认知损害者，因此创造了简化的 MPQ。

对于交流障碍者，可采用非言语性疼痛指标量表、成人非言语疼痛评估量表（adult nonverbal pain scale，NVPS）、Abbey 疼痛量表。机械通气患者疼痛评估可选择疼痛行为量表

（pain behavior scale，PBS）、危重症患者疼痛观察工具（the critical care pain observation tool，CPOT）。

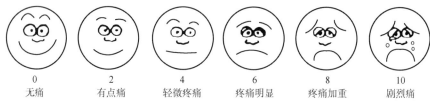

0	2	4	6	8	10
无痛	有点痛	轻微疼痛	疼痛明显	疼痛加重	剧烈痛

图 4-5-1　面部表情分级评分（FRS）

四、治　疗

（一）西医治疗

目标是缓解疼痛、改善功能、减少副作用。治疗原则是明确诊断，对因治疗；病理治疗和心理调节同步进行；多种方法综合运用。

1. 药物治疗（表 4-5-1）

（1）对乙酰氨基酚：通过抑制中枢神经系统中前列腺素的合成及阻断痛觉神经末梢的冲动而发挥镇痛作用，用于缓解轻度至中度疼痛。对乙酰氨基酚 500mg 每日 4 次是老年人优先选择的止痛药，对于肝肾功能衰退患者或那些需要缓慢使用的患者应减量。对乙酰氨基酚吸收迅速，在肝中代谢，所以存在肝炎风险，因此肝病、长期酗酒、营养不良、脱水患者慎用。

（2）非甾体药物（NSAIDs）：对于持续性疼痛的镇痛效果优于对乙酰氨基酚，主要用于轻度至中度疼痛的治疗。NSAIDs 特别适用于疼痛伴随骨关节炎和炎症性关节病的治疗，但是不能作为慢性疼痛的一线用药。老年人使用易出现胃黏膜损伤与肾损害。大部分 NSAIDs 具有剂量依赖性的天花板，增加超过规定的剂量或者加用第二种 NSAIDs 并不会取得更好的镇痛效果，反而可能增加毒副作用。长期应用 NSAIDs 应定期监测胃肠道出血、肾功能不全和药物-药物及药物-疾病相互作用。

（3）选择性 COX-2 受体阻滞剂：NSAIDs 患者发生严重上消化道事件高风险的治疗选择是使用非选择性 NSAIDs，或应用环氧酶-2（cyclooxygenase-2）特异性抑制剂。塞来昔布是美国当前唯一可用的 COX-2 选择性受体阻滞剂。这类药物的主要短期优势是对血小板功能没有影响，主要用于风湿关节炎和骨关节炎的止痛，但是不能当作长期疗法。COX-2 抑制剂会影响肾功能，降低 ACE 抑制剂的降血压作用以及呋塞米和噻嗪类药物的利尿作用。

（4）阿片类镇痛药：阿片类镇痛药被认为是治疗持续性中度至重度疼痛的二线或三线药物。由于衰老所致生理变化与多重用药的影响，老年患者对等效剂量和血药浓度的阿片类药物敏感性更高。阿片类镇痛药起始剂量应比成人标准剂量低 25%～50%，并应谨慎缓慢地进行加量。阿片类药物无最大剂量或天花板效应。不能突然停用阿片类镇痛药物，需逐渐减量以防止发生戒断现象。10 日内每日减少 10%～20%，可使大多数患者顺利停药而不产生副反应。减量时可能需要加用短效阿片类药物。对于有心血管危险因素的患者，推荐缓慢减量、密切监测交感神经活性，低剂量可乐定可预防阿片类药物的戒断现象。阿片类药物的镇静作用在 1 周内可逐渐消退。从治疗开始，同时预防性应用渗透性或刺激性缓泻剂。对阿片类药物导致的严重便秘纳洛酮有效。肝功能不全患者需慎用阿片类药物。肾功能不全患者宜用芬太尼和美沙酮，禁用吗啡，慎用羟考酮和氢吗啡酮。

弱阿片类药物包括曲马多、他喷他多和丁丙诺啡，老年人可以更好地耐受。曲马多是一种人工合成的中枢止痛剂，具有阿片样作用。镇痛强度为吗啡的 1/8～1/10，镇痛效应具有剂量依赖性，可以减轻慢性疼痛带来的抑郁和焦虑症状，常用于中重度急慢性疼痛。如果最佳剂量下不能充分缓解疼痛，需要考虑换用强阿片类药物。

吗啡是原型阿片，镇痛特点就是不受上限效应限制，但副作用很常见。吗啡和羟考酮的缓释剂可以用于老年患者，但必须小心防止药物的蓄积。其他强阿片类药物包括美沙酮、氢吗啡酮、哌替啶、芬太尼。使用美沙酮必须警惕的是它具有长达 2～3 天的半衰期，在老年患者中可以导致药物蓄积。

（5）辅助镇痛药：辅助镇痛药是除疼痛外的主要适应证药物，包括来自不同治疗类型的药物，如选择性抗抑郁药物、抗惊厥药物、氯胺酮、B 族维生素、糖皮质激素、利多卡因及中草药制剂。抗抑郁药物通过直接机制调节疼痛，或者通过治疗可能会增加疼痛感的潜在抑郁症来发挥止痛作用。选择一种辅助镇痛药治疗神经性疼痛应基于副作用、潜在的药物相互反应，而不是各种药物的相对效果。对这些药物的反应存在较大的个体差异。患者不能对某一种药物作出反应，并不能预测对同一治疗类别中的另一种药物的反应。

表 4-5-1　镇痛药的特点与适应证

药物	特点与适应证
对乙酰氨基酚	①老年人慢性疼痛的一线止痛药 ②通常与 NSAIDs 一样有效 ③对持续性疼痛最好规律给药而不是按需给药
NSAIDs	①老年人消化道出血及肾并发症风险增高 ②如有可能尽量避免
选择性 COX-2 受体阻滞剂	①优于 NSAIDs ②胃肠道副作用与非选择性 NSAIDs 相似
辅助镇痛药（抗抑郁、抗惊厥药物）	①神经性疼痛状态起保护作用 ②总体疼痛未必能消除 ③药物选择基于副作用而不是相对疗效 ④小剂量开始，逐渐加量
阿片类镇痛药	①在慢性非恶性疼痛中有效 ②积极治疗便秘 ③老年患者中药物依赖较少

2. 非药物治疗

（1）心理治疗：学习识别令人沮丧的负面认知和信念；减轻正念压力、放松训练、接受和承诺疗法、生物反馈治疗等可减轻焦虑、抑郁等症状，可与治疗师一对一或组成治疗小组进行治疗。

（2）物理治疗：多种治疗方式已被证明对改善肌肉骨骼功能有效，以力量训练为重点的物理治疗方案在改善老年人的身体移动性、平衡和身体功能方面特别有效。循序渐进的体育锻炼可让老年人重新活跃，水疗、瑜伽、太极等低量运动是合适的选择，经皮电刺激神经治疗被证明对慢性疼痛有效。需要考虑的是老年人因疾病引起的关节运动范围减少、骨质脆弱、心肺耐力降低和感觉敏锐度降低等，在开始物理治疗计划之前，须进行身体的整体评估，排除禁忌证。

（3）微创介入治疗：一般用于物理治疗效果不佳的慢性顽固性疼痛。可根据老年人慢性疼痛的原因和影像学检查选择相应的治疗方法，比如选择性神经根阻滞术、神经根或神经节脉冲射频镇痛术、椎体后凹成形术、鞘内镇痛装置植入术、脊髓电极植入术、各种神经摧毁术等。

（4）科普认识：了解与疼痛相关的知识及治疗方法，调整对治疗反应的期望值，可帮助老年人正确对待慢性疼痛。

（5）自我管理：慢性疼痛的存在往往严重影响老年人的晚年生活，而良好的自我管理对于减轻疼痛、降低残障水平、缓解焦虑抑郁状态、提高患者生活质量、维持个体较好身心状态具有非常重要的意义。

（二）中医辨证治疗

1. 外邪阻络证

临床表现：感受外邪后见四肢关节走注疼痛，痛无定处，而以腕、肘、膝、踝等处为多见，关节屈伸不便，或兼见寒热表证。舌苔薄白或腻，脉多浮。

治法：疏通经络，祛邪止痛。

方药：荆防败毒散。

2. 风寒湿痹证

临床表现：肢体关节疼痛较剧，甚至关节不可屈伸，遇冷痛甚，得热则减，痛处多固定，亦可游走，皮色不红，触之不热。舌苔薄白，脉弦紧。

治法：温经散寒，祛风除湿。

方药：乌头汤。

3. 肝郁气滞证

临床表现：胸胁胀痛，少腹胀满疼痛，情志抑郁或易怒，善太息，疼痛每因情绪波动而诱发，或者咽部异物感，或者颈部瘿瘤，或者胁下有肿块且部位不固定，口苦，纳呆。舌淡红，苔薄白或微黄，脉弦细或弦长。

治法：疏肝解郁，理气止痛。

方药：柴胡疏肝散。

4. 瘀血阻滞证

临床表现：疼痛呈针刺样，痛势较剧，固定不移，拒按，入夜加重，或有外伤史，面色晦暗，唇暗。舌质紫暗或瘀斑，苔薄白，脉细涩。

治法：活血化瘀，通络止痛。

方药：血府逐瘀汤。

5. 痰浊阻脉证

临床表现：头痛昏蒙，神识呆滞，项背强急，四肢抽搐，胸脘满闷，呕吐痰涎，口不渴，或见腹满。舌苔白腻，脉滑或弦滑。

治法：燥湿化痰，泄浊止痛。

方药：瓜蒌薤白半夏汤、半夏厚朴汤或半夏白术天麻汤。

6. 气血两虚证

临床表现：疼痛而空，劳累后加重，可见肌肉瘦削，面色苍白，唇甲淡白无华，少气懒言，神疲倦怠，眩晕，畏风自汗。舌质淡，苔薄，脉细弱。

治法：益气养血，和络止痛。

方药：八珍汤。

7. 阴精亏虚证

临床表现：隐隐作痛，酸软无力，缠绵不愈，伴心烦少寐，盗汗，咽干口燥，面色潮红，手足心热。舌红少苔，脉细数。

治法：滋阴填精，濡养筋脉。

方药：左归丸。

五、预　　防

尽管采取了适当的治疗方法，但疼痛的持续存在增加了无法识别的情绪障碍、神经源性疼痛或病理恶化的可能性。在这种情况下，涉及医学、物理和心理治疗方式的多学科疼痛管理方法通常比单一学科方法更有效。改善老年人的生活质量，增进交际能力及调养心态，维护老年人的各项生理功能，可预防疼痛。药物治疗是缓解疼痛的重要手段，恰当使用会使多数患者获得良好止痛效果。用药个体差别很大，应注意患者的有效镇痛量，并遵从用药个体化的原则。如果治疗无效，一定要对有持续性疼痛的患者进行重新评估。不要认为是患者对治疗毫无反应，而是治疗没有达到理想的效果。

（曾文颖　徐凤芹）

第六节　衰　　弱

老年衰弱是一种在多种疾病情况下发生的，以内分泌代谢障碍为主要发病机制，以肌量减少、肌肉萎缩导致肌力下降、机体易损性增加为主的老年临床综合征，临床表现包括体重减轻、疲劳感、乏力、行走速度下降、躯体活动能力降低。

一、流 行 病 学

衰弱是一种常见的老年综合征，随着老年人机体的脆弱性增加，维持稳态的能力下降，面对各种应激时，发病和死亡风险不断增加，特点是神经肌肉、代谢及免疫系统等多个生理系统的储备功能下降。与实际年龄相比，衰弱可更为客观地反映老年人群的慢性健康问题和医疗需求，并可对一定时期内的临床事件及预后转归作出预测。因此，早期评估、识别和干预衰弱，具有重要的临床意义。

国内外研究均显示，老年衰弱是老年人普遍的健康问题，老年衰弱在国外已经得到较为广泛的关注，但近年来才在国内逐渐受到重视。在我国，由于衰弱评估方法的不同，文献报道的患病率也不尽相同，但总的发展趋势是随增龄而不断上升，且女性高于男性，医疗机构中老年衰弱患病率高于社区老人，在我国住院老年患者中，衰弱及衰弱前期的患病率可高达 76.3%。

二、病因及发病机制

（一）病因

一般认为，老年衰弱的病因是多系统、多因素相互作用、相互影响的结果，包括遗传因素、营养因素、躯体疾病、多重用药、认知及心理因素、社会因素等，这些因素独立或者协同地影响着衰弱的发生发展。

1. 遗传因素

正如长寿老人往往有家族聚集倾向，老年衰弱也有遗传因素参与，目前研究发现多个基因位点与老年衰弱的发病有关。

2. 营养因素

人体内蛋白质的不足与老年衰弱的发生息息相关，提高蛋白质水平可以有效防止甚至逆转衰弱。

3. 躯体疾病

现有研究发现，躯体疾病，如恶性肿瘤、糖尿病、心脑血管疾病、关节炎等，与衰弱综合征的发生和发展存在一定关联。

4. 多重用药

多重用药、过度治疗与老年衰弱息息相关，抗胆碱能类药物、苯二氮䓬类药物、精神类药物等会导致老年患者出现衰弱相关症状。

5. 认知及心理因素

认知功能障碍、抑郁、焦虑与衰弱综合征密切相关，认知功能障碍可直接影响衰弱综合征的发生发展过程。

6. 增龄

人体的静息代谢率（resting metabolic rate，RMR）和每日总能量消耗（total daily energy expenditure，TDEE）随着年龄的增加不断下降，对能量的摄入需求相应减少，机体功能下降，而 RMR、TDEE 与衰弱呈负相关关系。

7. 社会因素

当前研究表明，社会地位低、经济收入差、教育水平低的老年群体衰弱的发生更为普遍，且女性患病率高于男性。

（二）发病机制

老年衰弱的发病机制尚不明确，一般认为，多系统功能失调是衰弱发生的重要因素，主要包括下丘脑-垂体-肾上腺轴及神经内分泌失调、慢性炎症与免疫系统衰老、细胞衰老、能量代谢受损等。

1. 下丘脑-垂体-肾上腺轴及神经内分泌失调

大脑与内分泌系统通过下丘脑-垂体-肾上腺轴相联系，人体内激素水平随老化和疾病而变化，这些变化在衰弱的发生发展中起到重要作用。应激反应系统被激活后可以通过炎症等机制改变组织和器官，从而导致慢性疾病恶化，导致衰弱等一系列不良结局乃至死亡。

2. 慢性炎症与免疫系统衰老

以促炎因子的增加和抗炎因子的减少为主要特征的全身慢性低度炎症，是衰老的标志。炎性衰老是在衰老过程中形成的一种轻度的、慢性的、系统性炎症状态，免疫系统的老化会导致炎性衰老，是固有免疫系统慢性生理刺激的长期结果。

3. 细胞衰老

细胞衰老是一种防御机制，衰老细胞通过退出细胞周期而阻止复制，使细胞对外源性生长因子信号无反应，产生大量"衰老相关分泌表型"（senescence-associated secretory phenotype，SASP）蛋白，SASP 蛋白释放到循环系统中，可能会导致机体慢性低度炎症和相关疾病。随着年龄的增长而增加，炎症的严重程度与衰老细胞的积累成正比，导致衰弱及慢性疾病等不良结局。

4. 能量代谢受损

能量代谢受损是衰老的决定性特征和核心特征。线粒体是自由基最重要的细胞来源，也是调节细胞周期、增殖和凋亡的信号分子来源。线粒体 DNA（mtDNA）的氧化损伤随着衰老而增加，与肌肉减少、衰弱和失能相关。

（三）中医病因病机

《灵枢·天年》"五十岁，肝气始衰，肝叶始薄，胆汁始灭，目始不明；六十岁，心气始衰，苦忧悲，血气懈惰，故好卧；七十岁，脾气虚，皮肤枯……"论述了老年人在不同年龄段的病理生理特点，提出随着年龄的增长，出现脏腑虚衰、精津气血亏损、阴阳亏虚而导致形体虚衰。《素问·通评虚实论》所谓"精气夺则虚"。轻者多伤及气血，重者可损及阴阳，病位多在五脏，而以脾肾为主。《医宗必读·虚劳》谓："夫人之虚，不属于气，即属于血，五脏六腑，莫能外焉。而独举脾肾者，水为万物之源，土为万物之母，二脏安和，一身皆治，百疾不生。"中医认为，肾之精气促进全身脏腑气化，维持正常生理功能；脾运化水谷精微，化生气血，滋养五脏六腑。脾肾二脏不能相互滋养、相互促进，则机体逐渐衰弱老化，故脏腑虚衰最主要在于脾肾亏虚。

因此，脾肾亏虚、精津气血亏损、阴阳亏虚是老年衰弱的基本病机，精亏是老年衰弱的发病基础，在本虚基础上，也可因虚致瘀、生湿、成痰而致虚实夹杂之证。

三、诊断与评估

（一）西医诊断

老年衰弱的诊断标准大多采用 Fried 衰弱表型，满足以下 5 条中 3 条或以上可诊断：①体重：1年内体重下降＞4.5kg或大于5%；或当前体重比标准体重低20%。②六米直线步行速度：＜0.8m/s；或者不能独立行走。③握力：男性＜26kg，女性＜18kg。④体力活动：男性＜383kcal/周；女性＜270kcal/周。⑤疲乏[抑郁自评量表（CES-D）的任一问题得分2～3分]：过去的1周之内有以下现象发生的天数：a. 我感觉我做每一件事都需要经过努力；b. 我不能向前行走。0分：＜1d；1分：1～2d；2分：3～4d；3分：＞4d。

（二）中医诊断

1. 病名诊断

老年衰弱指60周岁以上老年人群发生的以肌量减少、肌肉萎缩导致肌力下降、机体易损性增加为主要共同表现的一种临床综合征。临床主要表现为体重减轻、疲劳感、乏力、行走速度下降、躯体活动能力降低。

2. 证候诊断

《中医内科临床诊疗指南·老年衰弱》中将老年衰弱证候分为：肾精亏虚证、气血亏虚证、脾肾阳虚证、脾虚痰湿证、五脏虚弱证。

（1）肾精亏虚证：神疲乏力，消瘦，头晕，耳鸣，耳聋，皮肤干燥，腰膝酸软，健忘，失眠，夜尿频多，舌质干瘦，苔薄，脉沉弱或细。

（2）气血亏虚证：乏力，消瘦，头晕，心悸，气短，失眠，面色苍白，唇舌淡白，舌淡，苔薄，脉细弱。

（3）脾肾阳虚证：神疲乏力，消瘦，形寒肢冷，面色㿠白，五更泄泻，肢体浮肿，腰腹冷痛，夜尿增多，舌质淡胖或有齿痕，舌苔白滑，脉沉细弱。

（4）脾虚痰湿证：乏力，形体肥胖，胸脘痞闷，纳呆，嗜睡，头重如裹，便溏，舌淡，苔腻，脉滑。

（5）五脏虚弱证：神疲乏力，消瘦，腰膝酸软，形寒肢冷，健忘，纳少，心悸，失眠，气短，舌淡，苔薄，脉沉或细。

（三）衰弱的筛查和评估

针对老年人群的衰弱筛查十分重要，《老年患者衰弱评估与干预中国专家共识》推荐对所有70岁及以上人群，或最近1年内、非刻意节食情况下出现体重下降（≥5%）的人群开展衰弱的筛查和评估。筛查工具要求简洁且敏感性高，筛查阳性后临床人员可以直接干预或将病人推荐给老年科医生。评估工具要求较高的准确度和实用性，有合理生物学理论支持、可准确识别衰弱状态、准确预测老人对治疗的反应和临床不良事件的发生，如失能、死亡等。

国际上衰弱的测评工具较多，目前广泛应用的衰弱评估工具包括：Fried衰弱综合征标准、Rockwood衰弱指数，FRAIL量表、Kihon检查列表（Kihon check list，KCL）、Gérontopole衰弱筛查工具、Groningen衰弱指示工具、Edmonton衰弱量表及多维预后评价工具等。衰弱工具测量的维度，因不同的理论基础和概念而有所不同，通常包括生理、心理、社会三个主要维度，每一个维度可有多个分类，如身体维度，包括营养状况、身体活动、行动能力、肌肉力量和能量；心理维度，包括认知、情绪、自我概念；社会维度，包括社会参与及社会支持。其评估的内容包括了主观资料和客观资料，目前还没有找到一个公认的衰弱风险评估"金标准"，推荐根据以下评估工具开展我国老年人衰弱的筛查和评估。

1. Fried 衰弱综合征标准

Fried 衰弱综合征标准也称 Fried 衰弱表型，满足以下 5 条中 3 条或以上为衰弱：①不明原因体重下降，②疲乏，③握力下降，④行走速度下降，⑤躯体活动降低（体力活动下降）。具备 1 条或 2 条的状态为衰弱前期，而无以上 5 条的人群为无衰弱的健壮老人。

Fried 衰弱评估将衰弱作为临床事件的前驱状态，可独立预测 3 年内跌倒、行走能力下降、日常生活能力受损情况、住院率及死亡，便于采取措施预防不良事件。本评估方法目前在临床和研究中应用最多，适用于医院和养老机构，在临床研究中也常应用。

2. 衰弱指数（frailty index，FI）

衰弱指数的评估是基于健康缺陷理论上发展而来的，也称缺陷累积评估。FI 指个体在某一个时点潜在的不健康测量指标占所有测量指标的比例。其选取的变量包括躯体、功能、心理及社会等多维健康变量。FI 把个体健康缺陷的累计数量作为重点，将多种复杂信息整合成单一指标，突破了单一变量描述功能状态的局限性，可更好评测老年人整体健康状况，但项目较多，需要专业人员进行评估。

3. FRAIL 量表

FRAIL 量表是 2008 年国际营养、健康和老年工作组的老年专家团提出的，适用于临床衰弱老年人的筛查。FRAIL 量表基于衰弱表型和衰弱指数（FI），选取了医疗结局研究的 36 条目简表（SF-36）及有关疾病和体重下降的一些条目，形成了 5 项条目量表，每条 1 分，总分为 0~5 分，大于 2 分即为衰弱。这种评估方法较为简易，更适合进行快速临床评估。

四、治　疗

（一）西医治疗

1. 药物治疗

临床上尚无针对衰弱的治疗药物，通常根据病因选择药物进行对症治疗，涉及抗炎药物、激素类似物、性激素受体调节剂、血管紧张素转化酶抑制剂等相关药物。在使用这些药物时，应当对衰弱老年人进行个体化用药评估，综合考虑药物种类和剂量，减少不合理用药。

2. 运动锻炼

运动锻炼是提高老年人生活质量和身体功能的最有效方法。抗阻运动与有氧耐力运动是预防及治疗衰弱状态的重要措施。老年人的运动锻炼方案应具有安全性、科学性、有效性、个体化等特点。其中，安全是基石，科学有效是核心、个体化是关键。

3. 营养干预

营养干预有助于改善营养不良衰弱老人的体重下降情况，降低其病死率，但在非营养不良的衰弱老年人群中尚缺乏足够证据支持。此外，补充蛋白质特别是富含亮氨酸的必需氨基酸混合物可以增加肌容量，进而改善衰弱状态。维生素 D 联合钙剂治疗有助于改善衰弱老年人下肢力量和功能。

4. 其他管理

（1）共病和多重用药管理：抑郁、心功能不全、肾功能不全、认知功能障碍、糖尿病、视力及听力问题等老年人常见共病是衰弱的潜在因素，均可促进衰弱的发生与发展。衰弱的预防和治疗应包括积极管理老年人现患疾病，尤其重视处理可逆转性疾病，评估衰弱老人用药合理性并及时减少不合理用药，对改善衰弱具有一定的效果。

（2）老年综合评估：老年综合评估（comprehensive geriatric assessment，CGA）对衰弱老年人具有重要意义，可使其得到最大程度的获益。衰弱护理应以患者为中心，强调多学科团队合作，对衰弱老年人进行 CGA 和多学科管理。团队应包括老年科医生、护理人员、临床药师、康复治疗师、营养师、专科医师和社会工作者。老年人长期照护和住院患者的急性照护均应以提高功能为目标，帮助衰弱老年人从中受益。同时，医疗护理模式必须个体化，衰弱老年人不同群体的干预侧重点不同，强调尊重老年人本人意愿、维护老年人自身价值观。

（二）中医治疗

老年衰弱的治疗，当以其病因病机为基础，辨证审因。其主要病机为脏腑阴阳虚损、气血津液亏虚，以脾肾亏虚为主，以气虚为重。

1. 中药复方辨证论治

（1）肾精亏虚证

病机：肾精不足，失于濡养。

治法：滋补肾精。

方药：龟鹿二仙膏（《医便》）方加减。

加减：腰膝酸软者，加杜仲、川牛膝补肾壮腰；失眠，健忘者，加黄连、肉桂交通心肾，加酸枣仁养心安神；食欲不振者，佐砂仁运脾开胃。

（2）气血亏虚证

病机：气血不足，肢体失养。

治法：益气养血。

方药：八珍汤（《瑞竹堂经验方》）加减。

加减：头晕目眩者加天麻、钩藤养肝息风；心悸失眠者加柏子仁、酸枣仁养心安神。

（3）脾肾阳虚证

病机：脾肾阳虚，失于温煦。

治法：温补脾肾。

方药：①偏肾阳虚者用金匮肾气丸（《金匮要略》）加减；②偏脾阳虚者用桂附理中丸加减；③偏阴阳两虚者用二仙汤（《妇产科学》）加减。

加减：肢体浮肿者加桂枝、茯苓皮化气行水；夜尿增多者加益智仁、补骨脂温固下元。

（4）脾虚痰湿证

病机：脾虚失运，痰湿内生。

治法：益气健脾，化痰祛湿。

方药：六君子汤（《医学正传》）加减。

加减：痰湿较盛而胸脘痞闷甚者，可加厚朴、法半夏等加强运脾化痰之功效；纳呆者可加白豆蔻、草果健脾化湿；嗜睡者加石菖蒲芳香化湿开窍；头重如裹者加白芷、薏苡仁利水通阳。

（5）五脏虚弱证

病机：五脏虚弱，气血阴阳亏虚。

治法：益气补血，滋阴助阳。

方药：十全大补汤（《太平惠民和剂局方》）加减。

加减：心悸不宁者加龙眼肉、阿胶养心阴心血；失眠者，加酸枣仁、茯神安神促眠；肾不纳气者，加黄精、山药补肾纳气。

2. 其他疗法

（1）养生功法：传统中医养生功法，如五禽戏、易筋经、八段锦适合大部分老年衰弱患者，具有放松身心、强健体魄、改善衰弱症状的积极作用。

（2）针刺艾灸：针刺主穴可选择足三里、肾俞穴等，艾灸可选择大椎、中脘、关元、足三里为主穴。

中医学具有整体观念、辨证论治的特点，其见微知著、司外揣内的认知方法有助于早期发现衰弱迹象，早期识别、及时干预，在老年衰弱的防治中具有一定的优势。中医治疗老年衰弱，应重视功法与针药并用，分阶段辨证施治、施护，整体调节脏腑功能。

五、预　　后

老年衰弱导致机体发生功能性甚至器质性的改变，降低老年患者应对外界压力的能力，伴随着生理性机能减退和病理性衰弱的共同作用，较小的外界刺激就会增加患者跌倒、失能甚至死亡等不良事件的风险，这些事件常同时出现且相互作用，从而对疾病预后产生不良影响。

对于衰弱早期的老年人，积极预防和治疗衰弱可有效逆转和阻止衰弱进程。对于衰弱老年人，常兼有多种慢性疾病，治疗时仅通过处理单一的慢性疾病并不能延缓衰弱。因此，结合中医特色优势，探索建立中西医结合、多学科协作的管理模式，制订老年衰弱的系统评估标准和诊疗方案，将有助于延缓衰弱进程，减少临床不良事件发生，改善疾病预后，提高老年人群的生活质量。

（赵俊男　徐凤芹）

第七节　肌　少　症

肌少症（sarcopenia），又称肌肉衰减或肌容积减少症，是一种与增龄相关的肌肉量减少、肌肉力量下降和（或）躯体功能减退的老年综合征。肌少症在老年人群中发生率较高，与老年人跌倒、骨折乃至失能密切相关，中医古籍中并无肌少症这一病名，根据其症状表现，可归为"痿证""虚劳""脱肉"范畴。

一、流 行 病 学

由于目前对肌少症的定义仍有争议，因此很难精准地统计老年人群中肌少症的患病率。文献资料显示，50 岁以后，肌肉含量每年减少 1%～2%，肌肉力量的下降速度约为每年 1.5%，60 岁以后则加速到每年下降 3%，近年来，中国人群肌少症的流行病学调查数据显示，社区老年人肌少症的患病率约为 8.9%～38.8%，男性高于女性，且肌少症的患病率随年龄增加而不断上升。

二、病因与发病机制

肌少症的发生发展是多种内源性因素和外源性因素共同促进的，缺乏体力活动、神经肌肉功能丧失、内分泌功能改变、慢性低度炎症状态、线粒体功能障碍、细胞凋亡、遗传因素、低营养和低蛋白摄入是导致肌少症的重要因素。

中医认为，肌少症的病因病机主要由于先天禀赋不足及后天失于濡养，尤其以脾胃失和、气血亏虚为要。胃为水谷之海，脾为气血生化之源，如《素问·太阴阳明论》所言："四肢皆禀气于胃，而不得至经，必因于脾，乃得禀也。"而病理状态下，脾胃亏虚，气血不足，则宗筋失养，可见肌肉、关节痿弱不用。即如《素问·太阴阳明论》所言："今脾病不能为胃行其津液，四肢不得禀水谷气，气日以衰，脉道不利，筋骨肌肉，皆无气以生，故不用焉。"皮、肉、筋、骨、脉五痿，分属五脏，故肌少症的发生与五脏虚损密切相关。

三、诊断与评估

目前，国际上对肌少症的诊断较多使用肌少症欧洲工作组（European Working Group on Sarcopenia in Old People，EWGSOP）的标准，即：①步速＜0.8m/s；②握力：男性＜30kg，女性＜20kg；③肌肉指数[四肢骨骼肌肌量（DXA）/身高的平方]：男性＜7.26，女性＜5.5，满足以上 3 点即可诊断为肌少症。

四、治　　疗

（一）西医治疗

1. 改善生活方式、治疗基础病

研究证实，长期的酒精摄入会导致肌肉萎缩，烟草也会减少蛋白质的生成，并加速蛋白质降解，导致肌少症的发生。因此，戒烟戒酒等生活方式的改善是预防肌少症的前提，多种慢性疾病与肌少症的发生密切相关，需积极治疗基础疾病，从而预防和延缓肌少症的发生和发展。

2. 运动疗法

运动锻炼能显著增加肌肉量和肌肉力量，尤其是抗阻运动，研究证实，抗阻训练联合营养补充，可显著提高躯体功能、肌肉量和力量，有氧运动可以通过减少身体脂肪比例，抑制机体的慢性低度炎症，降低代谢疾病的风险，改善心肺功能、肌肉代谢以及肌肉的整体协调能力。因此，老年人应进行多种方式联合的运动来有效改善躯体功能，包括有氧运动、抗阻运动、拉伸运动以及平衡运动，值得注意的是，老年人往往合并多种慢性疾病如高血压、2型糖尿病、冠心病等，运动方案需要在基础疾病控制稳定后才可实施，并需要制定个体化的运动处方以避免不适当运动造成的损伤和跌倒风险。

3. 营养疗法

营养不良是肌少症发生的重要原因，也是其干预的主要靶点。因此，推荐所有肌少症和可能肌少症的老年人进行营养筛查，并根据评估结果给予足够的能量摄入，尤其是足量的蛋白质补充，老年人的蛋白质合成效率下降，需要比年轻人更多的蛋白质进行肌纤维的合成。但老年人的口腔咀嚼功能下降，胃肠道消化功能明显减退，容易导致蛋白质的摄入不足。因此，推荐所有存在营养不良或营养风险的肌少症患者在自由进食的同时，进行口服营养制剂的补充，并根据病情选择个体化的肠内营养制剂。对于非肌少症的 60 岁及以上老年人建议每日摄入 1.0～1.2g/（kg·d）的蛋白质以预防肌少症的发生，对于明确诊断的肌少症患者建议每日蛋白质摄入量达到 1.2～1.5g/（kg·d）；而对于合并严重营养不良的肌少症患者每日蛋白质摄入量则需达到 1.5g/（kg·d）以上；蛋白质摄入需平均分布于每日的 3～5 餐中，富含亮氨酸的优质蛋白质有利于促进蛋白质的合成、减少肌少症的发生，推荐肌少症患者亮氨酸的最低摄入量为55mg/（kg·d）。

4. 药物治疗

药物治疗方面，尚无确凿证据支持其可以阻止肌少症的发展，睾酮、雌激素替代治疗、选择性雌激素受体调节剂均在研究中证实可以增加人体的肌肉含量，但目前应用于临床之后治疗肌少症的证据仍不够充分，对于因性激素缺乏导致的严重肌少症患者，可在排除高危因素的前提下，试验性补充小剂量激素。

（二）中医治疗

1. 中医辨证治疗

（1）脾胃虚弱证

临床表现：肢体软弱无力逐渐加重，神疲乏力，肌肉萎缩，少气懒言，纳呆便溏，面色㿠白或萎黄无华，面部浮肿，舌淡，苔薄白，脉细弱。

治法：补中益气，健脾升清。

方药：参苓白术散合补中益气汤加减。

（2）肝肾亏损证

临床表现：渐见肢体痿软无力，尤以下肢明显，腰膝酸软，不能久立，腿胫大肉渐脱，或伴有头晕耳鸣，舌咽干燥，遗精或遗尿，或妇女月经不调，舌红，少苔，脉细数。

治法：补益肝肾，滋阴清热。

方药：虎潜丸加减。

（3）脉络瘀阻证

临床表现：久病体虚，四肢痿弱，肌肉瘦削，手足麻木不仁，四肢青筋显露，可伴有肌肉活动时隐痛不适，舌痿不能伸缩，舌质暗淡或有瘀点、瘀斑，脉细涩。

治法：益气养营，活血行瘀。

方药：圣愈汤合补阳还五汤加减。

2. 中医非药物疗法

（1）太极拳：太极拳作为一项中等强度的运动，非常适宜老年肌少症患者，它可以通过不同的体式，带动全身运动，使气血经脉运行通畅、脏腑协调、形与神俱、切合老年人群的身心特点。太极拳不仅可以提高老年人骨骼肌力量，还可改善老年人的肌肉质量与功能。研究证实，太极拳可有效改善骨骼肌的质量、提高高龄老年人的平衡力和控制力，改善老年人群的行走步态。

（2）推拿：推拿是中医药特色传统疗法之一，通过对全身特定腧穴的按摩，借助外界力量给予老年患者经络腧穴、关节肌肉较为温和的持续刺激，不仅可以有效提高骨骼肌的力量与调节能力，还可达到温经散寒、疏通经络、消瘀散结、行气活血的作用，从而使气血阴阳调和。有研究显示，按摩穴位以阳明经穴位为主，配以背俞穴，可有效增加老年肌少症患者的行走步数及下肢肌力。

（3）易筋经：易筋经是我国流传已久的传统功法，其动作包含韦驮献杵、摘星换斗、出爪亮翅、青龙探爪、三盘落地、卧虎扑食等。易筋经能调和气血、培育元气，长期锻炼可以内壮脏腑，外强筋骨，提高肢体延展性，增强肌肉力量。研究证实，易筋经可以加强筋骨的力量与柔韧性，通过提高伸屈肌群做功量、肌力进而改善老年肌少症症状，改善患者的平衡能力，改善肌少症患者的双下肢力量及肩关节与躯干的柔韧性。

（4）其他：老年肌少症的针刺治疗，多以阳明经穴位为主穴，针刺治疗通过改善阳明经络气血的运行，使全身筋脉得以滋养，增加四肢肌肉力量。此外，也有研究证实，艾灸、药膳、穴位贴敷等中医特色疗法对于老年肌少症的治疗可以起到一定的辅助作用，且无任何毒副作用。

五、预　　后

老年肌少症起病隐匿，如未在早期进行有效干预将会逐渐引起机体功能障碍，增加老年人跌倒、失能甚至死亡风险，严重降低老年人的生活质量，应引起临床工作者的足够重视。

（赵俊男　徐凤芹）

第八节　尿　失　禁

一、流　行　病　学

尿失禁即膀胱内的尿不能控制而自行流出，且随着年龄的增长患病率逐渐升高，严重影响患者的生活质量。尿失禁的发病率存在较大差异，国外较早期的文献显示女性发病率为4.5%～53.0%，男性发病率为1.6%～24%，国内大样本的6省近20 000例20～90岁人群女性尿失禁发病率为30.9%，绝经后女性发病率更高。由于老年人尿失禁较为常见，导致人们误以为尿失禁是老年人在衰老过程中产生的不可避免的后果。但事实上，导致老年人尿失禁的原因很多，应寻找原因，采取相应的治疗方法。

尿失禁在中医学中可归属于"遗溺""小便不禁""小便失禁""膀胱咳"等病症范畴中。《素问·宣明五气论》言："膀胱不利为癃，不约为遗溺"，《素问·咳论》言："肾咳不已……膀胱咳状，咳而遗溺"，《金匮翼·小便失禁》曰："脾肺气虚，不能约束水道而病为不禁者。"

二、发病机制与病理生理特点

（一）暂时性病因

（1）感染：有症状的尿路感染常引起或诱发尿失禁。

（2）萎缩性尿道炎、阴道炎：老年女性患者由于绝经后体内雌激素水平下降而发生萎缩性尿道炎、阴道炎，使尿道黏液生成减少，尿道的密闭性下降，同时盆腔底部组织也加速老化，常引起尿失禁。

（3）药物：是暂时性尿失禁的最常见原因之一，如强利尿剂、抗胆碱能药、抗精神病药、钙通道阻滞剂、麻醉性镇痛剂等。

（4）精神性尿失禁：特别是抑郁症和精神病。

（5）尿量过多：不能及时如厕。

（6）活动受限：患关节炎、帕金森病、站立有困难的老年人排尿时，由于站立困难，易于紧张，使膀胱括约肌的压力增加，从而发生尿失禁。

（7）粪便嵌塞：易发生于住院和活动受限的患者，其机制尚不明确。

（二）确定性病因

需要先明确有无暂时性病因，纠正暂时性病因后再考虑确定性病因。

1. 急迫性尿失禁

这种类型的尿失禁包括膀胱不稳定，逼尿肌反射亢进，膀胱痉挛和神经源性膀胱（未抑制膀胱），尿失禁与逼尿肌收缩未被控制有关。

2. 压力性尿失禁

多见于中老年女性，如咳嗽、喷嚏、颠簸或推举重物时腹内压急剧升高后发生不随意的尿液流出。无逼尿肌收缩时，膀胱内压升高超过尿道阻力时即发生尿失禁。常见原因有肥胖、种族、遗传因素、更年期妇女雌激素水平低下、妊娠引起的产伤、盆腔或膀胱尿道手术、膀胱尿道膨出及子宫脱垂等。

3. 充溢性尿失禁

当长期充盈的膀胱压力超过尿道阻力时即出现充溢性尿失禁，其原因可以是无张力（不能收缩）膀胱或膀胱流出道功能性或机械性梗阻，无张力膀胱常由脊髓创伤或糖尿病引起，老年患者膀胱流出道梗阻常由粪便嵌顿引起，便秘的患者约 50%有尿失禁，流出道梗阻的其他原因有前列腺增生，前列腺癌及膀胱括约肌失调，个别病例属精神性尿潴留。

4. 功能性尿失禁

患者能感觉到膀胱充盈，只是由于身体运动，精神状态及环境等方面的原因，忍不住或有意地排尿。

（三）中医病因病机

老年人尿失禁是因五脏虚损、外邪侵扰或外伤导致膀胱失约，小便自行排出，且已知尿出而不能禁为主要表现的病症。其发病的主要机制是肺脾肾三脏气虚，或肾阳虚衰，膀胱虚冷，下元不固，不能制约水道；或心脾肺气虚，上不能制下，水道失于约束；或湿热下注、下焦蓄血等，是肾气不固，不能制水而发病。本病总属脏腑虚损，虚中夹实。一般虚证者多，实证者少。老年患者，肾气渐衰，大病、久病之后耗伤肾气，多见本病。

三、诊断与评估

（一）诊断

1. 病史及体格检查

要详细询问病史，仔细进行体格检查，若出现以下情况，如：当尿失禁伴有尿痛症状时、血尿症状、反复的尿路感染病史、既往曾行盆腔手术或者放疗、当持续的尿失禁怀疑是瘘道形成时、伴有任何排尿困难症状时、当怀疑存在神经源性疾患时，可考虑与相关专业会诊，排除其他疾病。

2. 排尿日记

为了评估患者是否伴有膀胱排尿或储尿功能障碍，需记录排尿日记，记录时间建议为3～7天。

3. 尿常规与尿路感染

初诊尿失禁的患者均应行尿常规检查，如伴有有症状的尿路感染，应给予恰当的治疗，但不应将治疗老年性无症状菌尿作为改善尿失禁病情的治疗方案。

4. 残余尿量

残余尿量采用超声来检测，适用于以下几个方面：对于同时存在尿失禁和排尿障碍的患者；评估复杂性尿失禁患者；当患者正在接受的治疗可能导致或者加重排尿功能障碍时。

5. 尿动力学检查

对于接受保守治疗的尿失禁患者，不应常规进行尿动力学检查，但如果尿动力学检查结果可能影响手术治疗方案的选择时，则应该进行该项检查；如果患者存在膀胱过度活动症，既往有相关手术史，或怀疑存在排尿困难，需在手术治疗尿失禁前进行尿动力学检查。

6. 尿垫试验

尿垫试验可以用于测定尿失禁的量，也可以客观地评估治疗结果，优点是可重复进行试验。

7. 影像学检查

对于女性单纯性压力性尿失禁患者，无需常规进行上尿路或下尿路影像学检查。

（二）鉴别诊断

1. 输尿管异位开口

是指输尿管开口于正常位置以外的部位，如女性开口于前尿道、阴道、前庭及宫颈等处，此类患者除有正常排尿外，还于阴道、前庭、尿道口等部位见到持续性点滴漏尿或尿液喷溅而出，这种漏尿与腹压增加无关。仔细检查可在女性的前庭、阴道和尿道等处找到针尖样细小的开口，尿液呈水珠样持续滴出。静脉尿路造影可了解异位输尿管开口的类型及开口的位置。此外，CT 尿路造影（CTU）、MRI 也具有良好的鉴别诊断价值。

2. 尿道憩室

指尿道周围与尿道相通的囊性腔隙。尿道憩室以女性多见，好发于 40 岁左右的妇女，因下尿路症状而诊断的患者约占 40%，其中 1.4%合并尿失禁的问题。小的憩室无临床症状，不易被发现，憩室较大，在排尿时由于尿液灌入憩室内，可在尿道腹侧看到或触及肿块，肿块可压缩，压缩时可有尿液自尿道口滴出。仔细的尿道窥查非常重要，经阴道超声、MRI 能够明确诊断。

3. 尿瘘

尿瘘是指泌尿系统与其他系统和器官之间存在异常通道，主要包括膀胱阴道瘘、尿道阴道瘘、输尿管阴道瘘等。当尿失禁程度较重，即在行走、站立和卧位也有尿液溢出时，需与尿瘘进行鉴别。对于有妇科手术史，尤其是经阴道手术史的尿失禁患者，需要谨记尿瘘的可能。

四、治　　疗

老年性尿失禁的治疗原则是改善症状、提高生活质量。

（一）一般治疗

1. 生活方式干预

包括减轻体重、戒烟、避免膀胱刺激性食物、减少饮用含咖啡因的饮料、避免或减少腹压增加的活动。对老年女性减轻体重降低腹压能控制部分压力性尿失禁症状，减轻多少体重才有临床意义尚无定论。文献报道，咖啡饮料具有利尿作用，增加膀胱逼尿肌压，引起膀胱过度活动，加重患者压力性尿失禁和急迫性尿失禁。

2. 治疗慢性腹压增高的疾病

如慢性便秘、肺部疾病（如慢阻肺、哮喘发作期）、高强度体育锻炼都会导致腹压的增加，从而发生压力性尿失禁。

3. 盆底肌功能锻炼

盆底肌功能锻炼是治疗压力性尿失禁的主要方法，其核心是锻炼盆底肌肉、加强盆底肌肉力量。新版尿失禁指南中将凯格尔（Kegel）运动列为防治压力性尿失禁的一线治疗方法。

4. 盆底电刺激治疗

主要用于不能主动收缩盆底肌的患者。

5. 膀胱训练

主要针对急迫性尿失禁，它是通过制定排尿时间表（有尿意感时延长排尿，通过放松情绪或收缩盆底肌肉来完成），减少排尿次数和增加膀胱容量，改善膀胱功能。膀胱训练使约57%的患者急迫性尿失禁减轻。

（二）药物治疗

1. 雌激素类药物

老年更年期后女性，雌激素水平下降，导致盆底结缔组织中的胶原水平降低，进而导致盆底支持的力度降低。在耻骨膀胱-宫颈筋膜、阴道前后壁和黏膜、膀胱底黏膜以及尿道旁组织等下尿路生殖道中均存在雌激素受体，雌激素作用于雌激素受体，可刺激尿道上皮生长，使肌肉收紧，增加尿道闭合压，改善尿失禁症状。

2. α受体激动剂

尿道、膀胱颈位置的α受体水平较高，α受体激动剂可以促进神经肌肉接头释放乙酰胆碱，同时还可以与尿道横纹肌建立有效的突触连接，导致尿道横纹肌的收缩力增加，增加尿道闭合压，从而有利于控尿。但由于α受体激动剂缺乏特异性选择性，因此易出现心悸、高血压以及恶心、呕吐等不良反应，适用于压力性尿失禁、尿道括约肌松弛的患者。

（三）中医辨证治疗

本病病势较缓，病程较长，虚实夹杂，恒多虚寒，故以温补为治疗之根本，佐以固涩治其标。如病属邪实，有湿热瘀血者，则忌补涩之品待湿热去，瘀血清方可扶正补虚。

1. 肾阳虚弱证

临床表现：小便失禁，随时自遗，小便频数，畏寒肢冷，腰膝酸软，面色苍白，神疲乏力，或遗精早泄，阳痿；舌淡胖有齿痕，脉沉迟无力。

治法：温补肾阳，益气缩尿。

方药：金匮肾气丸加减。附子、肉桂、熟地、山萸肉、山药、茯苓、丹皮、黄芪、桑螵蛸、益智仁、五味子。

2. 肺脾两虚证

临床表现：小便失禁，夜尿多，量少色清，咳嗽气喘，神疲乏力，易于汗出，食欲不振，便溏，小腹坠胀；舌淡，脉虚无力。

治法：健脾补肺。

方药：补中益气汤加减。黄芪、党参、白术、当归、枳壳、乌药、柴胡、升麻、陈皮、甘草、桑螵蛸、益智仁、五味子。

3. 肝肾阴虚证

临床表现：小便不禁，尿少色黄，头晕耳鸣，腰膝酸软，形体瘦弱，两颧潮红，五心烦热，夜寐欠安，大便干结；舌红少苔，脉细数。

治法：滋补肝肾，佐以固涩。

方药：大补阴丸加减。熟地、龟板、知母、黄柏、女贞子、墨旱莲、山茱萸、五味子、鳖甲。

4. 湿热下注证

临床表现：小便不禁，尿少色黄，淋漓不畅，尿道灼热，刺痛，少腹重坠，口苦口干；舌红苔黄腻，脉滑数。

治法：清利湿热。

方药：八正散加减。萹蓄、瞿麦、木通、滑石、栀子、大黄、车前子。

5. 下焦蓄血证

临床表现：小便不禁，淋漓不畅，小腹胀满隐痛，或触及肿块；舌黯淡，或有瘀斑，脉涩或细数。

治法：活血化瘀。

方药：少腹逐瘀汤加减。蒲黄、五灵脂、赤芍、当归、没药、川芎、肉桂、延胡索。

（四）中医非药物疗法

1. 针灸治疗

针灸治疗以辨病取穴为主，运用最多的10个穴位：关元、中极、三阴交、气海、肾俞、足三里、中髎、会阳、次髎、膀胱俞。在用穴上，腰骶部穴位最多，腹部穴位应用频次最高；膀胱经穴位最多，任脉穴位应用频次最高；并发现"骶四穴"等现代医学理论指导的穴位。针灸治疗的经验可为临床提供思路和依据。

2. 其他治疗

如推拿、穴位贴敷、拔罐、耳穴贴压、足疗、埋线治疗等，都在临床有所应用，并且取得了较好疗效。

（吴立旗　徐凤芹）

第九节　便　秘

一、流　行　病　学

慢性便秘是一种常见的老年综合征，表现为排便次数减少、粪便干结和（或）排便困难。老年人慢性便秘不仅常见，且患病率随年龄增长而增加。多项以社区为基础的大规模流行病学调查研究结果显示，慢性便秘的患病率在 60 岁及以上老年人群中为 15%～20%，84 岁及以上人群中可达 20.0%～37.3%，在接受长期照护的老年人中甚至高达 80%。慢性便秘严重影响老年患者的生活质量及身心健康，耗费了大量的医疗经费，是重要的公共卫生问题，也是棘手的临床难题。

慢性便秘属于中医"便秘"范畴。

二、病因与发病机制

老年人慢性便秘可由多种因素引起，包括结直肠和肛门功能性疾病、器质性疾病及药物。因此，也可将老年人慢性便秘分为原发性和继发性，原发性便秘是指结直肠和肛门功能性疾病引起的便秘，继发性便秘是指器质性疾病或药物引起的便秘。

（一）慢性功能性便秘

慢性功能性便秘是老年人最常见的便秘类型，根据患者的肠道动力和直肠肛门功能改变的特点分为4个亚型：①慢传输型便秘：老年人结肠动力减退，易发生慢传输型便秘，其特点是结肠传输时间延长，主要表现为排便次数减少、粪便干硬、排便费力。②排便障碍型便秘：即功能性排便障碍，既往称为出口梗阻型便秘，主要表现为排便费力、排便不尽感、排便时肛门直肠堵塞感、排便费时、甚至需要手法辅助排便等，此型便秘在老年人中亦多见。③混合型便秘：患者同时存在结肠传输延缓和肛门直肠排便障碍的证据。④正常传输型便秘：多见于便秘型肠易激综合征（constipated irritable bowel syndrome，IBS-C）、腹痛，腹部不适，与便秘相关，排便后症状可缓解，老年人较少见。

（二）器质性疾病相关性便秘

导致老年人慢性便秘的常见器质性疾病见表4-9-1。

表 4-9-1　导致老年人慢性便秘的常见器质性疾病

分类	疾病
肠道疾病	肿瘤、憩室病、痔疮、肛裂、炎症性肠病、腹壁疝、肠扭转、肠结核、直肠脱垂、直肠膨出、腹腔肿瘤或其他外压性疾病所致肠梗阻，既往有炎症性、外伤性、放射性或手术所致的肠道狭窄，盆腔或肛周手术史等
神经系统疾病	脑血管疾病、多发性硬化、帕金森病、外伤或肿瘤所致脊髓损伤、自主神经病变、认知障碍、痴呆等
肌肉疾病	淀粉样变性、硬皮病、系统性硬化症等，高钙血症、低钾血症、高镁血症等电解质紊乱
内分泌和代谢疾病	糖尿病、甲状腺功能减退症、甲状旁腺功能亢进症等
心脏疾病	充血性心力衰竭等

（三）药物相关性便秘

老年人常用的可引起或加重便秘的药物有阿片类镇痛药、三环类抗抑郁药、抗胆碱能药物、抗组胺药、抗震颤麻痹药、神经节阻滞剂、非甾体类抗炎药、含碳酸钙或氢氧化铝的抗酸剂、铋剂、铁剂、钙拮抗剂、利尿剂及某些抗菌药物等。

（四）中医病因病机

本病多由饮食不节、情志失调、年老体虚、病后、产后、药物等因素所致。如平素喜食辛辣厚味、煎炒酒食者，久之肠胃积热，耗伤津液；向来忧郁思虑或少动久坐者，久则气机郁滞，通降失常；素体虚弱，或病后、产后及年老体虚之人，阴虚不润，血虚不荣，阳虚不煦，久则气血阴阳俱亏，大便艰涩。其病位在大肠，与肺、脾、肾、肝相关。基本病机分为虚实两端。

三、诊断及评估

（一）便秘的诊断

目前主要根据罗马IV（Rome IV）标准和患者主诉（self reported）进行诊断，即诊断前症状出现至少 6 个月，其中至少近 3 个月有症状，且至少四分之一的排便情况符合下列 2 项或 2 项以上：排便费力感、干球粪或硬粪、排便不尽感、肛门直肠梗阻感和（或）堵塞感、甚至需手法辅助排便，且每周排便少于 3 次。

（二）便秘的中医证候分类

1. 肠道实热证

主症：①大便干结。②舌红苔黄燥。

次症：①腹中胀满或痛。②口干口臭。③心烦不寐。④小便短赤。⑤脉滑数。

2. 肠道气滞证

主症：①欲便不得出，或便而不爽，大便干结或不干。②腹满胀痛。

次症：①肠鸣矢气。②嗳气频作。③烦躁易怒或郁郁寡欢。④纳食减少。⑤舌苔薄腻。⑥脉弦。

3. 肺脾气虚证

主症：①大便并不干硬，虽有便意，但排便困难。②用力努挣则汗出短气。

次症：①便后乏力。②神疲懒言。③舌淡苔白。④脉弱。

4. 脾肾阳虚证

主症：①大便干或不干，排出困难。②脉沉迟。

次症：①腹中冷痛，得热则减。②小便清长。③四肢不温。④面色㿠白。⑤舌淡苔白。

5. 津亏血少证

主症：①大便干结，便如羊粪。②舌红少苔或舌淡苔白。

次症：①口干少津。②眩晕耳鸣。③腰膝酸软。④心悸怔忡。⑤两颧红。⑥脉弱。

上述证候确定：主症必备，加次症 2 项以上即可诊断。

四、治　　疗

（一）生活方式调整

1. 足够的膳食纤维摄入

这是防治老年人慢性便秘的基础，因此应有充足的膳食纤维的摄入（≥25g/d），富含膳食纤维的食物通常口感较差，且老年人口腔咀嚼功能减退，难以下咽，应通过烹调工艺（细切、粉碎、调味等）制作成细软可口的食物。

2. 足够的水分摄入

老年人应养成定时和主动饮水的习惯，不要在感到口渴时才饮水，每天的饮水量以1500～1700ml 为宜，每次 50～100ml，推荐饮用温开水或淡茶水。

3. 合理运动

散步、拳操等形式不限，以安全（不跌倒）、不感觉劳累为原则。避免久坐，对卧床患者，即便是坐起、站立或在床边走动，对排便都是有益的。

4. 建立正确的排便习惯

培养良好的排便习惯，与患者共同制定按时排便表，利用生理规律建立排便条件反射，每天定时排便。结肠活动在晨醒、餐后最为活跃，建议患者在晨起或餐后 2h 内尝试排便，排便时集中注意力，减少外界因素的干扰。

（二）药物治疗

1. 容积性泻药

是老年人慢性便秘的常用药物，代表药物有欧车前、麦麸、车前草、甲基纤维素以及聚卡波非钙。用药过程中应注意补充适量水分，以防肠道机械性梗阻。粪便嵌塞、疑有肠梗阻的患者应慎用。该类泻药与华法林、地高辛、抗生素等同时服用时可能会影响后者的吸收。

2. 渗透性泻药

常用药物有乳果糖、聚乙二醇以及盐类泻药（如硫酸镁等）。这类药物口服后在肠道内形成高渗状态，保持甚至增加肠道水分，使粪便体积增加，同时刺激肠道蠕动，促进排便，适用于轻度和中度便秘患者。

3. 刺激性泻药

包括比沙可啶、蓖麻油、蒽醌类药物（如大黄、番泻叶及麻仁丸、木香理气片、苁蓉润肠口服液、当归龙荟片、通便宁片等中成药）、酚酞等，这类药物临床应用广泛，通便起效快，主要通过对肠肌间神经丛的作用，刺激结肠收缩和蠕动，缩短结肠转运时间，同时可刺激肠液分泌，增加水、电解质的交换，从而起到促进排便的作用。刺激性泻药作用强而迅速，但因有前述不良反应，故目前不主张老年患者长期服用，仅建议短期或间断性服用。

4. 润滑性药物

包括甘油、液体石蜡、多库酯钠等，可以口服或制成灌肠剂，具有软化大便和润滑肠壁的作用，使粪便易于排出，适合于年老体弱及伴有高血压、心功能不全等排便费力的患者。采用润滑性药物制成的灌肠剂，10～50ml/次灌肠，润滑并刺激肠壁，软化粪便，特别适用于排便障碍型便秘（出口梗阻型便秘）以及粪便干结、粪便嵌塞的老年患者应用，安全有效。

5. 促动力药

目前常用的促动力药物有多巴胺受体拮抗剂和胆碱酯酶抑制剂伊托必利、5-羟色胺（5-HT）受体激动剂莫沙必利和普芦卡必利。

6. 促分泌药

代表药物有鲁比前列酮、利那洛肽，通过刺激肠液分泌，促进排便。

7. 微生态制剂

微生态制剂可改善肠道内微生态，促进肠蠕动，有助于缓解便秘症状，可作为老年人慢性便秘的辅助治疗。最近有分析报道，双歧杆菌三联活菌制剂与常规泻药联用可提高功能性便秘的疗效、降低复发率。部分常用便秘治疗药物的循证医学评价见表4-9-2。

表 4-9-2 便秘治疗药物的循证医学评价

分类	药物	证据水平	推荐级别
渗透性泻药	乳果糖	I级	A级
	聚乙二醇	I级	A级
容积性泻药	欧车前	II级	B级
	麦麸	III级	C级
	甲基纤维素	III级	C级
	聚卡波非钙	III级	C级
刺激性泻药	比沙可啶	II级	B级
	番泻叶	III级	C级
软化剂	磺基丁二酸钠二辛酯	III级	C级
促动力药	普芦卡必利	I级	A级
促分泌药	鲁比前列酮	I级	A级
	利那洛肽	II级	B级

（三）中医药治疗

1. 辨证治疗

（1）实热证

治法：清热润肠。

方药：麻子仁丸（《伤寒论》）。火麻仁、芍药、杏仁、大黄、厚朴、枳实。

（2）气滞证

治法：顺气导滞。

方药：六磨汤（《证治准绳》）。沉香、木香、乌药、枳实、槟榔、大黄。

（3）肺脾气虚证

治法：益气润肠。

方药：黄芪汤（《金匮翼》）加味。炙黄芪、麻子仁、陈皮、白蜜、枳实、生白术、莱菔子。

（4）脾肾阳虚证

治法：温润通便。

方药：济川煎（《景岳全书》）。当归、牛膝、肉苁蓉、泽泻、升麻、枳壳。

（5）津亏血少证

治法：滋阴养血，润燥通便。

方药：润肠丸（《沈氏尊生书》）。当归、生地、火麻仁、桃仁、枳壳、肉苁蓉。

2. 随症加减

兼痔疮便血者，加槐花、地榆；便秘干结如羊屎状者，加柏子仁（捣）、火麻仁、瓜蒌仁；咳喘便秘者，加苏子、瓜蒌仁、杏仁；忧郁寡言者，加柴胡、白芍、合欢花；舌红苔黄、气郁化火者，加栀子、龙胆草；乏力汗出者，可加党参、桔梗；气虚下陷脱肛者，加升麻、柴胡、桔梗、人参；面白眩晕者，加玄参、何首乌、枸杞；手足心热、午后潮热者，加知母、胡黄连；腰膝酸软者，加黄精、黑芝麻、桑椹。

3. 中成药治疗

（1）麻仁润肠丸：每次 1～2 丸，每日 2 次，适用于肠道实热证；黄连上清丸：水丸或水蜜丸每次 3～6g，大蜜丸每次 1～2 丸，每日 2 次，适用于邪火有余、肠道实热证。

（2）枳实导滞丸：每次 6～9g，每日 2 次，适用于湿滞食积、肠道气滞证；木香槟榔丸：每次 3～6g，每日 2～3 次，适用于肠道气滞证；四磨汤：每次 20ml，每日 3 次，适用于肠道气滞证者。

（3）便秘通：每次 20ml，每日 2 次；苁蓉通便口服液：每次 10～20ml，每日 1 次。适用于脾肾阳虚证。

（4）芪蓉润肠口服液：每次 20ml，每日 3 次，适用于肺脾气虚证。

（5）五仁润肠丸：每次 1 丸，每日 2 次，适用于津亏血少证。

4. 中医其他疗法

（1）针刺疗法：体针疗法多选用大肠俞、天枢、支沟等穴，实秘用泻法；虚秘用补法。肠道实热可加针刺合谷、曲池；肠道气滞可加刺中脘、行间；脾气虚弱加针脾俞、胃俞；脾肾阳虚可艾灸神阙、气海。耳针疗法常用胃、大肠、小肠、直肠、交感、皮质下、三焦等穴位，一次取 3～4 个穴位，中等刺激，每日 1 次，2 耳交替进行，每天按压 10次，每次 3min。

（2）灌肠疗法：番泻叶 30g 水煎成 150～200ml，或大黄 10g 加沸水 150～200ml，浸泡10min 后，加玄明粉搅拌至完全溶解，去渣，药液温度控制在 40℃，灌肠。患者取左侧卧位，暴露臀部，将肛管插入 10～15cm 后徐徐注入药液，保留 20min 后，排出大便，如无效，间隔3～4h 重复灌肠。适用于腹痛、腹胀等便秘急症，有硬便嵌塞肠道，数日不下的患者。

（3）敷贴疗法：穴位敷贴就是将药物研末，用一定的溶媒调成膏状或者糊状，或将药物煎煮取汁浓缩后，加入赋形剂，制成糊状药膏，敷贴固定于选定穴位或者脐部，通过皮肤吸收，作用于肠道，从而达到通便目的。实证多用大黄粉、甘遂末、芒硝等，虚寒证多用附子、丁香、胡椒、乌头等。

5. 诊疗流程（图 4-9-1）

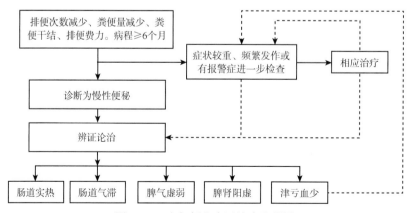

图 4-9-1　老年便秘中医诊疗流程图

（四）精神心理治疗

加强心理疏导，提高患者对便秘的认知水平，使患者充分认识到便秘是可防可治的，良好的心理状态、睡眠及饮食习惯有助于缓解便秘，对有明显心理障碍的患者给予抗抑郁焦虑药物治疗，存在严重精神心理异常的患者应转至精神心理科接受专科治疗。

（五）健全社会支持

根据前述社会支持评估结果，动员各方力量，健全社会支持系统，鼓励患者充分使用社会支持系统。

（六）认知功能训练

对存在认知功能障碍的慢性便秘患者，应进行认知功能训练，包括时间及空间定向力训练、记忆力训练、注意力训练、语言沟通能力训练，不仅可改善认知功能，还间接增加了活动量、提高了日常生活能力，有利于便秘治疗，提高患者的生活质量。

（七）生物反馈治疗

通过反复训练患者排便时腹肌、盆底肌和肛门括约肌的适时舒张和收缩，消除两者在排便过程中的矛盾运动，促进排便，尤其适用于排便障碍型便秘（功能性出口梗阻型便秘），可持续改善患者的便秘症状、心理状况和生活质量，是该型便秘的一线治疗措施，生物反馈治疗成功与否的关键在于患者对治疗要领的掌握，因此不适用于有认知障碍的老年人群。

（八）手术治疗

手术治疗主要用于经规范的非手术治疗无效的顽固性重度便秘患者。由于老年人手术风险大、术后并发症多，因此，老年人慢性便秘患者采取手术治疗应持谨慎态度，术前必须充分权衡利弊。

五、预　　后

不同病因引起的慢性便秘有不同的预后，在消除或缓解相关病因基础及规范综合治疗后症状多可以改善。便秘日久不治可以引起痔疮、肛裂，以致便血，还可能导致肝性脑病、乳腺疾病、阿尔茨海默病等疾病的发生和盆底结构的改变，严重时可引起死亡率高的粪性结肠穿孔。便秘患者排便过度用力努挣，可诱发疝气，甚至可导致伴有急性心肌梗死、脑血管意外等疾病者死亡。

慢性便秘患者需接受一个阶段的维持治疗，达到每日有效通便。在这一基础上，摸索能否减量维持疗效，因存在个体差异，随访时间不能一概而论，多于治疗 1 周、2 周、1 个月 3 个时间点随访，随访一般持续 6 个月。

（权隆芳　徐凤芹）

第十节 营养不良

随着社会的进步，营养问题越来越受到人们的重视。但由于老年人多存在多病共存、食欲减退（厌食症）、体力活动减少、口腔健康不良、自主进食能力丧失、认知障碍、多药共用、器官功能下降和功能丧失等易导致食物摄入（含热量和微量营养素）不足，以及吸收和代谢障碍等情况，因此营养不良在老年人中尤为常见。

一、流 行 病 学

营养不良是因营养物质摄入不足，不能满足人体代谢需要所致。

有资料表明在有独立生活能力的社区老年人中，营养不良发病率为 5%～10%。国外研究表明，在住院病人中，营养不良的发病率为 11%～44%，而住院老人的发病率则更高达 29%～61%。

住院老年患者使用不同的营养不良评估工具可能得出不同的营养不良患病率。影响营养不良患病率的其他因素包括研究中纳入的患者是来自外科病房还是内科病房，是否合并痴呆、测试者可靠性、患者年龄分布、患者临床特征等因素。

采用综合主观营养评估（the subjective global assessment，SGA）工具进行营养不良评估发现，65 岁以上的患者营养不良患病率是 65 岁以下患者的 1.2～2.3 倍；Bauer 等对 121 名老年急性病房患者研究发现，使用微型营养评估（mininutritional assessment，MNA）（得分＜17 分）和 SGA 评估（分级为 B+C）营养不良的患病率分别为 33% 和 45%。不同环境下老年人的营养不良患病率不同，社区居住的老年人群营养不良患病率为 0～4.9%，急症病房（急诊科、内科、外科）老年患者 18.6%～68%，亚急性病房（康复医院、老年评估和管理病房）老年患者 42%～47%，养老院老年患者 5.7%～39%。

综上，有效解决老年人营养问题已经成为一项重大的社会期望。

二、病因及发病机制

（一）西医病因病机

1. 病因

导致老年人营养不良的因素很多，与地区差异、经济水平、基础疾病等有一定关联。李缨等利用 MNA 对 9338 名北京社区老年人进行营养评估，发现北京社区老年人营养不良及营养不良风险与年龄、性别、日常生活能力、文化程度、慢性病、认知功能及抑郁有关。西班牙一项针对 22007 例社区老年人营养评估的研究显示，营养状况与年龄、性别及居住地区有关。住院老年人的营养不良发生率比社区老年人更高。有研究显示，住院病人营养不良患病率高达 46%，营养不良风险为 41.2%。

2. 机制

近年来现代医学研究发现，瘦素（Leptin）以及瘦素受体、神经肽 Y（NPY）与营养不良的关系密切。Leptin 主要通过其受体 Rb 和 Ra 起作用，而 Ra 分布于大脑脉络丛及大脑微血管，对外周肾、肺、脾等亦有表达。Leptin 与 Ra 结合后通过血脑脊液屏障，在下丘脑与 Rb 结合，经双向激活激酶（JAK）或信号传导和转录激活蛋白（STAT）途径进行信号传导，影响 NPY 等多种神经内分泌激素的分泌，引起食欲降低及机体能量消耗增加，减轻体重，进而出现营养不良。

（二）中医病机

营养不良属中医"虚劳"范畴。"虚者，阴阳、气血、营卫、精神、骨髓、津液不足是也。"在衰老过程中，肾气先衰，脾、肺元气相继竭乏，抗邪之力下降。老年营养不良因先天禀赋不足、疾病之后、饮食不节、情志不调、外感、误治等多种因素导致脏腑元气亏损、精血不足为主要病理过程的一类慢性虚衰性疾病。脾为后天之本，气血生化之源，脾虚失运，水谷不化，可致气血生化乏源，脾之精气不足以充养四肢肌肉，而出现四肢瘦削，面色无华、毛发枯稀、腹胀满等症状。外邪入里，久踞不去或变生痰浊、瘀血、水饮、气滞，削弱、消磨正气，大病久病，外邪久留不去，耗损元气，以致虚劳。

三、诊断与评估

要想对老年及老年患者的营养不良给予恰当的治疗，首先要对营养不良做出正确的评估和诊断。我国目前对老年人营养状况的评估方法较为繁多，造成标准不一，影响了对老年人营养状况评价的客观准确性。目前临床工作者常采用的营养评价方法主要有以下几种：主观全面评价法（subjective global assessment，SGA）、改良主观全面评价法（MSGA）、改良定量主观整体评估（MQSGA）法，微型营养评定法（MNA）、简易微型营养评定法（MNA-SF）又称营养价精法（MNA-SF），体质量指数（body massindex，BMI）、肱三头肌皮褶厚度（triceps skin-fold thickness，TSF）、上臂肌围（arm muscle circumference，ACMC）、腓肠肌围（calf circumference，CC）、血红蛋白（hemoglobin，Hb）、总蛋白（total protein，TP）、白蛋白（albumin，Alb）、前白蛋白（prealbumin，PA）、总淋巴细胞计数（total lymphocyte count，TLC）等传统营养的身体组成评价法（BCA）。但根据相关学者研究结合我们自己的临床实践，我们认为，MNA 较其他方法更适用于老年人的营养评价，不但简便易行，准确性亦可靠，可作为老年患者入院营养状况筛查的方法，可以更利于早发现、早治疗营养不良患者。

（一）传统营养评估

传统营养评估主要采用人体测量与生化指标测定相结合的方法来了解患者的营养状况。通过测量患者的身高、体重、BM、握力、上臂围、小腿围及肱三头肌皮褶厚度等物理指标，结合血浆蛋白、氮平衡实验及周围血液总淋巴细胞计数等免疫指标的检测结果，综合判定机体的营养代谢水平。该法简单、直观，通过人体测量和实验室检查结果即可完成评定，但该法适用于所有成人的营养评估，指标的测定易因患者生活方式、性别等的影响而出现偏差，老年患者的健康老化特征明显，使得该法的应用显得比较局限。

（二）营养风险筛查工具

营养风险是由潜在或现存的营养因素所引发的不良结局风险。对患者进行营养风险评估利于早期预防营养不良，减少并发症、缩短住院时间。营养风险评估主要用于可能存在因长期体能及体内营养物质消耗而引起并发、续发健康问题风险的老年患者群体，如处于围手术期，尤其是合并恶性肿瘤、肺结核等高危风险因素的患者。目前已有特定工具用来说明患者营养风险的发生率及营养风险程度和临床结局的关系。

1. 营养风险筛查评估表（NRS-2002）

NRS-2002 主要从疾病评分、营养状况和年龄等三方面进行评分，总分为 7 分，≥3 分者存在营养风险。该法简单易行，通过营养受损、疾病、创伤、年龄等因素对患者进行营养状况的综合评价，可快速判断患者是否需要营养支持，尤其适用于并发急症的患者，更加强调营养状况与不利临床结局二者之间的关系，对临床营养支持决策具有直接指导意义。但 NRS-2002 不是专为老年人设计的，且当患者有水肿或交流障碍等情况时该工具的使用受到限制。

2. 老年营养危险指数（GNRI）

GNRI 是评价老年住院患者营养状况的专用工具，与由营养不良导致的死亡等风险密切相关，根据计算公式 GNRI=1.489×血清清蛋白（g/L）+41.7×（体重/理想体重）进行评估，结果的判定分为：较大风险（GNRI<82）、中度风险（GNRI 82～92）、低风险（GNRI 92～98）和无风险（GNRI>98）4 个等级。该法的应用过程考虑了老年患者容易出现记忆力减退及部分老年住院患者因直立困难而无法测量身高等因素，采用坐高估算身高，身高估算体重来获得理想体重，并且能够很好地预测患者肌肉功能障碍。另外，GNRI 还可作为老年脓毒血症患者短期住院死亡率的预测因子，使其应用在老年住院患者人群中具有更普遍的适用性。另外，GNRI 更加强调营养状况和不利临床结局的关系，NRS-2002 对住院老年患者的营养风险筛查更具有针对性，所得出的营养风险评估结果具有较好的参考价值。

（三）营养不良筛查工具

营养不良通常指能量或蛋白质摄入不足或吸收障碍，当患者 BMI<18.5kg/m² 即提示营养不良。老年住院患者出现营养不良会产生各种不良后果，影响预后。对患者进行营养不良评估能够明确营养不良的原因与程度，便于为临床营养支持提供指导。

1. 营养不良通用筛查工具（MUST）

MUST 主要从患者 BMI、近 3 个月至半年内体重下降程度，以及急性疾病对饮食的影响进行评分，总分 0 分为低营养风险，1 分为中等营养风险，≥2 分为高营养风险。这种方法操作极为简便，仅需测定身高和体重。MUST 能够预测疾病死亡率和住院时间，而且将急性疾病对饮食的影响纳入考虑范围，能够体现短期内营养状况的急剧变化。适用于对住院患者进行营养状况初步筛查，尤其适用于因急症入院的老年患者。

2. 微型营养评定法（MNA）

MNA 主要由人体测量、整体评估、饮食评估及主观评估 4 个方面共 18 项指标组成，总分 30 分，结果评定分为 3 个等级：营养正常，MNA≥24 分；潜在营养不良，17 分≤MNA<24 分；营养不良，MNA<17 分。MNA 4 个方面主客观指标均衡性较好，能预测患者的病死率和住院费用，且能够在患者的体重、血清清蛋白水平发生明显变化前，更早地提示患者已存在发生营养不良的危险。适用于评估 65 岁以上老年患者，尤其是严重营养不良群体的营养状况。有学者修订形成了微型营养评价精简表（MNA-SF），简化后的量表包含 6 个项目，临床实施仅耗时 1~3min。与传统 MNA 相比，MNA-SF 使得营养不良评估过程更加快速、易行。

3. 主观综合评定法（SGA）

SGA 主要通过近期患者的体重变化、饮食改变、胃肠道症状、活动力改变、应激反应、肌肉消耗、肱三头肌皮褶厚度、踝部水肿来评估其营养不良程度，分为 A、B、C 3 个等级，5 项属于 C 或 B 级者，可分别评定为重度或中度营养不良。SGA 法灵敏度、特异度较好，通过询问患者病史及进行体格检查即可完成营养评估，但因其主观性较强，老年患者常发生回忆偏倚，如脑卒中伴意识障碍者不能应答，将会影响测量结果的真实性。

以上 3 种营养不良筛查工具均能使医护人员从多层面了解老年住院患者营养不良状态。MUST 和 MNA 能够很好地预测患者的病死率；MUST 在急症老年住院患者的营养评估时有良好的特异性，MNA 更多用于慢性消耗性疾病引起的严重营养不良患者，用 SGA 收集的评估信息主观性相对较强，应避免用于对神经功能不完善、意识不清晰、表达障碍等老年患者的营养评估。

四、治　疗

（一）一般治疗思路

营养不良治疗的基本要求是满足能量、蛋白质、液体及微量营养素的目标需要量；最高目标是调节异常代谢、改善免疫功能、控制疾病、提高生活质量、延长生存时间。营养不良的规范治疗应该遵循五阶梯治疗原则：首先选择营养教育，然后依次向上晋级选择口服营养补充（oral nutritional supplements，ONS）、全肠内营养（total enteral nutrition，TEN）、部分肠外营养（partial parenteral nutrition，PPN）、全肠外营养（total parenteral nutrition，TPN）。参照欧洲临床营养和代谢学会（ES-PEN）指南建议，当下阶梯不能满足 60%目标能量需求 3~5 天时，应该选择上一阶梯。对于存在营养不良风险的住院病人，与标准的医院食品相比，个性化营养支持能改善包括生存率在内的重要临床结果。对老年人的营养干预，应强调个体化和综合性，以确保充分的营养摄入，维持或改善营养状况，缩短临床病程并改善生活质量。针对有营养不良风险的老年人应及时进行评估和筛查，做好早期预防，在营养不良发生之前及早干预。

1. 营养教育及社会支持

对存在营养不良或有营养不良风险的老年人宣教营养的重要性，提高其对营养问题的重视，从而主动增加合理的饮食摄入。向专业护理人员和非专业照护者提供营养教育，普及营养相关知识，以提高护理人员和照护者对营养问题的基本认识，对老年人的营养状况进行监测和督促，降低老年人的营养不良患病率或减少营养不良潜在风险。向有营养不良或有营养不良风险的老年人提供个性化营养咨询门诊并提供科学的食谱。

针对住院或在疗养院的老年人提供类似于家庭的舒适就餐环境，鼓励他们同其他人一起用餐，刺激饮食摄入和改善生活质量。对失去配偶或有孤独感的老年人，更应尽早提供心理及社会支持，帮助老年人妥善处理各种不良心理刺激事件，注重心理护理的重要性，避免老年人因为抑郁等精神因素而影响食欲。

规律体育活动可以改善食欲，随着剧烈或规律性的身体活动而增加食欲以满足食物摄取。建议对有营养不良风险的老年人增加规律的体育锻炼。

2. 加强膳食营养

建议向营养不良或有营养不良风险的老年人提供强化食品，以支持足够的膳食摄入。所谓强化食品是指通过使用天然食物（如黄油、奶油、鸡蛋等）或特定的营养制剂（如蛋白粉）来强化饮食，以增加食物中的能量和蛋白质含量，从而增加营养摄取。已有研究证明，乳制品、富含能量的浆果类食品等高热量、高营养的食品能够改善或维持老年人的营养和功能状态。

3. 进行肠内、肠外营养干预

肠内营养（EN）是目前应用最普及的营养方式，并且很多研究表明，EN 要优于 TPN。2013 年中华医学会肠外肠内营养学分会（CSPEN）共识指出，存在营养不良或营养不良风险的老年病人是 EN 的适用人群，且在消化道功能正常或基本正常时首选 EN 作为主要营养支持方式。EN 支持途径主要包括口服、管饲（鼻胃管、鼻空肠管）和胃肠造口术等。

（1）ONS：对于有食欲并且具备一定咀嚼能力的老年人，经口进食是最好的营养支持方法。但对于因各种原因伴随不同程度吞咽障碍的老年人，在营养教育及社会支持基础上，建议增加 ONS 即营养粉或营养液。ONS 是治疗和预防老年人营养不良的一种有效选择。研究表明，ONS 对改善营养状态和体质量及疾病预后有积极的影响，因此在许多国家的养老院，使用 ONS 都是营养不良的标准治疗。

（2）置管相关的 EN：没有食欲、厌食或因脑血管疾病等不能配合进食，但还有一定的胃肠功能者可选择置管相关的 EN。预计使用时间在 6 周以内的 EN 可以通过鼻胃管或经鼻胃空肠营养管实现，长期 EN 可以通过经皮内镜胃造瘘术（PEG）和经皮内镜下胃空肠造口术（PEGJ）等方法实现。

根据 ESPEN 的指南，如果病人 1 周不能进食，或者 1～2 周的能量摄入量低于估计需求的 60%，则可以确认营养状态不佳（大约相当于每日能量摄入量<10kcal/（kg·d）或每日能量不足 600～800kcal/d）。如果病人在 1 个月内体质量减少>5%（3 个月内体质量减少 15%），则营养状态有显著损害，必须在 1 周之内执行 EN。如果食物摄取低于每日需求量的 75%，营养状况可能会恶化得更快。若既往有过体质量下降危险因素（如食欲减退、吞咽困难）或某些疾病导致营养状况下降（如感染、全身炎症），或同时进行一些特殊治疗而使营养水平降低（如化疗），都应及时开始 EN。若临床情况发生变化时，EN 的预期收益和潜在风险应依情况而定，需进行单独评估，并应定期重新评估，以采取最佳方案。

2019 年 ESPEN 发布关于家庭肠道营养（HEN）指南，指出 HEN 是一种可靠而有效的营养干预手段，可作为长期维持生命的家庭治疗。HEN 与住院 EN 的适应证几乎无异。一项评估食管癌切除术或全胃切除术病人的临床多中心对照试验（RCT）结果表明，在家接受 EN 的老年人，体质量、臂中部肌肉周长、肱三头肌周长和握力等参数都有显著提高。亦有研究显示，HEN 可以改善营养不良食管癌病人的生活质量。

因此，EN 不仅适用于有营养不良风险的住院老年病人，而且能为居家老人带来诸多益处。有营养不良风险的老年人（如神经系统疾病、头部损伤、头颈癌、胃肠及其他肿瘤、非肿瘤性胃肠疾病包括吸收不良综合征病人）在出院后，应建议继续使用 ONS 或 HEN。当达到预期体质量，且经口摄入营养量可达到老年人身体需要量时，可终止 HEN，改为经口摄入。

对于疾病晚期的老年人，不再将延长生命作为目标时，应以临床关怀为主，重视病人的生活质量，给予安慰性喂养，而不是启用 EN。

迄今的研究表明，无论对于病人临床结局还是医疗成本，EN 都优于肠外营养（PN），但在临床实践中，当病人疾病状态不允许时，仍然以 PN 作为主要应用方式。王艳等在分析营养支持方式的影响时发现，与 EN 相比，PN 的应用并未显著增加感染性并发症的发生率，在胃肠道功能无法明确时推荐首先应用 PN。

（二）中医治疗思路

1. 虚则补之

《素问》："虚则补之"，"形不足者温之以气，精不足者补之以味"。无论是蛋白能量缺乏还是精气不足，以补益为原则，结合五脏病位不同选用方药，加强治疗针对性。老年患者先天之肾气不足，后天脾胃薄弱，利用中医四气五味归经理论选择如山药、薏米等食物，在补充碳水化合物同时可以固护脾胃之气。在临床应用茯苓健脾渗湿，纠正低蛋白所致水肿效果显著。同时注意老年人虚不受补的情况，不可盲目应用补益食物药物。

2. 气味和而服之

现代研究对碳水化合物、蛋白质、脂肪的摄入比例有明确的认识，与中医的食养观不谋而合，中医认为"五谷为养，五果为助，五菜为充，五畜为益"，与平衡膳食、合理营养，膳食指南中对食物的摄入比例的要求一致。同时现代临床应用中保证热氮比达标，在保证主食摄入比例的同时，通过足够的糖类供能，以节约蛋白，减轻消化负担。在同类食物中，又可根据食物寒热温凉，辨体质选择食物。

3. 祛邪以扶正

"邪去则正安"，外邪入里，久踞不去或变生痰浊、瘀血、水饮、气滞，削弱、消磨正气，大病久病，若外邪久留不去，耗损元气，气虚者则生痰，故长期卧床老年患者常见痰证。古人早已提出：善治者，补益之中不可不兼伐痰，通过药食同源理论选择具有化痰作用的食物，固护正气兼祛邪，痰浊消耗导致虚劳，健脾不忘化浊，邪气去则血气生，故可改善患者疾病及营养状况，从而改善生活质量。

4. 选用血肉有情之品

补精益气，非血肉有情之品不可。历代虚劳亦多用牛、犬、鹿等动物药，以栽培身内精血。至清代叶天士，广泛地应用了紫河车、猪脊筋、人乳、海参、淡菜、阿胶、黄鳝等动物药。现代营养认为动物蛋白与人体所需氨基酸模式相近，属优质蛋白，对于低蛋白营养不良患者推荐应用。对于老年营养不良，治疗时选择肉鱼蛋类食物，补精益气效果更优于其他非优质蛋白质食物。动物类药虽具有补气、补血、补阴、补阳的作用，然而其味厚、腻滞，易伤脾胃，在老年患者应用中尤应谨慎辨证组方配膳应用。

5. 重视饮食偏嗜，胃喜为补

嗜好可以治病，本性酷好之物，可以当药，患者所喜之物，在多种情况下为身体所缺之物，适当顺应老年患者饮食喜好，利用四气五味之偏，可以调整脏腑之偏性。对老人素好之物，酌情投之，可以醒脾胃之气，引谷气入，以进食足量富于营养的食物，以保证气血化生，营养不良恢复。

五、预　后

对老年人营养不良的预后不佳仅在近期才有所认识。住入老年病房的营养不良（按人体测量学的定义）患者，其 90 天的死亡率是 50%，而营养较好者则为 16%。另一研究称严重营养不良的股骨骨折患者死亡率为 18%，营养良好者为 4%，其差异并不在于所患疾病或年龄。饮食不当闭居家中的老年人，在经过初始测定后 6～12 个月，几乎全部恶化，以致不能参加进一步的研究，可见营养不良和预后不佳之间的因果关系。更重要的是鉴别那些可以治疗好的老人。营养不良的发病率比起死亡率更不易定量表示，也更不易诊断。营养不良的并发症有股骨骨折和体温低、冬季诱发心血管病、肺炎、褥疮等。最近动物实验表明急性的蛋白质-热卡营养不良可引起心力衰竭。

（苏　博　徐凤芹）

第十一节　多重用药

人口老龄化、预期寿命的延长和老年人多重慢性疾病共存时间的延长给国家和医疗卫生机构带来了巨大的挑战。老年人常常患有多重慢性疾病，因此多病共存导致多重用药的情况不可避免，且十分普遍。老年人药物代谢动力学和药效学会随着年龄的增长发生变化，多种药物联合治疗可能导致药物相互作用和不良事件的发生，从而增加用药风险，严重影响着老年人慢性疾病的控制和生存质量。因此，越来越多的医务人员和药学人员关注老年人群多重用药的风险，并提出一系列措施，以期避免、减少多重用药联合治疗发生的损害，进一步保障并提高老年人群用药安全。

一、老年人药物代谢动力学与药效学特点及其影响因素

（一）药物代谢动力学特点及其影响因素

药物代谢与机体对药物处理过程密切相关，包括吸收、分布、代谢与排泄。随着年龄的增长，机体各器官的结构和功能退化，药物代谢过程受到影响，使得老年人对药物的敏感性

和耐受性发生变化。

1. 吸收

老年人胃肠功能减弱，吸收速率减慢，影响药物的吸收。老年人胃黏膜萎缩导致胃内 pH 升高，对弱酸性药物的吸收可能减少；胃肠蠕动减弱，影响崩解速度和溶解速度，会使某些药物的达峰时间延长，血药峰浓度降低，如四环素类。老年人对药物的吸收还会受到药物服用方法、同服药物和共病的影响。例如，使用质子泵抑制剂（如奥美拉唑）或 H_2 受体拮抗剂（如法莫替丁）可能增加胃内 pH，影响其他药物的吸收。同样，胶类中药比较黏腻，老年人胃肠道难以吸收，故体内有痰滞、脾胃虚弱、消化不良以及有表证的老年人不宜服用。

2. 分布

药物吸收后，通过血液运输到人体的各个部位。随着年龄的增长，老年人药物在体内的组织分布与成年人不同，受多种因素的影响。如老年人机体脂肪比例相对增加，水分比例相对减少。这一变化会导致脂溶性药物的分布容积增加和消除半衰期延长，容易造成药物蓄积，如地西泮；而水溶性药物的分布容积减少，造成血药浓度增加，即使使用平均剂量也容易发生中毒，如地高辛。另外，老年人易发生低蛋白血症，使得血浆蛋白结合率高的药物，如华法林等在血浆中的游离型药物增加，药效增强。

3. 代谢

药物口服吸收后，从肝门静脉进入肝脏，老年人由于肝脏体积减小，血流量降低，影响了肝脏的功能。肝脏是药物代谢的主要器官，肝代谢主要包括 I 相反应（氧化反应）和 II 相反应（结合反应）。大多数药物经过肝微粒体酶系统进行代谢，还有少数经非微粒体酶代谢。

临床上，老年人的药物代谢能力明显减退。肝脏血流量减少，功能性肝细胞减少，肝微粒体酶活性降低，对药物的代谢能力降低，造成主要经肝代谢的药物半衰期延长，易造成蓄积。另外，当同时服用 CYP450 诱导剂或抑制剂的药物时，也会增加发生药物相互作用的机会。如硝苯地平主要经肝脏 CYP3A4 代谢，如同时服用伊曲康唑 CYP3A4 强抑制剂时能够显著减慢硝苯地平的代谢，从而增强降压效果，可能导致严重低血压。另外，值得注意的是，当老年人由于疾病或者药物等原因导致肝脏疾病时，如需服用具有肝毒性的药物时应当显著减少使用剂量。常见对肝功能有影响的中药有雷公藤、千里光、商陆、朱砂、雄黄、密陀僧等，应当减少用量并监测肝功能。

4. 排泄

肾脏是药物排泄的主要器官，也是与年龄相关导致药代动力学变化的重要因素之一，是可预测和衡量的。老年人由于肾血流量减少，肾小球滤过率降低，肾血流量降低，肾脏功能下降，导致药物的清除减少，因此主要经肾脏排泄的药物需要减少剂量，如 β-内酰胺类和氨基糖苷类抗菌药物。在评估老年人肾脏功能时，不应以血肌酐作为指标，因为老年人肌肉含量减少，机体活动减少，导致体内肌酐生成减少。因此老年人可根据 Cockcroft-Gault 公式计算其内生肌酐清除率，并据此调整给药剂量和给药间隔。此外，老年人在应用主要通过肾脏排泄或对肾脏有损害的药物如阿米卡星，中草药中的关木通、马兜铃、天仙藤、青木香等，应当减少剂量，注意临床监护，同时尽量减少合并用药。

对于肾功能可能有损害，但是无法准确估计的老年病例，临床医师应考虑：

①避免使用全部依赖肾脏排泄的药物，这些药物的累积可能导致毒性；②如果使用这些药物不可避免，则应尽量对肾功能进行准确估计，如检测 8 小时或 24 小时肌酐清除率；③尽可能监测血药浓度，如氨基糖苷类、万古霉素等。

（二）药效学特点及其影响因素

老年药效学改变是指机体效应器官对药物的反应随年龄而改变。老年人由于多病共存、合用多种药物、体内重要器官和各系统功能增龄性降低、受体数目及亲和力发生改变，而使药物反应性调节能力和敏感性改变。因此，老年人药效学的特点是对大多数药物敏感性增高、作用增强，仅对少数药物的敏感性降低，药物的耐受性下降，药物不良反应发生率增加，用药依从性较差从而影响药效。

老年人对中枢神经系统的药物敏感性增加，同时也增加了对不良反应的敏感性。例如，通过脑电图判断，老年患者对丙泊酚作用的敏感性提高约 30%，而对丙泊酚清除率降低，因此，为尽量减少低血压等不良反应，对于 65 岁以上老年人丙泊酚的诱导和维持剂量应减少约 40%，且给药速率应当放慢。由于老年人肝脏合成凝血因子的能力降低，对肝素和口服抗凝药非常敏感，与青壮年相比易产生出血等并发症。

老年人内分泌受体可随年龄而减少，相关的药物效应降低，受体对药物的亲和力减弱，如老年人对 β 肾上腺素能受体激动剂及阻滞剂的反应性减弱。70 岁老年人的心率对异丙肾上腺素的反应比 20 岁的年轻人小 4 倍。老年人的胆碱能受体的反应性也降低，阿托品在老年人中加速心率的反应减弱。

老年人由于记忆力减退、独居生活、反应能力下降、对药物了解不充分、过度担忧不良反应的发生、对按医嘱服药的重要性不够重视等多方面因素，造成用药依从性差。同时，药物疗程过长、服药种类繁多、用药次数多以及患者精神状态差等因素也会造成用药依从性降低。因此，老年患者用药方案应当精简、尽量避免合并用药，疗程简化，服药方法及不良事件的处理应当详细嘱咐。

二、老年人多重用药的定义及现状

2009 年，世界卫生组织定义共病为两种或两种以上的慢性病共存。据目前现有报道，我国 61.7%～86.3%的老年人患有不同慢性疾病。药物是用于治疗慢性疾病最常用的医疗技术手段，因此老年患者常常需要同时服用多种药物用于治疗慢性疾病。

多重用药（polypharmacy）通常指患者同时使用多种药品（也包括非处方药、中药和保健品），目前一般认为大于或等于 5 种药品，其中同时服用 10 种及以上的药物定义为过度多重用药。美国老年患者平均用药 10 种，65 岁以上女性患者中有 28%用药超过 5 种，12%超过 10 种；在新西兰，老年患者用药 5 种及以上，在 65 岁以上人群中占 35%，在 85 岁及以上的人群中占 59%；我国一项对北京地区 2012～2014 年纳入 5530 例 80 岁以上老年人的横断面调查研究显示，多重用药比例高达 64.8%，人均服用药物（7.5±4.4）种。多重用药会增加发生药物相关问题的风险，如药物不良反应，降低用药依从性，增加住院治疗次数，认知障碍，跌倒和死亡率增加等。多重用药还会增加医疗成本和护理成本，从而增加经济负担。

三、多重用药的因素

1. 疾病与治疗因素

随着年龄和慢病数量的增加，老年人多重用药的数量逐渐增加。有研究显示，慢病数量每增加 1 种，多重用药的风险会增加 1.3 倍。基于住院老年患者的调查显示，随着平均患病数量从 4 种增加到 6 种，服用药物种类数量也从 3.9 种增加到 8.3 种。患有糖尿病、心脏病和肾脏疾病的患者，由于其常常伴有并发症累及多个系统和组织器官，治疗复杂，更易发生多重用药的行为。

2. 处方瀑布

处方瀑布是指将药物的不良事件误诊为新发疾病，继而开具很可能没有必要的药物。患者具有发生与可能不必要的新药治疗相关的其他不良事件的风险。接受多种药物治疗的慢性疾病老年患者，发生处方瀑布的风险尤其高。例如，因使用抗精神病药或甲氧氯普胺等药物引发的症状，而开始帕金森治疗。抗帕金森药物随后可引发新的症状，包括直立性低血压和谵妄。

3. 医源性因素

65 岁以上的老年人中有一半患者至少具有 3 种疾病诊断，五分之一有 5 种或更多的疾病诊断。通常患有多种疾病的老年人在不同专科医生处接受单病种的诊治，处方医生多而不连续，可能导致多重用药。另外，医患沟通不畅，患者教育不足，导致患者不能充分了解用药疗程，长期使用对症药物。当老年人在不同地方（如不同级别的医院、护理机构和家）之间互相转移时，缺乏及时的协调与沟通，可能导致重复治疗。

4. 患者因素

老年人易受周围环境影响，自行购药，如他人推荐药物、非处方药、电商广告、保健品、中草药和膳食补充剂等，而引发多重用药。数据调查显示，50 岁以上老年人草药或补益品的使用率达到 28%～39%。而且在老年人中，草药或膳食补充剂（例如：人参、银杏叶提取物等）的应用一直在增加，草药可能与其他药物发生相互作用，导致不良事件。例如，银杏有抗血小板和抗血栓形成的作用，因此有可能与华法林、非甾体抗炎药和阿司匹林等抗凝药发生相互作用，导致出血风险增加。同时，患者的年收入越高，可能会考虑使用更多的医药资源以控制疾病，多重用药行为发生的可能性越大。

5. 中西药联用

中西药并存是我国临床用药的优势和特色，但两类不同属性的药物广泛合用，不仅会增加应用的复杂性，还增加了多重用药的风险。调查研究显示，在服用药物的老年患者中，服用中成药的比例有 28.95%，服用汤药的比例有 25.15%。中药和西药之间可能存在相互作用，可能导致不良事件的发生。例如，大量服用乌梅、山楂等含有机酸的中药与磺胺类抗菌药物同用时，前者酸化尿液，可能会增加磺胺类药物对肾脏的毒性。

四、多重用药的后果

1. 个人与社会经济负担上升

多重用药、药品费用高及不良反应的出现可能会增加医疗花费，使医保负担加重、自付比例及社会医疗资源消耗增加。世界卫生组织发布的报告表明，全球约有 1/3 患者的死亡与各类不合理用药行为有关，每年因不良反应产生的费用高达 1360 亿美元，其中相当一部分是可以避免的。一项回顾性队列研究发现，多重用药会增加潜在不适当用药风险，增加门诊就诊和住院治疗次数，使医疗费用增加约 30%。此外，预防性治疗在用药前没有预先评估患者的预期寿命和潜在获益，也可能造成无谓的干预用药和增加不必要的医疗开支。

2. 药物不良事件的发生

老年人发生不良事件风险包括年龄≥85 岁、虚弱、低体重、患有 6 种及以上慢性疾病、肾功能不全和既往曾发生过不良事件等。由于药物代谢动力学与药效学会随着年龄的增长发生改变，会增加老年人不良事件发生的风险，但多重用药本身是老年人发生不良事件的主要原因。有研究显示，相比于接受至多 5 种药物的患者，接受 5～7 种药物的患者发生不良事件的风险约为其 2 倍，而接受 8 种或以上药物的患者发生不良事件的风险约为其 4 倍。

3. 药物相互作用

多药联合治疗会影响药效，可能导致疗效相加、协同或拮抗，不良的药物间相互作用增加药物不良事件的发生率。多重用药的老年人易发生药物相互作用。一项前瞻性队列研究中，服用 5 种及以上药物的老年住院患者潜在的药物间相互作用发生率达 80%。具体来说，若服用 5～9 种药物时，药物相互作用发生率约 50%，若服用超过 20 种时，发生率增至 100%。因此，应关注老年人多药联合治疗时药物相互作用带来的严重不良反应，包括：消化道或颅内出血、低血糖昏迷、高血压危象、严重低血压、心律失常、呼吸肌麻痹、骨骼肌溶解、严重肝损害等。

4. 用药依从性下降

多科处方、多重用药、药品不易吞咽或吸入不便等造成用药方案复杂，会降低用药依从性。有研究报道，当患者服用 4 种或 4 种以上的药物时，患者的不依从率为 35%。用药依从性下降与潜在的疾病进展、治疗失败、住院和不良事件相关，而这些不良后果都有可能危及生命。

5. 衰弱

越来越多的研究表明多重用药与衰弱呈相关性。研究发现与衰弱相关的药物种类数量阈值为 6～6.5 种。一项对马来西亚 65 岁以上老年人进行的研究表明，48%的研究对象与多重用药相关，76%的研究对象处于衰弱状态。衰弱老年人较健康老年人更容易暴露于多重用药风险之中。药物数量可能与体质量减轻、营养不良等衰弱表现相关。

6. 认知障碍

谵妄和痴呆所导致的认知障碍与多重用药有关。研究表明，用药数量是老年谵妄的危险因素之一。在一项纳入 294 名老年人的前瞻性队列研究中，在服用 5 种或更少药物的患者中 22%被发现有认知障碍，而服用 6～9 种药物和服用 10 种及以上药物的患者中被发现有认知障碍的分别为 33% 和 54%。

7. 跌倒

老年人的用药数量与增加跌倒风险相关。某些药物的使用如降糖、抗心律失常药物等会增加老年人的跌倒风险，服药大于等于 3 种的患者跌倒的发生率更高。一项研究发现，中枢神经系统活性药物是老年人跌倒的独立危险因素，相关药物包括长效苯二氮䓬类药物、5-羟色胺-去甲肾上腺再摄取抑制剂、低效抗精神病药等。因此，为减少老年跌倒事件的发生，需谨慎使用多重药物尤其是精神活性药物。

8. 营养不良

多重用药会影响患者的营养状况。一项前瞻性队列研究发现，50%的患者服用 10 种及以上的药物被发现患有营养不良或具有营养不良的风险。调查研究表明，多重用药会减少纤维、脂溶性维生素、维生素 B 族和矿物质的摄入，相反会增加胆固醇、葡萄糖和钠的摄入。

五、多重用药的管理

老年人用药方案制定的过程较为复杂，包括确定需用某种药物、选择最佳药物、确定最适合患者生理状态的剂量和给药计划、监测药物的有效性和安全性，以及对患者进行针对预期的不良反应及依从性的用药教育。老年人多重用药风险管理原则是医生、药师、患者及其家属均应提高安全用药的认识。最大限度地减少多药联合治疗给患者带来的药源性损害。

（一）老年人用药原则

1. 用药前充分权衡利弊

药物的使用着重于安全性和有效性，但临床上往往只重视疗效而忽略其可能造成的损害。由于老年人不良反应发生率高、病死率高和危害性大，所以在用药前充分评估其收益/风险，以便减少不良反应发生率。权衡药物利弊是药物治疗中的关键决策。建议在给老年人用药时，必须权衡利弊，遵循收益原则，以确保所使用的药物对患者有益。启动药物治疗原则包括：明确药物使用适应证；用药的风险/收益>1；选择疗效确切而不良反应小的药物；明确诊断前应尽量避免用药，可考虑非药物治疗；避免使用一种药物去治疗另一种药物引起的不良反应，引起"处方瀑布"。

2. 避免多重用药

多重用药可导致一系列后果，如随着年龄增长，代谢状况发生变化且药物清除率降低，故老年人发生药物不良反应的风险更高；增加所用药物数量会使该风险更加复杂。尽量选用 5 种以内的治疗药物，当超过 5 种时，应当考虑是否均是必须的。对于药物治疗无效的疾病，尽量避免选择药物治疗；凡是药物治疗效果不确切的，可考虑停药，避免滥用中药滋补药及抗衰老药物；尽量选择"一箭双雕"的药物；能用非药物疗法治疗的疾病，尽量选非药物治疗，如改善生活方式或增强锻炼等。

3. 制定个体化给药剂量

老年人不良反应的 80% 是药动学方面的原因所致，并且具有剂量依赖性。同时，老年人药效的个体差异性大，尤其是高龄老年人。因此，一般建议老年人采取小剂量给药原则，用药过程中可根据疗效及耐受性逐渐调整剂量。小剂量能减少不良反应的发生，是老年人药物治疗的重要策略。例如老年人服用大剂量新型非典型抗精神病药物（如奥氮平、利培酮和喹硫平）发生帕金森综合征的可能性超过低剂量患者的 2 倍。药物的剂量应当考虑的因素包括：①患者的年龄与健康状况；②体重；③治疗指数；④蛋白结合率；⑤肝肾功能。

剂量调整的过程中应当注意，对于需要使用首次负荷量的药物（如胺碘酮），为确保药物迅速起效，老年人首次可使用成人剂量的下限，小剂量主要体现在维持剂量上。

老年人使用某些中药应当酌情减量。如熟地、阿胶等质厚滋腻，易滞胃脾；甘草、大枣甘味过重，使人气壅中满。有些常用的中药或中成药中含有有毒的物质，老年人也不宜久服和多服。如六神丸、牛黄解毒丸（片）处方中有雄黄，雄黄中有硫化砷。还有些中药的作用与用量相关，如常规剂量白术能益气健脾，大剂量白术泻下通便。中药的用量应根据不同的情况选择适宜的剂量。

4. 及时停药

医生通常不愿意停用药物，尤其是在该药不是由他们启动治疗且患者似乎耐受该药治疗时。老年人慢性病需要药物长期控制，随着年龄的增长、生理特点的变化及疾病的进展，原有药物可能不再适合当前的状态，需要停药调整，避免严重不良反应的发生。此外，一些对症治疗药物在症状消失或作用不明显时应该停用，没有必要长期使用，防止增加不良反应风险。以下是老年人几种常见的需停药的情况：①出现新的症状，考虑为药物不良反应时可停药；②疗程结束后停药；③对症治疗药物应及时停药。

大多数药物合理的停药方法为逐渐减量至停用，以最小化撤药反应及监测患者症状，这些药物包括 β 受体阻滞剂、阿片类、加巴喷丁和抗抑郁药。

5. 药物处方精简

处方精简是一种管理多重用药的措施，是指临床医生或药师结合患者治疗目标、当前身体状况以及个人意愿，减少或调整可能存在的使用不当的治疗药物。处方精简应遵循以患者为中心、患者充分知情同意、临床医生密切监测疗效、医患共同决策的原则。目的是优化药物治疗方案，提高患者的治疗满意度和生活质量，减少多余的医疗开支，因而对避免潜在不适宜用药和促进合理用药有着重要的价值。

6. 中成药和西药联用

医生应根据治疗目的，针对某一种疾病或疾病的某一阶段，联合应用中西药发挥中西药增效减毒、扩大作用范围、减轻不良反应、减少药物剂量，缩短疗程等优势。如肿瘤患者接受西药化疗后，往往邪去正衰，可通过中医辨证，治以滋阴润燥、益气养血或滋补肝肾，如化疗后用十全大补汤等，增强机体免疫。

中西药联用不当，可产生拮抗或改变药物的某些性质，从而降低药效，或增加毒副反应，甚至引起药源性疾病。中西药不适当联用可能造成有效成分被破坏，如黄连、黄柏等清热解毒药能杀灭乳酸杆菌，与乳酶生同服可导致后者作用降低或失效；某些中成药的配方中，有的含有西药成分，如稍不注意或随意合用，很容易造成药物剂量超量和药物不良反应。如消渴丸中含有格列本脲，与其他磺脲类降糖药物联合使用时，可增加发生低血糖的风险。

（二）多重用药的筛查

（1）多重用药的核查最好由药师来完成。

（2）首先在医师问诊前药师询问患者用药史，列出用药清单（最好记录通用名），详细记录用法用量及起止时间。

（3）告知患者就诊时将正在服用药品药盒（包括处方药、非处方药、中药及保健品）带来，方便医师或药师详细记录。

（三）药物重整

药物重整是比较患者目前正在应用的所有用药方案与药物医嘱是否一致的过程。其目的是避免药物治疗偏差，如漏服药物、重复用药、剂量错误和药物相互作用，以预防医疗过程中的药物不良事件，保证患者用药安全。药物重整的主要流程包括：收集用药清单；整理医嘱用药，发现不适当用药，与团队成员讨论并调整治疗药物，形成新的用药清单；新的用药清单交予患者，告知患者在转诊过程中携带。

（四）老年人不适当用药评价标准

1. Beers 标准

Beers 标准是引用最广泛的不适当药物处方评估标准。该标准列出了可能不适合用于老年患者的药物。这些药物归为 5 类：可能不适合用于大多数老年人的药物；存在某些病况的老年人通常应该避免使用的药物；需慎用的药物；存在相互作用的药物；根据肾功能调整的药物。Beers 标准的一个明显局限性是其适用于美国的临床治疗，因为该标准关注的是美国上市的药物。

2. STOPP 标准

老年人处方筛选工具（STOPP）标准，于 2008 年引入，并在 2015 年进行了更新。STOPP 和 Beers 标准在几个方面重叠，但是 Beers 标准包含一些不常用的药物；STOPP 则增加考虑药物相互作用和同类药物的重复。STOPP 标准比 Beers 标准能发现更多的潜在不适当用药，与不良反应的发生联系更紧密。在两项研究中，STOPP 发现因药物相关不良事件而需要住院治疗的老年人比例高于 2003 年的 Beers 标准。

3. FORTA 清单

FORTA（fit for the aged）清单根据个体患者的用药指征，将药物分为 4 类：明确有益；已证实有益但有效性有限或存在一定安全性问题；有效性或安全性存疑，考虑替代药物；以及明确避免并需要寻求替代药物。该工具由德国开发，并建立老年病学家小组进行一致性验证，但其对临床结果的影响研究正在进行中。

（五）用药监测

用药监测是发现、评估及预防不良反应或其他与药物相关问题的科学研究和活动，贯穿患者整个用药过程。定期对患者的治疗药物进行审核评估，包括有效性和安全性以及继续服用药物的必要性。

有效性方面，药物的有效性取决于评估患者对治疗每个适应证的预期目标的反应，评估药物有效性前必须明确治疗目标。对患者药物治疗无效时，应考虑 2 个常见原因，即所用药物是否对症、剂量是否合适。

安全性方面，药物的安全性取决于药品已知的药理作用对患者产生的有害或意外的不良反应。对于新发症状应当先排除药物因素，考虑是否是由患者正在服用的药物引起，特别应当注意鉴别某些不良反应的根源是老年综合征和衰弱还是药物，是否与服药的剂量相关。一般情况下，与剂量相关的问题可以通过降低药物剂量或服药频率解决，而与所用药物剂量无关的反应可通过更换药品解决。对于新处方的危险系数较高的药物，应告知患者可能出现的一些"红旗症状"，即严重不良反应，若出现应及时就医。

（六）合理用药宣教

合理用药宣教有助于提高患者用药依从性，及时发现药物不良反应。宣教途径有多种形式，如药物咨询门诊、手机 APP、合理用药宣传讲座、网上及电话咨询等形式。旨在宣传正确的用药方式、简化治疗方案的意义、鼓励老年人按时随诊、正确处理药物引发的不良反应等。同时，教育老年人及其家属避免随意自我治疗。不宜凭自己经验随便联合用药，尤其是滋补类中草药、非处方药和各类保健品。不轻信民间"偏方""秘方"等。以最大限度地减少药物不良反应和药源性疾病，提高老年人的生活质量。

（郭晓龙　徐凤芹）

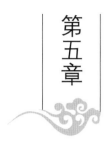

第五章

老 年 心 理

第一节 概 述

随着社会经济发展水平的提高，医学的进步，人类平均预期寿命不断提升。新中国成立之初，人口平均寿命小于 40 岁。截至 2021 年，根据第七次人口普查数据，我国人口平均寿命已超过 70 岁。人口老龄化带来一定新情况、新问题，老年人身心健康引发的各种问题也日益突出。

每年 10 月 10 日被 WHO 定为世界精神卫生日，意在提升公众对身心健康的重视。20 世纪以来，国外学者在心理健康领域研究成果丰富，但我国的心理学界对老年心理研究仍处于发展阶段。近 40 年来，我国对老年心理问题关注度持续上升，越来越多的人意识到不良的生活方式及行为、消极情绪以及社会环境等都在影响身心健康。

老年人的健康问题正逐步成为全球热点问题，我国高度重视老龄工作，将关爱老年人的生存状况和身心健康列为一项民生工程。关注老年人的心理健康和精神需求，了解老年人心理特点，掌握老年心理发展规律，普及老年心理学知识，使老年人更好地适应环境变化，提高老年人健康水平，成为当下亟待解决的重要课题。

（李 婧 辛 莉）

第二节 老年心理障碍

一、病因与发病机制

（一）西医病因

随着年龄的增长，生活环境、生活经历、经济条件等变化，老年人生理机能和社会角色逐步发生变化，这种变化往往是退行性的。在适应退行性变化的过程中，老年人的心理状态也随之发生变化。生理的变化，特别是大脑的萎缩会导致老年人认知能力下降和个性改变，逐步导致心理健康偏离常态，引发老年期心理障碍。常见老年期心理障碍包括老年期抑郁、老年焦虑症、老年认知功能障碍等。

1. 生理因素

（1）感官老化：感官老化会使老年人对外界和体内刺激接收和反应力大大减弱，具体主要表现为：①对生活的兴趣和欲望降低；②反应迟钝，感觉不敏锐；③社交活动减少，常感到孤独和寂寞。

（2）慢病影响：随着年龄增长，老年人多系统生理功能衰退，对环境的适应能力和对疾病的抵抗能力下降，易罹患各种疾病。据统计，65 岁以上老年人患病率为 25%，老年人患病会给其生活带来极大不便，进而导致心理健康问题的产生。

2. 社会因素

（1）社会角色转变：工作习惯、生活规律、周围环境、人际交往、社会地位、工资福利、权力范围等，随着年龄增长发生变化，导致老年人产生较为强烈的不适感，进而引发多种心理症状。家庭状况的改变，如家庭结构、家庭经济状况、家庭成员间的人际关系等，对老年心理状态影响极大。特别是离婚、丧偶和再婚是老年人遇到的主要婚姻问题。有研究表明，老年丧偶者在配偶去世后 6 个月内的死亡率比平均死亡率高 40%。

（2）社会环境转变：社会风气、社会福利改变，也对老年人的心理状态产生一定程度影响。营造有利于老年人身体健康、生活愉快的"尊老、敬老、爱老、孝老"的老年友好型社会是全社会的共同责任，更是衡量社会文明和发达程度的重要标志。国家和社会通过向老年人提供具有优惠性质的生活、医疗、保健、娱乐、教育等服务，实现老有所养、老有所医、老有所为、老有所学、老有所乐的目标。

3. 心理因素

不良心态会影响老年人的心理健康，主要表现有：①失落自卑心理；②孤独寂寞心理；③抑郁悲伤心理；④焦虑恐惧心理；⑤嫉妒、不平、委屈心理。

（二）中医病因病机

中医认为"怒伤肝，喜伤心，思伤脾，忧伤肺，恐伤肾"，情绪或心理情况对身体功能产生影响，也就是"心""身"彼此作用，两者是相互影响、相互作用的，具体表现为：

1. 情志致病

中医认为情志异常皆由七情太过或不及而发疾病。如过喜，常使人心气散；过怒，常出现肝阳上亢；过忧，常发生肺气耗散；过虑，常可见脾运无力；过恐，常致肾气不固。

但归根到底，首要在心。《素问·灵兰秘典论》认为：心因为藏神而位居五脏六腑之首，具有统帅的地位，主宰人的生命活动。《灵枢·邪客》曰："心者，五脏六腑之大主也"，认为只有在心神统领下，才能形成完整协调的藏象体系，维持机体内在统一。因此，情志病归结于心所致。

2. 气机失调

生理状态下，脏腑之气的升降出入，既表现出不同运动特性，又保持着整体协调平衡。气的升降出入失调，会引起各脏腑组织的功能异常，导致各种疾病的发生，包括情志异常。

3. 外因致病

《素问·阴阳应象大论》曰："春在志为怒，夏在志为喜，长夏在志为思，秋在志为忧，冬在志为恐。"春季阴消阳长，易致阳气升发太过，肝气亢急而怒；秋天阳消阴长，肃杀之气易使肺气耗伤，意志消沉、面多忧悲。自然界四时阴阳消长的不同变化，影响人体内脏气血，出现不同的情绪变化。人若不能适应四时气候的自然变化，便会产生疾病，或可出现情志异常。

二、诊断与评估

（一）心理健康诊断

WHO 提出心理健康的 10 项标准：①充分的安全感；②有自知之明，对自己的能力作出恰如其分的评价；③生活目标切合实际；④与周围环境保持良好接触；⑤保持自己人格的完整与和谐；⑥具有一定的学习能力；⑦能适度地表达和控制自己的情绪；⑧保持良好的人际关系；⑨有限度地发挥自己才能与兴趣爱好；⑩在允许范围内，个人的基本需求应得到一定程度的满足。

WHO 对 14 个国家前往综合医疗机构就诊的患者其心理健康情况进行过一次大规模的调查，发现心理障碍的患病率相当高，平均约为 24.2%（中国上海为 9.7%），即每 4 个人中就有一人符合心理障碍的诊断标准，其中抑郁症最多见。老年期身体机能的衰退、疾病的增多是常见的现象，这些可能给老年人带来更多的心理困扰。同样，孤独、失落等心理因素也可能成为身体疾病的重要诱因。所以对于老年人来说，身心平衡才是真正的健康。

我国老年心理学家许淑莲和吴振云等，提出了老年人心理健康的 5 条标准（许淑莲，1987）：

（1）性格健全、开朗乐观。

（2）情绪稳定，善于调适。

（3）社会适应良好，能应对应激事件。

（4）有一定交往能力，人际关系和谐。

（5）认知功能基本正常。

（二）心理健康评估

国内尚缺乏适合国情、有针对性的老年心理健康测量工具和参照标准。一般推荐采用中国科学院心理研究老年心理研究中心制定的简易量表——《老年心理健康量表》（表 5-2-1）。

表 5-2-1　老年人心理健康量表

个人基本情况：

性别：　　　　1. 男　　　2. 女

婚姻状况：　　1. 已婚　　2. 未婚　　3. 离异　　4. 丧偶

	题目	回答
1	我往往会为一点小事而情绪波动。	是/否
2	我喜欢将心事压在心里，不表现出来，但又忘不了。	是/否
3	我是一个快乐的人。	是/否

	题目	回答
4	我常为一些事担心、忧虑。	是/否
5	当我遇到熟人时，常常记得起对方的名字。	是/否
6	我的记忆力大不如以前了。	是/否
7	在困难环境中，我通常无法保持乐观情绪。	是/否
8	我喜欢结交朋友。	是/否
9	我的情绪容易变化、波动。	是/否
10	大家认为我是一个愿意帮助别人的热心人。	是/否
11	我通常不在意别人对我的态度。	是/否
12	别人觉得我常常有点糊涂。	是/否
13	无论事情有多么糟，我总是努力往好处想。	是/否
14	我常常感到自己不如别人。	是/否
15	我时常感到悲观、失望。	是/否
16	我有能力对付各种困难。	是/否
17	我常为一些小事发脾气。	是/否
18	我不能很快适应新环境。	是/否
19	我做事时通常不受情绪干扰。	是/否
20	如果我遇到困难或麻烦，就会立即求助于人，或找人诉说。	是/否
21	我不能尽快忘掉不愉快的事。	是/否
22	我能经受得住挫折和打击，很快振作起来。	是/否
23	我乐于参加各种集体活动。	是/否
24	我很少紧张、焦虑。	是/否
25	当生活中遇到重要问题时，我能较好地解决。	是/否
26	与一般人相比，我的朋友是少了些。	是/否
27	我现在学习新东西的能力和从前差不多。	是/否
28	我不能从容应对各种事情。	是/否
29	别人认为我很合群。	是/否
30	生活是复杂多变的，我不知如何去对付。	是/否
31	我与别人交往，很难敞开心怀。	是/否
32	我的脑子和以前一样好使。	是/否
33	我现在常常提笔忘字。	是/否
34	我很难与别人保持亲密的关系。	是/否
35	我像过去一样，能很好地思考问题。	是/否
36	一旦出现紧急情况，我不知怎么办好。	是/否
37	我能根据实际情况来解决问题。	是/否
38	我越来越感到力不从心。	是/否
39	我感到生活中充满乐趣。	是/否
40	在需要当机立断时，我总是紧张激动，不能冷静处理。	是/否
41	我与人交往自如，很容易"自来熟"。	是/否

续表

	题目	回答
42	在与人交往中，我常常体验到温暖和真诚。	是/否
43	我常常感到精神压力很大。	是/否
44	遇到紧急情况时，我不能保持镇静。	是/否
45	当我受到较大精神刺激时，不能很快平静下来。	是/否
46	我喜欢主动与人聊天。	是/否
47	当苦恼时，我喜欢一个人独处，不愿找人诉说。	是/否
48	我不在乎别人对我有什么看法。	是/否
49	对日常生活中的问题，我能较好地解决（如：采购、打电话等）。	是/否
50	当我发现自己快要发火了，就竭力使自己平静下来。	是/否

量表介绍

本量表是《老年人心理健康量表》，由吴振云等多位老师编制，适用于测量城市老年人心理健康状况，是理想的城市老年人心理健康问卷，具有良好的信效度，内部一致性系数为 0.87。

其中包括认知、情绪、适应、性格和人际 5 个维度分量表，含 50 个项目，总共得分为 50 分，得分越高，表明心理健康状况越好。反之，得到的总分越低，表明心理健康状况出现问题，且问题越严重。

计分方式

共计 50 道题，选择"是"，得 1 分；选择"否"，不得分，0 分。

正向计分的题目有 25 题，反向计分也有 25 题。

正向题目：3、5、8、10、11、13、16、19、20、22、23、24、25、27、29、32、35、37、39、41、42、46、48、49、50；

反向题目：1、2、4、6、7、9、12、14、15、17、18、21、26、28、30、31、33、34、36、38、40、43、44、45、47。

按维度划分所占题目：

①认知维度：5、6、12、27、32、33、35，总共 7 项；

②情绪维度：1、4、9、17、19、24、39、43、50，总共 9 项；

③适应维度：7、16、18、22、25、28、30、36、37、38、40、44、45、49，总共 14 项；

④性格维度：2、3、11、13、14、15、21、48，总共 8 项；

⑤人际维度：8、10、20、23、26、29、31、34、41、42、46、47 总共 12 项。

三、治　疗

心理健康问题是个体由于生理、心理或社会因素引发的，在特定情境、时段由某种或某些刺激而引起的心理异常现象。一般分为心理障碍和心理失调。心理失调是普遍存在的，可通过自我、他人或心理咨询师的疏导加以调适。而心理障碍则较为严重，需要通过专业的精神科医生治疗。

（一）西医治疗

老年人可能出现的心理障碍主要有：强迫症、焦虑症、恐惧症、疑病症、抑郁症。这些症状发生时常诱发生理和心理并发症。心理障碍的治疗不同于心理偏差，需要心理专科医疗机构介入。

（二）中医治疗

1. 中药治疗

（1）心神不宁证

临床表现：惊悸、失眠、健忘、多梦、烦躁惊狂等。惊狂善怒，烦躁不安者，多为实证。心悸健忘，虚烦失眠者，多属虚证。

治法：宁心定志，养心安神。

常用药物：朱砂、磁石、生龙齿、生牡蛎、生铁落、琥珀、珍珠母、紫石英、远志、酸枣仁、柏子仁、夜交藤、合欢皮、秫米、小麦、五味子、桑椹子、龙眼肉、制首乌、当归、川芎、熟地黄、白芍、人参、黄芪、茯神、山茱萸等。

中成药可选用天王补心丹，1 次 6g，1 日 2 次，饭后半小时服用。也可选用归脾丸，每次 10g，1 日 2 次，饭后半小时服用。

（2）火扰心神证

临床表现：多见癫狂、谵语、躁扰不宁、狂动多怒、行为暴戾、焦躁不寐等。

治法：清心泻火，镇静安神。

常用药物：大黄、龙胆草、栀子、豆豉、黄芩、黄连、胡黄连、夏枯草、生地黄、木通、泽泻、莲子心、玄参、麦门冬、淡竹叶、石膏、知母等。

中成药可选用当归龙荟片，1 次 4 片，1 日 2 次，饭后半小时服用。

（3）瘀血阻滞证

临床表现：胸闷、胸痛，心悸、心慌，口唇、舌紫暗等。

治法：活血化瘀，开窍通脉。

常用药物：红花、桃仁、虻虫、水蛭、地鳖虫、三棱、莪术、大黄、地龙干、血竭、斑蝥、丹参、当归、牡丹皮、赤芍、川芎、生地黄、郁金、三七、益母草、泽兰、牛膝、延胡索、乳香、没药等。

中成药可选用复方丹参滴丸，1 次 10 粒，1 日 3 次，舌下含服。也可选用血塞通软胶囊，1 次 2 粒，1 日 2 次。

（4）痰凝清窍证

临床表现：头重如裹，心胆虚怯，多梦易醒，头重目眩，厌食纳呆，泛恶，嗳气吞酸，口苦口黏等。

治法：降浊化痰，芳香开窍。

常用药物：胆南星、郁金、半夏、石菖蒲、白芥子、天竺黄、皂荚、葶苈子、麝香、冰片、浙贝母、瓜蒌、苏合香、竹茹、陈皮、青皮、石菖蒲、牛黄、藿香、佩兰、苍术、厚朴、砂仁、白豆蔻、瓜蒂、大黄、巴豆、茯苓、猪苓、泽泻、灯心草、滑石等。

中成药可选用藿香正气软胶囊，1次4粒，1日2次，饭后半小时服用。或选用礞石滚痰丸，1次6g，1日2次，饭后半小时服用。

（5）髓海空虚证

临床表现：痴呆、健忘、意识混乱、感觉退化、智力下降、眩晕、麻木、悸动、怔忡、头痛等。

治法：填补髓海，通利脉络。

常用药物：人参、黄芪、菊花、商陆花、柴胡、玉竹、地黄、远志、菖蒲、升麻、葛根、人参、灵芝、茯苓、茯神、黄芪、辛夷、葱白、刺五加、五味子、丹参、白芷、柏子仁、鹿茸、薄荷、蝉蜕、黄精、何首乌、枸杞子、蔓荆子、细辛、麦门冬、仙茅、淫羊藿、桂枝等。

中成药可选用河车大造丸，1次10g，1日2次，饭后半小时服用。

（6）气滞郁结证

临床表现：情绪抑郁、善悲欲哭、失眠多梦、胸闷烦躁、心悸易惊等。

治法：疏肝理气，解郁安神。

常用药物：绿萼梅、薄荷、苏叶、柴胡、郁金、佛手、旋覆花、乌药、金铃子、延胡索、枳壳、香附、青皮等。

中成药可选用逍遥丸或越鞠保和丸，1次6g，一日1～2次，饭后半小时服用。

（7）肝肾阴虚证

临床表现：眩晕、耳聋、耳鸣、头痛、面色潮红等。

治法：育阴潜阳，滋养肝肾。

常用药物：芍药、鸡子黄、龙齿、牡蛎、蒺藜、菊花、桑叶、天麻、阿胶、磁石、赭石、羚羊角、钩藤、石决明、生地黄等。

中成药可选用知柏地黄丸或六味地黄丸，1次6g，1日2次，饭后半小时服用。

2. 非药物疗法

在中医基础理论指导下，运用穴位调理、针灸技术、气功疗法、音乐疗法等多种适宜技术对老年人进行调理，保持身心平衡，达到形神合一的状态。

（1）功法调理：气功疗法包括吐纳、导引、静坐等，是调身、调息、调心使身心融为一体的身心锻炼技能。推荐适合老年人常用的中医功法有八段锦、太极拳、六字诀等，每周三次，每次运动10～30分钟为宜。

（2）针灸疗法

①体针疗法。取百会穴、通里、印堂、神门、三阴交等穴位为治疗情志病之要方。采用虚补实泻的手法，每日或隔日1次留针20分钟，7天为一疗程。

②耳针疗法。可取皮质下、心、肾、肝、内分泌、交感、枕、神门等耳穴。每次选用3～5穴，毫针浅刺、轻刺激，留针30分钟。也可用王不留行籽贴压，每日用手按压不得少于7次，隔日更换1次。

（3）情志疗法

1）顺情从欲

顺承满足老年患者的心愿、意愿，是主要的精神情志疗法。《黄帝内经》指出："数问其情，以从其意。"顺承老人心理需求，肯定老年人价值，通过协助老人抒发情绪，使其能够客观多角度重新评估自己，重拾生活信心，进而治愈疾病。

2）移情易性

①情志相胜。又称以情胜情法、活套疗法、五志相胜疗法、情志克制疗法、情态相胜疗法等。包括怒胜思疗法、思胜恐疗法、恐胜喜疗法、喜胜忧疗法、忧胜怒疗法等。

②言语开导。《灵枢·师传》："告之以其败，语之以其善，导之以其所便，开之以其所苦"，这是最早提出的以语言开导来消除患者心理问题，解除患者心身病痛的方法。用语言对患者心中郁结之事进行开导，解除患者的疑虑，缓解情绪有助于患者身心健康发展。

（4）音乐疗法：近年，"音乐疗法"在很多领域中都能发挥巨大的作用，甚至超越了一些传统的技术。音乐治疗师根据患者身体特征及需求的不同，选用个体或团体音乐治疗、音乐体验的形式，也可选用接受式、再创造式或即兴演奏式。

中医认为五行、五音与情志息息相关。《黄帝内经》最早提出"五音疗疾"理论。音乐可舒畅经络、流通气血、舒体怡心。推荐常用中医五行音乐疗法曲目如下：①养肝音乐，如《胡笳十八拍》《大胡笳》；②养心音乐，如《紫竹调》；③养脾音乐，如《十面埋伏》；④养肺音乐，如《阳春白雪》；⑤养肾音乐，如《梅花三弄》。

（5）推拿按摩

取穴：头部选取百会、印堂、神庭等穴；腹部选中脘、气海、关元、天枢等穴；腰部选心俞、肝俞、脾俞、胃俞、肾俞等穴；四肢选内关、神门、足三里、丰隆、三阴交等。

按摩方法：根据不同人体部位，可采用一指禅推法、揉法、抹法、按法、扫散法、拿法、摩法、擦法。

（6）药膳食疗

1）枣麦粥

组成：酸枣仁 30g、炒麦芽 30～60g、粳米 100g、大枣 6 枚。

功效：养心安神。缓解情志因素所出现的焦躁不安、神志不宁、精神恍惚、多呵欠、喜悲伤欲哭及心悸、失眠、自汗等症状。

2）百合粥

组成：百合 30g、粳米 50g、冰糖适量。

功效：养阴润肺，宁心安神。改善精神不振、心神不宁，亦可用于中老年人的滋养保健。

四、预后调摄

为更好地保持老年人心理健康，防止或减少心理疾病的发生与复发，在平时生活中可注意以下几点。

（1）保持充足睡眠。长期失眠可能会导致或加重心理问题症状，如有失眠的困扰，要设法解决。

（2）增加户外活动。老年人每天应有 2 小时在室外活动，坚持体育锻炼。适当的体能锻炼不仅能增进身体健康，而且有助于缓解心理紧张。

（3）进行心理预警。适当调整其生活和工作环境，以避免或减少其精神刺激，如回避遭遇创伤的地方；对引发创伤联想的人或事敬而远之；对于不可抗拒的刺激，要提高心理承受能力。

（4）老有所为所乐。日常生活中安排一些老年人适宜的娱乐项目，鼓励老年人养花、养鱼、书写、绘画，也可以定时收听广播，还可以适当从事体力劳动。陶冶性情，调节神经系统，延缓衰老。

（5）树立生活目标。不断增强生活新目标、新动机，保持心情舒畅，满怀信心生活。

（6）重建人际关系。结识新朋友，常言道，同龄相嬉，乐而忘老。

（7）忌依赖性服药。老年人应避免长期服用抗焦虑抑郁药、安眠药、去痛片等。

（李　婧　辛　莉）

第三节　老年期抑郁症

老年期抑郁症（depression in the elderly）是指首次发作年龄≥60岁，以持久的抑郁心境为主要临床表现的一种精神障碍性疾病，伴发有自主神经功能紊乱和认知功能障碍等。老年期抑郁症是一种常见的心境障碍，可由各种原因引起，且心境低落与其处境并不相称。临床表现可以从闷闷不乐到悲痛欲绝，甚至发生木僵；部分病例有明显的焦虑和运动性激越；严重者可出现幻觉、妄想等精神病性症状。多数病例有反复发作的倾向，每次发作大多数可以缓解，部分可有残留症状或转为慢性。

老年期抑郁症属于常见病、多发病，中医学虽无"抑郁症"的病名，但《内经》有关于五气之郁的论述："木郁达之，火郁发之，土郁夺之，金郁泄之，水郁折之。"根据抑郁症的主要表现可归属于"百合病""郁证""梅核气""脏躁""癫症"等病证范畴。

一、流行病学

老年期抑郁症在年龄60岁及以上的老年人群中是一种较常见的精神障碍，在伴发躯体疾病者中患病率可能更高，不仅损害老年患者的生活质量和社会功能，而且增加照料者的负担。老年人群中合并各种脑器质性疾病和躯体疾病的抑郁发作更为常见。

1990年世界卫生组织对我国疾病负担的调查分析报告显示，精神障碍所致的疾病负担在我国所有疾病负担的排名中名列首位，占约20%，其中抑郁症在精神障碍中居第一。据世界卫生组织披露的数据显示，全球有超过3.5亿人罹患抑郁症，最近10年来抑郁症患者增速约为18%。国内抑郁症也非常普遍，从青少年到老年各个年龄阶段都比较常见。2019年我国精神疾病流行病学调查显示，我国抑郁症终身患病率高达6.9%，不容乐观的是这个数字仍然在上升中。

最新全国精神疾病流行病学调查结果显示，在7大类精神疾病（心境障碍、焦虑障碍、物质使用障碍、进食障碍、间歇爆发性障碍、精神分裂症及其他精神病性障碍、老年痴呆）中，精神疾病12月患病率为9.3%，终身患病率16.6%（均不含老年期痴呆）。其中最常见的精神疾病为焦虑障碍，12月患病率为5.0%，其终身患病率为7.6%；在心境障碍中，最常见的是抑郁症，12 月患病率为 2.1%，双相障碍的 12 月患病率为 0.5%。抑郁症患者多发生在婚姻不稳定、文化教育水平低、经济水平低、有家庭暴力和无职业的人群中，且大多数抑郁症患者对抑郁症相关知识的了解匮乏，未经治疗者众多。

二、发病机制与病理生理特点

（一）发病机制

老年期抑郁症的发病机制尚不明确。遗传、心理性格、神经生理、社会环境以及生活事件等因素都与抑郁症的发生有相关性。研究表明老年期抑郁症与机体老化、脑细胞退行性改变、躯体疾病和反复精神挫折的相关性更紧密。

1. 神经生化假说

一般认为随着年龄增长，与情感反应有关的大脑区域杏仁核、下丘脑、中脑边缘多巴胺通路、颞叶、额叶的眶部和背外侧部等出现病变。中枢神经系统神经递质发生变化，如 5-羟色胺（5-HT）、去甲肾上腺素（NE）、多巴胺（DA）等功能失调可导致老年抑郁症的发病。5-HT 含量减少与抑郁症的发病密切相关，其含量耗竭可使抑郁恶化。NE 系统的活动性与年龄增长呈负相关。脑组织中的 DA 含量降低与机体老化相关，研究显示 DA 功能降低是老年人易患抑郁症的原因之一。胆碱能系统与记忆障碍、情感障碍、应激状态密切相关，可参与情感调节。研究显示胆碱系统功能增强可导致抑郁发作和认知障碍，因此有人提出胆碱能-肾上腺素能平衡学说，心境障碍是由脑内调节情感的胆碱能和肾上腺素能神经活动出现相对不平衡所引起的，抑郁症是情感中枢胆碱能活动占优势，躁狂则是肾上腺素能占优势。神经受体功能异常也与抑郁症的发生有相关性。另外从关于抗抑郁药作用的研究中发现 β-受体功能的下调可能是抗抑郁药共同的主要作用机制。

与情感障碍相关的神经递质众多，其发病机制复杂，还有待进一步深入研究。

2. 神经内分泌假说

抑郁症患者存在着神经内分泌功能失调，主要是下丘脑-垂体-肾上腺皮质轴和下丘脑-垂体-甲状腺轴功能失调，表现为血浆皮质激素和 17-羟皮质类固醇含量增高，同时昼夜周期波动规律紊乱。尤其是促肾上腺皮质激素系统容易受睡眠-觉醒节律、饮食、疾病、应激等非特异性因素影响，老年人机体老化适应性差更容易引起异常。甲状腺轴调节功能异常与抑郁症的发生也可能存在着某种联系。

近年来研究发现促皮质素释放激素（corticotropin-releasing factor，CRF）与精神病尤其是抑郁症的发生相关，多数研究证实重性抑郁症患者 CRF 分泌过高。

3. 生物节律变化

伴随着年龄增长而发生的睡眠周期紊乱，昼夜节律同步障碍有可能成为老年抑郁症的病因之一。研究发现生物节律改变与临床症状变化相关，也可能是各种生化异常和社会环境因素等共同作用的结果。

4. 脑组织结构改变

老年期抑郁症的发生与脑的老化过程有关。头颅 CT 检查可以发现一些老年期抑郁症患者出现脑室扩大、脑密度降低。因此很多学者推测，老年期抑郁症的发病也许与某种老化改变有关，但没有达到像老年痴呆那样明显的病变程度。

5. 心理社会因素

进入老龄后，对躯体疾病及精神挫折的耐受能力日趋减退，而遭遇各种各样变故的机会却越来越多。配偶亡故、子女远离、地位改变、经济困窘、疾病缠身等，生活事件的致病作用在老年人群中更为显著和突出。老年人不但生理上出现退化，心理功能也会随之老化，一旦遭遇不幸变故，又缺乏家庭社会支持，心理活动很难维持平衡，有可能促发包括抑郁症在内的各种精神疾病。调查显示独身丧偶、文化程度低、兴趣爱好少、无独立经济收入以及社会交往少的老年人易患老年期抑郁症。

（二）中医病因病机

中医认为老年期抑郁症的发病原因主要是情志所伤、七情失养，导致阴阳失调、脏腑功能失衡。初起多以情志抑郁，肝失疏泄，肝气郁结为主；继而肝郁化火，肝胆火盛，郁火扰心；或气结血瘀，心脉不通，闭阻心窍；或可因思虑过多，忧思伤脾，脾失运化，湿热内蕴，痰浊内生为主要因素，多为实证；病久则由实转虚或虚实夹杂。病变脏腑以心、肝、脾、胃、肾为主，发生与心理因素密切相关。

（1）情志不遂，肝气郁结，易怒烦闷，致肝失条达，气机不畅，肝郁日久，气滞成瘀；或气郁化火，肝火上炎而成火郁；气津失布，火热煎熬津液，炼液成痰而为痰郁；郁火暗耗阴血，致心失所养，神无所藏，致心神不宁或肝血不足。

（2）思虑繁多，忧思伤脾，另忧愁思虑致肝气郁结，横逆克脾，均致脾失于运化，水湿内聚而为痰浊；思虑太过，伤气耗血，心脾两伤，气血生化乏源。

（3）七情不遂，年老体衰，肝肾阴精不足，又遇肝气郁结，气郁日久化火，灼伤阴津，复损肝肾之阴。

三、诊断与鉴别诊断

（一）诊断

1. 诊断要点

诊断时应考虑如下方面：①发病过程，诱发因素；②严重程度；③有无惊恐发作、强迫症状或社交恐惧症；④有无精神病性症状；⑤有无自杀观念或计划；⑥有无抑郁症发作史及用药情况；⑦有无轻度躁狂史；⑧有无抑郁症家族史及用药情况；⑨有无使用可引起抑郁症的药物；⑩有无酗酒或药物滥用史等。

2. 临床表现

老年期抑郁症认知损害较多，主诉躯体不适多，疑病观念强烈。

（1）心理症状：以显著的心境低落为主要特征，对平时感到愉快的事件活动丧失兴趣或愉快感，自理能力下降，社交退缩。抑郁心境长期存在，常无精打采、郁郁寡欢，兴趣下降、孤独感，自觉悲观和绝望。自信心下降或自卑，有时也表现为敌意和易激惹，极端焦虑恐惧，坐卧不安，甚至有自伤或自杀的想法或行为。

（2）躯体症状：本病具有情感症状向躯体症状转化的倾向。躯体不适者占全部患者总数的70%以上。疼痛综合征、头痛、关节痛、背痛、腹痛及全身各处疼痛。

①心血管系统：胸闷、心悸、胸痛等。②消化系统：厌食、恶心、食欲不振、胃胀腹胀、排便异常等。③泌尿系统：尿频、排尿不畅感。④呼吸系统：气短、胸闷、呼吸不适、咳嗽、咽部不适感等。⑤自主神经系统：头昏头晕、汗出面红、手颤、麻木、周身乏力、皮肤冷热不适感。

（3）睡眠周期紊乱：早醒，至少比平时提前 1 小时，醒后无法入睡，伴随抑郁症状加重，个别患者睡眠增加。

（4）精神运动性迟滞：常常处于缄默状态，兴趣索然，闷闷不乐，思维迟缓，对提问常不能立即回答，屡次问之才低声简短回答，思维贫乏。情感表现淡漠，对外界变化无动于衷。个别者可表现出与痴呆类似的各种不同类型的认知功能障碍，但是常有较好的定向力及生活自理能力，且无任何神经系统体征，经抗抑郁药物治疗可改善。

（5）精神病性症状：多伴妄想症状，常见疑病妄想及虚无妄想。一般以老年人的心理状态为前提，在情感障碍的基础上产生继发妄想。

（6）体征：临床对其各种躯体症状检查均未能查出相应的明显阳性体征，或阳性体征与躯体症状程度不相符。

3. 诊断标准

参照 CCMD-Ⅲ 抑郁发作的诊断标准。

（1）症状标准：以心境低落为主，并至少有下列 9 项中的 4 项：①兴趣丧失、无愉快感；②精神减退或疲乏感；③精神运动性迟滞或激越；④自我评价过低、自责，或有内疚感；⑤联想困难或自觉思考能力下降；⑥反复出现想死的念头或有自杀、自伤行为；⑦睡眠障碍、如失眠、早醒，或睡眠过多；⑧食欲降低或体重明显减轻；⑨性欲减退。

（2）严重标准：社会功能受损，给本人造成痛苦或不良后果。

（3）病程标准：

①符合症状标准和严重标准至少已持续 2 周。

②可存在某些分裂性，但不符合分裂症的诊断。若同时符合分裂症的症状标准，在分裂症状缓解后，满足抑郁发作标准至少 2 周。

（4）排除标准：排除器质性精神障碍，或精神活性物质和非成瘾性物质所致抑郁。

4. 辅助检查

常用的老年期抑郁症心理筛查工具有 Hamilton 抑郁症量表、Zung 抑郁自评量表（SDS）、老年抑郁量表（GDS）、综合医院焦虑抑郁量表（HADS）等。简明抑郁程度评价表（brief assessment schedule depression cards，BASDC）是一种新型老年期抑郁症住院患者的心理筛查工具。

头颅 CT 检查多数患者可见脑室扩大和脑密度降低。

（二）鉴别诊断

1. 焦虑症

主要具有三个方面表现：①情绪障碍：紧张、恐惧、激动、注意力缺乏；②躯体障碍：

可见心悸、呼吸困难、汗出、震颤、眩晕及胃肠道功能紊乱等；③社会行为障碍：表现为寻求安全的人物或地点；反之，厌恶离开安全的人物或地点。老年期抑郁症常常伴有焦虑症状，如果两者并存，一般的规律是抑郁症的诊断优于焦虑症。

2. 精神分裂症

紧张型精神分裂症患者虽然外表与抑郁性木僵类似，但表情淡漠，情感活动与内心体验以及周围环境不配合，常有违拗表现。

3. 脑器质性疾病所致精神障碍

脑血管病、帕金森病、脑肿瘤病人常伴抑郁情绪，某些大脑器质性痴呆如阿尔茨海默病、路易小体痴呆等，在疾病的早期也可出现抑郁症状，详细询问病史和体格检查包括神经系统检查、头颅CT检查异常可鉴别。

四、治　　疗

（一）西医治疗

1. 治疗目标和基本原则

老年期抑郁症的治疗目标是有效改善症状，减少自杀率，防止复燃复发，促进功能康复，提高生活质量。治疗的基本原则包括：

（1）准确识别并鉴别不典型症状，对焦虑、失眠、躯体症状等突出症状选择有针对性的治疗措施，坚持个体化治疗原则。

（2）充分考虑年龄增长对药物代谢动力学和药效学产生的影响，调整药物剂量，严密监测不良反应。

（3）老年患者常合并多种躯体疾病，有多种合并用药，治疗时尽可能减少非必需药物的使用，特别关注药物相互作用。

（4）老年患者治疗依从性差，具有较高治疗中断率以及高自杀风险，需加强有关疾病知识的宣教，提前做好风险防范。

（5）药物治疗与心理治疗并重，物理治疗、体育锻炼以及生活方式调整等均可作为治疗选择。

（6）巩固维持期治疗与急性期治疗同等重要，应注重复发预防和整体功能康复。

2. 治疗策略

（1）基础治疗：保障营养摄入和积极治疗基础躯体疾病，鼓励患者规律起居、参加娱乐活动、增加人际交往等，丰富生活内容。体育锻炼可以作为轻中度老年期抑郁症患者的一线治疗以缓解抑郁症状，锻炼身体与抗抑郁药合并可用于治疗难治性抑郁。建立和完善由专科医生、基层卫生保健人员、社会工作者及家庭成员共同参与的老年期抑郁症多学科团队协同照料模式，从临床症状缓解延伸到全面功能康复。

（2）药物治疗：药物在老年患者胃肠中吸收缓慢，易出现消化道不良反应；亲水化合物分布体积减小，亲脂性药物分布体积增加，调节机制下降；首过效应减弱；经肾脏排泄随年龄的增加而减少，药物代谢清除率下降，血药浓度蓄积可能性加大；药物敏感性改变以及身体内环境稳态受损，药物不良反应如抗胆碱能作用的影响更大；药物间相互作用突出等。

选择药物时建议遵循以下原则：尽量单一用药；起始剂量为成人推荐剂量的 1/2 或更少，在开始治疗 2 周内复诊了解药物耐受性；老年患者药物应答时间延长，起效时间 4～12 周，甚至 16 周，缓慢加量获得最大缓解率，确保足量足疗程；治疗过程中检查药物的依从性，整个治疗过程中严密监测药物不良反应；注意药物相互作用，特别是与躯体疾病治疗药物的相互作用；减停或换药应逐渐进行，避免如 5-HT 综合征等撤药反应；老年期抑郁症患者复发率较年轻患者高，急性期药物治疗后需要更长的巩固维持治疗，巩固维持治疗时间为 12 个月以上，多次复发的老年期抑郁症患者建议长期维持治疗。

抗抑郁药治疗是老年期抑郁症的主要治疗措施，老年患者接受抗抑郁药治疗可以减轻抑郁症状，缓解抑郁发作，总体疗效与年轻人相当。因老年人药物耐受性较差，建议个体化调整初始用药剂量。伴心血管疾病患者可以酌情选择安全性较高、药物相互作用较少的治疗药物如舍曲林等。伴有明显焦虑、疼痛等躯体症状的患者可以选择有相应治疗作用的抗抑郁药如文拉法辛、度洛西汀等，可考虑短期小剂量合并使用苯二氮䓬类药以及其他抗焦虑药。伴有明显睡眠障碍的患者也可选择具有镇静和睡眠改善作用的抗抑郁药，如米氮平、曲唑酮等。难治性抑郁和单纯抗抑郁药疗效不佳的患者可以考虑抗抑郁药之外的其他药物增效治疗，如第 2 代抗精神病药喹硫平、阿立哌唑等。中枢兴奋剂对部分迟滞、低动力状态老年抑郁障碍患者有效，但尚无有效性验证，临床使用需谨慎。关于锂盐的抗抑郁增效作用结论不一致，老年人应慎用。

1）三环类抗抑郁药：如丙米嗪、阿米替林、多塞平，使用时应注意其心脏毒性、直立性低血压及抗胆碱能不良反应。用于老年抑郁症时，应对患者做全面的体检，常规心电图检查，谨慎使用。

2）四环类抗抑郁剂：以马普替林（maprotiline）、米安色林（mianserin）为代表。该类药物为去甲肾上腺素重摄取抑制剂，老年抑郁症患者在使用选择性 5-羟色胺再摄取抑制剂无效时，可选用马普替林。与三环类抗抑郁药相比，其抗胆碱能不良反应及心血管不良反应较轻，相对来说更适用于老年人及心血管病患者，但需注意该药有致粒细胞减少的不良反应。

3）单胺氧化酶抑制剂：如吗氯贝胺也可用于老年抑郁症的治疗，起效快、作用持续时间短。单胺氧化酶抑制剂（MAOI）对治疗老年期抑郁症，可能是一种病因性治疗措施。老年期抑郁症常伴有的焦虑、疼痛及其他躯体化症状，应用 MAOI 均可获显著疗效。

4）选择性 5-羟色胺再摄取抑制剂：包括帕罗西汀、氟西汀、曲唑酮、西酞普兰和艾司西酞普兰等。选择性 5-羟色胺再摄取抑制剂因无抗胆碱能、低血压和心脏不良反应故而应成为老年期抑郁症的首选药物。该药物疗效显著，副作用少，可长期服用，不引起低血压，对心血管影响小，但由于此类药物多由 CYP1A2、CYP2D6、CYP3A4 等催化代谢，易与相关的抑制剂或诱导剂竞争药物代谢酶而导致严重的不良反应。因此老年人要特别注意药物之间的相互作用。与传统药物相比具有以下优点：①副作用小、耐受性强；②长期使用此类药物副作用不会明显增加；③给药方便，大多一天一次。

帕罗西汀适用于老年抑郁症患者，比其他常用的抗抑郁药（如阿米替林、氟西汀等）起效快，诱发癫痫的倾向性要小于三环类抗抑郁药。

艾司西酞普兰是西酞普兰德左旋异构体，不仅对 5-HT 转运蛋白具有高亲和力，对 5-HT

再摄取抑制选择性最强，而且对具有延长和稳定药物结合作用的异构位点具有亲和力。采用放射性核素标记的配体结合技术发现，本品对 5-HT 的再摄取抑制能力是西酞普兰的 2 倍，对 5-HT 的再摄取的选择性比西酞普兰等更高。鉴于其良好的依从性和较轻微的不良反应，目前临床上已经将艾司西酞普兰作为治疗老年抑郁症的首选药物进行推广使用。

5）新型抗抑郁药：如文拉法辛、度洛西汀、奈法唑酮、米氮平、坦度螺酮等，在临床应用中均显示出有突出的抗抑郁疗效，且有较好的耐受性，目前已经逐步用于老年抑郁症患者。

文拉法辛为 5-HT 和去甲肾上腺素再摄取抑制剂（SNRIs）的代表药物，通过抑制 5-HT 和 NE 重吸收而发挥抗抑郁作用。SNRIs 的另一种代表药物为度洛西汀，有研究显示，文拉法辛和度洛西汀的不良反应均较少，且度洛西汀治疗老年抑郁症的疗效相比文拉法辛要更显著。

米氮平为 NE 和特异性 5-HT 抗抑郁剂，具有 NE 和 5-HT 双重作用，能激动 $5\text{-}HT_1$ 受体，阻断 $5\text{-}HT_2$、$5\text{-}HT_3$ 受体。因此，米氮平具有改善睡眠和抗焦虑的作用。有研究显示，将认知行为治疗和米氮平相结合的疗效要优于单纯使用米氮平治疗，提示可以将心理治疗和药物治疗进行结合使用。

坦度螺酮为第 3 代抗焦虑药 5-HT 受体激动剂，其作用机制在于使 $5\text{-}HT_{1A}$ 受体产生显著的向下调节作用。临床应用中发现坦度螺酮在改善抑郁症状方面具有明显效果，副作用表现为轻微的胃肠道症状。

（3）心理治疗：大多数情况下对老年抑郁症的治疗有重要作用，能改善老年抑郁症患者的无助感、无力感、自尊心低下以及负性认知，但目前心理治疗在老年人中应用并不充分。适用于老年人的心理治疗方法包括支持性心理治疗、认知行为治疗、问题解决治疗、人际关系治疗、行为激活治疗、生命回顾治疗以及正念治疗等。治疗中可以单独采用心理治疗和（或）药物治疗联合应用。心理治疗一般需要 2~4 个月才能显现疗效，更倾向于心理治疗与其他治疗措施联合使用。

（4）生物物理治疗：电休克治疗疗效肯定，起效快，对自杀、拒食、伴有精神病性症状的患者更有优势，而改良电休克治疗安全性更高，更适用于老年期抑郁症患者。较低频率的改良电休克治疗也可以作为部分老年期抑郁患者的维持治疗措施。治疗前需评估心肺功能，主要的不良反应为认知功能减退和意识障碍，若不良反应明显建议终止电休克治疗。重复经颅磁刺激治疗、深部脑刺激治疗、迷走神经刺激治疗和光照治疗等的疗效和安全性还有待在老年人中进行试验验证。

3. 注意事项

（1）伴有认知障碍：伴有执行功能障碍的老年期抑郁症患者对抗抑郁药治疗应答不足时，可以使用具有认知改善作用的抗抑郁药如舍曲林。无法明确诊断痴呆或抑郁性假性痴呆的情况下，建议首先选择抗抑郁药治疗。痴呆合并抑郁时，建议在采用认知改善药物治疗的基础上合并抗抑郁治疗。

（2）躯体疾病共病：患有心脑血管疾病、甲状腺疾病、肿瘤等躯体疾病的老年期抑郁症患者较常见，抑郁治疗后更易复发。建议在治疗躯体疾病的同时，根据躯体疾病耐受情况选择安全性高、与躯体治疗药物相互作用少的抗抑郁药改善抑郁症状，在躯体状况允许的情况下可以试用改良电休克治疗。

（3）抗抑郁疗效不佳的处理：在回顾诊断准确性及排除治疗不依从等影响因素基础上，可以依次考虑调整为换用另外一种抗抑郁药、两种抗抑郁药合并使用、合并其他增效治疗药物以及换用或合并改良电休克治疗措施，需慎重处理。

（二）中医辨证论治

老年期抑郁症主要病机为脏腑气血阴阳失调，而致脑髓与脏腑之气不相接续。病性为本虚标实，虚以气虚，阴阳不足为主；实以气滞、痰阻、血瘀为主。初起以实证为主，病久转虚证或虚实夹杂多见，应依据临床症状，辨明虚实及受病脏腑。

理气解郁、畅达神机、移情易性是治疗本病的基本原则。实证应理气解郁，同时根据是否兼有火热、血瘀、痰结而分别采用降火、活血、祛痰法；虚证则应根据虚损的脏腑及气血阴阳亏虚的不同而补之。对于虚实夹杂者，则又当视虚实的偏重而虚实兼顾。本病病程一般较长，用药不宜峻猛。注重心理治疗，使病人正确认识和对待自己的疾病，积极促进疾病好转、痊愈。

1. 肝气郁结证

临床表现：心情抑郁，多疑善怒，胸胁胀痛，痛无定处，胃脘胀满不适；舌淡红苔薄腻，脉弦。

治法：疏肝解郁，理气畅中。

方药：柴胡疏肝散加减。药用柴胡、芍药、枳壳、陈皮、川芎、香附、炙甘草。胁肋胀满疼痛明显者加郁金、青皮、佛手疏肝理气。肝气犯胃，胃失和降，嗳气频作，脘闷不舒加旋覆花、紫苏梗和胃降逆。

中成药：逍遥颗粒，疏肝理气，每次 1 袋，每日 2 次。或可予加味逍遥丸，疏肝健脾，每次 1 袋，每日 2 次。

2. 肝郁火旺证

临床表现：焦虑不安，头晕头痛，口干口苦，烦躁易怒，胸胁胀闷，健忘，便秘；舌质偏红，舌苔黄厚干燥，脉弦细数。

治法：清泻心肝之火。

方药：龙胆泻肝汤和导赤散加减。药用龙胆草、夏枯草、郁金、丹皮、麦冬、天冬、生地黄、栀子、甘草、佛手、竹叶。热势较盛，口苦，大便闭结者，加大黄；肝火犯胃，胁肋疼痛，嘈杂吞酸、嗳气者，加黄连、吴茱萸；肝火上炎，头痛目赤者，加菊花、刺蒺藜。

中成药：红花清肝十三味丸，清肝热，每次 11～15 粒，每日 1～2 次。

3. 肝肾阴虚证

临床表现：头晕目眩，耳鸣，失眠健忘，面部潮红，心烦易怒，腰膝酸软，手足心热，情绪紧张；舌质红少苔，脉弦细数。

治法：滋补肝肾。

方药：左归饮加减。药用生地黄、熟地黄、山药、枸杞子、牛膝、黄柏、酸枣仁、山茱萸、知母、丹皮、当归。肝阴不足而肝阳偏亢，阴虚筋失所养者，加刺蒺藜、白芍、钩藤；虚火较甚，低热，手足心热者，加天冬、麦冬。

中成药：知柏地黄丸滋阴清热，每次 8 丸，每日 3 次。

4. 心脾两虚证

临床表现：郁闷悲观，表情淡漠，心悸气短，行动迟缓，便溏，寡言少语，纳呆消瘦，嗳气叹息，健忘失眠，甚至有自杀想法；舌淡或暗，舌苔腻，脉沉或弦。

治法：疏肝解郁，健脾养心。

方药：归脾汤加减。药用黄芪、当归、白术、茯苓、远志、陈皮、木香、香附、焦三仙、酸枣仁、炙甘草、五味子。头痛加川芎、白芷；心肝阴虚，心火偏旺，情绪不宁，失眠健忘者加天王补心丹；心肾不交而见心烦失眠多梦者，可加交泰丸；兼肾虚加山药、菟丝子。

其他治疗

（1）针灸：可选用太冲、太溪、三阴交调节肝脾肾功能，针刺太白、公孙、血海、少海补益心脾，针刺神门、内关、膻中宁心安神。留针 30 分钟，每日或隔日治疗 1 次。

（2）推拿：单掌自上而下推拿数次，肝气郁结可推至脐部。单掌沿胸腹、任脉做轻快揉法数遍。点按中脘、支沟、内关、阳陵泉、足三里各 30 秒。痰气郁结型可在咽喉部做轻快的揉法。双掌在两胁做对掌揉法 3 分钟。双掌在背部做下行推法和分推及多指分推各数遍，双掌在背部做迟缓沉稳的揉法 3 分钟，双手多指轻快地拨背部肌肉 1 分钟，掌根按背部俞穴数遍，双拇指按肝俞、胆俞、脾俞、胃俞各 30 秒，空拳轻扣背部 1 分钟。

五、调护与预后

首先应治疗已有的躯体疾病，尽量减轻痛苦。其次调整心理状态，克服性格缺陷，保持积极阳光的心态，培养个人兴趣及爱好，积极锻炼身体，参加健身项目，多与人交往，多参加社会活动。老年期抑郁症容易复发，因此强调长期用药，建议坚持服药超过 1 年，对于多次复发者治疗时间应更长，甚至终生。

（李　婧　辛　莉）

第四节　老年焦虑障碍

焦虑障碍（anxiety disorder）是一组以焦虑症状群为主要临床表现的精神障碍的总称，其特点是过度恐惧和焦虑，伴有紧张不安和自主神经功能失调等其他相关症状。根据 ICD-11 和 DSM-5 的疾病分类，目前的焦虑障碍包括：①广泛性焦虑障碍；②惊恐障碍；③场所恐惧症；④社交焦虑障碍；⑤特定恐惧障碍；⑥分离性焦虑障碍；⑦选择性缄默；⑧其他药物或躯体疾病所致焦虑障碍。

一、流 行 病 学

2019 年发布的中国精神卫生调查（CHMS）结果显示，焦虑障碍是我国最常见的精神障碍，患病率为 5.0%，可发生于各个年龄。流行病学资料显示，老年人群中广泛性焦虑障碍的患病率为7.3%，大部分病例在 65 岁以前发病。焦虑障碍有性别差异，女性患者是男性的 2 倍。

随着人口老龄化，老年焦虑障碍频见，可以同时共病一种或多种精神障碍，常与抑郁症状共存。老年人晚年生活中，焦虑比抑郁更常见，但至今尚无对于老年人焦虑的特定有效心理测量措施。60%的老年焦虑障碍患者伴有严重的抑郁症状，17%伴有轻、中度抑郁症状。另外，在痴呆患者中焦虑症状也很常见。

老年焦虑障碍与躯体疾病共病率明显较年轻人群高。在医疗机构就诊的广泛性焦虑障碍患者中，多与卒中、帕金森、冠心病等疾病共存。

二、病因发病机制

（一）西医病因

焦虑障碍的病因和发病机制目前仍不明确，涉及生物、心理和社会因素。

（1）生物因素：包括遗传、生物节律、下丘脑-垂体-肾上腺轴（hypothalamic pituitary adrenal axis，HPA）功能失调、神经递质平衡失调等。

（2）心理因素：包括人生经历、性格特点、生活事件等。

（3）社会因素：包括社会文化、生活节奏、经济状况等。

老年人罹患焦虑抑郁的危险因素主要包括：疾病因素、家族史、应激性或创伤性事件、性别（女性）、离异、丧偶、经济困难、共病精神障碍（如抑郁障碍）以及退休后生活状态的改变等。有资料显示，老年焦虑障碍 7 年死亡风险增加为 87%，其原因可能是焦虑症状和心理社会因素导致自主神经敏感性增加，例如应激相关的心血管功能障碍或自杀。

（二）中医病因病机

中医认为焦虑状态病因多因七情过极及体质因素影响。病机为脏腑气机失调而致气滞、痰浊，进而可夹湿、热、食为病，其病位以心肝为主，涉及胆、脾、胃、肾等多脏。

人过六旬，精气渐衰，肝肾渐亏。而焦虑患者平素又以心肝火旺，肝阳上亢为主：原本火盛就伤阴，加上老年期后更易肝肾阴虚，血不濡养，故老年焦虑抑郁辨证以肝肾阴虚为主，治疗以滋阴补肾，柔肝清火为主。

三、诊断与鉴别诊断

（一）西医诊断与鉴别诊断

1. 西医诊断

焦虑障碍的临床表现为一组焦虑症状群，包括精神症状和躯体症状。精神症状表现为焦虑、担忧、害怕、恐惧、紧张不安。躯体症状表现为心慌、胸闷、气短、口干、出汗、肌紧张性震颤、颜面潮红、苍白等自主神经功能紊乱症状。

目前主要依据焦虑的临床症状群和病程来确定特定的焦虑障碍。还需结合辅助检查及评估量表等明确诊断。

（1）实验室及辅助检查：心电图、心脏彩超、甲状腺功能测定以及头颅 MRI 等。

（2）评估量表评定：用于诊断焦虑症状存在与否及严重程度。

焦虑症状评估量表包括：广泛性焦虑障碍量表（GAD-7）、焦虑自评量表（SAS）、汉密尔顿焦虑量表（HAMA）。

抑郁症状评估量表包括：患者健康问卷抑郁量表（PHQ-9）、抑郁自评量表（SDS）、汉密尔顿抑郁量表（HAMD）。

人格测定包括艾森克人格测定（EPQ）、明尼苏达多项人格测定（MMPI）。

其他：老年患者评估包括但不限于认知功能、生活能力、营养状态、睡眠评估等。

2. 鉴别诊断

焦虑障碍需要同其他以焦虑为主要症状的精神障碍（如抑郁障碍、精神分裂症、精神活性物质所致精神障碍等），以及能产生相似症状的躯体疾病（如甲状腺功能亢进、低血糖等）相鉴别。

（二）中医辨证分型及鉴别诊断

1. 中医辨证分型

（1）肝郁化火证

主症：烦躁易怒，善太息，咽中不适，如物梗阻，敏感多疑。

次症：头痛，面红目赤，口苦咽干，两肋胀满，脘腹不适，痞满纳差，失眠多梦。

舌脉象：舌质红或淡红、苔黄或苔白，脉弦数。

（2）心肾不交证

主症：善恐易惊，无故担忧，心神不宁，坐立不安，躁扰不宁。

次症：五心烦热，潮热盗汗，心悸失眠，头晕耳鸣，善忘，咽干，腰膝酸软。

舌脉象：舌质红、少苔，脉细数。

（3）心脾两虚证

主症：善思多虑，善恐易惊，精神不振，犹豫不决，善忘，做事反复。

次症：头晕，神疲乏力，面色萎黄，心悸，胸闷，失眠，纳差，便溏，自汗。

舌脉象：舌质淡、苔白，脉细。

（4）痰火扰心证

主症：烦躁易怒，性急多言，易激动，胸中烦热，坐立不安，心神不宁。

次症：心悸，痰多呕恶，少寐多梦，口苦口黏，口臭，头晕头胀，夜寐易惊。

舌脉象：舌质红、苔黄腻，脉滑数。

（5）阴虚内热

主症：烦躁易怒，心烦意乱，多疑惊悸，坐立不安，心神不宁。

次症：头晕耳鸣，胸胁胀痛，吞酸嘈杂，口干，入睡困难，腰膝酸软。

舌脉象：舌质红、少苔，脉弦细。

2. 中医鉴别诊断

（1）郁证以心情抑郁、情绪不宁、胸胁胀闷、急躁易怒、心悸失眠、喉中如有异物等自我感觉异常为主要特征。

（2）脏躁则表现为悲伤欲哭、数欠伸，如神灵所作，然神志清楚，有自制能力，不会自伤或伤及他人。

四、治　疗

（一）西医治疗

目前焦虑障碍常用的治疗方法包括：药物治疗、心理治疗、物理治疗及其他治疗。焦虑障碍是一类慢性疾病，患病时间长、复发率高，对患者日常生活质量影响大。焦虑障碍的治疗原则强调全病程、综合治疗。世界各国指南推荐焦虑障碍的药物维持治疗至少 1 年。维持治疗中需要加强心理治疗，以便患者有良好的心理素质，减少复发。

1. 药物治疗

常用药物包括：抗抑郁药、抗焦虑药、苯二氮䓬类药物等。

药物治疗对老年焦虑障碍患者是有效的，也是必要的，但老年人对药物具有特定的药代动力学特点，体现在药物的吸收、分布、代谢速率、清除排泄各个环节，随着年龄的增长外周及中枢神经生物学有所改变，可能影响常规剂量的疗效和毒副作用。因此，老年焦虑障碍的药物治疗，应注意根据药理特性和代谢特点合理选药、从小剂量开始并缓慢加量、重视不良反应、把握治疗时限。

常用药物包括：苯二氮䓬类、SSRIs、SNRIs、NaSSAs、TCAs、四环类等抗抑郁药。但需要注意：①苯二氮䓬类药物具有肌肉松弛、过度镇静、呼吸抑制、认知功能损害及成瘾性；②SSRIs、SNRIs 等抗抑郁药应从常用量的 1/3～1/2 起始，结合疗效和耐受性等情况缓慢加量，除需要注意药物本身的副作用如抗胆碱能作用及心血管副作用外，还须注意与老年人躯体疾病合并用药之间的相互作用。

2. 心理治疗

常用方法包括精神动力学心理治疗（PPT）、行为治疗、认知治疗、生物反馈等。但临床应用最广、使用较简便、实用和公认有效的仍属认知行为治疗（CBT）。

一般分为治疗初始阶段、治疗中间阶段和治疗最后阶段，共 8 次左右，每次 1 小时，每周治疗 1 次，8 周为完整疗程。

3. 物理治疗

包括重复经颅磁刺激（repetitive transcranial magnetic stimulation，rTMS）、针灸治疗等，对于广泛性焦虑障碍可能有效。

（二）中医治疗

1. 中药治疗

（1）肝郁化火证

治法：清肝泻火。

方药：丹栀逍遥散加减。

组成：白术、柴胡、当归、茯苓、甘草、牡丹皮、山栀、芍药加减。

（2）心肾不交证

治法：交通心肾。

方药：黄连阿胶汤加减。

组成：黄连、阿胶、黄芩、芍药、鸡子黄。

（3）心脾两虚证

治法：养心安神，健脾益气。

方药：归脾汤加减（《正体类要》）。

组成：白术、当归、茯苓、黄芪、龙眼肉、远志、炒酸枣仁、木香、炙甘草、人参。

（4）痰火扰心证

治法：清热涤痰。

方药：黄连温胆汤加减（《六因条辨》）。

组成：黄连、竹茹、枳实、半夏、橘红、甘草、生姜、茯苓加减。

（5）阴虚内热

治法：疏肝解郁，滋阴清热。

方药：知柏地黄丸加减。

组成：知母、黄柏、地黄、山药、山茱萸、泽泻、牡丹皮、茯苓。

2. 情志疗法

情志疾病的心理治疗方法在我国古代早有记载。《黄帝内经》就十分重视情志疾病的精神治疗。如《灵枢·师传》中指出："人之情，莫不恶死而乐生。告之以其败，语之以其善，导之以其所便、开之以其所苦，虽有无道之人，慧有不听者乎？"其中所阐述的说理、劝告、开导、心理暗示、精神转移等都是心理治疗的基本方法。《丹溪心法》中指出"五志之火、因情志而生……宜以人事制之，非药石能疗、须诊察由以平之"，即强调心理治疗有时比药物治疗更重要。

运用五情相胜的具体方法为：喜胜忧，悲胜怒，怒胜思，恐胜喜，思胜恐。正确运用情志相克可以达到纠正阴阳气血之偏，使机体恢复平衡。

3. 针刺疗法

主穴：百会、风府、印堂、通里、神门。

配穴：肝郁化火证加肝俞、行间、太冲；肝郁气滞证加肝俞、太冲、合谷；心肾不交证加心俞、肾俞、太溪；心脾两虚证加足三里、心俞、脾俞；痰火扰心证加隐白、少海、太冲；肝郁血虚证加血海、三阴交、太冲。

每次留针 20 分左右，每日或隔日 1 次。针刺 2 周为 1 个疗程，共治疗 3 个疗程。可根据患者实际情况调整。

4. 耳穴贴压

取穴：神门、皮质下、肝、心、肾、内分泌。

每天按压 3 次，每次约 3 分钟。每 3 天换贴 1 次，2 周为 1 个疗程，共治疗 4 个疗程。可根据患者实际情况调整。

5. 食疗

（1）五花饮

组成：玫瑰花、茉莉花、百合花、玳玳花、合欢花各 10g，水煎代茶饮。

功效：疏肝解郁清热。适合肝郁化火患者。

（2）磁石肾煲（《太平圣惠方》）

组成：猪腰 100g，磁石 20g（包），巴戟天 15g（包），肉桂 6g，淡豆豉 10g，花椒、葱、姜、胡椒、盐适量。

功效：益肾安神。适合心肾不交证。

6. 五音疗法

见本章《第二节 老年心理障碍》。

五、预　　后

老年期焦虑障碍多数起病缓慢，病程可迁延数年，有 1/3 的患者病程在半年至 2 年之间，2/3 的患者病程在 2 年以上；41%～59%的患者痊愈或好转，少数患者预后欠佳；女性、病程短而病前性格良好者预后较好，伴躯体疾病、社会关系不良、经济窘迫者则预后不良，须注意老年患者的自杀行为。

健康教育、支持性心理治疗、认知行为治疗等可以帮助老年焦虑障碍患者减轻精神负担、提高治疗的信心和增强对治疗的依从性。应积极寻求适合老年人群的认知行为治疗，其中行为治疗的放松训练和生物反馈可以让患者学习调节身体肌肉紧张状态以及自主神经功能，对伴有躯体症状的老年患者较为适用。

（李　婧　辛　莉）

第六章

中西医结合老年康复

第一节　老年中西医结合脑健康管理与认知康复

脑健康是指脑的结构和功能处于完好状态，并对内外环境变化具有良好的适应和调节能力。脑健康检查及管理就是作首发脑卒中的风险评估并控制危险因素以降低脑卒中风险，是预防脑卒中的重要手段之一。脑健康检查是指：为了早期发现和预防脑及脑血管疾病，采用核磁共振成像等进行的一系列检查。与一般体检有所不同，它针对可能发生的脑部疾病，对于脑部的检查比一般体检更加细致，目的在于早期发现尚无症状的病灶和脑血管病的危险因子，从而针对发现的问题进行早期治疗。脑健康管理是指使脑保持健康状态的积极措施，包括生活习惯、营养、运动等方面的调整。

根据国外的经验并结合我国国情，以下人群应及早进行脑健康检查：

1）年龄 40 岁以上者。

2）感觉处于"亚健康"状态者。

3）有脑血管病危险因素者，如高血压、冠状动脉疾病、房颤、糖尿病、高脂血症、肥胖、短暂性脑缺血发作（小中风）以及长期吸烟、饮酒者等。

4）有肢体无力或麻木（即使时间短暂）者；头痛、头晕及耳鸣者；情绪不佳、睡眠不良者。

5）记忆力下降或一过性健忘者。

6）一过性黑矇者。

7）有颈椎病者。

8）有脑血管病家族史者以及关注自己脑健康者。

通过脑健康检查可以及时了解潜在的疾病或危险因素，如是否存在无症状性脑病变，包括脑内微小病变、脑梗死、脑白质病变、脑出血等；是否存在无症状性颈部、脑的主干动脉狭窄、闭塞；是否存在无症状性未破裂脑动脉瘤；是否存在无症状性动静脉畸形、海绵状血管瘤、烟雾病；是否存在无症状性脑肿瘤及肿瘤样病变。还可以从中医体质角度发现某种偏颇体质。这些潜在疾病可以解释某些患者一般体检无法明确原因的头痛、头晕、一过性黑矇、健忘、肢体无力、麻木等症状。

认知能力是实现健康老龄化的 4 个基本要素之一，保护脑健康，延缓记忆、注意及心理加工速度等认知功能衰退是老年人享有幸福晚年的保证，其中促进老年人健康记忆、对老年人进行记忆训练是延缓老年人认知功能下降的有效方法。

一、记忆策略训练对老年人健康记忆的促进作用

记忆策略训练方法可分为单一记忆策略训练和多种记忆策略训练两种方法。单一记忆策略训练方法是以小组形式针对某项记忆任务给予一种特定的记忆策略指导，通常学习时间比较短，一两次训练即可完成。多种记忆策略训练方法是以小组互动形式学习几种记忆策略，常需要多次训练方完成，总的训练时间约为 4～15h。这些方法通常是教学式的，常是指导人员教授记忆策略，并举例说明如何使用这些记忆策略，然后让学习者使用这些策略进行记忆，并对其完成情况给予言语反馈。这些训练方法的最主要目的是教会学习者记策略。常用的记忆训练方法有分类、联想、视觉想象、位置法及名字和面孔记忆法等。

位置法是记忆策略训练中较常使用的一种方法，现在常用来记忆一系列的单个事件信息，如购物清单上的物体，或一天要做的事情。位置记忆法第 1 步是列举一些较为熟悉、特别的位置，如自己的房间或者所在的城市，作为对新信息进行编码和提取的线索结构。位置记忆法中这些位置的顺序很关键，需熟练掌握。信息编码时，第 1 个要记忆的事件与所列举的第 1 个位置相联系，第 2 个事件与第 2 个位置相联系，如此类推。在提取阶段，回到开始列举的位置单子的第 1 个位置，作为回忆第 1 个事件的线索，随后同样的方法回忆第 2 个位置对应的第 2 个事件，如此类推。

记忆策略训练方法主要是通过联想、视觉想象等深加工，对记忆材料产生有效编码和提取，从而产生效果。进行记忆加工时，将待记忆材料采用语义或视觉形式整合到原有知识中后，就产生了有效的精细编码，此时记忆效果会更好。精细编码是所有记忆技巧提高的关键因素，记忆策略训练（如位置法）目的就是让被试者产生精细编码。

二、单因素记忆训练和多因素记忆训练对老年人健康记忆的促进作用

多因素训练方法将有效的编码技巧、良好的注意控制与适当水平的紧张焦虑结合起来放在同一训练项目中。单因素训练方法与记忆策略训练类似，仅注重训练编码技巧，而没有关注注意能力训练和放松训练。由于老年人记忆编码技巧较差，注意力下降，且记忆中比年轻人更容易紧张，因此在记忆训练中从多方面加强训练效果更为明显。与单因素记忆训练技术相比，多因素记忆训练技术更常为人们所使用。老年人记忆系统很容易发生混乱，进行记忆活动时容易紧张焦虑，多因素记忆训练技术在开始记忆技巧训练前先进行一些记忆相关的活动，称为预训练，以帮助受试者更好地学习记忆训练任务。常用的 4 种预训练活动为想象、语义判断、放松训练想象与语义判断相结合。想象和语义判断训练可以促进对记忆材料进行深加工，从而提高老年人编码能力。放松则可以提高注意力，减少紧张焦虑等，从而提高记忆力。

三、基于录像带和录音磁带的记忆训练对老年人健康记忆的促进作用

基于录像带和录音磁带进行记忆训练是借助录像带及录音磁带这种多媒体形式向老年人动态呈现记忆策略和记忆训练方法。与传统的记忆策略训练方法不同，使用录像带和录音磁带等多媒体进行记忆训练可以帮助老年人克服他们的记忆缺陷，老年人可以自由控制学习节奏和总的学习时间，老年人可以通过反复播放影像来强化学习，也可以在中间停下来体会所学习的东西。这种个体化的学习方法更有利于不同学习速度的老年人进行学习。而且该训练方法可以不参加教师指导式的记忆训练小组，在家即可完成学习。

四、基于电脑及网络进行记忆训练对老年人健康记忆的促进作用

与基于录音磁带及录像磁带进行记忆训练相比，基于电脑及网络进行训练时，记忆训练软件通过适当编程和设计，针对记忆损伤不同程度，可以选择难度等级不同的训练任务，使老年人能更好地控制学习内容、节奏和顺序，对完成训练任务情况及时给予个体化反馈，使老年人能够更好地与训练内容产生互动。

五、通过认知刺激进行记忆训练对老年人健康记忆的促进作用

通过日常生活活动中的认知刺激提高记忆，将记忆技巧融合到日常生活中去，如"组织"记忆技巧的使用，可采取记忆购物清单或者记忆需要服用药物名称的形式等。参与这些高级认知活动的老年人认知能力、社会活动水平及身体素质都有很大提高。目前研究人员正在进一步探讨这些认知活动对记忆及执行功能的影响程度。

六、中医药在认知康复中的应用

根据病机选择适合的方剂进行治疗，病机为脑髓空虚应选择健脑益智的方剂，如当归健脑抗衰合剂等；病机为肾亏精虚应选择补肾的方剂，如补肾益智颗粒等；病机为痰瘀蒙窍应选择豁痰开窍的方剂，如加味温胆汤等。

此外还有非药物疗法的使用，特别是针灸治疗与中医传统功法。针灸治疗是中医学的特色，具有疏经通络、平衡阴阳等作用。针灸能保护脑神经细胞、减少氧自由基的生成和增加脑源性神经因子的表达，通过调节脑血流速度、血脂水平、凝血因子和抑制白细胞介素含量、肿瘤坏死因子等炎症因子。针灸取穴的区域大多为头部，集中在额、顶、颞区，经络以督脉为主，辅以足少阳经、足少阴经、手少阴经等经络，常用穴位有百会、神庭、四神聪、风池、关元、气海、足三里和太溪等，配穴的原则是补虚泻实。中医传统功法是古代养生学说和运动疗法的结晶，通过调整呼吸、姿势、意念等，使机体运行更为通畅，达到"有病治病，无病养生"的目的。研究发现太极拳能集中注意力，减少无关事物的干扰，改善执行能

力和认知水平。八段锦强调意、气、行三者合一，动作柔和、连贯、缓慢，八段锦训练能改善认知能力，表现在记忆力、注意力和执行能力方面。

（刘艳飞　刘　玥）

第二节　老年中西医结合心脏康复

世界卫生组织将心脏康复定义为心脏病患者提供生理、心理、社会环境支持，使其最大限度地恢复社会功能。心脏康复的目标是尽早让心绞痛及心肌梗死病人恢复自主活动能力，减少需要卧床恢复的病人血栓栓塞、肌肉萎缩、胃肠功能紊乱等并发症的发生，改善患者生活质量，降低病死率、再住院率以及血运重建率等内容。由于老年人平衡和运动功能减退，心肺功能下降，认知功能障碍，学习能力降低，使老年病人的心脏康复治疗面临诸多困难。而中医药、针灸疗法、传统运动疗法等对老年冠心病病人的情绪调节和心肺功能改善具有一定疗效，开展中西医结合的心脏康复，中西医优势互补，是预防和治疗老年冠心病的有效手段。老年冠心病病人的中西医结合心脏康复手段有如下几种。

中西医结合教育健康的生活方式是老年人冠心病二级预防的基石，健康教育可以改善老年冠心病病人的生活质量，降低医疗成本，降低心脏病的发病率、住院率和死亡率。健康教育的内容是对老年患者进行心理辅导，使其了解心脏康复的重要性，并指导老年患者重建健康的生活方式。健康教育可以通过电话随访、定期讲座、病友交流会、家庭访视、制作宣传资料等多种形式进行，以帮助病人主动规范日常行为，提高病人对心脏康复的依从性。中医学有着丰富的养生保健思想和实践经验，《黄帝内经》中强调，"法于阴阳，和于术数，食饮有节，起居有常，不妄作劳"；要顺应季节天气的变化，"虚邪贼风，避之有时"；要注意心理活动的调节"恬淡虚无，真气从之，精神内守，病安从来"。中医特色的养生基础理念有助于帮助老年患者更好地规范健康的生活方式，是中西医结合健康教育的重要内容。

中西医结合药物治疗是中西医心脏康复模式中药物治疗的基础，因此合理、科学用药至关重要。钙离子拮抗剂（CCB）、血管紧张素转换酶抑制剂（ACEI）、血管紧张素Ⅱ受体拮抗剂（ARB）等药物可保护靶器官免受损害，长期的优化药物治疗能够显著降低老年冠心病病人的全因死亡率，是老年冠心病病人重要的心脏康复手段。中医药在老年冠心病病人的心脏康复中发挥重要作用，川芎、丹参、红花、当归等多种中药成分具有抗血小板聚集，促进冠状动脉侧支循环建立等功能。一项研究分析了多酚类（黄芩素、姜黄素）、萜类化合物（丹参酮）、皂苷类（人参皂苷类、黄芪苷）、生物碱类（黄连素、苦参碱/氧化苦参碱）等中药有效成分所具有抗氧化、抗炎、抗血栓、抗动脉粥样硬化、改善内皮功能、保护心肌细胞、舒张血管功能、促进血管形成、降血糖、正性肌力等作用，可能是中医药防治心血管疾病的作用机制，并指出中医药可成为冠心病一级、二级预防的补充替代方法。辨证使用中药汤剂调理病人脏腑机能，促进病人心脏康复。中西医结合药物治疗老年冠心病能够提高临床疗效，是老年冠心病病人心脏康复的重要手段。

运动康复训练是通过综合协调地应用各种运动措施对病人进行训练，使其活动能力达到尽可能高的水平，从而达到恢复病人全部生存权利的目的。心脏病病人运动疗法的积极作用总结为：增加心肌供氧量，提高心脏工作效率；降低血液胆固醇含量；减轻心脏病危险因素；改善情绪，提高应激能力。具有中医特色的运动疗法在心脏康复中发挥重要作用。中国传统运动中的五禽戏、八段锦和太极拳等练法简易、身心兼修且安全性高，均可达到心脏康复身心锻炼目的。太极拳、八段锦是中医治疗学中的中低强度有氧健身运动，研究表明太极拳是一项安全并能改善心脏康复高危人群体力活动能力的运动，可提高患者生活质量，改善患者的运动心肺功能，缓解心绞痛症状，提高生存质量，且安全性良好。中西医结合常规治疗的基础上联合八段锦运动康复，可进一步改善稳定性冠心病。

（刘艳飞　刘　玥）

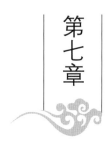

第七章

老 年 护 理

第一节 压 疮

一、流 行 病 学

压疮是皮肤和（或）皮下组织的局部损伤，通常位于骨隆突处，由压力或压力联合剪切力所致，或与医疗器械等相关，可表现为完整的或开放性溃疡，可能伴有疼痛，最早称为褥疮，后称为压力性溃疡、压疮，目前称为压力性损伤。中医学称其为"席疮"，是指长期卧床不起的患者，由于躯体的压力与摩擦而引起的皮肤溃烂。清代邹岳所著《外科真诠》载"席疮乃久病着床之人，挨擦磨破而成，上而背脊，下而尾闾"。由此可见，对于压疮的理解，西医与中医有异曲同工之妙。

我国压疮的患病率与发生率波动范围较大。住院患者压疮现患率为 1.14%～1.78%，以 1～2 期压疮为主，高发部位为骶尾部和足跟部，ICU 患者的压疮发生率最高为 7.78%。北京市某三级甲等医院重症医学科压疮发生率 6.44%，急诊重症监护室的发生率 2.46%，上海某三级甲等医院监护室压疮现患率为 10.53%～29.41%，院内发生率为 5.00%～15.69%。1 期压疮经及时有效减压 1 周内恢复；2 期压疮经减压和创面有效处理，10～14 天可愈合；3 期压疮，若患者营养状况良好，且能较好配合，也需 3～4 个月左右才能愈合；4 期压疮则需 6 个月左右时间愈合。因压疮的创面处置、全身用药、检查化验所造成的直接经济成本与住院费用、陪护费用、减压装置等敷料昂贵所需的间接经济成本均给患者造成不小的经济负担。另外，压疮延长患者住院时间，增加护理难度，甚至引发医疗纠纷，降低病人对医院的信任度，增加病人身心痛苦。综上，针对性地识别压疮发生的危险因素并做好评估，是解决以上问题的根本手段。

二、压疮的危险因素与评估

（一）识别压疮的"三高"因素

根据《中国压疮护理指导意见》，压疮的危险因素可包括高危人群、高危部位、高危因素三部分。

1. 高危因素

压力、剪切力和摩擦力、潮湿、局部皮肤温度升高、营养不良、运动障碍、体位受限、手术时间、高龄、吸烟、使用医疗器械。

2. 高危人群

重症患者，脊髓损伤患者，姑息治疗患者，肥胖患者，社区、老年护理和康复机构的患者及手术室患者。尤其是应考虑移动受限、活动受限、承受摩擦力和剪切力大的患者，既往有压力性损伤史或压力点疼痛的患者以及糖尿病患者。

3. 高危部位

骨隆突部位（特别是腰部以下骨隆突部位，例如：骶骨、足跟、大转子等）、医疗器械与皮肤接触的相关部位：如梯度压力袜、护颈圈、吸氧导管、经鼻导管、桡动脉导管、连续加压装置、便失禁控制设备、气管插管及其固定支架、血氧饱和度监测、无创面罩、夹板、支架、尿管等。临床护士需快速识别高危因素、高危人群及高危部位，做好交接班，预防压疮的发生，压疮发生后按照医疗规范加强管理。

（二）压疮风险因素筛查

目前临床常见的风险评估工具有 Braden、Norton、Waterlow、Medley、Walsall、Gosnell。研究证实，Braden 量表能提供较均衡的敏感性和特异性，是一种较好的风险预测工具，但其不能单独适用于手术期间患者压疮风险因素的评估，可与 Waterlow 量表相结合。研究表明，量表的使用提高了压疮预防措施的强度和有效性。但目前还没有一种能反映所有相关风险因素的评估工具，对压疮发生的危险程度的估计尚需结合专业人员的临床判断。

1. 6 种风险评估工具中危险因素的比较（表 7-1-1）

表 7-1-1　6 种评估系统中危险因素的比较

	Norton 1962 年	Braden 1987 年	Waterlow 1985 年	Medley 1992 年	Walsall 1993 年	Gosnell 1973 年
身体状况	√			√	√	
精神状况	√					√
活动程度	√	√		√		√
活动能力	√	√	√	√	√	√
失禁	√	√	√	√	√	√
营养		√	√	√	√	√
体重体形			√			
皮肤状况			√	√	√	
年龄			√			
性别			√			
感觉感知		√	√			
摩擦力		√				
剪切力						

续表

	Norton 1962 年	Braden 1987 年	Waterlow 1985 年	Medley 1992 年	Walsall 1993 年	Gosnell 1973 年
坐位						
意识水平				√	√	
较大手术			√			

2. Braden 量表

该量表由美国的 Braden 和 Bergstrom 两位博士于 1987 年制订，已被译成日语、汉语、荷兰语等多种语言。该量表适用于卧床患者、截瘫患者、大小便失禁、坐轮椅、大手术后、营养不良、危重病及意识不清的患者。由 6 个被认为是压疮发生的最主要的危险因素组成，即从病人的感觉、移动、活动能力和影响皮肤耐受力的 3 个因素（皮肤潮湿、营养状况、摩擦和剪切力）6 个方面来进行评估。如果病人不是卧床不起或局限于椅子上（"活动"方面的评分为 1~2 分），即这位病人就不会患压疮或患压疮的危险性很低，就不必要进行评估。这 6 个方面除了"摩擦力和剪切力"一项外，各项得分均为 1~4 分，总分 6~23 分，得分越低发生压疮的危险性越高，评分 15~18 分为轻度风险、评分 13~14 分为中度风险、评分 10~12 分为重度风险、评分≤9 分为极危风险，评分≤18 分应采取预防压疮的措施。

评估时间：80%的压疮发生在入院后 2 周内，96%的压疮发生在入院后 3 周内，急性病病人应在入院时进行评估，此后每 48h 评估 1 次或当病人病情发生变化时随时评估；长期护理的病人应在入院时进行评估，此后第 1 个 4 周内每周评估 1 次，之后每月至每季度评估 1 次和当病人发生病情变化时随时评估；家庭照顾的病人在最初评估后，每次访视时再进行评估，至于在一天中的什么时刻进行评估并无差异，只要适合工作模式和保证评估工作的连续性即可。

3. 评估后的预防计划

轻度危险的病人制定定时翻身计划，帮助病人进行最大程度的身体移动、保护病人的足跟部、为卧床或坐轮椅病人提供能降低局部压力的床垫或轮椅垫，同时注意处理病人潮湿、营养、摩擦力和剪切力 3 方面存在的问题；压疮中度危险者除采取以上预防措施外，还应注意侧卧位时使用泡沫等软枕使病人倾斜 30°；高度危险者还应增加翻身次数；极度危险者除采取以上全部预防措施外，对于有难处理的疼痛和由翻身引起严重疼痛的病人应使用特殊的能够降低局部压力的床垫。

4. 中医相关危险因素

目前尚缺乏中医方面褥疮发生危险因素的研究，中医认为褥疮发生的内因为久卧伤气，气虚而血行不畅；外因为躯体局部连续长期受压及摩擦，导致气虚血瘀，局部肌肤失养，皮肤坏死而成。

（景 静 李 静）

第二节　跌　倒

一、概　念

跌倒是指突发的、不自主的、非故意的体位改变，倒在地上或更低的平面。包括从一个平面至另一个（更低）平面的跌落或同一平面的跌倒。老年人跌倒风险的评估是进行跌倒干预的基础和前提。

二、老年人跌倒风险评估

所有 60 岁及以上老年人都需要进行跌倒风险的评估，尤其是有跌倒史的老年人。建议对处于跌倒低风险状态的老年人进行简要的评估，对处于跌倒高风险状态的老年人进行全面且详细地评估。简要的评估主要针对老年人既往跌倒病史的评估，是评估老年人跌倒风险的重要组成，应详细评估老年人的跌倒史（有无跌倒史、跌倒发生的时间、地点和环境状况、跌倒时的症状、跌倒损伤情况以及其他后果，有无害怕跌倒的心理）；疾病史（尤其关注帕金森病、痴呆、卒中、心脏病、视力障碍和严重的骨关节病等疾病）和服用药物史（老年人的用药情况，尤其关注与跌倒有关的药物服用）。综合评估是综合考虑引起老年人跌倒的危险因素，较为全面地评估老年人的跌倒风险（详见表 7-2-1 和表 7-2-2）。

表 7-2-1　Morse 跌倒风险评估量表

项目	评价标准		得分
1. 跌倒史	近三个月内无跌倒史	0	
	近三个月内有跌倒史	25	
2. 超过 1 个医学诊断	没有	0	
	有	15	
3. 行走辅助	不需要/完全卧床/有专人扶持	0	
	拐杖/手杖/助行器	15	
	需扶家具行走	30	
4. 静脉输液/置管/使用特殊药物	没有	0	
	有	20	
5. 步态	正常/卧床休息/轮椅代步	0	
	虚弱乏力	10	
	平衡失调/不平衡	20	
6. 认知状态	了解自己能力，量力而行	0	
	高估自己能力/忘记自己受限制/意识障碍/躁动不安/沟通障碍/睡眠障碍	15	

最终得分：

跌倒低危人群：<25 分；跌倒中危人群：25~45 分；跌倒高危人群：>45 分。

表 7-2-2 老年人跌倒风险评估表

运动	权重	得分	睡眠情况	权重	得分
步态异常/假肢	3		多醒	1	
行走需要辅助设施	3		失眠	1	
行走需要旁人帮助	3		夜游症	1	
跌倒史			用药史		
有跌倒史	2		新药	1	
因跌倒住院	3		心血管药物	1	
精神不稳定状态			降压药	1	
谵妄	3		镇静、催眠药	1	
痴呆	3		戒断治疗	1	
兴奋/行为异常	2		糖尿病用药	1	
意识恍惚	3		抗癫痫药	1	
自控能力			麻醉药	1	
大便/小便失禁	1		其他	1	
频率增加	1		相关病史		
保留导尿	1		精神科疾病	1	
感觉障碍			骨质疏松症	1	
视觉受损	1		骨折史	1	
听觉受损	1		低血压	1	
感觉性失语	1		药物/乙醇戒断	1	
其他情况	1		缺氧症	1	
			年龄 80 岁及以上	3	

最终得分：

低危：1~2 分；中危：3~9 分；高危：10 分及以上。

三、跌倒危险因素包括：内在因素评估和外在因素评估

（一）内在因素评估

1. 生理因素评估

随着年龄的增长，老年人的平衡能力大大下降，肌力减弱，神经系统也在发生退变。导致跌倒生理因素的研究主要包括步态特征与平衡功能、感觉系统、中枢神经系统和骨骼肌肉系统几个方面，老年人常速行走时，动态平衡能力、摆动强度、落脚强度越弱，离地时脚的角度越小、速度越慢，跌倒的可能性越大，充分说明步态特征、平衡功能与老年跌倒有一定的相关性（详见表 7-2-3）。

表 7-2-3　Berg 平衡量表

姓名:　　　　性别:　　　　年龄:　　　　住院号:　　　　诊断:

项目	指令	评分标准	得分
1. 从坐到站	请站起来，尝试不用你的手支撑	4 不需要帮助，独立稳定地站立 3 需要手的帮助，独立地由坐到站 2 需要手的帮助并且需要尝试几次才能站立 1 需要别人最小的帮助来站立或保持稳定 0 需要中度或最大帮助来站立	
2. 无支撑的站立	请在无支撑的情况下站好 2min	4 能安全站立 2min 3 在监护下站立 2min 2 无支撑站立 30s 1 需要尝试几次才能无支撑站立 30s 0 不能独立站立 30s	
3. 无支撑情况下坐，双脚放在地板或凳子上	请合拢双上肢坐 2min	4 能安全地坐 2min 3 无靠背支持地坐 2min，但需要监护 2 能坐 30s 1 能坐 10s 0 无支撑的情况下不能坐 10s	
4. 从站到坐	请坐下	4 轻松用手即可安全地坐下 3 需用手的帮助来控制身体下降 2 需用腿后部靠在椅子上来控制下降 1 能独立坐下，但不能控制下降速度 0 需帮助才能坐下	
5. 转移	请从床上起来坐到椅子上	4 需用手的少量帮助即可安全转移 3 需要手的帮助才能安全转移 2 需要语言提示或监护下才能转移 1 需一人帮助 0 需两人帮助或监护才能安全转移	
6. 闭目站立	请闭上眼睛站立 10s	4 能安全地站立 10s 3 在监护情况下站立 10s 2 能站 3s 1 站立很稳，但闭目不能超过 3s 0 需帮助防止跌倒	
7. 双脚并拢站立	请你在无帮助情况下双脚并拢站立	4 双脚并拢时能独立安全地站 1min 3 在监护情况下站 1min 2 能独立将双脚并拢但不能维持 30s 1 需帮助两脚才能并拢，但能站立 15s 0 需帮助才能两脚并拢，不能站立 15s	

续表

项目	指令	评分标准	得分
8. 站立情况下双上肢前伸距离	请将上肢抬高 90° 将手指伸直并最大可能前伸	4 能够前伸超过 25cm 3 能够安全前伸超过 12cm 2 能够前伸超过 5cm 1 在有监护情况下能够前伸 0 在试图前伸时失去平衡或需要外界帮助	
9. 站立位下从地面捡物	请捡起地上的拖鞋	4 能安全容易地捡起拖鞋 3 在监护下能捡起拖鞋 2 不能捡起拖鞋但是能达到离鞋 2～5cm 处而可独立保持平衡 1 不能捡起，而且捡的过程需要监护 0 不能进行或进行时需要帮助他保持平衡预防跌倒	
10. 站立位下从左肩及右肩上向后看	从左肩上向后看，再从右肩上向后看	4 可从两边向后看，重心转移好 3 可从一边看，从另一边看时重心转移少 2 仅能向侧方转身但能保持平衡 1 转身时需要监护 0 需要帮助来预防失去平衡或跌倒	
11. 原地旋转 360°	旋转完整 1 周，暂停，然后从另一方向旋转完整 1 周	4 两个方向均可在 4s 内完成 360° 旋转 3 只能在一个方向 4s 内完成旋转 360° 2 能安全旋转 360° 但速度慢 1 需要严密的监护或语言提示 0 在旋转时需要帮助	
12. 无支撑站立情况下用双脚交替踏台	请交替用脚踏在台阶/踏板上，连续做直到每只脚接触台阶/踏板 4 次	4 独立、安全地在 20S 内踏 8 次 3 能独立、安全踏 8 次，但时间超过 20S 2 能监护下完成 4 次，但不需要帮助 1 在轻微帮助下完成 2 次 0 需要帮助预防跌倒/不能进行	
13. 无支撑情况下两脚前后站立	将一只脚放在另一只脚正前方	4 脚尖对足跟站立没有距离，持续 30s 3 脚尖对足跟站立有距离，持续 30s 2 脚向前迈一小步但不在一条直线上，持续 30s 1 帮助下脚向前迈一步，但可维持 15s 0 迈步或站立时失去平衡	
14. 单腿站立	请尽最大努力单腿站立	4 能用单腿站立并能维持 10s 以上 3 能用单腿站立并能维持 5～10s 2 能用单腿站立并能站立≥3s 1 能够抬腿，不能维持 3s，但能独立站立 0 不能进行或需要帮助预防跌倒	

评价标准：0～24 分零危险，25～45 低度危险，>45 分高度危险

2. 药物因素评估

药物可引起意识、精神、视觉、步态、平衡等方面出现异常而导致跌倒，而大多数老年人多病共存，药物的种类、剂量、数量、多种药物联合应用均可增加跌倒风险。容易引起跌倒的药物包括利尿剂（低血容量）、降压药（低血压）、抗抑郁药（体位性低血压）、镇静剂（过度镇静）、抗精神病药（镇静）、降糖药（急性低血糖）和酒精（中毒）等。许多老年患者都在使用利尿剂联合一个或两个降压药，随之而来的低血压或体位性低血压可能导致跌倒。

3. 疾病因素评估

老年人患病种类越多，跌倒的危险性就越大。由于病理性改变及服用药物影响感觉、中枢神经功能和骨骼肌肉力量与协调，使老年人的身体和精神储备降低，而更易跌倒。老年糖尿病患者由于合并自主神经病变，心血管反射异常，发生直立性低血压，导致大脑暂时性供血不足，引起短暂的头晕、眩晕、视物不清，患者极易站立不稳而跌倒。

4. 心理因素评估

老年人跌倒与跌倒当时的情绪因素有关，多数跌倒者共同的原因是当时太匆忙，或情绪不稳导致注意力不集中而引起。另外，还由于他们心理上不服老，对自身能力估计过高、对危险性认识不足，或由于不愿意麻烦家属、护士和护工，对辅助工具多有排斥心理，在行走时缺乏稳定性而增加了跌倒的危险性。

5. 营养因素

老年患者胃肠生理功能退化，消化吸收功能下降，加之躯体疾病和精神症状支配经常发生拒食、少食、不知饥饱、挑食等而致进食不足，易导致低血钾和肌无力，从而增加跌倒的概率。建议使用NRS2002营养风险筛查表，对老年人进行营养筛查。

（二）外在因素

1. 环境因素评估

不良的环境因素是引起老年人跌倒的重要危险因素。我国老年人的跌倒有一半以上是在家中发生的，家庭环境的改善尤其是进行居家适老化改造可以有效减少老年人跌倒的发生。要进行个性化的居家适老化改造，首先需要对家庭环境进行评估。有老年人的家庭都需要进行家庭环境的评估，建议使用居家危险因素评估工具（home fallhazards assessments，HFHA）进行评估。该评估工具包括对居室内的灯光、地面（板）、厨房、卫生间、客厅、卧室、楼梯与梯子、衣服与鞋子、住房外环境等9个方面的评估，并且对每个条目都给出了干预的建议（详见表7-2-4）。

表 7-2-4　居家危险因素评估工具（HFHA）

姓名：　　　　性别：　　　　居住的社区/村：

自觉居家环境安全：没有感觉_____　　不好_____　　普通_____　　良好_____

曾经在家中跌倒过的案例：无_____　　有（原因）_____

序号	分类	评估内容	评估结果	建议
1	室内灯光	居家灯光是否合适	□是　□否	灯光不宜过亮或过暗
2		楼道与台阶的灯光是否明亮	□是　□否	在通道和楼梯处使用60W的灯泡。通道上宜装有光电效应的电灯

序号	分类	评估内容	评估结果		建议
3		电灯开关是否容易打开	□是	□否	应轻松开关电灯
4		在床上是否容易开灯	□是	□否	在床上应很容易开灯
5		存放物品的地方是否明亮	□是	□否	在黑暗处应安装灯泡。从亮处到暗处应稍候片刻
6	地面（板）	地面是否平整	□是	□否	地面不宜高低不平，如有应以斜坡代替。室内不应有门槛
7		地面上是否放置杂乱的东西	□是	□否	地面上应整洁，尽可能不放或少放东西，应清除走廊障碍物
8		通道上是否没任何电线	□是	□否	通道上不应有任何电线
9	卫生间	在浴缸或浴室内是否使用防滑垫	□是	□否	在湿的地面易滑倒，浴室内应使用防滑垫，在浴缸内也应使用防滑材料
10		洗刷用品是否放在容易拿到的地方	□是	□否	洗刷用品应放在容易拿到的地方，以免弯腰或伸得太远
11		在马桶周围、浴缸或淋浴间是否有扶手	□是	□否	应装合适的扶手
12		是否容易在马桶上坐下和站起来	□是	□否	如马桶过低，或老人不易坐下和站起来，应加用马桶增高垫，并在周围装上合适的扶手
13	厨房	是否不用攀爬、弯腰或影响自己的平衡就可很容易取到常用的厨房用品	□是	□否	整理好厨房，以便能更容易取到最常用的厨具。可配用手推托盘车。如必须上高处取物，请用宽座和牢靠的梯子
14		厨房内灯光是否明亮	□是	□否	灯光应明亮
15		是否有良好的通风设备来减少眼睛变模糊的危险性	□是	□否	留置通风口，安装厨房抽油烟机或排气扇，做饭时更应通风
16	客厅	是否可以容易从沙发椅上站起来	□是	□否	宜用高度适宜又有坚固扶手的椅子
17		过道上是否放置任何电线、家具和凌乱的东西	□是	□否	不可在过道上放置电话线、电线和其他杂物
18		家具是否放置在合适的位置，使您开窗或取物时不用把手伸得太远或弯腰	□是	□否	家具应放置在合适的位置，地面应整洁、防滑和安全
19		窗帘等物品的颜色是否与周围环境太相近	□是	□否	窗帘等物品的颜色尽可能鲜艳，与周围环境应有明显区别
20	楼梯、台阶、梯子	是否能清楚地看见楼梯的边缘	□是	□否	楼梯与台阶处需要额外的照明，并应明亮。楼梯灯尽量使用自动开关
21		楼梯与台阶的灯光是否明亮	□是	□否	
22		楼梯上下是否有电灯开关	□是	□否	
23		每一级楼梯的边缘是否安装防滑踏脚	□是	□否	在所有阶梯上必须至少一边有扶手，每一级楼梯的边缘应装防滑踏脚
24		楼梯的扶手是否坚固	□是	□否	扶手必须坚固
25	老人衣服和鞋子	是否穿有防滑鞋底的鞋子	□是	□否	鞋子或拖鞋上应有防滑鞋底和凸出的纹路
26		鞋子是否有宽大的鞋跟	□是	□否	鞋子上应有圆形宽大的鞋跟
27		在房里以外的地方是否穿的是上街的鞋子而不是拖鞋	□是	□否	避免只穿袜子、宽松的拖鞋、皮底或其他滑溜鞋底的鞋子和高跟鞋

续表

序号	分类	评估内容	评估结果	建议
28		穿的衣服是否合身和没有悬垂的绳子或折边	□是　□否	衣服不宜太长，以免绊倒（尤其是睡衣）
29		是否坐着穿衣	□是　□否	穿衣应坐下，而不要一条腿站
30	住房外面	阶梯的边缘是否已清楚标明	□是　□否	应在阶梯的前沿漆上不同的颜色确保所有外面的阶梯极易看到
31		阶梯的边缘是否有自粘的防滑条	□是　□否	阶梯边缘应贴上防滑踏脚
32		阶梯是否有牢固且容易抓的扶手	□是　□否	阶梯应有牢固且容易抓的扶手
33		房子周围的小路情况是否良好	□是　□否	应保持小路平坦无凹凸。清除小路上的青苔与树叶，路潮湿时要特别小心
34	卧室	室内是否有安全隐患，如过高或过低的椅子、杂乱的家居物品等	□是　□否	卧室的地板上不要放东西。要把卧室内松动的电线系好，通道上不得有杂乱物品。椅子高度应合适
35		室内有无夜间照明设施，是否可以在下床前开灯	□是　□否	床边安一盏灯，考虑按钮灯或夜明灯。夜晚最好在床边放一把手电筒
36		是否容易上、下床	□是　□否	床高度应适中，较硬的床垫可方便上下床。下床应慢，先坐起再缓慢站立
37		卧室内是否有电话	□是　□否	卧室应装部电话或接分机，放在床上就可够着的地方
38		如果您使用拐杖或助行器，它们是否放在您下床前很容易够得着的地方	□是　□否	将拐杖或助行器放在较合适的地方

结论：

备注：上述量表各项评估结果，勾选"是"得 1 分，"否"不得分，将各项分值相加，得分总值越大，说明居家环境越安全，反之要根据"建议"进行居家环境改进。

2. 照护人员因素

家庭以及社会因素也是导致老年人跌倒的因素。家属在老年患者住院期间，应当肩负起陪护的责任，尽心照料，防止因高估其自理能力而导致跌倒的发生。尤其在夜间护士工作量大，可能对其照护不周，家属如果此时也对其疏于照护，也是导致老年患者跌倒的重要因素。

四、防控措施

1. 加强教育

开展老年群体的知识教育，提高防跌倒意识加强相关知识宣教，帮助老年人意识到身体机能的退化，强调跌倒的危害，能够正确评估自己的运动能力和做好相关保护。如由于老年人的记忆功能减退，需要反复告知患者在每次起床的时候活动动作一定要慢，以免引起直立性低血压，改变体位应遵守"三部曲"，做到 3 个 30s，即平躺 30s，坐起 30s，站立 30s，再行走。

2. 定期锻炼

定期锻炼，延缓身体机能退化，不但能消除对跌倒的恐惧，改善老年人抑郁焦虑等不良情绪，还能提高其肌肉力量和耐力、躯体平衡能力。

3. 防范风险

构造良好的环境，防范身边的风险隐患，保持家庭内走廊、卫生间、地面清洁、干燥、无障碍物，浴室及卫生间地面铺设防滑地砖或防滑垫，贴有"防滑防跌倒"标识，必要时可在走廊加装扶手。通道保持通畅，避免堆积杂物，影响进出。居住的床铺不要过高，床要加护栏，床周及床栏不要有带棱角的物品。跌倒的高发时间是夜间，因此要保证有充足的灯光，确保老年人行动时视线良好。

4. 利用辅具

正确使用辅具，维持一定的自理能力，尚具备一定自理能力的老年人可使用手杖、助行器等辅具协助行动，也可穿戴防摔服、防摔腰带等产品预防意外情况发生。老年人为使用辅助用具的最佳群体，既照顾到他们独立的需要，也可以在发生意外时有效减轻或避免健康状况损伤。在控制其他因素相同的情况下，使用拐杖的老年人发生跌倒的风险显著高于未使用拐杖的老年人，约为 2 倍。由此可见，选择辅助用具的时候要考虑其安全性和易用性，避免弄巧成拙。

5. 合理用药

合理用药，药物可引起老年人意识、精神、视觉、步态、平衡等方面出现异常而导致跌倒，因此要严格控制药物的种类、剂量、避免多重用药，用药的原则本着受益原则、4 种药物原则、小剂量原则、择时原则和暂停原则，老年人就诊时首先要进行药物相关性跌倒评估，如果达到高风险应立即设置警示标识，对相关药物进行调整。

6. 社会支持

社会支持很重要，给予心理安慰，生活起居部分需要有专人看护，如厕使用坐便器时应有人搀扶，以减少跌倒的发生，尤其当老年人发生便秘时容易久坐，突然站起易导致直立性低血压。另外，老年人大多存在一些不良情绪，如孤独感，导致老年人注意力不集中，因此子女或亲近的人应及时提供心理安慰。

（谢晓磊　李　静）

第三节　吞　咽　障　碍

一、流　行　病　学

吞咽是指人体从外界经口摄入食物并经咽腔、食管传输到达胃的过程。根据食物通过的部位一般可分为口腔期前期、口腔期、咽期、食管期 4 期，口腔期又分为口腔准备期和口腔推送期。

吞咽障碍指多种原因导致吞咽活动的异常，如由于下颌、双唇、舌、软腭、咽喉、食管等器官结构和（或）功能受损，不能安全有效地把食物输送到胃内的过程称为狭义的吞咽功能障碍。导致吞咽障碍的疾病包括神经系统疾病、颅脑外伤疾病、退行性病变、全身系统疾病、肿瘤和其他营养相关老年并发症，如肌肉减少综合征等。广义的吞咽障碍应包括认知和精神心理等方面的问题引起的行为异常而导致的吞咽和进食问题，即摄食-吞咽障碍。

吞咽障碍广泛存在于老人中，可导致严重并发症，如吸入性肺炎甚至窒息等，是降低老年人生活质量，升高死亡率的危险因素之一。衰老、功能衰退和疾病是导致老年人吞咽障碍的主要原因。2016 年《欧洲吞咽障碍学会-欧盟老年医学会白皮书》报道：独居老人吞咽障碍发生率为 30%～40%，老年急症者的发生率为 44%，养老或医养机构老人的发生率为 60%，我国尚无大样本多中心研究，故我国老年人吞咽障碍发病率基线尚不确切。

二、筛查与评估

筛查可初步了解老年人是否存在吞咽障碍及吞咽障碍的严重程度，筛查不同于全面的临床评估，其主要目的是找出吞咽障碍高危人群并做进一步评估，建议在老年人和常见疾病如神经系统疾病、颅脑外伤疾病和退行性病变等人群中在进食或饮水前常规开展吞咽障碍筛查，结果异常者应由受过培训的专业人员进一步全面评估。

吞咽筛查常用的检查方法有饮水试验（表 7-3-1）、进食评估问卷调查（表 7-3-2）、反复唾液吞咽试验、吞咽障碍简易筛查表（表 7-3-3）、改良饮水试验、染料测试、多伦多床旁吞咽筛查试验、吞咽功能性交流测试评分，其中反复唾液吞咽试验，主要用于评定高龄患者吞咽功能，以 30s 内患者吞咽的次数和喉上抬的幅度评定，如 30s 内患者吞咽的次数<3 次，或喉上下移动<2cm，判定为异常。

临床吞咽评估（clinical swallow evaluation，CSE）称非仪器评估或床旁检查，CSE 为所有确诊或疑似吞咽障碍者干预的必要组成部分，包括全面的病史、口颜面功能和喉部功能评估及床旁进食评估（容积-黏度测试）。因床旁评估存在局限性，仪器评估吞咽造影检查和软式喉内窥镜吞咽功能检查，是诊断吞咽困难的金标准。

表 7-3-1　患者端坐，喝下 30 毫升温开水，观察所需时间和呛咳情况

1 级	能顺利地 1 次将水咽下
2 级	分 2 次以上，能不呛咳地咽下
3 级	能 1 次咽下，但有呛咳
4 级	分 2 次以上咽下，但有呛咳
5 级	频繁呛咳，不能全部咽下

正常：1 级，5 秒之内；可疑：1 级，5 秒以上或 2 级；异常：3～5 级

表 7-3-2　EAT-10：吞咽筛查量表

姓名　年龄　性别　记录日期　科室　病床　住院号

1. 我的吞咽问题已让我体重减轻	0	1	2	3	4
2. 我的吞咽问题影响到我在外就餐	0	1	2	3	4
3. 喝液体时费力	0	1	2	3	4

续表

4. 吃固体食物费力	0	1	2	3	4
5. 吞药片（丸）费力	0	1	2	3	4
6. 吞东西时有疼痛	0	1	2	3	4
7. 我的吞咽问题影响到我享用食物时的乐趣	0	1	2	3	4
8. 我吞东西时有食物卡在喉咙里的感觉	0	1	2	3	4
9. 我吃东西时会咳嗽	0	1	2	3	4
10. 我吞咽时紧张	0	1	2	3	4

目的：EAT-10 主要在判断有无吞咽困难时提供帮助，在您与医生沟通时非常重要

A. 说明：将每一题的数字选项写在后面，回答您下列问题处于什么程度？

0 没有　1 轻度　2 中度　3 重度　4 严重

B. 得分：将各题的分数相加将结果写在下面的空格总分（最高分 40）

C. 结果与建议：如果 EAT-10 的总评分大于等于 3 分，您可能在吞咽的效率和安全方面存在问题，我们建议您带着 EAT-10 的评分结果就诊，做进一步的吞咽检查和（或）治疗。

表 7-3-3　吞咽障碍简易筛查表

病房：　床号：　姓名：　住院号：

性别：　年龄：　体重：身高：　时间：　年　月　日

问题	选项		
1. 有发热吗？	A. 正常	B. 偶尔	C. 无
2. 有曾经诊断为肺炎吗？	A. 正常	B. 偶尔	C. 无
3. 体重有减轻吗？	A. 正常	B. 偶尔	C. 无
4. 觉得胸闷吗？	A. 正常	B. 偶尔	C. 无
5. 与以前相比有难以下咽吗？	A. 正常	B. 偶尔	C. 无
6. 吃硬食物自觉有困难吗？	A. 正常	B. 偶尔	C. 无
7. 有反复吐口水吗？	A. 正常	B. 偶尔	C. 无
8. 进食时有哽噎感吗？	A. 正常	B. 偶尔	C. 无
9. 进食有呛咳吗？	A. 正常	B. 偶尔	C. 无
10. 喝水有呛咳吗？	A. 正常	B. 偶尔	C. 无
11. 不进食时有呛咳吗？	A. 正常	B. 偶尔	C. 无
12. 有食物从口中溢出吗？	A. 正常	B. 偶尔	C. 无
13. 进食时有呼吸困难吗？	A. 正常	B. 偶尔	C. 无
14. 餐后口腔内有残留物吗？	A. 正常	B. 偶尔	C. 无
15. 餐后说话声音有改变吗？	A. 正常	B. 偶尔	C. 无
16. 进食后有呕吐、反流吗？	A. 正常	B. 偶尔	C. 无
有如下诊断吗？	脑卒中（尤其脑干部位）、脑外伤、痴呆、运动神经元病、重症肌无力、脑瘫、吉兰巴雷综合征、重症肌无力、颈 5 以上脊髓损伤、帕金森病；口腔、咽喉、食管等肿瘤；喉部创伤：口腔、咽喉、食管、颈椎等手术后气管切开及使用呼吸机		

建议：以上若任何一项为 A 及多个 B 选项，即为高风险摄食-吞咽障碍患者，需要进一步进行诊断检查。

三、护理措施与康复

1. 经口进食

保持安静的就餐环境，有能力者鼓励其自我缓慢进食，少食多餐，改变食物或液体的结构形态、质地或者黏度。进餐体位的调整、进食工具调整，关注老年人摄食一口量，正常人为 20ml 左右，一口量过多，可致食物残留而发生误咽，过少吞咽反射诱发困难。保持老年人的进餐后口腔卫生。

2. 营养管理

营养管理是吞咽障碍老人的重要治疗手段之一，根据老年人生理功能和营养状况，尽早选择经口进食、管饲（鼻胃管或肠胃管）喂养或全肠外营养。鼻胃管操作简单，可用于短期肠内营养；胃食管反流严重或需要肠内营养大于 4 周者根据老年人自身情况可选择经鼻肠管喂食或经皮内镜胃造瘘术给予胃空肠喂养，如老年人可能会发生误吸或反流的肠内喂养食物，替代的喂养方式不能完全杜绝误吸的发生。

3. 心理护理

不良心理情绪是加重吞咽功能障碍的重要原因之一，关注老年人心理状态，减少不良心理情绪，促进老年人吞咽功能康复的信心。

4. 康复训练

吞咽困难的康复指导应加强唇、下颌、舌运动、软腭及声带闭合运动控制，强化肌群的力量及协调性，如训练吞咽肌群的口腔操、发声训练，安全吞咽的吞咽技巧等，口腔训练是恢复吞咽功能的基础训练，目前临床有效的口腔感觉训练技术包括冷刺激训练、嗅觉刺激、K 点刺激、振动训练、气脉冲感觉刺激训练等口腔感觉训练方法。中医针刺治疗能有效促进咽喉开窍改善吞咽功能，常选风池、太阳、四神聪、上廉泉、外金津、玉液等穴位的联合针刺。

（苏　净　李　静）

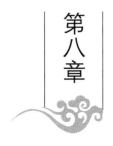

第八章

临终关怀与舒缓治疗

第一节　概　　述

临终关怀是近代医学领域中一门新兴的边缘性交叉学科，是社会需求和人类文明发展的标志。20 世纪 50 年代，临终关怀由英国护士桑德斯首次提出，20 世纪 80 年代传入我国，在我国该理念被称为"安息护理""终末护理""善终服务""安宁照顾"，从事临终关怀的护士被称为"握手护士"或"握手姑娘"，备受尊重。然而，舒缓治疗在我国仅有 40 年的历史，以提供专业化舒缓治疗服务为主，接受各种疾病中晚期患者，重点为其提供日常生活照护、疼痛管理、缓解疾病所造成的痛苦，服务内容以人文关怀为主，增加了情感关怀和心理抚慰等服务内涵，大大降低了无效救治的种类和频次以及医疗费用，节省了医疗资源。1988 年，我国成立首家舒缓治疗机构，目前仅有 100 余家舒缓治疗医院，与现实需求存在较大差距。

第二节　临终关怀与照护

1. 临终关怀的概念

临终关怀是指为现代医学治愈无希望、生存时间有限的患者采取积极、整体性的治疗与照顾，是以减轻患者痛苦，维护生命尊严为宗旨，帮助临终患者安宁走完生命的最后历程。

2. 临终关怀的意义

在当前医疗条件下，对尚无治愈希望的患者在临终过程中产生的痛苦和诸多问题，通过早期识别、积极评估、控制疼痛和治疗其他痛苦症状（包括躯体的、社会心理的、宗教的和心灵的困扰）等进行全面舒缓的疗护，以缓解病痛，改善面临疾病威胁生命患者的生活质量，使她们安详、舒适并有尊严地度过人生最后的旅程，同时给予家属社会和心理乃至精神上的支持。简单而言就是帮助患者优逝、帮助家属好生。

3. 临终关怀的原则

临终关怀不以延长患者的生命为目的，以减轻患者症状，维护患者生命尊严和体现患者人生价值为宗旨。它体现了对人类生命权利的尊重，更注重生命的质量，纠正延长了生命周期就是医疗的最高标准的陈旧观念。临终关怀服务有别于传统的医学服务，具体原则如下：

（1）治疗以缓解症状和提高生活质量为重心。临终患者的基础疾病已经没有治愈的可能，而延长生命也不应该是延长痛苦，所以治疗以缓解症状和减轻痛苦为主。

（2）实施全方位的护理。全面的医疗护理，生活护理和精神心理安慰，可以显著改善患者的生活质量，使其在躯体和心理方面都得到关怀和安慰。

（3）发展规范化的整体照护。临终关怀，涉及患者的生理，心理特征及其相关的医学、康复、护理、社会和伦理等问题，医学最终是体现人文关怀的科学，重视躯体症状缓解、精神心理慰藉和社会支持等各方面。

（4）重视死亡教育。人类出现以来，生老病死是自然规律，而对于死亡的恐惧也是与生俱来的，重视死亡教育，认识生和死不是对立的，而是必然过程，选择积极面对人生的同时，也就选择了积极面对死亡。通过死亡教育，可以降低患者及其家属对死亡的恐惧，不回避死亡，以积极乐观的态度面对死亡。

（5）提供家属心理辅导和居丧服务。临终关怀期间，患者家属往往承受极大的心理痛苦，同时改善患者的心理状态，也需要家属配合。因此，重视患者家属的心理状态，提供心理辅导和必要的居丧服务，有助于从整体上提高患者及其家属的生活质量和稳定社会。

四、临终照护的内容

1. 一般照护

临终患者的照护应将以治愈为目标的医疗服务转变为以全面照护和对症治疗为核心的综合服务。在全面了解临终患者的生理、心理变化的基础上，给予患者全面细致的照料，并关注患者家属的需求，照护人员应时刻以患者的需求为前提，加强与患者及家属的沟通，尊重患者及家属的愿望，尽可能地减轻患者躯体和心理的不适。

2. 心理照护

临终心理照护贯穿临终患者照护的全过程，是临终关怀的重要组成部分，在患者生命即将结束且承受诸多痛苦时，采取有效的舒缓治疗和包括心理干预在内的全面照护，以缓解患者的痛苦，消除患者面对死亡的恐惧心理，提高其生活质量，以达到使患者平静、安宁地度过人生最后旅程的目的。临终心理照护同时也针对临终患者家属进行心理干预和居丧辅导，帮助家属接受患者的病情变化和死亡，减轻他们的悲痛。

3. 生活照护

临终患者进入疾病终末期，治疗无效，身体状况日益衰竭，其生活能力也有不同程度的下降，生活不能完全自理，需要医护人员从个人卫生，饮食照顾，排泄照护等方面进行细心照顾，提高患者的生活质量。

五、死　亡　教　育

1. 死亡教育的概念

死亡教育是探讨有关死亡及濒死的因素及其与生存的关系之不断持续的过程。从不同层面，如心理学、精神、经济、法律等方面，增进人们对死亡的认识。死亡教育也是预防教学，减少各式各样因死亡而引发的问题，并进一步增进人们对生命的欣赏。

2. 死亡教育的意义

死亡教育不仅让人们懂得如何活得健康、活得有价值、活得无痛苦，而且还要死得有尊严。它既强化人们的权利意识，又有利于促进医学科学的发展，通过死亡教育，使人们认识到死亡是不可抗拒的自然规律。目前，我国已进入老年型社会，人口老龄化问题已经引起社会的广泛关注。但老年人却因丧失工作、生理机能减退、社会关系变化而承受着沉重的心理负担，很多老年人感受不到生活的意义。死亡教育让老年人学会调适不健康、趋向死亡的心理，重新认识生命的意义，从容地面对死亡。死亡教育也是破除迷信和提高素养的教育，是社会精神文明发展的需要，也是人生观教育的组成部分，死亡教育让人们正确了解和调试死亡及濒死，充分认识生命的本质。

3. 老年人死亡教育

老年人生理、心理会发生巨大变化，身体出现疾病的概率高于其他人群，面临死亡威胁也高于其他人。我国讳死传统文化对老年人的影响根深蒂固，但是死亡是每个人最终需要面对的、不可逃避的阶段，因此，老年群体更需要我们关注。在我国可结合实际情况，通过社区和医院进行死亡教育，开展丰富多彩的社区文化活动，通过家庭、社区、政府等对老人群体进行死亡教育，提升老人的自我认同感、加强其自我照顾能力，帮助老人克服对死亡的畏惧心理，认识疾病和与疾病作斗争，树立正确的人生观、价值观，安定地对待死亡，从心理上接受死亡、面对死亡。

六、生 前 预 嘱

1. 生前预嘱的概念

生前预嘱是指人们在健康或意识清楚时先签署的，说明在不可治愈的伤病末期或临终时要不要哪种医疗护理的指示性文件。如是否使用气管切开、心脏除颤等生命支持，如何在临终时尽量保持患者尊严。

2. 生前预嘱的意义

生前预嘱的出现具有很明确的现实意义或需求。生前预嘱正视死亡的存在，正视家庭和社会面临的现实问题，提倡"尊严死"，指导人们在生命的末期选择自然而有尊严地离世，尊重生命，体现了人的关怀，缓解了家庭及社会的压力。

（李　静）

第三节　舒 缓 治 疗

1. 舒缓治疗的概念

舒缓治疗是指不以治愈疾病为目的，专注于提高患者的生活质量，为末期病患提供积极的、人性化的服务，主要通过预防和减轻患者的痛苦，尤其是控制疼痛和缓解躯体上的其他不适症状，为患者和家属提供身体、心理、精神、社会上的支持，为患者和家属赢得尽可能好的生活质量。

2. 舒缓治疗的原则

临终关怀是人文化的关怀，舒缓治疗也是人文化的治疗，是让患者治疗后减轻痛苦（缓解临床症状），治疗后体会到舒服，这就是舒缓治疗的内涵，是实现临终关怀的重要手段。临终患者的舒缓治疗应遵循以提高患者的生活质量为主要目标、以控制疼痛及其他症状为主要内容、重视患者症状的评估、采用多学科干预手段的原则。

（李 静）

下　篇

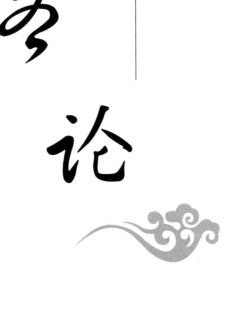

各论

第九章

老年循环系统疾病

第一节 概 述

老年循环系统疾病有其自身独特的临床特点，主要包括：①起病隐匿，病史较长，合并其他系统疾病如糖尿病、脑梗死的概率更高，进展缓慢，但常常因感染、外伤等原因出现急性加重，进而导致严重的临床事件；②部分老年人发病初期临床症状较为明显，如心绞痛、心律失常、下肢水肿等；③老年循环系统疾病的预后与年轻人相比总体较差；④严重影响老年人的生存质量，显著降低老年人的预期寿命；

随着年龄增长，心血管超微结构的改变可使血管壁硬度显著增加，血管壁内弹力层和间质中的弹性蛋白由于基质金属蛋白酶的不恰当激活从而发生变性；此外，血管中层钙化、胶原增加，使血管壁弹性下降，特别在内皮层更加明显，血管老化与多种心血管疾病相关，但其具体机制尚未得到充分研究。老年人心脏传导系统功能逐渐下降，表现为心律失常发病率明显增高，老年人发生心房或心室期前收缩增加被认为是心脏衰老导致的功能下降表现，其机制可能与窦房结动脉或相关血管的动脉粥样硬化引起心房缺血及炎症、纤维化有关，这都将导致窦房结功能减退、室上性心律失常发生率增加，同时，冠心病心肌缺血导致的心肌细胞缺氧及动作电位改变也可引起室性心律失常。同时，缺血心肌与正常心肌之间的电生理不均一性可诱发折返从而导致持续或反复发作性的室性心律失常。另一方面，老年患者心肌收缩力均明显下降，射血分数随年龄增加而减少，心脏瓣膜功能也随年龄增加而出现功能的逐渐退化，进一步加重血流动力学的紊乱，心力衰竭是各种心脏病的终末期表现，老年心力衰竭由于心肌舒缩功能下降和心脏传导系统障碍，常伴有室性心律失常或心房颤动，预后较差。老年心脏结构随着年龄增加也出现持续性的改变，最常见的是心肌肥厚及心肌纤维萎缩、心脏结缔组织增加、类脂质沉积、心脏各瓣膜和其他结构钙化、心内膜增厚、硬化，心肌纤维萎缩，脂褐质随年龄增加而不断积聚，心肌细胞线粒体膜完整性下降，线粒体数目减少等。

本章节将主要介绍老年循环系统疾病中的高血压病、冠状动脉粥样硬化性心脏病、心力衰竭、心律失常、周围血管疾病。

（赵俊男　刘　玥）

第二节　高　血　压　病

一、流　行　病　学

人口老龄化已成为重大的社会问题，截止到 2017 年底，我国 65 岁以上老年人达 15 831 万人，占总人数的 11.4%，老年高血压人群超过总人数的 50%，在≥80 岁的高龄老年人群中高血压患病率接近 90%。2018 年 CHS 研究结果显示≥75 岁的居民高血压患病率为 59.8%。

根据 2012～2015 年流行病学调查显示≥60 岁人群高血压的患病率、知晓率、治疗率和控制率分别为 53.2%、57.1%、51.4% 和 18.2%，较 2002 年均有显著升高。南北方相比，南方地区高血压患者知晓率、治疗率和控制率高于北方；女性在高血压知晓率、治疗率和控制率方面高于男性；城市高血压的治疗率高于农村；不同民族相比，汉族居民的高血压治疗率及控制率高于少数民族居民。值得注意的是，我国人群高血压"三率"仍处于较低的水平，老年高血压患者血压的控制率并未随着服药数量的增加而改善。

二、发病机制与病理生理特点

（一）高血压的发病机制

1. 神经机制

各种原因使大脑皮质下神经中枢功能发生变化，各种神经递质浓度与活性异常，包括去甲肾上腺素、肾上腺素、多巴胺、神经肽 Y、5-羟色胺、血管升压素、脑啡肽、脑钠肽和中枢肾素-血管紧张素系统，最终使交感神经系统活性亢进，血浆儿茶酚胺浓度升高，阻力小动脉收缩增强而导致血压增高。

2. 肾脏机制

各种原因引起肾性水、钠潴留，增加心排血量，通过全身血流自身调节使外周血管阻力和血压升高，启动压力-利尿钠（pressure-natriuresis）机制再将潴留的水、钠排泄出去。也可能通过排钠激素分泌释放增加使外周血管阻力增高而使血压增高。现代高盐饮食的生活方式加上遗传性或获得性肾脏排钠能力的下降也是引起高血压的机制。

3. 激素机制

肾素-血管紧张素-醛固酮系统（RAAS）激活，分泌的血管紧张素 Ⅱ（AT Ⅱ）使小动脉平滑肌收缩，刺激肾上腺皮质球状带分泌醛固酮，通过交感神经末梢突触前膜的正反馈使去甲肾上腺素分泌增加，这些作用使血压升高。

4. 血管机制

大动脉和小动脉结构和功能的变化在高血压发病中发挥着重要作用。覆盖在血管壁内表面的内皮细胞能生成、激活和释放各种血管活性物质，例如一氧化氮（NO）、前列环素（PGI_2）、内皮素（ET）、内皮依赖性血管收缩因子（EDCF）等，调节心血管功能。年龄增长以及各种心血管危险因素，例如血脂异常、血糖升高、吸烟、高同型半胱氨酸血症等，导致血管内皮细胞功能异常，使氧自由基产生增加，NO 灭活增强，血管炎症，氧化应激（oxidative stress）反应等影响动脉弹性功能和结构。由于大动脉弹性减退，脉搏波传导速度增快，反射波抵达中心大动脉的时相从舒张期提前到收缩期，出现收缩期延迟压力波峰，可以导致收缩压升高，舒张压降低，脉压增大。

5. 胰岛素抵抗

胰岛素抵抗（insulin resistance，IR）造成继发性高胰岛素血症，继发性高胰岛素血症使肾脏水钠重吸收增强，交感神经系统活性亢进，动脉弹性减退，从而使血压升高。

（二）病理生理特点

对于老年人而言，单纯收缩期高血压是最常见的类型。流行病学显示人群收缩压随年龄增长而增高，而舒张压增长至 55 岁后逐渐下降。脉压的增加提示中心动脉的硬化以及周围动脉回波速度的增快导致收缩压增加。单纯收缩期高血压常见于老年和妇女，也是舒张性心力衰竭的主要危险因素之一。

心脏和血管是高血压病理生理作用的主要靶器官，早期可无明显病理改变。长期高血压引起的心脏改变主要是左心室肥厚和扩大。而全身小动脉病变则主要是壁/腔比值增加和管腔内径缩小，导致重要靶器官如心脑、肾组织缺血。长期高血压及伴随的危险因素可促进动脉粥样硬化的形成及发展。目前认为血管内皮功能障碍是高血压最早期和最重要的血管损害。

（三）中医病因病机

高血压属中医"眩晕"范畴。病因病机可概括为虚、风、痰、火、瘀五方面。"虚"主要是肝肾阴虚，少数病人可出现肾气虚，肝肾阴虚，水不涵木，肝阳偏亢；肾气不足，髓海失养，导致眩晕；"风"主要指肝风、肝阳，肝阴不足，肝阳上亢，肝风内动，上扰于脑则头晕、头痛、目眩；"火"指肝火或相火，五志过极，气郁化火，肝火上炎，或肾阴不足，相火偏亢，导致头痛、眩晕；"痰"包括风痰、痰浊、痰火等，痰浊中阻，上蒙清窍，或痰热上扰，或风痰走窜，导致眩晕，旁窜入络则肢体麻木、抽搐；"瘀"指脉络瘀滞，本病起病隐匿，病程长，久病入络，血脉瘀滞，临床上多数高血压患者有肢体麻木、舌质暗红或紫暗等血瘀络阻表现。

三、诊断与鉴别诊断

（一）西医诊断

《中国老年高血压管理指南 2019》将老年高血压诊断标准规定为年龄≥65 岁，在未使用降压药情况下，非同日 3 次测量血压，收缩压≥140mmHg 和（或）舒张压≥90mmHg，具体分级详见表 9-2-1。曾明确诊断为高血压且正在接受降压药治疗的老年人，虽然血压＜140/90mmHg，也应该诊断为老年高血压。由于老年人具有血压波动性、夜间高血压和体位性低血压等特点，英国国家卫生与临床优化研究所（National Institute for Health and Clinical Excellence，NICE）指南与《中国老年高血压管理指南 2019》均强调动态血压监测、家庭和自体血压监测的重要性，不同监测方法血压标准如表 9-2-2。

表 9-2-1　老年血压水平定义与分级

分类	SBP（收缩压）/mmHg		DBP（舒张压）/mmHg
正常血压	<120	和	<80
正常高值血压	120～139	和（或）	80～89
高血压	≥140	和（或）	≥90
1 级高血压	140～159	和（或）	90～99
2 级高血压	160～179	和（或）	100～109
3 级高血压	≥180	和（或）	≥110
单纯收缩期高血压	≥140	和	<90

表 9-2-2　不同血压测量方法对应的高血压诊断标准

血压测量方法	诊断标准
诊室血压	≥140/90mmHg
动态血压（ABPM）	24h 平均 SBP/DBP≥130/80mmHg
	白天平均 SBP/DBP≥135/85mmHg
	夜间平均 SBP/DBP≥120/70mmHg
家庭血压（HBPM）	≥138/85mmHg

（二）中医诊断

老年高血压中医诊断可归属为"眩晕"范畴。诊断依据为：头晕目眩、视物旋转，轻者闭目即止，重者如坐车船，甚则仆倒；可伴有恶心呕吐、眼球震颤、耳鸣耳聋、汗出、心悸心慌、面色苍白等。

（1）风痰上扰证：眩晕有旋转感或摇晃感、漂浮感，头重如裹，伴有恶心呕吐或恶心欲呕，呕吐痰涎，食少便溏，舌苔白或白腻，脉弦滑。

（2）阴虚阳亢证：头晕目涩，心烦失眠，多梦，面赤，耳鸣，盗汗，手足心热，口干，舌红少苔，脉细数或弦细。

（3）肝火上炎证：头晕且痛，其势较剧，目赤口苦，胸胁胀痛，烦躁易怒，寐少多梦，小便黄，大便干结，舌红苔黄，脉弦数。

（4）痰瘀阻窍证：眩晕而头重昏蒙，伴胸闷恶心，肢体麻木或刺痛，唇甲紫绀，肌肤甲错，或皮肤如蚁行状，或头痛，舌质暗有瘀斑，苔薄白，脉滑或涩。

（5）气血亏虚证：头晕目眩，动则加剧，遇劳则发，面色㿠白，爪甲不荣，神疲乏力，心悸少寐，纳差食少，便溏，舌淡苔薄白，脉细弱。

（6）肾精不足证：眩晕久发不已，听力减退，耳鸣，少寐健忘，神疲乏力，腰酸膝软，舌红苔薄，脉弦细。

（三）老年高血压鉴别诊断

1. 西医鉴别诊断

在老年高血压患者中，继发性高血压并不少见，常见病因包括肾实质性病变、肾动脉狭窄、原发性醛固酮增多症、嗜铬细胞瘤/副神经节瘤等。此外，老年人常因合并疾病而服用多种药物治疗，应注意药物（如非甾体类抗炎药、甘草等）相关性高血压。

（1）肾实质性高血压：肾实质性高血压是指由肾实质性病变（如肾小球肾炎、间质性肾炎等）所引起的血压升高。提示肾实质性高血压的线索包括：肾损伤的标志：蛋白尿[尿白蛋白排泄率≥30mg/24h，尿白蛋白肌酐比值≥30mg/g（或≥3mg/mmol）]、尿沉渣异常、肾小管相关病变、组织学异常、影像学所见结构异常和肾移植病史等；肾小球滤过率（glomerular filtration rate，GFR）下降：eGFR＜60ml/（min·1.73m^2）。

肾脏超声是最常用和首选的检查手段。CT 及 MRI 检查常常作为重要补充手段。肾活检是肾脏病诊断的金标准。

血管紧张素转化酶抑制剂（ACEI）和血管紧张素受体阻滞剂（ARB）为优选降压药物，尤其适用于合并蛋白尿者；二氢吡啶类钙离子通道阻滞剂（CCB）适用于有明显肾功能异常者，且降压作用不受高盐饮食影响；利尿剂适用于容量负荷过重者，与 ACEI 或 ARB 联用可降低高钾血症风险；β 受体阻滞剂适用于伴快速性心律失常、交感神经活性增高、冠心病或心功能不全者。

（2）原发性醛固酮增多症：原发性醛固酮增多症（primary aldosteronism，PA）简称原醛症，是指肾上腺皮质增生或肿瘤，醛固酮分泌过量，导致体内潴钠排钾，血容量增多，肾素-血管紧张素系统活性受抑，临床主要表现为高血压伴或不伴低血钾。

需要筛查 PA 的情况如下：持续性血压＞160/100mmHg、难治性高血压；高血压合并自发性或利尿剂所致的低钾血症；高血压合并肾上腺意外瘤；早发性高血压家族史或早发（＜40 岁）脑血管意外家族史的高血压患者；PA 患者中存在高血压的一级亲属；高血压合并阻塞性睡眠呼吸暂停。

PA 确诊试验主要为生理盐水试验和卡托普利试验，筛查指标为血浆醛固酮与肾素活性比值。对所有确诊的 PA 患者，推荐行肾上腺 CT 明确肾上腺病变情况。如患者愿意手术治疗且手术可行，推荐行双侧肾上腺静脉取血以明确有无优势分泌。

确诊醛固酮瘤或单侧肾上腺增生患者推荐行腹腔镜下单侧肾上腺切除术，如患者存在手术禁忌或不愿手术，推荐使用醛固酮受体拮抗剂治疗，而特发性醛固酮增多症及糖皮质激素可抑制性醛固酮增多症患者肾上腺切除术效果欠佳，应首选小剂量糖皮质激素。

（3）肾动脉狭窄：老年人动脉粥样硬化引起单侧或双侧肾动脉主干或分支狭窄导致肾缺血引起的血压增高为肾血管性高血压（renovascular hypertension，RVH）。

需要筛查肾动脉狭窄的情况如下：持续高血压达 2 级或以上，伴有明确的冠心病、四肢动脉狭窄或颈动脉狭窄等；高血压合并持续的轻度低血钾；高血压伴脐周血管杂音；既往高血压可控制，降压药未变情况下突然血压难以控制；顽固性或恶性高血压；重度高血压患者左心室射血分数正常，但反复出现一过性肺水肿；难以用其他原因解释的肾功能不全或非对称性肾萎缩；服用 ACEI 或 ARB 后出现血肌酐明显升高或伴有血压显著下降；舒张压水平维持在 90mmHg 以上。

双肾功能超声检查为临床一线检查手段，其可显示肾实质、肾盂、肾动脉主干及肾内血流变化。动脉血管的 CT 造影（CTA）具有较高空间分辨率，可对肾动脉主干及分支病变的程度、形式（斑块、钙化及夹层等）及副肾动脉的情况提供详细的信息。肾动脉造影是诊断肾动脉狭窄的"金标准"，能清晰准确地显示病变的部位、程度，并可同期行介入治疗。

ACEI/ARB 是 RVH 的一线治疗药物，但需注意 ACEI/ARB 慎用于孤立肾或双侧肾动脉狭窄者。肾动脉支架术入选患者需满足两个关键点：肾动脉狭窄≥70%，且能证明狭窄与血压升高存在因果关系；顽固性高血压或不用降压药高血压达 3 级水平。对于肾动脉狭窄病变严重但肾动脉解剖学特征不适合行血管介入治疗者，介入治疗失败或产生严重并发症者，肾动脉狭窄伴发腹主动脉病变需行开放手术治疗。

（4）阻塞性睡眠呼吸暂停低通气综合征：睡眠呼吸暂停低通气综合征是以睡眠过程中反复、频繁出现呼吸暂停和低通气为特征，临床上绝大多数患者属于阻塞性睡眠呼吸暂停低通气综合征（obstructive sleep apnea hypopnea syndrome，OSAHS）。

需要筛查 OSAHS 的情况如下：肥胖；伴鼻咽及颌面部解剖结构异常；睡眠过程中打鼾，白天嗜睡明显，晨起头痛、口干；顽固性高血压或隐匿性高血压，晨起高血压，或血压节律呈"非杓型"或"反杓型"改变的高血压；夜间反复发作难以控制的心绞痛；夜间难以纠正的心律失常；顽固性充血性心力衰竭；顽固性难治性糖尿病及胰岛素抵抗；不明原因的肺动脉高压；不明原因的夜间憋醒或夜间发作性疾病。多导睡眠图监测（polysomnography，PSG）是诊断 OSAHS 的金标准，成人 OSAHS 病情根据呼吸暂停低通气指数（apnea hypoventilation index，AHI），即平均每小时睡眠呼吸暂停和低通气的次数，分为轻、中、重度，其中轻度为 5<AHI≤15，中度为 15<AHI≤30，重度为 AHI>30。

无创气道正压通气是目前成人 OSAHS 疗效最为肯定的治疗方法，以持续气道正压通气（continuous positive airway pressure，CPAP）最为常用。

（5）药物相关性高血压：药物相关性高血压是指由于药物本身药理和（或）毒理作用，药物之间的相互作用，或用药方法不当导致的血压升高。常见的引起血压升高的药物包括：非甾体类抗炎药、激素类（雌激素、促红细胞生成素、糖皮质激素）、抗抑郁药（单胺氧化酶抑制剂、三环类抗抑郁药等）、免疫抑制剂（环孢素 A）、血管生成抑制剂及甘草等，升压机制主要为水钠潴留、交感神经兴奋性增加和血管收缩等。

2. 中医鉴别诊断

（1）中风病：中风病以卒然昏仆，不省人事，伴有口眼歪斜，半身不遂，失语；或不经昏仆，仅以歪斜、不遂为特征。中风昏仆与眩晕之仆倒相似，且眩晕可为中风病先兆，但眩晕患者无半身不遂、口舌歪斜及舌强语謇等表现。

（2）厥证：厥证以突然昏仆，不省人事，或伴有四肢厥冷为特点，发作后一般在短时间内逐渐苏醒，醒后无偏瘫、失语、口舌歪斜等后遗症。严重者也可一厥不醒而死亡。眩晕发作严重者也可有眩晕欲倒的表现，但一般无昏迷不省人事的表现。

（3）头痛：以头痛为主症，或前额、额颞、巅顶、顶枕部或全头部疼痛，头痛性质多为跳痛、刺痛、胀痛、昏痛、隐痛等。有突然发作，而痛如破而无休止者；也有反复发作，久治不愈，时痛时止者；头痛每次发作可持续数分钟、数小时、数天或数周不等。

四、老年高血压与老年综合征关系的研究进展

老年综合征（geriatric syndrome，GS）通常被用来定义老年人群随着年龄的增长而出现的一系列非特异性的复杂临床症候群，如衰弱、跌倒、失能、认知障碍、营养不良、睡眠障碍、便秘、焦虑和抑郁等。GS 在老年人群中较为常见，且给他们带来身心健康受损、疾病预后不佳、卫生保健支出增加、生活质量下降、预期寿命缩短等一系列负面影响。

（一）高血压与衰弱

衰弱是指老年人生理储备下降，导致机体易损性增加、抗应激能力减退的多系统表现或综合征。对年龄＞80 岁的高龄高血压患者尤其需要重视衰弱的评估。衰弱状态筛查可采用FRAIL 量表、步速测定，评估可使用加拿大健康与老化研究（Canadian study of health and aging，CSHA）标准或 Fried 衰弱综合征评估表。

目前缺少衰弱老年人高血压合并认知功能障碍特异性干预的循证研究证据。《2019ICFSR国际临床实践指南：身体衰弱的识别和管理》和《亚洲衰弱管理指南》推荐加强抗阻训练、多重用药等可改善体力衰弱。Ravindrarajah 等对 144 403 例高龄老年人随访 5 年的报道指出，衰弱患者 SBP 在 140～159mmHg 死亡风险相对血压 120～139mmHg 患者低。上述研究表明经评估为衰弱的老年人应制定个性化的血压靶目标。

（二）高血压与认知障碍（图 9-2-1）

高血压是引起阿尔茨海默病和血管性痴呆的公认危险因素，对于高血压相关的认知损害的发病机制目前尚无定论。2014 年，Beishon 和他同事发现，在几项纳入痴呆患者、应用安慰剂对照的降低血压的试验中，并没有明确的证据提示降压治疗对于认知或其他心血管终点有益处或害处。

《老年高血压合并认知障碍诊疗中国专家共识（2021 版）》推荐意见：①在老年高血压合并认知障碍的管理中应重视体育锻炼、合理膳食、认知干预等综合干预的有益作用。②在老年高血压患者围手术期需注意血压波动、麻醉药物对认知功能的影响。③对高血压合并认知功能障碍的老年患者需加强社会支持和以人为中心的持续多学科团队的管理。

五、治　疗

（一）非药物治疗

非药物治疗是降压治疗的基本措施，无论是否选择药物治疗，都要保持良好的生活方式，主要包括：健康饮食、规律运动、戒烟限酒、保持理想体质量、改善睡眠和注意保暖。

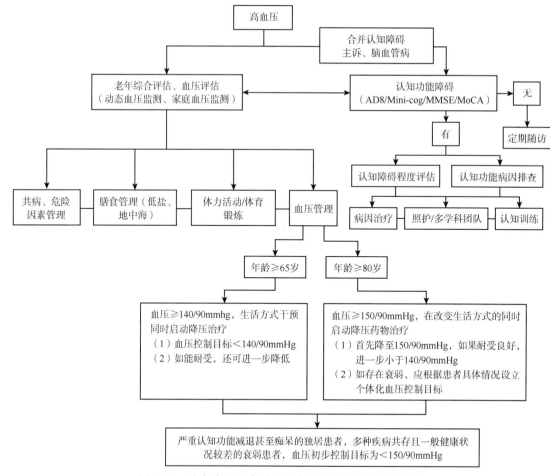

图 9-2-1　老年高血压合并认知障碍的筛查和管理流程图

注：AD8：8 条目痴呆筛查问卷；Mini-cog：简易智力状态评估量表；MMSE：简易精神状态检查；MoCA：蒙特利尔认知评估量表

1. 健康饮食

减少钠盐摄入，增加富钾食物摄入，有助于降低血压。WHO 建议每日摄盐量应＜6g，老年高血压患者应适度限盐。鼓励老年人摄入多种新鲜蔬菜、水果、鱼类、豆制品、粗粮、脱脂奶及其他富含钾、钙、膳食纤维、多不饱和脂肪酸的食物，必要时补充叶酸。DASH（Dietary approaches to stop hypertension）饮食合并低盐饮食可使高血压患者血压下降 15mmHg。

2. 规律运动

老年高血压及高血压前期患者进行合理的有氧锻炼可有效降低血压。建议老年人进行适当的规律运动，每周不少于 5 天、每天不低于 30min 的有氧体育锻炼，如步行、慢跑和游泳等。不推荐老年人剧烈运动。

3. 戒烟限酒

戒烟可降低心血管疾病和肺部疾患风险。老年人应限制酒精摄入，男性每日饮用酒精量应＜25g，女性每日饮用酒精量应＜15g。白酒、葡萄酒（或米酒）或啤酒饮用量应分别＜50ml、100ml、300ml。

4. 保持理想体质量

超重或肥胖的老年高血压患者可适当控制能量摄入和增加体力活动。维持理想体质量（体质量指数 20.0～23.9kg/m²）、纠正腹型肥胖（男性腹围≥90cm，女性腹围≥85cm）有利于控制血压，减少心血管病发病风险，但老年人应注意避免过快、过度减重。研究显示，老年高血压患者 6 个月内减重 2kg 可降低血压 4～5mmHg。

5. 改善睡眠

睡眠的时程、质量与血压的升高和心血管疾病发生风险有关。保证充足睡眠并改善睡眠质量对提高生活质量、控制血压和减少心脑血管疾病并发症有重要意义。

6. 注意保暖

血压往往随着季节的变化而变化。老年人对寒冷的适应能力和对血压的调控能力差，常出现季节性血压波动现象。应保持室内温暖，经常通风换气；骤冷和大风低温时减少外出；适量增添衣物，避免血压大幅波动。

（二）西医治疗

对老年人起始降压和靶目标推荐意见，见表 9-2-3。

表 9-2-3　推荐起始药物的降压值和目标值

发布来源	起始降压阈值	降压目标	推荐类别	证据水平
《中国老年高血压管理指南 2019》	年龄≥65 岁，血压≥140/90mmHg，在生活方式干预的同时启用降压药物治疗； 年龄≥80 岁，血压≥150/90mmHg，即启动降压药物治疗； 经评估确定为衰弱的高血压患者，血压≥160/90mmHg，应考虑启动降压药物治疗； 如果患者对降压治疗耐受性良好，不应停止降压治疗	＜140/90mmHg； 首先应将血压降至＜150/90mmHg，若耐受良好，则应将血压降至＜140/90mmHg； 收缩压控制目标为＜150mmHg，但尽量不低于 130mmHg	I 类	A 类
《中国高血压防治指南 2018 年修订版》	65～79 岁，血压≥150/90mmHg； ≥80 岁，收缩压≥160mmHg	首先应降至＜150/90mmHg，如能耐受，可进一步降至＜140/90mmHg； ≥80 岁，＜150/90mmHg	IIa 类	B 类
2018 欧洲心脏病学会（ESC）/欧洲高血压学会（ESH）	身体状态良好的老年人（>65 岁，但≤80 岁），收缩压在 1 级（140～159mmHg），如果降压治疗耐受良好，建议降压药物治疗和生活方式干预	65 岁以上，只要能耐受，均推荐 SBP130～139mmHg。重视患者的衰弱程度，自理生活能力及对治疗的耐受性	IIa 类	C 类
《2017 美国医师协会和美国家庭医师学会临床实践指南》	≥60 岁，收缩压持续≥150mmHg； 对一部分≥60 岁有高度心血管危险的患者，根据个体评估情况考虑启动或者强化降压药物治疗	SBP＜150mmHg，定期与患者具体讨论降压目标的利弊，根据讨论情况选择治疗目标； SBP＜140mmHg，定期与患者具体讨论降压目标的利弊，根据讨论情况选择治疗目标	III 类	A 类
《ISH2020 国际高血压实践指南》	≥65 岁，血压≥140/90mmHg	如能耐受，目标血压＜140/90mmHg，但应根据虚弱情况、独立生活能力和可耐受情况，考虑设定个性化的血压目标		

注：1mmHg = 0.133kPa

（三）降压药物应用的基本原则

老年高血压患者药物治疗应遵循以下几项原则：①小剂量：初始治疗时通常采用较小的有效治疗剂量，并根据需要逐步增加剂量；②长效：尽可能使用每天给药 1 次而有持续 24 小时降压作用的长效药物，有效控制夜间和晨峰血压；③联合：若单药疗效不满意，可采用两种或多种低剂量降压药物联合治疗以增加降压效果，单片复方制剂有助于提高患者的依从性；④适度：大多数老年患者需要联合降压治疗，包括起始阶段，但不推荐衰弱老年人和≥80 岁高龄老年人初始联合治疗；⑤个体化：根据患者具体情况、耐受性、个人意愿和经济承受能力，选择适合患者的降压药物，见表 9-2-4。但《ISH2020 国际高血压实践指南》建议药物治疗简略化，首选单药治疗。对于低危的 1 级高血压，≥80 岁高龄或身体虚弱的患者考虑单药治疗，可选用普利、沙坦、地平、利尿药。单片复方制剂成为第二选择。

表 9-2-4　老年高血压降压药物的主要分类及其强制适应证、潜在适应证

药物分类	强制适应证	潜在适应证	禁忌证	可能禁忌证
血管紧张素转换酶抑制剂、血管紧张素受体阻滞剂	心衰	慢性肾病、左心室功能障碍、糖尿病伴蛋白尿，出现 ACEI 相关性咳嗽时换 ARB	肾动脉狭窄（双侧）	肾功能损伤
β-受体阻滞剂	心肌梗死、心绞痛、房颤	心衰	哮喘、COPD、心脏阻滞	心衰、血脂异常、外周血管疾病、糖尿病
钙拮抗剂（二氢吡啶类）	单纯收缩期高血压、心绞痛	心绞痛	—	—
噻嗪类利尿剂	心衰、单纯收缩期高血压	骨质疏松	痛风	血脂异常、肾功能损伤
α-受体阻滞剂	前列腺疾病	血脂异常	体位性低血压	尿失禁
钙拮抗剂（非二氢吡啶类）	心绞痛	心肌梗死	心脏阻滞、心衰	与 β-受体阻滞剂合用

CCB、ACEI、ARB、利尿剂及单片固定复方制剂，均可作为老年高血压降压治疗的初始用药或长期维持用药。根据患者的危险因素、亚临床靶器官损害以及合并临床疾病情况，优先选择某类降压药物，见表 9-2-5。

表 9-2-5　特定情况下的首选药物

情况	药物
无症状靶器官损害	
LVH	ACEI、CCB、ARB
无症状动脉粥样硬化	ACEI、CCB、ARB
微量白蛋白尿	ACEI、ARB
轻度肾功能不全	ACEI、ARB
临床心血管事件	
既往心肌梗死	βB、ACEI、ARB
心绞痛	βB、CCB

续表

情况	药物
心力衰竭	利尿剂、βB、ACEI、ARB、醛固酮受体拮抗剂
主动脉瘤	βB
房颤、预防	ACEI、ARB、βB、醛固酮受体拮抗剂
房颤、心室率控制	βB、非二氢吡啶类CCB
外周动脉疾病	ACEI、ARB、CCB
其他	
单纯收缩期高血压（老年人）	利尿剂、CCB
代谢综合征	ACEI、ARB、CCB
糖尿病	ACEI、ARB

（四）特殊类型高血压降压治疗要点

1. 清晨高血压

老年患者清醒后 1h 内自测血压或起床后 2h 的动态血压记录≥135/85mmHg，或早晨 6：00～10：00 诊室测量血压≥140/90mmHg。建议选用平稳、长效降压药物，并根据血压特点选择用药。

2. 餐后低血压

餐后低血压是指餐后 2h 内 SBP 比餐前下降 20mmHg 以上；或餐前 SBP＞100mmHg，而餐后 SBP＜90mmHg；或餐后血压下降未达到上述标准，但出现心、脑缺血症状（心绞痛、乏力、晕厥等）。应去除诱因，如饱食、高碳水化合物餐等。可在餐前饮水，少食多餐，减少碳水化合物的摄入，餐后 20～30min 散步有助于减少 SBP 下降幅度。由于餐前血压过高可导致更严重的餐后血压下降，因此首先要注意保证血压达标，尤其是保持清晨血压达标。

3. 收缩期高血压

对于老年单纯收缩期高血压患者和脑卒中患者不建议首选 β 受体阻滞剂，理由是在其与其他降压药物的比较研究中，未显示出显著降低脑卒中发生率的优势。如果合并冠心病和（或）既往心肌梗死、心力衰竭，若无禁忌证，初始降压首选 β 受体阻滞剂和肾素-血管紧张素抑制剂。而单纯收缩期高血压伴舒张压偏低者应选择具有降低动脉僵硬度和改善大动脉弹性的降压药物，如 CCB、ACEI 或 ARB 类降压药物，联合使用硝酸酯类、他汀类药物。降压治疗过程尽量避免舒张压＜65mmHg。

4. 体位性血压变异

卧位高血压（CH 或 SH）：卧位时收缩压≥140mmHg 或（和）舒张压≥90mmHg，并且立位时血压不高甚至降低。卧位高血压降压药物因限制在夜间使用，应用短效药物较好（优选 ACEI/ARB），避免使用中长效降压药物或利尿剂，并且起床和活动后血压不高时不用降压药。

（五）中医辨证论治

中医认为老年高血压归属于头痛、眩晕的范畴，常见的证型有肝阳上亢证、痰饮内停证和肝肾阴虚证。老年高血压病的发生与体质阴阳盛衰、禀赋不足、脏腑亏损、情志内伤等多种因素有关，对于不同证型的老年高血压，也应采用不同的治疗方法。

根据卫生部药政局于 1988 年制定的《中药治疗高血压病临床研究指导原则》和 2019 年《高血压中医诊疗共识》可将高血压病的中医辨证分型确定为：肝阳上亢证、痰饮内停证、阴阳两虚证、阴虚阳亢证、瘀血内停证 5 个证型。

1. 肝阳上亢证

临床表现：眩晕耳鸣，头痛，头胀，劳累及情绪激动后加重，颜面潮红，甚则面红如醉，脑中烘热，肢麻震颤，目赤，口苦，失眠多梦，急躁易怒，舌红，苔薄黄，脉弦数，或寸脉独旺，或脉弦长，直过寸口。

治法：平肝潜阳，补益肝肾。

方药：天麻钩藤饮（镇肝熄风汤、建瓴汤、龙胆泻肝汤等）。药用天麻、钩藤、石决明、山栀、黄芩、桑寄生、川牛膝、夜交藤、益母草、杜仲、茯神。

加减：肝火上炎者，加龙胆草、川楝子等；肝肾阴虚，腰酸膝软者，加何首乌、生地黄等。

中成药：可选用天麻钩藤颗粒、清肝降压胶囊、松龄血脉康胶囊。天麻钩藤颗粒，一次 1 袋（5g），一日 3 次，冲服。清肝降压胶囊，一次 3 粒，一日 3 次，冲服。松龄血脉康胶囊，一次 3 粒，一日 3 次。

2. 痰饮内停证

临床表现：眩晕，头重，头昏沉，重如物裹，头痛，视物旋转，胸闷心悸，胃脘痞闷，恶心呕吐，食少，多寐，下肢酸软无力，下肢轻度水肿，按之凹陷，小便不利，大便或溏或秘，舌淡，苔白腻，脉濡滑。

治法：化痰息风，健脾祛湿。

方药：半夏白术天麻汤。药用半夏、橘红、茯苓、白术、天麻、甘草、生姜、大枣。

加减：眩晕，呕吐者，加代赭石、竹茹、生姜等；耳鸣重听者，加郁金、菖蒲。

中成药：可选用半夏天麻丸，健脾祛湿，化痰息风。一次 1 袋，一日 2～3 次，口服。

3. 阴阳两虚证

临床表现：头晕，畏寒肢冷，腰膝酸软，夜尿频，五心烦热，气短，舌淡红，苔白，脉沉细。

治法：滋阴温阳。

方药：地黄饮子。药用熟地黄、巴戟天、山茱萸、石斛、肉苁蓉、附子、五味子、肉桂、茯苓、麦门冬、菖蒲、远志。

中成药：可选用八味地黄丸，温阳补肾。大蜜丸一次 1 丸，一日 2 次，口服。

4. 肾阴亏虚证

临床表现：眩晕，视力减退，两目干涩，健忘，口干，耳鸣，神疲乏力，五心烦热，盗汗，失眠，腰膝酸软乏力，遗精，舌质红，少苔，脉细数。

治法：滋补肝肾，养阴填精。

方药：六味地黄丸加减。药用熟地黄、酒萸肉、牡丹皮、山药、茯苓、泽泻。

加减：肾阴亏损日久，阴损及阳，肾阳亏损，方选肾气丸、真武汤。

中成药：可选用六味地黄丸，滋阴补肾。大蜜丸一次 1 丸，一日 2 次，口服。

5. 瘀血内停证

临床表现：眩晕，头痛，兼见健忘，失眠，心悸，精神不振，耳聋耳鸣，面唇紫暗，舌暗有瘀斑，脉涩或细涩。

治法：祛瘀生新，活血通窍。

方药：通窍活血汤。药用赤芍、川芎、桃仁、红花、白芷、菖蒲、当归、地龙、全蝎、麝香。

加减：神疲乏力者，加黄芪、党参；心烦面赤者，加栀子、连翘、薄荷、桑叶；畏寒肢冷者，可加附子、桂枝。

中成药：可选通窍活血胶囊，补气活血，活血化瘀，理气安神。一次 6 粒，一日 3 次，口服。

6. 其他治疗

运动能够改善血压水平已为现代临床研究所证实。包括针灸、八段锦、太极拳、气功、推拿等。根据中医理论，常选用的降压穴位包括太冲、涌泉、行间、足三里、三阴交、丰隆、太溪、阳陵泉、曲池。

六、预　　后

高血压症状可反复或间断发作，影响生活质量，但一般预后良好。平时注意监测血压，预防及控制其他器质性疾病。

1. 心理调护

采取有针对性的心理护理。通过下棋、看报、听音乐等娱乐活动消除紧张感，还可配合性格训练，如精神放松法、呼吸控制训练法、气功松弛法等，缓解高血压症状。

2. 饮食调护

健康饮食，限制钠盐摄入，增加含钾食物摄入。

3. 规律运动

老年高血压及高血压前期患者进行合理的有氧锻炼可有效降低血压，如步行、慢跑和游泳等。

4. 其他

高血压患者还要戒烟限酒、注意保暖、保持规律作息。

（张　艳　梅　俊　徐凤芹）

第三节　冠状动脉粥样硬化性心脏病

一、流 行 病 学

冠状动脉粥样硬化性心脏病（coronary atherosclerotic heart disease，CHD，简称冠心病）是冠状动脉血管发生动脉粥样硬化病变而引起血管腔狭窄或阻塞，造成心肌缺血、缺氧或坏死而导致的心脏病。CHD 是现代医学病名，中医学中并无相应的记载，按其症状表现应归属于中医学"胸痹""心痛""真心痛""厥心痛"范畴。

CHD 是临床最常见的心血管疾病之一，《中国心血管健康与疾病报告 2020》显示，我国心血管疾病流行趋势明显，心血管疾病发病人数不断增加。我国现已进入老龄化社会，人口老龄化将会伴随一系列心血管疾病的增加，数据显示我国老年 CHD 患者日益增加，加之老年人 CHD 不典型症状较为多见，应保持高度警惕。

二、发病机制与病理生理特点

（一）西医发病机制与病理生理特点

老年人冠状动脉病变程度大多较为严重，病情复杂，当急性短暂性缺血缺氧引起心绞痛发生，多数认为是在缺氧条件下，心肌内积聚了过多的酸性代谢产物和生物活性物质，刺激心肌内痛觉神经末梢，由交感神经传至相应脊髓节段，传至大脑产生痛觉，心肌严重持续性缺血缺氧而引起心肌坏死则为急性心肌梗死，常见原因是冠状动脉的急性闭塞，大多是在冠状动脉粥样硬化基础上并发血栓形成、斑块内出血等引起，也可能是在冠状动脉严重狭窄的基础上，由于休克、阵发性心动过速或冠状动脉持续痉挛，使冠状动脉血供急剧减少或中断，也可因心肌需氧量急剧增加而供血供氧相对不足导致。

冠状动脉粥样硬化的病变基础是动脉硬化斑块形成，其主要病理改变为脂质条纹、粥样斑块、纤维钙化斑块，严重时可继发斑块内出血、斑块破裂、血栓形成以及动脉瘤形成等。冠状动脉粥样硬化可同时或分别累及主要的冠状动脉血管，病变的狭窄程度、部位决定了缺血症状和预后。管腔狭窄＜50%时，心肌供血一般不受影响；管腔狭窄 50%～75%时，静息时心肌供血不受影响，而在运动、心动过速或情绪激动时，心脏耗氧量增加，可暂时引起心肌供血不足，引发心绞痛；在 CHD 的演变过程中，在粗糙的粥样硬化斑块及溃疡基础上极易形成血栓，老年人群较青年人群更易出现斑块破裂、出血、血栓形成等复合病变，当粥样斑块破裂、糜烂或出血，形成血栓堵塞血管时可引发急性心肌梗死。在斑块破裂及血栓形成的基础上，常有短暂的血管痉挛发生，严重的血管痉挛也可造成心肌缺血，甚至心肌梗死。

冠状动脉粥样硬化的发生发展是多种因素作用的结果，危险因素包括年龄、性别、家族史、高血压、糖尿病、血脂异常和吸烟史等。

1. 高血压

老年高血压是全球性的公共卫生问题，我国老年高血压患者约占老年人群的一半，血压升高可以损伤血管壁从而促进动脉粥样硬化斑块形成，造成心、脑、肾等靶器官损害。

2. 糖尿病

糖尿病是冠状动脉粥样硬化的明确危险因素，血糖代谢紊乱损伤血管内皮，促进动脉粥样硬化，因此糖尿病患者中动脉粥样硬化的发生常早于非糖尿病患者，且病变程度更加严重，病变范围更为广泛。

3. 血脂异常

血清总胆固醇（TC）增高，低密度脂蛋白胆固醇（LDL-C）增高或者高密度脂蛋白胆固醇（HDL-C）降低可增加 CHD 的发病风险，其中 LDL-C 是动脉粥样硬化斑块内的重要成分，也是致病的核心因素。甘油三酯（TG）的增高也能增加冠心病的风险。

4. 吸烟

吸烟主要损伤血管内皮，可以通过降低 HDL、升高纤维蛋白原和细胞因子水平来增加动脉粥样硬化的风险。吸烟致动脉粥样硬化的风险主要在中青年人群，虽目前尚无证据表明老年人戒烟后能降低冠心病发生的风险，但烟草中所含尼古丁可直接作用于冠状动脉和心肌细胞，易引起冠状动脉痉挛和心肌受损。

由于老年患者常合并高血压、糖尿病、血脂异常等多种危险因素，冠状动脉病变常呈广泛弥漫、钙化、慢性完全性闭塞等严重病变，易发生急性心肌梗死，患者血运重建治疗成功率低、出血和感染并发症发生率高，在临床预防中应注意严格控制危险因素。

（二）中医病因病机

本病的发生多与年迈体虚、寒邪内侵、饮食失调、情志失节、劳倦内伤等因素有关。本病病机有虚实两方面，实为寒凝、血瘀、气滞、痰浊，阻滞心脉，气血失调；虚为气虚、阴伤、阳衰，脏腑亏损，功能失调，心脉失养。

1. 年迈体虚

老年人年迈体虚，脏腑精血渐亏，血脉失于温煦，肾阳虚衰，心阳不振，痹阻不畅，发为胸痹；肾阴亏虚，水不涵木，不能上济于心，心肝火旺，心阴耗伤，心脉失于濡养，发为胸痹；心阴不足，心火燔炽，下及肾水，耗伤肾阴；心肾阳虚，阴寒痰饮乘于阳位，阻滞心脉。本虚标实，可致寒凝、血瘀、气滞、痰浊，而使胸阳失运，心脉阻滞，发为本病。

2. 寒邪内侵

寒邪内侵，抑遏阳气，暴寒折阳，可使血行瘀滞，发为本病。

3. 饮食失调

饮食失调，脾胃损伤，失于健运，聚湿生痰，上犯心胸，阻遏心阳，气机不畅，日久痰阻血瘀，心脉闭阻，发为本病。

4. 情志失节

情志失于节制，如郁怒伤肝，肝失疏泄，肝郁气滞，甚则气郁化火，灼津成痰，气滞或痰阻，使血行失畅，脉络不利，而致气血瘀滞，或痰瘀交阻，胸阳不运，心脉痹阻，发为本病。

5. 劳倦内伤

劳倦内伤，脾虚转运输布功能失责，气血生化乏源，则无以濡养心脉，拘急而痛。积劳伤阳，心肾阳气衰微，鼓动无力，则胸阳失展，阴寒内侵，血行涩滞，发为本病。

三、诊断与鉴别诊断

CHD 在临床上可包含两种综合征的分类，即慢性心肌缺血综合征和急性冠状动脉综合征（acute coronary syndrome，ACS）。慢性心肌缺血综合征包括隐匿型冠心病、稳定型心绞痛及缺血性心肌病等。ACS 包括 ST 段抬高型心肌梗死、非 ST 段抬高型心肌梗死及不稳定型心绞痛。老年 CHD 常见类型包括稳定性冠心病和 ACS。

（一）临床表现

心绞痛以发作性胸痛为主要临床表现，主要特点为：

1. 部位

位于胸骨体上、中段后方，可波及心前区，有手掌大小范围，界限不清楚。常放射至左肩、左臂内侧，可达至无名指和小指，或至咽、颈、下颌部。

2. 性质

常为压迫性不适、胸闷、堵塞、烧灼感，但无锐痛或刺痛，偶伴濒死感，发作时，病人常不自觉地停止原来的活动，直至症状缓解。

3. 诱因

常因体力劳动或情绪激动而诱发，也可在饱食、寒冷时发病。

4. 持续时间

疼痛出现常逐步加重，达一定程度或持续一段时间后逐渐消失，疼痛一般持续数分钟至10 余分钟，多为 3～5 分钟，很少超过半小时。

5. 缓解方式

常于停止原来的活动后，或舌下含服硝酸甘油后 1～5min 内缓解。可数天、数周发作一次，亦可一日内多次发作。

一般无异常体征，心绞痛发作时常见心率增快、血压升高、情绪焦虑、皮肤冷或出汗，有时出现第四或第三心音奔马律。可有短暂心尖部收缩期杂音，是乳头肌缺血以致功能失调引起二尖瓣关闭不全所致。

老年患者临床症状不典型，疼痛部位可以在牙齿部位与上腹部之间，且疼痛程度一般较年轻人轻。非疼痛类的症状居多，如气促、呼吸困难、疲倦、胸闷、咽喉部发紧、颈部紧缩感、左上肢酸胀、呃逆、烧心、出汗等症状。老年人常合并较多基础疾病，需详细询问，明确判断，了解既往 CHD 的危险因素和合并其他疾病，往往还需要更多的辅助检查，如心电图、负荷试验、超声心动图、心肌核素显像、冠状动脉 CT 造影或直接进行冠状动脉造影，进行综合分析判断。

（二）西医诊断与鉴别诊断

1. 诊断

（1）慢性心肌缺血综合征

1）稳定型心绞痛：根据典型心绞痛的发作特点，结合年龄和存在 CHD 的危险因素，除外其他原因心绞痛，即可明确诊断。根据严重程度及其对体力活动的影响，临床常采用加拿大心血管学会的分类方法，将其分为四级：

Ⅰ级：一般体力活动（如步行和登楼）不受限，仅在强、快或持续用力时发生心绞痛。

Ⅱ级：一般体力活动轻度受限，快步、饭后、寒冷或刮风中、精神应激或醒后数小时内发作心绞痛。一般情况下平地步行 200m 以上或登楼一层以上引起心绞痛。

Ⅲ级：一般体力活动明显受限，一般情况下平地步行 200m 内或登楼一层引起心绞痛。

Ⅳ级：轻微活动或休息时亦可发生心绞痛。

2）隐匿性 CHD：由于老年人的临床症状常不典型，合并基础疾病较多，常为其他主诉或临床为无症状性心肌缺血，给诊断带来一定的难度。没有心绞痛的临床症状，但有心肌缺血的客观证据，因此对老年患者需详细询问病史，了解既往各种 CHD 危险因素和合并的其他疾病。根据诊断心肌缺血的重要客观指标，如心电图、超声心动图、心肌核素显像、冠状动脉 CT 造影或直接进行冠状动脉造影检查，进行综合分析、判断。

3）缺血性心肌病：属于 CHD 的一种特殊类型或晚期阶段，是指由冠状动脉粥样硬化引起的长期心肌缺血。诊断需满足以下几点：有明确的心肌坏死或心肌缺血证据；心脏明显扩大；心功能不全临床表现和（或）实验室依据；同时需要排除冠心病的某些并发症、除外其他心脏病或其他原因引起的心脏扩大和心衰。

（2）急性冠脉综合征（ACS）

1）不稳定型心绞痛和非 ST 段抬高型心肌梗死：ACS 是内科的急症，老年人的症状同样不典型，就诊往往较晚，预后相对较差。不稳定型心绞痛和非 ST 段抬高型心肌梗死的症状和心绞痛类似，但程度更重、持续时间更长、可在休息时发作，有相当比例的老年人以胸闷气短就诊，不稳定型心绞痛严重程度分级一般采用 Braunwald 分级方法（表 9-3-1）。

表 9-3-1　Braunwald 分级

	定义	一年内死亡率或心肌梗死率
严重程度		
Ⅰ级	严重的初发型或恶化型心绞痛，无静息疼痛	7.3%
Ⅱ级	亚急性静息型心绞痛（就诊前一个月发生过，但 48 小时内无发作）	10.3%
Ⅲ级	急性静息型心绞痛（在 48 小时内有发作）	10.8%
临床环境		
A 级	继发性心绞痛，在冠状动脉狭窄的基础上，存在加重心肌缺血的冠状动脉以外的疾病	14.1%
B 级	原发性心绞痛，无加剧心肌缺血的冠状动脉以外的疾病	8.5%
C 级	心肌梗死后心绞痛，心肌梗死后两周内发生的不稳定心绞痛	18.5%

2）急性 ST 段抬高型心肌梗死：急性 ST 段抬高型心肌梗死可根据症状、心电图改变做出诊断，但对于症状不典型者，诊断有一定难度。

2. 鉴别诊断

（1）心绞痛和急性心肌梗死：心肌梗死和心绞痛的疼痛部位都位于中下段胸骨后，疼痛性质均为压榨样或窒息。心绞痛疼痛持续时间较短，一般为 3～5 分钟，不超过半小时，通过休息、含服硝酸甘油可以有效缓解。而心肌梗死位置较低或在上腹部，急性心肌梗死一般无明显诱因，持续时间较长，可达数小时或 1～2 天。含服硝酸甘油或休息后无明显缓解或缓解较差，心肌梗死的心电图、心肌酶都有特征性、动态性的变化。

（2）肋间神经痛：肋间神经痛疼痛性质为刺痛或灼痛，多为持续性而非阵发性，咳嗽、用力呼吸和体位变化尤其是身体转动时可使疼痛加重，疼痛部位常累及 1～2 个肋间，不一定局限在胸前，沿神经分布处有压痛，手臂上举活动时局部有牵拉疼痛。

（3）心脏神经症：患者常自诉胸痛，短暂刺痛或持久隐痛，患者常作叹气样呼吸，疼痛部位多在左胸乳房下心尖部，多在疲劳之后出现，含硝酸甘油无效，常伴有心悸、疲乏及其他神经衰弱的症状。

（三）中医诊断与鉴别诊断

1. 诊断

（1）胸痹以胸部闷痛为主症，一般持续几秒到几十分钟，休息或用药后可缓解。多见膻中或心前区憋闷疼痛，甚则痛彻左肩背、咽喉、胃脘部、左上臂内侧等部位，呈反复发作性。常伴有心悸、气短、汗出，甚则喘息不得卧。

（2）突然发病，时作时止，反复发作。严重者可见胸痛剧烈，持续不解，汗出肢冷，面色苍白，唇甲青紫，脉散乱或微细欲绝等危候，可发生猝死。

（3）多见于中年以上，常因操劳过度、抑郁恼怒、多饮暴食或气候变化而诱发，亦有无明显诱因或安静时发病者。

2. 鉴别诊断

（1）胃脘痛：疼痛部位在上腹胃脘部，局部可有压痛，疼痛性质以胀痛、灼痛为主，持续时间较长，诱发因素常为饮食不节，并多伴有泛酸、嗳气、恶心、呕吐、纳呆、泄泻等消化系统症状。配合 B 超、胃肠造影、电子胃镜、血淀粉酶等检查可以鉴别。

（2）悬饮：疼痛多为胸胁胀痛，持续不解，多伴有咳唾、转侧、呼吸时疼痛加重，肋间饱满，并有咳嗽、咳痰等症状。

（3）胁痛：疼痛部位以右胁部为主，可有肋缘下压痛，可合并厌油、黄疸、发热等，诱发因素常为情志不舒。配合胆囊造影、胃镜、肝功能、淀粉酶检查等可以鉴别。

四、治　　疗

（一）西医治疗

CHD 防治原则是控制危险因素，稳定动脉粥样硬化斑块，改善心肌缺血，防治冠状动脉内血栓，合理地血管重建。

1. 药物治疗

（1）抗栓治疗：CHD 一经诊断就应立即启动抗血栓治疗，包括抗血小板和抗凝治疗，对老年人亦如此。抗血小板治疗首选阿司匹林，不能耐受阿司匹林者改用氯吡格雷，应特别注意老年人消化系统副作用。

（2）β 受体阻滞剂：CHD 的重要治疗选择，对各类型均有益，可改善心肌缺血，控制心绞痛，保护心功能，改善冠心病预后，常用药物琥珀酸美托洛尔和比索洛尔。老年人用量偏小，宜从小剂量逐步调整至合适剂量。

（3）他汀类药：他汀类药物可降低 LDL-C，延缓预防动脉粥样硬化进展，可稳定或逆转动脉粥样硬化斑块，可用于各类型冠心病。

（4）血管紧张素转移酶抑制剂（ACEI）和血管紧张素受体阻滞剂（ARB）：有抗动脉粥

样硬化和保护心脏功能，改善临床预后作用，推荐应用，尤其是伴有心功能损伤或糖尿病的患者。

（5）抗心肌缺血治疗：β 受体阻滞剂是抗心绞痛的一线药物，还有硝酸酯类（包括硝酸甘油、单硝酸异山梨酯）对血容量偏低的老年人群应注意其对血压的影响，避免发生低血压；钙通道阻滞剂（CCB）对冠状动脉痉挛所致心绞痛效果显著，适用于 β 受体阻滞剂和硝酸酯类药物治疗效果不明显时（常用硝苯地平、非洛地平、氨氯地平等）；改善心肌能量代谢药物如曲美他嗪等。

2. 血运重建治疗

通过介入手术或外科旁路手术的方法改善心肌缺血。

3. 相关疾病和并发症治疗

老年人常多病共存，控制相关疾病和并发症有利于冠心病的预防和治疗。

4. 控制危险因素

控制危险因素是预防和治疗 CHD 的基本环节，因此，控制血压、调节血脂、控制血糖、戒烟等措施极其重要，尤其对于有家族遗传因素的患者更应早期关注。

5. 具体治疗

A. 慢性心肌缺血综合征

（1）药物治疗：主要包括缓解症状、改善缺血和改善预后两方面的药物。

缓解症状、改善缺血的药物：主要包括 β 受体阻滞剂、硝酸酯类药物、钙通道阻滞剂三种。

改善预后的药物：主要包括抗血小板药物、降脂药物、RAAS 阻滞剂（ACEI 及 ARB）和 β 受体阻滞剂，可预防各类不良心血管事件发生。

（2）PCI 治疗：研究结果显示，与药物治疗相比，75 岁以上稳定性 CHD 患者再血管化治疗获益更多，但 PCI 治疗组早期 PCI 风险升高，对于老年 CHD 患者，在充分药物治疗基础上，如无缺血发作的证据，不建议积极行 PCI 治疗，如仍有反复心绞痛发作，则 PCI 治疗能够带来生活质量和生存率的获益。

（3）CABG：老年 CHD 患者，如身体条件允许，可在必要时考虑冠状动脉旁路移植术（CABG）治疗，与 PCI 术相比，CABG 不需要长期双联抗血小板治疗，可有效减少出血并发症的发生。

B. 急性冠脉综合征

（1）一般治疗：嘱患者卧床休息，心梗患者绝对卧床，同时进行心电、血压、血氧监测，对合并动脉血氧饱和度＜90%、呼吸窘迫或其他低氧血症高危特征的患者，应给予辅助氧疗。

（2）药物治疗：主要包括他汀类药物、抗血小板药物、抗凝治疗、β 受体阻滞剂等。

（3）血运重建治疗：主要包括球囊、PCI 和 CABG 治疗，对于 ST 段抬高型心肌梗死的老年患者仍首选直接 PCI 方法。若病变不适宜 PCI，可考虑尽早实施 CABG 手术治疗。另外年龄≥75 岁的非 ST 段抬高型心肌梗死患者再血管化病死率低于常规药物治疗，也可积极进行血运重建治疗。

（二）中医治疗

1. 治疗要点

本病病机以虚实夹杂、本虚标实为主要特点，发作期以标实为主，故以治标为主，包括芳香温通、活血化瘀、豁痰宣痹等；缓解期以本虚为主，故以治本为主，其中包括补气、温阳、养阴等，同时兼顾活血、理气、化痰、通络等治法。

2. 辨证论治

（1）心血瘀阻证

临床表现：心胸疼痛，痛有定处，如刺如绞，甚则心痛彻背，背痛彻心，入夜尤甚，口唇紫暗，舌质暗红，有瘀斑、瘀点，脉涩或结、代、促。

治法：活血化瘀，通脉止痛。

方药：血府逐瘀汤加减。

加减：瘀血重者，加乳香、没药、三棱、莪术等；兼有气滞者，加沉香、檀香等；兼有寒凝者，加细辛、薤白、附子等；兼有痰浊者，加瓜蒌、竹茹等。

（2）气滞心胸证

临床表现：胸闷为主，兼有隐痛，痛无定处，多于情志不遂、郁怒时加重，兼脘腹胀闷，时太息，得嗳气、矢气则舒，苔薄微腻，脉弦细。

治法：疏肝理气，活血通络。

方药：柴胡疏肝散加减。

加减：气郁日久化热，症见心烦易怒，口干便秘，可合用丹栀逍遥散加减；胸闷、胸痛并重，可合用失笑散或丹参饮加减。

（3）寒凝心脉证

临床表现：卒然心胸绞痛，心痛彻背，胸闷气短，多于温度骤降时发病或加重，形寒肢冷，冷汗出，面色苍白，舌淡，苔薄白，脉沉紧。

治法：辛温散寒，通阳活血。

方药：瓜蒌薤白桂枝汤合当归四逆汤加减。

加减：疼痛严重者，可加用延胡索、郁金等；阴寒极盛之胸痹心痛证，方用乌头赤石脂丸。

（4）痰浊闭阻证

临床表现：胸闷重而心痛微，痰多气短，遇阴雨天发病或加重，肢体沉重，形体肥胖，倦怠乏力，纳呆便溏，舌体胖大边有齿痕，苔白腻，脉滑。

治法：通阳泄浊，豁痰宣痹。

方药：瓜蒌薤白半夏汤合涤痰汤加减。

加减：兼见痰浊郁而化热者，可合用黄连温胆汤加减；痰浊与瘀血并见者，可合用桃红四物汤加减。

（5）气虚血瘀证

临床表现：胸部刺痛，痛有定处，心悸气短，动则尤甚，神疲乏力，面色㿠白，舌暗红，舌有瘀斑、瘀点，舌胖大或有齿痕，脉细或脉结代。

治法：益气活血。

方药：补阳还五汤加减。

加减：气虚明显者，可以党参、黄精加减。

（6）心肾阴虚证

临床表现：心痛憋闷，腰膝酸软，头晕耳鸣，口干口渴，便秘，五心烦热，虚烦不眠，舌红少津，苔薄或剥，脉细数。

治法：滋阴清热，养心补肾。

方药：天王补心丹合炙甘草汤加减。

加减：虚烦不眠重者，可合用酸枣仁汤或黄连阿胶汤加减；心肾阴虚明显，见头晕耳鸣，腰膝酸软，盗汗心悸者，可合用左归饮加减。

（7）心肾阳虚证

临床表现：心悸，心胸隐痛，胸闷气短，动则尤甚，自汗，神疲乏力，畏寒肢冷，手足不温，面色㿠白，舌淡胖，边有齿痕，脉沉细而迟。

治法：温补阳气，振奋心阳。

方药：参附汤合右归饮加减。

加减：阳虚寒凝心脉者，加川椒、吴茱萸、高良姜等加减；水饮上凌心肺者，可合用真武汤合五皮饮加减；心肾阳虚，虚阳欲脱者，四逆加人参汤加减；亡阳证，参附龙牡汤加减。

3. 中医非药物治疗

（1）针灸治疗：针刺选心俞、厥阴、郄门、少海，配穴为内关、足三里、三焦俞，每日1次，7日为1个疗程。耳针可取心、皮质下、神门、小肠、交感等耳穴。

（2）气功疗法：患者取卧式或坐式，意守丹田，自由呼吸，也可练铜钟功，意守内关、膻中、劳宫等。

五、预　　后

CHD 患者发作期应立即卧床休息，缓解期要注意适当休息，保证充足的睡眠。嘱患者家属随时关注老年患者病情变化，医护人员应加强患者巡视，密切观察患者体温、呼吸、血压及精神变化，做好各种抢救准备，必要时给予吸氧、心电监护。

影响 CHD 患者的预后的主要因素为冠状动脉病变累及心肌供血的范围和心功能，对部分患者而言，药物治疗可延缓病情进展，减少心绞痛、心肌梗死发作。同时，CHD 的预防对改善老年人的生活质量有重要意义，CHD 的一级预防是控制冠心病的危险因素，二级预防是合理的药物治疗，包括扩张冠状动脉、抗血小板、降脂、调节血糖、控制血压、降低交感神经兴奋等药物的治疗。CHD 的三级预防主要是通过药物及血运重建等各方面的综合治疗，提高患者的生活质量并降低死亡率。改变生活方式仍然是预防 CHD 的基础，药物治疗是另一重要方面，其中调节血脂仍然是重要关注点，他汀类药物是降低心血管风险的重要措施，在抗动脉粥样硬化中的作用显著。老年患者往往多病共存，对其他疾病及危险因素的有效干预及控制仍然十分重要。

（赵俊男　刘　玥）

第四节　心　力　衰　竭

一、流　行　病　学

心力衰竭（heart failure，HF）是各种心脏结构或功能性疾病导致心室充盈和（或）射血功能受损，心排血量不能满足机体代谢需要，以肺循环和（或）体循环瘀血，器官、组织血液灌注不足为临床表现的一组综合征，主要表现为呼吸困难、体力活动受限和体液潴留。老年人常同时存在多系统、多器官疾病，机体稳态发生改变，各器官储备功能显著下降，故老年 HF 临床表现更为复杂，预后较差。心力衰竭是现代医学的病名，在中医学中并无相同的病名，根据其症状表现可将心力衰竭归属于中医的心悸、怔忡、水肿、喘证、痰饮、癥瘕等范畴。

Framingham 研究发现 HF 的发病率随年龄增长而增加，50～59 岁年龄段 HF 发病率为1%，80～90 岁年龄段为 10%，年龄每增加 10 岁，HF 发病率则成倍增长。我国 HF 的发病率亦随着老龄化的进程而逐渐升高，35～44 岁、45～54 岁、55～64 岁和 65～74 岁年龄组 HF 发病率分别为 0.4%、1.0%、1.3%和 1.3%。HF 在老年人群中发病率更高，一是与年龄相关的心功能减退相关，特别是舒张功能；二是与其他危险因素或基础疾病的累积效应相关。

二、发病机制与病理生理特点

（一）发病机制

1. 血流动力学改变

根据 Frank-Starling 机制，随着心室充盈压的升高，心肌纤维牵张，在一定范围内使心肌收缩力增加，心排血量相应增加，心功能增强。但随着心室充盈压的进一步增加，心室扩张，舒张末压力增高，相应地心房压、静脉压也随之升高，后者达到一定程度后发生失代偿则出现肺或腔静脉瘀血。

2. 神经体液机制

（1）交感神经兴奋性增强：心衰患者血液中去甲肾上腺素水平升高，作用于心肌 β_1 肾上腺素能受体，增强心肌收缩力并提高心率，以增心排血量。但同时，因周围血管收缩增加了心脏后负荷及心肌耗氧量，日久则致 HF。

（2）肾素-血管紧张素-醛固酮系统（RAAS）：由于心排血量降低，肾血流量降低，RAAS 系统被激活。一方面使心肌收缩力增强，周围血管收缩，调节血液分布，保证心、脑等重要脏器的血液供应；另一方面促进醛固酮分泌，使水、钠潴留，增加心脏前负荷，起到代偿作用，但如果 RAAS 持续性地被激活、升高则诱发或加重 HF。

（3）心房钠尿肽（ANP）：心房钠尿肽主要由心房合成和分泌，其作用为扩张血管和利尿排钠，HF 时分泌增加，严重 HF 或转为慢性 HF 时，反而减少。

（4）血管升压素：血管升压素由下丘脑分泌，心衰时分泌增多，具有促进周围血管收缩、抗利尿、增加血容量的作用，但过多可导致稀释性低钠血症。

3. 心肌重构

心肌重构是由一系列复杂的分子和细胞机制造成的心肌结构、功能和表型变化：最初心肌细胞的病理性肥大导致心肌细胞收缩力降低、寿命缩短，进而引起心肌细胞凋亡、心功能逐渐由代偿向失代偿转变；最后导致细胞外基质过度纤维化或降解增加，心肌重构加剧，出现明显的症状和体征。

（二）病理生理特点

1. 心脏结构的老化

研究显示，心脏重量可随年龄增长而不断增加，老年人心脏重量的增加主要是由于心肌细胞肥大，心肌细胞数量随年龄增长而减少。从 30 岁到 70 岁，心肌细胞总量大约减少了35%。由于心肌细胞肥大和结缔组织沉积使心室壁增厚，以左室后壁增厚最为显著。

2. 心脏功能的老化

与年轻人相比，老年人静息状态下心室每搏输出量与其相当或略高，左室射血分数也没有随年龄的增长而发生显著的变化。因此，健康老年人静息状态下心脏收缩功能保留得较好。和收缩功能相比，老年人静息状态下心脏舒张功能变化较为明显。从 20 岁到 80 岁，左室舒张早期充盈速率降低了 50%。此外，心脏传导系统的老化，可导致心率减慢和心脏节律紊乱。

（三）中医病因病机

HF 的病位主要在心，与肺、脾、肾三脏功能失调有关，老年人 HF 的发病机理主要是心气、心阳不足，以脾肾阳虚为本；痰饮、水湿、瘀血为标，其分证病机如下：

1. 久病脏衰

素体禀赋虚弱，病后失调，或劳倦过度，正气亏损，可致心肺气虚、脾肾阳虚而发为心衰。心气不足，则行血无力，血瘀水停，水困阳弱，则心阳亦虚，阳虚无以制水；此外，肺虚不能通调水道，脾虚不能运化水湿，肾虚气化失司，均可因水湿内停、水气凌心进而导致心衰。

2. 复感外邪

老年人脏腑虚衰，易感外邪。风、寒、湿之气杂至，合而为痹，脉痹不已，复感外邪，心君受邪，血脉失运；或久病及心，复因外邪侵袭，发为心衰。

3. 痰阻水停

肺、脾、肾三脏功能失调，水液代谢失司，痰饮内停于心则发为心悸、气短、水肿。

4. 瘀血阻滞

心气不足、血脉不畅，气结血滞成瘀，瘀阻心脉则发为心悸，日久则为癥积、痞块。

三、诊断与鉴别诊断

（一）临床表现

1. 症状

（1）根据 HF 严重程度可表现为劳力性呼吸困难、端坐呼吸、夜间阵发性呼吸困难、休息时呼吸困难及急性肺水肿。

（2）体力下降、乏力及虚弱。

（3）少尿、夜尿增多。

（4）由于胃肠道瘀血，可导致食欲减退，恶心、呕吐，上腹饱胀感，肝区疼痛，甚至可引起剧烈腹痛。

（5）由于脑供血量下降，脑组织缺血、缺氧，可致头痛、失眠，烦躁、意识淡漠甚至昏迷。

2. 体征

心脏扩大、奔马律、交替脉、肺部啰音、体静脉压增高、肝颈静脉反流征阳性、瘀血性肝大、低垂部位水肿、胸腔积液、腹水等。

3. 老年人 HF 特点

（1）症状不典型：老年人 HF 症状多不典型，甚至部分患者已处于中度 HF 仍可无明显症状表现，而一旦受到某种因素如感染等即可诱发，发生重度左心衰竭以至危及生命。老年人发生急性左心衰竭时，由于心排血量下降造成脑供血不足，可出现神经精神症状如意识障碍等。老年人 HF 还可表现为呼吸系统症状如慢性咳嗽，消化系统症状如腹胀、恶心、呕吐等。部分老年人白天进食或活动后出现阵发性呼吸困难，与夜间阵发性呼吸困难具有相同的临床意义。

（2）体征特异性差：肺部湿啰音、体位性水肿、第三心音或第四心音奔马律是老年人 HF 的常见体征。由于老年人常有多种疾病并存，HF 体征的敏感性及特异性均有不同程度下降，应综合判断。如老年人重度肺气肿可导致心浊音界缩小、杂音强度减弱及肝下移造成肝大等假象。

（3）易合并其他脏器功能障碍：由于老年人各脏器储备功能下降，HF 时易合并其他脏器功能障碍，如肾功能不全、水、电解质及酸碱失衡、认知功能障碍等。

（4）临床表现复杂化：老年人常同时合并呼吸系统、消化系统、泌尿系统以及贫血、脑血管病等多种基础疾病，使临床表现复杂化。

（二）诊断

1. 西医诊断标准

存在两个主要标准或一个主要标准与两个次要标准即可诊断：

（1）主要标准：①夜间阵发性呼吸困难和（或）睡眠中憋醒；②颈静脉怒张或搏动增强；③肺部啰音和（或）呼吸音减弱，尤其双肺底；④心脏扩大；⑤急性肺水肿；⑥第三心音奔马律；⑦非洋地黄所致交替脉；⑧颈静脉压升高＞15cmH₂O；⑨循环时间＞25 秒；⑩胸部 X 线示上、中肺野纹理增粗，或见到 Kerley B 线；⑪肝颈静脉反流征阳性。

（2）次要标准：①踝部水肿和（或）尿量减少而体重增加；②无上呼吸道感染的夜间咳嗽；③劳力性呼吸困难；④瘀血性肝大，有时表现肝区疼痛；⑤胸腔积液；⑥肺活量降低至最大肺活量的 1/3；⑦心动过速；⑧按心力衰竭治疗，5 日内体重减少大于 4.5kg。

2. 中医诊断标准

（1）发病特点：HF 多由心悸、心痛等疾病发展而来，或继发于伤寒、温病、肺胀、水肿等病，也可见于一些危重疾病的终末期。各年龄段人群均可发病，中老年人常见，感受外邪、饮食不节、劳倦过度等可能导致 HF 发作或加重。

（2）临床表现：乏力、心悸、气喘、水肿为 HF 的主要临床表现。早期表现为乏力、神疲，偶有气短、心悸，或夜间突发惊悸、喘咳，坐起后可缓解。随着病情的进展，心悸频发，或怔忡不已、心烦不安；动则喘甚或端坐呼吸，不能平卧，咳嗽咳痰，或痰中带血；水肿以下肢为甚，病重则全身水肿，小便不利，夜尿频数；胁痛，或胁下积块，腹胀纳呆，大便异常；面色白或青灰，自汗肢冷，唇舌紫暗，脉虚数或微弱。

3. 重视 HF 的不典型表现

老年人 HF 的症状常不典型，且多种疾病相互影响，掩盖或加重 HF 的症状及体征，导致诊断困难，容易误诊或漏诊。老年人急性心肌缺血或急性心肌梗死时可无胸痛，合并 HF 时的病因诊断困难。有些老年人即使存在 HF，但活动时并不感觉气短，而表现为疲倦，需结合病史、体征、辅助检查等综合判断。

4. 重视 BNP/NT-proBNP 在诊断中的意义

有研究显示，老年 HF 患者血浆 BNP/NT-proBNP 浓度明显高于非 HF 患者，测定血浆 BNP 水平有助于鉴别老年人心源性与非心源性呼吸困难。但是，对于老年患者，特别是合并多器官功能障碍者，如合并肾功能不全、肝功能不全、代谢紊乱、严重肺部感染的患者，常有 BNP/NT-proBNP 增高的现象，因此在诊断时需要结合临床确定。

5. 明确老年人 HF 的类型

收缩性 HF 和舒张性 HF 的药物治疗有原则上的不同，诊断时必须明确老年人 HF 的类型。收缩性 HF 是指心室收缩功能障碍使心脏收缩期排空能力减退而导致心输出量减少，其特点是心室腔扩大、收缩末期容积增大和左室射血分数降低。舒张性 HF 是指心肌松弛和（或）顺应性降低使心室舒张期充盈障碍而导致心输出量减少，其特点是心肌肥厚、心室腔大小和左室射血分数正常。

（三）鉴别诊断

1. 西医鉴别诊断

（1）劳力性呼吸困难：除 HF 外，劳力性呼吸困难也可由阻塞性肺气肿、肺栓塞或肥胖等引起，老年人常见。

（2）支气管哮喘：左心衰竭患者夜间阵发性呼吸困难，常称之为"心源性哮喘"，应与支气管哮喘相鉴别。前者多见于器质性心脏病患者，发作时必须坐起，重症者肺部有干、湿性啰音，甚至咳粉红色泡沫痰；后者多见于青少年，有过敏史，发作时双肺可闻及哮鸣音，另外，血浆 BNP 水平对鉴别心源性和支气管性哮喘有较大的参考价值。

（3）肺部湿啰音：肺部湿啰音还可见于慢性支气管炎、肺炎，支气管扩张等，一般 HF 引起的肺部湿啰音大多为双侧性。当老年人 HF 合并慢性肺部疾病的鉴别诊断存在困难时，出现以下情况则支持 HF 的诊断：咳嗽及呼吸困难突然出现或加重、夜间阵发性呼吸困难、呼吸困难加重时肺部湿啰音异常增多且随体位变化、应用血管扩张剂或利尿剂后症状快速缓解。

（4）颈静脉充盈：颈静脉充盈亦可由肺气肿、纵隔肿瘤或上腔静脉压迫综合征等原因引起。

（5）下肢水肿：老年人下肢水肿常因下肢静脉曲张、静脉炎、淋巴水肿、肝肾疾病等引起，而心脏阳性体征如心脏扩大等有利于鉴别诊断。

2. 中医鉴别诊断

（1）心悸：HF 与心悸的鉴别要点在于 HF 除心悸以外，还有疲乏、喘咳、水肿等症，它是心悸进一步发展的结果。心悸以惊悸怔忡为主症，时作时止，不发作时可如常人。

（2）喘证：喘证属于肺系疾病，有实喘与虚喘之分，肺失肃降，肺气上逆所致，常伴有其他肺系病证，如咳嗽、肺痨等，而无心悸怔忡、水肿。HF 多有气喘，其特点是因劳而喘，喘不得卧，并伴有心悸、水肿等症。

（3）水肿：HF 常见水肿甚至是重度水肿。心水属于 HF，既往有心病病史，水肿始于下肢，其症见少气无力，心悸烦躁，喘咳不得卧。肝水既往有肝病病史，其症先见胁痛、黄疸、鼓胀，后期全身水肿。肾水既往有肾病病史，其症见腰痛，小便不利，全身浮肿，腹大脐突，其足逆冷，面瘦，晚期可出现关格。根据既往病史、水肿特点、伴随症候等可鉴别诊断。

四、治 疗

（一）西医治疗

1. 急性心力衰竭的治疗

（1）一般处理：

体位：患者采取半卧位或端坐位，双腿下垂以减少回心血量，降低心脏前负荷。

吸氧：尽早应用，使患者血氧饱和度≥95%，必要时还可采用无创或气管插管呼吸机辅助通气治疗。

饮食：进食易消化食物，避免一次大量进食，少食多餐。

出入量：肺瘀血、体循环瘀血及水肿明显者应严格限制饮水量和静脉输液速度，对于无明显低血容量患者每天摄入液体量一般宜在 1500ml 以内，不超过 2000ml，应注意防止发生低血容量、低血钾等情况。

（2）药物治疗：

镇静剂：用于严重急性 HF 早期阶段的治疗，特别是伴有疼痛、烦躁不安的患者，在静脉通路建立后给予吗啡 3～5mg，必要时可重复给药一次。老年人应用时应注意呼吸和心血管的抑制作用。

支气管解痉剂：常用药物为氨茶碱。一般用氨茶碱 0.125～0.25g，葡萄糖稀释后静脉推注（10 分钟），4～6 小时后可重复一次。此类药物不宜用于冠心病如急性心肌梗死或不稳定型心绞痛所致的急性 HF 患者。

利尿剂：伴有液体潴留症状的急性或慢性失代偿性 HF 患者应给予利尿剂治疗。以缓解瘀血的症状和体征（水肿、颈静脉压升高）为最佳剂量。老年人，尤其是高龄老人，如果以前未使用利尿剂，第一次用量宜小，如呋塞米 10mg 静脉注射，后根据情况进行调整。

血管扩张剂：早期应用于左室收缩功能不全，如冠心病，高血压性心脏病所致的急性 HF。血压正常但存在低灌注状态或有瘀血体征且尿量减少的患者，血管扩张剂应作为一线用药。①硝酸酯类药物：适用于急性左心衰和肺水肿、严重难治性 HF 及二尖瓣狭窄和（或）关闭不全伴肺循环阻力增高者。静脉滴注起始剂量为 5～10μg/min，每 5～10 分钟递增 5～10μg，最大剂量为 100～200μg/min，或舌下含服，每次 0.3～0.6mg。静脉应用硝酸酯类药物应注意剂量和速度，监测血压，注意低血压及反射性心动过速等副作用。②硝普钠：适用于严重 HF 伴高血压患者。宜从小剂量 10μg/min 开始，可酌情逐渐增加剂量至 50～250μg/min 静脉滴注。停药时应逐渐减量，并加用口服血管扩张剂，以免出现反跳现象。老年人应用血管扩张剂应注意肾功能减退对药物排泄的影响，同时，老年人对降压反应较为敏感，宜酌情减量。

正性肌力药物：适用于低心排血量综合征，如伴症状性低血压或心输出量降低伴有循环瘀血的患者，可缓解组织低灌注所致的症状，保证重要脏器的血液供应。对血压偏低以及对血管扩张药物、利尿剂不耐受或反应不佳的患者效果尤佳。洋地黄制剂能改善患者临床症状，提高患者生活质量，仍然是治疗 HF 的基本药物。因老年人肾功能减退，故剂量应减少，一般应用毛花苷丙 0.2～0.4mg 缓慢静脉注射，2～4 小时后可以再用 0.2mg，伴快速心室率的心房颤动患者可酌情适当增加剂量。非洋地黄类正性肌力药物：包括 β 肾上腺素能激动剂和磷酸二酯酶抑制剂，能增加心肌收缩力及扩张外周血管的作用，但因其增加死亡率和室性心律失常发生率远高洋地黄类，故不宜作一线药物，主要适用于终末期和难治性心力衰竭而常规治疗无效者，可短期静脉应用。

血管紧张素转换酶抑制剂（ACEI）：急性心肌梗死后的 HF 患者可以使用，口服起始剂量宜小，ACEI 类药物应谨慎用于心排血量处于边缘状态的患者，因其可以减少肾小球滤过，与非甾体类抗炎药联合应用时，对 ACEI 的耐受性下降。

2. 收缩性 HF 的治疗

（1）病因治疗：①去除或缓解病因：如控制血压、血管重建、室壁瘤切除等。②消除诱因：如控制感染，纠正心律失常、电解质紊乱等。③改善生活方式：如低盐低脂饮食、戒烟、控制体重和血压、治疗糖尿病等。④避免应用的药物：如Ⅰ类抗心律失常药，尤其是Ⅰa 类药物。

（2）药物治疗：

利尿剂：利尿剂通常从小剂量开始（呋塞米 20mg/d）逐渐加量。老年人使用利尿剂要从小剂量开始，逐渐增量，一旦液体潴留症状消失，即用最小有效剂量长期维持。

ACEI：目标剂量和最大耐受剂量：大剂量较之小剂量对血流动力学、神经内分泌产生更大作用，故应尽量将剂量增加到目标剂量或最大耐受剂量，但需依照患者血压及临床症状而定。维持应用：当剂量调整到目标剂量或最大耐受剂量，应终身使用；其良好治疗反应通常要到 1～2 个月甚至更长时间才显示；即使症状改善并不明显仍应长期维持治疗，以减少死亡或住院的危险性；停用 ACEI 可能导致临床状况恶化，应避免发生。

由于 ACEI 类药物可引起低血压、肾功能损害和咳嗽等副作用，使其在老年 HF 患者中的应用受到限制，并且其使用剂量偏小，未达到应有效果。研究显示，目标剂量在降低病死率和住院复合风险方面优于小剂量组，用药时应尽可能达到目标剂量，而且多数老年患者对此剂量有较好的耐受性。为了确保 ACEI 类药物在老年患者中的安全应用，必须注意以下几点：用药前避免过度利尿，纠正低钠血症和低血容量；用药应从小剂量开始，逐渐增量。

血管紧张素受体拮抗剂（ARB）：大量关于 ARB 药物的临床研究均证实该类药物有治疗 HF 作用，多个国家的诊疗指南均将其作为不能耐受 ACEI 患者的替代治疗药物，以降低死亡率和并发症发生率。

血管紧张素受体脑啡肽酶抑制剂（ARNI）：ARNI 有 ARB 和脑啡肽酶抑制剂的作用，后者可升高利钠肽、缓激肽和肾上腺髓质素及其他内源性血管活性肽的水平。ARNI 的代表药物为沙库巴曲缬沙坦钠。PARADIGM-HF 试验表明，与依那普利相比，沙库巴曲缬沙坦钠使主要复合终点（心血管死亡和 HF 住院）风险降低 20%，包括心脏性猝死率减少 20%。对于 NYHA 心功能Ⅱ～Ⅲ级、有症状的 HFrEF 患者，若能够耐受 ACEI/ARB。推荐以 ARNI 替代 ACEI/ARB，以进一步减少 HF 的发病率及死亡率。

β 受体阻滞剂：β 受体阻滞剂可减轻儿茶酚胺对心肌的毒性作用，增加心肌收缩反应性，并改善心脏舒张功能；减少心肌细胞 Ca^{2+} 内流，减少心肌耗氧量；减慢心率和控制心律失常；防止和减缓肾上腺素能受体介导的心肌重塑和内源性心肌细胞收缩功能的异常。

同时，老年收缩性 HF 患者应用 β-受体阻滞剂应注意以下几点：①病情稳定：β-受体阻滞剂不是 HF 的急救药，不能用于急性 HF 患者。②低起点、慢增量；由于 β-受体阻滞剂早期效应是拮抗儿茶酚胺的正性肌力作用，老年收缩性 HF 患者用药时要注意。密切观察尿量、体重、血压和心率等指标，如能耐受则每隔每 2～4 周倍增剂量 1 次，逐渐增至最大耐受量或目标剂量，之后长期维持治疗。若清醒静息心率≥50 次/分，可继续用药，长期用药有利于逆转心室重构、提高射血分数。

正性肌力药：①洋地黄类正性肌力药：地高辛是目前应用最为广泛的洋地黄类药物，推荐应用于有 HF 症状的患者，特别适用于 HF 伴快速心室率的患者，可使静息心室率控制在 60～70 次/分。②非洋地黄类正性肌力药：包括磷酸二酯酶抑制剂（米力农）及肾上腺素能受体兴奋剂（多巴胺、多巴酚丁胺）。由于该类药物长期应用可增加 HF 患者的死亡，不主张作为长期治疗药物，在慢性 HF 加重及难治性 HF 时短期使用可缓解症状。老年人由于肾功能减退和分布容积缩小，因而用量要小，使用时要根据肌酐清除率计算维持量，有心肌淀粉样变的老年人，对地高辛十分敏感，容易发生中毒反应，应使用非洋地黄类强心剂治疗。

醛固酮受体拮抗剂：由于 ACEI 使用过程中存在"醛固酮逃逸现象"，在 ACEI 基础上加用醛固酮受体拮抗剂可进一步抑制醛固酮的有害作用，使患者获益更大。特别是降低心衰患者心脏猝死率，适用于 NYHA Ⅱ～Ⅳ级的中、重度 HF 患者和梗死后心衰患者。螺内酯起始量为 10mg/d，最大剂为 20mg/d，老年人用药需警惕高钾血症和肾功能异常。

血管扩张剂：临床上对慢性 HF 的治疗多使用硝酸甘油等口服药物扩张小静脉而减轻心

脏前负荷；也可使用动脉扩张剂如 α_1 受体拮抗剂（如乌拉地尔等）、ACEI、ARB 扩张动脉减轻血管阻力而减轻心脏后负荷。

伊伐布雷定：该药物选择性抑制窦房结 If 通道，从而减慢患者心率。2010 年 ESC 公布的 SHIFT 研究（收缩期心力衰竭的 If 抑制剂伊伐布雷定治疗临床试验）显示，尽管患者已接受指南推荐的标准治疗，服用伊伐布雷定后其转归仍显著改善，显示伊伐布雷定可显著改善慢性 HF 患者的预后。

钠-葡萄糖协同转运蛋白 2 抑制剂（SGLTi-2）：在四项涉及超过 38 000 例 2 型糖尿病患者的大型临床试验的研究结果显示，接受 SGLTi-2 治疗的患者中，因 HF 住院的风险降低了 25%～35%。此外，最近一项 DAPA-HF 的研究结果显示：达格列净与安慰剂相比，前者使心血管死亡、因 HF 住院或恶化的总风险降低了 26%。

（3）器械治疗：①心脏再同步治疗（CRT）：CRT 是近年来备受关注的治疗慢性 HF 的新方法，它借助于起搏技术使严重的房室传导阻滞或室内传导障碍患者恢复原有的心脏循环同步状态。②左心室辅助装置：将左心房或左心室血液引入辅助泵体，经泵体驱动血液进入主动脉，完全替代左心泵血功能。经左心辅助后左心室室内张力可降低 80%，心肌氧需求降低 40%，是纠正顽固性 HF 和心脏移植前的一种治疗手段。

（4）其他治疗：①干细胞治疗：干细胞移植治疗的确切机制目前尚未完全清楚。可能与新生心肌细胞生成、促进新生血管形成以及旁分泌等机制有关。②基因治疗：有研究发现使用I型腺病毒介导的肌质网 Ca^{2+}-ATP 酶基因治疗在 12 个月时可显著改善心力衰竭患者的 6 分钟步行距离、最大氧耗量及左心室收缩末期容积，并显著缩短心力衰竭患者的住院时间，且没有明显的不良反应，可进一步研究该基因的治疗作用。

3. 舒张性 HF 的治疗

舒张性 HF 又称为收缩功能保留的 HF 或射血分数保留的 HF（HFpEF）或射血分数正常的 HF（HFNEF）。是指由于左心室舒张期松弛能力受损，心脏顺应性降低、僵硬度增加，导致左心室舒张期充盈受损，左心室舒张末压增高。临床上具有明显的 HF 症状，而 LVEF 正常或≥45%。HFpEF 可先于收缩性 HF 发生，可单独存在或两者并存。

（1）诊断：①临床存在可导致左心室舒张功能障碍的心血管系统疾病；②有呼吸困难等左心衰的症状；③体征和 X 线检查示肺瘀血；④左心室不大，LVEF>50%。

（2）治疗：目前舒张性 HF 的治疗多为经验性治疗，尚无有效药物可改善 HFPEF 患者的预后和降低病死率，只能针对症状、并存疾病及危险因素，采用综合性治疗。舒张性 HF 的治疗目标是尽可能改善心室舒张期充盈和降低心室舒张末压。

病因治疗：引起舒张性 HF 疾病中，高血压、冠心病及心脏瓣膜病具有相对特异的治疗目标，如降压、逆转心室肥厚、瓣膜置换、改善心肌血供等，以预防和改善心肌缺血、心肌肥厚，调整心肌和心肌外结构异常，还应重视危险因素的控制等。

对症治疗：利尿剂可以改善症状，应从小剂量开始。硝酸酯类药物能减少中心血容量，应防止出现低血压。抑制神经体液活性能够降低左心室舒张期压力，ACEI、血管紧张素II1型受体（AT1R）拮抗剂和醛固酮拮抗剂因能逆转心室肥厚，抑制神经体液系统的激活，可用于舒张性 HF 的治疗。舒张性 HF 患者对心动过速耐受性差，心动过速可加重舒张功能障碍，β 受体拮抗剂和某些钙通道阻滞剂可用于控制心率。对于舒张性 HF 肺水肿患者，如果要用正性肌力药物，不能过量、久用。

（二）中医药治疗

1. 常见证型的辨证施治

（1）心肺气虚证

临床表现：心悸，气短，神疲乏力，活动后加重；咳喘，面色淡白；舌质淡或边有齿痕，脉沉细或虚数。

治法：补脾养心。

方药：补肺汤合养心汤加减。药用人参，五味子，紫菀，黄芪，当归，川芎，半夏，茯苓，远志，酸枣仁，柏子仁，茯神，甘草等。

加减：兼阳气不足、自汗乏力者，可以附子、白术加减；兼咳嗽、喘促、痰多清稀、泡沫痰，可以细辛、干姜等加减。

（2）气阴两亏证

临床表现：心悸，气短，疲乏，动则汗出，自汗或盗汗；头晕心烦，口干，两颧暗红；舌红少苔，脉细数无力或结代。

治法：益气养阴。

方药：炙甘草汤和生脉散加减。药用炙甘草，人参，麦冬，五味子，桂枝，白芍，阿胶。

加减：口干舌燥甚者，可以沙参、知母、黄连加减；盗汗甚者，可加用浮小麦、麻黄根；大便干结者加麻子仁、枳实、白芍；苔少、镜面舌可加用山萸肉、黄精；气虚较甚者可加用西洋参。

（3）气虚血瘀证

临床表现：心悸气短，胸胁作痛，颈部青筋暴露，胁下痞块，下肢浮肿；面色晦暗，唇甲青紫；舌质紫暗或有瘀点、瘀斑，脉涩或结代。

治法：益气行气，活血化瘀。

方药：四君子汤加减。药用人参，茯苓，白术，丹参，川芎，赤芍，红花，降香，柏子仁，远志，枣仁，甘草。

加减：脾胃虚弱、纳呆者，可加用白术、木香。

（4）痰热壅肺证

临床表现：发热、口干口渴，咳嗽喘促，不能平卧，痰多黏稠色黄或痰白黏稠难咳，心悸，紫绀，小便色黄量少，浮肿；舌红苔黄，脉滑数。

治法：清热化痰，宣肺行水。

方药：麻杏石甘汤合葶苈汤。药用麻黄，杏仁，葶苈，桃仁，全瓜蒌，法半夏，石膏，薏苡仁，冬瓜仁。

加减：咳喘可加用茯苓、细辛、五味子；痰热壅盛以致心悸惊烦，可加用天竺黄、鲜竹沥；痰黄黏稠加海浮石、海蛤壳；尿少、双下肢浮肿可加麻黄、猪苓、泽泻；痰黄绿可加紫花地丁、蒲公英等。

（5）阳虚水泛证

临床表现：心悸气短，精神不振，畏寒肢冷，尿少浮肿；面色青紫，唇青舌黯；苔白，脉沉细，或弱或结代。

治法：温阳利水。

方药：真武汤合五苓散加减。药用太子参，炮附子，白术，干姜，桂枝，泽泻，丹参，茯苓。

加减：气虚甚者，可加生晒参；阳虚明显者，可加用红参，兼口干、口渴严重者，可加用西洋参；水肿甚加北五加皮，尿少浮肿可加用猪苓、泽泻、川椒目。

（6）阴竭阳脱证

临床表现：呼吸喘急，呼多吸少，尿少浮肿，烦躁不安，不得平卧，面色苍白或灰黯，张口抬肩，汗出如油，昏迷不醒，四肢厥逆或昏厥谵妄；舌质紫黯，苔少，脉微细欲绝或沉迟不续。

治法：回阳救逆。

方药：参附龙牡汤加减。药用红参，炮附子，生龙骨，生牡蛎，山萸肉，干姜。

加减：呼吸急促，面色苍白或青灰，加用黑锡丹；喘促，烦躁不安，不得平卧，加黄芪、麦冬、五味子。

2. 中医非药物治疗

（1）针刺疗法：取足三里、后溪为主穴，神门、三阴交、内关为配穴。

（2）耳针疗法：耳穴的选择：①缺血性心脏病导致的心衰，选择心、交感、小肠、肾上腺、内分泌等穴位；②高血压病导致的 HF 取单侧耳降压沟、降压点、神门、内分泌、脑等穴位；③水肿明显者选肾、肾俞、输尿管、膀胱、交感、肾上腺、神门、三焦、内分泌等穴位；④喘促明显者选平喘、肺、肾上腺、气管、耳后耳迷根等穴。

五、预　后

虽然当前 HF 的治疗取得了显著的进步，预后也有所改善，但老年人 HF 病死率仍比非老年人高 4～8 倍，85 岁以上男性较 75～84 岁男性高 3 倍，女性高 4 倍。Framingham 研究表明，HF 确诊后的 2 年内，有37%的男性和38%的女性死亡，6 年后的死亡率，男性为82%，女性为 61%，是一般人群的 4～8 倍，猝死发生是相同年龄组正常人群的 6～9 倍。

目前虽有多个版本的 HF 临床诊疗指南或专家共识，但并不完全适合于老年人，尤其是高龄、超高龄老年人。因此对于老年 HF，仍应给予足够重视，从早期预防、阻断疾病发展两个阶段进行及时有效的干预，一是针对 HF 的高危人群，要控制血压、血脂、血糖，戒烟限酒；二是对于已有结构性心脏病的患者，例如左心室肥厚、心肌梗死或瓣膜性心脏病，但没有相关症状或体征的老年患者予以积极治疗。同时也要重视对舒张性 HF 的诊断和治疗，舒张性 HF 发病率较高，且易被忽视，治疗效果欠佳，因此对病因的诊断和治疗显得十分重要。调节血压、血糖等危险因素，有助于减缓舒张功能不全的进展，药物治疗必须个体化，注意同时存在收缩功能不全的情况，避免加重病情。

（赵俊男　刘　玥）

第五节　心律失常

几乎所有类型的心律失常在老年人群中发病率均升高，其主要病理机制为：①解剖重构：随着年龄增长，窦房结体积逐渐缩小，普通心肌细胞和特殊心肌细胞（P 细胞）数量减少；心肌纤维化程度增加伴随脂肪组织浸润，而心肌的纤维化同时会降低心脏传导系统的自律性、兴奋性和传导性；心肌淀粉样变等。②电重构：心脏的传导速度减慢，以 QT 间期延长常见；心脏的复极时间明显延长，心电活动有效不应期延长；老年使得迷走神经活动增强；细胞外钾离子浓度、儿茶酚胺浓度、二氧化碳浓度、甲状腺激素、氧含量等可影响心肌兴奋性。基于以上病理基础，老年群体易出现恶性心律失常如室性心动过速、心室颤动等，并且易于出现多种心律失常并发（如病态窦房结综合征合并心房颤动等），更应受到重视。

老年患者心律失常特点包括：①常伴有心血管基础疾病及内分泌和代谢异常。②存在多种心律失常的风险更大。③心律失常发作时的血流动力学变化更明显，整体预后更差。

本节将重点介绍期前收缩、心房颤动、室性心律失常。

期 前 收 缩

一、流 行 病 学

期前收缩，又称早搏。是指在规则心脏节律的基础上，异位起搏点发出冲动而提前发生的心脏搏动，分为房性期前收缩、房室交界性期前收缩和室性期前收缩。几乎所有的心脏疾病患者均可出现期前收缩，60 岁以上外观健康的老年人期前收缩发生率可达 26%。老年人的期前收缩发生率随年龄的增长而增加，其中房性期前收缩发生率最高。70 岁以上老年人的室上性和室性期前收缩发生率分别是 49 岁以下的 9.8 倍和 2.7 倍。

二、发病机制与病理生理特点

期前收缩可发生于各种器质性心脏病、药物（如洋地黄、奎尼丁、三环类抗抑郁药中毒）及电解质紊乱（如低钾、低镁）、代谢性疾病（如甲亢）、肺部疾病等患者，在普通人群中，精神紧张、过度劳累及过量的烟酒、咖啡等均可诱发室性早搏。具体的发病机制包括自律性异常、触发活动和折返三大类。

老年人因合并器质性心脏病而发生期前收缩者，常见于冠心病、慢性肺源性心脏病和高血压等。冠心病等器质性心脏病导致冠状动脉供血不足及心房扩大、心房内压力升高，引起心肌缺血；同时由于老年人心肌纤维化、脂肪浸润等，心脏顺应性下降，从而导致自律性异常、心肌内电位不稳定，产生期前收缩。

中医认为，心悸的发生多因体质虚弱、饮食劳倦、七情所伤、感受外邪及药食不当等，以致气血阴阳亏损，心神失养，心主不安，或痰、饮、火、瘀阻滞心脉，扰乱心神。心悸病位在心，与肝、脾、肾、肺等脏腑关系密切，病机不外乎气血阴阳亏虚，心失所养，或邪扰心神，心神不宁。如心之气血不足，心失滋养，搏动紊乱；或心阳虚衰，血脉瘀滞，心神失养；或肾阴不足，不能上制心火，水火失济，心肾不交；或肾阳亏虚，心阳失于温煦，阴寒凝滞心脉；或肝失疏泄，气滞血瘀，心气失畅；或脾胃虚弱，气血乏源，宗气不行，血脉凝留；或脾失健运，痰湿内生，扰动心神；或热毒犯肺，肺失宣肃，内舍于心，血运失常；或肺气亏虚，不能助心以治节，心脉运行不畅，均可引发心悸。

三、诊断与鉴别诊断

（一）诊断

1. 询问病史

（1）老年人的期前收缩主要表现为心悸、心脏停搏感，也可有乏力、胸闷、心前区不适、头晕、气短等症状，也可无任何症状。

（2）是否合并有其他心血管疾病、肺部疾病及代谢性疾病病史。

（3）是否使用可能引起期前收缩的食物药物。

2. 体征

脉诊时，部分患者可出现脉律不齐。听诊时，可出现心搏提前后的较长间歇。

3. 实验室及其他检查

根据心电图和 24 小时心电图可做出期前收缩的诊断。冠状动脉造影和超声心动图可检出有无缺血性心脏病和器质性心脏病等。筛查外周血常规、甲状腺功能、电解质、胸片、肺功能等可除外引起期前收缩的其他原因。

（1）房性期前收缩心电图表现为：P 波提前发生，与窦性 P 波形态不同；PR 间期＞0.12 秒；QRS 波群呈室上性，部分可有室内差异性传导；多为不完全代偿间歇。如发生在舒张早期，适逢房室结尚未脱离前次搏动的不应期，可产生传导中断，无 QRS 波发生（被称为阻滞的或未下传的房性期前收缩）或缓慢传导（下传的 PR 间期延长）现象。

（2）交界性期前收缩心电图表现为：P 波消失或出现逆行 P 波，逆行 P 波可位于 QRS 波群之前、之中或之后（RP 间期＜0.12 秒）；QRS 波群形态正常，当发生室内差异性传导，QRS 波群形态可有变化。

（3）室性期前收缩心电图表现为：提前发生的 QRS 波群，时限常超过 0.12 秒、宽大畸形；ST 段与 T 波的方向与 QRS 主波方向相反；室性期前收缩与其前面的窦性搏动之间期（称为配对间期）恒定，后可出现完全性代偿间歇。

（4）通过心电图可判断室性期前收缩的起源部位及与运动的关系（增多/减少/诱发持续性室性心律失常）等。如下壁导联 QRS 波的 R 波呈高大直立，提示流出道起源室早；运动试验阴性有助于排除儿茶酚胺敏感性多形性室速（CPVT）的室早病因，阳性可作为进一步诊治的依据。

（二）中医诊断

（1）自觉心中悸动不安，心搏异常，或快速，或缓慢，或跳动过重，或忽跳忽止，阵发性或持续不解，精神紧张，心慌不安，不能自主，可见促结代涩数缓沉迟等脉象。

（2）伴胸闷不舒，易激心烦，颤抖乏力，头晕等症。中老年患者，可伴有心胸疼痛，甚则喘促，汗出肢冷，或见晕厥。

（3）常由情志刺激如惊恐、紧张、劳倦、饮酒、饱食等因素诱发。

（三）鉴别诊断

1. 西医鉴别诊断

（1）室性期前收缩与房性期前收缩伴室内差异性传导的鉴别：①房性期前收缩伴室内差异性传导时，其宽大畸形的 QRS 波前有异位房性 P′波，P′波与 QRS 波的方向一致，P′-R 间期应大于 0.12s；而室性期前收缩与 P 波无关，P 波可在室性期前收缩 QRS 波之前或之后，或重叠在 QRS-T 波群中；②房性期前收缩伴室内差异性传导与室性期前收缩的 QRS 波起始向量不同：前者与窦性心律相同，后者则可不同；③其 QRS 波畸形宽大的程度与 R-P′间期长短有关，如 R-P′间期长则畸形较轻，若 R-P′间期短，QRS 波群畸形明显。室性期前收缩无此规律；④室性期前收缩的代偿间歇常是完全性的，而房性期前收缩伴室内差异性传导的代偿间歇是不完全性的。

（2）室性期前收缩与房室交界区性期前收缩伴室内差异性传导的鉴别：当房室交界区期前收缩伴室内差异性传导时，如未逆传到心房则畸形宽大的 QRS 波前无逆行 P′波，此时鉴别有一定困难，下列两点有利于房室交界区期前收缩伴室内差异性传导的诊断：①期前收缩联律间距愈短，QRS 波畸形宽大愈明显；②宽大畸形的 QRS 波在 V1 导联呈三相性；③房室交界区性期前收缩伴室内差异性传导如逆行至心房产生 P′波：P′-R 间期应＜0.12 秒，则可确诊。而室性期前收缩无此特点。但是逆行 P′波在 QRS 波后出现，并且连续出现，则认为房室交界区期前收缩伴室内差异性传导可能性大，但不能完全排除室性期前收缩。

2. 中医鉴别诊断

（1）惊悸与怔忡：心悸可分为惊悸与怔忡。惊悸发病，多与情绪因素有关，可由骤遇惊恐，忧思恼怒，悲哀过极或过度紧张而诱发，多为阵发性，病来虽速，病情较轻，实证居多，可自行缓解，不发时如常人。怔忡多由久病体虚，心脏受损所致，无精神等因素亦可发生，常持续心悸，心中惕惕，不能自控，活动后加重，多属虚证，或虚中夹实，病来虽渐，病情较重，不发时亦可兼见脏腑虚损症状。惊悸日久不愈，亦可形成怔忡。

（2）心悸与奔豚：奔豚发作之时，亦觉心胸躁动不安，乃冲气上逆，发自少腹。心悸为心中剧烈跳动，发自于心；奔豚为上下冲逆，发自少腹。

四、治　　疗

（一）西医治疗

1. 药物治疗

（1）有器质性心脏病者，首先评估心脏性猝死的风险，积极治疗原发病，如急性心肌梗死及心功能不全患者。但需明确此类患者的预后与早搏并无明确关系，首要处理应以基础心脏病的标准治疗为主，如未诱发其他严重心律失常，不建议常规应用抗心律失常药物。

（2）合并有贫血、电解质紊乱和甲状腺功能亢进者，应积极治疗原发基础疾病。

（3）无症状、早搏数量少（1min≤5 次或 24h≤500 次）且无器质性心脏病的老年人通常无需治疗。通过避免诱因如吸烟、饮酒饮茶、过度疲劳、洋地黄等药物、电解质紊乱后通常可以缓解。

（4）症状明显、早搏数量过多或诱发反复房性心动过速或心房颤动等其他快速性心律失常时应积极干预。

房性期前收缩最常用的药物为 β 受体阻滞剂或钙通道阻滞剂维拉帕米，具体用法见表 9-5-1。维拉帕米治疗效果不佳时，可考虑应用普罗帕酮、索他洛尔。但对于基础心率较慢、反复发作性心房颤动的老年人，应慎用普罗帕酮避免导致传导阻滞等缓慢性心律失常。

表 9-5-1　早搏常用治疗药物及用法

分类	代表药物	用法用量	禁忌证
Ⅱ 类抗心律失常药	普萘洛尔	10mg～30mg/次，3～4 次/d，饭前、睡前服用	支气管哮喘，心源性休克，Ⅱ、Ⅲ度房室传导阻滞，重度或急性心衰，窦性心动过缓
	美托洛尔	25mg～50mg/次，2～3 次/d；100mg/次，2 次/d	心源性休克，病态窦房结综合征，Ⅱ、Ⅲ度房室传导阻滞，不稳定、失代偿性心衰，有症状的心动过缓或低血压
	阿替洛尔	口服，初始 6.25mg～12.5mg/次，2 次/d，可渐增至 50mg～200mg/d	支气管哮喘，心源性休克，Ⅱ、Ⅲ度房室传导阻滞，严重窦性心动过缓
Ⅳ 类抗心律失常药	地尔硫草	口服，初始 30mg/d，4 次/d，餐前及睡前服药，每 1～2 天增加 1 次剂量，直至最佳疗效。平均 90mg～360mg/d	严重低血压，心源性休克，Ⅱ、Ⅲ度房室传导阻滞，病态窦房结综合征，严重充血性心力衰竭，严重心肌病
	维拉帕米	（未服用洋地黄）240mg～480mg/d，3～4 次/d	严重左心室功能不全，低血压，心源性休克，Ⅱ、Ⅲ度房室传导阻滞（已装心脏起搏器除外），病态窦房结综合征（已装心脏起搏器除外），房颤或房扑合并房室旁路通道

室性期前收缩可考虑使用 β 受体阻滞剂或非二氢吡啶类钙通道阻滞剂，但疗效有限。伴有器质性心脏病者，应积极治疗原发病。同时应评估室早负荷，因为室早负荷＞20%是全因死亡和心血管病死亡的高危因素，因此当室性期前收缩 24h＞10 000 次时需及时治疗。

对于心功能正常或慢性稳定性心衰者，首选 β 受体阻滞剂。对于急性心肌缺血或急性心肌梗死者，首选再灌注治疗，不推荐抗心律失常药物的预防应用。治疗应用时可选用 β 受体阻滞剂，因为I、Ⅲ类抗心律药物可能会增加合并严重器质性心脏病患者的死亡率，对于急性心肌梗死的老年患者静脉注射IB 类药物利多卡因，可能存在神经系统的副作用。

2. 导管消融治疗

室早导管消融术较安全，老年并非禁忌因素，目前报道的室早消融的并发症发生率大多＜1%。对于症状明显、药物治疗效果不佳的频发室性期前收缩或室早负荷为 24h＞10 000 次的患者，可建议导管消融治疗。

（二）中医辨证论治

期前收缩、心房颤动、室性心律失常均属于中医"心悸"范畴。心悸者首应分辨虚实，虚者系脏腑气血阴阳亏虚，实者系痰饮、瘀血、火邪上扰。本病病位在心，心脏病变可以导致其他脏腑功能失调或亏损，其他脏腑病变亦可以直接或间接影响心。故临床亦应分清心脏与他脏的病变情况，有利于决定治疗的先后缓急。病情较轻者为惊悸，多呈发作性，情志波动或劳累过度可诱发；病情较重者为怔忡，可呈持续性。其预后转归主要取决于本虚标实的程度、邪实轻重、脏损多少、治疗当否及脉象变化情况。如患者气血阴阳虚损程度较轻，未见瘀血、痰饮之标证，病损脏腑单一，呈偶发、短暂、阵发，治疗及时得当，脉象变化不显著者，病证多能痊愈；反之，脉象过数、过迟、频繁结代或乍疏乍数，反复发作或长时间持续发作者，预后较差，甚至出现喘促、水肿、胸痹心痛、厥证、脱证等变证、坏病，若不及时抢救治疗，预后极差，甚至猝死。

本病治疗分虚实论治。虚证分别予以补气、养血、滋阴、温阳；实证则应祛痰、化饮、清火、行瘀。但本病以虚实错杂为多见，且虚实的主次、缓急各有不同，故治当相应兼顾。同时，由于心悸均有心神不宁的病理特点，故应酌情配合安神宁心或镇心之法。

1. 心虚胆怯证

临床表现：心悸不宁，善惊易恐，坐卧不安，不寐多梦而易惊醒，恶闻声响，食少纳呆；苔薄白，脉细数或细弦。

治法：镇惊定志，养心安神。

方药：安神定志丸加减：党参 10g、石菖蒲 10g、远志 10g、茯苓 10g、磁石 30g、龙骨 30g、琥珀粉 3g。

2. 阴虚火旺证

临床表现：心悸，易惊善恐，心烦失眠，五心烦热，口干，盗汗，耳鸣，腰酸，头晕目眩；舌红少津，苔少或无，脉细数。

治法：滋阴清热，养心安神。

方药：天王补心丹加减：生地黄 15g、北沙参 15g、玄参 10g、白芍 10g、当归 10g、丹参 15g、茯苓 15g、天冬 10g、麦冬 10g、柏子仁 10g、酸枣仁 15g、桔梗 3g、五味子 6g。

3. 心阳不振证

临床表现：心悸怔忡，面色㿠白，体倦懒言，形寒肢冷；舌淡苔白，脉虚无力。

治法：温补心阳，安神定悸。

方药：桂枝甘草龙骨牡蛎汤加减：桂枝 10g、炙甘草 6g、龙骨 15g、牡蛎 15g、附子 6g、党参 10g、黄芪 15g。

4. 气阴两虚证

临床表现：心悸怔忡，五心烦热，短气乏力，头晕口干、失眠多梦；舌红，少苔，脉细数兼结代。

治法：益气养阴，宁心安神。

方药：生脉散加味：党参 10g、沙参 10g、麦冬 10g、五味子 10g、法半夏 10g、陈皮 10g、黄芪 30g、茯苓 30g、丹参 15g。

5. 心脾两虚证

临床表现：心悸不宁，动则尤甚，神疲乏力，体倦食少，面色不华，头晕健忘；舌质淡，苔薄白，脉细弱或结代。

治法：益气补血，健脾养心。

方药：归脾汤加减：黄芪 20g、人参 20g、茯苓 20g、甘草 20g、当归 15g、酸枣仁 20g、木香 10g、龙眼肉 15g、远志 10g、柴胡 10g。

6. 胆郁痰扰证

临床表现：心悸怔忡，胆怯易惊，头晕，恶心纳呆，胸脘胀满，口黏，舌暗红苔白厚或黄腻，脉滑。

治法：理气化痰，和胃清胆。

方药：温胆汤加减：竹茹 15g、姜半夏 10g、陈皮 15g、茯苓 20g、炙甘草 10g、远志 10g、枳实 15g、天麻 15g、石斛 15g、枇杷叶 15g、生姜 5 片。

7. 心络瘀阻证

临床表现：心悸不宁，胸闷时发，心痛时作，痛如针刺，入夜尤甚，面色紫暗，唇甲青紫；舌质紫暗或有瘀斑，脉涩或结代。

治法：活血化瘀通络。

方药：桃仁 12g、红花 8g、川芎 12g、丹参 15g、生地 12g、薤白 8g、龙骨 20g、甘草 3g。

8. 水饮凌心证

临床表现：心悸，胸闷痞满，渴不欲饮，小便短少，下肢浮肿，形寒肢冷，头晕，恶心呕吐，流涎；舌淡胖，苔滑，脉弦滑或沉细或结代。

治法：振奋心阳，化气利水。

方药：苓桂术甘汤加减：茯苓 12g、桂枝 9g、白术 6g、炙甘草 6g。

中成药治疗

（1）稳心颗粒：益气养阴，活血化瘀。多项临床研究证实稳心颗粒联合西药治疗多种心律失常效果优于单独西药，并且在心肌缺血患者中具有减轻心肌细胞缺氧、损伤作用。用法：冲服，一次 9g，一日 3 次。

（2）参松养心胶囊：益气养阴，活血通络，清心安神。通过延长动作电位和减轻钙离子超载，改善心脏电重构，减少心律失常的发作以及预防心衰发生。用法：口服，1 次 2~4 粒，一日 3 次。

五、预　　后

期前收缩是预后较好的心律失常类型，整体上房性期前收缩预后优于室性期前收缩。老年人期前收缩的预后与期前收缩的频率、复杂性及是否伴有器质性心脏病密切相关。如室性期前收缩＞10 次/小时，提示预后不良；心肌梗死急性期出现频发室性期前收缩，可增加 48 小时内发生持续性室性心律失常的危险性。

心 房 颤 动

一、流 行 病 学

心房颤动（atrialfibrillation，AF）简称房颤，指心房无法进行规律的电活动和机械收缩，代之以快速而紊乱的心房电活动和心房肌细胞的颤动。老年房颤是指发生于 65 岁以上人群的房颤。该病是一种常见的心律失常疾病，发生率随着年龄的增加而迅速增高，男性房颤患病率（0.9%）高于女性（0.7%）。有研究显示 65 岁后房颤发生的风险增加显著，发病率可达 5.9%，80 岁以上的发病率更可上升至 10%，且年龄在 65～85 岁之间的患者占全部患者的70%。近年来房颤患病率持续上升，且不能用单纯的人口老龄化解释。

二、发病机制与病理生理特点

1. 多子波折返

该学说认为房颤时心房内存在多个折返形成的子波，这些子波相互间不停地碰撞、湮灭、融合，新的子波不断形成。老龄、高血压、心房结构异常、心肌细胞排列紊乱、纤维化等均可为多发子波折返提供必要条件，成为房颤发生的基质。

2. 异位局灶触发机制

研究显示，绝大多数发放快速冲动的异位兴奋灶在肺静脉内，比例可高达 80%～90%。由于围绕着肺静脉外的肌袖组织中含有异常自律性的起搏细胞，能够持续且高频地向周围发放电冲动，影响心房肌的不应期、传播速度、传导速度而诱发房颤。

3. 自主神经机制

自主神经系统对心房肌的电生理特性可以起到不同程度的调节作用。房颤可分为迷走神经性房颤和交感神经性房颤两类。前者多发生在夜间或餐后，尤其多见于无器质性心脏病的男性患者；后者多见于白昼，多由运动、情绪激动和静脉滴注异丙肾上腺素等诱发。

4. 心房重构机制

房颤的早期主要表现为以离子通道和电生理改变为主的电重构，晚期主要表现为以心房肌和细胞外基质等形质改变为主的结构重构。电生理改变以钾离子、钠离子、钙离子等离子通道的改变为基础。目前对钙离子通道的认识较多。研究表明，钙离子超载所产生的电重构对房颤发生起到促进作用。结构重构以超微结构的改变为主，主要包括细胞大小增加、糖原积聚、连接蛋白表达改变、线粒体形状变化、肌溶解、肌质网断裂等。

5. 其他机制

目前发现有近百个基因位点与房颤相关，如 miRNA-103a、miRNA-486、miRNA-320d、miRNA-107 和 miRNA-let7b 等基因在房颤患者中的表达增强，有望成为房颤的新生物标志物。近年来炎症性因素也受到了重视。除了 C 反应蛋白之外，Gal-3、PⅢNP 等新型炎症因子亦被证实与房颤的发生及心房重构关系密切。

三、诊断与鉴别诊断

（一）诊断

1. 询问病史

（1）症状以心悸为主，轻重不等，一般阵发心房颤动患者的症状较重，少数患者有胸闷、头晕、黑矇。

（2）是否合并高血压、冠心病、心功能不全、心脏术后及甲亢等基础疾病。

2. 体征

体征存在心音强弱不等，心律绝对不齐。检查时可见脉搏短绌。

3. 实验室及其他检查

诊断必须有心电图证据，表现为 P 波消失，出现基线紊乱、形态、振幅皆不相同的 f 波，频率可达 350～600 次/分；RR 间期绝对不规整。

4. 房颤的分类

房颤主要分为 5 类，分别为初发房颤、阵发性房颤、持续性房颤、长程持续性房颤以及永久性房颤。初发房颤指初次发现的房颤，与症状有无及心律能否自动转复无关；阵发性房颤是指心律可以自行转复，或发作后持续时间在 7 天以内；发作持续时间大于 7 天与大于 12 个月者则被分别称为持续性房颤和长程持续性房颤；永久性房颤并非房颤自身的病理生理特点，常用于医生与患者共同决定不再进行转复和（或）维持窦性心律的情况，是医生与患者态度的表现。此外，还有瓣膜性房颤、非瓣膜性房颤以及孤立性房颤和器质性心脏病后房颤等类型。

（二）中医诊断

房颤归属于心悸，诊断见期前收缩部分。

（三）鉴别诊断

1. 西医鉴别诊断

（1）心房颤动伴室内差异性传导与室性心动过速的鉴别：①前者的节律大多绝对不规则，而后者基本规则（R-R 间期相差仅在 0.02～0.04 秒）或绝对规则；②前者 QRS 时限多为 0.12～0.14 秒；而后者 QRS 时限可大于 0.14 秒，如＞0.16 秒则肯定为室性心动过速；③前者无联律间期也无代偿间歇，后者有联律间期并固定，发作终止后有代偿间歇；④前者无室性融合波而后者有；⑤V1～V6 导联 QRS 波方向一致，都向上或都向下，高度提示室性心动过速。

（2）心房颤动合并预激综合征与室性心动过速的鉴别：①室速心室率在 140～200 次/min，大于 180 次/min 者少见，房颤伴预激心室率多在 180～240 次/min；②室速心室节律可稍有不齐或完全整齐，房颤伴预激心室节律绝不规则；③室速 QRS 波很少呈右束支阻滞图形，无预激波，房颤伴预激 QRS 波宽大畸形，但起始部可见到预激波；④室速可见到心室夺获，有室性融合波，房颤伴预激无心室夺获故无室性融合波。

2. 中医鉴别诊断

房颤同样归属于心悸，鉴别诊断见期前收缩部分。

四、治　疗

（一）西医治疗

房颤治疗原则为：治疗危险因素及合并疾病，预防血栓栓塞以及心室率控制和节律控制。老年人常合并缺血性心脏病、心功能不全、肝功能退化等，所以老年人对抗心律失常药物的危害更敏感，药物使用应尽量考虑安全性。

1. 血栓栓塞和出血风险评估

（1）瓣膜病心房颤动（中重度二尖瓣狭窄或机械瓣置换术后）：为栓塞的重要危险因素，具有明确抗凝适应证，无需再进行栓塞风险评分。

（2）非瓣膜病心房颤动：推荐使用 CHA_2DS_2-VASc 积分评估患者栓塞风险（表 9-5-2）。CHA_2DS_2-VASc 积分男性≥2 分，女性≥3 分者需服抗凝药物；积分男性 1 分，女性 2 分者，在详细评估出血风险后建议口服抗凝药物治疗；无危险因素者不需抗栓治疗。评估时需注意，影像学提示的腔隙脑梗死不能作为一项危险因素。抗凝治疗开始前需评估出血风险，推荐使用 HAS-BLED 评分（表 9-5-3）。出血评分的结果并非用来决定是否抗凝，仅作为选择抗凝治疗策略的参考，提醒医患在抗凝治疗过程中注意减少或预防严重出血。

表 9-5-2　非瓣膜性心房颤动卒中风险 CHA_2DS_2-VASc 评分

危险因素	CHA_2DS_2-VASc 评分（分）
充血性心力衰竭/左心功能障碍 [a]（C）	1
高血压（H）	1
年龄≥75 岁（A）	2
糖尿病（D）	1
卒中/TIA/血栓栓塞史（S）	2
血管疾病 [b]（V）	1
年龄 65～75 岁（A）	1
性别 [c]（女性.Sc）	1
总分	10

注：TIA 短暂性脑缺血发作；a 左心功能障碍指射血分数≤40%；b 血管疾病包括既往心肌梗死、外周动脉疾病和主动脉斑块；c 如无其他因素积分，单纯女性性别不得分。

表 9-5-3　出血风险评估 HAS-BLED 评分

临床特征	HAS-BLED 评分（分）
高血压 [a]（H）	1
肝、肾功能异常 [b]（各 1 分.A）	1 或 2
卒中（S）	1
出血 [c]（B）	1

续表

临床特征	HAS-BLED 评分（分）
INR 值易波动 [d]（L）	1
老年（年龄＞65 岁）	1
药物 [e] 或嗜酒（各 1 分，D）	1 或 2
总分	9

注：a 高血压定义为收缩压＞160mmHg（1mmHg=0.133kPa）；b 肝功能异常定义为慢性肝病（如肝硬化）或胆红素＞2 倍正常值上限，丙氨酸氨基转移酶＞3 倍正常值上限；肾功能异常定义为慢性透析或肾移植或血清肌酐≥200μmol/l；c 出血指既往出血史和出血倾向；d INR 值易波动指 INR 不稳定，在治疗窗内的时间＜60%；e 药物指合并应用抗血小板药物或非甾体类抗炎药。

2. 抗凝药物

抗凝治疗在老年人中获益较成年人大。但老年人出血风险较大，因此应积极控制可纠正的出血危险因素（如高血压、肝肾功能异常、合并使用阿司匹林或非甾体抗炎药等）。

（1）维生素 K 拮抗剂华法林：华法林的抗凝效果肯定，但治疗窗狭窄，不同个体的有效剂量差异较大，并易受多种食物和药物的影响，需常规监测抗凝，INR 目标为 2.0～3.0。INR＜2.0预防卒中的作用显著减弱。INR＞4.0，出血并发症显著增多。建议初始剂量为 1mg～3mg/次、1次/d。稳定前应数天至每周监测 1 次，可在 2～4 周达到抗凝目标范围并每 4 周监测 1 次。老年患者的华法林清除减少，出血风险高，常联用多种药物，在联用他汀类药物、磺酰脲类降糖药、非甾体类抗炎药、血管紧张素II受体抑制剂等药物以及食物时可影响华法林清除，升高 INR。

（2）非维生素 K 拮抗口服抗凝药（non-vitaminK antagonist oral anticoagulants，NOAC）与华法林相比，多数 NOAC 具有更低的出血风险，因此可能更适用于老年房颤患者。无需常规监测凝血功能，NOAC 禁用于合并机械人工瓣膜或中、重度二尖瓣狭窄（通常是风湿性的）的心房颤动患者，这些患者的抗凝只能使用华法林。尽管 NOAC 与华法林相比药物相互作用少，但仍需监测重要的药物相互作用，避免同时使用决奈达隆、利福平、HIV 蛋白酶抑制剂、伊曲康唑、酮康唑、伏立康唑、地塞米松等。

直接凝血酶抑制剂达比加群酯：高剂量达比加群酯（150mg/次，2 次/d）与华法林相比可进一步降低卒中和体循环栓塞事件，大出血的发生率与华法林相近。低剂量达比加群酯（110mg/次，2 次/d）预防心房颤动患者血栓栓塞事件与华法林相似。

直接 Xa 因子抑制剂利伐沙班、阿哌沙班和艾多沙班：在预防非瓣膜病心房颤动患者血栓栓塞事件的疗效不劣于、甚至优于华法林，大出血发生率与华法林相当，但明显减少颅内出血。各药物具体用量及肾功能不全时的剂量调整见表 9-5-4。

表 9-5-4　具体用量及肾功能不全时的调整剂量

	华法林	达比加群酯	利伐沙班
eGFR≥50	初始计量 1～3mg 1 次/d 根据 INR 调整剂量	110 或 150mg 2 次/d	20mg 1 次/d
eGFR30-49	无需减量	110mg 2 次/d	15mg 1 次/d
eGFR15-29	无需减量	不推荐	不推荐
eGFR＜15	无需减量	不推荐	不推荐
老年人群	不优先选择	优先选择	优先选择

（3）临床并发症的治疗方案

合并急性冠状动脉综合征：为减少出血风险，抗凝药物应优先选择 NOAC。可短时间（约1个月）抗凝加双联抗血小板治疗，1月后调整为 NOAC+氯吡格雷；高缺血/血栓风险和低出血风险患者可延长使用阿司匹林，出血风险高的患者可直接使用1种 NOAC 加氯吡格雷。

合并稳定的冠心病：只需用抗凝药物治疗，不需加用抗血小板药物。

合并脑卒中：除短暂脑缺血发作（TIA）外，发生卒中的患者均需暂停抗凝药。缺血性卒中的心房颤动患者，若正在规律使用抗凝药物，不应进行溶栓治疗。重启抗凝治疗的方案及时间应视梗死的范围大小及是否有梗死周围出血调整。

3. 心室率控制与节律控制

（1）心室率控制：对所有的心房颤动，均可应用心室率控制。

老年患者多数情况下优先选择室率控制。一些情况下选择节律控制，如室率控制后仍症状明显、初发房颤、有药物禁忌等，部分患者可考虑行导管消融。数项研究显示，≥75 岁患者导管消融的成功率和并发症发生率与年轻患者相当。

急性期控制心室率：如血液动力学稳定，应首先用药物控制心室率。急性心房颤动发作时，可将休息时心室率控制在<110 次/min，若症状仍明显，可继续控制至80~100 次/min。一般需使用经静脉的药物。心室率控制后，及时使用口服药物控制心室率。

心室率的长期控制：长期可考虑宽松的心室率控制，如≤110 次/min。对无心力衰竭或低血压，不伴有预激的心房颤动患者，β 受体阻滞剂和非二氢吡啶类钙通道阻滞剂（维拉帕米或地尔硫䓬）均能较好减慢心室率；合并心衰可选用地高辛。

（2）节律控制：与心室率控制并不冲突，应结合临床情况及患者意愿实施。对于以下情况患者，若有转复并维持窦性心律的可能，可进行复律。

①血液动力学不稳定的心房颤动发作，包括合并低血压、休克、心力衰竭、缺血性胸痛和晕厥；②预激综合征合并心房颤动；③心房颤动发作时有明显不适，影响或不影响日常活动；④首次发作，患者转复意愿强烈。只要有抗凝的指征，即使转复并维持了窦性心律，都需要接受抗凝治疗。

（3）转复后窦性心律的维持：对于阵发性或持续性老年房颤患者，选择药物时要以安全为主，根据患者是否有器质性心脏病及其严重程度，以防出现药物损伤其他器官或室性心律失常的情况。没有器质性心脏病的患者与高血压患者优先选用Ic 类药物（若存在左心室肥厚，可将胺碘酮作为备选药物，重度心室肥厚患者除外）；同时存在心肌缺血、心力衰竭或心肌梗死后房颤的患者不可应用Ic 类药物，应首选胺碘酮。因此，胺碘酮是目前临床应用最为广泛的维持窦律的药物。

4. 非药物治疗

（1）导管消融治疗：对有明显不适症状，伴或不伴有影响日常活动的阵发性或持续性心房颤动患者，抗心律失常药物治疗效果不佳或不能耐受，可导管消融治疗。但年龄>75 岁老年需权衡治疗风险。

（2）起搏器治疗：在除外药物影响后，房颤患者有明显因长 RR 出现的症状（如黑矇，晕厥），或 RR 间期超过5秒，可选择植入起搏器。

（二）中医辨证论治

心房颤动同属于"心悸"范畴，病因多为体质虚弱、饮食劳倦、七情所伤、感受外邪及药食不当等。心悸病位在心，与肝、脾、肾、肺等脏腑关系密切，病机不外乎气血阴阳亏虚，心失所养，或邪扰心神，心神不宁。如心之气血不足，心失滋养，搏动紊乱；或心阳虚衰，血脉瘀滞，心神失养；或肾阴不足，不能上制心火，水火失济，心肾不交；或肾阳亏虚，心阳失于温煦，阴寒凝滞心脉；或肝失疏泄，气滞血瘀，心气失畅；或脾胃虚弱，气血乏源，宗气不行，血脉凝留；或脾失健运，痰湿内生，扰动心神；或热毒犯肺，肺失宣肃，内舍于心，血运失常；或肺气亏虚，不能助心以治节，心脉运行不畅，均可引发心悸。

1. 辨证论治

本病最常见病机为气阴两虚，以益气养阴、活血化瘀、镇心安神治法较为普遍。具体方药参见期前收缩部分。

2. 中西医结合论治

具有抗心律失常作用的中药及单体包括人参皂苷、丹参酮 IIA、黄连素、葛根素、红花黄素、丹皮酚、莲心碱、苦参碱、乌头碱等，具体机制各单体间存在差异。其中葛根、附子、黄连、人参饮片等在临床中被发现可调节心率。目前中药的心电生理研究主要集中在钙离子通道方面，而中药成分复杂，其他作用机制暂未明确。由于单一通道过度阻断的抗心律失常药物不良反应明显，因此应进一步探索具有多通道协同作用的抗心律失常药。

3. 中药与抗凝药的相互作用

部分与抗凝药（尤其是华法林）联用可能会产生某些相互作用，主要机制为：①干扰华法林代谢相关的 CYP2C9、CYP2C19、CYP3A4 等酶和转运体 P-糖蛋白等活性而影响华法林的作用；②干扰华法林药效学相关的 CYP4F2、VKORC1 等酶活性，影响维生素 K 的生成及作用，影响华法林与受体亲和力，干扰血小板功能而影响华法林的功能；③富含维生素 K 而拮抗华法林作用。可降低华法林抗凝作用，增加血栓风险的药物有：人参、贯叶金丝桃、刺五加注射液等。可增加华法林抗凝作用，增加出血风险的药物有：丹参、红花、银杏叶、枸杞、水飞蓟、全蝎、五味子、复方丹参滴丸、舒脑欣滴丸等。

五、预　后

房颤患者的症状轻重与其基础心血管疾病的严重程度及心室率快慢有关。老年人房室结传导功能降低，因此房颤发作时常无明显的心室率增加，而是表现为较慢的心室率。所以，许多老年患者在日常生活中没有明显症状，对自己患有房颤也并不知情，而是在常规体检或脑卒中发生时发现。房颤患者的主要体征为第一心音强弱不等、心律绝对不齐、脉搏短绌。主要症状包括心悸、乏力、胸闷等。心室率过快（＞150 次/分）时可发生急性肺水肿、心绞痛甚至充血性心力衰竭等。由于房颤可引起一过性的脑供血不足，部分患者可见黑矇、眩晕等症状。此外，房颤发作时易形成血栓并脱落，若发生脑栓塞，则会给患者带来生命危险。房颤对并发症的影响也十分明显，它可以增加缺血性脑卒中及体循环动脉栓塞的风险。其中房颤患者患缺血性脑卒中的风险可 4~5 倍于非房颤患者，且有较高的致残率和致死率（分别为 60%和 20%）。体循环栓塞常见于上下肢、内脏以及肠系膜等部位，30 天内致残率和致死率分别为 20%和 25%。

室性心律失常

一、流 行 病 学

室性心律失常是心律失常中致死率较高的一类疾病，主要包括室性期前收缩（简称室早）、室性心动过速（简称室速）、心室扑动（简称室扑）与心室颤动（简称室颤），本节讨论除室性期前收缩外的室性心律失常。老年人群中整体复杂性室性心律失常的发病率女性为 16%～26.9%，男性为 28%～46.6%，室性心动过速或心室颤动发病率约为 5%，男性略高于女性。在有器质性病变的患者中发病率明显上升，在冠心病患者中室速发病率约为 5%。老年人心搏骤停的发生率更高，年龄超过 75 周岁是住院期间发生心源性猝死的独立预测因素。

二、发病机制与病理生理特点

室性心律失常的发生可起源于不同的病因，包括瘢痕介导的折返、束支折返、心肌缺血或急性心肌梗死、遗传性离子通道病、系统疾病、机械刺激、特发性等。

中医病因病机参见期前收缩部分。

三、诊断与鉴别诊断

（一）诊断

1. 室性心动过速

室速是指心电图上连续出现 3 个及以上室性期前收缩，频率一般 100～200 次/分钟。可以按持续时间分为持续性与非持续性，以是否能在 30 秒内自行终止区分（虽持续时间<30秒，但患者血流动力学不稳定需立即终止心动过速者应视为持续性室速），或以心电图形态分为单形性、多形性、双向性等。①单形性：室速时 QRS 波为同一种形态。②多形性：室速时 QRS 波形态变化或为多种形态。尖端扭转性室性心动过速（TdP）：发生于 QT 间期延长患者的多形性室性心动过速：QRS 波常围绕心电图等电位线扭转。TdP 常与药物和电解质紊乱所致的延迟复极密切相关。③双向性：室速时 QRS 波形态交替变化，常见于洋地黄中毒或儿茶酚胺敏感性多形性室速。

2. 心室扑动

室性心律失常节律规则、频率约为 300 次/分（周长 200 毫秒）、QRS 波呈单形性。

3. 心室颤动

快速且不规则、心室率超过 300 次/分（周长<200 毫秒），其 QRS 波形态、联律间期和振

幅明显变异。

（二）中医诊断

室性心律失常归属于心悸，诊断见期前收缩部分。

（三）鉴别诊断

1. 西医鉴别诊断

（1）室性心动过速与室上性心动过速：室性心动过速的最重要心电图特征是宽大畸形的 QRS 波（大于 0.12 秒），室上性心动过速心电图则多呈现窄 QRS 波。当室上性心动过速发生室内差异传导、因束支传导阻滞患者合并阵发性室上性心动过速以及预激综合征合并阵发性室上性心动过速时，可因出现连续快速的、宽大畸形 QRS 波而发生鉴别困难。Brugada 四步法可用以鉴别：①若发现房室分离，则诊断室速；否，转下一步。②若 aVR 导联起始为 R 波，则诊断室速；否，转下一步。③若 QRS 波型不是束支或分支阻滞图形，则诊断室速；否，转下一步。④心室初始除极速度（Vi）/终末除极速度（Vt）>1 提示室上性心动过速，Vi/Vt≤1 提示室速。

（2）室性心动过速与心室颤动：心电图：二者均有宽大畸形的 QRS 波。室性心动过速心率通常在 100~220 次/分；节律通常比较规则，有时有轻度不规则；P 波常不可见；室速可出现心室夺获及融合波。心室颤动心率非常快，不规则而难于计数，大约在 350~500 次/分；节律不规则，波形振幅、形状多变；QRS 复合波宽大畸形、不规则，无 ST 段、P 波及 T 波。症状：室颤患者症状往往更重，出现意识丧失、无脉、血压测不到、呼吸停止、心音消失。

2. 中医鉴别诊断

同期前收缩。

四、治　疗

（一）西医治疗

治疗流程：临床应先判断是否存在血液动力学状态异常。血流动力学不稳定者，无论何种室性心律失常均建议直接电复律。血液动力学稳定者，询问病史，查阅可及的既往病历材料，了解既往发作情况、诊断和治疗措施。室性心律失常主要治疗手段包括：药物治疗、导管消融术及植入型心脏转复除颤器（ICD）。治疗流程见图 9-5-1。

1. 药物治疗

（1）室性心律失常的口服药物控制：可优先选用 β 受体阻滞剂及非二氢吡啶类钙通道阻滞剂，二者疗效中等且风险小。若无效，可选用其他抗心律失常药，如索他洛尔、美西律、普罗帕酮、胺碘酮等。药物治疗同时应注意电解质水平，尤其是钾、镁离子水平。

β 受体阻滞剂：可竞争性阻断 β 肾上腺素能受体调节剂交感神经介导的触发机制，减慢窦性心律，抑制过量钙释放，可用于多数情况的心室率控制。

胺碘酮：通过阻滞去极化钠电流和复极钾通道影响自律性和折返机制可能抑制或终止心律失常。应注意胺碘酮存在皮肤改变及光过敏、甲状腺功能异常、肺纤维化、肝功能异常等不良反应。

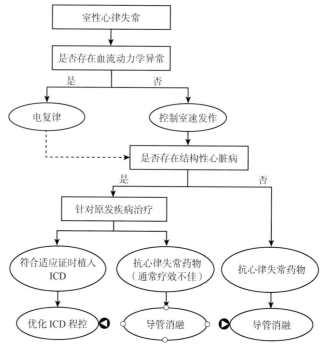

图 9-5-1　室性心律失常简要治疗流程图

索他洛尔：为快速延迟整流钾电流抑制剂，兼具有 β 受体阻滞剂特性。可安全用于冠状动脉性心脏病患者。但低 BMI 或肾功能受损者需减量。

Ⅰ 类抗心律失常药物：Ia 类抗心律失常药物阻滞钠离子及延迟整流钾电流的快速激活成分，可能延长 QT 间期。其中奎尼丁多用于控制植入 ICD 后反复放电以及特发性室颤、Brugada 综合征、ERS 患者多形性室速/室颤等。应注意心肌梗死后禁用 Ic 类抗心律失常药（氟卡尼等）。

（2）药物急救治疗：无结构性心脏病可选用 β 受体阻滞剂、维拉帕米或胺碘酮。室性心律失常急诊用药具体药物见表 9-5-5。

表 9-5-5　室性心律失常急诊用药

药物分类	药名	适应证	用药方法及剂量	不良反应	注意事项	老年人群应用
Ⅰb 类	利多卡因	血流动力学稳定的室速；室颤/无脉室速	负荷量 1～1.5mg/kg，间隔 5～10min 可重复。但最大不超过 3mg/kg。负荷量后继以 1～4mg/min 静滴维持	意识改变；肌肉搐动、眩晕；低血压；舌麻木	心力衰竭、肝或肾功能障碍时应减少用量。连续应用 24～48h 后半衰期延长，应减少维持量	慎用
Ⅰc 类	普罗帕酮	特发性室速	1～2mg/kg，10min 静注。10～15min 可重复，总量不超过 210mg	室内传导障碍加重；诱发或加重心力衰竭	中重度结构性心脏病、心功能不良、心肌缺血相对禁忌	从低剂量开始

续表

药物分类	药名	适应证	用药方法及剂量	不良反应	注意事项	老年人群应用
Ⅱ类	美托洛尔 艾司洛尔	多形性室速、反复发作单形性室速	美托洛尔：首剂5mg，5min静注。间隔5～15min可重复，总量不超过10～15mg（0.2mg/kg）。 艾司洛尔：负荷量0.5mg/kg，1min静注，间隔4min，可重复，静脉维持剂量50～300μg/kg/min	低血压；心动过缓；诱发或加重心力衰竭	避免用于支气管哮喘、阻塞性肺病、失代偿性心力衰竭、低血压、预激综合征伴心房颤动	均从低剂量开始
Ⅲ类	胺碘酮	血流动力学稳定的单形室速，不伴QT间期延长的多形性室速	负荷量150mg，10min静注，间隔10～15min可重复，1mg/min静滴，24h最大量不超过2.2g	低血压；尖端扭转型室速；静脉炎；肝功能异常	不能用于QT间期延长的尖端扭转型室速	慎用
	索他洛尔	室速、室颤	静脉起始每次75mg，每日1～2次，最大每次150mg，每日1～2次，每次至少5h静脉滴注	心动过缓；尖端扭转型室速	QT间期＞450ms，失代偿心力衰竭，支气管哮喘发作期，Ccr＜40ml/min的患者禁用	慎用
Ⅳ类	维拉帕米 地尔硫䓬	特发性室速、极短联律的多形性室速	维拉帕米：2.5～5.0mg，2min静注15～30min后可重复。累积剂量可用至20～30mg 地尔硫䓬0.25mg/kg，2min静注。10～15min后可追加0.35mg/kg静注。1～5μg/kg/min静脉输注	低血压；诱发或加重心力衰竭	不能用于收缩功能不良性心力衰竭	均从低剂量开始
	硫酸镁	伴有QT间期延长的多形性室速	1～2g，15～20min静注。0.5～1.0g/h静脉输注	中枢神经系统毒性，呼吸抑制	注意血镁水平	从低剂量开始

2. 导管消融术

导管消融可用于无休止的单行性室性心动过速或电风暴者，防止或降低持续性心动过速的反复发作。

3. 植入型心脏转复除颤器（ICD）

ICD治疗在室性心律失常中发挥着巨大作用。可用于具有高猝死风险的冠心病患者及心源性猝死的存活者，但较少用于无器质性心脏病患者。ICD植入同时应配合血管紧张素转换酶抑制剂、β受体阻滞剂及他汀药物治疗。

（二）中医辨证论治

室性心律失常中医药治疗效果有限，临床主要以改善症状、提升生活质量为主。其具体辨证分型可参考期前收缩的中医治疗部分。

中成药：参松养心胶囊及稳心颗粒见期前收缩部分。

生脉注射液：益气养阴，复脉固脱。可用于心肌梗死、心源性休克者的辅助治疗。静脉滴注，一次20～60ml，用5%葡萄糖注射液250～500ml稀释后使用。

五、预　　后

室性心律失常整体预后不佳，尤其伴有器质性心脏病者，是心源性猝死的主要病因。非持续性室速发生短暂无临床症状，在老年人群中不增加猝死的风险，但可能提示心脏器质性病变的风险。持续性室速，室颤患者预后不佳，其中因冠状动脉疾病诱发的心肌缺血伴室速或室颤者易发生心源性猝死，并占全部心源性猝死的 80%，其死亡率高，即使植入 ICD 后室速患者的 3 年死亡率仍可达 20%～25%。

（李逸雯　崔　京　刘　玥）

第六节　周围血管疾病

周围血管疾病是指发生在肢体血管的疾病总称，根据病变累及血管可分为动脉疾病和静脉疾病，主要由相关基础疾病或不良生活习惯等所致，主要临床表现包括肢体肿胀、疼痛及间歇性跛行等。流行病学调查显示，增龄是周围血管疾病的独立危险因素之一，故老年人是周围血管疾病的高发人群。随着我国经济的发展，饮食结构的改变，周围血管疾病谱有了很大的变化，如动脉硬化闭塞症、下肢深静脉血栓等发病率逐年上升。

本节主要阐述了目前最常见的动脉硬化闭塞症、下肢深静脉血栓形成的病因、典型症状、辨病辨证以及中西医结合治疗经验。

动脉硬化闭塞症

一、流　行　病　学

动脉硬化闭塞症（arteriosclerotic obliterans，ASO）是常见的慢性肢体动脉闭塞性疾病，属中医学的"脉痹""脱疽"等范畴。本病多见于 40 岁以上的中老年人，男性多于女性。由于动脉内膜粥样改变，而导致管腔狭窄、闭塞，发生肢体血液循环障碍，甚至出现溃疡或坏疽。肢体动脉硬化闭塞症是全身性动脉粥样硬化在肢体的局部表现，常并发冠心病、高血压病、脑血管病和糖尿病等，病残率和致死率较高，严重危害人类身体健康和生活质量。流行病学调查显示，下肢动脉疾病（lower extremity arterial disease，LEAD）患病率差别较大，年龄、地区、疾病状态均会对患病率产生影响，一项中国的分层随机抽样调查显示，≥35 岁的自然人群 LEAD 患病率为 6.6%，据此推测中国 LEAD 患者约为 4530 万。LEAD 是全身 AS 的重要窗口，18% 的 LEAD 患者并存冠心病，30% 的冠心病患者和 33% 的缺血性脑卒中患者并存 LEAD，其早期检出与治疗对全身动脉粥样硬化性心血管疾病（atherosclerotic cardiovascular disease，ASCVD）诊治有重要价值。LEAD 患者的死亡率明显高于同龄非

LEAD 人群，且随臂踝指数（ABI）的减低逐步增高。因此，动脉硬化闭塞症的防治研究工作日益受到医学界的关注和重视。

二、发病机制与病理生理特点

（一）发病机制

1. 脂质渗入学说

大量研究资料证实，动脉粥样硬化的发生与脂质代谢紊乱密切相关。动脉硬化闭塞症患者的血总胆固醇、甘油三酯、β-脂蛋白增高者多于正常人群，特别是高密度脂蛋白下降而低密度脂蛋白增高的危害更大，低密度脂蛋白极易积聚在动脉内膜，逐渐导致动脉粥样硬化的形成。

2. 内膜损伤学说

完整的内皮细胞是动脉的生理屏障，由于它的扩血管、抗凝、抗血小板、抗脂质沉积和抗缩血管物质的综合作用，才能够保证动脉血液的正常流动，防止血栓形成和粥样斑块的形成。大量实验资料证实，高血压、血液动力学改变、高脂血症、免疫复合体、细菌、病毒、高血糖以及吸烟等均是造成血管内膜损伤的危险因素。动脉内膜损伤后，有利于脂质浸润，对大分子的通透性加强，便于脂蛋白的浸润。内膜损伤、脱落、结缔组织被暴露，血小板黏附其上，发生聚集并释放出血小板因子、血浆脂蛋白及其他成分，以致损伤部分的平滑肌发生细胞增殖，造成血管内膜增厚，促使以胆固醇为主的脂质和白细胞、巨噬细胞等向血管壁内浸润而形成斑块。

3. 血栓形成学说

近年来，认为本病开始于动脉内膜损伤后，局部血小板黏附继而聚集，随后发生纤维蛋白沉积，并与白细胞一起形成微血栓。血栓被增生的内皮细胞所覆盖，成为内膜的组成部分。血栓中的血小板和白细胞崩解而释放出脂质，逐渐形成粥样斑块，斑块联合或扩大，导致动脉管腔严重狭窄或闭塞。

4. 平滑肌细胞增殖学说

平滑肌细胞间质的增多可引起血管内膜增厚，影响氧的弥散，从而阻碍动脉壁中的代谢进程，使脂质清除发生困难，形成粥样斑块。

5. 遗传学说

遗传学调查显示本病有家族史者比一般人群高 2~6 倍，可能是由于遗传缺陷致细胞合成胆固醇的反馈控制失常，以致胆固醇过多积聚。

（二）危险因素

ASO 的危险因素包括年龄、性别、高脂血症、吸烟、高血压、感染、遗传及其他可导致肢体动脉损伤的病理因素。

1. 增龄

动脉硬化闭塞症的发病基础是动脉粥样硬化，动脉粥样硬化病变随着年龄的增长而逐渐加重。老年人动脉发生退行性病变，内膜不断受到损害，内皮细胞屏障功能降低，抗凝物质减少，促凝物质增多，故容易发生动脉硬化闭塞症。所以临床上 ASO 多发生于 50 岁以后的中、老年患者。国内外一般把 40 岁以后的年龄作为诊断动脉硬化闭塞症的依据。

2. 性别

动脉硬化闭塞症的患者，男性明显多于女性，比例约为 8∶1。女性发病年龄比男性晚 10 年左右，这可能与雌激素的血管保护作用有关。男性总胆固醇 50～60 岁达到峰值，而女性峰值年龄为 60～70 岁，绝经期之后女性的低密度脂蛋白胆固醇才开始升高，动脉硬化闭塞症的发病率也随之增高。

3. 高脂血症

动脉粥样斑块的发生与摄取过多饱和脂肪有关，食物中过多的饱和脂肪可使血中胆固醇增高，而含饱和脂肪最多的食物主要为动物脂肪及肉类。

4. 吸烟

长期吸烟被认为是引起动脉硬化闭塞症的主要发病原因之一。在动脉硬化闭塞症患者中吸烟者占 80%以上。吸烟使交感神经兴奋，肾上腺素、去甲肾上腺素和 5-羟色胺等血管活性物质增多，引起血管痉挛和内皮细胞损伤。一氧化碳与血红蛋白结合，降低血液携氧能力，尼古丁含量增加，这些作用均能促进动脉粥样硬化的发生与发展。

5. 高血压

大部分学者认为高压血流对动脉壁产生张力性、机械性损伤，内膜的屏障作用逐渐降低，动脉壁结构遭到破坏，为粥样斑块形成创造了条件。

6. 感染

感染是动脉硬化闭塞症的一个致病因素，导致动脉粥样硬化的机制可能有以下几方面：①血管内皮细胞、平滑肌细胞、血中单核巨噬细胞等受感染后引起血管壁细胞功能减退；②受感染的内皮细胞、平滑肌细胞表面表达抗原性，通过免疫应答导致局部内膜损伤；③受损的内皮、平滑肌细胞释放毒性成分，改变血管通透性，促进血栓形成；④形成免疫复合物沉积在血管壁，激活补体进一步损伤血管内膜；⑤影响脂质代谢，造成血脂大量堆积，并可促进平滑肌细胞增殖，增加凝血因素有利于血栓形成。

7. 遗传

临床上家族性患病非常多见，认为可能是因为常染色体显性遗传所致的家族性高血脂症，成为这些家族成员患动脉硬化闭塞症的原因。

8. 其他

此外，纤维蛋白原增高、肥胖、高血糖、维生素 C 缺乏、抗原-抗体结合形成的免疫复合物，动脉壁酶活性降低，血管通透性增加，交感神经兴奋，精神紧张和情绪激动等均是发生动脉硬化闭塞症的因素。

总之，动脉硬化闭塞症的发病机制很复杂，各种机制之间相互关联，而不是孤立存在。综上所述，高脂血症是条件，动脉内膜损伤是关键，启动了粥样斑块形成的机制，在血液高凝状态和平滑肌细胞增殖的情况下，加速了粥样斑块形成的过程。中医学认为本病发病与心、脾、肾关系密切，发病的总病机是气滞血瘀。

（1）心气虚弱，心血不足　人到老年，多有心气虚弱、心血不足，血供无力，而致脉络瘀阻。

（2）脾失运化，痰湿瘀阻　老年人多脾阳不振，或久病伤脾，或嗜食肥甘、过饮酒浆，则脾失健运，痰湿内生，痰浊阻于脉道而发本病。

（3）肾虚火旺，阴精不足　老年人多肾气不足，若房事不节、过服助阳之剂，则相火妄动，消灼阴液，毒聚肢端，筋炼骨枯而成。

三、诊断与鉴别诊断

（一）诊断

下肢 ASO 的主要诊断标准：①年龄＞40 岁；②有吸烟、糖尿病、高血压、高脂血症等高危因素；③有下肢动脉硬化闭塞症的临床表现；④缺血肢体远端动脉搏动减弱或消失；⑤ABI ＜0.9；⑥彩色多普勒超声、CTA、MRA 和 DSA 等影像学检查显示相应动脉的狭窄或闭塞等病变。符合上述诊断标准前 4 条可以做出下肢 ASO 的临床诊断。ABI 和彩色超声可以判断下肢的缺血程度。确诊和拟定外科手术或腔内治疗方案时，可根据需要进一步行 MRA、CTA、DSA 等检查。

下肢 ASO 的严重程度可根据 Fontaine 分期和 Rutherford 分类法判断（表 9-6-1）。

表 9-6-1　**Fontaine 和 Rutherford 关于下肢 ASO 的分级和分类**

Fontaine 分类		Rutherford 分类		
期别	临床表现	级别	类别	临床表现
I	无症状	0	0	无症状
IIa	轻度间歇性跛行	I	1	轻度间歇性跛行
IIb	中重度间歇性跛行	I	2	中度间歇性跛行
		I	3	重度间歇性跛行
III	静息痛	II	4	静息痛
IV	组织溃疡、坏疽	III	5	轻微组织缺损
		IV	6	组织溃疡、坏疽

分级：根据影像学检查所见动脉狭窄或闭塞程度，可按 2007 年第 2 版泛大西洋协作组（TASC）分型标准对主髂动脉病变和股腘动脉病变进行分型，对临床治疗及预后具有指导意义。

（二）中医诊断

脱疽是因先天不足，正气衰弱，寒湿之邪侵袭，致瘀阻脉络，气血不畅，甚或痹阻不通而发病。初起肢冷麻木，后期趾节坏死脱落，黑腐溃烂，疮口经久不愈。诊断依据：①多发于下肢一侧或两侧。患者可有受冷冻、潮湿、长期多量吸烟、外伤等病史；②初起趾、指冷痛，小腿酸麻胀痛，行走多时加重，休息时减轻，呈间歇性跛行，跗阳脉减弱，小腿可有游走性青蛇毒（静脉炎）。继之疼痛呈持续性，肢端皮肤发凉，下垂时则皮肤暗红、青紫，皮肤干燥，毫毛脱落，趾甲变形增厚，肌肉萎缩，趺阳脉消失。进而发生干性坏死，疼痛剧烈，彻夜不眠，抱膝而坐。溃烂染毒时，出现湿性坏死，肢端红肿热痛，全身发热。③患者大多为 20～40 岁男性。闭塞性动脉硬化症多发于老年人；④超声多普勒、血流图、甲皱微循环、动脉造影、X 线胸部摄片、血脂血糖等检查，除帮助诊断外，尚可了解血管闭塞部位及程度。

（三）鉴别诊断

1. 西医鉴别诊断

（1）血栓闭塞性脉管炎：本病多见于 20～40 岁之间的青壮年男性，是一种全身性中、小动脉闭塞性疾病，主要累及下肢的足背动脉、腘动脉、股动脉或股浅动脉等。血栓闭塞性脉管炎患者常有吸烟史，30%～50%患者反复发作游走性血栓性浅静脉炎，以及肢端溃疡或坏疽同时存在。而动脉硬化性闭塞症则以老年患者居多，合并糖尿病者发病较早，病变部位以中、大动脉为主，常伴有冠心病、高血压及高脂血症等。

（2）急性动脉栓塞：血栓栓子主要来源于左心，以二尖瓣狭窄和冠心病伴有心房颤动者最为多见；典型的症状表现为肢体动脉栓塞以远的部位缺血。有的作者描述为"5P"症状，即肢体疼痛、皮肤感觉异常、运动麻痹、肢端不能扪及脉搏和皮肤苍白。对侧肢体往往脉搏正常，短暂病史和突然起病的特点，都有助于急性动脉栓塞的诊断。有时与动脉硬化闭塞合并急性血栓形成的鉴别较为困难。

（3）多发性大动脉炎：多发性大动脉炎的病因尚未明了，多见于年轻女性，病变部位可为多发性，主要累及胸腹主动脉及其分支，出现颅内或上、下肢的缺血症状。如果病变累及肾动脉，因肾动脉狭窄而出现肾性高血压。病变活动期常有发热、血沉增快和免疫指标异常等现象。

2. 中医鉴别诊断

（1）青蛇毒：青蛇毒是因湿热之邪外侵，以致气血凝滞，脉络滞塞不通而成，呈局部筋脉肿胀色红，灼热疼痛。

（2）股肿：股肿是因瘀血阻于阴脉，痹着不通，营血逆行受阻，水津外溢，导致下肢胀痛，皮色发白，肢体增粗为特征的疾病。

四、治　　疗

（一）西医治疗

1. 针对危险因素的治疗

（1）降脂药物治疗：建议下肢 ASO 患者使用他汀类药物降脂治疗。他汀类药物主要适用于血中总胆固醇及低密度脂蛋白胆固醇（LDL-C）增高为主的患者。以多项随机对照试验研究结果为依据，明确他汀类药物治疗可获益的患者包括：①确诊动脉粥样硬化性心血管疾病（ASCVD）者；②原发性 LDL-C 升高（≥4.9mmol/L）者；③40～75 岁、LDL-C 为 1.8～4.9mmol/L 的糖尿病患者；④无 ASCVD 与糖尿病，但 10 年 ASCVD 风险≥7.5%者。应控制低密度脂蛋白（LDL）水平<2.6mmol/L，对于具有缺血高风险的下肢 ASO 患者，建议控制

LDL 水平＜1.8mmol/L。纤维酸衍生物类降脂药可用于合并低高密度脂蛋白（HDL）、正常 LDL 及高甘油三酯血症的下肢 ASO 患者。

（2）抗高血压药物治疗：小剂量开始，优先选择长效制剂，联合应用及个体化。常用降压药物包括钙通道阻滞剂、血管紧张素转换酶抑制剂（ACEI）、血管紧张素受体阻滞剂（ARB）、利尿剂和 β-受体阻滞剂五类，以及由上述药物组成的固定配比复方制剂。此外，α受体阻滞剂或其他种类降压药有时亦可应用于某些高血压人群。对于仅合并高血压的下肢 ASO 患者建议控制血压＜140/90mmHg；对于有高血压同时合并糖尿病或慢性肾病的下肢 ASO 患者建议控制血压＜130/80mmHg，ACEI 类药物适用于有症状的下肢 ASO 患者，β 受体阻滞剂是有效降压药物，不会对跛行产生负面作用。

（3）糖尿病治疗：糖尿病是动脉硬化发生发展的重要危险因素，对于合并糖尿病的下肢 ASO 患者必须加强饮食管理。控制血糖目标值：空腹 4.44～6.70mmol/L，餐后 6.7～8.9mmol/L，糖化血红蛋白（HbA1c）＜7.0%。建议患者主动学习并掌握足部日常护理方法，养成足部自我检查习惯，选择合适的鞋袜，正确护理并治疗足部的擦伤、裂伤、溃疡等。

（4）戒烟：吸烟是动脉硬化的主要危险因素之一，可引起血管痉挛、血管内膜损害、脂类代谢异常等，加重或促进动脉硬化发生发展。戒烟是预防和治疗下肢 ASO 的重要措施之一。对于吸烟者应严格要求并督促其戒烟，如戒烟困难可在替代治疗辅助下完成。

（5）抗血小板和抗凝治疗：抗血小板药物共同作用是抑制血小板活化、黏附、聚集和释放功能，从而产生预防血栓形成、保护血管内皮细胞、扩张血管和改善血液循环的作用。抗血小板治疗可以降低 ASO 患者心梗、脑卒中及血管源性死亡的风险。推荐使用的抗血小板药物包括阿司匹林、氯吡格雷等。低剂量阿司匹林（75～150mg/d）可以获得与高剂量相同的疗效。阿司匹林联合氯吡格雷可降低有症状的下肢 ASO 患者（无出血风险和存在心血管高危因素）心血管事件的发生率，应警惕出血。使用传统抗凝药（如华法林）并不能减少心血管事件的发生，而且可能增加大出血风险。

2. 间歇性跛行的治疗

（1）运动和康复治疗：规律的有氧运动可改善最大平板步行距离、生活质量和生活能力。特别是下肢动脉硬化闭塞症的老年患者，运动治疗可增加无痛步行距离和最大步行距离，同时降低血浆胆固醇浓度，降低收缩压。运动治疗必须在专业指导下进行，每次步行 30～45min，每周至少 3 次，至少 12 周。推荐的运动方式有行走、伸踝或屈膝运动。也可以采用其他运动形式，但有效性不明确。Fontaine IV 级患者不推荐进行常规运动治疗。

（2）药物治疗：①西洛他唑：西洛他唑是一种强效磷酸二酯酶 III 抑制剂。西洛他唑具有抗血小板活性和舒张血管特性，不仅能够直接抑制血小板功能，改善内皮细胞功能，还可通过减少循环中活化或预调节的血小板数目而有效预防血栓性疾病。②前列腺素类药物：分为静脉和口服剂型，前者如前列腺素 E1（前列地尔）等，后者如贝前列素钠及伊洛前列素等，药理作用是扩张血管和抗动脉粥样硬化（保护血管内皮、抗内膜增生、抗血小板），可提高患者 ABI，改善由下肢缺血引发的间歇性跛行、静息痛以及溃疡等症状。③沙格雷酯：5-羟色胺受体选择性拮抗药，通过选择性地拮抗 5-HT2 与 HT2 受体的结合，抑制血小板凝集及血管收缩。用于改善慢性动脉闭塞症引起的溃疡、疼痛及冷感等缺血症状。

（3）血运重建：应根据患者的自身情况个体化选择合理的血运重建方式。无症状或症状轻微的下肢 ASO 无需预防性血运重建。①腔内治疗：许多中心选择腔内治疗作为首选的血运重建方法，因为相对手术而言，腔内治疗并发症发生率和死亡率均较低，而且如果治疗失败还可以改用开放手术治疗。当间歇性跛行影响生活质量，运动或药物治疗效果不佳，而临床特点提示采用腔内治疗可以改善患者症状并且具有良好的风险获益比时，建议采用腔内治疗，治疗下肢 ASO 的血管腔内技术较多，例如经皮球囊扩张成形术（PTA）、支架植入、斑块切除术、激光成形术、切割球囊、药物球囊、冷冻球囊以及用药物溶栓治疗或血栓切除等。②手术治疗：a. 手术适应证：严重间歇性跛行影响患者生活质量，经保守治疗效果不佳；影像学评估流入道和流出道解剖条件适合手术；全身情况能够耐受。b. 手术方式：可以通过解剖旁路或解剖外旁路来重建病变部位血供。当需要通过手术重建主髂动脉血运时一般选用人工合成材料；需要重建腹股沟韧带以下肢体血运时，可以采用自体静脉或人工合成材料。对于预期寿命不长的患者，可给予恰当的镇痛以及其他支持性治疗。对于复杂的多节段病变，也可采用复合手术（手术联合腔内治疗）的方法分别改善流入道或流出道。c. 血运重建后的抗血小板和抗凝治疗：推荐所有行血管重建的患者采用阿司匹林抗血小板治疗，以减少心血管事件的发生，提高通畅率。腹股沟韧带以下动脉裸支架植入术后推荐进行至少 1 个月的双联抗血小板治疗。腹股沟韧带以下动脉旁路术后推荐采用阿司匹林单药或双联抗血小板治疗。也有研究显示腹股沟以下自体静脉旁路术后采用维生素 K 抑制剂（华法林）行抗凝治疗的通畅率优于阿司匹林，人工血管旁路术后采用阿司匹林的通畅率更高；但华法林抗凝治疗的大出血风险增大。因此，应根据患者自身情况制定个体化抗血小板和抗凝方案。采用人工移植物行膝下动脉旁路的患者，推荐采用双联抗血小板治疗。

3. 严重下肢缺血（CLI）和保肢治疗

CLI 是下肢动脉疾病最严重的临床表现，特点为由动脉闭塞引起的缺血性静息痛、溃疡或坏疽。CLI 患者的预后远不如间歇性跛行患者好，表现在高截肢率及高死亡率，因此，对 CLI 的治疗应更为积极。CLI 治疗的目的是保肢，当技术可行时，应对所有 CLI 患者进行血管重建。在患者一般情况稳定的前提下，对心脑血管疾病的治疗不应该影响 CLI 的治疗。理想的治疗应遵循个体化原则，综合考虑患者临床表现的紧迫性、伴发病和导致 CLI 的局部动脉解剖情况等。如肢体已经是终末期缺血或存在严重感染（如气性坏疽），此时紧急截肢是救命的唯一选择。CLI 患者合并严重的心肌缺血、心肌病、充血性心力衰竭、严重肺部疾病或肾功能衰竭时，手术治疗的风险增高，应尽可能首选腔内治疗。

（1）CLI 的药物治疗：CLI 药物治疗的目的是缓解静息痛、促进溃疡愈合，以及辅助救治。抗血小板药物（阿司匹林、氯吡格雷和西洛他唑等）可以预防心血管及其他部位动脉硬化闭塞症的进展。前列腺素类药物（如前列地尔注射液或贝前列素钠）可以有效减轻静息痛、促进溃疡愈合，其中伊洛前列素可有效降低截肢率。在药物治疗过程中或血管重建手术前后，缺血性静息痛或肢体坏疽引起的疼痛需要适当、有效的止痛治疗，给药方案遵循一般止痛治疗的阶梯治疗原则，从对乙酰氨基酚等非甾体类抗炎药开始，如无效可再尝试阿片类止痛药物。对于缺血性溃疡或坏疽合并感染的患者，需要在病原学检查结果的指导下，有针对性地使用广谱、足量、足疗程的全身抗生素治疗。

（2）CLI 的腔内治疗：CLI 治疗的最重要转变是从开放性旁路手术逐渐向创伤较小的腔内治疗的转变。在许多医疗中心，腔内治疗已经成为 CLI 血管重建的首选方案，而血管旁路术成为了后备选择。腔内治疗的最大优势是创伤小、并发症发生率低以及近期疗效好，但远期通畅率较低仍是限制其应用的主要原因，因此，更多地适用于亟需救治但手术风险较高或预期生存时间较短的患者。

（3）CLI 的手术治疗：对于威胁肢体的严重缺血，如患者预期寿命＞2 年，在自体静脉可用，且全身情况允许的情况下，开放手术也可作为首选。对于流入道和流出道均有病变的 CLI 患者，应优先处理流入道病变；如流入道血管重建后，肢体缺血或溃疡仍无好转，应进一步处理流出道病变。如果患者情况允许，也可考虑同时处理流入道和流出道病变。对于肢体已严重坏死、顽固的缺血性静息痛、合并感染或败血症，并且因并发症导致预期生存时间较短的 CLI 患者，应考虑首选截肢。对于预期生存时间不足半年的患者，恰当的镇痛及其他支持性治疗或许是最好的治疗方式。手术方式可通过解剖旁路或解剖外旁路来重建病变部位血供。如流入道血流通畅，且有足够的侧支血管供应远端的股浅动脉闭塞，也可选择行单纯股深动脉成形术。从远期通畅率角度考虑，自体血管是首选的移植材料，人工血管次之。尽量选择患侧大隐静脉，如同侧无可用大隐静脉，可选择对侧大隐静脉或小隐静脉及上肢静脉作为移植血管。如需行膝下股腘动脉旁路可选择自体静脉加人工血管的复合旁路术。

4. 急性下肢缺血的治疗

急性肢体缺血（ALI）的患者可在数小时内发生神经和肌肉的不可逆性损伤，因此应强调对所有怀疑 ALI 的肢体血流情况进行多普勒超声检查，尽快评估并决定治疗方案。对所有 ALI 患者要立即开始抗凝治疗，通常用肝素或低分子肝素。对于威胁肢体存活的 ALI 患者，需行急诊血运重建，ALI 血运重建的方法包括经皮导管内溶栓、经皮机械取栓术、外科血栓切除、旁路手术以及动脉修复等。对于有严重并发症的患者，腔内治疗是首选的血运重建方法，尤其适用于发病 14d 以内无运动障碍的 ALI 患者。动脉内置管溶栓是经典的微创、有效的腔内治疗方法。系统溶栓对 ALI 治疗效果有限。动脉内置管溶栓联合机械取栓术可以快速复通血管、缩短缺血再灌注时间。经皮血栓抽吸装置可用于外周动脉闭塞所致的急性肢体缺血的辅助性治疗。外科手术治疗适用于出现运动或严重感觉障碍的患者，尤其是下肢缺血严重已威胁患肢生存、腔内溶栓治疗可能延误血运重建时间的 ALI 患者。对于因心源性或其他来源栓子脱落引起的急性下肢动脉栓塞，动脉切开取栓术是首选的治疗方法。当肢体无法挽救时，需在患者全身情况恶化之前截肢。血运重建后要密切关注缺血再灌注损伤导致的局部和全身并发症，出现骨筋膜室（骨间隔）综合征，应该及时行骨筋膜室切开减压。

（二）中医辨证论治

中医以辨证论治为主，但活血化瘀法贯穿始终，常配合静脉滴注活血化瘀药物，以建立侧支循环，改善肢体血运。

1. 寒凝血瘀证

临床表现：肢体明显发凉、冰冷、呈苍白色，遇寒冷则症状加重，步履不利，间歇性跛行、多走疼痛加重，小腿酸胀，休息减轻。舌淡，苔薄白，脉沉迟。

病机概要：寒湿之邪阻于脉络，则气血凝滞经络阻塞，不通则痛。四肢气血不充，失于濡养。

治法：温经通脉。

方药：阳和汤加味。药用熟地黄、黄芪、当归、干姜、怀牛膝、地龙、麻黄。

中成药：脉管复康片、金匮肾气丸、银杏叶片等。

2. 血脉瘀阻证

临床表现：肢体发凉怕冷，疼痛，步履沉重乏力，活动艰难，严重者持续疼痛，夜间尤甚、彻夜不寐。肢端、小腿有瘀斑，或足紫红色、青紫色。舌有瘀斑或舌紫绛，脉弦涩。

病机概要：邪阻脉中，经络阻塞，气血凝滞，气血不达四末，失于濡养。

治法：活血化瘀，通络止痛。

方药：桃红四物汤加味。药用：川芎、当归、生熟地、赤芍、柴胡、枳壳、桃仁、红花、炙甘草。

中成药：活血通脉胶囊、脉络舒通颗粒等。

3. 气血亏虚证

临床表现：患肢皮肤干燥、脱屑光薄、皲裂、趾甲增厚、变形、生长缓慢，汗毛脱落，肌肉萎缩。出现身体消瘦而虚弱，面色苍白，头晕心悸，气短乏力。舌质淡，苔薄白，脉沉细无力。

病机概要：气血亏虚，肢端失养，久则肌肉萎缩，患趾溃破。

治法：补益气血。

方药：八珍汤合补阳还五汤加减。药用：熟地、当归尾、党参、白术、地龙、黄芪、茯苓、川芎、当归、赤芍。中成药：八珍丸、复方丹参片等。

血运重建术后：行外科旁路术后或 PTA 术后，患者下肢缺血症状有明显改善，结合疾病本身血瘀存在，治以活血化瘀或补益之剂，方如下：

高龄术后体虚予补气扶正，体虚用地黄丸合四物汤加减：滋补肝肾，活血止痛。药用熟地、山萸肉、山药、丹皮、泽泻、茯苓、川芎、当归、赤芍、炙甘草。

虚证不明显者，方用血府逐瘀汤加减：温阳通经止痛。药用川芎、当归、生地、熟地、赤芍、柴胡、枳壳、桔梗、川牛膝、桃仁、红花。

动脉硬化闭塞症多为老年患者，治疗比较困难，预后较差，截肢率及死亡率均较高，尤其合并心、脑血管疾病及糖尿病的患者，预后更差。本病的预后和转归与肢体动脉闭塞的部位、病变的范围、侧支循环建立的情况、并发症的轻重及早期正确治疗等情况密切相关。若在疾病的早期就得到正确的中西医结合治疗，肢体侧支循环建立，血液循环改善，并发症得到有效的治疗，预后较好。反之，肢体动脉闭塞部位高、病变范围广、并发症严重，加之没有得到正确的中西医结合治疗，本病预后极差，至晚期治疗难度很大。

五、预　　后

（一）合理饮食

人体活动所需要的热量通过饮食提供，摄入的热量过高，不能充分消耗掉，就会以脂肪的形式储存在体内，使得血脂过高，脂质向动脉内膜下沉积和浸润，导致动脉粥样硬化，进一步发展形成动脉硬化闭塞症。因此，合理的饮食非常重要。

1. 坚持低盐低脂饮食

胆固醇和甘油三酯增高是血脂增高的主要表现。坚持低脂饮食是降低血脂、预防动脉粥样硬化的主要措施。应避免经常食用过多的动物脂肪及胆固醇较高的食物，如肥肉、动物肝、脑、肾等脏器，蛋黄、鱼子、奶油之类。坚持低盐饮食，可预防高血压的发生，尤其是老年人，心血管调节功能较差，加上血管壁硬化，在持续高血压的作用下，导致血管壁损伤而发生动脉硬化闭塞症。

2. 饮食应清淡

平时应养成饮食清淡的习惯，多食富含维生素 C 的食物，如新鲜蔬菜、水果等；多食富有植物蛋白的食物，如豆类及其制品；在可能的条件下，以食物油为宜，如豆油、菜籽油、玉米油、茶油等。应避免暴饮暴食，嗜食辛辣油腻之品等不良饮食习惯，这样有利于防止动脉硬化闭塞症的发生和发展。

（二）肢体的卫生和防护

动脉硬化闭塞症患者肢体处于缺血状态，极易受到伤害而发生组织坏死的结果。

1. 常见的伤害原因主要有

（1）物理性伤害：剪指（趾）甲、穿不合适的鞋、被人踩伤、受寒冻、热水烫伤、烫壶烫伤等。

（2）化学性伤害：应用有刺激性、腐蚀性的药液、药膏涂抹或外敷患肢。

（3）生物性伤害：脚癣合并细菌感染。

（4）医源性伤害：拔甲术、局部封闭、针刺、针灸、理疗等。

2. 防护

动脉硬化闭塞症患者对于患肢的防护应高度重视，否则将导致严重后果。常用的防护措施有：

（1）保持卫生、防寒防冻：可用温水洗脚，洗后用软毛巾拭干。禁用冷水和热水洗脚。应穿软暖合适的鞋袜，防止手足受寒冻伤害。

（2）防止外伤：应防止任何外伤，如鞋袜过紧摩擦伤，修剪指（趾）甲时过度修剪造成的损伤以及其他外伤等。

（3）保持皮肤润泽：当患肢出现营养障碍表现，皮肤干燥、皲裂、脱屑等时，应每日用温水浸泡患足 30 分钟后，马上擦干患足皮肤，外涂甘油、护肤脂或凡士林等。

（4）患肢皮肤瘀斑的处理：较小而表浅的瘀斑，经中西医结合治疗后可自行消散吸收。对患肢瘀斑较大而深在，逐渐发生皮肤坏死，出现皮下积液或积脓时，应严格消毒，剪除坏死皮肤，及时引流出脓液，清洁换药，创面多能顺利愈合。

（5）甲的处理：动脉硬化闭塞症患者因肢体缺血、营养障碍，趾甲多出现增厚变形，呈嵌甲样生长，容易发生甲沟炎或甲下脓肿。当趾甲一侧积脓或痂下积脓时，可剪去部分趾甲，使脓液彻底引流，以免感染扩展加重，引起趾骨骨髓炎。

（三）康复锻炼

动脉硬化闭塞症是中老年性疾病，病程较长，在施行中西医结合治疗的同时，进行适当的肢体功能锻炼有助于疾病的康复。常用方法有：

1. 步行锻炼

适用于早期患者及恢复期，每天坚持步行锻炼，步行的速度和距离，应以不引起肢体疼痛为标准，一般经过数月的步行锻炼，许多患者间歇性跛行得到明显的改善。

2. 伯尔格运动

适用于基本不能行走的患者，可在床上锻炼。先让患肢抬高 2～3 分钟，后下垂于床沿 3～5 分钟，再半卧 2～3 分钟，如此重复练习 5～10 次，每日 3 次，可以防止肌肉萎缩，有利于肢体功能恢复。

3. 其他锻炼

根据患者的体质、所处环境和爱好来选择，如气功、体操、打太极拳等。但康复锻炼应循序渐进，逐渐增加运动量和延长活动时间，不宜勉强剧烈活动。

下肢深静脉血栓形成

一、流 行 病 学

下肢深静脉血栓形成（deep venous thrombosis，DVT）是血液在下肢深静脉内异常凝结引起的疾病。患者因血液回流受阻，出现下肢肿胀、疼痛、功能障碍，血栓脱落可引起肺动脉栓塞（pulmonary embolism，PE），导致气体交换障碍、肺动脉高压、右心功能不全，严重者出现呼吸困难、休克甚至死亡。临床特点为：下肢突然肿胀、疼痛、沉重、小腿饱满、紧硬，沿静脉血管走行压痛，局部温度增高等。好发于股静脉、腘静脉及小腿肌肉丛静脉。DVT 和 PE 统称为静脉血栓栓塞症（venous thromboembolism，VTE），由于 DVT 后 PE 发生率较高，或 PE 栓子大都来源于 DVT，DVT 和 PE 可视为 VTE 的不同阶段或过程。DVT 如在急性期未得到有效治疗，血栓会机化，常遗留静脉功能不全，称为血栓后综合征（postthrombosis syndrome，PTS）。PE 如未及时溶解，则可影响肺动脉血流，导致慢性血栓栓塞性肺动脉高压（chronic thromboembolic pulmonary hypertension，CTEPH）。

DVT 在传统医学中没有统一的病名，古代文献大多归于"股肿""水肿""瘀血流注""脉痹"等范畴，直至 1994 年国家中医药管理局颁布的《中医病症诊断疗效标准》才将该病命名为"股肿"。现代医学把该病的发病过程一般划分为急性期、迁延期和后遗症期三个时期或分为急性期和慢性期两个阶段。对于 DVT 的证候变化规律，多数人认为急性期有"湿""热"之象，迁延期或中期则"湿""瘀"为重，慢性期或后期则会出现"虚"象。

二、发 病 机 制

DVT 的主要原因是静脉壁损伤、血流缓慢和血液高凝状态，是导致静脉血栓形成的三大因素。危险因素包括原发性因素（表 9-6-2）和继发性因素（表 9-6-3），DVT 多见于大手术或严重创伤后、长期卧床、肢体制动、肿瘤患者等。

中医学多认为本病是由创伤、手术、妊娠、分娩、恶性肿瘤及因其他疾病长期卧床等因素，或长途乘车，以致久坐久卧伤气。"气为血之帅"，气伤则血行不畅，气不畅则血行缓慢，以致瘀血阻于脉中；或因饮食不节，素食膏粱厚味，湿热内生，流注入血脉，湿热与瘀血互结，阻于络道所致。脉络滞塞不通，不通则痛；营血回流受阻，水津外溢，聚而为湿，停滞于肌肤则肿。血瘀脉中，瘀久化热，故患肢温度升高。总之，络脉血凝湿阻是本病的主要病机。

表 9-6-2 深静脉血栓形成的原发性危险因素

抗凝血酶缺乏	蛋白 C 缺乏
先天性异常纤维蛋白原血症	V 因子 Leiden 突变（活化蛋白 C 抵抗）
高同型半胱氨酸血症	纤溶酶原缺乏
抗心磷脂抗体阳性	异常纤溶酶原血症
纤溶酶原激活抑制剂过多	蛋白 S 缺乏
凝血酶原 20210A 基因变异	XII 因子缺乏
VIII、IV、VI 因子增高	

表 9-6-3 深静脉血栓形成的继发性危险因素

髂静脉压迫综合征	妊娠/产后	长期使用雌激素	狼疮抗凝物
损伤/骨折	Crohn 病	恶性肿瘤、化疗患者	人工血管或血管腔内移植物
脑卒中、瘫痪或长期卧床	肾病综合征	肥胖	VTE 病史
高龄中心静脉留置导管	血液高凝状态（红细胞增多症，Waldenstrom 巨球蛋白血症，骨髓增生异常综合征）	心、肺功能衰竭	重症感染
下肢静脉功能不全	血小板异常	长时间乘坐交通工具	
吸烟	手术与制动	口服避孕药	

三、诊　断

（一）西医诊断

患者近期有手术、严重外伤、骨折或肢体制动、长期卧床、肿瘤等病史，出现下肢肿胀、疼痛、小腿后方和（或）大腿内侧有压痛时，提示下肢 DVT 的可能性大；但当患者无明显血栓发生的诱因、仅表现为下肢肿胀或症状不典型时，易出现漏诊、误诊。

对于下肢 DVT 的诊断，无论临床表现典型与否，均需进一步的实验室检查和影像学检查，明确诊断，以免漏诊和误诊。

辅助检查

（1）血浆 D-二聚体测定：D-二聚体是纤维蛋白复合物溶解时产生的降解产物。下肢 DVT 时，血液中 D-二聚体的浓度升高，但临床的其他一些情况如手术后、孕妇、危重及恶性肿瘤时，D-二聚体也会升高，因此，D-二聚体检查的敏感性较高、特异性差。可用于急性 VTE 的筛查、特殊情况下 DVT 的诊断、疗效评估和 VTE 复发的危险程度评估。

（2）彩色多普勒超声检查：敏感性、准确性均较高，临床应用广泛，是 DVT 诊断的首选方法，适用于筛查和监测。该检查对股腘静脉血栓诊断的准确率高（＞90%），对周围型小腿静脉丛血栓和中央型髂静脉血栓诊断的准确率较低。在超声检查前，按照 DVT 诊断的临床特征评分，可将患有 DVT 的临床可能性分为高、中、低度。如连续两次超声检查均为阴性，对于低度可能的患者可以排除诊断，而对于高、中度可能的患者，建议作血管造影等影像学检查。

（3）CT 静脉成像：主要用于下肢主干静脉或下腔静脉血栓的诊断，准确性高，联合应用 CTV 及 CT 肺动脉造影检查可增加 VTE 的确诊率。

（4）核磁静脉成像：能准确显示髂、股、腘静脉血栓，但不能很好地显示小腿静脉血栓。尤其适用于孕妇，而且无需使用造影剂，但有固定金属植入物及心脏起搏器植入者，不可实施此项检查。

（5）静脉造影：准确率高，不仅可以有效判断有无血栓部位、范围、形成时间和侧支循环情况，而且常被用来评估其他方法的诊断价值，目前仍是诊断下肢 DVT 的金标准，缺点是有创、造影剂过敏、肾毒性以及造影剂本身对血管壁的损伤等。目前，临床上已逐步用超声检查来部分代替静脉造影。

（二）临床可能性评估

DVT 的临床可能性评估：见下肢 DVT 诊断的临床特征评分（表 9-6-4）。

表 9-6-4　预测下肢深静脉血栓形成的临床模型（Wells 评分）

病史及临床表现	评分
肿瘤	1
瘫痪或近期下肢石膏固定	1
近期卧床＞3d 或近 12 周内大手术	1
沿深静脉走行的局部压痛	1
全下肢水肿	1
与健侧相比，小腿肿胀周径长＞3cm	1
既往有下肢深静脉血栓形成病史	1
凹陷性水肿（症状侧下肢）	1
有浅静脉的侧支循环（非静脉曲张）	1
类似或与下肢深静脉血栓形成相近的诊断	2

临床可能性：低度＜0；中度 1～2 分；高度 2～3 分，若双侧下肢均有症状，以症状严重的一侧为准。

（三）中医诊断

股肿是因瘀血阻于阴脉，痹着不通，营血逆行受阻，水津外溢，导致下肢胀痛，皮色发白，肢体增粗为特征的疾病。诊断依据：①小腿血栓性深静脉炎：腓肠肌疼痛肿胀，有挤压痛，足背屈时疼痛加重，胫足踝水肿；②髂股静脉血栓性静脉炎：起病急，发热，自臀部以下整个下肢水肿疼痛，大腿内侧股三角处有明显触痛，皮肤发白，重侧紫绀，皮温增高。慢性期，肿胀减轻，浅静脉扩张充盈，皮肤增厚，小腿可出现色素沉着；③个别病例可因血栓脱落引起肺栓塞时，则有胸痛，呼吸困难，咳嗽，咯血，面色紫绀，血压下降，甚至厥脱；④有长期卧床，久坐不动，外伤，产褥，盆腹腔手术，肿瘤或其他血管病史；⑤急性期血白细胞总数增高，静脉血流图、超声多普勒、静脉造影有助诊断。

（四）鉴别诊断

1. 西医鉴别诊断

（1）血栓闭塞性脉管炎 本病多见于男性青壮年，90%以上的患者有吸烟史，主要累及下肢的动脉如足背动脉、胫后动脉、腘动脉或股动脉等。约40%患者在发病的早期或发病过程中，小腿及足部反复游走性血栓性浅静脉炎。根据发病年龄、部位及造影所见可与ASO相鉴别。

（2）多发性大动脉炎 多见于年轻女性，主要侵犯主动脉及其分支的起始部，如颈动脉、锁骨下动脉、肾动脉等。病变引起动脉狭窄或阻塞，出现脑部、上肢或下肢缺血症状。根据患者的发病年龄及症状、体征、动脉造影等较易与ASO相鉴别。

（3）结节性动脉周围炎 可有行走时下肢疼痛的症状。皮肤常有散在的紫斑、缺血或坏死，常有发热、乏力、体重减轻、红细胞沉降率增快等，并常伴有内脏器官病变，很少引起较大的动脉闭塞或动脉搏动消失，要确诊本病需要做活组织检查。

（4）急性下肢动脉栓塞 起病急骤，患肢突然出现疼痛、苍白、厥冷、麻木、运动障碍和动脉搏动减弱或消失。多见于心脏病者，栓子多数在心脏内形成，脱落至下肢动脉内。根据以前无间歇性跛行和静息痛，发病急骤，较易与ASO相鉴别。

2. 中医鉴别诊断

（1）青蛇毒：青蛇毒是因湿热之邪外侵，以致气血凝滞，脉络滞塞不通而成，呈局部筋脉肿胀色红，灼热疼痛。相当于血栓性静脉炎。

（2）脱疽：脱疽是因先天不足，正气衰弱，寒湿之邪侵袭，致瘀阻脉络，气血不畅，甚或痹阻不通而发病。初起肢冷麻木，后期趾节坏死脱落，黑腐溃烂，疮口经久不愈。相当于血栓闭塞性脉管炎和闭塞性动脉硬化症。

四、治 疗

（一）西医治疗

DVT的治疗主要是以疏通和防止静脉血栓脱落为原则，发病在72h之内，可手术取栓治疗，亦可采取溶栓疗法。发病期超过72h，可采用溶栓、抗凝、祛聚等疗法。下肢深静脉血栓形成患者在急性期血栓易脱落，引起肺栓塞。轻者表现胸闷、憋气、咳嗽、咯血；重者可危及生命，死亡率较高。血栓蔓延可累及下腔静脉，重者可影响肝肾等脏器功能，预后较差。较局限的深静脉血栓形成患者，若得到及时的治疗，加之自身纤溶功能和血流的冲刷，血栓可能自溶，或依靠侧支代偿，预后较好，可不遗留后遗症。但若患病后治疗不及时，血栓迅速蔓延扩展，或主干深静脉形成广泛范围的血栓，可明显地影响静脉回流。极少数发生股青肿者，也可导致肢体静脉性坏疽，预后不佳。若血栓在机化过程中，损坏静脉结构，尤其破坏静脉瓣膜，导致静脉逆流，造成长期的下肢深静脉功能不全，影响生命质量。因此，应重视深静脉血栓形成的早期诊断，早期进行合理有效的治疗，以降低病死率及病残率。

1. DVT 的早期治疗

（1）抗凝：抗凝是 DVT 的基本治疗，可抑制血栓蔓延、利于血栓自溶和管腔再通，降低 PE 发生率和病死率。但是，单纯抗凝不能有效消除血栓、降低 PTS 发生率。抗凝药物有普通肝素、低分子肝素、维生素 K 拮抗剂和新型口服抗凝剂，后者包括直接凝血酶抑制剂、Xa 因子抑制剂，它们具有抗凝效果稳定、药效不受食物影响、药物之间相互作用很小、半衰期较短、用药剂量固定、服药期间无需定期监测凝血功能等特点。

1）普通肝素：剂量个体差异较大，使用时必须监测凝血功能，一般静脉持续给药。起始剂量为 80～100U/kg 静脉注射，之后以 10～20U·kg^{-1}·h^{-1} 静脉泵入，以后每 4～6 小时根据激活的部分凝血酶原时间（activated partial thromboplastin time，APTT）再做调整，使其延长至正常对照值的 1.5～2.5 倍。肝素可引起血小板减少症（hepatic induced thromboctopenia，HIT），常于应用肝素 5d 后出现，在使用的第 3～10 天复查血小板计数，如血小板计数较应用前下降>30%～50%，或应用肝素 5d 后血小板计数进行性下降至（8～10）×10^9/L 以下，应高度怀疑，此时可行相关抗体的实验室检测进行确诊，HIT 诊断一旦成立，应立即停用，改为非肝素抗凝剂（如阿加曲班、利伐沙班等）治疗。

2）低分子肝素（如那曲肝素等）：出血不良反应少，HIT 发生率低于普通肝素，使用时大多数患者无需监测。临床按体重给药，每次 100U/kg，每 12 小时 1 次，皮下注射，肾功能不全者慎用。

3）维生素 K 拮抗剂（如华法林）：是长期抗凝治疗的主要口服药物，效果评估需监测凝血功能的国际标准化比值（international normalized ratio，INR），治疗剂量范围窄，个体差异大，药效易受多种食物和药物影响。治疗初始常与低分子肝素联合使用，建议剂量为 2.5～6.0mg/d，2～3d 后开始测定 INR，当 INR 稳定在 2.0～3.0、并持续 24h 后停低分子肝素，继续华法林治疗。华法林对胎儿有害、孕妇禁用。

4）直接 Xa 因子抑制剂：在国内，利伐沙班已经被批准用于 DVT 的预防和治疗，该药的 33%通过肾脏代谢，轻、中度肾功能不全的患者可以正常使用。单药治疗急性 DVT 与其标准治疗（低分子肝素与华法林合用）疗效相当。推荐用法：前三周 15mg Bid，维持剂量为 20mg QD。

5）直接 IIa 因子抑制剂：阿加曲班，静脉用药，分子量小，能进入血栓内部，对血栓中凝血酶抑制能力强于肝素，主要适用于急性期 HIT 及存在 HIT 风险的患者。

（2）溶栓治疗：①溶栓药物：尿激酶最常用，对急性期的治疗具有起效快，效果好，过敏反应少的特点。常见的不良反应是出血；溶栓剂量至今无统一标准，一般首剂 4000U/kg，30min 内静脉注射，继以 60 万～120 万 U/d，维持 72～96h，必要时延长至 5～7d，重组链激酶溶栓效果较好，但过敏反应多，出血发生率高。重组组织型纤溶酶原激活剂，溶栓效果好，出血发生率低，可重复使用。新型溶栓药物包括瑞替普酶（reteplase，tPA）、替奈普酶（tenecteplase，TNK-tPA）等，溶栓效果好、单次给药有效，使用方便，不需调整剂量，且半衰期长。②降纤药物：常用巴曲酶，是单一组份降纤制剂，通过降低血中纤维蛋白原的水平、抑制血栓的形成，治疗 DVT 的安全性高。③溶栓治疗的适应证：急性近端 DVT（髂、股、腘静脉）；全身状况好；预期生命>1 年和低出血并发症的危险。④溶栓治疗的禁忌证：溶栓药物过敏；近期（2～4 周内）有活动性出血，包括严重的颅内、胃肠、泌尿道出血；近期接受过大手术、活检、心肺复苏、不能实施压迫的穿刺；近期有严重的外伤；严重难以控制的高血压（血压＞160/110mmHg）；严重的肝肾功能不全；细菌性心内膜炎；出血性或缺血性脑卒中病史者；动脉瘤、主动脉夹层、动静脉畸形患者；年龄＞75岁和妊娠者慎用。

溶栓方法：包括导管接触性溶栓和系统溶栓，导管接触性溶栓（catheter directed thrombolysis，CDT）是将溶栓导管置入静脉血栓内，溶栓药物直接作用于血栓；而系统溶栓是经外周静脉全身应用溶栓药物。其中 CDT 优势明显，能显著提高血栓的溶解率，降低 PTS 的发生率，治疗时间短，并发症少，为临床首选的溶栓方法。

（3）手术取栓：是清除血栓的有效治疗方法，可迅速解除静脉梗阻。常用 Fogarty 导管经股静脉取出髂静脉血栓，用挤压驱栓或顺行取栓清除股腘静脉血栓。

（4）机械血栓清除术：经皮机械性血栓清除术（percutaneous mechanical thrombectomy，PMT）主要是采用旋转涡轮或流体动力的原理打碎或抽吸血栓，从而达到迅速清除或减少血栓负荷、解除静脉阻塞的作用。临床资料证实 PMT 安全、有效，与 CDT 联合使用能够减少溶栓药物剂量、缩短住院时间。

（5）合并髂静脉狭窄或闭塞的处理：髂静脉狭窄或闭塞在 DVT 的发病中起重要作用，在 CDT 或手术取栓后，对髂静脉狭窄可以采用球囊扩张、支架置入等方法予以解除，以减少血栓复发、提高中远期通畅率、减少 PTS 的发生。对于非髂-下腔静脉交界处的狭窄或闭塞，支架的置入建议以病变部位为中心，近端不进入下腔静脉。对于髂-下腔静脉交界处的病变，控制支架进入下腔静脉的长度（1cm 以内）。

（6）下腔静脉滤器：下腔静脉滤器可以预防和减少 PE 的发生，由于滤器长期置入可导致下腔静脉阻塞和较高的深静脉血栓复发率等并发症，为减少这些远期并发症，建议首选可回收或临时滤器，待发生 PE 的风险解除后取出滤器。

（7）压力治疗：血栓清除后，患肢可使用间歇加压充气治疗或弹力袜，以预防血栓复发。

2. DVT 的慢性期治疗

DVT 患者需长期抗凝等治疗以防止血栓蔓延和（或）血栓复发。

（1）抗凝治疗：①抗凝治疗的时间：根据 DVT 发生的原因、部位、有无肿瘤等情况，DVT 的长期抗凝时间不同。对于由于手术或一过性非手术因素所引起的腿部近端或腿部孤立性远端的 DVT 或 PE 患者，推荐抗凝治疗 3 个月。无诱因的腿部近端或腿部孤立性远端的 DVT 或 PE 患者，推荐抗凝治疗至少 3 个月；3 个月后，应评估延长治疗的风险收益比，决定是否延长抗凝，D-二聚体值可作为重要参考；无诱因的首次近端 DVT 或 PE 患者，伴有低或中度出血风险，建议延长抗凝治疗。有高度出血风险者，推荐抗凝治疗 3 个月；复发的 VTE 患者，如伴有低、中度出血风险，推荐延长抗凝治疗；伴有高度出血风险，建议抗凝治疗 3 个月；患有肿瘤的 VTE 患者，无高出血风险者，推荐延长抗凝治疗；有高出血风险者，建议延长抗凝治疗。②抗凝治疗的强度及药物选择：维生素 K 拮抗剂（如华法林）、Xa 因子抑制剂、直接凝血酶抑制剂等对预防 DVT 复发有效。华法林低强度（INR1.5～1.9）的治疗效果有限，而且未能减少出血的发生率。高强度（INR 3.1～4.0）的治疗并不能提供更好的抗血栓治疗效果，相反出血的风险增加。中等强度（INR 2.0～3.0）的抗凝治疗是目前临床采用的标准。不伴有肿瘤的下肢 DVT 或 PE 患者，前 3 个月的抗凝治疗，推荐新型口服抗凝药物（如利伐沙班等）或维生素 K 拮抗剂。伴有肿瘤的下肢 DVT 或 PE，前 3 个月的抗凝治疗，推荐低分子肝素。3 个月以后需要延长抗凝治疗的下肢 DVT 或 PE，无需更换抗凝药物，如患者情况发生改变或不能继续服用此类药物，可换用其他抗凝药物，如维生素 K 拮抗剂等。不推荐用阿司匹林替代抗凝药物。无诱因的近端 DVT 或 PE 患者，决定停用或已停用抗凝治疗且没有阿司匹林禁忌时，建议使用阿司匹林预防 VTE 复发。

（2）其他治疗：①静脉活性药：包括黄酮类、七叶皂苷类等。黄酮类（如地奥司明）具有抗炎、促进静脉血液回流、减轻患肢肿胀和疼痛作用，从而改善症状。七叶皂苷类（如马栗种子提取物）具有抗炎、减少渗出、增加静脉血管张力、改善血液循环、保护血管壁等作用。②类肝素抗栓药物：如舒洛地特，有硫酸艾杜黏多糖和硫酸皮肤素两个主要成分，有较强的抗血栓作用，同时具有保护内皮、抗血小板和抗炎作用。

（3）物理治疗：间歇气压治疗（又称循环驱动治疗），可促进静脉回流，减轻瘀血和水肿，是预防深血栓形成和复发的重要措施，弹力袜治疗在预防 PTS 发生率、静脉血栓复发率等方面的作用有待进一步验证。

3. 血栓后综合征的诊断、治疗

目前，临床诊断主要依据患者的症状和体征。由于 PTS 是一种慢性进展性疾病，诊断一般在 DVT 发病 6 个月后做出，许多临床评分方法可用来诊断 PTS，如：Villalta 评分、Ginsberg 评分和 Brandjes 评分等，每种临床评分法各有其特点。

血栓后综合征的治疗：①压力治疗：是 PTS 的基础治疗，有助于减轻或改善 PIS 症状。包括分级加压弹力袜（ECSs）和间歇气压治疗。②运动训练：能够减轻 PTS 的症状，提高患者生活质量。③药物治疗：静脉活性药如黄酮或七叶皂苷类，可以在短期内改善 PTS 的症状，其长期有效性和安全性尚需进一步评估。④血管腔内治疗：现有的方法只能改善症状，无法恢复深静脉已被破坏的结构，而且缺乏大样本 10 年以上远期疗效结果，所以对于年龄较小预期寿命较长、Villata 评分为轻度和中度的患者，以保守治疗为主。Villata 评分为重度或发生静脉性溃疡，造影或 CT 见下腔静脉通畅，患侧股腘静脉主干形态正常或再通良好、血流通畅，髂静脉、股总静脉狭窄或闭塞的患者可以腔内介入治疗。球囊扩张、支架植入术，技术成功率较高，近、中期疗效满意，术后溃疡自行愈合率较高、症状明显改善、生活质量明显提高。

（二）中医辨证论治

本病多由于年老脾肾亏虚，不能运化水湿，湿热蕴结或寒湿凝滞，或外伤血脉受损等因素而致气血运行不畅，瘀血结滞留于脉中而形成。

1. 寒湿凝滞

因久居寒湿之地，或感受寒湿之邪，寒性收引，凝滞气机，气血运行不畅，湿邪重着，流注下肢，郁闭气机，阳气不能推动气血运行，气血留滞脉中而发病。

2. 湿热下注

由于饮食不节，恣食膏粱厚味或辛辣油腻，损伤脾胃，以致运化水湿功能失调，湿邪郁滞气机，久而化热，湿热内生，积滞于脉中流注肢体而发病。

3. 脾肾阳虚

年老体衰，脾肾之阳不足，脾阳虚不能运化水湿，肾阳虚则不能蒸化水饮，故体内水湿积聚，下注于肢体经脉而发病。

4. 辨证治疗

（1）湿热下注证

临床表现：患肢突然肿胀、疼痛，皮色微红而热，或不变，或伴有微恶寒发热，胸闷纳呆，口渴不欲饮，小便短赤；舌质红，苔黄腻，脉滑数。

治法：清热利湿，活血通络。

方药：四妙勇安汤加味。药用金银花、玄参、当归、生甘草、赤芍、川牛膝、黄柏、黄芩、栀子、连翘、苍术、紫草、红花。

随症加减：若瘀血明显者，加丹参、炮甲珠；热重者，加蒲公英、忍冬藤；肿甚者，加泽泻、车前子；痛甚者，加制乳香、制没药。

（2）寒湿凝滞证

临床表现：患肢疼痛、肿胀，皮色暗红，浅静脉扩张，遇寒加重；舌质紫暗，或有瘀点、瘀斑，脉沉紧或沉涩。

治法：散寒除湿，活血化瘀。

方药：当归四逆汤加减。药用桂枝、茯苓、肉桂、细辛、桃仁、当归、川芎、赤芍、牛膝、地龙、乌药、薏苡仁。

随症加减：若痛甚者，加制乳香、制没药；若湿重阳虚者，加制附片；若伴见气虚者，加党参、黄芪；便秘者，重用桃仁，另加生大黄。

（3）脾肾阳虚证

临床表现：肢体肿胀，按之凹陷，沉重乏力，面色萎黄，神疲肢冷，脘闷纳呆，或见大便溏；舌质淡胖，苔白厚或腻，脉沉缓。

治法：温肾健脾，除湿通络。

方药：温阳健脾汤加味。药用党参、黄芪、茯苓、白术、当归、薏苡仁、怀牛膝、鸡血藤、熟附子、干姜、川断、木瓜、泽泻等。

随症加减：若食欲不振，消化不良者，加砂仁、神曲；若患肢发冷，肤色紫暗者，加制附子、桂枝；若患肢发热，肤色潮红者，加金银花、紫花地丁。

五、预　　后

（1）戒烟，平时应养成饮食合理搭配的良好习惯，多食新鲜蔬菜、水果和富有植物蛋白的食物，如豆类及其制品；应避免嗜食辛辣、肥甘、油腻之品等不良饮食习惯，饮食应清淡，保持大便通畅，以利于下肢静脉血液回流。

（2）对各种手术、骨折需要长期卧床的病人和产妇，在卧床期间，应定时变换体位，卧床期间要定时做肢体诸关节的主动或被动运动，鼓励病人做深呼吸和咳嗽运动，尽早下床活动。

（3）需要长期输液或经静脉途径给药者，应避免在同一部位、同一静脉反复穿刺；使用对静脉有刺激的药物时尤其应注意防止静脉壁损伤。

（4）若站立后有下肢沉重、胀痛感，应警惕有下肢深静脉血栓形成的可能，须及早就诊。

（梅　俊　徐凤芹）

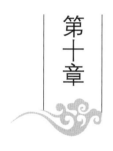

第十章

老年神经系统疾病

第一节 概 述

随着老年人口的增多，与年龄相关的神经系统疾病的发生率也呈逐渐增高的趋势，如阿尔茨海默病、帕金森病和脑血管病等，已经引起神经病学界的高度重视。老年疾病无论在临床表现、诊断和治疗方面都具有一定的特殊性，不断提高老年神经系统疾病的诊疗水平极有必要。

神经系统的老化过程是导致机体衰老的重要因素。人类中枢神经系统的老化常伴有不可逆的功能丧失或下降，老年人神经系统的功能不良可以是原发性、继发性或者是第三类的。正常情况下，脑通过葡萄糖氧化产生能量而行使功能，成年人的脑重仅占体重的 2%，但消耗葡萄糖的量却为全身的 20%，上述形态学和生化方面的变化，必然会引起老年人脑部循环阻力增大，血液流速减慢，脑血流量与氧代谢率降低，神经生理功能减退，表现在记忆力衰退，思维活动缓慢、行动不敏捷等。神经元需要三磷酸腺苷（ATP）作为能量，经钙/钾膜泵的活化以维持其膜电位，支持其电活动。神经电生理测试及有些新技术可以显示和证实老年人的神经生理改变。原发性改变涉及基本生物学过程的减退，据认为是由生物钟的长期运转所致；继发性改变包括与年龄相关的疾病，其发病率随年龄的增加而上升，这些疾病发生的原因是老年人神经系统及其支持结构的脆弱性增大，可塑性和修复能力下降，以及许多损害的积累作用所致；第三类是伤残和疾病损伤性的后果所引起的改变。这三种改变在老年人中常相互影响形成一系列复杂的神经系统功能障碍。

老年人因有各种生理、心理和社会方面的问题，使得老年人罹患各种疾病的概率增高。通常把老年人患有的疾病称为老年病，国际通用的老年病一般是指老年相关性疾病。老年神经系统疾病在老年人常见疾病中所占比例较大，如脑梗死、脑出血、帕金森病、阿尔茨海默病等。

由于老年神经系统疾病损害中枢和周围神经系统，危害性大，致残率高，病死率高，发病率也高。最高发的老年神经系统疾病是脑卒中。《中国脑卒中防治报告 2019》显示，随着我国人口老龄化加剧，脑卒中发病率呈逐年增加。脑卒中通常会造成不同程度的功能障碍，如感觉和运动功能障碍、言语或交流障碍、认知功能障碍、情感和心理障碍、吞咽障碍等。

从 1990 年到 2016 年，尽管全球卒中死亡率、发病率和残疾率均呈下降趋势，但是疾病负担仍然很高，且有持续增加之势。在我国，脑卒中带来的负担同样严峻，脑卒中仍然是当前我国成年人致死、致残的首位病因。虽然近年来我国脑卒中防治取得了一定成效，但仍面临着巨大挑战。据推测，2030 年我国脑血管病事件发生率将较 2010 年升高约 50%，亟待更为高效的防治手段。

在运动神经元疾患中，帕金森病（Parkinson's disease，PD）是一种常见于中老年人，以中脑黑质多巴胺神经元进行性退变为主、多系统受累的缓慢进展的神经系统变性疾病。PD 主要临床表现分为运动迟缓、静止性震颤、肌肉僵硬及姿势步态障碍的运动症状，以及认知情绪障碍、睡眠障碍、二便异常、疼痛和疲劳等非运动症状。PD 的症状复杂多样，常导致多种不同程度的功能障碍，严重影响患者的日常生活活动能力，造成生活质量下降和工作能力丧失。欧美国家已发布了 PD 康复的物理治疗、作业治疗和言语-语言治疗指南。PD 全人群患病率约为 0.3%。作为一种典型的老年慢性疾病，PD 在老年人群中患病率成倍增加，65 岁以上老年人群患病率为 1%～2%、85 岁以上为 3%～5%。具体到不同年龄点，其患病率分别为 60 岁 0.25%、65 岁 0.5%、70 岁 1%、75 岁 1.5%、80 岁 2.5%、85 岁 3.5%～4.0%；而全年龄段发病率为 8～18/10 万人年、65 岁以上年龄段 50/10 万人年、75 岁以上年龄段为 150/10 万人年、85 岁以上年龄段为 400/10 万人年。根据年龄累积发生率可知，60 岁老年人在 80 岁时罹患 PD 的风险约为 2.5%。我国正处于 PD 患病人数急剧上升阶段，排除 PD 患病率的变化，人口老龄化是最重要的原因。基于此，2018 年由中华医学会神经病学分会神经康复学组等总结 PD 功能障碍规范化评定和康复方法，推出《帕金森病康复中国专家共识》，以期提高我国 PD 康复治疗水平，推动 PD 康复的普及和发展，更好地提升患者生活质量。

痴呆严重影响老年人的生活质量，其发病机制探讨和治疗一直是临床研究的重点，最常见的痴呆类型即阿尔茨海默病（AD）。AD 是以进展性认知损害为核心临床表现的神经系统变性病。根据我国流行病学调查显示，65 岁及以上人群神经认知障碍（痴呆）总患病率为 5.14%～7.3%，其中 AD 占 50%～75%。国家统计局数据显示，2019 年末，我国 65 岁及以上人口为 17 603 万人，由此推算，我国目前 AD 患者约为 750 万。随着年龄的增长，AD 的患病率也随之增高。按目前流行病学及人口统计数据推算，我国 AD 患病人数在 2030 年将达到 2075 万，2050 年将达 3003 万，将成为导致老年人群失能的重要原因，并给家庭、社会造成巨大负担。2018 年 4 月 NIA-AA（the National Institute on Aging and Alzheimer's Association）在 *Alzheimer & Dementia* 杂志上发布了国际迄今最新的具有权威性的针对 AD 的研究性生物学诊断框架。AD 发病是一个长期的过程，神经病理损伤可在临床症状出现前 10 余年甚至数十年开始，并逐渐加重；出现临床症状后经历数年至 10 余年的进展，患者从仅有轻度认知受损症状发展到完全失去生活自理能力，临床医学主要关注 AD 患者"ABC"三大症状群，其中 C 即认知（cognition）障碍，往往是出现最早且表现最突出的症状，随着疾病的发展，中晚期患者大都会伴有精神行为异常（behavioral and psychological symptoms of dementia）及日常生活活动能力（activity of daily living）受限。目前，国内外对 AD 发病机制和诊断技术进行了大量且卓有成效的研究，为早发现、早诊断和早治疗奠定了基础。

（孙林娟）

第二节　脑　梗　死

一、流　行　病　学

脑梗死（cerebral infarction）又称缺血性脑卒中（cerebral ischemic stroke），是指因脑部血液循环障碍，缺血、缺氧所致的局限性脑组织的缺血性坏死或软化。根据全球疾病负担研究数据显示，我国脑梗死的发病率由 2005 年的 117/10 万升高至 2019 年的 145/10 万，患病率为 1700/10 万（年龄标化患病率 1256/10 万），根据伤残调整寿命年和出院患者例数两者指标研究数据，我国的脑梗死经济负担不断增长。在临床上为更适宜于临床工作的需要，我国则将脑梗死分为以下类型：

（1）动脉粥样硬化性血栓性脑梗死（atherosclerotic thrombotic cerebral infarction）是脑梗死中最常见的类型。在脑动脉粥样硬化等原因引起的血管壁病变的基础上，管腔狭窄、闭塞或有血栓形成，造成局部脑组织因血液供应中断而发生缺血、缺氧性坏死，引起相应的神经系统症状和体征。

（2）脑栓塞（cerebral embolism）是指血液中的各种栓子（如心脏内的附壁血栓、动脉粥样硬化的斑块、脂肪、肿瘤细胞、纤维软骨或空气等）随血流进入脑动脉而阻塞血管，当侧支循环不能代偿时，引起该动脉供血区脑组织缺血性坏死，出现局灶性神经功能缺损；脑栓塞约占脑卒中的 15%～20%。

（3）腔隙性脑梗死（lacunar cerebral infarction）是指大脑半球或脑干深部的小穿通动脉，在长期高血压的基础上，血管壁发生病变，导致管腔闭塞，形成小的梗死灶。常见的发病部位有壳核、尾状核、内囊、丘脑及脑桥等。

（4）脑分水岭梗死（cerebral watershed infarction，CWI）又称边缘带梗死（border zone infarction），是指脑内相邻动脉供血区之间的边缘带发生的脑梗死。约占全部脑梗死的 10%。根据脑内血液循环分布特点，CWSI 分为皮质型和皮质下型。

二、发病机制与病理生理特点

（一）西医病因、发病机制与病理

1. 动脉粥样硬化性血栓性脑梗死

（1）病因与发病机制：最常见的病因是动脉粥样硬化，其次为高血压、糖尿病和血脂异常等。脑动脉粥样硬化性闭塞或有血栓形成，是造成动脉粥样硬化性血栓性脑梗死的核心环节。脑动脉粥样硬化性闭塞是在脑动脉粥样硬化血管狭窄的基础上，由于动脉壁粥样斑块内新生的血管破裂形成血肿，血肿使斑块进一步隆起，甚至完全闭塞管腔，导致急性供血中断；或因斑块表面的纤维帽破裂，粥样物自裂口逸入血流，遗留粥瘤样溃疡，排入血流的坏死物质和脂质形成胆固醇栓子，引起动脉管腔闭塞。脑动脉血栓形成是动脉粥样硬化性血栓性脑梗死最常见的发病机制，斑块破裂形成溃疡后，由于胶原暴露，可促进血栓形成，血栓形成通常发生在血管内皮损伤（如动脉粥样斑块）或血流产生漩涡（如血管分支处）的部位，血管内皮损伤和血液"湍流"是动脉血栓形成的主要原因，血小板激活并在损伤的动脉壁上黏附和聚集是动脉血栓形成的基础。

（2）病理：脑动脉闭塞的早期，脑组织改变不明显，肉眼可见的变化要在数小时后才能辨认。缺血中心区发生肿胀、软化，灰质白质分界不清。大面积脑梗死时，脑组织高度肿胀，可向对侧移位，导致脑疝形成。镜下可见神经元出现急性缺血性改变，如皱缩、深染及炎细胞浸润等，胶质细胞破坏，神经轴突和髓鞘崩解，小血管坏死，周围有红细胞渗出及组织间液的积聚。在发病后的 4～5 天脑水肿达高峰，7～14 天脑梗死区液化成蜂窝状囊腔，3～4 周后，小的梗死灶可被肉芽组织所取代，形成胶质瘢痕；大的梗死灶中央液化成囊腔，周围由增生的胶质纤维包裹，变成中风囊。

2. 脑栓塞

（1）病因与发病机制：按栓子来源分为心源性脑栓塞、非心源性脑栓塞与来源不明脑栓塞三类。

1）心源性脑栓塞：该种来源是脑栓塞中最常见的，约占全部缺血性卒中的 20%～30%，约 75%的心源性栓子栓塞于脑部。2014 年英国牛津血管研究结果显示 2002～2012 年 80 岁及以上老年人群心源性脑栓塞年均发病例数（18 176 例/年）是 1981～1986 年（6621 例/年）的近 3 倍，预计到 2050 年可能继续呈三倍的增长。引起脑栓塞的常见的心脏疾病有心房颤动、心脏瓣膜病、感染性心内膜炎、心肌梗死、心肌病、心脏手术、先天性心脏病、心脏黏液瘤等。

2）非心源性脑栓塞：动脉来源包括主动脉弓和颅外动脉（颈动脉和椎动脉）的动脉粥样硬化性病变，斑块破裂及粥样物从裂口逸入血流，能形成栓子导致栓塞；同时损伤的动脉壁易形成附壁血栓，当血栓脱落时也可致脑栓塞。其他少见的栓子有脂肪滴、空气、肿瘤细胞、寄生虫卵和异物等。

3）来源不明：少数病例查不到栓子的来源。

（2）病理：脑栓塞可以发生在脑的任何部位，由于左侧颈总动脉直接起源于主动脉弓，故发病部位以左侧大脑中动脉的供血区较多，其主干是最常见的发病部位。由于脑栓塞常突然阻塞动脉，易引起脑血管痉挛，加重脑组织的缺血程度。因起病迅速，无足够的时间建立侧支循环，所以栓塞与发生在同一动脉的血栓形成相比，病变范围大，供血区周边的脑组织常不能免受损害。

3. 腔隙性脑梗死

主要为高血压引起的脑部小动脉玻璃样变、动脉硬化性病变及纤维素样坏死等。部分患者有糖尿病史，而发生小血管病变。病变血管是直径 100～200mm 的深穿支，多为终末动脉，血管壁的病变引起管腔狭窄，当有血栓形成或微栓子脱落阻塞血管时，由于侧支循环差，故发生缺血性梗死。腔隙性脑梗死为直径 0.2～15mm 的囊性病灶，呈多发性，小梗死灶仅稍大于血管管径。坏死组织被吸收后，可残留小囊腔。

4. 脑分水岭梗死

（1）病因与发病机制：脑边缘带的供血动脉是终末血管，在体循环低血压和有效循环血量减少时，边缘带最先发生缺血性改变。CWSI 是在脑动脉狭窄的基础上，当发生血流动力学异常，如血容量减少及体循环低血压等情况所致。常见病因有各种原因引起的休克、麻醉药过量、降压药使用不当、心脏手术合并低血压及严重脱水等。

（2）病理：CWSI 最常见的发病部位是大脑中动脉与后动脉之间的分水岭区，其次为大脑前、中动脉之间，大脑前、中、后动脉之间，偶见于基底节、侧脑室旁白质及小脑。皮质梗死的病灶呈楔形改变，尖端向侧脑室，底部向软脑膜面，以皮层损害为主。大脑前、中、后动脉之间的梗死灶，位于大脑皮质，由前至后呈"C"形分布，与矢状缝平行。皮质下的病灶多呈条索状。梗死灶的病理演变过程详见本节"动脉粥样硬化性血栓性脑梗死"部分。

（二）中医病因病机

1. 病因

中风的发生主要因内伤积损、情志过极、饮食不节、体态肥盛等，引起虚气留滞，或肝阳暴张，或痰热内生，或气虚痰湿，引起内风旋动，气血逆乱，横窜经脉，直冲犯脑，导致血瘀脑脉或血溢脉外，发为中风。

本病一年四季均可发生，但与季节变化有关。入冬猝然变冷，寒邪入侵，可影响血脉运行。《素问·调经论》谓"寒独留，则血凝泣，凝则脉不通"，是以容易发中风。现代研究发现，寒冷等环境因素也是导致中风高发的诱因，即古人所谓中风之"外因"，但从临床来看，本病以"内因"为主。

2. 病机

（1）基本病机：中风的主要病机概而论之，有风、火（热）、痰、瘀、虚五端，在一定条件下相互影响，相互转化，引起内风旋动，气血逆乱，横窜经脉，直冲犯脑，导致血瘀脑脉或血溢脉外而发中风。风痰入络，血随气逆，横窜经脉，瘀阻脑脉，则发中风，甚则阳极化风，风火相扇，气血逆乱，直冲犯脑，血溢脉外，神明不清，可致中风神昏。此外，气虚而无力帅血，导致血液留滞不行，血瘀脑脉而发中风，即所谓"虚气留滞"；阴虚则不能制阳，内风动越，上扰清窍，也发本病。临床上，五端之间常互相影响，或兼见或同病，如气虚与血瘀并存，痰浊和瘀血互结等。

（2）病位：本病的病变部位在脑，涉及心、肝、脾、肾等多个脏腑。中风急性期，以半身不遂、口舌歪斜、肌肤不仁为主症而无神昏者，为病在经络，伤及脑脉，病情较轻；初起即见神志昏蒙或谵语者，为病入脏腑，伤及脑髓，病情较重。如果起病时神清，但三五日内病情逐渐加重，出现神志昏蒙或谵语者，则是病从经络深入脏腑，病情由轻转重。反之亦然。诚如《金匮要略·中风历节病脉证并治》云："夫风之为病，当半身不遂……邪在于络，肌肤不仁；邪在于经，即重不胜；邪入于腑，即不识人；邪入于脏，舌即难言，口吐涎。"然而，若风阳痰火，上冲于脑，导致气血逆乱，蒙蔽清窍，则见猝然昏倒，不省人事，肢体拘急等中脏腑之闭证；若风阳痰火炽盛，耗灼阴精，阴损及阳，阴竭阳亡，阴阳离决，则出现口开目合，手撒肢冷，气息微弱等中脏腑之脱证。这些都是中风的重证，可危及患者生命。

（3）病机转化：本病的病机演变常见于本虚标实之间。急性期以风、火（热）、痰、瘀为主，常见风痰上扰、风火相扇，痰瘀互阻，气血逆乱等"标"实之象。恢复期及后遗症期则以虚中夹实为主，多见气虚血瘀、阴虚阳亢，或血少脉涩、阳气衰微等"本"虚之征。通常情况下，若病情由实转虚，为病情趋于稳定；若病情由虚转实，常见外感或复中之证，则提示病情波动或加重。

三、临床表现与辅助检查

（一）临床表现

1. 动脉粥样硬化性血栓性脑梗死

中老年患者多见，病前有脑梗死的危险因素，如高血压、糖尿病、冠心病及血脂异常等。常在安静状态下或睡眠中起病，部分病例在发病前可有 TIA 发作。临床表现取决于梗死灶的大小和部位，主要为局灶性神经功能缺损的症状和体征。如偏瘫、偏身感觉障碍、失语、共济失调等，部分可有头痛、呕吐、昏迷等全脑症状。患者一般意识清楚，在发生基底动脉血栓或大面积脑梗死时，病情严重，出现意识障碍，甚至有脑疝形成，最终导致死亡。

2. 脑栓塞

任何年龄均可发病，多有风湿性心脏病、心房颤动及大动脉粥样硬化等病史。一般发病无明显诱因，也很少有前驱症状。脑栓塞是起病速度最快的一类脑卒中，症状常在数秒或数分钟之内达到高峰，多为完全性卒中。偶尔病情在数小时内逐渐进展，症状加重，可能是脑栓塞后有逆行性的血栓形成。

起病后多数患者有意识障碍，但持续时间常较短。当颅内大动脉或椎-基底动脉栓塞时，脑水肿导致颅内压增高，短时间内患者出现昏迷。脑栓塞造成急性脑血液循环障碍，引起癫痫发作，其发生率高于脑血栓形成。发生于颈内动脉系统的脑栓塞约占 80%，而发生于椎-基底动脉系统的脑栓塞约占 20%。临床症状取决于栓塞的血管及阻塞的位置，表现为局灶性神经功能缺损。大约 30% 的脑栓塞为出血性梗死，可出现意识障碍突然加重或肢体瘫痪加重，应注意识别。

3. 腔隙性脑梗死

多见于中老年人，有长期高血压病史。急性或逐渐起病，一般无头痛，也无意识障碍。Fisher 将本病的症状归纳为 21 种综合征。临床较为常见的有 4 种。

（1）纯运动性轻偏瘫：是最常见的类型，约占 60%，偏瘫累及同侧面部和肢体，瘫痪程度大致均等，不伴有感觉障碍、视野改变及语言障碍。病变部位在内囊、放射冠或脑桥等处。

（2）构音障碍-手笨拙综合征：约占 20%，表现为构音障碍、吞咽困难、病变对侧面瘫、手轻度无力及精细运动障碍。病变常位于脑桥基底部或内囊。

（3）纯感觉性卒中：约占 10%，表现为偏身感觉障碍，可伴有感觉异常，病变位于丘脑腹后外侧核。

（4）共济失调性轻偏瘫：表现为偏瘫，合并有瘫痪侧肢体共济失调，常下肢重于上肢。病变多位于脑桥基底部、内囊或皮质下白质。

4. 脑分水岭梗死

发病年龄多在 50 岁以上，病前可有高血压、动脉粥样硬化、冠心病、糖尿病、低血压病史，部分患者有 TIA 发作史。起病时血压常偏低。皮质前型表现为以上肢为主的中枢性偏瘫及偏身感觉障碍，可伴有额叶症状，如精神障碍、强握反射等，优势半球受累有经皮质运动性失语。皮质后型以偏盲最常见，可有皮质感觉障碍、轻偏瘫等，优势半球受累有经皮质感觉性失语，非优势半球受累有体象障碍。皮质下型可累及基底节、内囊及侧脑室体部等，主要表现为偏瘫及偏身感觉障碍等症状。

（二）辅助检查

1. 血液化验及心电图

血液化验包括血常规、血流变、肾功能、离子、血糖及血脂。这些检查有利于发现脑梗死的危险因素。

2. 头颅 CT

对于急性卒中患者，头颅 CT 平扫是最常用的检查，它对于发病早期脑梗死与脑出血的识别很重要。脑梗死发病后的 24 小时内，一般无影像学改变，在 24 小时后，梗死区出现低密度病灶。在脑梗死的超早期阶段（发病 6 小时内），CT 可以发现一些轻微的改变：大脑中动脉高密度征；皮质边缘（尤其是岛叶）以及豆状核区灰白质分界不清楚；脑沟消失等。这些改变的出现提示梗死灶较大，预后较差，选择溶栓治疗应慎重。

3. 多模式 CT

灌注 CT 可区别可逆性与不可逆性缺血改变，因此可识别缺血半暗带。对指导急性脑梗死溶栓治疗及血管内取栓治疗有一定参考价值。

4. MRI

脑梗死发病数小时后，即可显示 T_1 低信号，T_2 高信号的病变区域。与 CT 相比，MRI 可以发现脑干、小脑梗死及小灶梗死。功能性 MRI，如弥散加权成像（DWI）和灌注加权成像（PWI），可以在发病后的数分钟内检测到缺血性改变，DWI 与 PWI 显示的病变范围相同区域，为不可逆性损伤部位，DWI 与 PWI 的不一致区，为缺血性半暗带。功能性 MRI 对超早期溶栓治疗提供了科学依据。

5. 血管造影

数字减影血管造影（DSA）、CT 血管造影（CTA）和磁共振动脉成像（MRA）可以显示脑部大动脉的狭窄、闭塞和其他血管病变，如血管炎、纤维肌性发育不良、颈动脉或椎动脉壁分离及 moyamoya 病等。作为无创性检查，MRA 的应用非常广泛，但对于小血管显影不清，尚不能替代 DSA 及 CTA。

6. 彩色多普勒超声检查（TCD）

对评估颅内外血管狭窄、闭塞、血管痉挛或者侧支循环建立的程度有帮助。应用于溶栓治疗监测，对预后判断有参考意义。

7. SPECT 和 PET

能在发病后数分钟显示脑梗死的部位和局部脑血流的变化。通过对脑血流量（CBF）的测定，可以识别缺血性半暗带，指导溶栓治疗，并判定预后。

8. 脑脊液（CSF）检查

CSF 一般正常，当有出血性脑梗死时，CSF 中可见红细胞。在大面积脑梗死时，CSF 压力可升高，细胞数和蛋白可增加。目前已不再广泛用于诊断一般的脑卒中。怀疑蛛网膜下腔出血而 CT 未显示或怀疑卒中继发于感染性疾病可行腰椎穿刺。

四、诊断与鉴别诊断

（一）西医诊断标准与鉴别诊断

1. 诊断标准

根据《中国脑卒中防治指导规范（2021 年版）》中发布的相应内容，急性缺血性脑卒中诊断标准：①急性起病；②局灶神经功能缺损（一侧面部或肢体无力或麻木，语言障碍等），少数为全面神经功能缺损；③影像学出现责任病灶或症状/体征持续 24 小时以上；④排除非血管性病因；⑤脑 CT/MRI 排除脑出血。

急性缺血性脑卒中诊断流程应包括如下五个步骤。①是否为脑卒中？排除非血管性疾病。②是否为缺血性脑卒中？进行脑 CT/MRI 检查排除出血性脑卒中。③脑卒中严重程度？采用神经功能评价量表评估神经功能缺损程度。④能否进行溶栓治疗？是否进行血管内治疗？核对适应证和禁忌证。⑤结合病史、实验室、脑病变和血管病变等资料进行病因分型（多采用 TOAST 分型）。

2. 鉴别诊断

（1）与脑出血、蛛网膜下腔出血鉴别：脑出血是指非外伤性脑实质内出血，可由多种原因引起。常见的病因是长期动脉硬化高血压引起某一硬化的动脉破裂，少见的有先天性动脉瘤、老年性梭形动脉瘤、脑血管畸形、霉菌性动脉瘤、血液病、胶原病、脑梗死后、抗凝或溶栓治疗、脑动脉炎，血管炎等原因引起脑内动脉、静脉或毛细血管破裂出血。蛛网膜下腔出血（SAH）是指颅内血管破裂后血液流入蛛网膜下腔。蛛网膜下腔出血一般分为颅脑损伤性和非损伤性（自发性）两大类，自发性蛛网膜下腔出血又分为两种：①由于脑底部或脑表面的病变血管破裂血液流入蛛网膜下腔称作原发性蛛网膜下腔出血；②因脑实质内出血，血液穿破脑组织进入蛛网膜下腔者，称继发性蛛网膜下腔出血。仅次于动脉硬化性脑梗死和脑出血排脑血管疾病的第三位，脑出血与蛛网膜下腔出血的主要区别在于蛛网膜下腔有没有血。

（2）硬膜下血肿或硬膜外血肿：多有头部外伤史，病情进行性加重，出现急性脑部受压的症状，如意识障碍，头痛、恶心、呕吐等颅高压症状，瞳孔改变及偏瘫等。某些硬膜下血肿，外伤史不明确，发病较慢，老年人头痛不重，应注意鉴别。头部 CT 检查在颅骨内板的下方，可发现局限性梭形或新月形高密度区，骨窗可见颅骨骨折线、脑挫裂伤等。

（3）颅内占位性病变：颅内肿瘤（特别是瘤卒中时）或脑脓肿等也可急性发作，引起局灶性神经功能缺损，类似于脑梗死。脑脓肿可有身体其他部位感染或全身性感染的病史。头部 CT 及 MRI 检查有助于明确诊断。

（二）中医诊断与类证鉴别

1. 中医诊断

参照《中国脑梗死中西医结合诊治指南（2017 年版）》：

（1）急性起病，发展迅速，具备"风性善行而数变"的特点。

（2）具备突发半身不遂、肌肤不仁、口舌歪斜、言语謇涩、神志昏蒙主症中 2 项，或主症 1 项加次症 2 项，如头晕、目眩、头痛、行走不稳、呛水呛食、目偏不瞬。

①症状和体征持续 24 小时以上。

②多发于年龄在 40 岁以上者。

③头颅 MRI 或 CT 扫描发现责任病灶，有助于本病的诊断。根据病灶性质可分为缺血性中风和出血性中风。

④根据病情程度，可分为中经络（符合中风诊断标准但无神志异常）和中脏腑（符合中风诊断标准但有神志异常）。

⑤根据病程时间，可分为急性期（发病后 2 周以内，中脏腑可至 1 个月）、恢复期（2 周到 6 个月内）和后遗症期（6 个月以上）。

2. 类证鉴别

（1）口僻：以口眼㖞斜、口角流涎、言语不清为主症，常伴外感表证或耳背疼痛，并无半身不遂、口舌歪斜等症。不同年龄均可罹患。

（2）厥证：昏仆不省人事时间一般较短，多伴有面色苍白、四肢逆冷，一般移时苏醒，醒后无半身不遂、口舌歪斜、言语不利等症。

（3）痉证：以四肢抽搐、颈项强直，甚至角弓反张为特征，甚至昏迷，但无半身不遂、口舌歪斜、言语不利等症状。

（4）痿证：一般起病缓慢，多表现为双下肢痿躄不用，或四肢肌肉萎缩，痿软无力，与中风之半身不遂不同。

五、治　疗

（一）西医治疗

脑梗死的治疗不能一概而论，应根据不同的病因、发病机制、临床类型、发病时间等确定治疗方案，实施以分型、分期为核心的个体化和整体化治疗原则。在一般内科支持治疗的基础上，可酌情选用改善脑循环、脑保护、降颅压等措施。在时间窗内有适应证者可行溶栓治疗。有条件的医院，应该建立卒中单元，卒中患者应该收入卒中单元治疗。

1. 一般治疗

（1）保持呼吸道通畅及吸氧：保持呼吸道通畅，必要时吸氧，应维持氧饱和度＞94%，气道功能严重障碍者应给予气道支持（气管插管或切开）及辅助呼吸，合并低氧血症患者（SpO_2 低于 92%或血气分析提示缺氧）应给予吸氧。

（2）心脏监测与心脏病变处理：脑梗死后 24h 内应常规进行心电图检查，根据病情，有条件时进行持续心电监护 24h 或以上，以便早期发现阵发性心房纤颤或严重心律失常等心脏病变；避免或慎用增加心脏负担的药物。

（3）血压控制：①高血压：约 70%的缺血性卒中患者急性期血压升高，目前关于调控血压的推荐意见：准备溶栓者，血压应控制在收缩压＜180mmHg，舒张压＜110mmHg；血管开通后对于高血压患者控制血压低于基础血压 20～30mmHg，但不应低于 90/60mmHg。我国推荐接受血管内取栓治疗患者术前血压控制在 180/105mmHg。缺血性脑卒中后 24 小时内血压升高的患者应谨慎处理，应先处理紧张焦虑、疼痛、恶心、呕吐及颅内压增高等情况。血压持续升高收缩压≥200mmHg 或舒张压≥110mmHg，或伴有严重心功能不全、主动脉夹层、高血压脑病，可予缓慢降压治疗，并严密观察血压变化；有高血压病史且正在服用降压药者，如病情平稳，可在卒中 24 小时后开始恢复使用降压药物。②低血压：卒中患者低血压可能的原因有主动脉夹层、血容量减少以及心输出量减少等，应积极查明原因，给予相应处理，必要时采用扩容升压措施。

（4）控制血糖：约 40%的患者存在卒中后高血糖，对预后不利。对于血糖超过 10mmol/L 时候可给予胰岛素治疗，应加强血糖监测，可将高血糖患者血糖控制在 7.8～10mmol/L。卒中后低血糖发生率较低，尽管缺乏对其处理的临床试验，但因低血糖直接导致脑缺血损伤和水肿加重而对预后不利，故应尽快纠正；对于血糖低于 3.3mmol/L 时，可给予 10%～20%葡萄糖口服或注射治疗，目标是达到正常血糖。

（5）降颅压治疗：严重脑水肿和颅内压增高是急性重症脑梗死的常见并发症，是死亡的主要原因之一。常用的降颅压药物为甘露醇、呋塞米和甘油果糖。20%甘露醇的常用剂量为125～250ml，每 4～6 小时使用一次；呋塞米（10～20mg，每 2～8 小时 1 次）有助于维持渗透压梯度；其他可用白蛋白佐治，但价格昂贵。甘油果糖也是一种高渗溶液，常用 250～500ml 静脉滴注，每日 1～2 次。

（6）吞咽困难：吞咽困难治疗的目的是预防吸入性肺炎，避免因饮食摄取不足导致的液体缺失和营养不良，以及重建吞咽功能。吞咽困难短期内不能恢复者早期可通过鼻饲管进食，持续时间长者经本人或家属同意可行胃造口（PEG）管饲补充营养。

（7）发热、感染：对于体温升高的患者应寻找和处理发热原因，如存在感染应基于抗感染治疗；对于体温＞38℃的患者应给予退热措施。

（8）上消化道出血：是由于胃、十二指肠黏膜出血性糜烂和急性溃疡所致。上消化道出血的处理包括：①胃内灌洗：冰生理盐水 100～200ml，其中 50～100ml 加入去甲肾上腺素1～2mg 口服；仍不能止血者，将另外的 50～100ml 冰生理盐水加入凝血酶 1000～2000U 口服。对有意识障碍或吞咽困难患者，可给予鼻饲导管内注入。也可用血凝酶、云南白药、酚磺乙胺、氨甲苯酸、生长抑素等。②使用抑酸止血药物：西咪替丁或奥美拉唑等。③防治休克：如有循环衰竭表现，应补充血容量，可采用输新鲜全血或红细胞成分输血。上述多种治疗无效情况下，仍有顽固性大量出血，可在胃镜下进行高频电凝止血或考虑手术止血。

（9）水电解质紊乱：脑卒中患者应常规进行水电解质检测，对有意识障碍和进行脱水治疗的患者，尤其应注意水盐平衡。出现水电解质紊乱时应积极纠正。对低钠血症的患者应根据病因分别治疗，注意补盐速度不宜过快，以免引起脑桥中央髓鞘溶解症。对高钠血症的患者应限制钠的摄入，严重的可给予 5%葡萄糖溶液静滴，纠正高钠血症不宜过快，以免引起脑水肿。

（10）心脏损伤：脑卒中合并的心脏损伤包括急性心肌缺血、心肌梗死、心律失常及心力衰竭等，也是急性脑血管病的主要死亡原因之一。发病早期应密切观察心脏情况，必要时进行动态心电监测及心肌酶谱检查，及时发现心脏损伤，给予治疗。

（11）癫痫：缺血性脑卒中后癫痫的早期发生率为 2%～33%，晚期发生率为 3%～67%。有癫痫发作时给予抗癫痫治疗。孤立发作一次或急性期痫性发作控制后，不建议长期使用抗癫痫药，卒中后 23 个月再发的癫痫，建议按癫痫常规治疗进行长期药物治疗。

（12）深静脉血栓形成和肺栓塞：深静脉血栓形成（deep venous thrombosis，DVT）的危险因素包括静脉血流淤滞、静脉系统内皮损伤和血液高凝状态。瘫痪重、年老及心房颤动者发生 DVT 的比例更高，症状性 DVT 发生率为 2%。DVT 最重要的并发症为肺栓塞（pulmonary embolism，PE）。为减少 DVT 和 PE 发生，卒中后鼓励患者尽早活动、抬高下肢；尽量避免下肢（尤其是瘫痪侧）静脉输液。对于发生 DVT 及 PE 高风险且无禁忌者，可给予低分子量肝素或普通肝素，有抗凝禁忌者给予阿司匹林治疗，症状无缓解的近端 DVT 或 PE 患者可给予溶栓治疗。

2. 特殊治疗

（1）溶栓治疗：梗死组织周边存在半暗带是缺血性卒中现代治疗的基础。即使是脑梗死早期，病变中心部位已经是不可逆性损害，但是及时恢复血流和改善组织代谢就可以抢救梗死周围仅有功能改变的半暗带组织，避免形成坏死。溶栓治疗是目前最重要的恢复血流措施，重组组织型纤溶酶原激活剂（recombinant tissue type plasminogen activator，rt-PA）、尿激酶（urokinase，UK）和替奈普酶是我国目前使用的主要溶栓药物。目前认为有效抢救半暗带组织的时间窗为：使用 rt-PA 溶栓应在 4.5 小时内或使用尿激酶溶栓应在 6 小时内。

1）3h 内静脉溶栓的适应证和禁忌证：

适应证：①年龄≥18 岁；②症状出现<3h；③有缺血性脑卒中导致的神经功能缺损症状；④患者或家属签署知情同意书。

禁忌证：颅内出血（包括脑实质出血、脑室内出血、蛛网膜下腔出血、硬膜下/外血肿等）；既往颅内出血史；近 3 个月有严重头颅外伤史或卒中史；颅内肿瘤、巨大颅内动脉瘤；近期（3 个月）有颅内或椎管手术；近 2 周内有大型外科手术；近 3 周内有胃肠或泌尿系统出血；活动性内脏出血；主动脉弓夹层；近 1 周内有不易压迫止血部位的动脉穿刺；血压升高：收缩压≥180mmHg，或舒张压≥100mmHg；急性出血倾向，包括血小板计数低于 $100×10^9$/L 或其他情况；24h 内接受过低分子肝素治疗；口服抗凝剂且 INR>1.7 或 PT>15s；48h 内使用凝血酶抑制剂或 Xa 因子抑制剂，或各种实验室检查异常；血糖<2.8mmol/L 或>22.22mmol/L；头颅 CT 或 MRI 提示大面积梗死（梗死面积>1/3 大脑中动脉供血区）。

2）3～4.5h 内 rt-PA 静脉溶栓的适应证和禁忌证：

适应证：脑缺血性卒中导致的神经功能缺损；症状持续 3～4.5h；年龄≥18 岁；患者或家属签署知情同意书；

禁忌证：同 3h 内 rt-PA 静脉溶栓的禁忌证的基础上，使用抗凝药物，INR≤1.7，PT≤15s；严重卒中（NIHSS 评分>25 分）。

3）6h 内尿激酶静脉溶栓的适应证及禁忌证：

适应证：有缺血性卒中导致的神经功能缺损症状；症状出现<6h；年龄 18～80 岁；意识

清楚或嗜睡；脑 CT 无明显早期脑梗死低密度改变；患者或家属签署知情同意书。

禁忌证：同前。

溶栓药物治疗方法：①尿激酶：100～150 万 U，溶于生理盐水 100～200ml 中，持续静滴 30 分钟，用药期间应严密监护患者。②rt-PA：剂量为 0.9mg/kg（最大剂量为 90mg）静脉滴注，其中 10%在最初 1 分钟内静脉推注，其余持续滴注 1 小时，用药期间及用药 24 小时内应严密监护患者。动脉溶栓较静脉溶栓治疗有较高的血管再通率，但其优点往往被耽误的时间所抵消。

（2）抗血小板聚集治疗：不符合溶栓适应证且无禁忌证的缺血性脑卒中患者应在发病后尽早给予口服阿司匹林 150～300mg/d。急性期后可改为预防剂量（50～150mg/d）。溶栓治疗者，阿司匹林等抗血小板药物应在溶栓 24 小时后开始使用。对不能耐受阿司匹林者，可考虑选用氯吡格雷等抗血小板治疗；对于未接受静脉溶栓治疗的轻型卒中患者（NIHSS 评分≤3 分），在发病 24h 内应尽早启动双重抗血小板治疗并维持 21d，有益于降低发病 90d 内的卒中复发风险，但应密切观察出血风险。

（3）抗凝治疗：①普通肝素：100mg 加入 5%葡萄糖或 0.85%生理盐水 500ml 中，以每分钟 10～20 滴的速度静脉滴注。②低分子量肝素（LMWH）：4000～5000IU，腹壁皮下注射，每日 2 次。③华法林（warfarin）：6～12mg，每日 1 次，口服，3～5 天后改为 2～6mg 维持，监测凝血酶原时间（PT）为正常值的 1.5 倍或国际标准化比值 INR 达到 2.0～3.0。必要时可用静脉肝素或低分子量肝素皮下注射。④类肝素：美国的 TOAST 试验显示类肝素不降低卒中复发率，也不缓解病情的发展。但在卒中亚型分析时发现类肝素可能对大动脉硬化型卒中有效。

（4）降纤治疗：很多研究显示脑梗死急性期血浆纤维蛋白原和血液黏度增高，蛇毒酶制剂可显著降低血浆纤维蛋白原，并有轻度溶栓和抑制血栓形成作用。对不适合溶栓并经过严格筛选的脑梗死患者，特别是高纤维蛋白血症者可选用降纤治疗。常用的药物包括巴曲酶（batroxobin）、降纤酶（defibrase）、安克洛酶（ancrod）等。

（5）神经保护治疗：理论上，针对急性缺血或再灌注后细胞损伤的药物（神经保护剂）可保护脑细胞，提高对缺血缺氧的耐受性，但缺乏有说服力的大样本临床观察资料。①钙拮抗剂、兴奋性氨基酸拮抗剂、神经节苷脂、NXY-059、镁剂、吡拉西坦等在动物实验中的疗效都未得到临床试验证实。②依达拉奉：是一种抗氧化剂和自由基清除剂，国内外多个随机双盲安慰剂对照试验提示依达拉奉能改善急性脑梗死的功能结局并安全。③胞磷胆碱：meta-分析提示卒中后 24 小时内口服胞磷胆碱的患者 3 个月全面功能恢复的可能性显著高于安慰剂组，安全性与安慰剂组相似。④脑蛋白水解物（cerebrolysin）：是一种有神经营养和神经保护作用的药物，国外随机双盲安慰剂对照试验提示其安全并可改善预后。⑤高压氧和亚低温的疗效和安全性还需开展高质量的随机对照试验证实。

（6）外科或介入治疗：对大脑半球的大面积脑梗死，可施行开颅减压术和（或）部分脑组织切除术。

（7）康复治疗：康复对脑血管病整体治疗的效果和重要性已被国际公认。病情稳定后应尽早进行，康复的目标是减轻脑卒中引起的功能缺损，提高患者的生活质量。在急性期，康复运动主要是抑制异常的原始反射活动，重建正常运动模式，其次才是加强肌肉力量的训练。除运动康复治疗外，还应注意语言、认知、心理、职业与社会康复等。

（二）中医治疗

1. 治疗原则

中风急性期，当急则治其标，以祛邪为主，常用平肝息风、化痰通腑、活血通络等治法。中脏腑者，当以醒神开窍为治则，闭证宜清热开窍或化痰开窍，脱证则回阳固脱，如内闭外脱并存，则醒神开窍与扶正固本兼用。

多数患者经过积极治疗后，病情可逐渐恢复或缓解。但也有部分患者留有半身不遂、肌肤不仁、言语不利、吞咽困难等后遗症，辨证多见虚实夹杂，治宜攻补兼施。如中风瘫痪可见肢体强痉而屈伸不利之硬瘫，为阴血亏虚、筋膜拘急所致，常用建瓴汤，以育阴息风、养筋缓急；若肢体瘫软而活动不能之软瘫，为气虚血瘀、筋膜弛缓所致，常用补阳还五汤，以益气活血，强筋振痿。若两者兼夹，宜虚实并治，如大活络丹，调理气血，滋补肝肾，祛瘀化痰，息风通络。若舌强言謇，或言语不清，或舌暗不语，伸舌多偏斜，属风痰入络，舌窍不利，可用神仙解语丹以祛风除痰开窍。

2. 辨证论治

（1）中经络

①风阳上扰证

临床表现：半身不遂，肌肤不仁，口舌歪斜；言语謇涩，或舌强不语；急躁易怒，头痛，眩晕，面红目赤，口苦咽干；尿赤，便干；舌红少苔或苔黄，脉弦数。

治法：清肝泻火，息风潜阳。

方药：天麻钩藤饮。本方由天麻、钩藤、生石决明、川牛膝、益母草、黄芩、栀子、杜仲、桑寄生、朱茯神、首乌藤组成。

加减：若头痛较重，减杜仲、桑寄生，加川芎、木贼草、菊花、桑叶；若急躁易怒较重，可加牡丹皮、生白芍、珍珠母；若兼便秘不通，减杜仲、桑寄生，加生大黄、玄参等。

②风痰阻络证

临床表现：肌肤不仁，甚则半身不遂，口舌歪斜；言语不利，或謇涩或不语；头晕目眩；舌质暗淡，舌苔白腻，脉弦滑。

治法：息风化痰，活血通络。

方药：半夏白术天麻汤。本方由天麻、半夏、橘红、茯苓、甘草、白术、生姜、大枣组成。

加减：若眩晕较甚且痰多者，加胆南星、天竺黄、珍珠粉；若肢体麻木，甚则肢体刺痛，痛处不移，加丹参、桃仁、红花、赤芍；若便干便秘，加大黄、黄芩、栀子。风痰瘀结，日久化热，不宜久服本方，以免过于温燥，助热生火。

③痰热腑实证

临床表现：半身不遂，肌肤不仁，口舌歪斜；言语不利，或言语謇涩；头晕目眩，吐痰或痰多，腹胀、便干或便秘；舌质暗红或暗淡，苔黄或黄腻，脉弦滑或兼数。

治法：清热化痰，通腑泻浊。

方药：星蒌承气汤。本方由胆南星、全瓜蒌、生大黄、芒硝组成。

加减：若痰涎较多，可合用竹沥汤，即竹沥、生葛汁、生姜汁相合。

加减：若头晕较重，加天麻、钩藤、菊花、珍珠母；若舌质红而烦躁不安，彻夜不眠者，加生地黄、麦冬、柏子仁、首乌藤；少数患者服用星蒌承气汤后，仍腑气不通，痰热腑实甚者，可改投大柴胡汤治疗。

④气虚血瘀证

临床表现：半身不遂，肌肤不仁，口舌歪斜；言语不利，或謇涩或不语；面色无华，气短乏力；口角流涎，自汗，心悸，便溏；手足或偏身肿胀；舌质暗淡或瘀斑，舌苔薄白或腻，脉沉细、细缓或细弦。

治法：益气扶正，活血化瘀。

方药：补阳还五汤。本方由生黄芪、当归尾、赤芍、川芎、桃仁、红花、地龙组成，且重用生黄芪。

加减：若心悸、气短、乏力明显，加党参、太子参、红参；若肢体肿胀或麻木、刺痛等血瘀重者，加莪术、水蛭、鬼箭羽、鸡血藤；若肢体拘挛，加穿山甲、水蛭、桑枝；若肢体麻木，加木瓜、伸筋草、防己；上肢偏废者，加桂枝、桑枝；下肢偏废者，加川断、桑寄生、杜仲、牛膝。

⑤阴虚风动证

临床表现：半身不遂，一侧手足沉重麻木，口舌歪斜，舌强语謇；平素头晕头痛，耳鸣目眩，双目干涩，腰酸腿软；急躁易怒，少眠多梦；舌质红绛或暗红，少苔或无苔，脉细弦或细弦数。

治法：滋养肝肾，潜阳息风。

方药：镇肝息风汤。本方由生龙骨、生牡蛎、代赭石、白芍、天冬、玄参、龟甲、怀牛膝、川楝子、茵陈、麦芽、甘草组成。

加减：若痰盛者，可去龟甲，加胆南星、竹沥；若心中烦热者，加黄芩、生石膏；若心烦失眠者，加黄连、莲子心、栀子、首乌藤；若头痛重者，可加生石决明、珍珠母、夏枯草、川芎，另外还可酌情加入通窍活络的药物，如地龙、全蝎、红花。

（2）中脏腑

①阳闭

临床表现：突然昏仆，不省人事；牙关紧闭，口噤不开，两手握固，大小便闭，肢体强痉，兼有面赤身热，气粗口臭，躁扰不宁；舌苔黄腻，脉弦滑而数。

治法：清热化痰，开窍醒神。

方药：羚羊角汤合用安宫牛黄丸。羚羊角汤由羚羊角粉、菊花、夏枯草、蝉衣、柴胡、薄荷、生石决明、龟甲、白芍、生地黄、丹皮、大枣组成，合用安宫牛黄丸辛凉开窍醒脑。

加减：若痰盛神昏者，可合用至宝丹或清宫汤；若热闭神昏兼有抽搐者，可加全蝎、蜈蚣，或合用紫雪丹。临床还可选用清开灵注射液或醒脑静注射液静脉滴注。

②阴闭

临床表现：突然昏倒，不省人事；牙关紧闭，口噤不开，两手握固，大小便闭，肢体强痉；面白唇暗，四肢不温，静卧不烦；舌苔白腻，脉沉滑。

治法：温阳化痰，开窍醒神。

方药：涤痰汤合用苏合香丸。涤痰汤由制胆南星、制半夏、橘红、枳实、茯苓、石菖蒲、竹茹、人参、甘草、生姜、大枣组成，合用苏合香丸。

加减：若四肢厥冷者，加桂枝；若兼风象，加天麻、钩藤；若见戴阳，乃属病情恶化，宜急进参附汤、白通加猪胆汁汤鼻饲，或参附注射液静脉滴注。

③脱证

临床表现：突然昏仆，不省人事，目合口张，鼻鼾息微，手撒遗尿；汗多不止，四肢冰冷；舌痿，脉微欲绝。

治法：回阳固脱。

方药：参附汤。本方由人参、附子、生姜组成。若汗出不止者，可加炙黄芪、生龙骨、煅牡蛎、山茱萸、醋五味子。

加减：阳气恢复后，如又见面赤足冷、虚烦不安、脉极弱或突然脉大无根，是由于真阴亏损，阳无所附而出现虚阳上浮欲脱之证，可用地黄饮子，或参附注射液或生脉注射液静脉滴注。

六、预　　后

本病急性期的病死率为 5%～15%。存活的患者中，致残率约为 50%。影响预后的因素较多，最重要的是神经功能缺损的严重程度，其他还包括患者的年龄及卒中的病因等；脑血管病的二级预防：积极处理各项可进行干预的脑卒中危险因素，应用抗血小板聚集药物，降低脑卒中复发的危险性；脑栓塞急性期病死率为 5%～15%，多死于严重脑水肿引起的脑疝、肺炎和心力衰竭等。脑栓塞容易复发，10%～20%在 10 天内发生第二次栓塞，复发者病死率更高；腔隙性脑梗死预后良好，病死率和致残率均低，但容易反复发作。

（孙林娟）

第三节　脑　出　血

一、流　行　病　学

脑出血（intracerebral hemorrhage，ICH）是指非外伤性脑实质内出血，即非创伤性原因引起脑内血管破裂，导致血液在脑实质内聚集。脑出血的发病率可达（12～15）/10 万年。在西方国家中，脑出血约占所有脑卒中的 15%；在我国，脑出血比例更高，为 18.8%～47.6%。脑出血发病迅速，致死致残率高，急性期病死率可达 30%～40%。

脑出血归属于中医学"中风病"范畴。

二、发病机制及病理生理特点

（一）西医病因分型

脑出血病因多种多样，按最新病因分型可分为：高血压、脑淀粉样血管病（cerebral amyloid angiopathy，CAA）、药物、临床、血管结构性病变、系统性及其他疾病、不明原因。临床以高血压性脑出血最常见。

（二）西医发病机制

ICH 发病机制尚不明确，目前研究认为其发生与血管结构、血流动力学改变、血管损伤、凝血功能等多种机制有关：

1. 高血压

高血压是造成脑出血患者发病的主要病因及危险因素。由于血压长期处于较高的水平，继而中小动脉中膜发生慢性病理变化。其损害的病理机制主要包括原发性血肿的占位效应、继发性血肿引起周围低灌注和水肿的损害、血液毒性作用等。

2. CAA

CAA 是指淀粉样物质沉积于大脑皮质及软脑膜中小血管壁的颅内血管，引起血管结构改变，血管出现纤维素样坏死，脑膜小动脉中层变性，产生微小动脉瘤、血管壁损坏等表现，患者出现反复性出血。

3. 药物

抗凝及溶栓药物、抗血小板等药物发挥作用，会干扰正常凝血机制，故其使用均可能引起脑出血。

4. 血管结构性病变

包括脑血管畸形、动脉瘤、烟雾病、脑静脉窦血栓（cerebral venous sinus thrombosis，CVST）等：

（1）脑血管畸形：脑血管畸形是指脑血管先天性发育障碍，脑局部血管数量及结构异常，并对正常脑血流产生了影响。目前普遍认为，动静脉畸形所导致的脑部出血是由于动静脉交通与静脉压力的异常上升，且引流静脉梗阻、狭窄增高血流阻力，促使动静脉畸形出血概率的增大。这一类病因是导致青少年脑出血的主要原因。

（2）动脉瘤：指脑动脉管腔局限性异常扩大形成的动脉壁瘤状突出，基础原因多为动脉管壁先天性的局部缺陷及腔内压力增高。其产生与血流动力学改变有密切关系。因 Willis 环分叉处管壁较薄，故该病好发于此处。

（3）烟雾病：又名"Moyamoya 病"，是一组以大脑前、中动脉起始部及颈内动脉虹吸部狭窄或闭塞，其远端出现异常的细小血管网为特点的脑血管病变。

（4）CVST：由于大脑静脉具有薄壁、无肌纤维，缺乏弹性，且无静脉瓣膜等解剖特点，当 CVST 形成时，静脉回流受阻，血管压力升高，从而引发脑出血。

5. 系统性及其他疾病

诸如颅内肿瘤、血液系统疾病、肝脏疾病等可能引起脑出血：

（1）颅内肿瘤：肿瘤生长需大量血液供其营养，其血管形态多不佳，且肿瘤压迫影响血流等原因综合作用引起脑出血。通常恶性肿瘤较良性肿瘤引起脑出血概率更高。

（2）血液系统疾病：白血病、淋巴瘤、多发性骨髓瘤、再生障碍性贫血、骨髓增生异常综合征、特发性血小板减少性紫癜等可能引起脑出血。由于血液系统疾病可能存在血小板数量减少、血小板功能异常、凝血因子异常等病变，可干扰凝血机制引起脑出血。

（3）肝脏疾病：肝脏与凝血功能关系密切，因此部分肝脏疾病可能会引起脑出血。

（三）中医病因

本病大多存在内伤积损，又因劳逸失度、情志不遂、饮食不当、外邪侵袭等原因，引起脏腑阴阳失调，肝阳暴亢，内风涌动，或夹痰，或夹火，蒙蔽神窍，侵袭经络，引起半身不遂，神昏等表现。

（四）中医病机

本病病因病机复杂，证候演变迅速，脏腑功能失调，阴阳失衡，气血逆乱，上犯于脑，络破血溢于脑脉之外，重症者可闭塞清窍，蒙蔽神明。病位在脑，与心、肾、肝、脾密切相关。病性是本虚标实，上盛下虚。在本为肝肾阴虚，气血亏虚；在标为风火相煽，痰湿壅盛，气血逆乱，络破血溢。"风证""火证""痰证""阴虚证"为出血性中风急性期的基本证候，"风证"为发病的启动因素，急性期以"火证"最为明显，而"瘀证"贯穿于疾病的始终。

三、临床表现及辅助检查

脑出血常见发病年龄在 50～70 岁，且男性多于女性，寒冷季节多发。多数患者存在高血压病史。前驱症状不明显，少数可有头痛、头晕、肢体无力等表现。多在情绪激动后或剧烈活动中突然发病，少数可在静息时发病，发病后病情常在数分钟至数小时内达到高峰。

（一）临床症状

突发性偏瘫、偏身感觉障碍、失语等局灶性神经功能缺损症状，常伴有头痛、呕吐、意识水平下降等表现。

（二）体征

可有偏瘫、偏身感觉障碍、偏盲、失语、空间构象障碍、精神症状、凝视麻痹、共济失调、眼震、复视、眼睑下垂、痫性发作、四肢瘫、去脑强直、意识障碍和脑膜刺激征等。

（三）局限定位表现

脑出血临床表现还与出血部位及出血量有明显关系。

1. 基底节区

可分为壳核出血、丘脑出血、尾状核头出血。

（1）壳核出血：最常见，约占总体的 50%～60%。破裂相关血管为豆纹动脉（外侧支最多），可分为局限型和扩延型。临床症状多为病灶对侧偏瘫、偏身感觉缺失、同向性偏盲，还可有双眼球向病灶对侧同向凝视不能，累及优势半球可有失语。

（2）丘脑出血：发生率次于壳核出血，约占总体的 10%～15%。破裂相关血管为丘脑膝状体动脉和丘脑穿通动脉，同样可分为局限型和扩延型。临床症状多为对侧偏瘫、偏身感觉障碍，可有特征性眼征（如上视不能、凝视鼻尖、眼球分离性斜视、眼球会聚障碍等）。出血累及不同部位可出现某些特征性表现，如丘脑中间腹侧核可出现类似帕金森综合征表现；累及丘脑底核或纹状体可出现偏身舞蹈-投掷样运动等。

（3）尾状核头出血：较少见。一般出血量不大。其症状多为头痛头晕、呕吐、颈僵直和精神症状，神经系统功能缺损不明显。

2. 脑叶出血

发生率可达 5%～10%。临床症状为头痛、呕吐、昏迷较少，引发癫痫可能性最大。出血以顶叶最常见，累及不同部位表现不尽相同：额叶出血多为偏瘫、尿便障碍、Broca 失语、摸索、强握反射等；颞叶出血可有 Werbicke 失语、精神症状、对侧上象限盲、癫痫等；枕叶出血可有视野缺损等；顶叶出血可有偏身感觉障碍、轻偏瘫、对侧下象限盲等。

3. 脑干出血

可分为脑桥出血、中脑出血、延髓出血等。

（1）脑桥出血：比例约为 10%。破裂相关血管多为基底动脉脑桥支。少量出血常表现为交叉性瘫痪、共济失调性偏瘫、双眼向病灶侧凝视麻痹或核间性眼肌麻痹，多无意识障碍；大量出血（出血量大于 5ml）破入第四脑室，患者迅速出现意识丧失、昏迷，双侧针尖样瞳孔、呕吐咖啡样胃内容物、中枢性高热、中枢性呼吸障碍、眼球浮动、四肢瘫痪、去大脑强直发作等。

（2）中脑出血：少见。轻症多表现为一侧或双侧动眼神经不全麻痹、眼球不同轴、同侧肢体共济失调，可有 Weber 或 Benedikt 综合征；重症表现为深昏迷、四肢弛缓性瘫痪，甚至迅速死亡。常伴有头痛、呕吐、意识障碍等表现。

（3）延髓出血：少见。临床多为突然意识障碍，生命体征（呼吸、血压、心率）受到影响。轻者也可表现为不典型 Wallenberg 综合征。

4. 小脑出血

比例约为 10%。破裂相关血管多为小脑上动脉分支。发病突然，眩晕、共济失调明显，可伴有频繁呕吐、后枕部头痛。出血量少者，主要表现为小脑受损症状（共济失调、眼震、小脑性语言等），多无瘫痪；出血量多者，病情常进展迅速，发病时或病后 12～24 小时可出现昏迷及脑干受压表现。

5. 脑室出血

比例约为 3%～5%，可分为原发性和继发性。原发性相关破裂血管为脉络丛血管或室管膜下动脉破裂，继发性多为脑实质出血。出血较少，症状较轻者表现为头痛、呕吐、脑膜刺激征等；出血较多者可出现意识障碍、脑膜刺激征、四肢弛缓性瘫痪、针尖样瞳孔、高热、呼吸不规则、脉搏、血压不稳定等表现。

（四）辅助检查

1. CT

检测脑出血的"金标准"，可清楚显示出血部位、出血量多少、血肿形态、是否破入脑室、血肿周围有无低密度水肿和占位效应，病灶多呈圆形或卵圆形均匀高密度区，边界清楚，脑室大量出血多呈高密度铸型，脑室扩大，包括平扫 CT（non-contrast CT，NCCT）、增强 CT、CT 灌注成像（CT perfusion imaging，CTP）和 CT 血管造影（CT angiography，CTA）、CT 静脉造影（CT venography，CTV）：

（1）NCCT：目前临床确诊急性脑出血的首选方法，也是急诊鉴别急性缺血性卒中和急性出血性卒中、溶栓前排除脑出血的最常规筛查方法。NCCT 的黑洞征、混合征、岛征、血肿不规则形状以及液平面是预测急性颅内出血血肿扩大的重要影像标志物。

（2）增强 CT 和 CTP：有较高诊断价值。若图像显示存在由于造影剂外溢的"点征"提示血肿扩大高风险。CTP 可评估血肿及其周边的局部血流动力学变化，辅助脑出血的诊断及预后的判断。

（3）CTA 及 CTV：CTA 有助于寻找发病病因，明确破裂血管及评价脑血管情况，可以用于筛查血管畸形或动脉瘤。如果血肿部位、组织水肿程度或颅内静脉窦内异常信号提示静脉血栓形成，应该考虑行 MRV 或 CTV 检查。

2. MRI

MRI 对于发现结构异常，明确脑出血病因有极大意义，常用包括常规 T1 和 T2 加权成像、液体衰减反转恢复序列、弥散加权成像、高分辨血管壁磁共振成像、磁共振动脉造影（magnetic resonance angiography，MRA）、磁共振静脉造影（magnetic resonance venography，MRV）等：

（1）常规 MRI 检查：观察脑部结构变化，监测脑出血演进过程优于 CT，但对急性脑出血诊断不及 CT。

（2）MRA 及 MRV：作用类似 CTA，但因未使用造影剂，无创更为安全。

梯度回波成像技术可以在急性期观察到低信号区内混杂斑块状信号，用于脑出血的早期诊断，能检测到微出血病灶。

3. 数字减影血管造影（digital subtraction angiography，DSA）

可清晰显示自主动脉弓至整个颅内各级血管及其分支的位置、形态等，能准确地评估血管狭窄、动脉瘤及侧支循环代偿情况，疑似存在血管畸形、血管病变且需进行手术或介入治疗时可考虑使用，是当前血管病变检查的"金标准"。

4. 腰穿检查

在没有条件或不能进行 CT 扫描时，可考虑进行腰穿检查以协助诊断脑出血。但对大量的脑出血、小脑出血或脑疝早期，腰穿应慎重，以免诱发脑疝。

5. 其他检查

血糖、肝肾功能和电解质；心电图和心肌缺血标志物；凝血酶原时间、国际标准化比值（INR）和活化部分凝血活酶时间；氧饱和度等。

6. 特殊检查

如疑似 CAA 可行 APOE 基因检测，疑似毒药物滥用时应行毒药物检查。

四、诊断及鉴别诊断

中老年患者在活动中或情绪激动时突然发病，迅速出现局灶性神经功能缺损表现以及高颅压表现应考虑脑出血可能，迅速行影像学检查，可明确诊断。

（一）西医诊断

诊断标准参考《中国脑出血诊治指南 2019》：①急性起病；②局灶神经功能缺损症状（少数为全面神经功能缺损），常伴有头痛、呕吐、血压升高及不同程度的意识障碍；③头颅 CT 或 MRI 显示出血灶；④排除非血管性脑部病因。

（二）中医诊断要点

参照 1995 年中华医学会第四次全国脑血管病学术会议修订的《各类脑血管疾病诊断要点》：好发部位为壳核、丘脑、尾状核头部、中脑、桥脑、小脑、皮质下白质，即脑叶、脑室及其他。主要是高血压性脑出血，也包括其他病因的非外伤性脑内出血。高血压性脑出血的诊断要点如下：①常于体力活动或情绪激动时发病。②发作时常有反复呕吐、头痛和血压升高。③病情进展迅速，常出现意识障碍、偏瘫和其他神经系统局灶症状。④多有高血压病史。⑤腰穿脑脊液多含血（其中 20%左右可不含血）且压力增高。⑥脑超声波检查多有中线波移位。⑦鉴别诊断有困难时可做 CT 检查。

（三）鉴别诊断

1. 脑梗死

同为脑血管病，脑梗死是由脑动脉闭塞引起的缺血性疾病，也可出现神经功能损害表现。脑梗死往往伴有糖尿病、高血脂、高血压等病史，多在安静、睡眠或者睡醒后发病，起病比较缓慢，进展较慢，多有口齿不清、偏侧乏力麻木等表现，头颅 CT 早期不显影或者同侧的大脑中动脉显影，或者出现低密度梗死灶。

2. 蛛网膜下腔出血

起病急，多见于青少年，常有意识障碍、颈强直、克氏征阳性，可有动眼神经瘫痪。实验室检查可发现脑脊液压力增高，呈血性，还可行脑血管造影等检查辅助诊断。

3. 脑肿瘤

常见的神经外科疾病。脑肿瘤的发病较缓慢，病程可自 1~2 个月至数年不等，可出现持续性全身乏力、麻木瘫痪等症状，还可出现颅内压增高，即头痛、呕吐及视盘水肿。辅助检查诸如肿瘤标志物及影像学等可辅助鉴别。

4. 病毒性脑炎

多有上呼吸道感染或腹泻史，常以精神异常为首发症状，神经系统体征广泛，且不能用某一局部病变解释，脑电图可见弥漫性慢波，部分病人脑脊液可见出现炎症表现。

5. 外伤性颅内血肿

外力造成颅内血管破裂，导致出血进而形成血肿。有明确的外伤史，临床表现为颅内压增高、意识障碍、硬膜下血肿、外伤性脑内血肿、外伤性硬膜下积液等。

中医类证鉴别同脑梗死一节。

五、治　　疗

（一）西医治疗

脑出血的治疗包括内科治疗和外科治疗，大多数患者以内科治疗为主，如果病情危重或发现有继发原因，且有手术适应证者，则应该进行外科治疗。

1. 内科治疗

（1）一般处理：卧床休息，保持安静，避免情绪激动及血压升高。需常规予以持续生命体征监测、神经系统评估、持续心肺监护。同时需要注意水电解质平衡、预防吸入性肺炎、预防控制感染。针对不同表现可予以对症处理：如明显头痛或过度烦躁不安，可酌情予镇静止痛药；便秘者可选用缓泻剂等。

（2）血压管理：脑出血后常会引起血压升高，一般认为是机体针对颅内压升高保证脑组织血供的血管自动调节反应。血压升高不仅可引起血肿扩大，还可诱发再次出血。对于收缩压 150～220mmHg 的住院患者，在没有急性降压禁忌证的情况下，可在数小时内降至 130～140mmHg；对于收缩压＞220mmHg 的脑出血患者，在密切监测血压的情况下，可持续静脉输注药物以控制血压，收缩压目标值为 160mmHg。在降压治疗期间应严密观察血压变化，避免血压波动，每隔 5～15min 进行 1 次血压测量，注意避免降压速度过快引起脑低灌注，防止二次伤害。

（3）控制血糖：对于脑出血患者，血糖过高或过低均不利于疾病预后。血糖值可考虑控制在 7.8～10.0mmol/L，平素应加强血糖监测并及时予相应处理。血糖超过 10mmol/L 时可给予胰岛素治疗；血糖低于 3.3mmol/L 时，可给予 10%～20%葡萄糖口服或注射治疗以达到正常血糖水平。

（4）控制体温：脑出血患者早期可出现中枢性发热，特别是在大量脑出血、丘脑出血或脑干出血者中容易出现。入院 72h 内患者的发热持续时间与临床转归相关，发病 3d 后，患者可因感染等原因引起发热，此时应针对病因治疗。

（5）药物治疗

①止血治疗：止血药物如氨基己酸、氨甲苯酸、巴曲酶对治疗高血压性动脉硬化出血效果不明显。目前认为，氨甲环酸有助于限制血肿体积扩大和降低早期病死率，但长期效益不确定，可选择性使用。

②神经保护剂：自发性脑出血 6h 内应用神经保护剂，如自由基清除剂 NXY-059 或依达拉奉等存在一定积极作用。

（6）病因治疗：针对因使用抗栓药物发生脑出血的患者，首先应立即停药，并据可能原因予以相应治疗。脑出血是服用华法林的患者最严重的并发症之一，一般使用维生素 K 及新鲜冰冻血浆（FFP）来治疗华法林相关脑出血；对新型口服抗凝药物（达比加群、阿哌沙班、利伐沙班）相关脑出血，有条件者可应用相应拮抗药物（如依达赛珠单抗）治疗；对普通肝素相关性脑出血，推荐使用硫酸鱼精蛋白治疗；缺血性脑卒中患者溶栓后存在脑出血风险，可输入血小板（6～8个单位）和包含凝血因子Ⅷ的冷沉淀物，以快速纠正 rt-PA 造成的系统性纤溶状态。抗血小板药物可能增加脑出血的发生，老年人尤其是未经治疗的高血压患者中，大剂量阿司匹林引起脑出血的风险进一步增加，此时不推荐常规输注血小板治疗。

（7）并发症治疗

1）颅内压增高：脑出血患者早期的颅内压需要控制在合适的水平。当颅内压升高时，应嘱患者卧床并适度抬高床头，严密观察生命体征，对症可予镇痛和镇静处理。需要脱水降颅内压时，可给予甘露醇和高渗盐水静脉滴注，用量及疗程依个体化而定。如脑出血患者出现严重脑积水（脑室扩大），且药物脱水治疗无明显效果的情况下，可考虑行脑室引流。

2）痫性发作：出血性卒中尤其脑叶出血易引起痫性发作，不建议预防性应用抗癫痫药物。对于临床痫性发作者应进行抗癫痫药物治疗；疑为痫性发作者应考虑持续脑电图监测，如检测到痫样放电，给予抗癫痫药物治疗。

3）深静脉血栓和肺栓塞的防治：脑出血患者发生深静脉血栓（deep vein thrombosis，DVT）和肺栓塞的风险很高。卧床患者应注意预防 DVT，如疑似患者可做 D-二聚体检测及肢体多普勒超声检查，鼓励患者尽早活动、腿抬高，尽可能避免下肢静脉输液，特别是瘫痪侧肢体。瘫痪患者入院后立即应用气压泵装置，可预防深静脉血栓及相关栓塞事件；不建议穿弹力袜预防深静脉血栓。

2. 外科治疗

外科手术以其快速清除血肿、缓解颅内高压、解除机械压迫的优势成为脑出血治疗的重要方法。

（1）脑实质出血：对于大多数原发性脑出血患者，不主张无选择地常规使用外科开颅手术。根据临床情况，可个体化选择外科开颅手术或微创手术治疗。

（2）脑室出血：单纯脑室外引流联合 rt-PA 治疗脑室出血是安全的，有助于降低重症患者的病死率；联合腰椎穿刺置管引流有助于加速清除脑室出血、降低行脑室-腹腔分流术的风险。

3. 预防再出血

所有脑出血患者均应控制血压，脑出血发生后应立即给予控制血压的措施，长期血压控制目标为 130/80mmHg；改变生活方式（避免每天超过 2 次的饮酒，避免吸烟和药物滥用）；需要抗栓治疗时，对合并非瓣膜性心房颤动的脑叶出血患者需避免长期服用华法林抗凝治疗，以防增加出血复发风险；当具有抗栓药物的明显指征时，非脑叶出血患者可以应用抗凝药物。脑出血患者可应用抗血小板单药治疗，但应限制他汀类药物的使用。

4. 康复治疗

脑出血后，只要患者病情平稳且不再进展，宜尽早进行康复治疗。根据脑出血患者的具体情况，进行运动功能、感觉障碍、痉挛、失语症、构音障碍、吞咽障碍等的康复训练，适度地强化康复治疗措施并逐步合理地增加强度。

（二）中医治疗

1. 辨证要点

（1）辨中经络-中脏腑：中经络者以半身不遂、口眼㖞斜、言语不利为主，意识清楚；中脏腑者以神志昏蒙、迷蒙，甚至昏不识人为主，伴肢体不用。

（2）中脏腑辨闭证-脱证：闭证为邪气内闭清窍，可见神昏、牙关紧闭、口噤不开、双手紧握、肢体强直等表现；脱证为脏腑阳气散脱，阴阳将决，症见神昏、目合口开、四肢松软、手撒肢冷、二便自遗、鼻息低微等。

（3）闭证辨阳闭-阴闭：阳闭常存在痰热瘀火等表现，如身热面红、气粗声高、痰声如拉锯、便秘尿黄、舌红绛苔黄腻、脉弦滑而数；阴闭常存在寒食痰浊等表现，如面白纯紫、四肢不温、舌苔白腻、脉沉滑。

（4）辨病期：分三期，急性期为发病两周内（中脏腑为一月内）；恢复期为发病两周或一月至半年内；后遗症期为发病半年以上。

2. 治疗原则

中经络以平肝息风，祛瘀化痰为主。中脏腑闭证当以息风清火、豁痰开窍、通腑泻热，中脏腑脱证需救阴回阳固脱，若两种俱有，需开窍配以固脱。恢复期及后遗症期，需扶正祛邪兼用。

3. 证治分类

（1）中经络

1）肝阳暴亢，风火上扰证

临床表现：半身不遂，口舌歪斜，言语謇涩或不语，偏身麻木，头晕头痛，面红目赤，口苦咽干，心烦易怒，尿赤便干，舌质红或红绛，舌苔薄黄，脉弦有力。

治法：平肝潜阳，清热息风。

方药：天麻钩藤饮加减：天麻 9g，钩藤（后下）12g，石决明（先煎）30g，川牛膝 12g，杜仲 9g，桑寄生 9g，黄芩 9g，栀子 9g，益母草 9g，夜交藤 9g，茯神 9g。

加减：头晕头痛，加菊花 12g，桑叶 9g 以平肝息风；肝火甚，加龙胆草 6g 以清泻肝火；心烦易怒，加牡丹皮 9g，白芍 9g 以清热除烦；便干便秘，加大黄（后下）6g 以清热通便。重症患者出现风火上扰清窍而神志昏蒙，以羚角钩藤汤加减配合服用安宫牛黄丸，药用：羚羊角片（单煎）3g，桑叶 6g，川贝粉（冲服）2g，生地黄 15g，钩藤（后下）9g，菊花 9g，茯神 9g，白芍 9g，甘草 3g，竹茹 9g 等。

中成药：天麻钩藤颗粒，开水冲服，1 次 10g，1 日 3 次；清开灵注射液 20～40ml 加入 5%葡萄糖注射液或 0.9%生理盐水 50～500ml 中，静脉滴注，1 日 1 次，可连续使用 7～14d。

2）痰热腑实，风痰上扰证

临床表现：半身不遂，口舌歪斜，言语謇涩或不语，偏身麻木，腹胀，便干便秘，头晕目眩，咳痰或痰多，舌质暗红或暗淡，苔黄或黄腻，脉弦滑或偏瘫侧脉弦滑而大。

治法：化痰通腑。

方药：星蒌承气汤加减：瓜蒌 30g，胆南星 6g，大黄（后下）9g，芒硝（冲服）9g，丹参 15g。

注意：舌苔黄腻、脉弦滑、便秘是本证的特征，也是化痰通腑法的临床应用指征。应用本法应以通为度，不可通下太过，以免伤及正气。

加减：头痛、头晕重，加钩藤（后下）12g，菊花 12g，珍珠（先煎）15g 以平肝息风；风动不已，躁动不安，加羚羊角粉（冲服）0.6g，石决明（先煎）30g，磁石（先煎）30g 以镇肝息风；痰热甚，加天竺黄 6g，竹沥水（冲服）10ml，川贝粉（冲服）2g 以清化痰热；心烦不宁，加栀子 9g，黄芩 9g 以清热除烦；大便通而黄腻苔不退，少阳枢机不利，气郁痰阻，配大柴胡汤化裁；年老体弱津亏，口干口渴，加生地黄 15g，麦冬 15g，玄参 9g 以养阴生津；黄腻苔呈斑块样剥脱，见阴伤之势，去芒硝，减胆南星、瓜蒌、大黄之用量，加麦冬 9g，玄参 9g，生地黄 15g 以育阴生津。

中成药：牛黄清心丸，口服，1 次 1 丸，1 日 1 次；清开灵注射液 20～40ml 加入 5%葡萄糖注射液或 0.9%生理盐水 250～500ml 中，静脉滴注，1 日 1 次，可连续使用 7～14d。

3）阴虚风动证

临床表现：半身不遂，口舌歪斜，言语謇涩或不语，偏身麻木，烦躁失眠，头晕耳鸣，手足心热，咽干口燥，舌质红绛或暗红，或舌红瘦，少苔或无苔，脉弦细或弦细数。

治法：滋养肝肾，潜阳息风。

方药：镇肝息风汤加减：牛膝 15g，代赭石（先煎）30g，龙骨（先煎）15g，牡蛎（先煎）15g，龟甲（先煎）15g，白芍 9g，玄参 15g，天冬 15g，川楝子 6g，麦芽 6g，茵陈（后下）6g，甘草 6g。

加减：心烦失眠，加黄芩 9g，栀子 9g，莲子心 3g，夜交藤 15g，珍珠母（先煎）15g 以清心除烦，镇心安神；头痛重，加石决明（先煎）30g，夏枯草 6g 以清肝息风；阴虚明显，加鳖甲（先煎）15g，阿胶（烊化）9g 以滋阴养血；阴虚血瘀明显，以育阴通络汤加减，药用：生地黄 15g，山萸肉 9g，钩藤（后下）15g，天麻 9g，丹参 15g，白芍 9g 以育阴息风，活血通络。

中成药：大补阴丸，口服，1 次 6g，1 日 2～3 次；知柏地黄丸，口服，水蜜丸 1 次 6g，小蜜丸 1 次 9g，大蜜丸 1 次 1 丸，1 日 2 次；生脉注射液 20～60ml 加入 5%葡萄糖注射液 250～500ml 中，静脉滴注，1 日 1 次，可连续使用 7～10d。

（2）中脏腑

1）痰热内闭清窍证（阳闭）

临床表现：神昏，半身不遂，鼻鼾痰鸣，项强身热，气粗口臭，躁扰不宁，甚则手足厥冷，频繁抽搐，偶见呕血，舌质红绛，舌苔黄腻或干腻，脉弦滑数。

治法：清热化痰，醒神开窍。

方药：羚羊角汤加减，配合灌服或鼻饲安宫牛黄丸：羚羊角粉（冲服）0.6g，龟甲（先煎）15g，生地黄 12g，牡丹皮 9g，白芍 12g，夏枯草 6g，石决明（先煎）30g。

加减：痰多，加胆南星 6g，竹沥水兑服 1ml 或配合服用珠珀猴枣散以清热化痰；便秘，加大黄（后下）9g，芒硝（冲服）9g 以通腑泻热；躁扰不宁，加黄芩 9g，栀子 9g，麦冬 9g，莲子心 3g 以清肝泻火除烦；伴抽搐，加僵蚕 6g，天竺黄 6g 以息风化痰止痉；神昏重，加郁金 12g，石菖蒲 9g 以开窍醒神；见呕血、便血，加三七粉 3g，大黄粉 3g 冲服或鼻饲以凉血止血。

中成药：安宫牛黄丸，灌服或鼻饲，1次1丸，每6～8小时1次；珠珀猴枣散，口服，1次0.3g，1日2次；清开灵注射液20～40ml加入5%葡萄糖注射液或0.9%生理盐水250～500ml中，静脉滴注，1日1次，连续使用7～14d。

2）痰湿蒙塞清窍证（阴闭）

临床表现：神志昏蒙，半身不遂，口舌歪斜，痰鸣漉漉，面白唇暗，肢体松懈，瘫软不温，静卧不烦，二便自遗，或周身湿冷，舌质紫暗，苔白腻，脉沉滑缓。

治法：温阳化痰，醒神开窍。

方药：涤痰汤加减，配合灌服或鼻饲苏合香丸：法半夏9g，陈皮9g，枳实9g，胆南星6g，茯苓15g，石菖蒲9g，竹茹6g，远志9g，丹参15g，甘草9g。

加减：肢体抽搐，加天麻9g，钩藤（后下）15g以平肝息风；痰声漉漉，舌苔厚腻，加紫苏子9g，瓜蒌15g以化痰降浊。

中成药：苏合香丸，鼻饲，1次1丸，1日2～3次；醒脑静注射液20～40ml加入5%葡萄糖注射液或0.9%生理盐水250～500ml中，静脉滴注，1日1次，连续使用7～10d。

3）元气败脱，神明散乱证（脱证）

临床表现：神昏，肢体瘫软，目合口张，呼吸微弱，手撒肢冷，汗多，重则周身湿冷，二便失禁，舌痿不伸，舌质紫暗，苔白腻，脉沉缓或沉微。

治法：益气回阳固脱。

方药：参附汤加减，或合生脉散加减：人参（单煎）12g，附子（先煎）9g。

加减：汗出不止，加山茱萸9g，黄芪30g，煅龙骨（先煎）30g，煅牡蛎（先煎）30g以敛汗固脱；气阴两伤，选用西洋参（单煎）6g，阿胶（烊化）9g，龟甲（先煎）15g以益气养阴；阳气欲脱，四肢不温，用附子（先煎）9g，红参（单煎）15g水煎频频灌服，以回阳固脱。

中成药：参附注射液20～100ml加入5%或10%葡萄糖注射液250～500ml中，静脉滴注，1日1次；参麦注射液10～60ml加入5%葡萄糖注射液250～500ml中，静脉滴注，1日1次。

（3）恢复期，气虚血瘀证

临床表现：半身不遂，口舌歪斜，言语謇涩或不语，偏身麻木，面色㿠白，气短乏力，口角流涎，自汗出，心悸便溏，手足肿胀，舌质暗淡，或舌边有齿痕，舌苔薄白或白腻，脉沉细、细缓或细弦。

治法：益气活血。

方药：补阳还五汤加减：黄芪30g，当归尾6g，赤芍9g，地龙6g，川芎6g，红花9g，桃仁9g。

加减：恢复期气虚明显，加党参12g或太子参15g以益气通络；言语不利，加远志9g，石菖蒲6g，郁金12g以祛痰利窍；心悸、喘息，加桂枝6g，炙甘草6g以温经通阳；肢体麻木，加木瓜15g，伸筋草15g，防己9g以舒筋活络；上肢偏废，加桂枝6g以通络；下肢瘫软无力，加续断12g，桑寄生15g，杜仲12g，牛膝12g以强壮筋骨；小便失禁，加桑螵蛸9g以温肾固涩；肢体拘急疼痛而血瘀重，加莪术6g，水蛭3g，鬼箭羽9g，鸡血藤15g以活血通络。

中成药：脑安胶囊，口服，1 次 2 粒，1 日 2 次；生脉注射液 20～60ml 加入 5%葡萄糖注射液 250～500ml 中，静脉滴注，1 日 1 次，可连续使用 7～10d。

4. 其他

（1）针灸：病情平稳后可以进行针灸。中经络者，取穴以手足阳明经穴为主，辅以太阳、少阳经穴。中脏腑脱证者，选用任脉穴为主，用大艾炷灸法治疗；闭证者，取水沟、十二井穴为主。中经络者，上肢取穴肩髃、臂臑、曲池、外关、合谷、内关；下肢取穴环跳、承扶、风市、足三里、血海、委中、阳陵泉、太冲。吞咽障碍者，加风池、完骨、天柱、天容；语言不利者，加廉泉、金津、玉液、哑门；手指握固者，加八邪、后溪；足内翻者，加丘墟、照海。中脏腑者，脱证取穴关元、足三里，施大艾炷隔姜灸，神阙隔盐灸；闭证取穴水沟、十二井、太冲、丰隆、劳宫等。

（2）熏洗：复方通络液：红花 10g，川乌 10g，草乌 10g，当归 10g，川芎 10g，桑枝 30g。以上药物煎汤取 1000～2000ml，煎煮后趁热以其蒸汽熏病侧手部，待药水略温后，洗、敷肿胀的手部及病侧肢体。

六、预后与调护

脑出血预后与出血量、出血部位、意识状态、有无并发症等因素有关。高血压性脑出血若血压控制良好，再发概率较低，血管畸形引起的脑出血，复发率较高。饮食宜清淡易消化，忌辛辣刺激，禁烟酒，保持心情愉快，避免疲劳，积极行康复治疗，长期卧床者避免褥疮。

（孙林娟）

第四节　帕　金　森　病

一、流　行　病　学

帕金森病（PD）是一种常见的中老年神经系统退行性疾病，临床上以静止性震颤、运动迟缓、肌强直和姿势平衡障碍为主要特征。PD 能在任何年龄起病，老年人多见，起病高峰在 60 岁左右。PD 发病率有随着年龄增长而增加的倾向，患病率约为 2%，阳性家族史 PD 患病风险加倍，为 4%。流行病学调查研究显示欧美国家 60 岁以上人群 PD 患病率达到 1%，80 岁以上超过 4%，我国 65 岁以上人群患病率为 1.7%。PD 归属于中医学"颤证"范畴。

二、发病机制及病理生理特点

（一）西医病因分型

1. 遗传因素

20 世纪 90 年代后期发现在意大利、希腊和德国的个别家族性 PD 患者中存在 α-突触核蛋白基因突变，呈常染色体显性遗传，其表达产物是路易小体的主要成分。可能与遗传因素相关。目前认为约 10% 的患者有家族史，绝大多数患者为散发。

2. 环境因素

PD 易受环境因素的影响，如有机化学物质：如一些吸毒者摄入不纯物 N-甲基-4-苯基-1，2，3，6 四氢吡啶（MPTP），经肺部吸入并能进入体内选择性地损害黑质纹状体色素神经元，使人和灵长类动物产生类似帕金森病的临床表现。水源污染：据来自一些工业化国家的报道，帕金森病的发生和流行有一定的区域性，而这些区域的水中显然含有某些与致病有关的水溶性物质。农药与工业污染：帕金森病的发病与农药的使用关系密切。化学、制药、制革等工业生产过程中产生的一些物质与帕金森病亦有潜在关系。

3. 神经系统老化

PD 主要发生于中老年人，40 岁以前发病少见，提示神经系统老化与发病有关。有资料显示 30 岁以后，随年龄增长，黑质多巴胺能神经元呈退行性变，多巴胺能神经元渐进性减少。神经系统老化只是帕金森病的促发因素。

4. 多因素交互作用

目前认为 PD 并非单因素所致，而是在多因素交互作用下发病。除基因突变导致的少数患者发病外，基因易感性可致使患病概率增加，但并不一定发病，只有在环境因素、神经老化等因素的共同作用下，通过氧化应激、线粒体功能紊乱、蛋白酶体功能障碍、炎性或（和）免疫性反应、钙稳态失衡、兴奋性毒性、细胞凋亡等机制导致黑质多巴胺神经元大量变性、丢失，才会导致发病。

（二）西医发病机制

目前认为 PD 发病机制主要是氧化应激、神经炎性反应、细胞凋亡等，导致中脑黑质纹状体多巴胺能神经元的变性、丢失、胶质增生伴路易小体的形成。

（三）病理特点

1. 基本病变

主要有两大病理特点，其一是黑质多巴胺能神经元及其他含色素的神经元大量变性丢失，尤其是黑质致密区多巴胺能神经元丢失最严重。其二是在黑质残存神经元胞质内出现嗜酸性包涵体，即路易小体。

2. 生化改变

黑质多巴胺能神经元通过黑质-纹状体通路将多巴胺输送到纹状体，参与基底核的运动调节。由于帕金森的黑质致密多巴胺能神经元严重丢失，黑质-纹状体通路变性纹状体多巴胺递质水平显著降低，降低至 70%～80% 以上时则出现临床症状。

（四）中医病因

本病多因禀赋不足、年老体虚、情志过极、饮食不节、劳逸失当等，引起风阳内动，或痰热动风，或瘀血夹风，或虚风内动，或肾精气血亏虚，进而筋脉失养或风邪扰动筋脉而成。

（五）中医病机

本病的基本病机为肝风内动，筋脉失养。肝主身之筋膜，为风木之脏，肝风内动，筋脉不能任持自主，随风而动，牵动肢体及头颈颤抖摇动。颤证病位在筋脉，与肝、肾、脾等脏关系密切。本病的病理性质总属本虚标实。

三、临床表现及辅助检查

PD 发病年龄平均约 55 岁，多见于 60 岁以后，40 岁以前相对少见，男性多于女性。通常隐匿起病，缓慢发展。主要表现为运动症状和非运动症状。

（一）临床症状

1. 运动症状

（1）静止性震颤：由一侧肢体逐渐延伸至四肢的静止性震颤，即肌肉完全处于静止状态时出现 4～6Hz 震颤（运动起始后反被抑制），震颤幅度中等以上，持续存在，或有间断。

（2）肌强直：被动运动关节时，阻力增高，且成一致性，类似弯曲软铅管的感觉，故称"铅管样强直"。在有静止性震颤的患者中可感到均匀的阻力中出现断续停顿，如同转动齿轮，称为"齿轮样强直"。四肢、躯干、颈部肌强直可使患者出现特殊的屈曲体姿，表现为头部前倾，躯干俯屈，肘关节屈曲，腕关节伸直，前臂内收，髋及膝关节略微弯曲。

（3）运动迟缓：即在运动缓慢和持续运动中运动幅度或速度的下降（或者逐渐出现迟疑、犹豫或暂停）。主要表现为动作缓慢，精细动作障碍，日常生活能力障碍，穿衣、洗漱时间较长或难以完成。

（4）姿势异常和姿势反射障碍：头、躯干前倾，两手位置上移；双肩被突然向后拉时，出现后退站立不稳甚至跌倒。在疾病早期，表现为走路时患侧上肢摆臂幅度减小或消失，下肢拖曳。随病情进展，步伐逐渐变小变慢，启动、转弯时步态障碍尤为明显，自座位、卧位起立时困难，有时行走中全身僵住，不能动弹，称为"冻结现象"。有时迈步后，以极小的步伐越走越快，不能及时止步，称为前冲步态或慌张步态。

2. 非运动症状

（1）自主神经功能障碍：包括消化道蠕动障碍所致的顽固性便秘；膀胱功能障碍所致的尿频、尿不畅或尿失禁；性功能障碍所致的性交次数减少和没有性生活，男性患者阳痿、早泄等；交感神经功能障碍所致的直立性低血压；头面部皮脂分泌增多的"油性面容"。

（2）情绪障碍：其中以情绪低落或抑郁最为多见。轻者表现为心境恶劣、悲观、注意力不集中、易怒、睡眠差、兴趣减退、快乐感消失等。重者出现明显精神运动迟缓、意志活动减退，个别患者可出现强烈的消极观念。

（3）认知功能障碍：痴呆可能是 PD 运动症状以外又一常见的症状，发生于 PD 病程一年以后。其临床特点是：①智能障碍：表现为思维能力、注意力、理解力、观察力、判断力、言语表达及综合能力均减退；②视觉空间障碍：表现为视觉记忆、视觉分析能力和抽象空间综合技能的减退；③记忆力障碍：此症状较为常见，主要是健忘，到了中、晚期记忆力均减退，出现"张冠李戴""片段思维"，人物、时间、地点常混淆不清，可有虚构。

（4）嗅觉障碍：嗅觉障碍可能是 PD 最早出现的症状，甚至可能出现在 PD 运动症状之前。

（5）快速动眼期睡眠行为障碍（RBD）：PD 患者常出现 RBD。行为障碍出现于快速动眼睡眠期，主要表现为睡眠开始 90 分钟后出现面部及肢体的各种不自主运动，伴梦语或喊叫。

（二）辅助检查

1. 血、脑脊液检查

常规检查均无异常，脑脊液中的高香草酸含量可降低。

2. 影像学检查

头 CT 和 MRI 检查无特征性改变，PET 或 SPECT 检查有辅助诊断价值。

3. 其他

嗅觉测试可发现早期患者嗅觉减退；经颅超声可通过耳前的听骨窗探测黑质回声，可发现大多数 PD 患者黑质回声增强。

四、诊断及鉴别诊断

（一）西医诊断

目前尚缺乏特异性强的诊断指标，根据患者的病史、临床资料，结合量表及有关辅助检查，可初步诊断，确诊有赖于病理诊断。诊断标准参照《中国帕金森病的诊断标准（2016 版）》。

1. 诊断的先决条件是明确帕金森综合征

即：存在运动迟缓，且至少存在静止性震颤或肌强直这两项主征的一项。对所有核心主征的检查必须按照国际运动障碍学会统一帕金森病评估量表（MDS-UPDRS）中所描述的方法进行。

2. 一旦明确存在帕金森综合征表现，按照以下标准进行诊断

诊断为帕金森病需要具备：①不符合绝对排除标准；②如果出现警示征象需要通过支持性标准来抵消：如果出现 1 条警示征象，需要至少 1 条支持性标准抵消；如果出现 2 条警示征象，需要至少 2 条支持性标准抵消；如果出现 2 条以上警示征象，则诊断不能成立。

（二）中医诊断要点

参照《颤病中医诊疗方案（2015 版）》：

（1）主要症状：头或肢体颤振、少动、肢体拘痉、颈背僵直。

（2）次要症状：表情呆板、头胸前倾、言语謇涩、上肢协调不能、皮脂外溢、口角流涎、智力减退或精神障碍、生活自理能力降低。

（3）发病年龄：好发于 50～60 岁，男性多于女性。

（4）发病诱因：可有明显诱因，如感受外邪、中毒或脑部病变、也可无诱因。

（5）慢性起病或进行性加重：具有 2 个主症以上，慢性起病或进行性加重，结合年龄、诱因等特点可确诊。

（三）鉴别诊断

1. 西医鉴别诊断

（1）继发性帕金森综合征：共同特点是有明确病因可寻，如感染、药物中毒、脑动脉硬化、外伤等相关病史是鉴别诊断的关键。继发于甲型脑炎后的帕金森综合征目前较为罕见。多种药物均可引起药物性帕金森综合征，一般是可逆的。拳击手中可见头部外伤引起的帕金森综合征。老年人基底节区多发性腔隙性梗死可引起血管性帕金森综合征，患者有高血压、动脉硬化以及卒中史，步态障碍较明显，震颤少见，常伴有锥体束征、帕金森综合征。

（2）伴发于其他神经性疾病的帕金森综合征：不少神经变性疾病具有帕金森综合征表现。这些神经变性疾病各有特点，有些有遗传性，有些为散发性，除帕金森表现程度不一外，还有其他征象，如有不自主运动、垂直性眼球凝视障碍（见于进行性核上性麻痹）、直立性低血压（Shy-Drager 综合征）、小脑共济失调（橄榄脑桥萎缩）、早期出现且严重的痴呆和视幻觉（路易体痴呆）、角膜色素环（肝豆状核变性）、皮质复合感觉缺失和锥体束征等。另外，这些疾病所伴发的帕金森症状，常以强直、少动为主，静止性震颤很少见，双侧起病（除皮质基底核变性外），对左旋多巴胺不敏感。

（3）其他：PD 早期尚需与以下疾病鉴别：①抑郁症：抑郁症不具有 PD 的肌强直和震颤，抗抑郁剂治疗有效，可资鉴别。②特发性震颤：震颤以姿势性或运动性为特征，发病年龄早，饮酒或用普萘洛尔后震颤可显著减轻，无肌强直和运动迟缓，1/3 患者有家族史。

2. 中医鉴别诊断

痫疭即抽搐，多见于急性热病或某些慢性疾病急性发作，抽搐大多情况下呈持续性，有时伴短暂性间歇，手足屈伸牵引，弛纵交替，部分病人可有发热、两目上视、神昏等症状；颤病是一种慢性疾病过程，主要症状为头颈、手足不自主颤动、振摇，手足颤抖动作幅度小，频率较快，而无肢体抽搐牵引和发热、神昏等症状，再结合病史分析，二者不难鉴别。

五、治　疗

目前西医治疗主要是对症治疗，治疗方法主要有药物治疗、手术治疗以及相关临床管理，如运动疗法、心理疏导及照料护理等，但最重要且贯穿疾病全过程的手段依然是药物治疗。中医治疗初期以清热、化痰、息风为主，病程较长、年老体弱者，其肝肾亏虚、气血不足等本虚之象逐渐突出，治疗当以滋补肝肾、益气养血、调补阴阳为主，兼以息风通络。由于本病多发于中老年人，常在本虚的基础上导致标实。因此，治疗更应重视补益肝肾，治病求本。颤证属"风病"范畴，临床对各证候的治疗均可在辨证的基础上配合息风之法。

（一）西医治疗

1. 生活护理

有效的护理能延长患者的生命并改善患者的生活质量，并能防止摔伤。长期卧床患者，翻身叩背，以预防压疮及坠积性肺炎的发生。

2. 非药物治疗

包括饮食护理、运动训练、音乐治疗等。

3. 药物治疗

（1）左旋多巴：老年患者（≥65 岁），或伴智能减退者，首选复方左旋多巴胺。多巴胺替代治疗是 PD 药物治疗的主要手段，有多种多巴胺能药物可供选择，最有效的药物是左旋多巴。左旋多巴常与外周脱羧酶联合给药（卡比多巴和苄丝肼），防止多巴胺在外周组织中形成，以增加左旋多巴的生物利用率，并显著减少胃肠道不良反应。

虽然左旋多巴是 PD 对症治疗的最有效药物，但大约 60% 的患者在左旋多巴治疗 5 年后发生令人困扰的并发症。需要指出的是，左旋多巴突然撤药是不安全的，会导致与神经安定药相似的恶性综合征，表现为发热、汗出、强直、精神错乱和意识不清。

（2）多巴胺受体激动剂：老年患者（≥65 岁），或伴智能减退，首选复方左旋多巴胺，必要时可加多巴胺受体激动剂。多巴胺受体激动剂是一类直接作用于多巴胺受体的药物。目前应用广泛的是非麦角生物碱（包括普拉克索和罗匹尼罗），最初是用于辅助左旋多巴增强运动改善作用，减少运动波动患者的"关期"。目前大多推崇非麦角类多巴胺受体激动剂作为首选药物，尤其适用于年轻患者病情初期。

多巴胺受体激动剂，较左旋多巴更易引发幻觉、精神错乱及精神症状，尤其是老年人。因此，70 岁以上的老年人使用左旋多巴更为安全。

（3）单胺氧化酶 B 抑制药（MAO-B 抑制药）：MAO-B 抑制药阻断中枢性多巴胺的代谢并增加突触间神经递质的浓度，与复方左旋多巴胺合用可增强疗效，改善症状波动。司来吉兰和雷沙吉兰是常见的 MAO-B 抑制药。临床上，在 PD 早期运用单一疗法时 MAO-B 抑制药具有轻微的抗 PD 疗效，在伴有症状波动的患者中，MAO-B 抑制药联合左旋多巴可以缩短"关期"（或加重期）的时间。MAO-B 抑制药通常是安全的并且耐受性好。

虽然司来吉兰是否具有神经保护作用仍存在争议，但近期研究提示司来吉兰与安慰剂对照组相比，可减少冻结步态，并减慢临床恶化的速度。

（4）儿茶酚-氧位-甲基转移酶抑制剂（COMT 抑制剂）：恩他卡朋和托卡朋通过抑制左旋多巴胺在外周的代谢，使脑内多巴胺浓度保持稳定，并能增加其能量代谢。在伴有症状波动的患者中，左旋多巴与 COMT 抑制剂联合使用会缩短"关期"时间，延长"开期"时间，进而提高运动得分。

（5）其他药物治疗：抗胆碱药物如苯海索和苯托品，主要的临床作用在于控制震颤，但是这种控制震颤的作用是否优于其他药物如左旋多巴和多巴胺受体激动剂，还不明确。

金刚烷胺也是重要的药物之一，它是以抗病毒剂被发现的。目前发现它也具有抗 PD 的作用，可能与其抗 NMDAG 受体相关。它的不良反应是网状青斑、体重增加、认知障碍。

4. 手术治疗

对于长期药物治疗效果明显减退，同时出现异动症的病人可以考虑手术治疗，但手术只是改善症状，不能根治，术后仍需药物治疗。手术方法有立体定向神经核毁损术和脑深部电刺激术。

5. 细胞替代疗法

早期胚胎组织细胞移植治疗 PD 的结果不一，尽管某些移植患者表现为初步改善，但多数患者移植后仍发展为"关期"运动障碍，伦理问题及组织的可用性有限，限制了胚胎移植的临床应用。

6. 支持治疗

PD 后期患者自身生活能力严重减退，常导致营养不良、肺部感染、泌尿系感染、压疮等并发症，应加强支持治疗和对症治疗。

（二）中医治疗

1. 辨证要点

颤证重在辨清本虚标实。肝肾阴虚、气血不足为病之本，属虚。表现为颤抖无力、缠绵难愈、腰膝酸软、体瘦眩晕、遇烦劳而加重。风、火、痰、瘀等病理因素为病之标，属实。表现为震颤较剧、肢体僵硬、胸闷体胖、烦躁不宁、遇怒而发。但病久常标本虚实夹杂，临证需仔细辨别其主次轻重。

2. 治疗原则

扶正补虚、标本兼顾是本病的治疗原则。根据标本虚实，填精补髓、益肾调肝，健脾益气养血以扶正治本，清化痰热、息风止痉、活血化瘀以祛邪治标为其治疗大法。

3. 证治分类

（1）风阳内动证

临床表现：肢体颤动粗大，程度较重，不能自制，眩晕耳鸣，面赤烦躁，易激动，心情紧张时颤动加重，伴有肢体麻木，口苦而干，语言迟缓不清，流涎，尿赤，大便干。舌质红，苔黄，脉弦。

治法：镇肝息风，舒筋止颤。

方药：天麻钩藤饮加减。天麻 9g，钩藤（后下）12g，生石决明（先煎）18g，川牛膝 12g，益母草 9g，黄芩 9g，栀子 9g，杜仲 9g，桑寄生 9g，朱茯神 9g，夜交藤 9 克。

加减：肝火偏盛，加龙胆草 10g、夏枯草 10g；痰多者加竹沥 10g、天竺黄 10g；肾阴不足、眩晕耳鸣者，加知母 10g、黄柏 10g、牡丹皮 10g；心烦失眠，加炒枣仁 30g、柏子仁 10g、丹参 15g；颤动不止，加僵蚕 3g、全蝎 3g。

中成药：天麻钩藤颗粒，开水冲服，1 次 10g，1 日 3 次。

（2）痰热风动证

临床表现：头摇不止，肢麻震颤，重则手不能持物，头晕目眩，胸脘痞闷，口苦口黏，甚则口吐痰涎。舌体胖大，有齿痕，舌质红，舌苔黄腻，脉弦滑数。

治法：清热化痰，平肝息风。

方药：导痰汤加减。半夏 6g，橘红 3g，枳实 3g，茯苓 3g，甘草 1.5g，制南星 3g，生姜 10g。

加减：若痰湿内聚，加煨皂角 9g、白芥子 9g 以燥湿豁痰；震颤较重，加珍珠母 9g、生石决明 9g、全蝎 3g；心烦易怒，加天竺黄 9g、牡丹皮 9g、郁金 9g；胸闷脘痞，加瓜蒌皮 9g、厚朴 9g、苍术 9g；肌肤麻木不仁，加地龙 9g、丝瓜络 9g、竹沥 9g；神识呆滞，加石菖蒲 9g、远志 9g。

中成药：橘红丸，口服，1 次 6g，1 日 2 次。

（3）气血亏虚证

临床表现：头摇肢颤，面色㿠白，表情淡漠，神疲乏力，动则气短，心悸健忘，眩晕，纳呆。舌体胖大，舌质淡红，舌苔薄白滑，脉沉濡无力或沉细弱。

治法：益气养血，濡养筋脉。

方药：人参养荣汤加减。当归 10g，甘草 6g，橘皮 6g，白术 12g，人参 10g，白芍药 15g，熟地黄 15g，五味子 10g，茯苓 15g，远志 6g。

加减：气虚运化无力，湿聚成痰，加半夏 10g、白芥子 10g、胆南星 10g；血虚心神失养，心悸、失眠、健忘，加炒枣仁 30g、柏子仁 10g；气虚血滞，疼痛麻木，加鸡血藤 10g、丹参 15g、桃仁 10g、红花 10g。

中成药：补中益气丸，口服，1 次 6g，1 日 2 次。

（4）髓海不足证

临床表现：头摇肢颤，持物不稳，腰膝酸软，失眠心烦，头晕，耳鸣，善忘，老年患者常兼有神呆、痴傻。舌质红，舌苔薄白，或红绛无苔，脉象细数。

治法：填精补髓，育阴息风。

方药：龟鹿二仙膏。鹿角 10g，龟甲 25g，党参 15g，枸杞子 10g。

加减：肝风甚，肢体颤抖、眩晕较著，加天麻 15g、全蝎 6g、石决明 10g；阴虚火旺，兼见五心烦热、躁动失眠、便秘溲赤，加黄柏 10g、知母 10g、丹皮 10g、人参；肢体麻木，拘急强直，加木瓜 10g、僵蚕 6g、地龙 6g，重用白芍 15g、甘草 10g 以舒筋缓急。

中成药：六味地黄丸，口服，1 次 6g，1 日 2 次。

（5）阳气虚衰证

临床表现：头摇肢颤，筋脉拘挛，畏寒肢冷，四肢麻木，心悸懒言，动则气短，自汗，小便清长或自遗，大便溏，舌质淡，舌苔薄白，脉沉迟无力。

治法：补肾助阳，温煦筋脉。

方药：地黄饮子加减。干地黄 12g，巴戟天 10g，山萸肉 12g，石斛 10g，肉苁蓉 12g，五味子 6g，肉桂 4g，茯苓 12g，麦冬 10g，炮附子 4g，石菖蒲 8g，远志 9g，生姜 6g，大枣 10g，薄荷 4g。

加减：大便稀溏者，加干姜 10g、肉豆蔻 10g 温中健脾；心悸者加远志 10g、柏子仁 10g 养心安神。

中成药：右归丸，口服，1 次 6g，1 日 2～3 次。

六、预后与调护

1. 预后

本病是一种慢性进展性疾病，无法治愈。多数患者在疾病的前几年可继续工作，但数年后逐渐丧失工作能力。至疾病晚期，全身僵硬、活动困难，终至不能起床，最后常死于肺炎等并发症。

2. 调护

多吃新鲜蔬菜、水果，多饮水、多食含酪胺酸的食物如瓜子、杏仁、芝麻等，适当控制脂肪的摄入。服用左旋多巴制剂，蛋白质饮食不可过量。适量运动有助于改善运动功能，但要有人陪护，帮助患者量力而行，循序渐进。让患者放松情绪，给予患者适当的鼓励、劝告和指导，嘱其积极面对疾病，主动配合治疗。注意患者活动中的安全问题，需有专人护理，防止跌倒。长期卧床患者应结合口腔护理，翻身叩背，以预防压疮及坠积性肺炎的发生。

（孙林娟）

第五节　阿尔茨海默病

一、流　行　病　学

阿尔茨海默病（AD）是老年人群中最为常见的一种中枢神经系统退行性疾病，其以获得性进行性认知功能障碍和行为损害为特征。临床表现为记忆力、计算力、视空间能力、抽象思维能力等多种认知功能损害，且多伴有人格和行为异常等。该病的典型特征为隐袭起病、进行性智能减退，患者常伴有人格改变。本病发病率有随年龄增高而增加的特点，我国 65 岁以上人群患病率为 3%～7%，已成为损害我国老年人智能健康的首位疾病。本病属于中医"呆病""痴呆"等疾病范畴。

二、发病机制与病理生理特点

（一）西医病因、发病机制与病理

1. 病因

（1）遗传因素：目前分子遗传学和分子生物学研究表明本病可能与遗传相关。例如位于第 2 号染色体的 BINI 基因可能是迟发型 AD 的独立风险基因，位于第 14 号染色体上的 PS1 基因可能与家族性 AD 相关，也有研究显示载脂蛋白 E4 等位基因与迟发性家族性 AD 和散发性 AD 均密切相关。

（2）环境因素：本病也受环境因素的影响，例如长期暴露或接触有毒金属、化工原料、空气污染物等；以及低文化程度、独居、性格内向、缺乏社交等生活状态均可能与本病相关。

2. 发病机制

学术界目前提出多种学说，例如 β-淀粉样蛋白（β-amyloid，Aβ），瀑布学说认为 Aβ 的产生与清除的失衡是导致 AD 发生的起始病理改变；Tau 蛋白学说提出过度磷酸化的 Tau 蛋白引发神经纤维缠结，破坏了神经元及突触的正常功能；近年来又提出了炎性反应、氧化应激、胆碱能系统异常、神经血管单元受损、线粒体功能障碍等多种假说。

3. 病理

AD 患者脑组织的大体病理表现为脑体积缩小、重量减轻，脑沟变宽且加深、海马区萎缩等。脑组织病理学表现为 β 淀粉样变性所形成的神经炎性斑块、过度磷酸化的 Tau 蛋白形成神经元纤维缠结、神经元缺失及结构紊乱等。

（二）中医病因病机

本病多因患者年老体虚、久病耗损或七情内伤等因素导致气血亏虚、肾精虚损、脑髓失养，或因气、痰、瘀等实邪阻于脑络。临床多为本虚标实，且多以肾虚为本，夹痰夹瘀。

1. 年迈体虚

患者年迈体虚，肾精虚损，髓海空虚，以致神机失用，记忆减退，而成痴呆；或肾阴亏虚，虚火上炎，耗伤心阴，以致神明失主；或因年老气虚，无力推动血行，以致瘀阻脑络而发病。

2. 久病耗损

患者久病耗损肾精，以致肾虚髓空而发为本病；或久病损伤脾胃，以致气血生化乏源，脑髓失养而发病。

3. 七情内伤

患者长期忧虑，以致肝失疏泄，气机不畅，气滞以致血瘀，阻滞脑络；或木郁土壅，脾胃运化功能受损，以致痰湿内生，蒙蔽清窍；或暴怒以致气血逆行，甚至溢于脉外，瘀阻脑络。

脑为元神之府，灵机之所，故本病的病位在脑，与心、肝、脾、肾诸脏腑功能失调均有关联。《本草备要》云："人之记性，皆在脑中。小儿善忘，脑未满也；老人健忘者，脑渐空也。"肾主髓通脑，肾虚则脑空，故本病与肾关系最为密切。本病属于本虚标实，以肾精亏虚为本，痰瘀阻于脑络为标，髓减脑消，神机失用而发病。

三、临床表现与辅助检查

（一）临床表现

本病常隐匿起病，呈进行性发展，主要表现为认知功能减退和精神行为异常，通常将本病分为痴呆前阶段和痴呆阶段两个病程。

1. 痴呆前阶段

此阶段又分为轻度认知功能障碍发生前期（pre-mild cognitive impairment，pre-MCI）和轻度认知功能障碍期（mild cognitive impairment，MCI）。pre-MCI 期通常仅出现极轻微的记

忆力减退，这一概念的提出多用于科学研究中，而临床诊治时较少用。MCI 期主要表现为轻度记忆力减退，学习和储存新知识的能力下降，记忆力轻度受损，学习和保存新知识的能力下降。另外，注意力、言语能力、视空间能力、执行能力等也可出现轻度受损的表现，但通常不影响患者的日常生活，尚未到痴呆的程度。

2. 痴呆阶段

（1）轻度：以记忆力障碍为主要表现。起初表现为近事记忆力减退，随后可出现远期记忆力减退。部分患者此期也会出现视空间障碍或人格障碍，例如自私、多疑、易怒等。

（2）中度：认知功能障碍持续加重，工作以及社会生活能力减退，学习新知识的能力下降，既往掌握的知识和技能出现明显的减退。逐渐出现逻辑思维、综合分析能力的减退，表现为显著的视空间障碍、言语重复、计算力下降等，甚至出现失语、失用、失认等，出现较明显的精神行为症状。

（3）重度：此期患者除上述各症状逐渐加重外，往往还伴有情感淡漠、语言能力丧失等，已不具备日常生活能力。严重者终日无语，逐渐丧失与外界接触的能力。

（二）辅助检查

1. 脑脊液检查

采集脑脊液进行 Aβ 蛋白和 Tau 蛋白检测可发现 $Aβ_{42}$ 含量降低，总 Tau 蛋白及磷酸化 Tau 蛋白均增高。

2. 脑电图

疾病早期多表现为波幅降低、α 节律减慢，晚期为弥漫性慢波。但也有部分患者在疾病早期脑电图未见异常。

3. 影像学检查

头 CT 和 MRI 检查，可见脑皮质明显萎缩，尤以海马及内侧颞叶萎缩明显。与 CT 相比，MRI 对检测皮质下血管改变、排除其他特殊疾病（如多发性硬化、多系统萎缩、额颞叶痴呆等）更敏感。

4. 神经心理学检查

神经心理学量表是当前临床上本病诊断和鉴别诊断的重要手段之一，包括简易精神状态检查量表（MMSE）、韦氏成人智力量表（WAIS-RC）、临床痴呆评定量表（CDR）、Hachinski 缺血指数量表（HIS）等。

5. 基因检查

对有明确家族史的患者可进行淀粉样蛋白前体蛋白基因（APP）、早老素 1、2 基因（PS1、PS2）等检测，或进行载脂蛋白 ApoE4 基因检测，有助于本病的诊断。

四、诊断与鉴别诊断

（一）诊断

1. 西医诊断

本病目前尚缺乏特异性强的诊断指标，一般依据患者的病史、临床资料，结合量表及辅助检查可初步诊断，确诊有赖于对患者行脑组织病理诊断。

诊断标准参考《中国阿尔茨海默病痴呆诊疗指南（2020 年版）》：

核心诊断标准以病史和检查证实的认知或行为症状为依据，除符合痴呆诊断外，应具备：①隐袭起病；②报告或观察有明确的认知恶化病史；③病史和检查证实早期和显著的认知损害具有以下之一：遗忘症状和非遗忘症状；④符合排除标准。如有认知衰退的病史记录，或携带一种致病性 AD 基因突变（APP、PSEN1 等），可以增加临床诊断的确定性。

2. 中医诊断

诊断标准参考《老年呆病（老年痴呆）的中医临床诊断及疗效评定标准（试行）》和《中医脑病学》：

①记忆力：记忆能力，包括记忆近事及远事的能力减弱；②判断力：判断认知人物、物品、时间、地点的能力减退；③计算力：计算数字、倒述数字的能力减退；④空间识别：识别空间位置和结构的能力减退；⑤语言能力：理解别人语言和有条理回答问题的能力减退。文化程度较高者阅读和书写的能力减退；⑥个性：性情孤僻，表情淡漠，自私狭隘，顽固固执，易于激动或暴怒等；⑦思维能力：抽象思维能力下降，如不能区别词语的相同点和不同点，不能给事物下定义等；⑧性格：人格改变，道德伦理缺失，不知羞耻；⑨年龄：60 岁以上，也可在 50~59 岁；⑩病程：起病隐匿，发展缓慢，病程较长。

在上述前 8 项认知心理活动中有记忆、判断、计算和另 5 项中的 1 项者，在 6 个月内有明显减退或明显缺损者，参考年龄、病程即可诊断。

（二）鉴别诊断

1. 血管性痴呆

AD 和血管性痴呆（VD）均以认知功能障碍为主要表现，区别如下：①AD 呈持续性进行性认知减退，VD 则呈阶梯性加重；②AD 以神经心理障碍为主，神经功能缺失症状轻，VD 存在明显的神经功能缺失的症状和体征；③影像学检查显示 AD 有脑萎缩，无局灶性病变，VD 常有局灶性病变；④HIS 评分 AD<4 分，VD>7 分。

2. 抑郁症

抑郁症属于精神类疾病，表现为抑郁心境，对诸事缺乏兴趣，运动迟缓，睡眠障碍，易疲劳，可伴有记忆障碍或认知功能减退，但突出特点是抑郁心境和自我否定，无失语、失认和失用，并且抗抑郁治疗有效，与 AD 可作鉴别。

3. 良性老年性健忘

良性老年健忘是生理性过程，非进行性病程，主要症状是记忆力减退，不能回忆细节和近事遗忘，无定向力障碍、社会活动障碍、人格改变等症状，能意识到自己的记忆减退，但不会发展为痴呆。AD 是病理性过程，呈进行性进展，主要表现为记忆力减退，无法准确回忆既往掌握和学习过的东西且学习新技能的能力受损，同时伴有智力减退，多有定向力障碍、社会活动障碍、人格改变等症状。

五、治　疗

本病目前尚无特效治疗方法，西医主要采用对症治疗，在控制患者的精神行为症状方面有较好的疗效；中医采用辨证论治，治疗以补虚泻实，补肾填精益髓为大法。对脾肾亏虚、髓海不足之证，宜培补先天后天，对于气郁、血瘀、痰阻者，治以理气解郁、活血化瘀、化痰开窍，使得脑髓得以濡养，窍开神醒。临证治疗时，在辨证论治基础上应重视活血和化痰，对延缓痴呆进程，提高患者生活质量常常有益。

（一）西医治疗

1. 日常护理

正确有效的日常生活护理一方面能防止患者摔伤、外出不归等意外的发生，另一方面对延长患者的寿命，改善患者的生活质量有积极效果。

2. 非药物治疗

例如认知功能训练、音乐疗法和群体治疗等。

3. 药物治疗

（1）改善认知功能：①胆碱能制剂：为目前临床上用于治疗患者认知障碍的主要药物，该类药物主要包括乙酰胆碱前体物质、乙酰胆碱酯酶抑制剂（AChEI）和选择性胆碱能受体激动剂，其中 AChEI 因其疗效确切而临床应用广泛，代表性药物为多奈哌齐、加兰他敏、新斯的明、石杉碱甲等；②N-甲基-D-天（门）冬氨酸受体拮抗剂：代表药为美金刚，主要用于中晚期 AD 患者的治疗；③脑代谢赋活剂：如茴拉西坦、奥拉西坦等；④微循环改善药：如长春西汀、麦角生物碱类制剂；⑤钙离子拮抗剂：如尼莫地平等；⑥氧自由基清除剂：如依达拉奉。

（2）控制精神行为症状：AD 患者在疾病的某一阶段常会表现出幻觉、妄想、抑郁、焦虑、激越、睡眠紊乱等精神行为症状，应予抗抑郁药物和抗精神病药物治疗，前者常用选择性 5-HT 再摄取抑制剂，如氟西汀、帕罗西汀、西酞普兰、舍曲林等，后者常用不典型抗精神病药，如利培酮、奥氮平、喹硫平等。精神疾病用药的原则是：①小剂量起始；②缓慢增量；③增量间隔时间稍长；④尽量以最小有效剂量控制病情；⑤治疗个体化；⑥密切注意药物间的相互作用。

4. 支持治疗

重度 AD 患者的日常生活行为能力严重减退，常导致营养不良、肺部感染、泌尿系感染、压疮等并发症出现，应重视支持治疗与对症治疗。

（二）中医治疗

1. 治疗原则

针对病因病机，标本兼治。治以益精填髓，补肾固本，活血化瘀，化痰开窍。益精填髓以治其本，豁痰开窍，活血祛瘀治其标。

2. 辨证论治

（1）髓海不足证

临床表现：健忘，智力下降，神情呆滞，计算力减退，懈怠思卧，齿枯发焦，腰酸腿软，头晕耳鸣，舌体瘦，舌质淡红，脉沉细弱。

治法：补肾益精填髓。

方药：七福饮加减。人参 6g、熟地 9g、当归 9g、白术（炒）5g、枣仁 6g、远志 5g（制用）、炙甘草 3g。

加减：可酌加紫河车、鹿角胶等有情之品以填髓益智。

（2）脾肾亏虚证

临床表现：健忘、神情呆滞，行动迟缓，口齿不清，腰膝酸软，食少纳呆，少气懒言，流涎，或腹痛喜按，鸡鸣泄泻，舌淡体胖，舌苔白，脉沉弱。

治法：温补脾肾。

方药：还少丹加减。山药、牛膝各 20g，山茱萸、白茯苓、五味子、肉苁蓉、石菖蒲、巴戟天、远志、杜仲、楮实、茴香各 15g，枸杞子、熟干地黄各 12g。

加减：脾肾阳虚显著者，可酌用金匮肾气丸、右归丸。

（3）痰蒙神窍证

临床表现：智能减退，表情呆钝，哭笑无常，或默默不语，头晕头重，腹胀纳呆，口多痰涎，气短乏力，舌质淡，舌苔腻，脉滑或濡。

治法：补脾化痰开窍。

方药：洗心汤加减。人参 30g、茯神 30g、半夏 10g、陈皮 9g、神曲 9g、附子 3g、石菖蒲 3g、酸枣仁 30g、甘草 3g。

加减：脾虚严重者，酌加白术、党参、茯苓；痰浊盛者，酌加胆南星，重用半夏、陈皮；郁而化热者，酌加黄芩、竹茹。

（4）瘀血阻络证

临床表现：善忘，表情迟钝，言语不利，或思维异常，易惊恐，肌肤甲错，口干不欲饮，舌质暗或有瘀斑，脉细涩。

治法：活血通络，开窍醒神。

方药：通窍活血汤加减。赤芍 12g、川芎 6g、桃仁 9g（研泥）、红枣 7 枚、红花 9g、老葱 3 根、生姜 9g、麝香 0.15g（绢包）。

加减：伴有阴血亏虚者，酌加制首乌、当归、枸杞子；伴气虚者，加黄芪、党参、白术。

（5）心肝火旺证

临床表现：善忘，急躁易怒，言行颠倒，眩晕头痛，面红目赤，心悸心烦，多疑善虑，咽干口燥，口臭，口舌生疮，眠差多梦，尿赤便干，舌质红，舌苔黄，脉弦数。

治法：清热泻火，安神定志。

方药：黄连解毒汤加减。黄连 9g、黄芩 6g、黄柏 6g、栀子 9g。

加减：心火偏旺者，酌用牛黄清心丸；便秘者，酌加生大黄、火麻仁；眩晕头痛，酌加天麻、钩藤。

3. 常用中成药

（1）复方苁蓉益智胶囊，功效：益智养肝，活血化浊，健脑增智。用于轻、中度 VD 肝肾亏虚兼痰瘀阻络证，也可酌情用于 AD 治疗。用法：口服，每次 4 粒，每日 3 次。

（2）银杏叶片，功效：活血化瘀，通脉舒络，益气健脑。用法：口服，每次 2 片，每日 3 次。

六、预后与预防

1. 预后

AD 的病程一般为 5～10 年，少数患者可存活 10 年或更长时间，患者多因肺部或泌尿系感染、压疮等并发症而死亡。

2. 预防

重视患者的体育锻炼和认知功能康复锻炼，减少铝等重金属的摄入，远离污染的环境，戒烟，保持心情舒畅和人际沟通交往等。

3. 调护

对 AD 患者的日常调护要高质有效，为患者营造一个积极、安全和富有人文感情色彩的生活环境。提倡居家护理为主，结合社区、康复机构的护理模式。

（孙林娟）

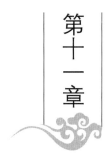

第十一章

老年呼吸系统疾病

第一节　概　　述

　　呼吸系统与外界环境直接相通，在不断地吸入氧气、排出二氧化碳。空气中的尘埃、微粒、病原微生物和有害气体等，都可以随呼吸进入呼吸系统引发呼吸系统疾病。随着现代化工业的发展，大气污染越来越严重，呼吸系统疾病日益增多；随着年龄的增长，老年人的机体组织器官也在逐渐老化，生理功能衰退，防御功能下降，老年呼吸疾病现已成为常见病和多发病。通过对老年住院死亡病例病理解剖资料分析，老年因病死亡的非肿瘤性疾病中，呼吸系统疾病排在第二位，仅次于心血管疾病。呼吸系统疾病中又以肺炎、慢性阻塞性肺疾病和呼吸衰竭等为主。由此可见，老年呼吸系统疾病的防治已成为呼吸界的热点。

一、老年人呼吸器官的解剖学、组织学改变

　　人的胸椎、胸骨及肋骨大约从 30 岁开始出现退行性改变。由于老年人骨质脱钙疏松、脊柱后弯、肋软骨钙化等问题引起胸腔前后径变大形成桶状胸，使得胸廓长期处于吸气状态，出现胸式呼吸减弱而腹式呼吸增强；再由于肋间肌和膈肌萎缩，肌肉收缩效率降低，导致老年人更容易出现呼吸肌疲劳，进而呼吸功能减弱，因此在发生呼吸疾病时老年患者相对更容易出现呼吸衰竭。

　　老年人咽喉黏膜感受器敏感性下降使喉反射、咳嗽反射减退，因此老年患者更容易发生误吸，导致吸入性肺炎；再者小气道（直径＜2mm）由于无软骨支撑，易受周围弹性组织弹性的影响和管腔内外压力变化的影响，进而更容易发生阻塞和引流不畅；且老年患者支气管黏液腺体、杯状细胞增生，纤毛清除功能减低，导致黏液分泌增加，以上均可导致痰液潴留，进而继发肺部感染。

　　老年人的肺泡壁较年轻人薄，肺泡间隔部分消失，肺泡数目逐渐减少，且老年人肺组织中弹性蛋白的变化使肺组织的弹性回缩力下降，导致肺泡管、肺泡囊、肺泡等结构扩张和直径增大，进而出现肺泡过度充气，形成老年性肺气肿；当合并慢性支气管炎且发生不完全可

逆气流受限时，老年患者则出现了慢性阻塞性肺疾病。

二、老年人呼吸功能的改变

由于老年人呼吸器官的解剖学、组织学改变，呼吸功能亦有相应的改变。

1. 肺功能

随着年龄增长，老年人的通气功能逐年下降，肺活量、第一秒用力呼气容积、最大通气量均会下降，但残气量会随着年龄而增加。患者的换气功能也随之下降，表现为通气与灌注比例失调，弥散功能减退，进而导致老年患者的氧分压降低。

2. 免疫防疫功能

随着年龄的增大，支气管黏膜柱状上皮细胞发生萎缩，纤毛粘连、倒伏导致纤毛排列紊乱、运动减弱，甚至发生纤毛脱失。纤毛功能发生障碍导致粉尘颗粒进入肺内的可能性增加，支气管黏膜腺体增生使分泌物增多，咳嗽反射减弱，吞咽及声门关闭不协调增加了感染的机会，这些改变使老年人呼吸道防御及免疫功能进一步衰退。对于有基础疾病的老年患者，当需要鼻饲或机械通气时，这些医疗干预会影响呼吸道的正常防御功能。

3. 中枢驱动能力

老年人呼吸中枢敏感性下降，中枢驱动能力下降，对低氧与高二氧化碳的反应减弱，容易发生呼吸功能衰竭。

三、影 像 学

因老年人胸廓变形、胸椎后突、胸骨前突，胸廓前后径增大导致胸廓呈桶状，胸部影像可见肺野透亮度增加，以上肺野为主，中下肺野常有细线状阴影，也可表现为蜂窝状或条带状。

四、老年人在用药治疗时需要关注的问题

（一）抗感染治疗

因老年人排痰相对困难，导致难以确定致病菌，因此在尚未确定病原菌或确定病原菌有困难时，应积极进行经验性抗感染治疗，同时还需考虑老年肺炎中吸入性肺炎相对较多，应当注意厌氧菌感染的可能。因老年人胃肠动力减弱，胃酸减少，口服抗生素吸收效果不佳，故治疗老年性肺炎时最好选择非口服途径（如静脉点滴）给药，但考虑到老年人通常心功能较差，故治疗时应避免心衰的发生。此外，老年人多存在肝肾功能下降，因此在抗生素的选择上需避免肝肾毒性大的药物。在用药控制感染的同时特别注意局部引流，包括体位排痰、翻身拍背等。

（二）解痉平喘治疗

1. 茶碱类

老年患者，尤其是慢性阻塞性肺疾病患者，或合并充血性心力衰竭、肝硬化、胆汁淤积

者，茶碱清除率降低，与普通成人相比应用同样剂量的氨茶碱后血药浓度偏高，容易出现毒性反应，故应适当减量并注意监测血药浓度。

2. β₂ 受体激动剂

老年人 β₂ 受体功能下降、β₂ 受体数量减少，因而对于 β₂ 受体激动剂反应性下降，故常自行增加 β₂ 受体激动剂的使用频率、剂量，但可因此引起各种心律失常。再者，老年患者合并疾病较多，因此应用 β₂ 激动剂应格外注意，剂量应偏小，并且尽可能通过吸入方式用药，用药过程中注意监测各种不良反应，尤其是心律失常。

3. 抗胆碱药

抗胆碱药也是一种支气管舒张剂，尤其适用于慢性阻塞性肺疾病、气道黏液高分泌的哮喘患者。用药后起效慢于 β₂ 激动剂，但疗效维持时间较长。该类药物最常见的不良反应有口干、视物模糊、便秘以及尿潴留。老年男性患者大多合并有前列腺增生，因此当合并排尿困难时不宜使用。

（三）抗炎治疗

老年人中骨质疏松、糖尿病、高血压、冠状动脉粥样硬化性心脏病及动脉硬化的患病率明显高于一般人，因此对于老年患者应用肾上腺糖皮质激素要特别慎重，必要时在应用糖皮质激素之前测定血糖，或做葡萄糖耐量试验，测定骨密度，检测血脂、血钙、血磷，在确定无禁忌证时方可用药。用于治疗支气管哮喘或者慢性阻塞性肺疾病时最好吸入给药，以减少全身副作用。

（四）止咳治疗

咳嗽是一种保护性反应，故对老年人应当慎用止咳药，尤其不宜单独应用强力的止咳药，如可待因等，以免影响气道分泌物的排出。

五、老年人呼吸系统疾病生理病理的中医理论认识

人到老年，机体的各种生理功能逐渐出现衰退，新陈代谢能力逐渐降低，因此，在生理上会出现种种衰老征象，在病理上亦有其特点。中医对衰老的生理过程及老年病的病理特点都有比较系统的认识，认为老年人生理机能衰退主要反映在阴阳、脏腑、气血精神等方面的变化。老年人的病理变化特点则是在其生理变化的基础上，在阴阳、脏腑、气血精神等诸方面产生的异常变化。

1. 气虚肺弱

《素问·阴阳应象大论》认为："年六十，阴痿，气大衰，九窍不利，下虚上实，涕泣俱出矣。"所以"衰退既至，众病蜂起"（《千金方》）。老年人肺气虚弱，易致肺气失宣；且老年人多有宿疾，易为外感引发，导致疾病蜂起。明·徐春甫《老老余编》认为："老人气弱，骨疏，风冷易伤"，故"老不耐风""老怕伤寒"，而须"常避大风、大雨、大寒、大暑"等，才能防患于未然。

2. 肾虚不纳

肾气在人体生长、发育、衰老过程中起着主导作用，肾虚是导致衰老的重要原因。老年人肾气日衰，气无所纳，因此常有动则气促而短之候；肾虚火衰，不能温肺暖脾，故"必自多寒"。因此，肺系病发，老人多咳而喘嗽、气难上接，且病难速愈，皆由肾不纳气所致。肾气病出下焦，为病则深，所以老年人肺系病者，多因病根日久，肾虚为本而出现缠绵难愈之证。

3. 痰饮易停

《扁鹊心书·卷下·老人口干气喘》谓："老人脾虚，则气逆冲上逼肺，令人动作便喘。"老年之人，脾虚运化失调，故多见"膈壅涎嗽"。因内蕴痰浊，致胸膈不利，痰阻满闷，痰壅气怯。《外台秘要》云："冷嗽者，年衰力弱，体力虚微，如复寝食伤冷，故成冷嗽。"所谓冷嗽者，属虚证，由于年衰力弱，正气虚亏，虚阳不御阴邪，若饮食不慎，生冷不忌，脾胃损伤日重，外邪易引动内停之痰或饮，遇冷即发。故治疗除注意益气助阳外，还须温肺化痰断其病根，同时"将息以温"，护阳健脾为调。

因老年人的机体特点，故其疾病临床特征主要表现为脏腑虚损、阴阳失调、气血失和、痰瘀为患、多病相兼、虚实夹杂、病情危重、变化多端、病势缠绵、恢复缓慢等。故治疗在攻邪治标的同时还需调补阴阳、重视补虚、调理脏腑、重视脾肾等。

（樊茂蓉）

第二节　慢性阻塞性肺疾病

慢性阻塞性肺疾病（简称：慢阻肺，chronic obstructive pulmonary disease，COPD）是一种常见的、可预防和治疗的疾病，以持续性呼吸道症状、不完全可逆且持续存在的气流受限为特征，常与暴露于有害颗粒或气体中导致气道和（或）肺泡异常有关。慢阻肺主要累及肺脏，其气流受限不完全可逆，呈进行性进展。同时该病也可导致全身多种并发症，在老年患者中尤为常见，如慢性肺源性心脏病、肺动脉高压、呼吸衰竭、右心功能不全、焦虑抑郁、骨质疏松等，严重影响患者生命质量，是导致老年人死亡的重要病因。另外，老年慢阻肺临床症状缺乏特异性，常合并多种疾病，具有相应的病理生理特点，容易被漏诊误诊。作为慢阻肺的高发人群，老年人对慢阻肺知晓率低，缺乏早预防、早诊断、早干预的理念和措施，因而结合老年病特点，规范化防治老年慢阻肺尤为重要。

一、流 行 病 学

慢阻肺是一种严重危害健康的常见病，具有高患病率、发病率逐年递增、低知晓率、低诊治率的特点，对患者生命质量和寿命有重大影响。在全球范围内，40 岁以上成年人慢阻肺患病率在 5%～19%，预计到 2030 年慢阻肺将由全球死亡原因第四位上升到第三位 WHO 关于病死率和死因的最新预测数字显示，随着发展中国家吸烟率的升高和高收入国家人口老龄化加剧，慢阻肺的患病率在未来 40 年将继续上升。预测至 2060 年死于慢阻肺及其相关疾患的人数将超过每年540万人。同时，慢阻肺给患者及其家庭以及社会带来沉重的经济负担。

在我国，慢阻肺发病率仍在持续增高，并严重影响患者生命质量和预期寿命。2007 年钟南山院士曾牵头对我国 7 个地区 20 245 名成年人调查，结果显示 40 岁及以上人群中慢阻肺患病率高达 8.2%。2018 年王辰院士牵头的"中国成人肺部健康研究"调查显示，我国 20 岁及以上成人慢阻肺患病率升至 8.6%，40 岁以上人群患病率高达 13.7%，较 2007 年增加约 1倍，总患病人数约达 1 亿，可见我国慢阻肺发病仍然呈现高态势。慢阻肺高患病率的同时，也带来高死亡率及高疾病负担。根据全球疾病负担（global burden of disease，GBD）中国数据显示，2017 年我国慢阻肺死亡人数为 94.5 万人，位于死亡原因的第三位。而全球疾病负担的 23%来自 60 岁及以上的老年人群，在老年人群疾病负担最重的前 15 个疾病中，慢阻肺位居第三，仅次于缺血性心脏病和脑卒中。

二、发病机制与病理生理特点

慢阻肺的发病机制复杂，目前尚未完全阐明。吸入烟草烟雾等有害颗粒或气体可引起气道炎症反应、蛋白酶/抗蛋白酶失衡以及氧化应激等多种途径参与慢阻肺发病。

慢阻肺在中医中属于肺胀范畴，其病因可分为内因及外因。内因是内伤久咳、久哮、久喘、肺痨等慢性肺系疾患迁延失治而造成的肺气虚弱，这也是肺胀的基本病因。年老体弱者，因肺肾不足，卫外不固，更易受邪，感邪后正不胜邪而病情益重，久而易成肺胀。外因则为六淫乘袭，邪气犯肺，肺失宣肃，肺气上逆。多因久病肺虚，痰瘀潴留，复受外邪侵袭导致。

其基本病机属本虚标实，肺、脾、肾、心脏器亏虚为本，痰浊、瘀血、水饮互结为标。其病位首先在肺，继则影响脾、肾，后期病及于心。病理因素主要为痰浊、血瘀、水饮。如肺气不利，痰浊内生，内郁于肺；痰浊久留，肺气郁滞，气滞日久则血郁为瘀；瘀阻血脉，"血不利则为水"。一般早期以痰浊为主，渐而痰瘀并见，终至痰浊、血瘀、水饮错杂为患。

其病性，平素稳定期以本虚为主，急性加重期感邪则偏于邪实。早期由肺而及脾、肾，多属气虚、气阴两虚；晚期以肺、肾、心为主，气虚及阳或阴阳两虚，且兼见痰瘀水饮证，虚实夹杂。正虚与邪实每多互为因果，故虚实诸症常夹杂出现，每致愈发愈频，甚则持续不已、缠绵难愈。

三、诊断与鉴别诊断

（一）诊断

1. 诊断要点

慢阻肺的诊断主要依据危险因素暴露史、症状、体征及肺功能检查等临床资料，并排除可引起类似症状和持续气流受限的其他疾病，综合分析确定。肺功能检查是确诊慢阻肺的必备条件，也是诊断慢阻肺的金标准，即吸入支气管舒张剂后 $FEV_1/FVC<70\%$，表现为持续

的气流受限。诊断慢阻肺的要点如下（表 11-2-1）：

表 11-2-1　慢阻肺诊断要点

	年龄在 40 岁以上人群，如存在以下情况，应考虑 COPD，以肺功能检查为必要条件，并除外其他疾病。
呼吸困难	进行性加重（逐渐恶化）
	通常在活动时加重
	持续存在（每天均有发生）
	患者常描述为呼吸费力、胸闷、气短、喘息
慢性咳嗽或咳痰	可为间歇性咳嗽，伴或不伴有咳痰
	可为任何类型慢性咳嗽
反复下呼吸道感染史	复发性下呼吸道感染史
接触危险因素	吸烟
	职业粉尘和化学物质
	家中烹调时产生的油烟或燃料产生的烟尘
肺功能：持续气流受限	吸入支气管舒张剂后，第 1 秒用力呼气容积/用力肺活量（FEV_1/FVC）<70%，代表持续气流受限
	确诊慢阻肺的必备条件+金标准
排除可引起类似症状和持续气流受限的其他疾病	

老年人是慢阻肺的高发人群，但该病的低知晓率、低诊断率在老年人群中尤其显著。由于慢阻肺活动后气短症状缺乏特异性，所以患者常误以为是年老的正常表现，造成漏诊。同时，老年人也常合并多种其他疾病，将气短症状归咎于冠心病、慢性心功能不全、肥胖等，造成误诊。因此，当老年人出现活动后气短、慢性咳嗽、慢性咳痰中任何一种症状，或反复下呼吸道感染，或存在任何一项重要的危险因素时，均应考虑慢阻肺可能，应完善肺功能检查，并进行综合评估以明确诊断或排除该病。

2. 评估

慢阻肺评估的目的在于明确患者气流受限程度、疾病对健康状况的影响和远期不良风险（如慢阻肺急性加重、住院或死亡），从而指导治疗及康复。老年慢阻肺确诊后则需对其症状、急性加重风险、肺功能、并发症等进行全面评估，并结合老年人特点，选择适宜的个体化治疗方案，进行长期慢病管理。

（1）慢阻肺气流受限严重程度评估：采用慢阻肺全球倡议（GOLD）推荐，以应用支气管舒张剂后 FEV_1 占预计值百分比作为分级标准，评估气流受限的严重程度（表 11-2-2）。

表 11-2-2　慢阻肺患者气流受限分级（吸入支气管舒张剂后的 FEV_1）

GOLD 分级	临床特征
0：危险期	肺功能正常，有慢性症状（咳嗽、咳痰）
Ⅰ：轻度 COPD	FEV_1/FVC<70%，FEV_1≥80%/预计值，有或无慢性症状（咳嗽、咳痰）
Ⅱ：中度 COPD	FEV_1/FVC<70%，50%≤FEV_1<80%/预计值
Ⅲ：重度 COPD	FEV_1/FVC<70%，30%≤FEV_1<50%/预计值
Ⅳ：极重度 COPD	FEV_1/FVC<70%，FEV_1<30%/预计值，或伴呼吸衰竭，或右心衰竭

（2）症状评估：采用改良呼吸困难指数问卷（mMRC）和（或）慢阻肺患者自我评估测试问卷（CAT）进行症状评估。mMRC 2 级或以上、CAT≥10 分提示患者症状较多，生活质量或明显下降（表 11-2-3、表 11-2-4）

表 11-2-3 改良呼吸困难指数（mMRC）

mMRC 评估呼吸困难严重程度	
mMRC 分级 0	我仅在费力运动时出现呼吸困难
mMRC 分级 1	我平地快步行走或步行爬小坡时出现气短
mMRC 分级 2	我由于气短，平地行走时比同龄人慢或需要停下来休息
mMRC 分级 3	我在平地行走 100m 左右或数分钟后需要停下来喘气
mMRC 分级 4	我因严重呼吸困难以致不能离开家，或在穿衣、脱衣时出现呼吸困难

表 11-2-4 CAT 评分

我从不咳嗽	0	1	2	3	4	5	我一直咳嗽
我一点痰也没有	0	1	2	3	4	5	我有很多痰
我一点也没有胸闷	0	1	2	3	4	5	我有很重的胸闷感
当我爬坡或一层楼时，我并不感到喘不过气来	0	1	2	3	4	5	当我爬坡或一层楼时，我感觉非常喘不过气来
我在家里的任何劳动都不受慢阻肺的影响	0	1	2	3	4	5	我在家里的任何活动都很受慢阻肺影响
每当我外出时就能外出	0	1	2	3	4	5	因为我有慢阻肺，所以从来没外出过
我睡眠非常好	0	1	2	3	4	5	因为我有慢阻肺，我的睡眠非常不好
我精力旺盛	0	1	2	3	4	5	我一点精力都没有

病情轻微组的 CAT 评分在 0～10 分；疾病状态中度的 CAT 评分在 11～20 分；疾病状态严重的 CAT 评分在 21～30 分，疾病状态非常严重的 CAT 评分在 31～40 分。

（3）急性加重风险评估：根据急性加重期所需的医疗干预强度，将慢阻肺急性加重分为轻、中、重度（表 11-2-5）：

表 11-2-5 慢阻肺急性加重分级

轻度	仅需增加短效支气管舒张剂的用量便可控制
中度	短效支气管舒张剂联合抗菌药物和（或）口服糖皮质激素控制
重度	需要至急诊、住院或 ICU 治疗

患者过去一年中度急性加重≥2 次或导致入院的急性加重≥1 次为急性加重高风险人群。根据过去一年慢阻肺急性加重史，可预测未来急性加重风险。

（4）稳定期分组与综合评估：

依据肺功能分级、症状及急性加重风险的评估，可进行稳定期病情严重程度的综合性评估（表 11-2-6、表 11-2-7）。

表 11-2-6 慢阻肺稳定期的分组

患者	特征	肺功能分级	急性加重史	mMRC	CAT
A	低风险，症状少	GOLD 1-2	0-1 次中度急性加重且不导致入院	0-1	<10
B	低风险，症状多	GOLD 1-2	0-1 次中度急性加重且不导致入院	2+	≥10
E	高风险	COLD 3-4	≥2 次中度急性加重或 1 次导致入院的急性加重	无关	无关

综合评估系统中，根据患者症状评估、过去 1 年的中/重度急性加重史，将患者分为 A、B、E 3 个组（表 11-2-6），并推荐相应的治疗方案（见西医治疗部分）。

表 11-2-7 慢阻肺稳定期的综合评估

≥2 次中度急性加重或 1 次导致入院的急性加重	E	
0-1 次中度急性加重且不导致入院	A	B
	mMRC 0-1	mMRC 2+
	CAT<10	CAT≥10
	症状评估（mMRC 或 CAT 评分）	

（5）慢阻肺并发症、全身并发症的评估：在对老年慢阻肺患者进行病情严重程度的综合评估时，还应注意患者的慢阻肺并发症及各种全身并发症。在慢阻肺并发症方面，最常见的是慢性肺源性心脏病和慢性呼吸衰竭，应完善超声心动图、心电图、胸部 CT、血气分析以了解病情，及时干预。在全身并发症方面，心血管疾病（包括外周性血管疾病）、恶性肿瘤、糖尿病、代谢综合征、胃食管反流、睡眠呼吸暂停综合征、焦虑/抑郁、骨骼肌功能障碍、骨质疏松症等，治疗时应予以兼顾。

（二）中医诊断

慢阻肺属中医"肺胀""喘证"范畴，肺胀尤为符合老年慢阻肺病程长、反复发作、并发症多的特点。肺胀是多种慢性肺系疾患反复发作，迁延不愈，导致肺气胀满、不能敛降的病证。临床以喘息气促、咳嗽咳痰、胸部胀满、憋闷如塞、唇甲发绀、心悸、浮肿为主要表现。严重者可出现昏迷、痉厥、出血、喘脱等危重证候。

（三）鉴别诊断

1. 西医鉴别诊断

（1）支气管哮喘：早年发病（通常在儿童期）；多有过敏史、鼻炎/湿疹、哮喘家族史；发作性咳喘，每日症状变化快；夜间及清晨症状明显；气道舒张或激发实验阳性，气流受限大部分可逆。

（2）支气管扩张症：反复慢性咳嗽；大量脓痰；可伴咯血；常伴有细菌感染；查体肺部固定位置湿啰音，可伴杵状指；胸片或 CT 提示支气管扩张、管壁增厚。

（3）充血性心力衰竭：可有心脏病史；或伴不能平卧、下肢水肿，听诊肺基底部可闻及细湿啰音；胸片示心脏扩大、肺水肿；肺功能测定示限制性通气功能障碍（而非气流受限）；

可伴 B 型尿钠肽（BNP）升高。

（4）肺结核：所有年龄均可发病，流行地区高发，或有传染病接触史，可伴有消瘦、低热、盗汗、乏力等结核中毒症状，胸片示非浸润性病灶、结节状阴影、伴空洞钙化，病原微生物检测可明确诊断。

（5）弥漫性泛细支气管炎：持续性咳嗽、咳痰及活动后气短，肺部间断性湿啰音，几乎所有患者均伴有慢性鼻窦炎或副鼻窦炎病史，胸片或 HRCT 示弥漫性小叶中央型结节影和过度通气征。

2. 中医鉴别诊断

（1）哮病：哮病是一种发作性的痰鸣气喘宿疾，常突然发病，迅速缓解，且以接触过敏原及夜间发作多见，以喉中哮鸣有声为特征，故"哮以声响言"；肺胀是由包括哮病在内的多种慢性肺系疾病后期转归而成，每次因外感或劳累诱发后逐渐加重，具有渐进性加重特征，后期可合并支饮等症，两病有显著的不同。

（2）喘证：喘证是多种急慢性疾病的一个症状，以呼吸气促困难为主要表现，故"喘以气息言"。而肺胀是多种慢性肺系疾病日久积渐而成，除咳喘外，尚有胸部膨满、心悸、唇甲紫绀、胸腹胀满、肢体浮肿等症状。

从肺胀、哮病、喘证三者的关系来看，哮必兼喘，喘未必兼哮，哮病与喘证病久不愈皆可发展为肺胀。

四、治　疗

（一）西医稳定期治疗

1. 稳定期管理目标

主要基于症状和未来急性加重风险：①减轻当前症状：缓解呼吸系统症状、改善运动耐量、提高健康状况；②降低未来风险：防止疾病进展、减少急性加重、降低病死率。

2. 稳定期危险因素管理

（1）戒烟及治疗烟草依赖。

戒烟是延缓肺功能下降与慢阻肺进展的关键干预措施，尤其对于老年慢阻肺，应该强烈支持和鼓励所有吸烟者戒烟。医务人员应掌握控烟知识、方法和技巧，将戒烟与临床工作相结合，首诊询问吸烟史、及时劝诫患者戒烟、合理使用戒烟药物、推广戒烟热线，积极建设戒烟门诊，开展临床戒烟工作。目前我国临床戒烟指南推荐的一线戒烟药物包括尼古丁替代疗法（NRT）、盐酸安非他酮缓释片及酒石酸伐尼克兰。NRT 类药物可以非处方购买（包括贴片和咀嚼片），盐酸安非他酮缓释片及酒石酸伐尼克兰为处方药，应该在戒烟医生的指导下合理使用。药物治疗和行为支持相结合，可以提高戒烟成功率。

（2）控制职业性或环境污染。

针对职业暴露，建议患者在条件允许时避免持续暴露于潜在的刺激物中。同时，室内烹饪使用的现代和传统生物燃料暴露导致女性易患慢阻肺。因此对于肺功能减退的老年患者，减少生物燃料接触尤为重要。有效的通风、无污染炉灶和类似的干预措施有助于减少燃料烟雾暴露。而减少暴露于室内外的空气污染，则需要公共政策支持、地方和国家资源投入、生活习惯改变及患者的个人保护。

3. 稳定期药物治疗

（1）支气管舒张剂：支气管舒张剂是慢阻肺的一线治疗药物。通过松弛气道平滑肌扩张支气管，改善气流受限，从而减轻慢阻肺气促症状、增加运动耐力、改善肺功能、降低急性加重风险。与口服剂型相比，吸入剂的疗效和安全性更优，因此多作为首选药物。主要的支气管舒张剂有 β_2 受体激动剂、抗胆碱能药物及甲基黄嘌呤类药物，可根据药物的作用及患者的治疗反应合理选用。联合应用不同作用机制及作用时间的药物也可以增强支气管舒张作用，更好改善患者的肺功能与健康状况。

1）β_2 受体激动剂：分为短效、长效 2 种类型。短效 β_2 受体激动剂（short-acting Beta2 agonist，SABA）主要有沙丁胺醇、特布他林等，主要为按需使用以缓解临床症状，其长期规律使用、维持治疗效果不如长效支气管舒张剂。长效 β_2 受体激动剂（long-acting Beta2 agonists，LABA）作用时间持续 12 小时以上，较短效剂型 SABA 能更好地持续扩张小气道、减轻呼吸困难症状、改善肺功能，可作为有明显气流受限患者的长期维持治疗药物。常用药如福莫特罗、沙美特罗等，常与吸入用激素联用，其中福莫特罗属于速效和长效 β_2 受体激动剂，故在急性发作、慢病管理时均可应用。而新型 LABA 如茚达特罗、奥达特罗、维兰特罗起效更快，作用时间更长，尚需临床广泛应用后进一步验证疗效。此类吸入剂药物远比口服剂副作用小，其常见的不良反应为窦性心动过速、肌肉震颤（通常表现为手颤）、头晕和头疼；不常见的有口咽部刺激；罕见的有心律失常、异常支气管痉挛以及心力衰竭人群的氧耗增加；与噻嗪类利尿剂联用可能出现低钾血症。文献报道 LABA 在合并心血管疾患的慢阻肺患者中安全性较好，该类患者在稳定期无需更改吸入剂类型。

2）抗胆碱能药物：也可分为短效、长效 2 种类型。抗胆碱能药物通过阻断 M1 和 M3 胆碱受体，扩张气道平滑肌，改善气流受限和慢阻肺的症状。短效抗胆碱能药物（short-acting muscarinic antagonist，SAMA）主要代表为异丙托溴铵。长效抗胆碱能药物（long-acting muscarinic antagonist，LAMA）包括噻托溴铵、格隆溴铵、乌美溴铵、阿地溴铵等，能够与 M3 受体持久结合，与 M2 受体快速分离，从而使支气管舒张作用时间超过 12 小时，而新型 LAMA 作用时间则超过 24 小时。LAMA 在减少慢阻肺急性加重及住院频率方面优于 LABA，长期使用不仅可以改善患者症状及健康状态，而且可以减少急性加重及降低住院频率。一项在我国开展的临床研究结果显示，对于没有症状或症状轻微的早期慢阻肺患者，使用噻托溴铵可显著改善肺功能及生活质量。该类药不良反应相对较少，常见的有口干、咳嗽、局部刺激、吸入相关的支气管痉挛、头痛、头晕；少见的有荨麻疹、闭角型青光眼、心率加快；罕见的有过敏性反应（舌、唇和面部的血管性水肿）、眼痛、瞳孔散大、心悸、心动过速、喉痉挛、恶心及尿潴留。

3）茶碱类药物：该类药可解除气道平滑肌痉挛，因其性价比高、方便服用故在我国慢阻肺治疗中应用广泛。缓释型或控释型茶碱口服 1～2 次/日可以达到稳定的血浆药物浓度，对治疗稳定期慢阻肺有一定效果。低剂量茶碱在减少急性加重方面尚存在争议，茶碱联合 LABA 对肺功能及呼吸困难症状的改善效果优于单独使用 LABA。但对于接受吸入糖皮质激素（inhaled corticosteroid，ICS）治疗的慢阻肺急性加重高危患者，与安慰剂相比，加用低剂量茶碱并不能减少患者 1 年内急性加重次数。该类药的不良反应与个体差异和剂量相关，常见的有心动过速、恶心、呕吐、腹痛、头痛、胸痛、失眠、兴奋、呼吸急促；过量使用可以出现心律失常，严重者可引起呼吸、心跳骤停。当血液中茶碱浓度＞5mg/L 即有治疗作用；当血液中茶碱浓度＞15mg/L 时不良反应明显增加。由于茶碱的有效治疗窗小，若长期使用应定期监测茶碱的血药浓度。另外，茶碱与多种药物联用时，要警惕药物相互作用。

（2）ICS：慢阻肺稳定期长期单一应用 ICS 治疗并不能阻止 FEV1 的降低趋势，对病死率亦无明显改善，因此不推荐其作为慢阻肺稳定期单一使用药物。在使用 1～2 种长效支气管舒张剂的基础上，可考虑联合 ICS。使用 ICS 前医护人员应充分指导患者，以避免因吸入不当造成疗效下降或不良反应风险增加，使用后应嘱托患者充分漱口漱咽。该类药不良反应发生率相对较少，但有增加肺炎发病率的风险。慢阻肺使用 ICS 发生肺炎的高危因素如下：①吸烟；②年龄≥55 岁；③有急性加重史或肺炎史；④体重指数＜25kg/m^2；⑤mMRC＞2 分或存在严重的气流受限；其他常见的不良反应有口腔念珠菌感染、喉部刺激、咳嗽、声嘶及皮肤挫伤；罕见的不良反应有过敏反应（皮疹、荨麻疹、血管性水肿和支气管痉挛）、白内障、高血糖症、分枝杆菌感染（包括结核分枝杆菌）、库欣综合征、消化不良及关节痛。

（3）联合治疗：不同作用机制的支气管舒张剂联合治疗，优于单一支气管舒张剂治疗，如 SABA 联合 SAMA、LABA 联合 LAMA 均能更好地改善症状和肺功能，后者还能降低疾病进展的风险。目前已有多种 LABA 与 LAMA 的联合制剂，如茚达特罗/格隆溴铵、福莫特罗/格隆溴铵、奥达特罗/噻托溴铵、维兰特罗/乌镁溴铵等。研究显示，与单药治疗相比，联合治疗能显著改善慢阻肺患者呼吸困难症状及健康状态，提高生活质量，改善患者肺功能，减少慢阻肺急性加重风险。其中，据文献报道，茚达特罗/格隆溴铵能显著减轻慢阻肺患者的肺过度充气，同时改善左心室舒张末期充盈容积和心功能，可能存在心功能获益。

ICS 和 LABA 联合使用较单用 ICS 或单用 LABA 在临床症状、健康状态改善、保护肺功能、降低急性加重风险方面均疗效更佳。目前已有布地奈德/福莫特罗、沙美特罗/氟替卡松、倍氯米松/福莫特罗、糠酸氟替卡松/维兰特罗等多种联合制剂。一项真实世界的观察性研究表明，对于血嗜酸粒细胞计数≥300 个/μl 的急性加重高风险患者，使用 ICS+LABA 治疗相较于 LAMA 治疗获益更多。在 ICS+LABA 治疗后仍有症状的患者中，增加 LAMA 的三联疗能显著减轻临床症状，改善肺功能及健康状态，并能减少急性加重风险。故若患者血嗜酸粒细胞计数≥300 个/ul、同时症状较为严重（CAT＞20 分）时，可考虑 ICS+LABA+LAMA 治疗，较二联治疗有更好的临床疗效及潜在获益。

（4）初始治疗方案推荐：稳定期慢阻肺患者分组见表 11-2-7、表 11-2-8，按照 A、B、E 分组给予初始治疗方案。

表 11-2-8   慢阻肺按分组给予的初始治疗方案

A 组	症状少，风险低	首选短效支气管舒张剂； 或 1 种长效支气管舒张剂
B 组	症状多，风险低	1 种长效支气管舒张剂； 若患者 CAT＞20 分，可考虑 LAMA+LABA 联合治疗； 若无长效支气管舒张剂，可用短效支气管舒张剂+茶碱
E 组	风险高	LABA+LAMA 或 LABA+LAMA+ICS（血嗜酸粒细胞≥300 个/μL 时可考虑使用）

另外，老年慢阻肺患者吸入装置的个体化选择，需要综合考虑其健康状态、使用装置的能力、最大吸气流速、手口协调操作能力、是否方便购买、价钱等各方面因素，其中以患者使用装置的能力、吸气流速和手口协调操作能力为最重要的影响因素。

4. 稳定期非药物干预

非药物干预是稳定期慢阻肺治疗的重要组成部分，与药物治疗起到协同作用，包括：患者管理、呼吸康复治疗、家庭氧疗、家庭无创通气、疫苗接种、营养支持、气道内介入、外科治疗等。

（二）西医急性加重期管理

1. 慢阻肺急性加重定义及管理目标

慢阻肺急性加重（AECOPD）是指患者呼吸道症状急性加重，导致需要额外治疗。即慢阻肺患者出现呼吸困难加重、咳嗽喘憋加剧、痰量增多，或痰液呈脓性等急性加重表现，超出日常变异且导致需要调整治疗方案。AECOPD 是慢阻肺临床过程中的重要事件，影响患者的健康状况和预后，老年人尤需重视。故此期的管理目标为：尽可能减轻当前急性加重产生的负面影响，并预防急性加重的再次发生。

2. 老年慢阻肺急性加重的常见诱因

AECOPD 最常见的诱因是呼吸道感染。病毒、细菌是引起 AECOPD 的重要原因，约78%的 AECOPD 患者具有明确的病毒或细菌感染依据。AECOPD 患者痰液分离的常见菌为流感嗜血杆菌、卡他莫拉菌和肺炎链球菌；老年患者中铜绿假单胞菌、肺炎克雷伯菌增加；而在 AECOPD 反复住院的老年患者中，铜绿假单胞菌、鲍曼不动杆菌和肺炎克雷伯杆菌增加，且耐药性逐年上升。误吸是部分老年患者反复急性加重的原因，气道黏液高分泌和痰液清除障碍增加急性加重风险，这在合并脑血管病及咳嗽反射减退的老年患者中较为常见。AECOPD 的非感染诱因包括吸烟、空气污染、天气变化、吸入过敏原、睡眠不足或活动过量、停用慢阻肺药物、应用镇静药物、外科手术等。目前认为 AECOPD 发病因素具有多源性，病毒感染、空气污染等因素均可加重气道炎症，进而继发细菌感染。

3. AECOPD 的评估与分级

评估 AECOPD 严重程度的分级如下：

AECOPD 严重程度分级见表 11-2-9：

表 11-2-9　AECOPD 严重程度分级

轻度	单独使用短效支气管舒张剂治疗
中度	使用短效支气管舒张剂和抗菌药物，加用或不加用口服糖皮质激素
重度	需要住院或急诊、重症监护病房（ICU）治疗；可能并发急性呼吸衰竭

AECOPD 住院患者严重度评估及处理建议见表 11-2-10：

表 11-2-10　AECOPD 患者严重程度评估及处理建议

Ⅰ级	无呼吸衰竭	门诊治疗	1. 患者教育：吸入技术；
	1. 呼吸频率 20～30 次/分；		2. 支气管扩张剂：SABA、SAMA、LABA、LAMA、ICS 等；
	2. 未应用辅助呼吸肌群；		
	3. 无精神意识状态改变；		3. 抗菌药物。
	4. 无 $PaCO_2$ 升高。		
Ⅱ级	急性呼吸衰竭，但不危及生命	住院治疗	1. 支气管扩张剂：SABA、SAMA；
	1. 呼吸频率＞30 次/分；		2. 氧疗（若氧饱和度＜90%）；
	2. 应用辅助呼吸肌群；		3. 皮质激素：静脉/口服、吸入；
	3. 无精神意识状态改变；		4. 抗菌药物。
	4. 吸氧 24%～35%实际氧浓度可改善低氧血症；		
	5. 高碳酸血症，$PaCO_2$ 较基础值升高或升高至 50～60mmHg。		
Ⅲ级	急性呼吸衰竭，且危及生命	ICU 治疗	1. 氧疗；
	1. 呼吸频率＞30 次/分；		2. 机械通气支持；
	2. 应用辅助呼吸肌群；		3. 支气管扩张剂：SABA、SAMA、LABA、LAMA；
	3. 精神意识状态的急剧改变；		4. 皮质激素：静脉/口服、吸入；
	4. 低氧血症不能通过＞40%浓度的吸氧改善；		5. 抗菌药物。
	5. 高碳酸血症，即 $PaCO_2$ 较基础值升高或＞60mmHg 或出现酸中毒（pH≤7.25）。		

4. AECOPD 药物治疗

（1）支气管舒张剂：支气管舒张剂是 AECOPD 的一线基础治疗药物，用以改善患者临床症状和肺功能。推荐首选单用 SABA 或联合 SAMA 吸入治疗。住院患者首选雾化吸入给药，而门诊家庭治疗可采用经储物罐吸入定量气雾剂的方法或家庭雾化治疗。需要使用机械通气的患者可以通过专用的接头连接定量气雾剂吸入药物，或者根据呼吸机的说明书使用雾化治疗。茶碱类药物一般不推荐作为一线的支气管舒张剂，但如果 SABA 和（或）SAMA 疗效不佳时，可考虑换用或联合使用，但需要监测和避免不良反应。

（2）糖皮质激素：全身糖皮质激素治疗可缩短住院时间，改善肺功能及氧饱和度，降低早期复发和治疗失败的风险，是中重度 AECOPD 治疗的关键。但长时间使用糖皮质激素也可导致患者罹患肺炎及死亡的风险增加。故老年 AECOPD 选择全身激素治疗需权衡潜在获益与风险。激素的给药方式包括全身和局部。建议予泼尼松龙 30～40mg/d，疗程 5～14 天，口服与静脉给药疗效相同。使用全身激素治疗不良反应明显增加者，可以根据病情选择单独雾化吸入布地奈德混悬液替代口服激素治疗。病情较重者，还可采用雾化吸入布地奈德联合口服或者静脉给药，根据病情变化调整口服或静脉给药的剂量和疗程。

（3）抗菌药物：抗菌药物应用指征，指患者出现呼吸困难加重、痰量增加、痰液呈脓性3 种主要症状，或有两种症状（包括脓性痰），或需要机械通气呼吸支持。对于具备抗菌药物应用指征的患者，抗菌治疗可以缩短恢复时间、降低早期复发风险、减少治疗失败风险、缩短住院时间、降低病死率。抗菌药物的选择应以当地细菌流行病学资料及耐药情况为依据，结合 AECOPD 病情严重程度、是否存在铜绿假单胞菌感染等危险因素进行综合分析。AECOPD 的常见致病菌包括流感嗜血杆菌、卡他莫拉菌、肺炎链球菌、铜绿假单胞菌和肠杆菌科细菌；相对少见的病原体包括肺炎衣原体、肺炎支原体、军团菌、金黄色葡萄球菌等。老年患者中铜绿假单胞菌、肺炎克雷伯杆菌增加；AECOPD 反复住院的老年患者中，铜绿假单胞菌、鲍曼不动杆菌、肺炎克雷伯杆菌增加，且可见耐药菌；反复误吸导致的 AECOPD 则不能除外厌氧菌。然而，不同的病程、肺功能损害严重程度、特定病原体感染的危险因素、既往抗菌药物应用史、稳定期痰细菌定植种类等因素均可影响病原谱。老年患者因肝肾代谢功能下降，且并发症较多，常同时应用多种治疗药物，因此在选择抗菌药物时，应首选能覆盖病原微生物、安全性较好，药物相互作用少的药物。

（4）其他治疗和并发症的防治处理：AECOPD 病情反复与呼吸道黏液高分泌有关，可通过雾化吸入药物、吸痰、物理排痰等方式辅助气道痰液清除。并发呼吸衰竭时，一般不推荐使用呼吸兴奋剂，只有在无条件或不适合使用机械通气时选用。防治并发症：AECOPD 可能导致急性心血管事件及肺栓塞等风险增加，识别并治疗各种并发症可改善预后。

5. 呼吸支持治疗

（1）控制性氧疗：氧疗是 AECOPD 伴呼吸衰竭患者的基础治疗，氧流量调节应以改善患者的低氧血症、保证 SpO_2 在 88%～92%为目标。SpO_2 达到目标范围后，应及时进行动脉血气分析，以确定氧合满意且未引起 CO_2 潴留和（或）呼吸性酸中毒进一步加重。若氧疗后患者 SpO_2 未能上升至目标范围，应当积极寻找原因并进行相应处理。文丘里面罩较鼻导管更能精确且恒定地调节吸入氧浓度，且可以避免 CO_2 的重复吸入。老年 AECOPD 氧疗要注意需要低流量吸氧，以避免因氧浓度过高导致的呼吸抑制、CO_2 潴留。

（2）鼻高流量湿化氧疗（HFNC）：HFNC 是一种通过高流量鼻塞持续为患者提供可调控并以相对恒定吸氧浓度（21%～100%）、温度（31～37℃）和湿度的高流量（8～80L）吸入气体的治疗方式。与传统氧疗相比，HFNC 供氧浓度更精确，加温加湿效果更好。与无创通气相比，HFNC 不影响患者说话、饮食，能更好地湿化气道，舒适性、耐受性、人机配合度更好。初步研究结果显示，高速气流对上气道有"冲洗效应"，可减少解剖死腔，同时能产生一定水平的呼气末正压（平均为 $3cmH_2O$），对 AECOPD 患者呼吸困难有一定改善作用。但 HFNC 对纠正急性呼吸性酸中毒和急性高碳酸血症疗效欠佳，若氧浓度较高时有加重 CO_2 潴留风险，故目前临床中主要应用于合并轻度呼吸衰竭、无或轻微 CO_2 潴留的患者，尚不建议将经鼻高流量氧疗作为 AECOPD 合并Ⅱ型呼吸衰竭的常规一线治疗手段。

（3）机械通气：AECOPD 患者并发呼吸衰竭时，机械通气的临床应用目的为：纠正严重的低氧血症，增加 PaO_2，使 $SaO_2>90\%$，改善重要脏器的氧供；治疗急性呼吸性酸中毒，纠正危及生命的急性高碳酸血症，但不必要急于恢复 $PaCO_2$ 至正常范围；缓解呼吸窘迫，当原发疾病缓解和改善时，逆转患者的呼吸困难症状；纠正呼吸肌群的疲劳；降低全身或心肌的氧耗量。机械通气可分为无创通气和有创通气。

1）无创正压通气（noninvasive positive pressure ventilation，NPPV）

NPPV 目前是 AECOPD 合并Ⅱ型呼吸衰竭首选的呼吸支持方式，可改善患者呼吸性酸中毒、降低 $PaCO_2$、呼吸频率、呼吸困难程度，缩短住院时间，减少病死率和气管插管率。同时它也能避免气管插管相关的附加损害，如气道损伤、呼吸机相关性肺炎、镇静剂应用等。

NPPV 的压力应从低水平逐渐升高，其具体压力设置应该参考患者耐受程度、治疗后 $PaCO_2$ 下降情况、患者的呼吸努力和人机配合等。老年 AECOPD 患者易出现多器官功能障碍、营养不良和其他并发症。无创机械通气比有创通气更适合作为老年 AECOPD 住院患者急性呼吸衰竭的一线治疗。只要患者无需气道管理（气道分泌物较少、误吸风险小等），建议尽早使用。高碳酸血症所致意识改变并非 NPPV 的禁忌，肺性脑病意识障碍者可在密切观察下应用 NPPV，它可以通过降低动脉血二氧化碳水平，纠正呼吸性酸中毒，改善患者意识障碍。老年慢阻肺患者中虚弱者，其 NPPV 操作失败与死亡风险较高，故应重视应用 NPPV 的老年 AECOPD 患者的营养支持和康复训练。

2）有创机械通气（intermittent mechanical ventilation，IMV）

目前有创机械通气几乎不再是 AECOPD 合并急性呼吸衰竭的一线治疗。但在积极的药物和无创通气治疗后，若患者的呼吸衰竭仍进行性恶化，出现危及生命的酸碱失衡和（或）意识改变时，宜启动有创机械通气治疗。在决定终末期慢阻肺患者是否使用机械通气时，还应充分考虑到病情好转的可能性、患者本人及家属的意愿以及是否具备重症监护设施。IMV 主要风险包括呼吸机相关肺炎（尤其是多重耐药菌流行时）、气压伤、气管切开和呼吸机依赖等。对于某些 AECOPD 患者，早期无创通气（NIV）的干预可明显减少有创通气的使用，但对于有 NIV 禁忌或使用 NIV 失败的严重呼吸衰竭患者，一旦出现严重的意识、呼吸障碍、血流动力学等改变，应及早插管、改为有创通气。常用的通气模式包括辅助控制模式（A/C）、同步间歇指令通气（SIMV）、压力支持通气（PSV）和 SIMV 与 PSV 联合模式。由于慢阻肺患者广泛存在内源性呼气末正压（PEEP），导致吸气功耗增加和人机不协调。因此，可常规加用适度的外源性 PEEP，压力一般不超过内源性 PEEP 的 80%。慢阻肺患者的撤机过程可能会遇到困难，有创与无创序贯性机械通气策略有助于早日撤机。

（三）中医辨证论治

辨证首辨标本虚实。缓解期以正虚为主，发作期以邪实为主，常伴有正虚。缓解期，肺气虚是慢阻肺的基础，从肺气虚迁延至脾肾心，是病情逐层加重的体现，气虚进展相互关联，故治疗以补虚为主。而痰、瘀、浊、毒是主要病理产物，常互相夹杂，相互作用，是本病缠绵的根源，需兼治伏邪。在急性加重期，患者素体肺脾肾虚，内有痰瘀内伏肺络，受外邪引触，内外合邪，袭于肺部，肺宣降失司，肺气上逆，故咳喘加重，甚则呼吸困难。此时治法当宣肺平喘、并治诸邪，祛邪扶正兼顾。综上，本病治疗以"扶正祛邪"为总则。急则治标，缓则治本，喘脱则扶正固脱、救阴回阳，虚实夹杂则扶正祛邪兼顾。

1. 急性加重期

（1）痰热壅肺证

临床表现：咳嗽喘息，胸满气粗，痰黄或白，黏稠难咯，身热微恶寒，有汗，烦躁口渴，舌质红，溲黄，便干，苔黄或黄腻，脉滑或滑数。

治法：清肺化痰，降逆平喘。

方药：麻杏石甘汤加减。药用炙麻黄、杏仁、生石膏、炙甘草、半夏、款冬花、紫菀等。

加减：痰多黄稠者，加鱼腥草、瓜蒌皮；肺热偏盛者，加黄芩、桑白皮。

中成药：可选用牛黄蛇胆川贝液 10ml/次，每日 3 次；复方鲜竹沥液 20ml/次，每日 3 次。

（2）痰饮阻肺证

临床表现：咳嗽咳痰，痰性状为白色泡沫或稀薄，痰常较易咳出；或伴恶寒发热，流清涕，口不渴，尿清长，舌苔薄白或白腻，脉弦紧。

治法：宣肺散寒，化痰止咳。

方药：小青龙汤加减。药用炙麻黄、杏仁、干姜、桂枝、半夏、五味子、甘草、款冬花、紫菀。

加减：痰多壅盛者，合二陈汤；痰阻气逆者，加苏子、葶苈子；大便黏滞不畅者，加莱菔子。

中成药：可选用小青龙合剂，6 克/次，每日 3 次。

（3）阳虚水泛证

临床表现：喘咳，咳痰清稀，心悸，气短，甚至不能平卧，面浮，肢体肿胀，脘腹满胀，纳谷减少，怕冷，尿少，面唇青紫，舌胖，质黯，苔白滑，脉沉细。

治法：温肾健脾，化饮利水。

方药：真武汤合苓桂术甘汤加减。药用制附子（先煎）、白术、茯苓、赤芍、党参、桂枝、葶苈子。

加减：腰膝酸软者，加怀牛膝、盐杜仲；小便不利者，加泽泻、车前子。

中成药：可选用五苓胶囊 2 粒/次，每日 3 次。

（4）痰瘀互结证

临床表现：咳嗽咳痰，痰黏难咯，喘息气短，胸闷胸痛，口唇紫暗，舌暗红或淡黯，苔白腻或黄腻，脉弦或滑。

治法：化痰祛瘀，止咳平喘。

方药：桂枝茯苓丸加减。药用茯苓、桂枝、赤芍、丹皮、桃仁、半夏、陈皮。

加减：胸闷心悸者，加丹参、石菖蒲、郁金；顽痰伏肺者，加地龙、穿山龙。

急性发作期出现嗜睡、昏迷等严重并发症，应积极采取救治措施。

①痰热内闭清窍者，可灌服安宫牛黄丸，每次 1 丸，2 次/天；②高热神昏、嗜睡者，可静滴醒脑静注射液 20～40ml/次，1 次/天。

2. 稳定期

（1）肺气虚证

临床表现：咳嗽咯白痰，活动后气短，偶有喘息，易汗，恶风，易感冒，舌质正常或稍淡，舌苔薄白，脉弦细或缓细。

治法：补肺益气。

方药：玉屏风散加减。药用生黄芪、白术、防风、杏仁、苏子。

加减：干咳痰少者，加川贝、枇杷叶。

中成药：可选用玉屏风颗粒，6 克/次，每日 3 次。

（2）肺脾两虚证

临床表现：咳喘气短，活动后加重，痰白量多，咳痰无力，食欲不振，饭后腹胀，面色㿠白，身体消瘦，大便溏软，舌质淡胖有齿痕，舌苔白或白厚腻，脉濡或滑。

治法：补肺健脾，化痰平喘。

方药：六君子汤加减。药用党参、茯苓、白术、半夏、陈皮、甘草、苏子、杏仁。

加减：倦怠乏力者，加黄芪、防风；困乏嗜睡者，加竹茹、石菖蒲。

中成药：可选用补中益气合剂，1支/次，3次/日。

（3）肺肾阴虚证

临床表现：动则气短，头晕耳鸣，五心烦热，盗汗，失眠，腰膝酸软，脉沉细数。

治法：滋阴补肾，纳气平喘。

方药：麦味地黄丸加减。药用熟地、山茱萸、山药、茯苓、泽泻、丹皮、麦冬、五味子。

加减：心烦失眠，加百合、炒枣仁；动则喘甚，加仙鹤草、穿山龙。

中成药：可选用六味地黄丸，6克/次，每日2次。

（4）肺肾阳虚证

临床表现：动则气短，形寒肢冷，自汗，下肢水肿，夜尿频多，脉细弱。

治法：温阳补肾，纳气平喘。

方药：金匮肾气丸加减。药用附子（先煎）、肉桂、熟地、山萸肉、山药、茯苓、泽泻、丹皮。

加减：神疲乏力，加党参、炒白术；动则喘甚，加仙茅、仙灵脾。

中成药：可选用百令胶囊，6粒/次，每日3次；或金水宝片4片/次，每日3次。

（四）中医特色非药物疗法

1. 穴位贴敷

药物组成：主要有白芥子、延胡索、甘遂、细辛等组成，磨成粉，姜汁调敷。

穴位选择：选取天突、膻中、肺俞或脾俞、肾俞、膏肓等。

操作方法：患者取坐位，暴露所选穴位，局部常规消毒后，取贴敷剂敷于穴位上，于4～6小时后取下即可。

外敷后反应及处理：严密观察用药反应。①外敷后多数患者局部有发红、发热、发痒感，或伴少量小水泡，此属外敷的正常反应，一般不需处理；②如果出现较大水泡，可先用消毒毫针将泡壁刺一针孔，放出泡液，再消毒，要注意保持局部清洁，避免摩擦，防止感染；③外敷治疗后皮肤可暂有色素沉着，但5～7天会消退，一般不会留有瘢痕。

2. 针灸

可根据患者病情加用针灸治疗，辨证取穴，如肺脾气虚证配气海、丰隆，肺肾气虚证配三阴交、太溪等。

3. 中医肺康复训练

采用肺康复训练技术，如中医呼吸操、缩唇呼吸、肢体锻炼等，或选用中医传统气功（太极拳、六字诀）、导引等方法进行训练。

五、预　　后

慢阻肺的转归和预后因人而异。通过合理治疗与管理，大部分患者可以控制症状，减少急性发作，减缓肺功能的下降。而不规范治疗或依从性差，反复出现急性加重，病情逐渐加重，气流阻塞进行性加重，最后并发肺源性心脏病、呼吸衰竭等，预后较差。

故预防本病的关键是重视对原发病的治疗。一旦罹患咳嗽、哮病、喘病、肺痨等肺系疾病，应积极治疗，以免迁延不愈，发展为本病。加强体育锻炼，平时常服扶正固本方药，有助提高抗病能力。既病之后，宜适寒温，预防感冒，避免接触烟尘，以免诱发加重本病。如因外感诱发，则应立即治疗，以免病情加重。应尽早戒烟，避免对呼吸道的进一步刺激。

食疗方面，应少量多餐，忌食滋腻生痰、辛辣刺激之品，忌饮酒。平素可进食健脾润肺之品，如百合、山药、核桃、木耳等。橙子、金橘甘甜润肺、开胃健食、止渴生津，有化痰清肺之功。猪骨莲藕汤可补虚健脾，白萝卜鸭血汤可化痰通腑，银耳莲子百合羹可养阴润肺，可根据患者情况辨证食用。

（何　沂　樊茂蓉）

第三节　老年肺炎

肺炎是指发生在包含终末气道、肺泡腔、肺间质等在内的肺实质的急性病变。可由病原微生物、理化因素、免疫损伤、过敏等引起。相比于一般人群，老年人（≥65 岁）肺炎往往发病率更高，病情更为严重，常缺乏明显的呼吸系统症状，而以自身基础疾病或肺外表现为首发症状，体征多不典型，且由于老年群体免疫力低下，病情易进展为重症肺炎。

由于老年人肺炎临床表现不典型，易致误诊误治，因此临床上对老年肺炎应引起足够重视，若能针对其特点，积极预防，早期诊断，合理治疗，对于提高老年肺炎诊治水平、改善预后、降低死亡率，减轻患者及社会的经济负担，都具有重要意义。

一、流行病学

老年肺炎发病率一定程度上反映了地区医疗环境和人口的差异，与年龄增长和并发症的存在有关。肺炎的发病率随年龄增长呈 U 形分布。美国的一项统计显示，在因肺炎住院的人群中，老年肺炎的发病率为 2093/10 万人，约是年轻人（10～64 岁）的 6.5 倍。近年来老年肺炎患者的数量及发病率有随着年龄增长而升高的趋势。在抗生素广泛运用于临床之前，老年肺炎的发生率约为年轻人的 10 倍，50%以上的肺炎患者是大于 65 岁的老年人。国外的老年人肺部感染病死率为 24%～35%，年轻人仅为 5.75%～8.00%；而国内的老年人肺部感染病死率高达 42.9%～50.0%。目前，老年肺炎的患病率和死亡率仍居高不下，肺炎也是导致老年人死亡最常见的感染性疾病。

二、发病机制与病理生理特点

肺炎的常见病因有病原微生物感染、理化因素刺激、免疫损伤、过敏等，其中老年人肺炎以感染最为常见，肺炎链球菌、金黄色葡萄球菌、革兰氏阴性菌等是老年肺炎的主要致病菌，近年来医院获得性肺炎中革兰阴性菌肺炎逐渐增多。

（一）老年人易患肺炎的原因

1. 生理结构的变化

随着年龄的增长，老年人的胸廓逐渐发生变形，活动幅度受限，肺组织弹性回缩力下降，顺应性变差，呼吸道纤毛摆动能力减弱，通气无效腔变大，这些都增加了老年人肺部感染的概率；此外，老年人呼吸功能减退，咽喉黏膜感觉和会厌反射功能降低，常因声门与吞咽动作不协调而发生误吸。

2. 免疫功能下降

老年人免疫功能衰退，全身的 T 淋巴细胞减少及其亚群比例失调，使得 T 细胞在全身免疫应答中的作用减退，进而导致机体抗感染能力下降。类似的免疫改变亦可发生于老年人肺脏内，肺泡内衰老的 T 淋巴细胞虽能识别侵入的细菌，但对这些抗原刺激所产生的淋巴细胞活力和增殖能力却大为减弱，细胞因子分泌减少，影响吸引中性粒细胞在炎症部位聚集，故肺炎的局部反应常较轻。同时，由于体液免疫水平降低，对致病菌的防御功能大为减弱，细菌可在肺内生长繁殖，且菌群移位而并发多脏器功能障碍，这些均对机体抵抗感染较为不利。

3. 基础疾病多

老年人基础疾病多，全身脏器机能衰退，容易并发肺部感染，肺部感染也是慢性呼吸道疾病最主要的并发症。慢性阻塞性肺疾病（COPD）会影响纤毛的清除功能，并改变肺对吸入病原体的炎性反应。社区获得性肺炎（community-acquired pneumonia，CAP）是其住院发生率最高的相关共病，其他如原发性高血压病、脑血管疾病、糖尿病、冠心病、肿瘤、肾功能不全等，都可以增加老年人肺部感染的发生率和病死率。当这类患者长期留置胃管或者长期使用广谱抗生素时更容易发生肺部感染。

（二）病理特点

肺炎典型的病理特点在老年肺炎中并不常见，老年肺炎绝大多数是支气管肺炎，且常常侵犯下肺叶。老年肺炎吸收缓慢，容易形成机化和小脓肿，易合并真菌感染是其病程发展和转归特点。

（三）中医病因病机

老年肺炎多属于中医学的"风温病""风温肺热""咳嗽""喘证"等病证范畴。主要由外邪侵袭、肺卫受邪，或正气虚弱、抗邪无力所致。年老体衰为老年肺炎发病的基础，热毒损肺为起病和进展的关键。本病病位在肺，与心、脾关系密切。主要病理因素为痰、热、瘀、毒。风热之邪经口鼻侵袭肺脏，或风寒之邪入里化热，炼津为痰，痰热壅肺。病理过程中可化火生痰、伤津耗气或热邪盛而逆传心包，甚至邪进正衰、正气不固而邪陷正脱。恢复期邪气渐去，正气已损，多以正虚为主，或正虚邪恋，常以气阴两虚、肺脾气虚为主，兼有痰热或痰浊。邪实（痰热、痰浊）正虚（气阴两虚、肺脾气虚）贯穿于整个病程中。对于老年人，多因罹患慢性疾病，体内积生痰湿、瘀血，在此基础上易感受外邪而使病情发作，以痰热壅肺或痰浊阻肺为主，常兼有气阴两虚、肺脾气虚、瘀血等。因此，"衰老积损、热毒损肺"为老年肺炎主要病机，衰老正虚、宿疾积损为其发病基础，热毒损肺为发病的关键因素，两者相互影响，成为老年患者病情复杂、临床表现隐匿、病情严重、恢复缓慢、预后差等的主要原因。

三、诊断与鉴别诊断

（一）临床表现

1. 临床症状常不典型

肺炎起病隐匿，老年人由于对感染的反应能力低下，临床表现多不典型。常缺乏发热、胸痛、咳嗽、咳痰等肺炎常见症状。常以非呼吸道症状为突出表现，如意识状态下降、不适、嗜睡、昏迷、食欲不振、恶心、呕吐、腹泻、低热、甚至精神错乱、大小便失禁等。高龄肺部感染患者往往以"尿失禁、精神恍惚、不思活动、跌倒、生活不能自理"等五联征方式起病。同时，肺部症状、体征与肺部影像学检查结果也可能不一致，部分老年患者胸部影像学检查提示大片阴影，也可以没有咳嗽、咳痰的呼吸道症状。老年肺炎的体征可因脱水、浅快呼吸、上呼吸道传导音干扰等因素而改变，所以常不具备诊断意义。通常也缺乏典型肺实变体征，多表现为干湿性啰音及呼吸音减低，超过 90%的患者肺部会出现干、湿啰音，因此在早期诊断中仔细地肺部听诊亦不可忽视。

2. 并发症多，并发症严重

多并发症、并发症严重也是老年肺炎的基本临床特点，70%～90%的老年肺炎患者有一种或多种基础疾病存在。与年轻人相比，老年人患肺炎多为重症，发病不久即可出现脱水、缺氧、休克、脓毒症或严重脓毒症、心律失常、电解质紊乱和酸碱失衡等并发症，易出现多器官功能衰竭和胃肠道出血，高龄老年较老年更加容易出现器官衰竭，需要更长的住院时间，并且预后不佳。

（二）辅助检查

1. 实验室检查

（1）血常规检查：临床研究显示，老年肺炎患者的白细胞总数多不升高，或仅有中性粒细胞偏高。因此，老年肺炎患者仅凭血常规的结果来判断感染的严重程度是不可靠的。

（2）血生化及炎症指标检查：①机体感染时 C 反应蛋白（CRP）明显升高，但特异度较低，可作为辅助诊断的参考。②降钙素原（PCT）对细菌感染和脓毒症反应迅速，是较 CRP 更特异的细菌感染性指标。PCT 数值越高，提示细菌感染越严重，存在细菌性呼吸机相关性肺炎（VAP）及脓毒症的可能性越大。动态监测 PCT 有助于指导抗菌药物的疗程以及判断脓毒症患者的预后。此外有研究显示，当急性呼吸道症状患者的超敏 CRP（hs-CRP）值＞61mg/L 时，强烈提示肺炎的诊断。③D-二聚体（D-Dimer）水平增高，提示感染严重度、凝血受累及是否合并肺栓塞，其动态监测在老年肺炎重症患者病情预后的判断中具有重大意义。

2. 病原学检查

对疑有肺炎的病人，应尽早进行病原学检查，以明确病原体诊断并根据检查及药敏结果调整治疗方案。常用的病原学检查有：

（1）痰涂片革兰染色。

（2）痰培养：①经口咳痰培养：患者用清水反复漱口后，从气管深部用力咳出痰液，将第二口痰置入无菌容器内，在 10～60min 内送至检验。②普通吸痰管吸引采集痰标本：将普通吸痰管经一侧鼻孔插入，反复吸引，直至无痰液。③纤维支气管镜：在病灶附近用支气管刷或支气管灌洗直接取得标本，该法比咳痰采样方法更安全、可靠，能够减少标本的二次污染，痰细菌培养阳性率可达 81%。

（3）经皮肺穿刺活检留取组织样本培养：在 CT 指导下进行肺穿刺取材培养，定位准确，取材可靠且标本不受污染，可提供准确的病原学诊断。经验治疗无效、疑似特殊病原菌感染或采用常规方法获得的呼吸道标本无法明确致病菌时，可通过此方法以明确病变性质并获取病原菌诊断依据。

（4）支气管肺泡灌洗液检查（BALF）：是诊断下呼吸道机会性感染的敏感方法，特别适用于存在免疫缺陷的患者。此外，BALF 中生物标志物可反映肺部炎症的严重程度，对 VAP 的早期诊断和预后评估具有较高的应用价值。

（5）血培养：是诊断菌血症的重要手段。

（6）胸膜腔穿刺：当 CAP、医院获得性肺炎（HAP）合并胸腔积液时，可行胸膜腔穿刺抽液送常规、生化、涂片、培养等检测。

（7）病原体抗原检测：肺炎链球菌和嗜肺军团菌尿抗原检测及血清隐球菌荚膜多糖抗原检测的敏感度和特异度均很高，血清 1，3-β-D 葡聚糖检测（G 试验）、血清或 BALF 半乳甘露聚糖抗原检测（GM 试验）连续 2 次（BALF 只需 1 次）阳性，具有辅助诊断价值。

3. 影像学检查

老年肺炎的影像学特点并不典型，X 线显示病灶边界并不清晰，主要形状为椭圆、类圆和不规则形状。CT 显示病灶边界并不清晰，密集度不高，轮廓有的光整，也有的轮廓不齐，肺部增粗血管影和毛玻璃阴影以及胸膜增厚。X 线和 CT 的联合使用，可有效提高临床诊断准确率。对于重症患者因不易搬动行 CT 检查的，也可参考肺部超声检查，有利于和其他病因导致的肺实变相鉴别，并动态监测病情。

（三）诊断

1. 诊断流程

（1）确定肺炎的诊断是否成立：老年肺炎的诊断标准同《中国成人社区获得性肺炎诊断和治疗指南（2016 年版）》中的标准（详情见下）。

（2）评价肺炎严重程度：老年肺炎的病情评估非常重要，美国感染疾病协会/美国胸科协会（IDSA/ATS）重症肺炎的诊断标准是：

主要标准：需要有创机械通气；感染性休克需要血管收缩剂治疗。次要标准：呼吸频率＞30 次/分；氧合指数（PaO$_2$FiO$_2$）≤250；多肺叶浸润；低体温（T＜36℃）；白细胞减少（WBC＜4×10^9/L）；血小板减少（血小板＜10× 10^9/L）；低血压，需要强力的液体复苏；意识障碍/定向障碍；氮质血症（BUN≥20mg/dl）。符合 1 项主要标准或 3 项以上次要标准者可诊断为重症患者，可考虑收入 ICU 治疗。

（3）判断致病菌及其是否存在多重耐药菌（MDROS）：治疗前分析最可能的致病菌，尤其 MDROS。对初期的经验性治疗非常重要。可以根据全国或地区细菌监测数据，结合本单位的观察以及患者个体的情况（危险因素）判断致病菌。

2. 临床诊断标准

胸部影像学检查显示新出现的斑片状浸润影、叶或段实变影、磨玻璃影或间质性改变，伴或不伴胸腔积液，加上下列项中的任意一项，可建立肺炎的临床诊断：

（1）新近出现的咳嗽、咳痰或原有呼吸道疾病症状加重，伴或不伴脓痰、胸痛、呼吸困难及咯血。

（2）发热。

（3）肺实变体征和（或）闻及湿啰音。

（4）外周血白细胞计数＞10×10^9/L 或＜4×10^9/L，伴或不伴细胞核左移。

由于老年肺炎的临床表现及病情严重程度复杂多样，从单一的典型肺炎到快速进展的重症肺炎伴脓毒症、感染性休克均可发生，目前尚无临床诊断的"金标准"。根据患者的临床表现、血清生物标志物、影像学表现及微生物学检查可做出诊断。肺炎相关的临床表现满足的条件越多，临床诊断的准确性越高。

3. 病原学诊断

在临床诊断的基础上，若同时满足以下任一项，可作为致病菌的依据。

（1）合格的下呼吸道分泌物（中性粒细胞数＞25 个/低倍镜视野，或二者比值＞2.5∶1）、经支气管镜防污染毛刷（protected specimen brush，PSB）、支气管肺泡灌洗液（bronchoalveolar lavage fluid，BALF），肺组织或无菌体液培养出病原菌且与临床表现相符。

（2）肺组织标本病理学、细胞病理学或直接镜检到真菌并有组织损害的相关证据。

（3）非典型病原体或病毒的血清 IgM 抗体由阴转阳，或急性期和恢复期双份血清特异性 IgG 抗体滴度呈 4 倍或 4 倍以上变化。呼吸道病毒流行期间且有流行病学接触史，呼吸道分泌物相应病毒抗原、核酸检测或病毒培养阳性。

4. 诊断分类

老年肺炎按照解剖学分为小叶性肺炎、大叶性肺炎、间质性肺炎；按照患病环境分为社区获得性肺炎（CAP）、医院获得性肺炎（HAP）；按照病因分为细菌性肺炎、病毒性肺炎、真菌性肺炎、非典型病原体所致肺炎、其他病原体所致肺炎及理化因素所致肺炎。其中感染性肺炎的病原体中细菌占主要地位。老年肺炎的病原菌分布常与儿童、中青年有所不同，且受生活环境和机体状况影响很大。

（1）老年社区获得性肺炎（CAP）：是指在社区环境中罹患的感染性肺实质炎症，包括具有明确潜伏期的病原体感染，在入院后潜伏期内（48h 内）发病的肺炎发病者。CAP 的病原分布在不同国家和地区差异较大，其常见致病菌包括肺炎链球菌、流感嗜血杆菌、肺炎克雷伯菌、卡他莫拉菌等，而革兰阴性杆菌（如肺炎克雷伯杆菌、铜绿假单胞菌、阴沟肠杆菌、大肠埃希菌等）和金黄色葡萄球菌在老年 CAP 中占比较少，但也比青壮年多见。

（2）老年医院获得性肺炎（HAP）：是指无有创机械通气且未处于病原体潜伏期，而于入院 48h 之后在医院内新发生的肺炎。在 HAP 的致病菌中，革兰氏阴性菌是其主要致病菌，如铜绿假单细胞菌、肺炎克雷伯菌、大肠杆菌，其余有革兰氏阳性球菌、真菌、病毒、其他病原体等。口咽部革兰氏阴性杆菌的寄植是 HAP 的重要危险因素，寄植率与住院时间和疾病的严重程度相关。HAP 还包括一种特殊的类型呼吸机相关性肺炎（ventilator associated pneumonia，VAP），VAP 指接受机械通气 48h 或机械通气撤机、拔管后 48h 内发生的肺炎。VAP 和 HAP 均属于医院获得性下呼吸道感染的范畴。

（3）吸入性肺炎（aspiration pneumonia，AP）：指由于误吸而引起的肺实质性的病变，"误吸"是指胃或口内容物进入喉和下呼吸道。年龄更大的患者易因神志问题、脑血管疾病等而发生吸入性肺炎。老年人吸入性肺炎以吸入性化学物质和吸入性细菌而导致的肺炎常见。

（四）鉴别诊断

由于许多老年肺炎患者缺乏急性的呼吸道症状，而是以消化道症状、精神状态改变或功能状态改变等为主要表现，给诊断造成了困难，因此还应注意与下列疾病鉴别。

1. 左心衰竭

左心衰竭也有咳嗽、咳泡沫痰，但左心衰呼吸困难明显，病人不能平卧。询问病史，结合心电图表现、心肌坏死标志物可以做出诊断。

2. 急性肺血栓栓塞症

肺血栓多发生于患者在重大创伤、外科手术、下肢骨折、肿瘤之后等，起病急骤，可伴呼吸困难、发绀、咳嗽、咯血痰、胸痛。放射性核素肺通气灌注扫描、CT 肺动脉造影、血浆 D-二聚体检测等检查可帮助鉴别。

3. 肺结核

肺结核在老年人群体中的发病率是年轻人的 2 倍多。同肺炎一样，老年人肺结核的临床表现与 X 线检查也不典型，以咳嗽、消瘦、食欲减退为常见临床症状，若胸片下肺发现阴影，抗生素治疗效果不好时应立即做痰菌结核检查和纤维支气管镜检查，以进一步明确有无结核菌感染。

4. 急性呼吸窘迫综合征（acute respiratory distress syndrome，ARDS）

ARDS 是在严重感染、休克、创伤及烧伤等非心源性疾病过程中产生的急性低氧性呼吸功能不全或衰竭。表现为呼吸困难、缺氧进行性加重，常规吸氧后低氧血症难以纠正。氧合指数（PaO_2/FiO_2）≤200mmHg 时可以诊断。

5. 其他疾病

如肿瘤、支气管扩张、药源性肺病、结缔组织病及神经源性发热等。鉴别要点是评估基础疾病的控制情况，同时排除感染性发热的可能。

四、治　疗

（一）西医治疗

老年肺炎的治疗包括抗感染治疗、辅助支持治疗、针对并发症的治疗等综合治疗措施，其中抗感染是最主要的治疗方式。老年人对药物的吸收分布、代谢及排泄率的差异较大，且胃酸分泌缺乏，胃肠功能改变，口服药物吸收不稳定，因此对老年患者应静脉给药。选用抗生素时，应注意药物对老年患者基础疾病的影响，以及与其他药物的相互作用。对于老年肺炎患者，若能明确病原体则予针对性治疗；若不能确定病原体，则尽量选择抗菌谱广、耐药少、作用快、毒性小、排泄快的药物。治疗时应充分考虑致病菌种类、血药浓度和不良反应。

1. 抗感染治疗

抗菌药物使用的时间会直接影响老年肺炎的预后，因此在明确病原菌前应先进行经验性抗感染治疗。CAP 与 HAP 的抗感染治疗有所区别，CAP 门诊患者的经验性治疗需要覆盖肺炎链球菌、肠杆菌科细菌、肺炎衣原体、卡他莫拉菌，一般建议用 β-内酰胺单用或联合大环内酯类，且需除外存在耐药菌感染的危险因素。住院患者在门诊常见致病菌基础上，还要注意厌氧菌和军团菌感染可能，通常用 β-内酰胺、大环内酯联合或呼吸氟喹诺酮类药物。我国肺炎链球菌及肺炎支原体对大环内酯类药物耐药性高，在该类药物耐药率高的地区可使用喹诺酮类进行替代治疗。HAP 的初始经验性治疗分为两类：①无多重耐药已知危险因素的、早发的、任何严重程度的肺部感染，可能病原体为肺炎链球菌、嗜血流感杆菌、甲氧西林敏感金黄色葡萄球菌（MRSA）和敏感的格兰肠道阴性杆菌（大肠埃希菌、克雷伯杆菌、变形杆菌和沙质黏雷杆菌），推荐使用头孢曲松或左氟氧沙星、莫西沙星、环丙沙星；或氨苄青霉素加舒巴坦；或厄他培南。②对于晚发的，具有多重耐药风险因素的所有重症肺炎：常为多重耐药的铜绿假单细胞菌、产 ESBL 的肺炎克雷伯杆菌和不动杆菌感染，推荐使用有抗铜绿假单细胞菌活性的头孢菌类（或碳青霉烯类），或氨基糖苷类；耐甲氧西林金黄色葡萄球菌（MRSA）所致重症肺炎采用万古霉素或者利奈唑胺；军团菌所致重症肺炎采用大环内酯类或氟喹诺酮类。若分离到产 ESBL 肠杆菌科细菌，则应避免使用第 3 代头孢菌素，最有效的药物是碳青霉烯类；铜绿假单胞菌感染单药治疗易发生耐药，推荐联合用药；对不动杆菌最具抗菌活性的是碳青霉烯类、舒巴坦、黏菌素和多黏菌素；厌氧菌感染在老年肺炎中常见且具有独特性，对有隐形吸入者应考虑覆盖这类菌。

2. 辅助治疗

老年肺炎中，辅助治疗极为重要。老年肺炎应根据合并基础疾病进行对症治疗，给予退热、止咳化痰平喘、抗过敏、给氧、雾化吸入、补液、保持水电解质酸碱平衡及护心、护肝、护肾、物理治疗、机械通气、体外膜肺氧合等支持对症治疗。卧床患者应定时翻身拍背，积极体位引流，防止误吸并进行积极地的呼吸功能锻炼。通过早期综合治疗能快速控制病情进展、提高治愈率，降低死亡率。

3. 并发症的治疗

若患者出现感染性休克，可应用糖皮质激素进行干预，降低病死率，推荐琥珀酸氢化可的松 200mg/d，感染性休克纠正后应及时停药，一般用药不超过 7d。对于合并脓毒症或感染性休克的患者，应尽早启动肠内营养，若肠内营养支持 7～10 天，摄入的能量与蛋白仍不足目标的 60%，无论患者是否存在营养不良的风险，均应给予肠外营养补充。若有其余伴发的基础疾病如糖尿病、心力衰竭、冠心病、心律失常等应积极治疗。

（二）中医辨证施治

1. 风热袭肺证

临床表现：发热、恶风，鼻塞、流浊涕，咳嗽，痰白黏或黄，或咳痰不爽，咽干，口干，咽痛。舌尖红，苔薄白或黄，脉浮数。

证候分析：风热客表，营卫失和，故发热、恶风；风热之邪从口鼻而入，鼻咽部先受其邪，故鼻塞、鼻窍干热、流浊涕，口干，咽干，咽痛；风热袭肺，肺失宣降，肺气上逆，故咳嗽；热灼肺津，故咳痰不爽或痰白黏或黄；舌尖红，苔薄白或黄，脉浮数皆为风热袭肺之征。

治法：疏风清热，清肺化痰。

方药：银翘散加减。药用：银花、连翘、牛蒡子、薄荷疏风清热；前胡、桔梗、桑白皮、黄芩、芦根清肺化痰。

加减：咽喉肿痛者，加射干、马勃清热利咽；头痛目赤者，加菊花、桑叶清肝明目；喘促者，加麻黄、生石膏清热平喘；口渴者，加天花粉、玄参益气生津；胸痛明显者，加延胡索、全瓜蒌理气止痛；若热毒炽盛，气血两燔，改用清瘟败毒饮清热解毒，凉血泻火。

2. 痰热蕴肺证

临床表现：咳嗽，痰多，痰黄黏，胸痛，发热，口渴，面红，尿黄，大便干结，腹胀。舌质红，苔黄腻，脉滑数。

证候分析：风寒入里化热，或肺胃素有蕴热，或湿痰蕴久化热，皆可形成痰热，胶结于肺，壅塞气道，故咳嗽，痰多，痰黄黏；邪气阻滞肺络，则致胸痛；肺与大肠相表里，邪热于大肠故大便干结，腹胀；热邪熏蒸故发热，口渴，面红，尿黄；舌质红，苔黄腻，脉滑数皆为痰热蕴肺之征。

治法：清热解毒，宣肺化痰。

方药：麻杏石甘汤合清金化痰汤加减。药用：炙麻黄宣肺平喘；生石膏、全瓜蒌、栀子、黄芩清肺泻热；法半夏、橘红燥湿化痰；杏仁、桔梗、桑白皮宣肺化痰止咳。

加减：咳痰腥味者，加金荞麦、生苡仁、冬瓜仁清热排脓；咳嗽带血者，加白茅根、侧柏叶凉血止血；热盛心烦者，加金银花、栀子、黄连清热除烦；痰鸣喘息而不得平卧者，加葶苈子、射干清热化痰；胸痛明显者，加延胡索、赤芍、郁金行气活血；热盛伤津者，加麦冬、生地、玄参养阴生津。

3. 痰湿阻肺证

临床表现：咳嗽，咳痰，气短，痰多、白黏，或痰易咳出，泡沫状，胃脘痞满，纳呆，食少。舌质淡，苔白腻，脉滑或弦滑。

证候分析：脾虚健运失常，以致痰湿内生，上渍于肺，阻碍气机，故咳嗽痰多、白黏，或痰易咳出，泡沫状；痰阻胸膈，气机不畅，故气短；脾胃虚弱，故胃脘痞满，纳呆，食少；舌质淡，苔白腻，脉滑或弦滑皆为痰湿阻肺之征。

治法：燥湿化痰，宣降肺气。

方药：二陈汤合三子养亲汤加减。药用：白芥子、紫苏子、莱菔子降气化痰；法半夏、茯苓、枳实、陈皮、杏仁燥湿化痰。

加减：痰从寒化，畏寒、痰白稀者，加干姜、细辛温化寒痰；痰多咳喘，胸闷不得卧者，加麻黄、薤白、葶苈子宣肺化痰，宽胸利气；脘腹胀闷，加木香、焦槟榔、白豆蔻行气化痰。

4. 肺脾气虚证

临床表现：咳嗽，声低无力，痰多清稀，气短，乏力，纳呆，食少，胃脘胀满，腹胀，自汗，易感冒。舌质淡，舌体胖大有齿痕，苔薄白，脉沉细。

证候分析：年老体弱，肺脾气虚，肺气虚则卫外不顾，易受外邪侵袭，肺气上逆则咳嗽，脾虚健运失常，则纳呆、食少、胃脘胀满、腹胀；气虚则气短，乏力；肺气虚弱，卫外不固则自汗；舌质淡，舌体胖大有齿痕，苔薄白，脉沉细皆为肺脾气虚之征。

治法：补肺健脾，益气固卫。

方药：参苓白术散或六君子汤加减。药用：党参、黄芪、茯苓、白术、莲子、扁豆、山药益气健脾，培土生金；法半夏、陈皮燥湿化痰，杏仁、陈皮、枳壳、白蔻仁理气化痰。

加减：咳嗽明显者，加款冬花、紫菀止咳化痰；纳差不食者，加神曲、炒麦芽健脾消食；脘腹胀闷，减黄芪，加木香、莱菔子行气宽中；虚汗甚者，加浮小麦、煅牡蛎收敛止汗；寒热起伏，营卫不和者，合桂枝汤调和营卫。

5. 气阴两虚证

临床表现：咳嗽，干咳少痰，或咳痰不爽，自汗，盗汗，手足心热，口干或渴，气短乏力。舌质淡红，舌体瘦小、苔少，脉沉细。

证候分析：本证多见于年老体弱者或疾病后期，邪去大半而正气已虚。前期痰、热、毒内盛，伤阴耗气，终致气阴两虚，阴虚内燥，肺失滋润，以致肃降无权，肺气上逆则咳嗽；阴虚肺燥，故少痰，或咳痰不爽；肺气不足则气短、乏力；卫外不固则自汗；阴虚火旺炎于上，故口干或渴，盗汗，手足心热；舌质淡红，舌体瘦小、苔少，脉沉细皆为气阴两虚之征。

治法：益气养阴，润肺化痰。

方药：生脉散合沙参麦冬汤加减。药用：太子参、沙参、麦冬、山药、玉竹、地骨皮益气养阴；川贝母、百合、桑叶、天花粉润肺化痰；五味子敛肺止咳。

加减：咳嗽甚者，加百部、炙枇杷叶、杏仁润肺止咳；低热不退者，加银柴胡、白薇清虚热；盗汗明显者，加煅牡蛎、糯稻根须收敛止汗；呃逆者，加竹茹、炙枇杷叶和胃止呕；纳差食少者，加炒麦芽、炒谷芽健脾消食；气阴两虚，余热未清者，症见身热多汗、心烦、口干渴、舌红少苔、脉虚数者，合竹叶石膏汤清热生津，益气和胃。

6. 热陷心包证

临床表现：咳嗽甚则喘息、气促，心烦不寐，神昏谵语或昏愦不语，高热，大便干结，尿黄。舌红绛，脉滑数或脉细。

证候分析：痰热壅肺，肺失宣降，故咳嗽甚则喘息、气促；热邪内陷，灼液为痰，痰热蒙蔽包络，阻塞窍机，扰乱心神，故心烦不寐，神昏谵语或昏愦不语；邪热内盛，故高热，大便干结，尿黄；舌为心之苗，心包热盛，窍机不利，则舌色深绛；舌红绛，脉滑数或脉细皆为热陷心包之征。

治法：清心凉营，豁痰开窍。

方药：清营汤合犀角地黄汤加减。药用：水牛角、黄连、栀子、天竺黄、银花、连翘清营泻热；生地黄、玄参、麦冬凉营养阴；赤芍、丹参和营通络；石菖蒲清心开窍。

加减：谵语、烦躁不安者，加服安宫牛黄丸清热解毒，镇惊开窍；抽搐者，加钩藤、全蝎、羚羊角粉息风定惊；口唇紫绀，舌有瘀斑、瘀点者，加丹皮、紫草凉血化瘀；腑气不通者，加生大黄、芒硝通腑泻热。

7. 邪陷正脱证

临床表现：呼吸短促，气短息弱，神志异常，面色苍白，大汗淋漓，四肢厥冷，面色潮红，身热，烦躁。舌质淡、绛，脉微细或急促。

证候分析：感受风热，病邪太盛，极易转变成热毒，伤津耗气，气血运行不畅，瘀血内阻，或痰瘀热毒凝结，进一步耗伤正气，则阴竭阳脱。阴竭者面色潮红，身热，烦躁；阳脱者呼吸短促，气短息弱，面色苍白，大汗淋漓，四肢厥冷；热毒内陷，清窍不利，则神志异常；舌质淡、脉微细为阳脱之象，舌质绛、脉细或疾促为阴竭之象。

治法：益气救阴，回阳固脱。

方药：阴竭者以生脉散加味，阳脱者以四逆加人参汤加味。药用：生脉散加味，以生晒参、麦冬、五味子、山茱萸益气救阴；煅龙骨、煅牡蛎止汗固脱；四逆加人参汤加味，以红参、制附子、干姜回阳救逆。

加减：低热不退者，加青蒿、银柴胡清虚热；咳甚者，加百部、炙枇杷叶润肺止咳；食少纳差者，加炒麦芽、炒谷芽健脾消食；腹胀者，加佛手、香橼皮行气宽中。

五、预后及预防

老年肺炎病程长，并发症多，吸收慢，易反复发作，且病死率高，是老年人最主要的死因之一。预后的主要影响因素有年龄、基础疾病、吸烟、营养状况、有无严重并发症等。高龄、营养不良、吸烟、患有多种严重疾病的老年肺炎预后较差；真菌性肺炎、吸入性肺炎的预后极不乐观。老年肺炎易合并呼吸衰竭，甚至多器官衰竭，这也是致死的主要原因。

老年人要保证饮食均衡，营养充足，戒烟戒酒，穿衣适当，避风寒，适度锻炼以增强体质；对有误吸风险的老年患者护理需要注意：保持口腔清洁，床头抬高，采用适当的进食体位；权衡利弊留置胃管给予鼻饲饮食；停用或少用抗精神病药物、质子泵抑制剂和抗胆碱能药物。预防接种疫苗可有效预防老年肺炎，目前应用的肺炎链球菌疫苗主要包括肺炎链球菌多糖疫苗（pneumococcal polysaccharide vaccines，PPSV）和肺炎链球菌结合疫苗（pneumococcal conjugate vaccines，PCV）。根据老年人疫苗接种专家建议推荐，建议老年人接种 PPSV23，基础接种为一剂，不推荐免疫功能正常者再次接种。

（樊长征　樊茂蓉）

第四节 特发性肺间质纤维化

弥漫性间质性肺病（interstitial lung disease，ILD）亦称作弥漫性实质性肺疾病（diffuse parenchymal lung disease，DPLD），是一组主要累及肺间质和肺泡腔、导致肺泡毛细血管功能单位丧失的弥漫性肺疾病的总称。临床表现为逐渐加重的呼吸困难，渐进性劳力性气促、咳嗽、咳白稀痰，肺功能表现为限制性通气功能障碍伴弥散功能降低、低氧血症和影像学上的双肺弥漫性病变。

弥漫性间质性肺病包括 200 多个病种，其中大多数疾病的病因还不明确。根据临床和病理特点，2002 年美国胸科学会（ATS）和欧洲呼吸学会（ERS）将 ILD 做出如下分类（图 11-4-1）：①已知原因的 ILD；②特发性间质性肺炎；③肉芽肿性 ILD；④其他罕见 ILD。已知原因的 ILD 分为以下三类：①职业或家居环境因素相关；②药物或治疗相关；③结缔组织疾病或血管炎相关。特发性间质性肺炎（IIP）分为以下七类：①特发性肺纤维化（IPF）；②非特异性间质性肺炎（nonspecific interstitial pneumonia，NSIP）；③隐源性机化性肺炎（cryptogenic organizing pneumonia，COP）；④急性间质性肺炎（acute interstitial pneumonia，AIP）；⑤呼吸性细支气管炎伴间质性肺疾病（respiratory bronchiolitis associated interstitial lung disease，RB-ILD）；⑥脱屑性间质性肺炎（desquamation interstitial pneumonia，DIP）；⑦淋巴细胞性间质性肺炎（lymphocytic interstitial pneumonia，LIP）。肉芽肿性 ILD 包括结节病。罕见 ILD 包括以下七类：①肺淋巴管平滑肌瘤病（pulmonary lymph angioleio myomatosis，PLAM）；②肺朗汉斯细胞组织细胞增生症（pulmonary langerhans cell histiocytosis，PLCH）；③慢性嗜酸粒细胞性肺炎（chronic eosinophilic pneumonia，CEP）；④肺泡蛋白沉积症（pulmonary alveolar proteinosis，PAP）；⑤特发性肺含铁血黄素沉着症；⑥肺泡微石症；⑦肺淀粉样变。

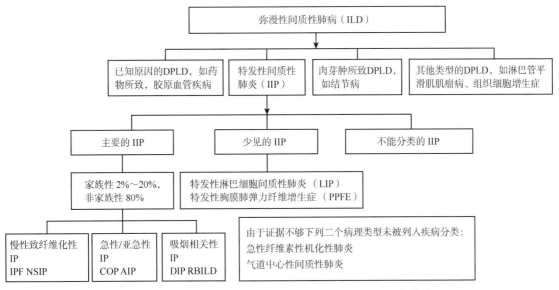

图 11-4-1 ATS/ERS ILD 2002 年及 ATS/ERS IIP 2013 年分类

ILD 的诊断需要结合患者病史、临床表现、肺高分辨 CT、肺功能、血清学指标等，其流程如图 11-4-2 所示：

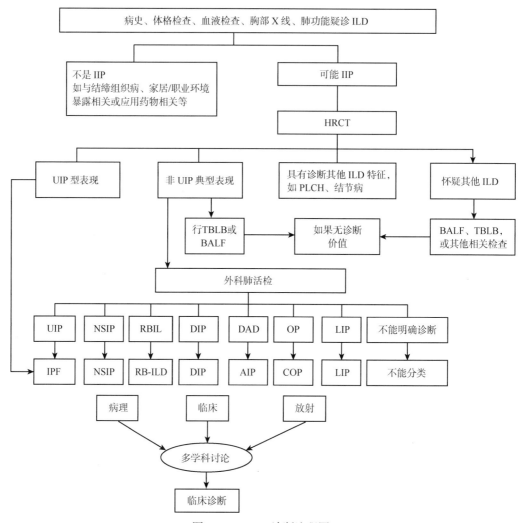

图 11-4-2　ILD 诊断流程图

特发性间质性肺炎（idiopathic interstitial pneumonias，IIPs）为病因不明的间质性肺炎，属于 ILD 的一种。2013 年美国胸科协会及欧洲呼吸协会将 IIPs 分为主要的 IIPs、罕见的 IIPs 和未分类的 IIPs。主要的 IIPs 有 6 种类型，包括特发性肺间质纤维化（IPF）、特发性非特异性间质性肺炎（idiopathic nonspecific interstitial pneumonia，iNSIP）、呼吸性细支气管炎伴间质性肺疾病（RB-ILD）、脱屑性间质性肺炎（DIP）、隐源性机化性肺炎（COP）、急性间质性肺炎（AIP）。IPF 是特发性间质性肺炎中最为重要的一种类型。

IPF 是一种慢性、进行性、多发于 60 岁以上老年人的纤维化性间质性肺炎，目前病因不清，病变多局限于肺部，全身症状不明显，主要表现为进行性加重的呼吸困难，伴限制性通气功能障碍和气体交换障碍，低氧血症，甚至呼吸衰竭，预后差，它与其他形式的 ILD 的区别在于肺组织病理学上存在寻常型间质性肺炎（usual interstitial pneumonia，UIP）模式，并排除了其他可能具有 UIP 模式的潜在疾病。

一、流 行 病 学

英美资料显示其发病率约为（4.6～16.3）/10 万，而患病率为（13～20）/10 万；男性多于女性，约为（1.5～1.7）：1，并随着年龄的增长而增加。已知的危险因素包括吸烟，金属及木质粉尘的暴露，约 0.5%～3.7% 的患者有家族史，而一旦确诊 IPF，其平均生存年限仅为 3.2 年，与其他间质性肺病相比，IPF 患者 5 年的生存率低于 20%。根据美国数据统计，IPF 死亡率正逐年上升，从 2000 年到 2017 年，美国 IPF 死亡率上升了 9.85%，男性死亡率更高，并且随着年龄的增长死亡率增加。同时，英国国家统计局对英国发生 IPF 的死亡人数进行统计，年龄标化死亡率从 1979 年的 1.66/10 万人大幅上升到 2016 年的 8.29/10 万人。同样，男性和高龄人群的死亡率最高。

关于 ILD 中医有"肺痹""肺痿"之说。肺痹病名首见于《内经》。《素问·痹论》："风寒湿三气杂至，合而为痹也。"又："痹在于骨则重，在于脉则血凝而不流，在于筋则屈不伸，在于肉则不仁，在于皮则寒"；《中藏经》指出"痹者闭也，五脏六腑，感于邪气，乱于真气，闭而不仁，故曰痹"。"五脏皆有所合，病久而不去者，内舍于其合也。皮痹不已，复感于邪，内舍于肺"；"凡痹之客五脏者，肺痹者，烦满喘而呕——淫气喘息，痹聚在肺"。《素问·玉机真脏论》："风寒客于人，使人毫毛毕直，皮肤闭而为热，当是之时，可汗而发也，或痹不仁肿痛，当是之时，可汤熨及火灸刺而去之，弗治，病入舍于肺，名曰肺痹，发咳上气。"因此，肺痹的形成是由于邪气侵袭于皮毛，元气亏虚，营卫不足，则抗邪无力，形成皮痹，即《内经》"所谓痹者，各以其时重感于风寒湿之气也""以秋遇此者为皮痹"；皮痹久而不愈，再感外邪，使在表之邪气内舍于肺，进一步形成肺痹。

肺痿病名首见于《金匮要略·肺痿肺痈咳嗽上气病脉证治第七》"寸口脉数，其人咳，口中反有浊唾涎沫者何？师曰：为肺痿之病"；《金匮要略·脏腑经络先后病脉证治第一》"息张口短气者，肺痿唾沫"。倾向于以"肺痿"为间质性肺病的病名者多基于间质性肺病，患者多表现为限制性通气功能障碍，后期有明显的肺脏缩小，以咳、喘为主要临床表现，以治疗及预后困难等为临床特点。

二、发病机制与病理生理特点

（一）病因

IPF 病因尚不明确，目前可能的危险因素有：①年龄：随着年龄增大，IPF 发病率升高，对于年龄＞60 岁、HRCT 有双侧纤维化的表现，临床应怀疑患者有 IPF；②性别：IPF 更常见于男性。研究表明，雌激素受体的比例可能与肺泡上皮细胞的功能有关；③吸烟：研究指出，吸烟与 IPF 有较强的相关性，尤其是吸烟史超过 20 年的人；④环境因素暴露：长期暴露于无机粉尘（金属、木材和二氧化硅粉尘）、饲养鸟类均可增大 IPF 的发生率；⑤胃食管反流：反流物质导致慢性误吸，引发 IPF；⑥遗传因素：家族性的 IPF 与染色体基因遗传有关；⑦长期用药：某些抗抑郁药可能与 IPF 的发生有关；⑧慢性病毒感染：慢性病毒感染会引发 IPF，如丙肝病毒感染。

（二）发病机制

1. 免疫介导的炎性反应

免疫介导的炎性反应被认为是 IPF 发病的关键因素，疾病早期肺泡上皮损伤是 IPF 发病的关键驱动因素。I 型肺泡上皮细胞损伤和肺泡上皮细胞层破坏，导致纤维化的细胞因子（如趋化因子、蛋白酶、转化生长因子-β）释放，成纤维细胞被激活后破坏肺基质的修复机制，从而发生肺泡上皮向间充质转化（emergency medical technician，EMT），导致肌成纤维细胞的激活和积聚。最近研究表明，转化生长因子-β（transforming growth factor-β，TGF-β）诱导的 Smad2 持续磷酸化对肌成细胞的分化至关重要。

2. 肺泡巨噬细胞在 IPF 发病中的作用

研究表明，IPF 患者支气管肺泡灌洗液（bronchoalveolar lavage，BAL）中，巨噬细胞重要调节因子 T 细胞免疫球蛋白-3（T cell immunoglobulin-3，TIM-3）在 IPF 中上调。TIM-3 上调使巨噬细胞分泌 TGF-β1 和白介素-10（Interleukin-10，IL-10）增加，导致博来霉素诱导的肺纤维化加重。

（三）病理改变

IPF 的组织病理学特点为 UIP，特征如下：①在低倍镜下可见轻重不一、分布不一致的纤维化病灶，可伴随肺结构重塑和蜂窝状改变，与正常肺组织交替分布；②纤维化病灶主要累及胸膜下肺实质或位于小叶间隔旁；③纤维化区域内可伴有成纤维细胞灶；肺间质内可出现轻微炎症反应；④镜下蜂窝病变由囊性纤维气腔组成，由细支气管上皮增生后形成，其间充满黏液及炎症细胞。

（四）中医病机

中医认为，本病多因感受邪毒，导致肺脏气血运行失常，津液运行不畅，日久痰瘀互结、肺络痹阻。总之，先天不足，肾气亏虚，肺气不足是本病发生的内在因素，肺络痹阻贯穿始终。本病病位在肺、脾、肾；基本病机为肺络痹阻；主要病机为肺肾亏虚、痰瘀互结；痰浊、瘀血痹阻肺络为其主要病理因素；肺气不足、肾不纳气、脾气不足为本病预后不良的重要原因。疾病初期，邪毒袭肺，肺宣降失司，肺失宣发，津液不布，停聚肺内而为痰；此外，肺内气血运行失调，血运不行，停而为瘀；并且气机失调，停为滞气，气滞郁而化火，火盛成毒，日久痰瘀毒互结，痹阻肺络。先天不足，肾气亏损，肾不纳气，蒸化失司，水液停聚，化生痰浊。饮食失调，过食肥甘厚味，阻碍脾胃，运化失司，痰浊内生；过食生冷，思虑过度，均会损伤脾气，土不生金，肺气亦虚。本病病性当属本虚标实，肺、脾、肾脏亏虚为本，痰浊、瘀血、热毒、肺络痹阻为标，虚实夹杂，致使本病迁延难愈。

三、诊断与鉴别诊断

（一）西医诊断

1. 诊断标准

①排除其他已知原因的间质性肺疾病（如家庭或职业环境暴露、结缔组织疾病和药物毒性）；②未施行外科肺活检的患者 HRCT 显示为典型 UIP 型；③施行外科肺活检的患者应结合 HRCT 和外科肺活检病理类型。

2. 临床表现

（1）症状：主要表现为进行性呼吸困难，活动后明显，干咳，或者咳嗽、咯白稀痰，全身症状不明显。

（2）体征：大多数患者可在双下肺闻及吸气末 Velcro 啰音，半数患者可见杵状指，晚期患者可出现口唇紫绀、肺动脉高压、肺心病、右心功能不全的征象。

（3）辅助检查：研究证实胸部 HRCT 诊断 UIP 阳性预测值可达到 90%～100%，因此，胸部 HRCT 是诊断 IPF 的重要方法。典型 UIP 型 HRCT 的表现为：胸膜下、基底部分布为主的网格影和蜂窝影，伴（或不伴）牵拉性支气管扩张，磨玻璃样改变不明显；可能 UIP 型表现为：病变呈胸膜下、基底部分布，但只有网格状改变，没有蜂窝状改变；不确定 UIP 型表现为：以胸膜下、肺基底部分布为主，细网格影，可有轻度的磨玻璃影或结构扭曲，肺纤维化 CT 特征和（或）分布不提示任何特征性病因；当胸部 HRCT 特征表现提示另一种诊断结果，如明显的马赛克征等，为非 UIP 型。

（4）肺功能：主要表现为限制性通气功能障碍、弥散量降低。早期静息肺功能可以正常或接近正常，但运动肺功能表现 P（A-a）O_2 增加和氧分压降低。

（5）血气分析：血气分析在判断、检测疾病进展方面意义重大，IPF 患者通气血流比例失调，PaO_2、$PaCO_2$ 下降，肺泡动脉血气分压差[Pa（A-a）O_2]增大。

（6）血清学检查：常规检测 C 反应蛋白（CRP）、血沉、自身抗体、ANA、ANCA、类风湿因子、肌炎组和抗环瓜氨酸肽等。

（7）组织病理学：对新发现的不明原因的 ILD 患者，临床怀疑患有 IPF，HRCT 诊断不明确，宜考虑支气管镜肺泡灌洗（BAL），并对 BAL 液进行细胞分析。肺活检方面，若 HRCT 模式确定为 UIP，不建议进行肺活检。IPF 主要病理类型为 UIP，UIP 的病理诊断标准为：①明显纤维化或结构变形，伴或不伴蜂窝肺，胸膜下间质分布；②斑片肺实质纤维化；③成纤维细胞灶。

（8）结合 HRCT 和组织病理学表现的 IPF 诊断标准如表 11-4-1：

表 11-4-1　IPF 诊断标准

HRCT 类型	组织病理学类型	是否诊断 IPF
UIP 型	UIP 型	是
	可能 UIP 型	是
	不确定型	是
	其他诊断	否

HRCT 类型	组织病理学类型	是否诊断 IPF
可能 UIP 型	UIP 型	是
	可能 UIP 型	是
	不确定型	可能 IPF
	其他诊断	否
不确定型	UIP 型	是
	可能 UIP 型	可能 IPF
	不确定型	不确定型
	其他诊断	否
其他诊断	UIP 型	可能 IPF/非 IPF
	可能 UIP 型	否
	不确定型	否
	其他诊断	否

（二）中医辨证要点

1. 辨病期

间质性肺疾病可分为早期和晚期。早期属于"肺痹"，基本病机为肺络痹阻，症见活动后气短，刺激性干咳，或见少许白色泡沫痰，伴有乏力声低，心悸怔忡，头晕神疲；晚期属于"肺痿"，基本病机为肺肾两虚，症见呼吸困难进行性加重，或咳，或喘，动则加重，伴口唇青紫，胸满闷窒。

2. 辨标本虚实

标实当辨痰浊、瘀血、热毒、气滞、肺络痹阻，治以化痰、行瘀、理气、通络等法。随着病情进展，渐致肺脾肾亏虚，治以益肺、健脾、补肾等法。对于虚实夹杂者，当辨明虚实主次关系，权衡标本，祛邪与补虚兼顾。

（三）鉴别诊断

西医鉴别诊断

IPF 除了与已知原因的 ILD 相鉴别，还要与以下疾病相鉴别。

（1）结缔组织病相关的间质性肺病（CTD-ILD）：类风湿关节炎、干燥综合征、肌炎/皮肌炎、系统性硬化症等结缔组织病可引发 ILD，患者多伴有全身症状，如发热、口干、眼干、关节肿痛、雷诺现象等。相应血清抗体检测、肌肉组织活检有助于结缔组织病的诊断。

（2）慢性吸入性肺炎：慢性吸入性肺炎亦可出现呼吸困难、咳嗽、咳痰，患者多存在慢性吸入病史，如长期卧床鼻饲饮食的患者、胃食管反流患者，肺功能检查弥散功能多正常，HRCT 表现为支气管肺炎或支气管周围炎。

（3）慢性过敏性肺炎：慢性过敏性肺炎急性发作时可出现发热、呼吸困难、咳嗽咳痰等症状，患者有粉尘、木屑等长期接触史，HRCT 多无蜂窝状改变，支气管中心性分布伴淋巴细胞丰富的毛细支气管炎、广泛的细支气管周围化生、细支气管周围间质形成不良的非坏死性肉芽肿，肺功能多表现为混合性通气障碍，对于不典型者需要进一步血清学、组织学检查。

中医鉴别诊断：①喘证：喘证以呼吸困难、张口抬肩、气粗声高或气弱声低为主要表现；本病多表现为短气、气短难以接续，若是气短进一步加重，亦可出现虚喘的表现。②肺痈：肺痈日久不愈可以转为肺痿，但二者主症有别，肺痈以胸痛，吐痰腥臭，甚至咳吐脓血为主症，病性属实；肺痿以咳吐浊唾涎沫为主症，病性属虚。

四、治　　疗

（一）西医治疗

1. 药物治疗

建议在一定条件下，可应用抗纤维化药物进行治疗。

（1）吡非尼酮：吡非尼酮是一种口服吡啶酮类似物，具有抗炎、抗纤维化和抗氧化的作用，但其主要分子机制尚未阐明。体内体外实验表明，吡非尼酮通过减弱 TGF-β 信号通路，减少肺成纤维细胞的增殖和向肌成纤维细胞的分化，并减少平滑肌肌动蛋白的表达。美国一项队列研究表明，将接受吡非尼酮治疗的 IPF 患者与未接受吡非尼酮治疗的患者相比较，接受抗纤维化治疗的患者全因死亡率和全因住院风险均较低。

（2）尼达尼布：尼达尼布是一种酪氨酸激酶抑制剂，可针对多种酪氨酸激酶，包括血管内皮生长因子、成纤维细胞生长因子。尼达尼布抑制成纤维细胞的增殖、运动、收缩和肌成纤维细胞转化。研究表明，接受尼达尼布治疗的患者中位生存期由 3~5 年提到高 11.7 年，一定程度上支持了尼达尼布在降低死亡率方面的重要作用。

2. 非药物治疗

（1）戒烟：研究表明，吸烟与 IPF 的发生具有一定的相关性，因此，我们应劝导和帮助患者戒烟。

（2）氧疗：氧疗可以改善患者的缺氧状况，对于需要长期氧疗的患者，推荐参照慢性阻塞性肺疾病氧疗指征进行氧疗。静息状态低氧血症（$PaO_2 \leq 55mmHg$，或 $SaO_2 \leq 88\%$）的 IPF 患者应该接受长程氧疗，氧疗时间＞15h/d。

（3）机械通气：对于 IPF 终末期患者，气管插管虽然不能降低病死率，但机械通气是少数患者肺移植前的过渡阶段，医生应充分权衡利弊，同患者、患者家属做好沟通。

（4）肺康复：肺康复的内容包括呼吸生理治疗、肌肉训练（包括全身性运动和呼吸肌锻炼）、营养支持、精神治疗和教育。肺康复目前已经用于呼吸功能障碍的慢性阻塞性肺疾病患者。但 IPF 患者肺康复的适应以及肺康复对患者肺脏病理生理、生活质量和预后的影响值得进一步研究。

（5）肺移植：肺移植已经成为各种肺疾病终末阶段的重要治疗方法之一。肺移植可以改善 IPF 患者的生活质量，提高生存率，5 年生存率达 50%~56%。IPF 患者进行肺移植之前，要对患者进行移植前评估，并评估移植对患者预后的影响。

（二）中医辨证治疗

辨证治疗原则：此类疾病病性特点为虚实夹杂、本虚标实，故驱邪扶正为本病治疗原则。疾病早期，以肺脾气虚为主，予以补肺益气，并兼顾邪实，予化痰、行瘀、理气、通络等法；晚期以脾肾亏虚为主，予以补脾益肾，亦兼顾邪实。

1. 证治分类

（1）肺络不畅，气阴两虚证

临床表现：胸闷短气，动则加重，短气难以续接，干咳少痰，面色晦暗，口唇青紫，少气懒言，神疲乏力。舌质黯，有瘀点或瘀斑，舌下脉络迂曲，苔白，脉沉涩。

治法：活血通络，益气养阴。

方药：肺纤通方加减。

常用药：旋覆花、威灵仙、青风藤、海风藤、络石藤通肺络，三棱、莪术破血通络，生地、黄芪补肺之气阴。

（2）痰湿蕴肺证

临床表现：喘促气短，甚至胸盈仰息，咳嗽痰多，色白易咯出，痞满腹胀，食少纳呆，口黏不渴。舌苔白腻，脉弦。

治法：健脾燥湿，化痰止咳。

方药：二陈汤合三子养亲汤加减。

常用药：半夏、陈皮、茯苓燥湿化痰；紫苏子、白芥子、莱菔子化痰下气平喘；杏仁、紫菀、旋覆花肃肺止咳。

（3）阴虚肺燥

临床表现：喘促，胸闷气短，咳嗽少痰，质黏难咯，或咳痰带血，口渴咽燥，午后潮热，形体消瘦。舌红少苔而干，脉虚数。

治法：滋阴清热，润肺生津。

方药：麦门冬汤合清燥救肺汤加减。

常用药：太子参、甘草、大枣、粳米益气生津，甘缓补中；桑叶、石膏清泻肺经燥热；阿胶、麦冬、胡麻仁滋肺养阴；杏仁、枇杷叶、半夏化痰止咳，下气降逆。

（4）肺肾两虚证

临床表现：喘促不得接续，呼多吸少，动则加重，胸闷，气短，口咽干燥，肢肿，唇甲紫暗，头晕目眩，自汗，乏力，易感冒，腰膝酸软，夜尿多，咳时遗尿。舌质干红，脉沉细，或浮大无根。

治法：补肺益肾，纳气定喘。

方药：补肺汤合六味地黄丸加减。

常用药：人参、黄芪、白术、茯苓补益肺气；熟地、山药、山茱萸补肾益精；紫菀、桑白皮化痰利肺气；五味子敛肺平喘。

2. 名医验案

（1）王书臣教授治疗间质性肺病验案：

张某，男，63岁，于2014年9月4日因"咳嗽气喘半年余"就诊。患者1年前因冠心病、心律失常服用胺碘酮治疗，半年后出现咳嗽、胸闷、喘憋症状，肺部 CT 检查示双肺间质性改变；肺功能检查提示存在限制性通气功能障碍，诊断肺间质纤维化，激素治疗后症状未明显缓解。患者既往有糖尿病史，基础胰岛素注射治疗，血糖控制尚可，9 月 30 日行冠心病支架置入术。诊查：阵发咳嗽，咳吐白痰，心悸，气短，喘憋，活动后加重，口干，舌红、苔白、脉缓。辨证：肺气失宣，痰瘀互阻，脾肾两虚。治法：宣肺降气，祛痰化瘀，益肾健脾。方药以半夏泻心汤、麦门冬汤合二仙汤加减：炙黄芪 60g，三棱 15g，莪术 20g，威灵仙 30g，丝瓜络 20g，水蛭 8g，穿山龙 30g，地龙 10g，姜半夏 10g，黄芩 10g，南沙参 30g，麦冬 15g，五味子 10g，仙茅 10g，淫羊藿 20g，杏仁 10g，干姜 10g，虎杖 20g，黄连 10g，14 付，每日两次，水煎服。

2014 年 9 月 18 日复诊：患者胸闷喘憋减轻，时有咳嗽，痰黏，不易咳出，上方加用紫菀 10g，冬花 10g，枇杷叶 10g，嘱每两周面诊，调整方药，坚持用药。

2015 年 3 月 19 日三诊：患者时有咳嗽，偶吐少量痰，余无不适，舌红、苔白、脉滑。CT 检查示双肺野周边及胸膜仍可见磨玻璃样改变，网格状及蜂窝状高密度影较前减少，密度较前减轻。患者无明显不适，依上法治之。2015 年 7 月 2 日四诊：患者诸症缓解，CT 检查示轻度肺间质纤维化；嘱间断服用上方，巩固治疗并定期检查。

按语：肺间质纤维化的患者，临床常见呼吸困难，喘促，气短难以续接，尺脉弱，王老认为根源责之于肾，肾为先天之本，内寄元阴元阳。肺吸入自然界的清气，在肾气的作用下潜藏于内，若肾气不足，则潜藏清气失职，患者出现呼吸困难、喘促。肺肾为母子关系，肺气不足，母病及子，肾气亦不足；肺络中的气血运行依靠肺气的推动，肺气不足，肺络中气血运行不畅，停聚不前，导致气滞血瘀，日久痹阻肺络，故治疗上宜补肺益肾、除痹通络并举。此案中仙茅、淫羊藿补肾气；炙黄芪补益肺气；南沙参、麦冬、五味子补肺阴敛肺气；三棱、莪术、威灵仙、丝瓜络、水蛭除痹通络；穿山龙、地龙解痉平喘；姜半夏、黄芩、干姜、黄连辛开苦降、调节气机。

（2）晁恩祥教授治疗间质性肺病验案：

患者女性，74 岁，2011 年 3 月 4 日初诊。患者自 2010 年 12 月中旬无明显诱因出现气短，活动受限，爬楼梯困难，不能平卧，吸气困难，偶有咳嗽，胸痛，于 2010 年 12 月 31 日胸部 CT 检查发现肺间质病变，风湿免疫相关化验结果均阴性，因患者年老家属拒绝进一步检查，考虑诊断肺间质病变，给予醋酸泼尼松片 30~40mg/d 口服 2 个月试验性治疗。患者症状无明显改善，每天离不开氧气，吸氧则胸痛缓解，于 2011 年 2 月 23 日复查胸部 CT：两肺间质病变较前加重。稍动则气喘、气促，故来晁老门诊求治，现患者仍气短，时咳嗽，少痰质黏，时有胸憋，无胸痛，言语多时气短，气不接续，平路行走 20m 则气短明显，气喘，汗出不多，纳食可，睡眠欠佳，腹胀时作，大便尚可，小便调。每日白天吸氧超过 8h，舌紫暗，有裂纹，苔薄白，脉弦。查体：神志清楚，体胖，满月脸，口唇青紫，舌下络脉迂曲，心率 80 次/分，律齐，双肺呼吸音粗糙，双肺可闻及爆裂音，双下肢不肿。血气分析：PH：7.35，动脉血二氧化碳分压（$PaCO_2$）：36.8mmHg（1mmHg=0.133kPa，下同），动脉血氧分压 PaO_2：60mmHg。治疗以调理肺肾，益气活血，宣肺平喘为法。处方如下：炙麻黄 8g，紫菀 15g，杏仁 10g，枇杷叶 10g，牛蒡子 10g，桔梗 10g，地龙 10g，苏叶 10g，山茱萸 10g，丹参 10g，五味子 10g，枸杞子 10g，白果 10g，黄芩 10g，太子参 15g，当归 10g，生甘草 10g。水煎服，10 剂。2011 年 4 月 1 日复诊，28 剂上药后症状有减，仍气短，可慢走 1～2h，快走时气短气喘，天气变化亦觉胸闷气短，干咳喜嗽，无痰，深吸气好转，无胸痛，每日白天吸氧 4～5h，现在服用泼尼松 30mg，睡眠欠佳，纳食好，大便干，1 次/d。舌质暗红，苔薄白，有裂纹。脉弦。治以：调理肺肾，益气活血。处方调整为：炙麻黄 8g，杏仁 10g，紫菀 15g，苏子、苏叶各 10g，炙枇杷叶 10g，地龙 10g，蝉蜕 8g，山茱萸 10g，五味子 10g，白果 10g，太子参 15g，丹参 10g，火麻仁 30g，枸杞子 10g，麦门冬 15g，当归 10g，生甘草 10g。14 剂，水煎服。2011 年 6 月 3 日患者复诊，病情平稳，气短好转，深吸气稍困难，无胸痛，时咳嗽，少痰，对刺激性气味敏感，纳食正常，时有腰部肌肉痛，大便干，睡眠好。舌质淡暗，口干苦，舌苔薄黄白，脉弦。仍以调理肺肾，益气活血润肺。将处方做如下调整：炙麻黄 8g，杏仁 10g，紫菀 15g，苏子、苏叶各 10g，炙枇杷叶 10g，地龙 10g，蝉蜕 8g，五味子 10g，山茱萸 10g，牛蒡子 10g，麦门冬 15g，枸杞子 10g，大黄 3g，太子参 15g，知母 12g，当归 10g，生甘草 10g。水煎服，14 剂。2011 年 10 月 21 日随诊患者病情好转，无明显气短，偶咽部不适感，日常生活自理，可爬山，干农活，白天基本不吸氧，不咳无痰，睡眠尚可，大便调。胸部 CT：两肺间质病变较前减少。血气分析：pH：7.41，$PaCO_2$：39.2mmHg，PaO_2：84.5mmHg。

按语： 晁老认为本病总由肺虚血瘀导致，肺虚津气亏虚，久病累及肾，金不生水，肾气不足，气不生津，肺失濡养，迁延不愈，累及血分，气阴亏虚，瘀血阻滞。故患者临床除了出现呼吸困难之外，还出现口唇紫绀的表现。因此，治疗上以调理肺肾、益气活血、宣肺平喘为法。此案中五味子、山茱萸、麦门冬、枸杞子补益肺肾之阴；太子参、当归、丹参益气活血；麻黄、杏仁宣肺平喘。

（3）洪广祥教授治疗间质性肺病验案：

患者男性，67 岁。2017 年 11 月 3 日初诊。因渐进性呼吸困难伴咳嗽 3 年余，加重 7 天来诊。患者 3 年前无明显诱因出现胸闷，呼吸困难，活动加重，干咳，不咯血，无发热。多次在当地社区医院经抗感染等治疗，症状减轻不明显。胸闷气喘、干咳呈渐进性加重。近 1 周咳喘加重，并伴咯白脓痰。院外胸部 CT 示：两肺间质性纤维化并肺炎改变。入院症见：胸闷气喘，活动后加重，咳嗽，咳痰，咳白脓痰，20 余口/日，夜间咳甚，无口干口苦，纳食尚可，夜寐欠安，面色萎黄，营养较差，语声低弱，二便平。舌质暗红，苔白腻，脉细弦滑。既往体健，否认高血压病、糖尿病病史。有吸烟史 6～7 年，20 支/日，已戒烟 30 年；曾从事烧石灰、烧煤工作 6～7 年。无药物及食物过敏史；否认有家族遗传性疾病史。辅助检查：用力肺活量（FVC）61.7%，1 秒用力呼气容积（FEV_1）52.5%，一氧化碳弥散量（DL_{CO}）33.4%。结论：混合性肺通气功能障碍（中度）；重度弥散功能减退。动脉血气分析：动脉血氧分压（PaO_2）74mmHg，动脉血二氧化碳分压（$PaCO_2$）42.7mmHg。圣乔治问卷：67 分，中医证候积分：30 分，6min 步行距离：240m。血常规：白细胞（WBC）8.03×10^9/L，中性粒细胞（N）60.5%，嗜酸性粒细胞（EOS）9.0%，血红蛋白（HB）114g/L，血小板（PLT）304×10^9/L，C 反应蛋白（CRP）3.4ng/L。肝肾功能、心肌酶谱、电解质正常。其他检测：D-二聚体 1.14μg/ml，余项正常。肿瘤 4 项：正常。T 淋巴细胞测定：$CD4^+/CD8^+$ 0.96，CD3、CD8 细胞绝对计数正常范围。痰标本涂片查抗酸杆菌（多次）：阴性。风湿、抗核抗体谱：阴性。抗中性粒细胞胞浆抗体（ANCA）：阴性。西医诊断：IPF。中医诊断：肺痿病。辨证：阳虚痰凝、痰瘀阻络证。治法：温肺补肾散寒、化痰行瘀通络，拟方温肺化纤汤（经验方）。处方：生麻黄 10g，炮姜 6g，肉桂（布包后下）3g，白芥子 10g，熟地黄 20g，鹿角霜 20g，生甘草 6g，桃仁 10g，红花 6g，川芎 10g，地龙 15g，土鳖虫 10g。14 剂，每日 1 剂，水煎分 2 次早晚温服。2 周后复诊，患者胸闷、呼吸困难较前改善，偶有咳嗽咳痰，痰白黏，量不多，夜寐转安。查体双肺湿性啰音减少。继用原方，2 周为 1 个疗程，6 个疗程后，患者胸闷明显好转，偶有干咳，查体双肺呼吸音较前清晰，但仍可闻及 Velcro 啰音。从胸部 CT、肺功能、血气分析、6min 步行距离、生活质量评定、中医证候积分等方面进行疗效判定。治疗后肺功能检 FVC 99.1%，FEV$_1$ 86.0%，DL$_{CO}$ 39.5%。动脉血气分析：PO$_2$ 74mmHg，PCO$_2$ 47mmHg。圣乔治问卷：63 分，中医证候积分：20 分，6min 步行距离：285m。结论：圣乔治问卷、中医证候积分、6min 步行试验均有所改善，患者生活质量提高。电话跟踪随访得知：患者目前基本不咳嗽，上 3～4 楼感胸闷气喘有所加重，平地活动不觉胸闷，能慢慢干些农活。复诊情况：门诊复诊，约 1 次/年。复诊会根据时下证候合用补元汤、温阳益气护卫汤等，仍以温肺化纤汤为主。

按语：洪老认为阳气虚衰，水湿不化，壅塞肺络而成痰瘀。痰瘀寒化则深伏于里，非温化不能解寒凝。在本案中，麻黄疏散风寒，炮姜、肉桂温里祛寒；熟地黄、鹿角霜滋阴补阳，使阴阳互化，正气渐复。合用虫类药及红花、桃仁、川芎则破血消积，搜络除瘀。

五、预　后

IPF 预后个体差异较大，IPF 诊断后中位生存期为 3～5 年。大多数患者表现为缓慢、进行性肺功能下降，少数患者反复出现急性加重；极少数患者呈快速进行性发展。影响 IPF 患者预后的因素包括呼吸困难、肺功能下降、HRCT 纤维化和蜂窝样改变的程度、六分钟步行试验的结果。此外，IPF 可并发冠心病、肺栓塞、肺癌、肺动脉高压、慢性阻塞性肺疾病、呼吸衰竭等，均会影响 IPF 患者的预后。

（樊茂蓉）

第五节　呼 吸 衰 竭

呼吸衰竭是呼吸系统或其他系统疾病、创伤或药物中毒等各种原因导致的通气和（或）换气功能障碍，引起缺氧或合并二氧化碳潴留，进而引起机体的生理功能紊乱与代谢异常的临床综合征。造成老年人呼吸衰竭的病因及发病机制与非老年人并无二致，但老年呼吸衰竭亦有其特殊性，如因存在与年龄增长相关的各脏器功能的减退，重要器官逐渐趋于老化，呼吸系统也不例外，且老年人更易罹患包括肺部感染、心脏疾病、创伤、感染性休克和多脏器衰竭，并且由于自身的呼吸储备功能下降，以上情况的发生更易出现呼吸衰竭。

一、流 行 病 学

呼吸衰竭是老年人多发的危重症，其发病率和病死率有增龄性增高趋势。国外的一项调查显示，老年人呼吸衰竭的发病率随年龄呈指数倍增长，在>65 岁的人群中，呼吸衰竭的发病率尤其高；45～54 岁人群中，每 10 万名患者约有 100 名可能发生呼吸衰竭，而在 65～74 岁年龄段，每 10 万名患者约 500 名可能会发生呼吸衰竭。而且其中有 20%～30%的患者需长期或间歇使用机械通气。并且由于特殊的病理生理特点，老年患者呼吸衰竭的处理方式亦有其特殊之处，是我们更需关注的问题之一。

二、发病机制与病理生理特点

（一）发病机制

老年人由于呼吸系统发生老化，从而导致呼吸生理功能的减退。呼吸系统老化主要表现为：肺组织弹力纤维减少、肺泡腔扩大，呈现"老年性肺气肿"改变，致使肺组织弹性回缩力降低和对小气道的牵张力减弱；呼吸肌肌力减退和胸廓的顺应性降低等，致使老年人肺通气功能下降。同时，由于老年人肺毛细血管床和肺血流量减少，弥散功能也减退，老年慢阻肺患者肺功能受损更为显著。再者，老年人肺脏防御能力下降，黏液纤毛清除功能减退，有效咳嗽清除呼吸道吸入颗粒物能力下降，更易发生呼吸道感染，致使慢阻肺反复发生急性加重，从而加速疾病的进程。肺部疾病是老年人急性呼吸衰竭的最常见的病因，特别是肺炎和慢性阻塞性肺疾病（COPD），近年来间质性肺病造成呼吸衰竭的概率也逐年升高。但是，许多肺外疾病，如各种原因造成的心力衰竭、脑卒中、免疫功能缺陷、各种原因造成的营养不良、恶性肿瘤、尿毒症以及神经肌肉疾病等也是老年患者发生呼吸衰竭的重要原因。一些多发于老年人的神经系统疾病，如帕金森病、脑血管意外和晚期老年痴呆症等，均可影响老年患者的神志及吞咽功能，使其清除上气道分泌物能力下降。老年患者生活自理能力丧失，口咽部常有革兰氏阴性杆菌定植，易引起重症肺炎。营养不良则是引起老年人呼吸衰竭的另一重要原因，同时也是老年患者死亡的独立预测指标。如果同时存在活动减少和高分解代谢的情况，营养不良或者长期卧床者以及老年衰弱者常导致部分肌肉群丧失、免疫抑制和呼吸肌无力等。一些呼吸道传染病，如流感，老年人均为易感人群，一旦罹患，出现需要机械通气治疗的呼吸衰竭的概率很高，因此需要更好的预防措施。另外，一些老年人的常用药物也会导致呼吸衰竭现象，例如镇静药、长期使用抗生素、近期使用类固醇激素、免疫抑制剂、非甾体类抗炎药、化疗药物等。再者，老年人手术后，特别容易发生肺部并发症，包括镇静剂药物在老年患者的过度应用也是导致呼吸抑制不可忽视的因素。这些情况都可以影响老年患者的肺功能，加重肺部疾病原有的病情，使老年患者更易于发生呼吸衰竭。

（二）中医病因病机

中医既往教材中，呼吸衰竭多归于"喘证""喘脱"或"肺衰"范畴，关于病因病机的认识较为复杂，概言之有外感、内伤两大类，脏腑虚衰是发病的基础，六淫外邪趁虚而入，侵袭肺卫是发病条件，病位多在肺肾，与心、肝、脾等其他脏器关系密切。

国医大师洪广祥认为呼吸衰竭的基础病机是肺气壅塞，气道受阻，肃降失常，和肺气虚衰，肾不纳气，气无所主，摄纳失常。在疾病发展过程中，常随病势的进退而不断转化。

武维屏教授认为中医药治疗呼吸衰竭的主要优势在于慢性呼吸衰竭，她认为该病以宿喘为其病变基础，临床见症繁杂，依其临床主要表现分为喘急、喘昏、喘脱三期，以热、痰、瘀、虚病机主次及兼夹变化，分为十候。

发病急者多为邪实，变化快，病情凶险，且多为邪气壅实、温热毒邪内陷迫肺者多见，邪气壅盛于肺，热毒入里，炼液为痰，痰壅盛于肺，闭阻气机，且肺与大肠相表里，肺气壅塞可致腑气不通，腑热熏蒸于肺，又可转化成腑结肺痹。此时如治疗得当，正能胜邪，毒热得泄，可截断病势的发展。若病势控制不力，毒火弥漫，神明受扰，又可出现热闭心包和肝风内动之恶候，邪盛正衰，正不胜邪，元气耗散，而成内闭外脱之势，发为喘脱，年老之人，正气已衰，更易致脱。另一方面，热入营血，血热搏结，或气壅痰凝，或气虚血滞，均可形成血瘀，瘀血随经上攻于肺，可进一步加重呼吸困难和紫绀之症。

发病缓者，为慢性发病，病程较长，病变多累及肺、脾、肾三脏，涉及心、肝。初起病多始于中上二焦，脾虚不足，痰浊内生，而致上储于肺，肺气壅塞，气津运行失常，血行不利，可形成痰浊血瘀，或与外邪相合；肺、脾两脏久病迁延不愈，久病及肾，甚则水火不济，心肾阳衰，喘脱欲绝。国医大师晁恩祥教授认为，慢性Ⅱ型呼吸衰竭的主要病机是肺肾气衰，痰瘀闭窍，前者是其内伤基础，浊气上逆、痰瘀闭窍是急性加重时的主要病机。

本病的病理因素主要是热毒、痰浊、瘀血三者相互影响；病理性质多为本虚标实，本虚为肺、脾、肾、心亏虚，标实有热、痰、瘀之别。

由于病理因素热毒、痰浊、瘀血的存在，同时又存在正虚不足，涉及肺、脾、肾，乃至心、肝诸脏。证型方面，以痰热壅肺或痰浊阻肺为主，常兼有气阴两虚、肺脾气虚、肺肾两虚、瘀血等，严重者心肾阳虚，发为喘脱。

三、诊断与鉴别诊断

（一）西医诊断

老年人呼吸衰竭的诊断标准并无特殊，明确诊断有赖于动脉血气分析：在海平面下、静息状态、呼吸空气条件下，动脉血氧分压（PaO_2）＜60mmHg，伴或不伴二氧化碳分压（$PaCO_2$）＞50mmHg，并排除心内解剖分流和原发于心排血量减低等可导致低氧的因素，即可诊断为呼吸衰竭。在临床中，需对老年患者的呼吸衰竭更为警惕，因为老年人的相关症状或许并不典型，例如，老年患者的神志异常常被考虑为其他的内科急症，而忽略了呼吸衰竭本身引起的肺性脑病，尤其在合并认知障碍和脑卒中时更难鉴别。此外，老年患者随着年龄增大，自觉呼吸困难的能力下降，或常自认为呼吸困难，特别是活动后呼吸困难与年龄相关，故延迟就医，从而失去早期及时治疗的时机，并且老年患者出现呼吸衰竭后，多容易合并其他重要脏器的功能不全，如心力衰竭、肾功能不全、出凝血障碍等。所以对于老年患者，应更为积极地监测动脉血气分析。

（二）中医诊断

（1）病史：有感染外邪病史，或既往有肺胀、哮病、肺痨、肺痿等病史。

（2）临床表现：气息喘促，张口抬肩，呼吸不能接续，或深浅不一，快慢不齐，间歇停顿，口唇、爪甲青紫，形瘦神疲，胸如桶状，胸中窒闷，痰涎黏稠，烦躁焦虑，或伴有表情淡漠，嗜睡，甚至神昏抽搐，或伴见肢体浮肿，大汗出或汗出如油。舌红或紫暗，苔少或白腻或黄，脉弦滑数或沉细。

（三）鉴别诊断

1. 西医鉴别诊断

呼吸衰竭依靠血气分析即可明确诊断，无需鉴别，需要鉴别的是引起呼吸衰竭的病因，能够引起呼吸衰竭的病因包括气道阻塞性病变、肺组织病变、肺血管疾病、心脏疾病、胸廓与胸膜病变以及神经肌肉疾病等，其中老年人常见的慢性阻塞性肺疾病、重症肺炎、因气道廓清能力下降导致的分泌物阻塞气道、心脑血管疾病、肺栓塞、药物诱发等是常见病因，在病因鉴别诊断时需重点关注。

2. 中医鉴别诊断

（1）哮病：哮病为发作性疾病，以气急息促，喉中喘鸣如水鸡声，难以平卧为特征。严重的哮病有发展为肺衰的风险。

（2）短气：以呼吸气短，状若不能接续为特征，呼吸虽急而无痰声，亦不抬肩，但卧为快。但短气往往是肺衰之渐。

四、治　　疗

（一）西医治疗

1. 保持气道通畅

保持气道的通畅，是呼吸衰竭抢救的首要问题。老年呼吸衰竭患者常常因气道廓清能力下降而存在气道分泌物引流不畅的情况，需鼓励患者排痰，定时翻身叩背、体位引流，或借助机械辅助排痰。若痰液黏稠而不易咳出者，应予以气道湿化，可使用化痰药物或生理盐水进行雾化吸入治疗稀释痰液。存在气道痉挛者，应给予解痉平喘药物。重度呼吸衰竭患者，如已出现意识障碍、痰堵窒息或误吸等状况时，需紧急建立人工气道。非常紧急时可使用经口气管插管、机械通气治疗，但由于生理因素，老年人更容易出现呼吸机相关肺炎的并发症。部分老年呼吸衰竭患者可能会合并中枢病变，咳嗽反射减弱，长期存在痰液引流不畅以及误吸的风险，反复因此发生呼吸衰竭，存在撤机困难或失败的情况，此类患者最终需考虑气管切开治疗，但由于气切患者对护理要求更高，且反复感染的机会也多，医疗费用增大，是否行气管切开，除关系到患者基本生活质量以及疾病的状况之外，还需要考虑患者本人及家属的意愿，同时涉及伦理道德等多方面因素，需全面综合地考虑。

2. 抗感染

肺部感染性疾病是导致老年呼吸衰竭常见的病因，且病情相比非老年人群更为严重和复杂，也更容易出现包括脓毒性休克、ARDS、多脏器功能衰竭等在内的各种严重并发症，发病特点应根据老年人的自身特点进行治疗和预防，应重视强调各种危险因素和基础疾病，通过各种评分判断患者的严重程度，给予经验性抗菌药物。多重耐药的假单胞菌、不动杆菌等非发酵菌及耐甲氧西林金黄色葡萄球菌（methicillin-resistant staphylococcus aureus，MRSA）是反复住院尤其因重症肺炎入住 ICU 的老年患者常见致病菌。同时需要强调用药的及时性，因为抗感染的延迟可导致老年重症肺炎患者住院死亡率升高，住院时间延长。同时，还应重视老年患者的护理及预防院内感染，以缩短病程，减少病死率。

3. 合理氧疗

及时给予合理氧疗，也是治疗的关键。呼吸衰竭患者尽早给予鼻导管或面罩吸氧，纠正低氧血症，维持血氧饱和度（oxygen saturation，SpO_2）≥95%；伴 COPD 患者 SpO_2 需维持＞90%。当患者接受标准氧疗后呼吸窘迫无法缓解，静息状态下 SpO_2＜93%、氧分压（partial pressure of oxygen，PaO_2）/吸氧浓度（fraction of inspiration oxygen，FiO_2）＜300mmHg、呼吸频率＞25 次/min 或影像学进展明显时，尽早更换其他呼吸支持方式。

4. 经鼻高流量氧疗或无创通气（noninvasive ventilation，NIV）

轻中度低氧血症（100mmHg≤PaO_2/FiO_2＜300mmHg，pH≥7.3）；无紧急气管插管征；生命体征相对稳定患者可以谨慎应用经鼻高流量氧疗（high flow nasal cannula，HFNC），但要做好随时更换为无创或有创正压通气的准备。与不通气的患者相比，它被证明可以减少气管插管（endotracheal intubation，ETI）的需要、呼吸机相关肺炎的发生率和死亡率。NIV 治疗 ARDS 效果的荟萃分析发现，NIV 的应用时机非常关键，应在低氧血症程度较轻时开始使用。多项研究指出无创正压通气（noninvasive positive pressure ventilation，NIPPV）可在不改变自主呼吸及血流动力学的基础上保证肺泡通气量，且能避免呼吸肌疲劳和呼吸道免疫系统损伤，当然，在启动 NIV 后 1～2h 内监测患者病情无改善甚至恶化，应当及时进行气管插管和有创机械通气。

5. 有创机械通气

老年呼吸衰竭患者大多有慢性呼吸系统和心血管系统疾病史，心、肺功能均有不可逆性损害，一旦发生呼吸道感染、心肌缺氧加重或心肌梗死、休克、误吸、创伤等诱发因素，即可发生严重呼吸衰竭。而机械通气已成为临床上老年危重症抢救必不可少的手段。若老年患者气道分泌物多，咳嗽无力，气道廓清能力差者；或呼吸中枢驱动差；或呼吸节律不稳定；呼吸骤停、猝死等此类患者使用机械通气存在重要意义。老年呼吸衰竭患者机械通气的原则是维持适当的通气和气体交换，选择合适的模式、同时注意痰液引流不畅、呼吸机相关肺炎、呼吸机相关肺损伤及循环功能不全等并发症。

6. 体外膜肺

体外膜氧合（extracorporeal membrane oxygenation，ECMO）是用于部分或完全替代患者心肺功能，使其得以充分休息，从而为原发病的诊治争取时间，近年来，特别是新冠疫情暴发以来，国内外 ECMO 的发展突飞猛进，国内接受 ECMO 治疗的患者数量及开展 ECMO 的单位呈爆发式增长。而高龄的患者作为独立的危险因素，ECMO 的成功率及病死率均较非老年患者高。接受 ECMO 支持的患者年龄越大，感染发生率越高，ECMO 支持超过 1 周，发生感染的比值比（odds ratio，OR）增加 6 倍。一项研究表明，接受 ECMO 治疗的老年患者的在院生存率（41%）低于所有成年人（55%）。然而，考虑到患者的生存期，年龄不应成为老年患者使用ECMO的严格禁忌证，而应根据具体情况具体分析。

7. 纠正酸碱平衡和电解质紊乱

老年人常存在多种基础疾病，如冠心病、高血压、肺心病、糖尿病等，各系统的储备功能均降低，遇严重感染、缺氧、二氧化碳潴留等情况，易诱发心力衰竭、肾衰竭等，这些并发症又可加重缺氧和气体交换障碍。因此，在治疗原发疾病呼吸衰竭的同时，应加强对心、肾等功能的监护。

8. 支持治疗

老年呼吸衰竭患者大多存在营养不良和水电解质紊乱，易发生院内感染、机械通气脱机困难等。院内感染又加重营养不良和水电解质紊乱，产生恶性循环甚至导致患者的死亡。故该类患者应得到足够的热量、蛋白质和脂类的补充，目前主张老年机械通气患者早期使用搭配合理的鼻饲，监测各项营养指标和电解质，有条件的可使用床旁营养代谢车监测营养代谢，及时纠正营养不良和水电解质紊乱。

（二）中医辨证治疗

1. 辨证要点

（1）辨病势缓急：本病极易因感受外邪诱发加重，临床要辨清楚患者的病势急缓，在急性期争分夺秒，中西医结合治疗，尽快截断疾病恶化，尽快稳定病情。中医为主的治疗重点在慢性呼吸衰竭。

（2）辨标本虚实：本病为本虚标实，虚实夹杂，本虚为肺、脾、肾三脏虚损，或累及心、肝；邪实为痰浊、热毒以及瘀血等病理因素。

2. 治疗原则

老年的呼吸衰竭辨证五脏虚损是病因基础，热、痰、瘀则是产生变证的主要根源，恶性循环，最终伤及气血阴阳。在治疗时需分清虚实，但单纯的实证或者虚证在临床中通常都不是独立存在的，通常为虚实夹杂，寒热互见，需要根据具体的情况具体分析，分清标本，权衡主次，选方用药。

3. 分型论治

实证

（1）痰热壅盛证

临床表现：喘咳气涌、呼吸急促、鼻翼煽动、胸满胀痛、伴痰多黏稠、色黄或带血丝，常有胸中灼热、身热汗出、口渴饮冷、面赤、咽干或痛、尿赤、大便干、脉滑数、苔黄或黄腻。

治法：清热化痰平喘。

方药：清气化痰丸或定喘汤为主方。药用：瓜蒌、黄芩、胆南星清热化痰；半夏燥湿化痰；杏仁、枳实、白果、苏子降气止咳平喘、桑白皮清热泻肺。

加减：热盛伤阴者，加天花粉、生地黄养阴清热；热盛者，加黄连、栀子清热泻火；喘甚而痰多者，加射干、葶苈子、浙贝泻肺平喘。

（2）痰浊阻肺证

临床表现：喘促气短，咳嗽痰多、色白黏或呈泡沫状，胸闷纳呆，舌淡胖，苔浊腻，脉滑或细滑。

治法：化痰平喘，宣降肺气。

方药：二陈汤合三子养亲汤为主方加减。药用：法半夏、陈皮、茯苓、生姜燥湿化痰，白芥子、紫苏子、莱菔子、厚朴温肺化痰、宽胸理气。

加减：痰多咳喘者，加炙麻黄宣肺平喘，前胡降气平喘；脘腹胀闷者，加木香、枳壳、砂仁等。

（3）痰蒙神窍证

临床表现：喘息气促、神志恍惚，嗜睡甚则昏迷，谵妄，咳嗽痰鸣，肢体抽动，甚则抽搐，舌质暗红或绛紫，舌苔白腻或黄腻，脉滑数。

治法：涤痰开窍。

方药：涤痰汤为主方加减。药用：法半夏、陈皮、茯苓燥湿化痰，胆南星、竹茹、菖蒲、远志等开窍化痰，瓜蒌、枳实清热化痰，丹参活血化瘀。

加减：腑气不通者，加大黄泻热通腑；抽搐者加钩藤、全蝎、羚羊角粉息风止痉，偏痰浊者，合苏合香丸化痰开窍；偏痰热者，合安宫牛黄丸或至宝丹凉血开窍。

（4）肺热腑实证

临床表现：喘粗气憋，张口抬肩，高热不退，烦躁不安，脘腹胀满，大便秘结，小便短赤，苔黄燥，脉洪数。

治法：清热平喘，泻肺通腑。

方药：宣白承气汤为主方加减。药用：杏仁、瓜蒌皮、石膏、黄芩清肺定喘，大黄泻热通腑。

加减：喘促者，加葶苈子、桑白皮泻肺平喘；腹胀者加厚朴、枳实行气导滞。

虚证

（1）心肺气虚证

临床表现：咳嗽，喘促，动则喘甚，胸闷，心悸，怔忡，气短，面白，神疲，乏力，自汗，易感冒，面目浮肿，肢体浮肿，口唇青紫，舌质暗，舌苔薄。

治法：补益心肺。

方药：养心汤合补肺汤加减。药用：人参、黄芪、肉桂温阳补气，远志、酸枣仁、五味子养心安神，茯苓、川芎、陈皮化痰。

（2）肺肾气虚证

临床表现：胸闷气短，动则加重，神疲乏力或自汗，动则加重；易感冒，或畏风寒；腰膝酸软；头昏或耳鸣；面目虚浮；小便频数，夜尿增多，或咳时遗尿；舌质淡，或脉沉细或细弱。

治法：补肺益肾，纳气定喘。

方药：人参补肺饮合二仙汤加减。药用：党参、黄芪补肺气，五味子收敛肺气，仙茅、仙灵脾、山茱萸补肾纳气，苏子、贝母、陈皮化痰降气。

（3）气阴两虚证

临床表现：喘促或胸闷气短，动则加重，神疲乏力或自汗，动则加重；易感冒；腰膝酸软；头昏或耳鸣；干咳或少痰、咳痰不爽；盗汗；手足心热；舌质淡或红，或舌苔少或花剥，或脉细弱或细数。

治法：益气养阴，纳气平喘。

方药：生脉散为主方。药用：西洋参、麦冬、五味子、山茱萸益气救阴。

加减：汗出多者，加煅龙骨、煅牡蛎固脱止汗；咳甚者，加紫菀、炙百部止咳化痰。

兼证 血瘀证

临床表现：面色晦暗，口唇青紫，爪甲青紫，舌下络脉迂曲、粗乱，舌质紫、瘀点、瘀斑、黯红。

治法：活血化瘀。

方药：桃红四物汤加减。药用：川芎、赤芍、桃仁、红花、当归、莪术、地龙等活血化瘀。

五、预　　后

虽然有调查发现年龄与 ICU 的死亡率有一定影响，但年龄并非呼吸衰竭患者的死亡率的独立危险因素。原发病情的严重程度和起病时已经存在的并发症往往对预后的影响更大。临床医师往往主观认为，老年患者即使抢救成功后其生活质量也极差。而研究证实，在 ICU 出院后的不同年龄组的患者中，对生活质量的影响并没有差别。因此，对于老年患者，仅从年龄角度决定是否进一步积极治疗是不恰当的，应从多方面因素考虑，如结合患者本身的病情和患者及其家属的意愿等，最终确定最佳的治疗方案。

（王　冰　樊茂蓉）

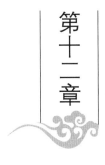

第十二章

老年内分泌与代谢疾病

第一节　概　　述

一、老年内分泌与代谢系统疾病的流行病学

随着年龄的增长，包括甲状腺在内的整个内分泌系统，都会发生形态学及生理学的变化。这些变化可以归咎于靶器官分泌的激素量或代谢率的改变。表 12-1-1 罗列了激素随着衰老发生的变化，大多数激素水平随着年龄的增长而下降，这种改变从 30 岁时开始，每年下降速率略低于 1%，而且大多数激素的生理节律在衰老过程中也有所下降。如果激素在衰老过程中水平升高，大多数情况可能是其受体功能衰竭或受体后机制出现问题。总体上这些改变导致衰老过程中激素缺乏程度进一步加深（表 12-1-2）。另外，老年人更易于出现自身免疫性激素缺乏性疾病。

表 12-1-1　与衰老相关的激素改变

下降	上升	不变
生长激素	促肾上腺皮质激素	黄体生成素（男性）
胰岛素生长因子-1	皮质醇	甲状腺素
孕烯醇酮	胰岛素	肾上腺素
去氢表雄酮硫酸盐	淀粉素	催乳素
醛固酮	卵泡刺激素	
雌激素（女性）	黄体生成素（女性）	
睾酮	甲状旁腺激素	
三碘甲状腺原氨酸（T_3）	去甲肾上腺素	
精氨酸加压素（夜间上升）	精氨酸加压素（日间）	
维生素 D	促甲状腺素	
	逆三碘甲状腺素	

表 12-1-2　衰老对内分泌紊乱的影响

年龄相关的激素生化指标下降使诊断困难

疾病使激素产生水平下降

机能储备的下降使内分泌激素更加缺乏

血浆清除率下降导致激素替代治疗剂量较低

抑制性 T 淋巴细胞下降和自身抗体升高导致自身免疫性内分泌疾病增多和多腺体衰竭

肿瘤可以产生异位激素，如 AVP 和 ACTH

受体及受体后反应下降导致不典型症状且常与衰老的改变相混淆

过多用药导致以下结果：

　生化指标检测结果不正常

　激素替代治疗吸收下降（如服用铁、钙）

　改变循环中的激素水平（如苯妥英钠、甲状腺素）

　药物与激素间的相互作用

　代谢异常（如维生素 A、高钙血症）

认知功能障碍导致对激素替代治疗的依从性差

2019 年的数据显示，中国≥65 岁的老年糖尿病患者数约 3550 万，居世界首位，占全球老年糖尿病患者的 1/4，且呈现上升趋势。而近年我国冠心病死亡率不断增加，77%原因是胆固醇水平的升高，明显超过糖尿病和吸烟，成为首要致病性危险因素。近年来，流行病学的研究表明，国内外痛风的发病率显著升高。目前中国仍然缺乏大规模的痛风流行病学调查。一项纳入 44 项研究的 Meta 分析表明，中国的高尿酸血症发病率为 13.3%（男性为 19.4%，女性为 7.9%），痛风的合并发病率为 11%（男性 15%，女性 0.9%）。其主要流行病学特点是：患病率随年龄增加而增加，男性高于女性，沿海高于内陆，城市高于农村。许多证据表明高尿酸血症和痛风与肥胖、代谢综合征、脂肪肝、慢性肾病、高血压、心脑血管疾病及糖尿病等疾病的发生发展密切相关，是过早死亡的独立预测因子。中国 31 省市 78 470 例流行病学调查结果显示甲状腺疾病总体患病率为 50.96%，老年人甲状腺疾病患病率高于总体人群，亚临床甲减在老人中最常见，患病率近 20%，大多数属于轻度亚临床甲减，仅有 10%的患者促甲状腺激素（TSH）≥10mU/L。可以看出，随着年龄增长，各类内分泌与代谢类疾病的患病率均有所升高，而且在老年人群体中，糖尿病、甲状腺疾病等内分泌疾病常常出现共病，且与其他高血压、冠心病等慢性疾病共存。

二、病史与症状/体征特征

因老年人存在各系统的功能弱化，故相对症状不典型，常常存在生理功能衰退与疾病症状交叉，从而难以区分。且在老年人群中各类疾病常常同时存在、共同发生，则症状相互影响，故更加增加了诊断的难度。此时需详细询问病史，抓住其主要症状和体征，找到疾病的转折点。

老年人随其年龄的增长罹患疾病种类逐渐增多，常常出现病史复杂，病程长的特点。但是由于存在对疾病的未知或未治疗等情况，其提供病史常常不能反映疾病全貌。例如甲状腺功能异常在老年人中很常见，但患病者的知晓率和治疗率并不高，所以常在疾病后程才得以诊断。又如糖尿病在早期糖耐量受损阶段无明显症状，尚不能引起重视，而多种药物治疗也可引起糖代谢异常从而出现血糖异常增高，这些情况都可能是其未得到确切诊断的原因。总之，老年人通常症状不典型，而且容易被忽视，影响各种内分泌及代谢性疾病的诊断及后续治疗。此外，年龄相关的内分泌激素功能的生理改变、慢性病共存状态、多重用药等也为评估老年人胰腺功能、甲状腺功能等增加了难度。同时，治疗带来的副作用风险使临床决策进一步复杂化。再如高尿酸血症与痛风在高尿酸血症期间及高脂血症均无明显临床症状，仅见实验室检查异常，且血尿酸在其他慢性疾病中易受影响故并没有被特殊关注，且血脂、血尿酸指标受饮食及生活方式影响明显，常常被忽视，需注意一些特征性的体征，例如"痛风石""皮肤或肌腱黄色瘤""角膜弓"等。

三、主要检查方法

老年内分泌与代谢性疾病与其他疾病一样在详细的病史采集及体格检查之后可通过如下检查方法进行辅助诊断。

1. 实验室检查

血脂及血糖、血尿酸水平异常及甲状腺功能异常的诊断主要依靠的是实验室检查，血脂检查主要包括 TG、TC、HDL-C 和 LDL-C，其他如 ApoA1、ApoB、LP（α）等对预测冠心病有一定的临床意义；血糖检查包括空腹和餐后 2h 血糖、糖耐量试验（OGTT）、胰岛素、C肽、糖化血红蛋白（HbAlc）等；高尿酸血症及痛风的患者除血尿酸外可检查 24h 肾脏尿酸排泄总量和肾脏尿酸排泄率。上述受检者应在检验前 2 周保持一般的饮食习惯和体重的稳定，测定前 24h 避免剧烈运动，采血前禁食 12h，晨间采血。如血脂、血尿酸异常应在 2 个月内再次复查（间隔需超过 1 周）。空腹血糖或餐后血糖异常者，应进一步完善 OGTT。甲状腺功能检查包括血清 TSH，血清游离 T_3、T_4、甲状腺过氧化物酶抗体（TPOAb）和甲状腺球蛋白抗体（ATGA），亚临床甲状腺功能亢进和减退的诊断常常依赖实验室检查。

2. 心电、影像学检查

对于伴发各种慢性疾病或多种内分泌疾病合并罹患，以及各类内分泌代谢性疾病的后程老年患者，需根据病情进行相应的影像学检查。例如高脂血症及糖尿病、甲状腺功能异常患者需行心电图检查，甚至心脏超声检查；对于病史较长且有缺血性事件发生的患者，应按需进行病变相应部位的血管超声或者血管造影检查。对无症状高尿酸血症患者可以进行高频超声、双能 CT 等影像检查，目的是尽早发现患者关节及周围组织尿酸盐晶体沉积甚至骨侵蚀现象，由此即可诊断为亚临床痛风并启动相应的治疗。超声是甲状腺影像学检查最主要的手段，可以显示甲状腺大小、形态、内部结构、血流状态等，在甲状腺疾病诊断和鉴别诊断中发挥着重要作用。甲状腺 CT 和 MRI 可清晰显示甲状腺及其与周围组织器官的关系，对甲状腺结节的鉴别诊断有一定价值。甲状腺 ^{131}I 摄取率目前主要用于甲状腺毒症的鉴别诊断和甲状腺 ^{131}I 治疗剂量的评估。甲状腺核素静态显像，甲状腺可以摄取和浓聚 $^{99m}TcO_4^-$ 或放射性碘（^{131}I 或 ^{123}I），通过显像可以显示甲状腺位置、大小、形态以及放射性分布状况。

3. 其他检查

对于特殊类型糖尿病、可疑家族遗传性高脂血症，可根据患者临床特征作相应检查或染色体检查。超速离心技术是 LP 异常血脂分型的金标准。利用超速离心技术可将血浆 LP 分离并分别测定各类 LP 中胆固醇和 TG 的水平，但经济效应较差。超声引导下的甲状腺细针穿刺活检（FNAB）是目前术前鉴别甲状腺结节良恶性的金标准，为甲状腺结节的诊断和精准治疗提供依据。

四、中医药的优势环节

内分泌与代谢性疾病，与多种慢性病的发生发展密切相关，规范的治疗以及生活方式的改善对于老年患者血糖、血脂、血尿酸等管理十分重要。此类疾病常常需要长期用药、持续监测，并在治疗期间重视生活方式的改善。老年人各项生理衰退，药物在肝肾中的代谢能力较中青年下降，药物不良反应较多，且老年人往往因行动不便，或社会心理因素难以坚持服药，依从性较差。中药治疗不仅可以对症治疗，还可以标本兼治，在我国老年群体中具有良好的接受度。规范的中医治疗具有改善临床症状、减轻西药不良反应等增效减毒的效果，可以有效提高老年患者的治疗依从性。对于高脂血症、糖耐量异常、无症状高尿酸血症的患者可以通过病证结合理论进行中医辨病、辨证结合治疗，在疾病早期干预延缓和阻断疾病的进展。

中医药治疗在生活方式的指导上较西医治疗亦有优势，除中药内外治法外，太极拳、八段锦等导引术在老年内分泌和代谢性疾病中亦被证实有良好疗效。这一些锻炼在我国传播性广、知晓率高，易于被老年人接受，可在社区中推广，提高患者的参与率。此外中医药膳在这些疾病中也有帮助，属于生活调护的一部分，有助于疾病的管理。

本章重点讨论糖尿病、高脂血症、高尿酸血症及痛风性关节炎、甲状腺功能减退等四类疾病。

（张艳虹　徐凤芹）

第二节　糖　尿　病

目前，对于老年糖尿病的年龄概念国内外尚不统一，我国多采用 1980 年联合国提出的"60 岁以上"作为老年人的定义。老年糖尿病按其发病时间可分为老年期起病的糖尿病和青壮年起病而延续至老年期者。

一、流　行　病　学

糖尿病是一种受年龄因素影响较大的疾病，其患病率随着年龄增长而增加，目前全球人口老龄化程度日益严重，糖尿病患者人数以惊人速度快速增长。预计至 2050 年老年人口比例将从现在的 15% 上升至 25%。老年糖尿病患病率也将持续增加，这已经成为影响老年人身心健康的重要公共卫生问题。老年糖尿病容易引发冠心病、脑血管病、肾病、失明、截肢等并发症，严重影响人们生活质量，造成社会经济负担。

在老年人中，随年龄增长糖尿病发病率也有起伏，其中 65～79 岁为患病峰龄，80 岁以后发病率趋于缓和。在我国，近 30 年来，老年糖尿病患病率增加亦非常显著，已成为糖尿病主流人群。据全国流行病学调查显示，2020 年我国老年人口占总人口的 18.7%（2.604 亿），按 2017 年统计的我国老年糖尿病患病率 30% 计算，全国老年糖尿病患者为 7813 万。我国老年糖尿病存在知晓率、诊断率、治疗率、血糖控制水平较低等现状，历次糖尿病流行病学调查发现，一半以上的糖尿病患者在调查前尚未被诊断，患者常因糖尿病并发症或缺血性心脑血管病就诊时方才确诊。在血糖控制方面，不同地区老年糖尿病患者达标率（HbA1c≤7.0%）差别较大，最低仅为 8.6%。其中医疗保健条件好、自我管理能力强的老年糖尿病患者血糖控制达标率更高。例如，我国城市中老年糖尿病患病率高于农村，但农村患者死亡风险更为明显，这与村镇糖尿病防治相关知识严重不足、健康素养低和医疗保健条件不佳有很大关系。

二、发病机制与病理生理特点

糖尿病是以生命活动的基础——代谢状态出现紊乱，以调节代谢的重要激素——胰岛素的产生与作用障碍为表现的慢性代谢疾病。从其发病过程、发病特点、疾病累及的器官功能范围和预后都表明了这一疾病发生机制的复杂性和多元性。糖尿病按分型分为 1 型糖尿病（type 1 diabetes mellitus，T1DM）、2 型糖尿病（type 2 diabetes mellitus，T2DM）和其他类型糖尿病（如单基因糖尿病、胰腺外分泌疾病、药物或化学品所致的糖尿病）等。其中以 T2DM 为主，约占 95%。无论是 T1DM 还是 T2DM 其发病机制均不明确，公认病因涉及遗传因素（内因）和环境因素（外因），不同类型糖尿病病因略有不同，但最终都将导致胰岛素抵抗和（或）胰岛素分泌功能缺陷，这是糖尿病的主要发病机制。

（一）1 型糖尿病

绝大多数是自身免疫性疾病，在遗传因素和环境因素的共同参与下，使其发病。过程如下：在某些外界因素（如病毒感染、化学毒物和饮食因素等）作用下，携带有遗传易感基因的个体，在 T 淋巴细胞介导的一系列自身免疫反应攻击下，导致胰岛 β 细胞破坏和功能衰竭，体内胰岛素分泌不足进行性加重，最终导致糖尿病。

1. 遗传因素

糖尿病为一种多基因病，发病常需多个易感基因共同作用。1 型糖尿病遗传易感性涉及 50 多个基因，其中与 6 号染色体短臂上的人类白细胞抗原（HLA）基因的 DQ 位点多态性关系最密切。

2. 环境因素

病毒感染是启动自身免疫反应最重要的环境因素之一。如感染柯萨奇病毒、风疹病毒、腮腺病毒等。一些化学毒物也可导致自身免疫反应。

3. 免疫学反应

在糖尿病前期，患者循环血中开始出现一组自身抗体，对胰岛 β 细胞，如胰岛细胞抗体（ICA）、胰岛素自身抗体（IAA）、谷氨酸脱羧酶抗体（GADA）等，其中以 GAD 敏感性、特异性强而持续时间长。

T1DM 病理生理学特征是胰岛 β 细胞数量显著减少和消失，导致胰岛素分泌显著下降或缺失。包括经典的 T1DM、LADA 和特发性 T1DM。这些患者多在患病后进入老年期，而老年后新诊断患者很少。老年期发生的 LADA 在表型和遗传上与非老年期不同，其临床特征和遗传学特征更接近于老年 T2DM，有更好的残余胰岛 β 细胞功能和更高的胰岛素抵抗（IR）水平，代谢综合征（MS）的特征更多，胰岛素自身抗体阳性比例相似。

（二）2 型糖尿病

患者因具有胰岛素抵抗和（或）胰岛 β 细胞功能不全的先天遗传基础，再加上年龄增加，相对过食，缺乏活动所致肥胖或体内脂肪相对增多等后天环境多因素的累积作用，引发血液中葡萄糖的轻度升高，在慢性持续性高血糖的毒性作用下，进一步引发并加重胰岛素抵抗和（或）胰岛 β 细胞功能不全，导致 2 型糖尿病及各种并发症。一般而言，在腹型肥胖者主要发生胰岛素抵抗（空腹及糖负荷后胰岛素和 C 肽分泌增加），久之可致胰岛 β 细胞功能不全；而在非肥胖者主要发生胰岛 β 细胞功能不全，也有胰岛素抵抗。

1. 遗传因素

老年 2 型糖尿病表现为高度遗传异质性，目前发现 400 多个遗传学变异与之相关。

2. 环境因素

随年龄增加胰岛素分泌逐年减少 0.7%，活动减少而出现肌少症，肌肉容量减少增加胰岛素抵抗，营养过剩可导致超重或肥胖（特别是向心型肥胖），内脏脂肪增加导致游离脂肪酸水平增高，从而导致外周组织的胰岛素敏感性降低，糖耐量减低。

T2DM 病理生理学特征为胰岛素抵抗（IR）伴随胰岛 β 细胞功能缺陷，导致胰岛素分泌不足（或相对减少）。其中血糖逐步升高，IR 多于胰岛素分泌不足。

（三）特殊类型糖尿病

此类糖尿病涉及胰岛 β 细胞功能遗传性缺陷，胰岛素靶细胞遗传性缺陷，胰腺相关疾病，内分泌腺疾病，药物或化学品所致，感染性、免疫性、遗传性等多种病因学相对明确的糖尿病。

中医认为，本病属于"消渴""肥胖"等范畴。多因禀赋异常、五脏柔弱、素体阴虚、过食肥甘、情志失调、久坐少动、运动量减少等因素，内外因相合而致病。为食、郁、痰、湿、热、瘀交织为患。其病机演变基本按郁、热、虚、损四个阶段发展。发病初期以六郁为主，病位多在肝，在脾（胃）；继则郁久化热，以肝热、胃热为主，亦可兼肺热、肠热；燥热既久，壮火食气，燥热伤阴，阴损及阳，终至气血阴阳俱虚；脏腑受损，病邪入络，络损脉损，变证百出。

本病病位在五脏，以脾（胃）、肝、肾为主，涉及心肺；阴虚或气虚为本，痰浊血瘀为标，多虚实夹杂。初期为情志失调，痰浊化热伤阴，以标实为主；继之为气阴两虚，最后阴阳两虚，兼夹痰浊瘀血，以本虚为主。阴虚血脉运行涩滞、气虚鼓动无力、痰浊阻滞、血脉不利等都可形成瘀血，痰浊是瘀血形成的病理基础，且二者相互影响，瘀血贯穿 DM 始终，是并发症发生和发展的病理基础；痰浊瘀血又可损伤脏腑，耗伤气血，使病变错综复杂。

三、诊断与鉴别诊断

（一）诊断

1. 临床表现

多达 50% 的老年糖尿病患者无症状，而当症状出现时，又往往不典型，常常无明显的"三多一少"症状（即烦渴多饮、多尿、多食、不明原因体重下降），而见乏力、周身不适、嗜睡等表现。老年糖尿病患者并发症和（或）伴发病较多，也常以并发症或伴发病为首发表现。

2. 体格检查

除常规体检外，还需测身高、体重、腰围、臀围，以便计算 BMI 和腰臀比。早期病情较轻，大多无明显体征。病情严重时出现急性并发症有失水等表现，病久则因发生大血管、微血管、周围或内脏神经、肌肉、骨关节等各种并发症而出现相应的体征。

3. 辅助检查

血糖：空腹血糖、餐后 2h 血糖；作为诊断时必须采用静脉血浆血糖，作为监测可用指血检测毛细血管血糖。

口服葡萄糖耐量试验（OGTT）：糖尿病前期人群，或糖尿病疑似人群（有糖尿病家族史者，或屡发疮疖痈疽者，或皮肤及外阴瘙痒者）及糖尿病高危人群（肥胖、高血压、冠心病、血脂异常）均需进行 OGTT。

胰岛素、C-肽释放试验：胰岛素水平可以反映胰岛 β 细胞的贮备功能，外源性注射胰岛素的病人更适合测定 C-肽。

糖化血红蛋白测定：可以反映 2～3 个月的平均血糖水平。

胰岛细胞自身抗体：常见的有胰岛细胞抗体（ICA）、胰岛素自身抗体（IAA）和谷氨酸脱羧酶抗体（GADA）。

尿常规：需关注尿糖、尿蛋白、尿酮体等指标。

有关糖尿病并发症的检验项目：血脂、肾功能、血尿酸、尿微量白蛋白；

心电图、胸片、胰腺 B 超、肌电图、B 超测膀胱残余尿、眼底检查。

其他检查：当出现急性并发症时要进行尿酮体、电解质、渗透压、二氧化碳结合力、酸碱度等相应的检查。

4. 诊断标准

糖尿病诊断不受年龄影响，目前仍采用 1999 年世界卫生组织（WHO）的糖尿病诊断标准：

有典型糖尿病症状（即"三多一少"）者，随机静脉血浆葡萄糖≥11.1mmol/L；或空腹静脉血浆葡萄糖≥7.0mmol/L；或葡萄糖负荷后 2h 静脉血浆葡萄糖≥11.1mmol/L，即可诊断。无糖尿病典型症状者，需改日复查确认（具体见表 12-2-1）。随着糖化血红蛋白（HbA1c）检测水平的提高，WHO 推荐"HbA1c≥6.5%"这一糖尿病诊断标准，但应在有国际认证标准的实验室检测方可确保检验质量，保证准确性。并需排除存在影响血红蛋白与血糖关系的疾病或干扰检测的因素。

表 12-2-1　1999 年 WHO 糖尿病诊断标准

血糖代谢状态	FPG（mmol/L）	2 hPG（mmol/L）	HbA1c（%）	糖尿病诊断标准描述
正常	<6 1	<7.8	<6.0	FPG≥7.0mmol/L（无典型糖尿病症状择日复查确认）；或典型糖尿病症状（多饮、多尿、多食、体重下降）+随机血糖或静脉血浆血糖≥11.1mmol/L；或 OGTT 2hPG≥11.1mmol/L（无典型糖尿病症状择日复查确认）；或 HbA1c≥6.5%
IFG	≥6.1，<7.0	<7.8	≥6.0，<6.5	
IGT	<7.0	≥7.8，<11.1	≥6.0，<6.5	
糖尿病	≥7.0	≥11.1	≥6.5	

老年患者，血糖异常的程度和临床表现差别较大，就诊时采血时间、身体状态及合并影响血糖代谢疾病的情况各不相同，在获取血糖检测数值、诊断糖尿病时需综合考虑。新诊断患者需注意以下情况：

（1）HbA1c<6.5%或缺少此项检查数值的患者，如 FPG 和（或）2hPG 仅 1 项异常未能达到表 12-2-1 糖尿病诊断条件，建议择期行 75g OGTT，有助于鉴别 IGT 或无症状糖尿病状态。

（2）有研究显示，OGTT 0、2hPG 正常而仅 1hPG≥11.1mmol/L 人群，糖负荷后血糖曲线下面积和后续临床转归与 IGT 相似，也是需要关注的 IGT 表现形式。如需确诊，还要结合既往 FPG、PPG 和 HbA1c 检测结果加以综合判断。

5. 老年糖尿病的筛查

鉴于老年糖尿病患病普遍、漏诊率高、并发症发生率高等特点，老年人体检应将糖尿病筛查作为必选项目。无糖尿病史的老年患者门诊就诊需静脉采血时，均应测定空腹或随机血糖。有 HbA1c 检测项目时可结合 FPG 共同评估血糖代谢状态。OGTT 2 hPG 有助于更早发现糖代谢异常。100g 馒头餐后 2hPG≥11.1mmol/L 可作为糖尿病诊断依据。因各种原因到急诊就诊的老年患者应测定空腹或随机血糖。对各种原因入院的老年患者，建议在检测血糖的基础上加测 HbA1c，有助于发现糖尿病和了解近期总体血糖控制情况。另外，由于糖尿病和多种恶性肿瘤相关，尤其是 68%的胰腺癌患者存在血糖升高（糖耐量异常或糖尿病），建议对初诊的老年糖尿病患者进行肿瘤筛查。

（二）中医诊断

典型消渴病的症状是多饮、多食、多尿、形体消瘦或尿有甜味，尿糖增高。当前，初诊患者"三多"症状并不明显。无明显诱因出现疲乏无力、突然视力下降、创口久不愈合、皮肤或外阴瘙痒、皮肤化脓性感染或视物模糊等临床症状时，应考虑是否已患有消渴病。

（三）鉴别诊断

1. 西医鉴别诊断

（1）需注意鉴别其他原因所致尿糖阳性：当过度饥饿后，一次进食大量糖类食物，可产生饥饿性糖尿；少数正常人在摄食大量糖类食物，或因吸收过快，可出现暂时性滋养性糖尿；胃切除或甲亢可出现暂时性糖尿及低血糖症状。肾炎、肾病等可因肾小管再吸收功能障碍而发生肾性糖尿。1周内有严重感染、心脑血管急性病变、严重外（创）伤、急性胰腺炎、上消化道大出血、窒息等，有时血糖呈暂时性过高伴尿糖为应激性糖尿。尿酸、维生素C、葡萄糖醛酸等具有还原性物质或异烟肼、青霉素、强心苷、噻嗪类利尿剂等随尿排泄的药物使尿糖出现假阳性。

（2）还应除外皮质醇增多症、甲状腺功能亢进、垂体生长激素腺瘤等导致胰岛素抵抗（IR）的内分泌疾病，或应用糖皮质激素、肿瘤化疗等药物引起的血糖升高。

2. 中医类证鉴别

（1）消渴与口渴症：口渴症是指口渴饮水的一个临床症状，可出现于多种疾病过程中，尤以外感热病为多见。但这类口渴各随其所患病证的不同而出现相应的临床症状，不伴多食、多尿、尿甜、瘦削等消渴的特点。

（2）消渴与瘿病：瘿病中气郁化火、阴虚火旺的类型，以情绪激动、多食易饥、形体日渐消瘦、心悸、眼突、颈部一侧或两侧肿大为特征。其中的多食易饥、消瘦，类似消渴病的中消，但眼球突出，颈前瘿肿有形则与消渴有别，且无消渴病的多饮、多尿、尿甜等症。

四、治　疗

（一）西医治疗

尽管糖尿病诊疗的一般性原则适用于老年患者，但老年糖尿病患者具有并发症和（或）伴发病多、症状不典型、低血糖风险高、患者自我管理能力差等特点，在血糖管理手段和目标制定、药物选择原则等方面有其特殊性。治疗目标以减少急慢性并发症导致的伤残和早亡，改善生存质量，提高预期寿命为主。

1. 预防

（1）一级预防，预防发病。老年人群是糖尿病的易患人群。在老年人群中尤其要对糖尿病前期的患者开展健康教育，从而改变其生活方式（如合理膳食、强度适宜的运动等）。加强对老年人群的心血管疾病风险因素（如戒烟、限酒、控制血压和血脂等）管理。

（2）二级预防，预防糖尿病并发症。糖尿病确诊晚，治疗起步晚是并发症高发的重要因素，对老年糖尿病患者应尽早诊断，并且在诊断时即应进行全面的并发症筛查及重要脏器功能评估，优化血糖管理，努力控制各项代谢指标接近正常水平，提高患者知晓率、治疗率、达标率和自我管理水平，减少糖尿病并发症的发生发展，维护患者心、脑、肾器官功能。

（3）三级预防，降低并发症相关致残、致死率。对已出现并发症的老年糖尿病患者应定期评估糖尿病并发症和脏器功能，采取及时有效的综合治疗措施，多学科联合管理，阻止或延缓糖尿病并发症的进展，降低老年患者致残率和死亡率，提高生命质量。

2. 老年糖尿病患者的血糖控制目标

老年糖尿病患者通常存在不同程度的动脉粥样硬化，严格的血糖控制使其在减少并发症方面所获益处有限，同时因老年糖尿病患者自身调节能力减退，更易发生低血糖，从而引起心脑肾等重要脏器的损害，临床上就有"一次严重的低血糖，抵消一生血糖管理益处"的说法。因此，权衡患者治疗方案的获益风险比，对老年糖尿病患者进行分层管理、施行个体化血糖控制目标尤为重要。对健康状态差（Group 3）的老年糖尿病患者可适当放宽血糖控制目标，但应基于以下原则：不因血糖过高而出现明显的糖尿病症状；不因血糖过高而增加感染风险；不因血糖过高而出现高血糖危象。

根据老年糖尿病患者健康综合评估的结果和是否应用低血糖风险较高药物两项指标，推荐患者血糖控制目标（表 12-2-2）如下：

未使用低血糖风险较高药物的（如胰岛素、磺脲类药物、格列奈类药物等），建议糖化血红蛋白（HbA1c）控制在 7.5% 以下，空腹或餐前血糖应控制在 5.0～7.2mmol/L，睡前血糖应控制在 5.0～8.3mmol/L。

使用了低血糖风险较高药物的，HbA1c 控制目标不应过低，因此，对此类患者设立明确的血糖控制目标下限，降低患者低血糖发生风险。建议 HbA1c 控制在 7.0%～7.5%，空腹或餐前血糖应控制在 5.0～8.3mmol/L，睡前血糖应控制在 5.6～10.0mmol/L。

表 12-2-2　老年糖尿病患者血糖控制目标

血糖监测指标	未使用低血糖风险较高药物			使用低血糖风险较高药物		
	良好（Group 1）	中等（Group 2）	差（Group 3）	良好（Group 1）	中等（Group 2）	差（Group 3）
HbA1c（%）	<7.5	<8.0	<8.5	7.0～7.5	7.5～8.0	8.0～8.5
空腹或餐前血糖（mmol/L）	5.0～7.2	5.0～8.3	5.6～10.0	5.0～8.3	5.6～8.3	5.6～10.0
睡前血糖（mmol/L）	5.0～8.3	5.6～10.0	6.1～11.1	5.6～10.0	8.3～10.0	8.3～13.9

注：低血糖风险较高的药物：如胰岛素、磺脲类药物、格列奈类药物等；HbA1c、空腹或餐前血糖及睡前血糖控制目标源于美国内分泌学会发布的《老年糖尿病治疗临床实践指南》。餐后血糖控制的目标暂无充分的临床证据或指南依据进行推荐，可根据 HbA1c 对应的餐后平均血糖水平（糖尿病医学诊疗标准临床指南）确定餐后血糖控制目标，即 HbA1c 6.50%～6.99%对应血糖 9.1mmol/L，HbA1c 7.00%～7.49%对应血糖 9.8mmol/L，HbA1c 7.50%～7.99%对应血糖 10.5mmol/L，HbA1c 8.00%～8.50%对应血糖 11.4mmol/L。

3. 健康教育

糖尿病教育可显著改善患者 HbA1c 水平和糖尿病整体控制水平。提供具有老年人特色、个体化、多种形式的糖尿病基本管理（饮食、运动、血糖监测、健康行为）的教材和实施方法，鼓励和促进患者及家属主动参与血糖管理。教育内容应包括糖尿病的病因、疾病进展、临床表现、糖尿病的危害、糖尿病急慢性并发症的识别和处理、个体化治疗目标、生活方式干预、各类药物的特点、临床药物选择及使用方法、如何进行血糖监测等。其中需要关注的是：老年糖尿病患者低血糖风险大且感知低血糖能力差，在制定血糖控制目标、饮食运动方案、血糖监测策略和药物选择时应警惕低血糖的发生。同样，老年糖尿病患者也是骨量减少、骨质疏松，甚至骨质疏松性骨折的高风险人群，一旦发生骨折，致残率、致死率高，因此，需加强老年糖尿病患者骨折风险评估及预防骨质疏松知识的教育。衰弱对老年人健康影响巨大，其主要表现除肌少症外，还包括机体功能缺陷、跌倒、认知障碍、抑郁、营养不良等，应进行合理的营养、饮食、运动、防跌倒以及心理健康教育。对新诊断患者入门教育时，先要求"四会"，即会生活（饮食和运动）、会检测血糖、会用药及会就诊。后续再不断循序渐进，逐步提高自我管理能力。

4. 生活方式治疗

生活方式治疗是老年糖尿病的基础治疗，所有的老年糖尿病患者均应接受生活方式治疗。对于一部分健康状态良好（Group 1）、血糖水平升高不明显的老年糖尿病患者，单纯的生活方式干预即可达到预期血糖控制。

（1）营养治疗。老年糖尿病患者与非糖尿病人群相比，营养不良发生风险更高，更易发生肌少症和衰弱，因此，应避免过度限制能量摄入，强调合理膳食、均衡营养。老年糖尿病患者应适度增加蛋白质、膳食纤维的摄入。足够的能量摄入可以避免肌肉蛋白分解，延缓或避免老年患者肌少症的发生与进展。健康的老年人每天每公斤体重需摄入 1.0～1.3g 蛋白质，合并急慢性疾病的老年患者每天每公斤体重需摄入蛋白质 1.2～1.5g，而合并肌少症或严重营养不良的老年人每天每公斤体重至少摄入蛋白质 1.5g。以富含亮氨酸等支链氨基酸的优质蛋白质（如动物蛋白质和奶制品）摄入为主，也可选择适量的优质植物蛋白。碳水化合物是中国老年人的主要能量来源，对于糖尿病患者来说，进食碳水化合物同时，摄入富含膳食纤维的食物可以延缓血糖升高，减少血糖波动，改善血脂水平。膳食纤维能增加饱腹感延缓胃排空，胃轻瘫和胃肠功能紊乱的老年糖尿病患者要避免过量摄入。

此外，还应关注患者进食碳水化合物、蛋白质与蔬菜的顺序，后进食碳水化合物可降低患者的餐后血糖增幅。对于长期食物摄入不均衡的老年糖尿病患者，还需注意补充维生素和矿物质。

（2）运动治疗。运动可以改善胰岛素抵抗，是预防和治疗老年糖尿病的有效方法之一。老年糖尿病患者开始运动治疗前需要进行运动风险评价和运动能力评估。鼓励老年患者选择可长期坚持的合适的运动方式（如有氧运动、抗阻训练等），注意运动前做准备活动，运动中防跌倒，警惕运动过程中及运动后低血糖，一旦发生应及时处理。

老年糖尿病患者首选的运动是中等强度的有氧运动，运动能力较差者，可选择低强度有氧运动。低、中等强度有氧运动对于绝大多数老年糖尿病患者是安全的，具体形式包括：快走、健身舞、韵律操、骑自行车、水中运动、慢跑等。运动强度可通过主观疲劳感来评价，在中等运动中常感到心跳加快、微微出汗、轻微疲劳感，也可以表现为在运动中能说出完整句子但不能唱歌。每周运动 5～7d，最好每天都运动，运动的最佳时段是餐后 1h，每餐餐后运动约 20min。为了延缓肌少症发生，降低跌倒风险，可选择进行抗阻训练，如俯卧撑、立卧撑和器械练习（哑铃、弹力带等）。也可进行平衡能力训练（交替性单脚站立、走直线等）或者加强柔韧性练习（瑜伽、太极拳、五禽戏和八段锦），提高协调性及平衡能力，降低跌倒风险。

除急性心脑血管病、急性感染、重症心肺肝肾功能不全、急性损伤等危重情况不宜运动外，处于疾病恢复期、慢性残障状态等的老年患者，在可耐受时间段、相对固定体位（卧位、坐位或立位）进行四肢关节活动，有助于预防肌肉衰减症及促进疾病康复。

5. 药物治疗

经过生活方式干预后血糖仍不达标的老年 T2DM 患者应尽早进行药物治疗。由于个体差异大，应结合患者健康状态综合评估结果以及相应的血糖控制目标制定用药方案。

（1）药物治疗的原则包括：优先选择低血糖风险较低的药物；选择简便、依从性高的药物，降低多重用药风险；权衡获益风险比，避免过度治疗；关注肝肾功能、心脏功能、并发症及伴发病等因素。

（2）各类降糖药物应用注意点（图 12-2-1）。

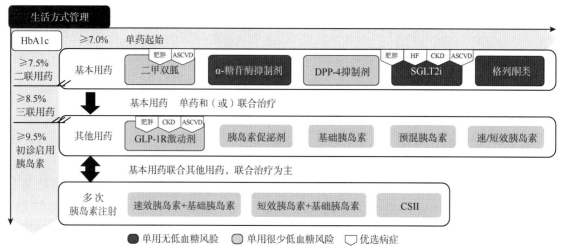

图 12-2-1 老年 T2DM 降糖药物选择

1）二甲双胍：是国内外多个指南、共识推荐的老年 T2DM 患者的一线降糖药物之一，无年龄限制，但需除外重度肾功能不全和严重缺氧（如失代偿性心力衰竭、呼吸衰竭等）等禁忌证。近年来发现，二甲双胍除了降糖作用外，还能降低心血管事件。胃肠道反应大与体重较轻的患者应从小剂量起始。另外，二甲双胍会增加老年糖尿病患者维生素 B_{12} 缺乏的风险，需在用药后每年监测维生素 B_{12} 水平，如有缺乏可适当补充。

2）α-糖苷酶抑制剂：延缓肠道对淀粉和果糖的吸收，降低餐后血糖。主要有阿卡波糖、伏格列波糖、米格列醇。适用于高碳水化合物饮食结构和餐后血糖升高的患者。该类药物单独使用无低血糖风险，若出现低血糖应使用葡萄糖纠正，食用淀粉等碳水化合物升糖效果差。

3）噻唑烷二酮类（TZD）是目前唯一的胰岛素增敏剂。目前常用的有罗格列酮、吡格列酮。单独使用无低血糖风险。研究显示其可延缓糖尿病进程，适用于新诊断、存在严重胰岛素抵抗者。但该类药物可能导致患者体重增加、水肿、骨折和心力衰竭的风险增加，老年患者应评估后使用。

4）SGLT2 抑制剂：通过抑制近端肾小管 SGLT2 的活性增加尿葡萄糖排泄，从而达到降糖作用。我国目前批准临床使用的 SGLT2 抑制剂包括达格列净、恩格列净和卡格列净。由于其降糖机制并不依赖胰岛素，因此，极少发生低血糖。SGLT2 抑制剂还有减重，特别是减少内脏脂肪的作用。SGLT2 抑制剂常见的不良反应为泌尿生殖系统感染、血容量减少等，老年患者使用时需注意避免脱水和低血压，有营养障碍、低钠血症、外周动脉闭塞及泌尿系感染史者不适用。

5）DPP-4 抑制剂：是近年来国内外指南和（或）共识推荐的老年糖尿病一线降糖药之一。目前在国内上市的 DPP-4 抑制剂为西格列汀、维格列汀、沙格列汀、阿格列汀和利格列汀，疗效均相近。该类药物单独应用时一般不出现低血糖，对体重影响中性，胃肠道反应少，与胰岛素联合治疗能进一步稳定血糖并减少胰岛素用量。利格列汀可用于任何肾功能状态的老年患者，无需调整药物剂量，其余 DPP-4 抑制剂需根据肾功能调整剂量或停用。阿格列汀不经细胞色素 P450（CYP450）代谢，与其他药物相互间作用极少，联合用药更安全。

6）GLP-1 受体激动剂：以葡萄糖浓度依赖的方式促进胰岛素分泌和抑制胰高糖素分泌降低血糖，并能延缓胃排空，抑制食欲中枢、减少进食量，兼具降低体重、血压和血脂的作用，更适用于胰岛素抵抗、腹型肥胖的糖尿病患者，且单独应用 GLP-1 受体激动剂时低血糖发生风险低。目前国内上市的 GLP-1 受体激动剂有艾塞那肽、利拉鲁肽、利司那肽、度拉糖肽、贝那鲁肽和洛塞那肽，均需皮下注射。利拉鲁肽每日注射一次，可在任意时间注射。利司那肽每日注射一次，可在任意一餐前。艾塞那肽周制剂、洛塞那肽、度拉糖肽每周注射一次，且无时间限制。GLP-1 受体激动剂灵活的给药方式提高了老年糖尿病患者用药的依从性，利拉鲁肽、度拉糖肽显著降低 T2DM 患者心血管不良事件风险。主要的不良反应为恶心、呕吐、腹泻等胃肠道不良反应，且有延缓胃排空的作用，需警惕诱发或加重老年糖尿病患者营养不良、肌少症以及衰弱。

7）格列奈类药物：主要有瑞格列奈、那格列奈。格列奈类药物降糖效果与磺脲类药物相近，体重增加的风险相似，而低血糖风险较低。该类药物需餐前 15min 内服用，对患者用药依从性要求较高。格列奈类药物主要经肝脏代谢，可以用于肾功能不全的老年患者，无需调整剂量。

8）磺脲类药物：主要有格列本脲、格列齐特、格列吡嗪、格列喹酮和格列美脲。磺脲类药物为胰岛素促泌剂，降糖疗效明确，但易致低血糖及体重增加，长效磺脲类药物上述不良反应更常见，老年患者应慎用，短效类药物以及药物浓度平稳的缓释、控释剂型可在权衡其获益和风险后选用。磺脲类药物与经 CYP2C9 和 CYP2C19 等肝脏 P450 酶代谢药物（如他汀类、抗菌药物、部分心血管药物及质子泵抑制剂等）合用时，应警惕低血糖事件及其他不良反应。格列喹酮血浆半衰期 1.5h，仅 5%代谢产物经肾脏排泄，肾功能不全的老年糖尿病患者选择磺脲类药物时应选择格列喹酮。

9）胰岛素：老年 T2DM 患者在生活方式和非胰岛素治疗的基础上，血糖控制仍未达标，可加用胰岛素治疗。胰岛素是最有效的降血糖药物，为严重高血糖患者挽救生命的必需品，但需关注其引发低血糖和增加体重的副作用。老年患者应用尽量简化胰岛素方案，并在治疗前评估低血糖发生风险。起始胰岛素治疗时，首选基础胰岛素，尽量选择血药浓度较平稳的剂型（如德谷胰岛素、甘精胰岛素），其用药方便、依从性高，适用于多数老年患者，注意在早上注射，以减少低血糖，尤其是夜间低血糖的发生风险。如空腹血糖达标，但 HbA1c 不达标时，应重点关注餐后血糖，必要时添加餐时胰岛素。基础胰岛素联合餐时胰岛素（3 次/d）较符合人体生理胰岛素分泌模式，但复杂的给药方案会降低患者长期治疗的依从性，且不适用于健康状态差（Group 3）、预期寿命短的老年糖尿病患者。对老年患者应尽量减少注射次数，双胰岛素每日注射 1～2 次，与多次胰岛素注射疗效相当，注射次数少，患者用药依从性较高，并与非老年患者具有相似的疗效和安全性。预混胰岛素对于长病程、自身胰岛功能较差、进餐不规律的患者来说治疗灵活性差，并且可能增加低血糖风险，应尝试将其转换为基础胰岛素，以简化方案并减少低血糖风险。老年糖尿病患者 HbA1c＞10.0%，或伴有高血糖症状（如烦渴、多尿），或有分解代谢证据（如体重降低），或严重高血糖（空腹血糖＞16.7mmol/L）时，根据患者的健康状态及治疗目标，可采用短期胰岛素治疗。除自身胰岛功能衰竭外，老年糖尿病患者经短期胰岛素治疗血糖控制平稳、高糖毒性解除后，应及时减少胰岛素注射次数并优化降糖方案。在老年糖尿病患者中，胰岛素治疗方案强调"去强化"。对于已应用胰岛素的老年糖尿病患者，应评估胰岛素治疗是否是必需的，以及是否可以简化胰岛素治疗方案。如果非胰岛素治疗可将血糖控制达标，应逐步减停胰岛素。高龄、预期寿命短或健康状态差（Group 3）的老年糖尿病患者不建议多种胰岛素治疗。

6. 心血管危险因素的综合防治

动脉粥样硬化性心血管病是糖尿病的主要致残、致死因素，因此降糖的同时也需进行以下疾病的管理。

（1）合并高血压的管理：一般情况下，老年糖尿病合并高血压的血压控制目标为＜140/85mmHg，已有 DKD 或合并肾损伤血压控制标准调整至＜130/80mmHg，但不宜＜110/60mmHg，有脑梗死、长期血压控制不良的老年患者血压＜150/80mmHg 即可。血管紧张素Ⅱ受体拮抗剂（ARB）或血管紧张素转换酶抑制剂（ACE-Ⅰ）类降压药是老年糖尿病患者首选和基础用降压药。

（2）合并高脂血症的管理：老年糖尿病患者血脂异常重点关注 LDL-C，应使用他汀类药物按心血管危险分层控制在要求范围内。

（3）合并高尿酸血症的管理：控制高尿酸血症是老年糖尿病患者重要的管理目标之一。糖尿病合并单纯高尿酸血症，血尿酸控制在＜420μmol/L 即可，如合并高尿酸相关肾病，血尿酸需降至＜360μmol/L（对于有痛风发作的患者＜300μmol/L）。

（4）其他管理：控制心血管危险因素，还需注意阻塞性睡眠呼吸暂停综合征（OSAS）、体重管理、纠正高同型半胱氨酸血症、安全应用抗血小板聚集药物。老年糖尿病患者面临多疾病药物治疗，需关注药物间相互作用，降低多重用药风险。

7. 并发症

（1）急性并发症：主要包括高渗性高血糖状态（HHS）、糖尿病酮症酸中毒（DKA）和糖尿病相关低血糖。

补液是 DKA 及 HHS 首要治疗措施，推荐首选 0.9%氯化钠注射液。原则上先快后慢，随后的补液速度需根据患者脱水程度、电解质水平、尿量、心肾功能等调整。DKA 和 HHS 患者，予补液同时开始胰岛素治疗，推荐采用连续静脉输注 0.1U/（kg·h），以后根据每小时血糖变化情况调整胰岛素输注量。DKA 患者在血钾＜5.2mmol/L 并有足够尿量（＞40ml/h）时即开始静脉输注补钾。DKA 患者合并有严重酸中毒（pH＜7.0）需适当静脉输注补充碳酸氢钠注射液。HHS 患者静脉补液首选 0.9%氯化钠注射液，有条件者可饮用温开水，当血糖下降至 16.7mmol/L 时，开始静脉输注补充 5%葡萄糖注射液。DKA 和 HHS 治疗过程中需避免发生严重低血糖和低钾血症。

老年糖尿病患者应进行低血糖风险评估，制定个体化治疗方案，将低血糖风险降至最低。糖尿病前期发生的反应性低血糖，以饮食结构、分餐调整为主，必要时辅用糖苷酶抑制剂。对应用有发生低血糖倾向降糖药的老年糖尿病患者和家属，需进行预防和处理低血糖的知识宣教，鼓励自我血糖监测（SMBG），争取早发现、早处置，避免严重低血糖的伤害。有中重度低血糖发生、糖尿病病程长且并发症多、脏器功能不全、自理能力差、预期寿命有限的老年患者血糖控制标准需放宽，严防低血糖再发。

（2）慢性并发症

1）糖尿病大血管病变

糖尿病大血管病变以动脉粥样硬化为基本病理改变，主要包括心、脑及下肢血管病变，具有症状相对较轻或缺如，但病变范围广泛且严重，治疗困难，预后差等特点，是老年糖尿病伤残和死亡的主要原因。总体治疗原则是早期评估、危险因素综合控制、因人施治权衡效益风险，减少脏器损害、降低致残、致死率。

合并心血管疾病（CVD）的管理：伴发高血压、高 LDL-C 血症患者可加重 CVD 的发生发展。应每年评估 CVD 风险因素。多因素综合优质管理（控制四高及抗血小板治疗）可显著降低 CVD 的死亡风险。伴有多支冠状动脉病变患者，可出现无症状心肌梗死、非典型 HF、心源性猝死等严重不良心脏事件。合并心脑血管疾病患者，无禁忌证时优先选择联合 GLP-1RA 或 SGLT2i 类降糖药。

合并脑血管病的综合防治：老年糖尿病患者均需对脑血管病变的风险因素进行评估。脑梗死一级预防包括生活方式管理和戒烟、积极控制血压、血糖和 LDL-C 在理想水平。脑梗死二级预防，LDL-C 需控制在＜1.8mmol/L。血压不宜控制过严，＜150/85mmHg 为可接受标准，待病情稳定后逐步调整血压＜140/80mmHg。在饮食管理的基础上，单药或联合两种以上非胰岛素促泌剂治疗的老年患者，力争 HbA1c＜7.0%，需胰岛素或胰岛素促泌剂治疗的患者，有低血糖风险，血糖控制标准需酌情放宽，HbA1c＜8.5% 为可接受标准，餐后或随机血糖应＜13.9mmol/L。尤其要避免发生 HHS，加重或诱发再次脑梗死。

下肢血管 AS 性病变（LEAD）防治：应定期行足背动脉搏动触诊筛查，酌情行下肢动脉超声检查，周围血管造影检查。纠正不良生活方式（戒烟、限酒、增加运动、控制体重），良好控制血糖、血压、LDL-C、血尿酸等代谢指标，可预防下肢动脉病变发生。明确合并下肢动脉病变者，需严格控制各项代谢指标，并抗血小板治疗。西洛他唑可用于下肢动脉病变有间歇性跛行症状后的长期治疗。

2）糖尿病微血管病变

老年糖尿病肾损害是多种危险因素共同作用的结果，血肌酐水平不能准确反映肾功能状态，需要计算肌酐清除率。优先选择 RAS 阻断剂治疗、SGLT2i 或 GLP-1RA 的治疗，以改善患者肾脏结局。糖尿病视网膜病变常见，但因多伴有白内障致使实际诊断率下降。老年糖尿病患者神经系统损害包括中枢神经系统病变、周围神经病变、自主神经病变等。

8. 老年综合征（GS）

老年糖尿病患者中伴发老年综合征的患病率高。常见有肌少症、衰弱、平衡步态能力下降、多重用药、营养不良、认知障碍等。通过对肌少症和认知障碍进行早期筛查和管理，对改善老年体能和智能衰退有积极意义。

肌少症使老年糖尿病患者日常生活活动能力下降，并增加死亡率。早期筛查和管理，对改善老年体能衰退有积极意义。亚洲肌肉衰减症工作组将测量小腿围列入筛查，异常（男性＜34cm，女性＜33cm）者继续行握力测定（异常为男性＜28kg，女性＜18kg）或 5 次坐立（≥12s）、6m 步速测试（异常为＜1m/s）。出现异常时，进行肌肉含量综合评定。低握力、低体能联合低肌肉含量异常即可诊断肌少症。治疗以营养支持和运动康复为主。老年人饮食中需要保证充足的蛋白质、维生素 D、抗氧化物质和长链不饱和脂肪酸。非高龄老年患者可进行每周≥3d，30～40min/d 快走或游泳等中高强度运动、20～30min 抗阻运动。

神经认知功能障碍包括记忆力、执行功能、注意力、语言及视空间功能等认知域的损害。轻度认知功能障碍（MCI）是指仅有记忆力减退（有客观检查证据），但其他认知功能损害不明显、尚未影响日常生活能力，进一步可发展为多项认知功能损害（AD），日常生活、学习、工作及社交能力均明显减退。通过相应神经心理、日常生活能力量表早期识别认知功能障碍，采取行为和药物干预，可以延缓向痴呆的进展。认知功能障碍的防治首先是识别和控制危险因素，一旦确诊认知障碍，需要设"监管员"，并在医生指导下制定有益的治疗计划，包括起居、饮食、功能训练等。

（二）中医辨证论治

本病初始多六郁相兼为病，宜辛开苦降，行气化痰。郁久化热，肝胃郁热者，宜开郁清胃；热盛者宜苦酸制甜，其肺热、肠热、胃热诸证并宜辨证治之。燥热伤阴，壮火食气终致气血阴阳俱虚，则须益气养血，滋阴补阳润燥。脉损、络损诸证更宜及早、全程治络，应根据不同病情选用辛香疏络、辛润通络、活血通络诸法，有利于提高临床疗效。

1. 痰（湿）热互结证

临床表现：形体肥胖，腹部胀大，口干口渴，喜冷饮，饮水量多，脘腹胀满，易饥多食，心烦口苦，大便干结，小便色黄，舌质淡红，苔黄腻，脉弦滑。或见五心烦热，盗汗，腰膝酸软，倦怠乏力，舌质红，苔少，脉弦细数。

治法：清热化痰。

方药：小陷胸汤（《伤寒论》）加减。全瓜蒌、半夏、黄连、枳实。

加减：口渴喜饮加生石膏、知母；腹部胀满加炒莱菔子、焦槟榔。偏湿热困脾者，治以健脾和胃，清热祛湿，用六君子汤加减治疗。

2. 热盛伤津证

临床表现：口干咽燥，渴喜冷饮，易饥多食，尿频量多，心烦易怒，口苦，溲赤便秘，舌干红，苔黄燥，脉细数。

治法：清热生津止渴。

方药：消渴方（《丹溪心法》）或白虎加人参汤（《伤寒论》）加减。天花粉、石膏、黄连、生地黄、太子参、葛根、麦冬、藕汁、甘草。

加减：肝胃郁热，大柴胡汤（《伤寒论》）加减；胃热，三黄汤（《备急千金要方》）加减；肠热，增液承气汤（《温病条辨》）加减；热盛津伤甚，连梅饮（《温病条辨》）加减。

3. 气阴两虚证

临床表现：咽干口燥，口渴多饮，神疲乏力，气短懒言，形体消瘦，腰膝酸软，自汗盗汗，五心烦热，心悸失眠，舌红少津，苔薄白干或少苔，脉弦细数。

治法：益气养阴。

方药：玉泉丸（《杂病源流犀烛》）或玉液汤（《医学衷中参西录》）加减。天花粉、葛根、麦冬、太子参、茯苓、乌梅、黄芪、甘草。

加减：倦怠乏力甚重用黄芪，口干咽燥甚重加麦冬、石斛。

4. 并发症期

消渴病日久可导致肝肾阴虚或肾阴阳两虚，出现各种慢性并发症，严重者发生死亡。

（1）肝肾阴虚证

临床表现：小便频数，浑浊如膏，视物模糊，腰膝酸软，眩晕耳鸣，五心烦热，低热颧红，口干咽燥，多梦遗精，皮肤干燥，雀目，或蚊蝇飞舞，或失明，皮肤瘙痒，舌红少苔，脉细数。

治法：滋补肝肾。

方药：杞菊地黄丸（《医级》）或麦味地黄汤（《寿世保元》）加减。枸杞子、菊花、熟地黄、山茱萸、山药、茯苓、丹皮、泽泻、女贞子、旱莲草。

加减：视物模糊加茺蔚子、桑椹子；头晕加桑叶、天麻。

（2）阴阳两虚证

临床表现：小便频数，夜尿增多，浑浊如脂如膏，甚至饮一溲一，五心烦热，口干咽燥，神疲，耳轮干枯，面色黧黑；腰膝酸软无力，畏寒肢凉，四肢欠温，阳痿，下肢浮肿，甚则全身皆肿，舌质淡，苔白而干，脉沉细无力。

治法：滋阴补阳。

方药：金匮肾气丸（《金匮要略》）加减，水肿者用济生肾气丸（《济生方》）加减。制附子、桂枝、熟地黄、山茱萸、山药、泽泻、茯苓、丹皮。

加减：偏肾阳虚，选右归饮加减；偏肾阴虚，选左归饮加减。

其他详见各并发症章节。

5. 兼夹证

（1）兼痰浊

临床表现：形体肥胖，嗜食肥甘，脘腹满闷，肢体沉重，呕恶眩晕，恶心口黏，头重嗜睡，舌质淡红，苔白厚腻，脉弦滑。

治法：理气化痰。

方药：二陈汤（《太平惠民和剂局方》）加减。姜半夏、陈皮、茯苓、炙甘草、生姜、大枣。

加减：脘腹满闷加广木香、枳壳；恶心口黏加砂仁、荷叶。

（2）兼血瘀

临床表现：肢体麻木或疼痛，下肢紫暗，胸闷刺痛，中风偏瘫，或语言謇涩，眼底出血，唇舌紫暗，舌有斑痕或舌下青筋显露，苔薄白，脉弦涩。

治法：活血化瘀。

方药：一般瘀血选用桃红四物汤（《医宗金鉴》）加减，也可根据瘀血的部位选用王清任五个逐瘀汤（《医林改错》）加减。桃仁、红花、当归、生地黄、川芎、枳壳、赤芍、桔梗、炙甘草。

加减：瘀阻经络加地龙、全蝎；瘀阻血脉加水蛭。

6. 其他疗法

（1）中成药：必须在医师指导下选择适合证型的相应品种，忌盲目使用。建议选用无糖颗粒剂、胶囊剂、浓缩丸或片剂。

　　六味地黄丸——用于肾阴亏损，头晕耳鸣，腰膝酸软等。

　　麦味地黄丸——用于肺肾阴亏，潮热盗汗等。

　　杞菊地黄丸——用于肝肾阴亏，眩晕耳鸣，羞明畏光等。

　　金匮肾气丸——用于肾虚水肿，腰酸腿软等。

　　同时，要注意治疗兼证，如肠热便秘者选复方芦荟胶囊或新清宁，阴虚肠燥者选麻仁润肠丸，失眠者选安神补心丸或天王补心丹，易感冒者选玉屏风颗粒，心烦易怒者选丹栀逍遥丸。

　　（2）针灸

　　体针

　　DM 患者进行针法治疗时要严格消毒，一般慎用灸法，以免引起烧灼伤。针法调节血糖的常用处方有：上消（肺热津伤）处方：肺俞、脾俞、胰俞、尺泽、曲池、廉泉、承浆、足三里、三阴交；配穴，烦渴、口干加金津、玉液。中消（胃热炽盛）处方：脾俞、胃俞、胰俞、足三里、三阴交、内庭、中脘、阴陵泉、曲池、合谷；配穴，大便秘结加天枢、支沟。下消（肾阴亏虚）处方：肾俞、关元、三阴交、太溪；配穴，视物模糊加太冲、光明。阴阳两虚处方：气海、关元、肾俞、命门、三阴交、太溪、复溜。

　　耳针

　　耳针、耳穴贴压以内分泌、肾上腺等穴位为主。耳针疗法取穴胰、内分泌、肾上腺、缘中、三焦、肾、神门、心、肝，配穴偏上消者加肺、渴点；偏中消者加脾、胃；偏下消者加膀胱。

　　按摩

　　肥胖或超重 DM 患者可腹部按摩中脘、水分、气海、关元、天枢、水道等。点穴减肥常取合谷、内关、足三里、三阴交。也可推拿面颈部、胸背部、臀部、四肢等部位以摩、揿、揉、按、捏、拿、合、分、轻拍等手法。

五、预　　后

　　我国老年糖尿病患者通常病程较长，并发症、伴发病多，致残、致死率亦因此而处于高位水平。有研究显示，我国约 72%糖尿病患者合并高血压和血脂紊乱，三病并存使心脑血管病死亡风险增加 3 倍。糖尿病不仅显著增加缺血性心脏病、卒中死亡风险，还增加了慢性肝病、肿瘤（肝癌、乳腺癌）、女性慢性泌尿生殖系统疾病的死亡风险。糖尿病患者人均寿命损失 5.4～6.8 人年。按现有资料估计，糖尿病和糖尿病前期将影响我国 1.0 亿～4.5 亿老年人的晚年生活。

　　加强对患者本人、家庭成员及看护者、社区相关人员的健康教育，使其正确了解疾病相关知识，减轻患者的恐惧心理及自暴自弃的负面想法，引导接受并积极参与糖尿病的全程管理，科学防治糖尿病，安全有益地控制多项代谢异常所致的损害。这样才能延缓老年糖尿病患者的病程进展，提高老年患者生存时间，还可大大减少失明、残疾、智能障碍等并发症，使其生活质量得到提高。

同时，老年糖尿病患者还需要来自外界的更多支持与帮助。除家庭支持外，社区、邻里的支持也十分重要，尤其是存在明显认知障碍、运动受限的患者。老年人得到的家庭和社会支持度越高，生活质量越好，糖尿病管理效果越佳，甚至改善 CVD 预后。另外，加强政策及舆论宣传、完善医疗保障体系，也将会提升老年糖尿病及相关代谢异常疾病的总体管理水平，为社会和人民健康谋福祉。

（张艳虹　徐凤芹）

第三节　高　脂　血　症

高脂血症（hyperlipidemia）是指血浆或血清中胆固醇、甘油三酯（TG）、低密度脂蛋白胆固醇（LDL-C）等血脂成分中的一种或多种脂质的含量超过正常高限的病症。

高脂血症是一类较常见的疾病，除少数是由于全身性疾病所致外，绝大多数是因基因缺陷引起。祖国医学虽然没有高脂血症的病名记载，但从其病理和临床表现分析，历代医家对其内容已有一定认识，这些论述散见于"胸痹""心痹""中风""血瘀""痰证""眩晕"等病症中。

一、流　行　病　学

2013～2014 年第四次 CCDRFS 项目与 2015 年 CANCDS 项目数据均显示我国高胆固醇血症患病率较 2010 年显著升高 2～4 倍。血脂水平随年龄而有规律发生变化，血清总胆固醇（total cholesterol，TC）与 LDL-C 水平在成年以后随年龄而上升，高峰往往在 60～70 岁期间，以后逐渐下降。在相同的生活条件下，血清 TC 和 LDL-C 在 50 岁以前男性高于女性，50 岁以后则逐渐女性高于男性。2000～2001 年亚洲心血管病联合调查资料显示，65～74 岁组血清 TC 水平稍高于 35～44 岁、45～54 岁和 35～74 岁组，提示老年人血脂异常的患病率偏高，进而导致心血管疾病的高发病率。因此，防治老年高脂血症对延长寿命、提高生活质量具有重要意义。

二、病因与发病机制

老年人血脂代谢异常的原因除了遗传因素、机体逐渐衰老等内在因素外，外在因素更为重要。了解和避免导致老年人血脂代谢异常的外在因素，对维持老年人健康长寿及安度晚年非常重要。

血脂代谢异常的病因

1. 超重或肥胖

流行病学调查资料显示：超体重可使血清 TC 升高约 0.65mmol/L（25mg/dl）。老年人退休以后，生活安逸，劳作及活动减少，机体对能量的消耗下降，体重增加。超重或肥胖导致体内胆固醇含量增加，促使体内胆固醇池扩大，抑制 LDL 受体的合成；使肝脏对载脂蛋白 B（ApoB）的输出增加，促使更多 LDL 生成。

2. 增龄效应

调查资料显示，健康老年人血清 TC 能增加大约 0.78mmol/L），原因可能是随着年龄增加，胆汁酸合成减少，胆固醇随着胆汁的排泄能力下降，导致肝内胆固醇的含量增加，进一步抑制 LDL 受体的活性，使 LDL 代谢率降低。绝经后妇女血清 TC 升高，可能与体内雌激素水平降低有关。雌激素可增加 LDL 受体的活性，也可降低血清脂肪酶的活性，特别是肝脏的甘油三酯脂酶，从而阻碍了血液中乳糜微粒和极低密度脂蛋白（very low density lipoprotein，VLDL）的清除。美国的调查资料发现绝经后妇女血浆 TC 大约升高 0.52mmol/L。

3. 不良的生活方式

（1）活动减少：由于老年人的身体健康状况或者体力衰退导致静坐时间增多。运动能增高脂蛋白脂酶活性，升高血清高密度脂蛋白（HDL）尤其是 HDL2 水平，并能降低肝脂酶的活性，促使外源性 TG 从血浆中清除。

（2）不合理的饮食结构：一些老年人摄入过多含高胆固醇食物，每当胆固醇摄入增加 100mg，血清 TC 可升高 0.038～0.073mmol/L。若饱和脂肪酸摄入增多，超过总热量的 14%，可导致血清 TC 上升 0.52mmol/L，其中主要是 LDL。饱和脂肪酸可抑制胆固醇酯在肝内合成，促进调节性氧化类固醇形成及无活性的非酯化胆固醇转入活性池，降低细胞表面 LDL 受体活性。糖类摄入过多可影响胰岛素分泌，加速肝脏 VLDL 合成而导致高甘油三酯血症。

（3）过量饮酒（每周酒精摄入超过 500g），可引起 VLDL 和 TG 升高，严重者可伴疹状黄色瘤、脂血性视网膜病，甚至胰腺炎。

（4）吸烟可使 TG 升高，使高密度脂蛋白胆固醇（HDL-C）降低。

4. 个体差异或遗传因素

原发性高脂血症多具有家族聚集性，有明显遗传倾向。目前国际公认的家族性高胆固醇血症（familial hypercholesterolemia，FH）致病基因有 4 个：LDLR、ApoB、PCSK9 和 LDLRAP1。至 2019 年为止，中国 FH 患者基因检测数据显示 LDLR 和 ApoB 是我国 FH 主要致病基因，占 90%以上，PCSK9 少见，LDLRAP1 更为罕见。相关突变位点有 170 多种，包括从我国中南地区 FH 患者中发现的新突变位点。目前已发现有相当一部分患者存在单个或多个基因缺陷，如参与脂蛋白代谢的关键酶，如脂肪酶、卵磷脂胆固醇脂酰转移酶及胆固醇脂转运蛋白，载脂蛋白如 ApoA1、B、E 以及脂蛋白受体如 LDLR 等基因缺陷。

5. 疾病导致血脂代谢异常

老年人常患有多种疾病，有些疾病可导致血脂代谢异常。常见的疾病包括：①糖尿病：2 型糖尿病患者大约有 40%伴有血脂代谢异常。胰岛素抵抗和高胰岛素血症减弱了脂蛋白脂酶的激活，从而降低了脂解作用，导致血清 TG 升高，而 HDL-C 和 Apo-A 降低，TC 和 LDL-C 也可轻度升高，但血清低密度脂蛋白胆固醇（sLDL-C）升高。②甲状腺功能减退症（甲减）：甲减常合并血清 TG 升高，主要是肝脏甘油三酯酶活性减低，使 VLDL 的清除延缓，同时合并中间密度脂蛋白产生过多；血清 TC 升高可能与甲状腺功能减退时肠道对胆固醇的吸收增加有关。③慢性肾脏病：肾病综合征主要表现为高胆固醇血症，也可有 TG 升高，这是因为 VLDL 和 LDL 的合成增加；也有人认为可能与脂蛋白分解代谢减慢有关，血清 TC 升高的程度与血清白蛋白含量呈负相关，当血清白蛋白低于 30g/L 时，可出现严重的高胆固醇血症。正在透析的患者，表现为血清 TG 和 VLDL 升高。肾移植应用免疫抑制剂的患者，可出现血清 VLDL 和 TC 升高。④高尿酸血症与痛风：大约有 80%高尿酸血症患者伴 TG 升高。⑤脂肪肝：脂肪肝是指脂肪在肝脏内过多蓄积超过肝脏重量的 5%或 50%以上肝实质脂肪化。脂肪肝可引起血清 TG 及 VLDL 含量增高。

此外，一些疾病与血脂异常密切相关：①胆囊炎、胆石症：随着高胆固醇食物摄入增多，胆汁中胆固醇浓度增加，如果达到了过饱和程度便会形成胆固醇性结石，胆石症又常常导致胆囊炎。因此，患有胆石症、胆囊炎的病人多伴有血脂异常。由于胆石症或胆囊肿瘤导致胆总管的阻塞可产生异常脂蛋白，血浆中大部分胆固醇为游离胆固醇而胆固醇酯很少，血磷脂明显降低，TG 升高。②胰腺炎：重度 TG 升高（＞5.6mmol/L）时可导致急性胰腺炎的发作，而高甘油三酯血症也是慢性胰腺炎的诱因之一。

6. 药物引起血脂代谢异常

老年人常因患有多种疾病而服用多类药物，有些药物会导致血脂异常。如：长期服用钙离子拮抗剂会影响血清 TC、LDL-C、HDL-C 和 TG 水平；血管紧张素转换酶抑制剂能够降低血清 TC 和 TG 水平；利尿剂可使血清 TC 和 TG 升高；β 受体阻滞剂连续服用 2 个月以上，可使血清 TC 和 TG 升高；α 受体阻滞剂可使血清 TC、TG 和 LDL-C 升高等。

祖国医学虽无高脂血症的概念，历代中医文献中也无高血脂的独立病名，但对人体膏脂已有所认识，认为血中膏脂在正常情况下是生理性的，《灵枢·五癃津液别》认为，津液与膏脂密切相关"五谷之津液，和合而为膏者，内渗于骨空，补益脑髓，而下流于阴股"。若五脏生理功能失调，气血运行不畅，痰浊血瘀，则形成高脂血症，痰瘀互结又可致动脉粥样硬化形成。

中医学认为脾主运化，为后天之本、气血生化之源、津液输布之枢，膏脂的化生、转运、输布亦与脾密切相关，如《素问·经脉别论》谓"游溢精气"和"脾气散精"说明膏脂的生成和转输与脾关系密切。若脾虚而失健运，膏脂转输不利，滞于营中，而成高脂血症。"脾气散精"与肝之疏泄相关。临床可见多数患者或饮食不节、过食肥甘厚味，损伤脾胃；或禀赋不足，素体肥胖，脾肾之气较弱；或情志失节，思虑过度，劳伤心脾；或郁怒伤肝，肝郁乘脾等导致脾气虚弱，水谷精微生化转输不利，聚而成痰浊，脉管受阻，气血不畅而气滞血瘀痰凝；或久病体虚；或因失治或年老体虚；或痰湿郁久化热伤阴，渐肝肾阴虚、精血内夺，独痰滞留，气机不利，膏脂转输不利，滞留营中，而发为本病。

近年来多数学者认为，高血脂为"血中之痰浊"，高脂血症属祖国医学痰湿血瘀的范畴，痰阻血瘀而致血脂升高。痰湿内生，膏脂浊化聚集增多，伏于脉道，积久不去，妨碍气机，血行不畅，滞而为瘀，痰浊瘀血混结为患。

大多数学者认为，高脂血症的病机为本虚标实、虚实夹杂。本虚主要为肾虚，涉及肝脾两脏，标实为痰浊血瘀。肝脾肾三脏功能失调为本，痰瘀壅滞而致高脂血症。病理特点为脾肾亏虚为本，痰浊血瘀为标，其中脾肾二脏的作用最为关键。总之，肝脾肾不足是高脂血症发生的病理基础，痰浊血瘀是高脂血症发生、发展、转归和预后的基本病理机制，其后病情进一步发展，痰湿可痹阻血脉，导致痰瘀互结，或湿热久郁，伤阴耗气，又可以导致严重的阴阳失调，甚至化火生风，从而产生胸痹心痛、消渴病、眩晕等各种变证。

三、诊断与鉴别诊断

（一）诊断

1. 西医诊断标准

对于已有冠心病、脑血管病或周围血管动脉粥样硬化者；高血压、糖尿病、肥胖、吸烟者；有早发动脉粥样硬化家族史者；有家族性高脂血症者；有黄色瘤或黄疣者，就诊时必须测定血脂。对于 40 岁以上男性和绝经期后女性也考虑进行血脂测定。根据血脂水平判定是否有血脂异常，以及按照血脂异常分型了解其类型。诊断标准：在正常饮食情况下，2 周内如 2 次测血清 TC 均＞5.2mmol/L（200mg/dl）或 TG＞1.70mmol/L（150mg/dl）或高密度脂蛋白（HDL-C）＜1.0mmol/L（40mg/dl）者，即可确诊。表 12-3-1 为目前国内外血脂水平的划分标准。根据血清胆固醇和甘油三酯的检测结果，通常将高脂血症分为下列四种类型：

单纯性高胆固醇血症：血清总胆固醇（TC）含量增高，即 TC＞5.2mmol/L（200mg/dl）。甘油三酯（TG）含量正常，即 TG＜1.70mmol/L（150mg/dl）；

单纯性高甘油三酯血症：血清甘油三酯（TG）含量增高，即 TG＞1.70mmol/L（150mg/dl）。总胆固醇（TC）含量正常，即 TC＜5.2mmol/L（200mg/dl）；

混合型高脂血症：血清总胆固醇（TG）和甘油三酯（TC）含量均增高，即 TC＞5.2mmol/L（200mg/dl）、TG＜1.70mmol/L（150mg/dl）；

低高密度脂蛋白血症：血清高密度脂蛋白胆固醇（HDL-C）含量降低，即 HDL-C＜1.0mmol/L（40mg/dl）。

表 12-3-1 血脂水平分层标准

分层	TC（mmol/L）	LDL-C（mmol/L）	HDL-C（mmol/L）	TG（mmol/L）
合适范围	＜5.2	＜3.4	≥1.0	＜1.7
边缘升高	5.2~6.2	3.4~4.1		1.70~2.3
升高	≥6.2	≥4.1		≥2.3
降低			＜1.0	

对于血脂异常患者，首先应按照我国血脂异常防治建议制定的血脂异常防治指南进行危险分层，依据有无如下危险因素：①LDL-C 以外的冠心病的主要危险因素：吸烟，高血压（BP＞140/90mmHg 或正在进行高血压治疗），低 HDL-C（＜40mg/dl），早发的冠心病家族史（男性直系家属＜55 岁患冠心病，女性直系亲属＜65 岁患冠心病），年龄（男性＞45 岁，女性＞55 岁）；②生活方式危险因素：肥胖，缺乏体力活动，致动脉粥样硬化性饮食；③新兴的危险因素：脂蛋白（a）、同型半胱氨酸、促凝因子、促炎因子、空腹血糖和糖耐量异常。

2. 中医辨证

老年高脂血症，尽管病因较多，病机复杂，其发病与肝、脾、肾三脏功能失调密切相关。饮食不节、饮酒过度，过食肥甘厚味，损伤脾胃，脾虚运化失司，水液聚而为痰为湿；气虚血少，运行无力，进而血脉瘀滞。七情五志过极，肝气郁结，疏泄失职，气郁日久，气滞血瘀，阻塞脉络。年老体虚，肾气衰惫，肾阳虚不能温煦脾土而衍生痰饮；肾阴虚则虚火上炎，炼液为痰。总之，以标本分之，痰湿、痰瘀、气滞血瘀、痰火为标；肝脾肾功能失调为本。痰湿、痰热、痰瘀内生，气滞淤积阻塞脉道，清阳不升，浊阴不降，是产生本病的关键病理基础。

（1）痰浊内阻：痰浊内生，阻滞脉道，清阳不升，浊阴不降，脾失健运，水谷精微化为膏脂。

（2）肝郁脾虚：情志不遂，肝郁克脾，脾虚湿滞，痰湿内聚，痰从浊化，成为膏脂。

（3）肝肾阴虚：肝肾阴虚，虚火内炽，灼津为痰，可导致痰湿内停，痰从浊化，酿成膏脂。

（4）气滞血瘀：肝郁血瘀或久病耗伤，脉道不利，气血运行受阻，使得营养不得正常敷布，聚于组织之间，化为膏脂。

（二）鉴别诊断

1. 西医鉴别诊断

引起 TC 升高的原发因素主要是家族性高 TC 血症和家族性 ApoB100 缺陷症，而继发因素主要有甲减与肾病综合征；引起 TG 升高的原发因素主要是家族性高 TG 血症、脂蛋白脂酶缺陷症、家族性 ApoC Ⅱ 缺陷症和特发性高 TG 血症，而继发因素主要是糖尿病、酒精性高脂血症和雌激素治疗等。继发性高脂血症常见于糖尿病、甲减、垂体性矮小症、肢端肥大症、神经性厌食、脂肪营养不良、肾病综合征、尿毒症、胆道阻塞、系统性红斑狼疮和免疫球蛋白病等。由于这些疾病的临床表现差异明显，故其鉴别并无困难。

2. 中医鉴别诊断

根据高脂血症发病原因，临床上将该病临床分为原发性高脂血症和继发性高脂血症两类。高脂血症因无明显临床症状，无对应中医诊断，中医诊断为"脉浊"。本病特点以痰浊内盛为主，而老年人以正虚为本，因此在治疗上要祛邪扶正并重，根据患者四诊信息辨证论治。

四、治　疗

（一）西医治疗

老年人是心血管疾病的易发和高发群体，若合并血脂代谢异常更应采取积极的干预措施。但老年整个机体又是处于逐渐衰退的过程，各个组织器官也是处于正常生理功能的边缘状态，调脂治疗可能对器官功能造成不良影响。因此，对于老年人合并血脂异常是否需要治疗及其治疗的目标值一直存在着争议。近些年来通过循证医学证据，多数学者认为老年人合并血脂代谢异常同样需要治疗，但与非老年人的治疗措施有所不同。

1. 对老年个人身体健康状况进行评估

老年人身体处于逐渐衰退的过程，机体抵抗力差，易患多种疾病，患病后症状往往不典型。所以，在采取调脂治疗前必须对个体的身体状况进行评估。

对老年个人身体状况评估内容包括：①目前老年人身体的组织器官功能处于何种状况，功能属于健全、边缘、不全或衰竭状态；②自理生活能力；③目前是否合并心血管病的危险因素及其程度；④是否患有某些疾病，尤其是动脉粥样硬化性疾病，如高血压、冠心病、脑血管病、下肢血管疾病、肾动脉硬化等；⑤疾病的治疗情况，使用药物的种类、剂量、用法用药的依从性等；⑥病人的预期寿命。

此外，还要考虑到对治疗措施的接受能力，与家庭成员的关系，个人及其家庭的经济状况，对接受治疗的经济承受能力等。

通过对老年人个体状况的评估，权衡各方面的利弊，为制订相应的调脂方案提供依据。

2. 调脂药物的选择

通过对老年个体身体状况的评估，制订切合老年个体的调脂计划。合并血脂代谢异常的老年人，在器官功能比较健全的情况下，可以使用调脂药物，一般按常规剂量应用，不需特别调整，但需定期进行临床随访以了解用药期间是否发生相关不良反应（如肌病、肌炎或肌溶解等的相应症状），并监测肝肾功能。若老年病人的组织器官功能不全或已处于衰竭状态，预期寿命较短，血脂又不是太高的患者，可考虑暂时不需要治疗（已进行透析的病人除外），当合并有血脂代谢异常的老年人肝、肾功能处于边缘状况而预期寿命又较长（一般 > 5 年）的患者，可考虑调脂治疗，但药物剂量要适当减少，先试用常规治疗剂量的 1/2，随后根据临床症状、疗效及随访肝肾功能指标，若无异常可逐渐增加药物的剂量。

除了血清 TG 异常升高（TG > 5.65mmol/L）外，老年患者调脂治疗的首要目标是降低血清 LDL-C，首选的调脂药物是他汀类。对于老年人的血脂代谢异常，在治疗的药物选择上与年轻人区别不大，但在药物的剂量上需考虑到老年人的特殊性，老年人常有肝、肾功能异常以及由于患有多种疾病而服用多种药物，需注意药物之间的相互作用。

3. 老年人调脂治疗的注意事项

（1）治疗老年血脂代谢异常需进行治疗性生活方式干预，包括合理的膳食结构、适当活动或运动以及减轻超重的体重，否则达不到调节异常血脂的目的。但是，在老年人进行非药物治疗措施的实施中要根据个体的自身状况而定，一般不提倡过度的饮食限制和强度较大的活动或运动，也不要过快地减轻超重的体重；否则，可导致老年人机体的抵抗力和免疫力降低，自理能力下降或走路不稳引起跌倒，也易引发各种疾病的发生。改变不良的生活方式应成为治疗的一部分，单纯有效的饮食和运动等生活方式干预可降低血 TC 7%～15%。

（2）基于相同剂量的他汀类药物可使老年患者的 LDL-C 多降低 3%～5%的特点，老年人使用他汀类调脂药物时，应从小剂量开始；以后根据血脂水平再进一步调整用药剂量，以减少药物不良反应或毒、副作用。

（3）老年人是易患多种疾病的群体。据调查，老年人平均患有 3.1 种疾病。老年人患有多种疾病，必然需要使用多种药物，平均用药 4.5 种，有些病人可高达 20 余种。WHO 报道，老年人 1/3 的死亡是用药不当所致。因此，老年人使用调脂药物必须更加小心药物之间可能发生的相互影响或毒、副作用的相互叠加，特别要关注经 CYP450 酶代谢系统（尤其是与 3A4 同工酶有关）的药物，以免发生药物的相互干扰而影响疗效。

（4）老年人严重混合型血脂代谢异常，单用一种调脂药物难以达标时，可考虑联合用药，其治疗靶点仍然是以降低 LDL-C 为主，同时关注非 LDL-C 水平。由于他汀类药物疗效确切、不良反应较少及其调脂以外的多效性作用，联合调脂方案多由他汀类与另一类作用机制不同的调脂药物联合，但要谨慎权衡联合调脂获益与可能产生的不良反应后，才可以考虑联合用药的方案。

（5）使用调脂药物要考虑到老年人的风险与效益比。老年血脂异常患者的血脂过低是否会导致非血管性疾病及癌症发生的风险增加尚无证据，但应引起足够的重视。

（二）中医辨证论治

本病病程多较长，本虚标实，虚实夹杂，脾气虚弱为本，痰瘀气滞为标。治疗上多以健脾益气、化痰降浊、行气活血为主，兼有肝肾脏腑功能失调者，可兼顾疏肝解郁、补益肝肾等治疗。中医治疗可在辨证用药的基础上结合药理研究结果应用具有降脂作用的药物，如泽泻、黄芪、半夏、薤白、桑寄生、决明子、何首乌、山楂、蒲黄、荷叶、黑芝麻、地龙、大黄、丹参、人参、黄精、虎杖、刺五加等，这些药物可促进血浆脂蛋白的转运和血脂清除，抑制胆固醇的吸收，促进胆固醇的排泄，提高血浆高密度脂蛋白及载脂蛋白的作用，部分药物还可以改善微循环。亦可以选用具有降脂和改善血液流变性、降低血黏度的活血化瘀方药，如补阳还五汤、血府逐瘀汤等方以提高疗效。

1. 痰湿内阻证

临床表现：形体肥胖，头重如裹，胸闷，呕恶痰涎，肢麻沉重，心悸，失眠，口淡，食少，舌胖，苔滑腻，脉弦滑。

治法：化痰除湿。

方药：二陈汤加减，药用法半夏、陈皮、茯苓、制胆星、白术、枳实、瓜蒌皮。

加减：若痰浊较重者，用化浊通脉方加减，药用虎杖、荷叶、草决明、山楂等；若痰浊化热，用温胆汤加减，药用半夏、竹茹、生姜、橘皮、枳实、甘草等。

2. 肝郁脾虚证

临床表现：精神抑郁或急躁易怒，健忘失眠，口干不思饮食或纳谷不香，四肢无力，腹胀便溏，舌淡苔白，脉弦细。

治法：疏肝解郁，健脾化湿。

方药：逍遥散加减，药用柴胡、当归、白芍、茯苓、白术、炙甘草、生姜、薄荷。

加减：胸胁不适者加郁金、香附以加强疏肝解郁之功；眩晕者加菊花、代赭石；腹胀重者加莱菔子、枳壳。

3. 肝肾阴虚证

临床表现：眩晕，耳鸣，腰酸膝软，五心烦热，口干，健忘，失眠，舌质红，少苔，脉细数。

治法：补益肝肾。

方药：一贯煎合杞菊地黄丸加减，药用沙参、生地、麦冬、当归、枸杞、川楝子、菊花、（熟）地黄、山萸肉、牡丹皮、山药、茯苓、泽泻等。

加减：腰膝酸软加续断、杜仲；大便艰涩难解加玄参、柏子仁；手足心热，咽干，颧红加龟板、地骨皮；失眠加炒枣仁、珍珠母。

4. 气滞血瘀证

临床表现：胸胁胀满疼痛，或头痛、腹痛，其痛如刺，痛处固定，疼痛持续，或腹部有痞块，刺痛拒按，舌暗红，有紫斑或瘀斑，脉细涩。

治法：疏肝理气，活血通络。

方药：血府逐瘀汤加减，药用川芎、桃仁、红花、赤芍、柴胡、桔梗、枳壳、牛膝、当归、生地等。

加减：气滞重者，加延胡索、郁金；心前区刺痛者，加苏木、三七粉。

五、预　　后

对于老年人，应通过多种途径进行广泛的健康教育，提倡均衡膳食，规律的体育锻炼，防止肥胖，戒烟酒。适当运动，控制体重，积极与心血管病、肥胖、糖尿病等慢性病防治的卫生宣传教育相结合，定期监测使血脂保持适当水平。中医对高脂血症的治疗有其独特的理论指导，中医食疗法亦有疗效，山楂、百合、玉米、荞麦、黑芝麻、黄豆、绿豆、海藻、紫菜、香菇、黑木耳等既是中药又是食品，加上适当的生活方式，在临床上可取得较好疗效。

（梅　俊　徐凤芹）

第四节　高尿酸血症

高尿酸血症（hyperuricemia，HUA）是嘌呤代谢障碍引起的代谢性疾病。临床上分为原发性和继发性两大类，前者多由先天性嘌呤代谢异常所致，常与肥胖、糖脂代谢紊乱、高血压、动脉硬化和冠心病等共存，后者则由某些系统性疾病或者药物引起。5%～15% 的 HUA 患者可发展为痛风。痛风是一种单钠尿酸盐（MSU）沉积所致的晶体相关性疾病，与嘌呤代谢紊乱和（或）尿酸排泄减少所致的 HUA 直接相关，属于代谢性风湿病范畴。尿酸（uric acid，UA）与痛风密不可分，并且是代谢性疾病（糖尿病、代谢综合征、高脂血症等）、慢性肾脏病、心血管疾病、脑卒中的独立危险因素。

一、流　行　病　学

血 UA 水平受年龄、性别、种族、遗传、饮食习惯、药物、环境等多种因素影响。随着我国人民生活水平的不断提高，HUA 的患病率呈逐年上升趋势，特别是在经济发达的城市和沿海地区，患病率达 5%～23.5%。此外，HUA 及痛风性关节炎在老年人中的发病率更高，且随着年龄的增长风险增加，老年男性更易罹患该病。

二、发病机制与病理生理特点

UA 是嘌呤代谢的终产物，主要由细胞代谢分解的核酸和其他嘌呤类化合物以及食物中的嘌呤经酶的作用分解而来。人体内内源性 UA 占总 UA 的 80%。嘌呤代谢的速度受磷酸核糖焦磷酸（phosphoribosyl pyrophosphate，PRPP）、谷氨酰胺鸟嘌呤核苷酸、腺嘌呤核苷酸和次黄嘌呤核苷酸对酶的负反馈控制来调节。人体内 UA 生成的速度主要决定于细胞内 PRPP 的浓度，而 PRPP 合成酶、磷酸核糖焦磷酸酰胺移换酶、次黄嘌呤-鸟嘌呤磷酸核糖转移酶和黄嘌呤氧化酶（xanthine oxidase，XO）对 UA 的生成又起着重要的作用。

HUA 诱发急性痛风发作的危险因素包括全身因素，如精神紧张、疲劳、酗酒、感染等，以及局部因素，如温度、pH、创伤等。在老年群体中存在更高的焦虑情绪，且生理功能的减弱更易出现沉积的尿酸盐结晶，通过刺激炎性介质合成和释放来诱发和维持强烈的炎性反应。以下按原发性 HUA 与继发性 HUA 的发病机制分别论述。

（一）原发性 HUA

1. UA 排泄减少、UA 生成增多

随着年龄的增加，肾功能逐渐减退，肾小球滤出的 UA 减少、肾小管排泄 UA 减少或重吸收增加，均可导致 UA 排泄减少，引起 HUA，病因为多基因遗传变异，具体机制尚待阐明。而 UA 生成增多主要原因为嘌呤代谢酶缺陷。

2. 家族性肾病

家族性肾病伴 HUA 是一种常染色体显性遗传疾病，与 UMOD 基因突变有关。主要表现是 HUA、痛风、肾功能不全和高血压，但表现不均一，肾脏损害以间质性肾病为特点。

（二）继发性 HUA

1. 继发于先天性代谢性疾病

如莱施-尼汉综合征（Lesch-Nyhan syndrome）因存在次黄嘌呤-鸟嘌呤磷酸核糖转移酶缺陷，导致次黄嘌呤和鸟嘌呤转化为次黄嘌呤核苷酸和鸟嘌呤核苷酸受阻，引起 PRPP 蓄积，使 UA 的生成增多；如糖原贮积症 1 型是由于葡萄糖-6-磷酸酶的缺陷，使磷酸戊糖途径代偿性增强，导致 PRPP 产生增多，并可同时伴有肾脏排泄 UA 较少，引起 HUA。

2. 继发于其他系统性疾病

骨髓增生性疾病如白血病、多发性骨髓瘤、淋巴瘤、红细胞增多症、溶血性贫血、癌症等可导致细胞的增殖加速，肿瘤的化疗和（或）放疗后引起机体细胞大量破坏，均可使核酸的转换增加，造成 UA 的产生增多；慢性肾小球肾炎、肾盂肾炎、多囊肾、铅中毒、高血压晚期等由于肾小球的滤过功能减退，使尿中的 UA 排泄减少引起血 UA 浓度升高；在糖尿病酸中毒、乳酸性酸中毒及酒精性酮症等情况下，可产生过多的 β-羟丁酸、游离脂肪酸、乳酸等有机酸，从而抑制肾小管的 UA 排泄。

3. 继发于某些药物

噻嗪类利尿剂、呋塞米、乙胺丁醇、小剂量阿司匹林、烟酸、乙醇等药物可竞争性抑制肾小管排泄 UA 而引起 HUA。

4. 其他

乙醇和铁对 UA 的合成与排泄以及关节炎症的发生发展均有明显的影响。饥饿对脂肪分解增多，可抑制肾小管排泄 UA，引起一过性 HUA。

中医病因病机认识随历代医家的临证经验不断完善，总体认为本病多因先天禀赋不足，脾肾亏虚，或高年之人，脏腑功能日渐衰弱，致人体正气亏虚，阴阳失调，湿浊痰瘀等病理产物内生，日久蕴毒化热；加之饮食劳倦，七情内伤，或外受风寒湿热等六淫之邪，外邪引动内邪同气相求，致湿热、痰浊、瘀毒流注关节、肌肉、骨骼，气血凝滞不通而发病。故脾肾不足，湿热痰瘀浊毒，滞留血脉，气血失畅为本病的主要病机。初期病在关节经脉，病久不愈，中后期常因经脉阻滞，气血凝塞，湿痰瘀毒相互胶结形成痰核、结块，或侵蚀筋骨，致关节肿大畸形，至疾病后期，脾肾阳虚，浊毒上泛形成"关格"之证。

病理性质多为本虚标实。以脾肾不足为本，浊毒滞留为标。痛风早期多属湿浊内蕴，继而痰瘀互结，晚期累及肝、脾、肾，以肝肾亏虚、脾肾阳虚为主。痛风急性期病势急，以标实为重；缓解期病势相对平稳，以本虚为主。总之，本虚标实、虚实错杂是本病的病性特点，正虚与邪实相互影响导致疾病反复发作，愈发愈频，缠绵难愈。

三、诊断与鉴别诊断

（一）诊断

1. 询问病史

（1）是否常规检测血 UA，血 UA 的水平及变化趋势。

（2）有无关节疼痛的发作，发作频度、发作周期，有无明显诱发因素。

（3）症状发作时的治疗方法及效果。

（4）有无关节变形或发现皮下结节。

（5）平素饮食习惯，有无饮酒史，有无相关疾病家族史。

（6）有无慢性肾病、高脂血症、糖尿病等其他疾病史。

（7）是否服用影响 UA 代谢的其他药物。

2. 体征

依据痛风患者的自然病程及临床表现大致可分为四期：①无症状 HUA 期；②痛风性关节炎急性发作期；③痛风性关节炎发作间歇期；④慢性痛风性关节炎期。

（1）无症状 HUA 期：仅有血 UA 持续性或波动性升高，有些可终身不出现症状。

（2）痛风性关节炎急性发作期：典型的起病急骤，多数患者发病前无先兆症状。常常有如下特点：于夜间突然发病，可因疼痛而惊醒。症状一般在数小时内发展至高峰，受累关节及周围软组织突然出现红、肿、热、痛和功能障碍，可伴有发热、头痛等。

（3）痛风性关节炎发作间歇期：急性痛风性关节炎发作缓解后，患者症状可以全部消失，关节活动完全恢复正常，此阶段称为间歇期，可持续数月至数年。受累关节局部皮肤出现瘙痒和脱屑为本病的特征性表现。

（4）慢性痛风性关节炎期：未经治疗或治疗不规则的患者，尿酸盐在关节内沉积增多，炎症反复发作进入慢性阶段而不能完全消失，引起关节骨质侵蚀缺损及周围组织纤维化，使关节发生僵硬畸形、活动受限，受累关节可逐渐增多，患者有肩背痛、胸痛、肋间神经痛、坐骨神经痛等表现，少数可发生腕管综合征。此外，持续 HUA 导致尿酸盐结晶析出并沉积在软骨、关节滑膜、肌腱及多种软组织等处，形成黄白色、大小不一的隆起赘生物即痛风结节（痛风石），为本期常见的特征性表现。

3. 实验室及其他检查

在详细采集病史和进行体格检查的基础上有针对性地选择辅助检查后，血清尿酸盐检测可作为诊断的主要手段。若通过关节腔穿刺术抽取滑囊液进行偏振光显微镜检查，于白细胞内可见双折光的针形结晶 MSU，可作为痛风性关节炎诊断的"金标准"。必要时做尿液 UA测定、X 线检查、关节超声、双能 CT、肾穿刺活检、静脉肾盂造影有助于进一步诊断。若出现痛风石，可对表皮下的痛风结节做组织活检，通过偏振光显微镜可发现其中有大量的尿酸盐结晶。

4. 诊断标准

（1）HUA 的诊断标准：正常嘌呤饮食状态下，非同日 2 次空腹血 UA 水平，男性＞420μmol/L（7mg/dl），女性＞360μmol/L（6mg/dl）。

（2）痛风的诊断标准：目前仍推荐采用 2015 年美国风湿病学会（American College of Rheumatology，ACR）/欧洲抗风湿联盟（The European League Against Rheumatism，EULAR）痛风分类标准（表 12-4-1），当表中分值相加≥8 分时，即可诊断为痛风。

表 12-4-1　2015 年美国风湿病学会/欧洲抗风湿联盟痛风分类标准

项目	内容	评分（分）
临床特点	受累关节分布：曾有急性症状发作的关节/滑囊部位（单或寡关节炎）[a]	
	·踝关节或足部（非第一跖趾关节）关节受累	1
	·第一跖趾关节受累	2
	受累关节急性发作时症状：①皮肤发红（患者主诉或医生查体）；②触痛或压痛；③活动障碍	
	·符合上述 1 个特点	1
	·符合上述 2 个特点	2
	·符合上述 3 个特点	3
	典型的急性发作：①疼痛达峰＜24h；②症状缓解≤14d；③发作间期完全缓解；符合上述≥2 项（无论是否抗炎治疗）	
	·首次发作	1
	·反复发作	2
	痛风石证据：皮下灰白色结节，表面皮肤薄，血供丰富；典型部位：关节、耳廓、鹰嘴滑囊、手指、肌腱（如跟腱）	
	·没有痛风石	1
	·存在痛风石	2
实验室检查	血 UA 水平：非降 UA 治疗中、距离发作＞4 周时检测，可重复检测；以最高值为准	
	·＜240μmol/L（＜4mg/dl）	−4
	·240～360μmol/L（4～6mg/dl）	0
	·360～480μmol/L（6～8mg/dl）	2
	·480～600μmol/L（8～10mg/dl）	3
	·≥600μmol/L（≥10mg/dl）	4
	关节液分析：由有经验的医生对有症状关节或滑囊进行穿刺及偏振光显微镜检查	
	·未做检查	0
	·尿酸钠晶体阴性	−2

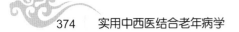

续表

项目	内容	评分（分）
影像学特征	有或曾有症状的关节或滑囊处尿酸钠晶体的影像学证据：关节超声"双轨征"[b]，或双能 CT 的尿酸钠晶体沉积[c]	
	·无（两种证据）或未做检查	0
	·存在（任一证据）	4
	痛风相关关节破坏的影像学证据：手/足 X 线存在至少一处骨侵蚀（皮质破坏，边缘硬化或边缘突出）[d]	
	·无或未做检查	0
	·存在	4

注：存在至少一次外周关节或滑囊的肿胀、疼痛或压痛可以使用这个分类标准进行诊断；如果采用偏振光显微镜检查证实（曾）有症状关节或滑囊或痛风石中存在尿酸钠晶体，可以确定患者的痛风诊断；如果没有条件接受关节穿刺检查，可根据临床表现计分，累计≥8 分者可以临床诊断痛风；a 外周关节或滑囊发作肿胀、疼痛和（或）触痛；b 透明软骨表面的不规则强回声，且与超声探头角度无关，如在改变超声探头角度后"双轨征"消失，则为假阳性；c 通过 80kV 和 140kV 两个能量进行扫描，采用特定软件进行物质分解算法，将关节及关节周围的尿酸钠晶体标上绿色伪色，需鉴别甲床、亚毫米、皮肤、运动、射线硬化和血管伪影与尿酸钠沉积的区别；d 骨侵蚀需除外远端趾间关节和"鸥翼征"。

（二）中医诊断

该病以关节疼痛反复发作为主证，根据这个特点，将该病临床 4 个分期分为发作期和缓解期两类。在 HUA 期因无明显临床症状，无对应中医诊断；在关节炎期间，中医诊断为"历节病"。发作期为正虚邪侵所致，以邪实为主，临床出现关节疼痛或疼痛明显加重。老年人以正虚为本，因此在治疗上要祛邪扶正并重。缓解期关节疼痛不明显或消失，表现为正虚邪恋。

（三）鉴别诊断

1. 西医鉴别诊断

（1）继发性 HUA：如仅发现有 HUA，必须首先排除继发性 HUA，应详细询问病史以排除各种药物导致的血 UA 增高。继发性 HUA 或痛风具有以下特点：①儿童、青少年、女性和老年人更多见；②HUA 程度较重；③40%的患者 24 小时尿 UA 排出增多；④肾脏受累多见，痛风肾、UA 结石发生率较高，甚至发生急性肾衰竭；⑤痛风性关节炎症状往往较轻或不典型；⑥有明确的相关用药史。

（2）关节炎：①类风湿关节炎：一般以青、中年女性多见，好发于四肢的小关节，受累关节呈梭形肿胀，呈对称性，常伴晨僵，类风湿因子多阳性，但血 UA 不高；②化脓性关节炎与创伤性关节炎：前者关节囊液可培养出细菌；后者有外伤史。两者血 UA 水平不高，关节囊液无尿酸盐结晶；③假性痛风：膝关节为最常受累关节，症状发作常无明显季节性，血 UA 正常。关节滑液检查可发现有焦磷酸钙结晶或磷灰石，X 线片可见软骨成线状钙化，尚可有关节旁钙化；④银屑病关节炎：常累及远端的指（趾）间关节、掌指关节和跖趾关节，少数可累及脊柱和骶髂关节，非对称性，可有晨僵。约 20%的患者可伴血 UA 增高，X 线片可见关节间隙增宽、骨质增生与破坏可同时存在，末节指远端呈铅笔尖或帽状。

2. 中医鉴别诊断

痿症：历节病是由风寒湿热之邪流注肌腠经络，痹阻经脉关节而致，而痿症是肺胃肝肾等脏腑精气受损，肢体筋脉失养所致；痛风以关节疼痛为主，而痿症则为肢体力弱，无疼痛症状；痿症是无力运动，痛风是因痛而影响活动；部分痿症病初有肌肉萎缩，而痹症是由于疼痛甚或关节僵直不能活动，日久废而不用导致肌肉萎缩。

四、治　疗

（一）西医治疗

1. 一般治疗

目前推荐的 HUA 饮食包括限制嘌呤、蛋白质和乙醇的摄入，大量饮水，增加新鲜蔬菜的摄入，食用含果糖较少的水果，规律运动和减轻体重均有助于降低血 UA 水平。此外，限制热量和碳水化合物的摄入，且增加摄入不饱和脂肪酸来替代蛋白质和饱和脂肪酸，对胰岛素抵抗（IR）患者有益，可增强胰岛素的敏感性，能降低血 UA 和血脂水平。

2. 药物治疗

（1）痛风急性发作期的治疗：急性发作期的治疗目的是迅速控制关节炎症状，急性期应卧床休息，抬高患肢，局部冷敷，尽早给予药物控制急性发作，越早治疗效果越佳。2017 年中国高尿酸血症相关疾病诊疗多学科专家共识等多项指南均推荐非甾体类抗炎镇痛药（NSAIDs）及秋水仙碱为急性痛风性关节炎的一线治疗药物。上述药物有禁忌或效果不佳时可考虑选择糖皮质激素控制症状。

1）NSAIDs：包括非选择性环氧化酶（cyclooxygenase，CoX）抑制剂和选择性环氧化酶-2（CoX-2）抑制剂两种。若无禁忌推荐早期足量使用 NSAIDs 速效制剂。但由于 NSAIDs 在老年人中容易引起消化系溃疡、上消化道出血、急性肾损伤等不良反应，也可能使心血管事件的危险性增加。因此，慢性肾脏病（chronic kidney disease，CKD）中严重者（CKD4-5 期）、未透析患者、消化性溃疡者、合并心肌梗死者、心功能不全者以及正在进行抗凝治疗者尽量避免使用 NSAIDs。

2）秋水仙碱：痛风发作 12h 内尽早使用，超过 36h 后疗效显著降低。起始负荷剂量为 1.0mg 口服，1h 后追加 0.5mg，12h 后按照 0.5mg，1～3 次/d 的规律服用。腹泻和呕吐是秋水仙碱最常见的不良反应。近年来，国内外各大指南均建议小剂量秋水仙碱治疗急性痛风，因为大剂量秋水仙碱不仅不能增加疗效，还会显著增加胃肠道的不良反应。

3）糖皮质激素：主要用于严重急性痛风发作伴有较重全身症状，秋水仙碱、NSAIDs 治疗无效或使用受限的患者以及肾功能不全患者。但老年人多合并存在高血压、糖尿病、心功能不全等多种疾病，使用糖皮质激素应注意其对血压、血糖、水液代谢的影响，避免使用长效制剂。

4）其他：若患者药物不良反应风险很大，可考虑仅使用冷敷、阿片类等镇痛药治疗，等待急性痛风症状自行缓解。

（2）降 UA 治疗：临床上常用的降 UA 药物包括抑制 UA 生成和促进 UA 排泄两类。

1）抑制 UA 生成药物：别嘌醇是通过抑制 XO 使 UA 生成减少，主要用于 UA 生成过多的高 UA 患者，但需注意其引起的不良反应。若血肌酐水平≥177.0μmol/L（2mg/dl）或肌酐清除率＜50ml/min，别嘌醇应减量使用，CKD5 期患者禁用。老年人起始剂量通常为 50～100mg，每日 1 次，然后每 2 周增加 50～100mg/d，每日最大剂量不超过 600mg。

非布司他也是 XO 抑制剂，可通过 XO 非竞争性结合，抑制 XO 活性，减少 UA 生成，从而降低血 UA 水平。在合并心血管疾病的老年 HUA 患者用药时，应密切监测相关症状与体征。

2）促 UA 排泄药物：促 UA 排泄药物通过抑制肾脏近端肾小管上皮细胞对 UA 的重吸收，促进 UA 排泄而降低 UA，代表药物为苯溴马隆。肾功能正常者推荐剂量 50～100mg/d，eGFR 在 30～60ml/（min·1.73m^2）者推荐剂量 50mg/d。eGFR＜30ml/（min·1.73m^2）慎用，UA 性肾结石和急性 UA 性肾病禁用，用药期间应密切监测肝功能。使用促排药物则需注意多饮水、碱化尿液。

（3）痛风性关节炎发作间歇期的治疗：每年发作 2 次以上的急性痛风患者，在间歇期开始降 UA 药物治疗最为经济合理。建议急性痛风性关节炎控制症状 2～3 周后，开始加用降 UA 治疗。已在用降 UA 药物者出现急性痛风发作时可不必停药。使用降 UA 药物把血 UA 水平控制在 273.7～392.7μmol/L（4.6～6.6mg/dl），可以预防痛风性关节炎再次急性发作，控制在 297.5μmol/L（5mg/dl）以下有助于痛风石吸收。

（4）预防痛风性关节炎急性发作的治疗：在降血 UA 治疗同时给予预防痛风急性发作的药物治疗。预防性使用小剂量秋水仙碱，对于肾功能和肝功能正常的患者，每天一次或两次，每次 0.6mg，3～6 个月可减少痛风的急性发作。对于不能耐受秋水仙碱的患者，可以选择 NSAIDs。

（5）老年常见共病的治疗：老年 HUA 和痛风患者常常合并多种慢性疾病，一些心血管疾病治疗药物对于痛风亦有一定的作用。有研究证实，美托洛尔可能升高血 UA 水平，用药时应小剂量开始，并密切观察 UA 变化和痛风发作情况。降压药血管紧张素Ⅱ受体拮抗剂氯沙坦和钙抗剂氨氯地平兼有降 UA 作用，适用于高血压病合并 HUA 患者。虽然对于合并高血压病的痛风患者，最好避免使用噻嗪类利尿剂，但最终应根据病情的主次和缓急选择用药。二甲双胍、阿托伐他汀、非诺贝特在降糖、调脂的同时，均有不同程度的降 UA 作用，建议可根据患者共病情况适当选用。喹诺酮类、青霉素等抗生素大多由肾脏排泄，会影响 UA 的排出，使体内 UA 水平升高，因此老年 HUA 患者合并细菌感染时，应尽量避免使用喹诺酮类和青霉素类抗生素，以防止诱发急性痛风性关节炎。

（二）中医辨证论治

历节病以禀赋不足，脾肾两虚为本，初起热邪较盛，兼夹有风湿两邪，风性数变则发病迅速而凶猛，湿性黏滞缠绵而难愈，日久可出现痰瘀互结，脾肾衰惫。急性期以清热通络，祛风除湿为主，以阻止病情的发展。慢性期需针对兼夹痰浊、瘀血者，随证参用祛痰逐瘀、解毒化浊之法。同时当顾其本虚，调理脾肾，正本清源。本病既应从关节有无红、肿、热、痛及疼痛的性质、程度等进行辨证，亦须分清虚实标本，急则治标，缓则治本。根据不同的证候，需采用不同的治疗原则。老年人以正虚为本，因此在治疗上要祛邪扶正并重。缓解期关节疼痛不明显或消失，表现为正虚邪恋，治疗上以扶正为主，佐以祛邪。正气盛则邪无所侵。辨证分型如下：

1. 湿热蕴结证

临床表现：下肢跖趾或踝关节卒然红肿疼痛，拒按，触之局部灼热，得凉则舒，伴有发热口渴、心烦不安、溲黄；舌红，苔黄腻，脉滑数。

治法：清热利湿，通络止痛。

方药：四妙丸。药用苍术、牛膝、黄柏、薏苡仁。

加减：热盛伤津者，加天冬、麦冬、地黄；关节肿胀较重者，加苍术、萆薢、防己；便秘者，加大黄、芒硝、麻子仁。

中成药：予以痛风定片，清热祛风除湿，活血通络定痛，适用于湿热所致的关节红肿热痛。口服，一次 4 片，一日 3 次。

2. 瘀热阻滞证

临床表现：关节红肿刺痛，局部肿胀变形，屈伸不利，肤色紫暗，按之稍硬，病灶周围或有块垒硬结，肌肤干燥，皮色黧暗；舌质紫暗或有瘀斑，苔薄黄，脉细涩或沉弦。

治法：化瘀散热，泄浊通络。

方药：凉血四物汤。药用当归、生地、川芎、赤芍、黄芩、茯苓、陈皮、红花、甘草。

加减：痛风石初成时加浙贝母、山慈菇、皂角刺化痰散结；瘀血重者，加用乳香、没药、全蝎；热甚者，可酌加牡丹皮、大黄、知母等。

3. 痰浊阻滞证

临床表现：关节肿胀，甚则关节周围水肿，屈伸受限，局部酸麻疼痛，并见块垒硬结，伴有目眩，面浮足肿，胸脘痞满；舌胖，质紫暗，苔白腻，脉弦或弦滑。

治法：活血化瘀，化痰散结。

方药：活络丹。药用川乌、草乌、没药、乳香。

加减：痰浊较明显者，可加陈皮、白芥子、半夏等；口中浊腻者，加佩兰、砂仁、豆蔻等；水肿明显者，加茯苓、泽泻、薏苡仁等。

中成药：予以大活络丸，祛风止痛、除湿豁痰、舒筋活络。口服，一次 1 丸，一日 1～2 次。

4. 肝肾阴虚证

临床表现：病久屡发，关节痛如虎咬，局部关节变形，昼轻夜甚，肌肤麻木不仁，步履艰难，筋脉拘急，屈伸不利，头晕耳鸣，颧红口干；舌质红，少苔，脉弦细或细数。

治法：补益肝肾，通络止痛。

方药：独活寄生汤。药用独活、桑寄生、杜仲、牛膝、细辛、秦艽、茯苓、肉桂、防风、川芎、人参、甘草、当归、白芍、干地黄。

加减：腰膝酸软者，加用狗脊、熟地黄、菟丝子。

中成药：予以独活寄生丸，滋补肝肾、益气补血、祛风除湿。口服，一次 6g，一日 2 次。

5. 脾肾阳虚证

临床表现：久病不愈，关节僵硬、畸形，形寒肢冷，疲倦乏力，腰膝酸软，面色㿠白，皮下有结节；舌淡，苔白滑，脉沉迟无力。

治法：温补脾肾，温煦筋脉。

方药：真武汤加减。药用茯苓、白芍、生姜、附子、炒白术。

加减：疲乏、气短者加用黄芪、党参；夜尿频者，酌用芡实、金樱子补益肝肾，涩精止遗。

6. 其他疗法

（1）中药外洗法：中药外用作用迅速，使用安全，易被患者接受，尤其对老人虚弱之体，攻补难施之症，或服药困难之病，更具优势。局部用药还可直达病所，起到清热解毒、泄浊化瘀、消肿止痛的作用。樟木屑洗方（《证治准绳》）：樟木屑入锅内，加水 2000ml，用大火煮沸后，改用小火再煮 40 分钟，待温时浸洗。每次浸洗 40～60 分钟，每日 1～2 次，5 日为 1 个疗程。主治痛风性关节炎手足冷痛如虎咬者。

（2）针刺：用于肿胀关节以外的部位，踝痛取解溪、昆仑、中封；膝痛取阳陵泉、膝眼；腕痛取阳池、外关、合谷；肘痛取合谷、手三里、曲池；肩痛取肩髃、肩髎、肩贞等。通过对近十年治疗痛风的针灸处方进行总结，使用频次最高的经穴为足三里、三阴交、阴陵泉，可以起到补益气血、滋肝养肾的作用。

（3）食疗：①百合薏米粥：干百合、薏苡仁、粳米各 60g。将上述 3 味洗净后，放锅中煮粥，每日分中、晚两次服完，连续服用可预防痛风复发。②竹叶茅根茶：鲜竹叶、白茅根各 15g，洗净后用沸水冲泡 30 分钟，代茶饮。能利尿，预防肾结石。

五、预　　后

患者的预后，取决于是否早期确诊及治疗，尤其是控制血 UA 增高与否，是决定转归及预后的关键。

1. 生活护理

急性发作期患者常伴有发热，此时要绝对卧床休息，抬高患肢，避免受累关节负重，减轻被褥重量，避免患部受压。疼痛缓解后可下床活动，在病情允许的情况下鼓励患者进行功能锻炼，且应调整适宜的休息与活动时间和强度。做好皮肤护理，保持床铺平整，受压部位用红花油按摩。告知患者注意避寒保暖，养成良好的行为生活习惯，避免过度疲劳、焦虑、恐惧等强烈的精神刺激，保证睡眠，劳逸结合。

2. 心理调护

多与患者沟通交流，为患者讲解痛风相关知识，提高患者情绪的自我调控能力及心理应急能力。在精神上给予患者鼓励和安慰，并指导病人通过下棋、看报、听音乐等方式进入松弛状态，以转移患者注意力，消除患者的紧张感，减轻疼痛程度，以良好心态进行工作学习和生活。

3. 饮食调护

（1）饮食宜清淡，食用易消化食物、碱性食物，多食水果，多饮水，每日不少于 1500ml。

（2）避免辛辣肥甘厚味之品，以免助湿生痰。

（3）禁食动物内脏、肉类、海鲜等含嘌呤量较多的食物。

（4）禁浓茶、咖啡、烟酒。

（张艳虹　徐凤芹）

第五节　甲状腺功能减退

甲状腺功能减退症简称甲减，是由各种原因导致的甲状腺激素合成与分泌减少或生物效应不足引起的全身性代谢减低综合征。亚临床甲减症简称亚甲减，是指血清促甲状腺激素（TSH）增高，而三碘甲状腺原氨酸（T_3）和总甲状腺素（TT_4）正常。

一、流 行 病 学

根据流行病学调查结果显示，甲状腺疾病总体患病率为 50.96%，老年人甲状腺疾病患病率高于总体人群。甲减在老年人中最常见，患病率近 20%，大多数属于轻度亚临床甲减，仅有 10%的患者 TSH≥10mU/L。随年龄增长甲减、亚临床甲减、亚临床甲亢的患病率升高，而甲亢的患病率下降。此外，老年人甲状腺疾病与代谢综合征、糖尿病、高血压、血脂异常等共病十分普遍，尤其是老年女性。在既往诊断的老年 2 型糖尿病患者中，女性甲状腺功能异常共病率为 20.88%，男性为 8.96%，因此老年糖尿病患者应重视甲状腺疾病筛查。

二、发病机制与病理生理特点

根据病因不同，甲减分为原发性甲减、中枢性甲减、甲状腺激素抵抗综合征（SRTH），其中原发性甲减临床最常见，多由甲状腺本身疾病引起。在碘摄入充足的地区，慢性自身免疫性（桥本）甲状腺炎是导致原发性甲状腺减退症的主要原因，在女性中尤其多见。慢性自身免疫性甲状腺炎多以局灶或弥散的淋巴细胞浸润、甲状腺实质的破坏或萎缩为病理特征，甲状腺可增大或萎缩。甲状腺萎缩原因在于阻断型抗体，它阻断了 TSH 受体抗体，从而抑制了 TSH 的作用。甲状腺激素分泌减少相对于 TSH 对甲状腺的刺激减少是次要的。

1. 衰老

一些研究探究了甲状腺功能在衰老进程中的作用，血清 TSH 水平随年龄增长而增加，与抗甲状腺抗体是否存在无关。但是亦有一些研究发现老年人的血清 TSH 水平降低。甲状腺最主要的病理类型是桥本甲状腺炎继发甲减，其 TSH 水平上限随着年龄增长呈增加的趋势。而在碘缺乏人群中，主要病理类型随年龄增长呈现结节化和甲状腺自主功能增强，其 TSH 水平和年龄增长呈现截然相反的关系，这或许解释了某些老年人 TSH 降低的现象。关于 T_3，大多研究发现其水平随年龄增长而下降，而 T_4 水平则维持相对稳定，反 T_3（rT_3）水平随年龄增长而增加。然而对老年患者甲状腺功能的评估常因为合并慢性病和多重用药而复杂化。此外，由于碘摄入的差异及自身免疫性甲状腺病的存在，对甲状腺功能异常的年龄相关性和疾病相关性的区分变得更富挑战性。

2. 垂体、下丘脑病变

中枢性甲减主要由于下丘脑和（或）垂体的解剖和功能障碍所致，主要与垂体病变相关。此时甲减症状会被垂体其他激素（主要是促肾上腺皮质激素）缺乏的症状所掩盖，但中枢性甲减在老年人中较为罕见。

3. 医源性因素

如甲状腺次全切手术、甲状腺 ^{131}I 放射治疗、头颈部疾病放射治疗以及某些药物（胺碘酮、干扰素、锂、酪氨酸酶抑制剂、钙剂和质子泵抑制剂）等也可诱发甲减。以药物性甲减较多见，包括抗甲状腺药物过量、胺碘酮、锂制剂，以及细胞因子和针对免疫系统的肿瘤靶向药物等（见表 12-5-1）。在服用胺碘酮治疗心律失常的患者中，多达 20% 的患者会出现甲减，这是老年人药物性甲减最常见的原因。

SRTH 是由于甲状腺激素在外周组织发挥生物效应障碍引起的甲减。

表 12-5-1　影响甲状腺功能的药物

对甲状腺功能的影响	药物
减少 TSH 的分泌	多巴胺氟
	糖皮质激素
	奥曲肽、善宁
增加甲状腺激素分泌	碘及碘化合物
	胺碘酮
	锂
	干扰素及 IL-2
减少甲状腺激素分泌	丙基硫尿嘧啶，甲巯咪唑
	碘及碘化合物
	胺碘酮
	干扰素及 IL-2
	舒尼替尼
减少 T_4 吸收	钙剂
	质子泵抑制药
	考来烯胺
	氢氧化铝、司维拉姆
增加血清甲状腺素结合蛋白	雌激素
	他莫昔芬、雷洛昔芬
	尿嘧啶、卡培他滨
	美沙酮
减少血清甲状腺素结合蛋白	雄激素
	合成类固醇（达那唑）
	糖皮质激素

续表

对甲状腺功能的影响	药物
抑制甲状腺素与转运蛋白的结合	苯妥英与卡马西平
	呋塞米
	水杨酸盐类与双水杨酸酯
	肝素
抑制 T_4 5'-脱碘酶的活性	丙基硫尿嘧啶
	胺碘酮
	糖皮质激素
增加肝脏内 T_4 与 T_3 代谢	镇静药
	利福平
	苯妥英、舍曲林
	卡马西平

中医认为老年甲减是肾、脾、肝的亏损而致，其病因相当复杂。张景岳指出："色欲过度多成劳损"，"疾病误治及失于调理者，病后多虚损"。中医认为，本病多为感受外邪、饮食不节、情志失调、劳倦过度、先天禀赋不足等多种因素共同作用的结果。这些病因在病理过程中不是孤立的，既可一种病因致病，也可多种病因同时致病。各种病因相互影响，互为因果。脾肾之精、气、血、阳虚弱为本病主要病机，因虚致实，不能化气行水，出现水湿内停；不能推动血液流行，血脉瘀滞不行，二者又可使病情加重。气滞、血瘀、痰浊是甲状腺疾病基本的病理变化。本病起病缓慢，病程较长，病位在脾肾，脾为后天之本，气血生化之源，脾伤则不能化生气血，致使气血亏虚，不能充养五脏，故见倦怠乏力、少气懒言、面色无华；水湿运化失常则泛溢肌肤，发为浮肿；不能为胃行其津液，则见大便干结；肾阳为全身之根本，肾阳虚衰，气化失司开阖不利，以致水湿、痰浊、瘀血等阴邪留滞而见面色晦暗、精神萎靡，甚至出现神昏症状。肾主精，肾阳虚衰，精血不得上乘，髓海亏虚则见表情呆顿；阳虚阴耗则见皮肤苍白、干燥；肾阳不足，火不能温煦脾土，或者肾虚水泛，土不能制水而见脾肾两虚之候，不能温煦心阳而见心肾阳虚，阳虚日久损伤肾阴，而见阴阳两虚。总之，本虚标实，虚实夹杂，是本病的病机特点，肾阳虚衰是本病之根本，病变又常涉及心脾两脏，导致脾肾阳虚或者心肾阳虚，日久阳虚及阴而见阴阳两虚之候。本病病情复杂，变证颇多，在病理演化过程中可见痰浊、瘀血的病理变化。

三、诊断与鉴别诊断

（一）诊断

1. 询问病史

①有无疲乏、无力、怕冷、皮肤干燥、便秘等全身症状；②有无体重增加及血脂检测异常；③近期有无进行性增加的呼吸困难、水肿、肌肉酸痛、关节疼痛等无法用其他疾病解释的症状；④既往有无甲状腺或垂体功能异常等疾病；⑤患者精神、心理状态是否影响生活质

量；⑥有无慢性肾病、高脂血症、心血管或精神病等其他疾病史。

2. 体征

老年甲减临床表现不典型，发病隐匿，诊断老年人甲减时，需持高度怀疑的态度，其症状和体征如疲劳、便秘、皮肤干燥、眼睑水肿、唇厚舌大、声音低沉、寒冷不耐受等也可归因于老年患者的其他常见病、药物副作用或衰老本身。甲减进展缓慢，甚至持续数月至数年。疲劳和衰弱是老年人群最常见的症状，而寒冷不耐受、感觉异常、体重增加和腹部绞痛则相对少见。老年患者严重甲减导致的黏液性水肿昏迷，通常由并发疾病所诱发，多表现为嗜睡、精神异常、木僵甚至昏迷、呼吸衰竭和心力衰竭等，预后较差，病死率高。表 12-5-2 列出了老年人群中常见的甲减临床特征和体征。

表 12-5-2　老年患者甲减的临床特征

系统	表现
特征表现	皮肤干燥
	脱发
	睑面水肿
	怕冷
神经系统	感觉异常
	共济失调
	痴呆
	精神和行为异常
	认知障碍
代谢	体重增加
	高胆固醇血症
	高甘油三酯血症
骨骼肌系统	肌病
	关节炎或关节痛
心血管	心动过缓
	心包积液
	充血性心力衰竭

3. 实验室及其他检查

血清 TSH 增高，TT_4 和 FT_4 减低，原发性甲减即可成立，进一步寻找甲减的原因。血清 T_3 水平一般没有诊断价值。不正常或低水平的 TSH，伴有 T_4 减低可提示继发性甲减。若 TPOAb 阳性，可考虑为自身免疫性甲状腺炎。临床甲减的血清 T_4 水平降低，而亚临床甲减的血清 T_4 水平正常。血清 TSH 减低或正常，总 T_4、游离 T_4 减低，考虑中枢性甲减。行 TRH 刺激试验证实，进一步寻找垂体和下丘脑病变。

关于血清 TSH 诊断甲减的界值存在争议。近来大多数实验室报告称血清 TSH 正常的上限为 4.5～5.0mU/L。如果将 TPOAb 阳性的受试者排除在外，其正常的上限将降低至 3.5～4.0mU/L，表明这些实验室报道的正常范围包括早期甲状腺疾病患者。因此一些专家推荐更窄的正常范围，即将 TSH 大于 3.5mU/L 作为轻度甲状腺功能减退的标准。但是，对于血清 TSH 水平处于 3.5～4.0mU/L 的患者信息太少，因此现在将 TSH 大于 3.5mU/L 作为轻度甲状腺功能减退的标准还不太成熟。

4. 诊断标准

血清 TSH 增高，TT_4 和 FT_4 减低，原发性甲减即可成立。不正常或低水平的 TSH，伴有 T_4 减低可提示继发性甲减。若 TPOAb 阳性，可考虑为自身免疫性甲状腺炎。血清 TSH 减低或正常，总 T_4、游离 T_4 减低，考虑中枢性甲减。

（二）中医诊断

老年甲减多表现为饮食减少，倦怠无力，萎靡不振，畏寒肢冷，面色㿠白，耳鸣，水肿，阳痿等脾肾阳虚证候。由于五虚相关，气血同源，阴阳互根，故病理上可相互转化，相互影响，临床表现交错复杂，或阴阳两虚，或气血同病，后期还可见五脏俱亏、气血阴阳俱虚的现象。早期可根据症状诊断为"纳呆""水肿"等，后期随着五脏虚损症状的出现可诊断为"虚劳"。

（三）鉴别诊断

1. 西医鉴别诊断

（1）甲减早期轻症或不典型甲减：常伴贫血、肥胖、水肿，需与其他原因引起的贫血、肾病综合征或特发性水肿相鉴别。

（2）垂体瘤：T_3 和 T_4 降低，可以通过超长反馈使下丘脑 TRH 分泌增加，这就会导致高泌乳素血症、溢乳以及蝶鞍的增大，类似垂体泌乳素瘤，行垂体核磁共振检查可以明确诊断。伴泌乳者需与垂体催乳素瘤相鉴别。

（3）心包积液：TSH 增高、T_3 和 T_4 显著降低，是原发性甲状腺功能减退症的主要鉴别点，糖尿病引起的心包积液可以有血糖的升高，细菌性心包炎引起的心包积液可以有细菌感染的特征，例如发热和菌血症等，这有助于鉴别诊断。

（4）低 T_3 综合征：指非甲状腺疾病原因引起的伴有低 T_3 的综合征。严重的全身性疾病、创伤和心理疾病等都可导致甲状腺激素水平的改变，它反映了机体内分泌系统对疾病的反应。主要表现为血清总 T_3、游离 T_3 水平减低，血清 rT_3 增高，血清总 T_4、游离 T_4、TSH 水平正常。疾病的严重程度一般与 T_3 降低的程度有关。低 T_3 综合征的发生是由于：①5'脱碘酶的活性被抑制，在外周组织中 T_4 向 T_3 转换减少；②T_4 的内环脱碘酶被激活，T_4 转化为 rT_3 增加。

2. 中医鉴别诊断

根据临床表现不同与以下疾病相鉴别：

（1）郁病：多由于情志不舒、气机郁滞所致，以心情抑郁、情绪不宁、胸部满闷、胁肋胀痛，或易怒易哭，或咽中如有异物梗塞等症为主要临床表现的一类病证。无心血管、骨骼肌肉、代谢性疾病，且甲状腺功能正常。

（2）鼓胀：多指肝病日久，肝脾肾功能失调，气滞、血瘀、水停于腹中所导致的以腹部胀大如鼓，皮色苍黄，脉络暴露为主要临床表现的一种病证。血清 TSH、TT_4、FT_4 正常，甲减导致的水肿则表现为水液泛溢肌肤的全身性浮肿。

四、治　疗

（一）西医治疗

老年甲减的治疗目标为临床症状和体征消失，甲状腺功能恢复正常。

1. 一般治疗

帮助病人及家属了解病情，保持舒畅的心情，定期监测激素水平，注意高蛋白、高维生素、低钠、低脂饮食，少量多餐，保证水分的摄入，保持大便通畅，保证充足的睡眠，适量运动。

2. 药物治疗

（1）替代激素治疗：首选左甲状腺素钠（levothyroxine sodium，L-T$_4$）替代疗法，治疗剂量取决于患者的 TSH 水平、病情、年龄、体重等。原则上从小剂量开始，逐渐增量。L-T$_4$ 服药方法是每日晨起空腹服药 1 次，如果剂量大，有不良反应，可以分多次服用。老年人的 TSH 目标范围较中青年更广泛，为 1.0～4.0mU/L。这就避免了老年人应用大剂量 L-T$_4$ 进行过度治疗可能导致继发的房颤风险及骨量过度流失等情况。

与同等体重的中青年患者相比，老年原发性甲减患者的初始剂量应低于 20μg，每日维持剂量应低于 40μg。甲状腺素可增加心肌耗氧量，因而可诱发老年人心律失常、心绞痛甚至心肌梗死。从心血管可耐受的初始剂量开始，每 4～6 周增加 12.5～25μg，逐渐增量，最终根据血清 TSH 水平确定最佳替代量。继发性甲减患者应依据游离 T$_4$ 而不是 TSH 水平指导治疗。

老年亚临床甲减患者的治疗存在争议，除非进展为临床甲减。不推荐 58 岁以上、TSH 水平在 4.5～10mU/L 的老年亚临床甲减患者进行常规治疗。对重复检测 TSH 水平高于 10mU/L、有明确症状或体征提示甲减、有甲状腺疾病家族史或之前未诊断的严重高脂血症的患者，可采用 L-T$_4$ 替代治疗。

对于合并有冠心病的老年患者，首次治疗使用完全替代剂量会加重心绞痛并使潜在的心脏疾病恶化。因此甲状腺素的起始剂量应从小剂量开始，如 12.5～25μg/d，这是非常关键的。每隔 6 周剂量增加 12.5～25μg，直到患者甲状腺功能正常，血清 TSH 处于正常范围。一旦血清 TSH 恢复正常，就可以每 6～12 个月测定一次 TSH，监测药物使用剂量和患者的依从性。

（2）多重用药指导：高纤维饮食、胃酸生成受损的疾病和某些药物可以使 L-T$_4$ 的吸收降低，阻碍其吸收的药物包括碳酸钙、硫酸亚铁、质子泵抑制药、考来烯胺、硫酸铝、氢氧化铝。指导病人至少间隔 4h 服用两种药物，在很大程度上避免了甲状腺药物的吸收不良。一些特殊情况（如使用质子泵抑制药治疗期间）需要加大甲状腺素的剂量。还有一些药物，包括利福平、卡马西平、苯妥英、舍曲林加速甲状腺素的清除。

（3）黏液水肿性昏迷治疗：黏液水肿性昏迷是严重甲状腺功能减退未经处理而导致的一种罕见综合征。大多数病人年龄大于 60 岁，以嗜睡、进行性乏力、木僵、低体温、低钠血症、心血管休克、昏迷为特征，高龄患者死亡率非常高，未行处理的情况下达 80%。黏液水肿性昏迷在以下情况可能突然发作：暴露于冷空气中，使用麻醉药、镇痛药，肺部或泌尿道感染，脑血管意外，充血性心力衰竭。

黏液水肿性昏迷是一个紧急医疗事件，应立即实施救治。由于这类患者胃肠道药物吸收低下，所以应静脉快速注射 $300\sim500\mu g$ L-T_4，之后每天静脉注射 $50\mu g$。由于有可能出现肾上腺皮质功能不全（由自身免疫性肾上腺或垂体功能不全引起），所以同时给予氢化可的松 100mg 静脉推注，之后每 6 小时给予 50mg 静脉注射。血清糖皮质激素应该达到注射氢化可的松之前的水平。如果糖皮质激素大于 20pg/dl，应停止使用皮质类固醇。严密监测肾功能、循环状态和心肺功能。

（二）中医辨证论治

辨证时应分主次，辨病位、顺逆。①辨病性，知病势：老年人多为虚证，以虚（阳虚或气虚）为主要病机，阳虚有脾阳虚和肾阳虚，气虚有脾气虚和肾气虚。②辨明主次：老年人多虚、多痰、多饮，以虚为主。早期虚损不甚，而有痰瘀积聚；后期脾肾虚衰兼有痰瘀之证者，为虚实夹杂。③辨脏腑：患者形寒肢冷、精神萎靡、性欲减退者病变在肾；凡症见四肢不温，脘腹胀满，纳差便溏者病变多在脾；兼有心悸怔忡，胸痛胸闷，失眠多梦者病变多在心。

治疗以"补气、温阳、养精"为三大法则，兼湿者利之，兼瘀者化之。本病若见视力、听力下降，嗅觉、味觉迟钝，为髓海空虚，精血不足。治以滋阴养血固本，补精充髓益智；痰浊瘀血内阻，又当治以活血、利水、化痰。

1. 肾阳亏虚证

临床表现：畏寒，面色㿠白，腰膝酸冷，小便清长或遗尿，浮肿，腰以下为甚，男子阳痿滑精，女子带下清冷；舌淡苔白，尺脉沉细或沉迟。

治法：温肾助阳，益气祛寒。

方药：济生肾气丸加减。药用肉桂、附子、牛膝、熟地黄、山茱萸、山药、茯苓、泽泻、车前子、牡丹皮。

加减：小便清长量多，去泽泻、车前子，加菟丝子、补骨脂温固下元；面部浮肿为主，表情淡漠，形寒肢冷，动作迟缓，用右归丸加减。

中成药：予金匮肾气丸，温补肾阳，化气行水，每次服用 10 克，每日 2 次。

2. 脾肾阳虚证

临床表现：神疲乏力，面色㿠白，嗜睡倦怠，表情淡漠，记忆力减退，头晕目眩耳鸣耳聋，腰膝酸软，畏寒肢冷，皮肤干燥脱屑，毛发干枯易落，纳减便秘，全身浮肿；舌质淡胖、边有齿痕，脉沉迟而弱。

治法：温肾健脾，温阳利水。

方药：理中汤合肾气丸加减。药用人参、干姜、炙甘草、白术、干地黄、山药、山茱萸、泽泻、茯苓、牡丹皮、桂枝、附子。

加减：若阳虚致形寒肢冷、面色㿠白，腰膝酸软较甚，加巴戟天、桑寄生、杜仲温肾助阳。

中成药：予附子理中丸，温中健脾，口服大蜜丸一次 1 丸，一日 2～3 次。

3. 心肾阳虚证

临床表现：形寒肢冷，心悸怔忡，尿少身肿，身倦欲寐，唇甲青紫；舌质暗淡，苔白滑，脉微沉。

治法：温补心肾，利水消肿。

方药：真武汤合保元汤加减。药用茯苓、白芍、生姜、附子、白术、黄芪、人参、甘草、肉桂。

加减：若肾阳虚衰，不能制水，水饮上凌心肺，症见水肿、喘促、心悸，用真武汤加黄芪、防己、猪苓、车前子温肾阳而化水饮；若阳虚欲脱或厥逆，用四逆汤加人参汤温阳益气，回阳救逆。

中成药：予桂附地黄丸，温补肾阳，口服一日 2 次。

4. 阳虚湿盛证

临床表现：除具有脾肾阳虚之证候外，兼见周身浮肿，以双下肢为甚，小便量少，胸腹满闷，周身沉重，酸软无力；舌体胖大而淡嫩，苔白腻，脉沉迟无力。

治法：温阳益气，化气行水。

方药：真武汤合五苓散加减。药用茯苓、白芍、生姜、附子、白术、猪苓、泽泻、桂枝。

加减：若小便不利，全身肿甚，气喘烦闷，加葶苈子、川椒、泽兰以逐瘀泻肺。

中成药：予济生肾气丸，温肾化气，利水消肿，每次服用 10 克，每日 2 次。

5. 气血两虚证

临床表现：面色萎黄，神疲乏力，少气懒言，反应迟钝，纳呆，腹胀，畏寒怕冷四肢不温；舌淡或胖，苔薄，脉细弱。

治法：益气养血。

方药：十全大补汤加减。药用人参、肉桂、川芎、熟地黄、茯苓、白术、甘草、黄芪、当归、白芍。

加减：若血虚为主而致心悸明显，加大熟地、白芍用量；若以气虚为主，气短乏力明显，加大人参、白术用量。

中成药：予人参养荣丸，温补气血，一次 1 丸，一日 2 次。

6. 水邪凌心证

临床表现：除阳虚证候外，伴胸闷憋气，心悸怔忡，咳嗽气喘，动则加重，双下肢肿甚，小便短少；舌淡，苔白，脉沉迟、细弱。

治法：健脾温肾，补益心阳，化气行水。

方药：真武汤合生脉散加减。药用茯苓、白芍、生姜、附子、白术、人参、麦门冬、五味子。

加减：若兼有气滞血瘀，加川芎、郁金以行气活血；若小便短少，下肢肿甚，加泽泻、车前子利水消肿。

中成药：予芪苈强心胶囊，益气温阳，活血通络，利水消肿，一次 4 粒，一日 3 次。

7. 血瘀痰阻证

临床表现：除具有阳虚证候外，兼见皮肤粗糙，肢体麻木，女子闭经；舌质紫暗或有瘀斑，脉沉、迟或涩。

治法：温阳益气，活血化瘀，化痰行水。

方药：肾气丸合血府逐瘀汤加减。药用地黄、山药、山茱萸、泽泻、茯苓、牡丹皮、桂枝、附子、桃仁、红花、当归、牛膝、川芎、桔梗、赤芍、枳壳、甘草、柴胡。

加减：若兼痰多胸痞，加半夏、陈皮化痰和中；若兼胸中瘀阻，胁下有痞块，加丹参、郁金活血破瘀。

8. 阴阳两虚证

临床表现：除脾肾阳虚见证外，尚有失眠多梦，五心烦热，大便燥结，口舌干燥，皮肤粗糙，视物模糊；舌淡苔少，脉来迟细。

治法：补肾益精，滋阴潜阳。

方药：左归丸加味。药用熟地黄、巴戟天、肉苁蓉、山茱萸、山药、枸杞子、鹿角胶、龟板胶、菟丝子、川牛膝。

加减：若头晕耳鸣者，加菊花、青葙子、磁石清肝潜阳；若盗汗者，加煅龙骨、煅牡蛎潜阳安神。

9. 其他疗法

（1）体针：主穴取合谷、内关、关元、三阴交、足三里，均要取双侧。以上穴位可分为关元、内关、三阴交与气海、合谷、足三里两组，交替使用，每日或隔日 1 次。配穴取命门、肾俞、脾俞、阳陵泉、胃俞、风池，留针时间 15～20min，其间行针 2～3 次。

（2）耳针：取交感、神门、内分泌、肾上腺、皮质下、肾，均取双侧。以上穴位可以分为两组，交替使用，留针 30min，每隔 10min 运针 1 次。

（3）灸法：灸肾俞、脾俞、命门、足三里以扶正培元、温经散寒，疏通经络、调和气血。每周 3 次，每次 3 穴，每穴 3～5 壮，4 个月为 1 个疗程，同时也可加用附片、肉桂、补骨脂等温肾壮阳中药研末铺在穴位上施灸。

（4）饮食调养：羊肉适量，加蔻仁、肉桂、生姜、茴香、酒等调料煮熟食用，有温补脾肾作用。

五、预　　后

1. 一般护理

建立良好的护患关系，鼓励患者多参与社交活动。监测患者体重，记录出入水量情况，观察水肿有无减轻，体重是否下降。有下肢水肿患者协助患者睡前抬高下肢 10～15cm。指导患者每天定时排便，进粗纤维食物，每天摄入足够的水分，以保证大便通畅，养成规律排便的习惯，并适当活动以增加肠蠕动，必要时根据医嘱给予缓泻药，并观察大便的次数、性质、量的改变。观察有无腹胀、腹痛等麻痹性肠梗阻的表现。重症患者卧床休息。有精神症状者，加设床挡并专人看护，设防坠床标识。每晚协助患者做腹部顺时针按摩。

2. 体温护理

监测生命体征变化，观察患者有无体温过低。体温过低者，注意保暖，调节室温在 22～23℃之间，避免病床靠近门窗。

3. 饮食调护

遵医嘱给予高蛋白、高维生素、低钠、低脂饮食，少量多餐。每天摄入足够的水分，以保证大便通畅。桥本甲状腺炎所致甲状腺功能减退者应避免摄取含碘食物和药物，以免诱发严重黏液性水肿。

4. 皮肤护理

水肿部位加强护理，防止破溃。皮肤干燥者加强皮肤护理，避免血液循环不良造成压疮，淋浴后涂抹护肤油保护。每早、晚扫床，保持床铺平整、无渣、无屑。定期为患者床上擦浴。

（张艳虹　徐凤芹）

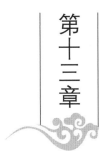
老年消化系统疾病

第一节　概　　述

　　消化系统疾病是老年人常见病之一，约占老年病的 18%。伴随着人体衰老，消化器官萎缩退变，消化系统解剖及生理功能改变，如胃张力、胃动力降低，胃酸胃酶分泌减少，肠蠕动和分泌减少，肝脏合成代谢、解毒能力下降等，老年人常有不同程度的消化、吸收、代谢及排泄功能障碍。老年人消化系统疾病常发病隐匿，病情较复杂，并发症多，因而死亡率也高。加之老年人特有的精神、心理变化，消化系统疾病的表现又多不典型，老年人对一些特殊检查的耐受力下降，使之不能积极进行，往往导致疾病诊断与治疗的延误。

　　老年消化系统疾病有其独特的自身特点，主要包括：①相关症状不典型：如疼痛症状轻微。有统计，老年人腹痛误诊率高达 40.9%，特别是出现胃溃疡、十二指肠溃疡时，腹部的疼痛症状容易被忽略，这可能和老年人的神经系统反应进行性迟钝有一定的关系。另外就是老年人对疼痛的耐受性比较强，对内脏引起的牵涉性疼痛和钝性疼痛不敏感，也有的老年人因为长期倍受一些慢性疼痛性疾病的折磨，当出现消化系统疾病引起隐约疼痛时，能够耐受，所以容易被本人忽视。②起病隐匿，病史较长，并发症多，常合并其他系统疾病：有些老年人从青壮年起消化系统就已经患病，反复迁延不愈。由于老年人消化系统脏器功能衰退，患病后不易恢复、治愈。例如老年人溃疡病的治愈时间常高出青年人一倍以上。老年人机体免疫功能低下，当有局部感染时，容易发展为全身感染。老年人还多同时患有心脏、肺、肾等重要脏器疾病，当患消化系统疾病时，往往可诱发其他脏器功能障碍，预后不佳。③老年人的病史采集困难：老年人常患有脑动脉硬化、脑萎缩及脑梗死等疾病，记忆力与感受力多有减退，对病情的陈述常不能准确，甚至主次颠倒，即使患有严重消化道疾病，也不能引起家人和医师的密切关注，甚至拒绝诊治。因此，对疑有消化系统疾病的老年人病史采集应格外细心；④老年患者易发生药物毒副反应：随着脏器衰老，老年人对药物的吸收代谢多有异常，药物在体内的半衰期多有延长，长期用药易出现积蓄中毒。老年人胃酸分泌不足，肠血流量减少，小肠吸收面积缩小，肠黏膜酶系缺乏，排空时间延缓和肠蠕动减慢等，均可影响药物的崩碎及溶解度，而使药物的吸收时间延长，有可能使血中出现较高药物浓度，增加发生药物过量或中毒的概率。此外，老年人肝脏合成白蛋白的能力降低，药物与白蛋白结合量也有所减少，可能致使血中游离药物浓度增高以及肾血流量减少所致的药物半衰期延长等，都是易于导致药物毒副反应增多的原因。

中医学以整体观念、辨证分析、调节平衡的方法为特点，对消化病有其系统的理论认识及特有的治疗方法，对老年消化系统疾病治疗经验丰富，历朝历代均有发展。中医学认为，老年消化系统疾病的发生、发展和变化，都是邪气与正气强弱的差异，所以每种消化病，既有它特有的病机，也有与其他消化病共有的病机。

本章重点讨论慢性胃炎、功能性消化不良、胃食管反流病、消化性溃疡和药物性肝损害等五类疾病的中西医结合治疗。

（苏　博　徐凤芹）

第二节　慢　性　胃　炎

慢性胃炎（chronic gastritis）是由多种原因引起的胃黏膜慢性炎性反应，本质是胃黏膜上皮反复受到损害使黏膜发生改变，最终导致不可逆的胃固有腺体的萎缩，甚至消失。该病易反复发作，不同程度地影响患者生命质量，是消化系统常见病之一。慢性萎缩性胃炎伴肠上皮化生、上皮内瘤变者发生胃癌的危险度增加，在临床上越来越引起重视。

一、流　行　病　学

大多数老年慢性胃炎患者无任何症状，因此本病在老年人群中的确切患病率不完全清楚。幽门螺杆菌（Hp）感染是慢性胃炎的主要病因（80%～95%）。Hp 感染几乎无例外地引起胃黏膜炎症，感染后机体一般难以自行将其清除，而造成慢性感染。据估计，人群中的 Hp 感染率大致相当于慢性胃炎的患病率。我国人群中的 Hp 感染率为 40%～60%，感染率随年龄增加而升高，因此估计人群中成人慢性胃炎患病率约为 50%，发病率随年龄增加而上升。慢性胃炎无论萎缩性还是非萎缩性，患病率均随年龄增长而上升。国外流行病学研究结果显示，约 50%～70% 的老年人存在慢性萎缩性胃炎，这与 Hp 感染率随年龄增加而上升有关，也与萎缩、肠上皮化生随年龄增加多发有关。

中医病名诊断以症状诊断为主。以胃痛为主症者，诊为"胃脘痛"；以胃脘部胀满为主症者，诊为"痞满"。若胃痛或胃脘部胀满症状不明显者，可根据主要症状诊断为"反酸""嘈杂"等病。

二、发病机制与病理生理特点

老年人慢性胃炎常见病因为 Hp 感染、长期服用非甾体类消炎药（NSAIDs）、胆汁反流及其他生物、理化因素，衰老也可加重胃黏膜萎缩的发生。

（一）H.pylori 感染

Hp 具有鞭毛，能在胃内穿过黏液层移向胃黏膜，释放尿素酶分解尿素产生氨气从而保持细菌周围中性环境。Hp 通过产氨作用、分泌空泡毒素相关蛋白 A（VacA）等物质而引起细胞损害；细胞毒素相关蛋白（CagA）能引起强烈的炎症反应；其菌体胞壁还可作为抗原诱导免疫反应。这些因素均可导致胃黏膜的慢性炎症。

（二）自身免疫机制和遗传因素

以胃体萎缩为主的慢性胃炎发生在自身免疫基础上，又称为自身免疫性胃炎，或称 A 型萎缩性胃炎。患者血液中存在自身抗体即抗胃壁细胞抗体和内因子抗体（intrinsic factor antibody，IFA）。前者使壁细胞总数减少，导致胃酸分泌减少或缺乏；后者使内因子缺乏，引起维生素 B_{12} 吸收不良，导致恶性贫血。本病可伴有其他自身免疫性疾病，如桥本甲状腺炎、白癜风等。

恶性贫血具有遗传背景，家庭成员中萎缩性胃炎，低酸或无酸，维生素 B_{12} 吸收不良的患病率以及 PCA、IFA 阳性率很高。近年发现 Hp 感染者中也存在着自身免疫反应，其血清抗体能和宿主的胃黏膜上皮起交叉反应，其机制主要与 Hp 抗原模拟有关。

（三）其他因素

1. 十二指肠-胃反流

由于幽门括约肌功能不全，胆汁胰液和肠液大量反流入胃，削弱胃黏膜屏障功能，使胃黏膜被消化液损伤，产生炎症、糜烂、出血和黏膜上皮化生等变化。吸烟也可影响幽门括约肌功能，引起反流。

2. 胃黏膜损伤因子

一些外源性因素如长期摄食粗糙或刺激性食物、酗酒、高盐饮食、长期服用 NSAIDs 等药物，可长期反复损伤胃黏膜造成炎症持续不愈。慢性右心衰竭、肝硬化、门静脉高压症可引起胃黏膜瘀血缺氧。这些因素可各自或与 Hp 感染协同起作用损伤胃黏膜。

3. 高龄

老年人黏膜可出现退行性改变，营养因子减少，使胃黏膜修复再生功能降低，上皮增殖异常及胃腺体萎缩。

（四）病理生理特点

慢性胃炎病理变化是胃黏膜损伤和修复这对矛盾长期作用的结果，组织学上表现为炎症、萎缩和化生。在慢性炎症过程中，胃黏膜也有反应性增生变化，无论炎症还是萎缩或肠化，开始时均呈灶性分布，随着病情发展，灶性病变逐渐融合成片。一般慢性胃炎的病理变化是胃窦重于胃体，小弯侧重于大弯侧；当萎缩和肠化生严重时，炎症细胞浸润反而减少。5 种形态学变量（Hp、炎症、活动性、萎缩和化生）的程度可分成无、轻度、中度和重度 4 级。

（五）中医病因病机

中医认为本病的发生主要因老年人感受外邪、内伤饮食、情志失调、脾胃虚弱、体虚久病等，上述因素损伤脾胃，致运化失司，升降失常，而发生气滞、湿阻、寒凝、火郁、血瘀等，表现为胃痛、胀满等症状。

三、诊断与鉴别诊断

70%～80%的患者可无任何症状。有症状者主要表现为非特异性消化不良，如上腹疼痛或不适，这些症状一般无明显节律性，进食可加重或减轻。此外也可有食欲缺乏、嗳气、反酸、恶心等症状。这些症状的有无和严重程度与慢性胃炎的内镜所示和组织病理学分级程度无明显相关性。胃黏膜有显著糜烂者可有上消化道出血，长期少量出血可引起缺铁性贫血。恶性贫血者常有疲劳、舌炎和轻微黄疸，而消化道症状较少见。慢性胃炎的体征多不明显，有时可有上腹轻压痛。

慢性胃炎确诊主要依赖内镜检查和胃黏膜活检组织学检查，尤其是后者。Hp 检测有助于病因诊断，怀疑自身免疫性萎缩性胃炎者应检测血清胃泌素和相关的自身抗体等。

（一）内镜检查

悉尼分类将胃炎的胃镜诊断定为 7 种类型：充血渗出性、平坦糜烂性、隆起糜烂性、萎缩性、出血性、反流性和皱襞增生性胃炎，这些类型可单独存在或多种并存。由于多数慢性胃炎的基础病变都是炎性反应（充血、渗出）或萎缩，因此，将慢性胃炎分为慢性非萎缩性胃炎及慢性萎缩性胃炎是合理的。如同时存在平坦糜烂、隆起糜烂或胆汁反流，则诊断为非萎缩性或萎缩性胃炎伴糜烂，或伴胆汁反流。内镜下慢性非萎缩性胃炎可见红斑（点状、片状、条状），黏膜粗糙不平，出血点（斑），黏膜水肿及渗出等基本表现；有时可见糜烂及胆汁反流。萎缩性胃炎的依据是黏膜呈颗粒状，血管暴露，色泽灰暗，皱襞细小，常伴有糜烂或伴胆汁反流。内镜观察要描述病变分布范围（胃窦、胃体或全胃）。

（二）组织病理学检查

1. 活检取材

用于临床诊断建议取 3 块（胃窦大小弯侧各 1 块和胃体小弯 1 块），用于科研时按悉尼系统要求取 5 块（胃窦和胃体的大小弯侧各取 1 块，胃角小弯侧取 1 块）。内镜医师应向病理医师提供活检部位、内镜所见和简要病史等资料，以提高诊断正确性。

2. 病理诊断报告

诊断要包括部位特征和形态学变化程度，有病因可见的要报告病因，如 Hp。病理要报告每块活检材料的组织学变化，以便临床医师结合内镜所见作出正确诊断。

（三）鉴别诊断

慢性胃炎患者可出现上腹部不适、疼痛、反酸、腹胀等消化不良症状，需要与消化性溃疡、胃癌、慢性胆囊炎、胆结石以及肝、胰腺疾病相鉴别。消化性溃疡常表现为上腹部疼痛，具有周期性、节律性的特点，常伴反酸；胃癌早期往往无明显症状，进展期可出现上腹部痛、呕吐、黑便，甚至呕血；胆囊结石患者常于餐后、夜间发生右上腹痛，涉及背部，呈发作性。胃镜、肝胆胰超声、腹部 CT 或磁共振、血液生化检查、肿瘤标志物等可帮助诊断和鉴别。对于出现纳差、体重减轻、贫血、呕血或黑便、黄疸等报警征象，尤其是 45 岁以上、新近出现症状或症状加重者应及时进行上述检查。

（四）中医证候诊断

1. 辨治要点

慢性胃炎的病位在胃，与肝、脾两脏密切相关。病机可分为本虚和标实两个方面。本虚主要表现为脾气（阳）虚和胃阴虚，标实主要表现为气滞、湿热和血瘀，脾虚气滞是疾病的基本病机。血瘀是疾病的重要病机，在胃黏膜萎缩发生发展乃至恶变的过程中起着重要作用。

2. 分型

（1）肝胃不和证：胃脘胀痛或痛窜及两胁，胃中嘈杂反酸，嗳气频繁。舌淡红，舌苔薄白或薄黄，脉弦或脉弦数。

（2）脾胃虚弱证

脾胃气虚证：胃脘胀满或胃痛隐隐，餐后加重，疲倦乏力，纳呆，四肢不温，大便溏薄。舌淡或有齿痕，苔薄白，脉虚弱。

脾胃虚寒证：胃痛隐隐，绵绵不休，喜温喜按。劳累或受凉后发作或加重，泛吐清水，精神疲倦，四肢倦怠，腹泻或伴不消化食物。舌淡胖，边有齿痕，苔白滑，脉沉弱。

（3）脾胃湿热证：脘腹痞满或疼痛，身体困重，大便黏滞或溏滞。食少纳呆，口苦、口臭，精神困倦。舌质红，苔黄腻，脉滑或数。

（4）胃阴不足证：胃脘灼热疼痛，胃中嘈杂。似饥而不欲食，口干舌燥、大便干结。舌红少津或有裂纹，苔少或无，脉细或数。

（5）胃络瘀阻证：胃脘痞满或痛有定处。胃痛日久不愈，痛如针刺。舌质暗红或有瘀点、瘀斑，脉弦涩。

四、治 疗

（一）西医治疗

慢性胃炎的治疗目的是缓解症状和改善胃黏膜组织学，治疗应尽可能针对病因，遵循个体化原则。无症状、无黏膜糜烂和无 Hp 感染的非萎缩性慢性胃炎不需要治疗。

1. 消除或削弱攻击因子

（1）根除 Hp

对象：有胃黏膜糜烂或萎缩，或有消化不良症状。

方案：见"消化性溃疡"。

（2）抑酸或抗酸治疗：适用于以胃黏膜糜烂或以胃灼热、反酸、上腹饥饿痛等症状为主者。根据病情或症状严重程度，选用抗酸剂、H₂受体拮抗剂或质子泵抑制剂。

（3）针对胆汁反流、服用 NSAIDs 等作相应治疗处理：动力促进剂多潘立酮、莫沙必利、伊托必利等可消除或减少胆汁反流，米索前列醇、质子泵抑制剂可减轻 NSAIDs 对胃黏膜的损害。

2. 增强胃黏膜防御

适用于有胃黏膜糜烂或症状明显者。药物包括胶体铋、铝碳酸镁制剂、硫糖铝、瑞巴派特、替普瑞酮、吉法酯、依卡倍特等。

3. 动力促进剂

适用于以上腹饱胀、早饱等症状为主者。

4. 其他

（1）伴胃黏膜异型增生的处理：轻度异型增生可加强随访观察，重度异型增生确认后应内镜下治疗或手术治疗。

（2）抗抑郁药、镇静药：适用于睡眠差，有明显精神因素者。

（3）维生素 B_{12}：适用于 A 型萎缩性胃炎有恶性贫血者。

（4）抗氧化剂：维生素 C、维生素 E、β-胡萝卜素和微量元素硒等抗氧化剂可清除 Hp 感染炎症所产生的氧自由基和抑制胃内亚硝胺化合物形成，对预防胃癌有一定作用。

（二）中医辨证论治

1. 肝胃不和证

治法：疏肝理气和胃。

方药：柴胡疏肝散（《景岳全书》）。药物组成：柴胡、陈皮、枳壳、芍药、香附、川芎、甘草。加减：胃脘疼痛者可加川楝子、延胡索；嗳气明显者，可加沉香、旋覆花。

中成药：①胃苏颗粒。药物组成：紫苏梗、香附、陈皮、香橼、佛手、枳壳、槟榔、鸡内金（制）。②气滞胃痛颗粒。药物组成：柴胡、延胡索（炙）、枳壳、香附（炙）、白芍、甘草（炙）。

2. 脾胃虚弱证

（1）脾胃气虚证

治法：益气健脾。

方药：香砂六君子汤（《古今名医方论》）。药物：木香、砂仁、陈皮、半夏、党参、白术、茯苓、甘草。加减：痞满者可加佛手、香橼；气短、汗出者可加炙黄芪；四肢不温者可加桂枝、当归。

中成药：香砂六君丸。药物组成：木香、砂仁、党参、炒白术、茯苓、炙甘草、陈皮、姜半夏。辅料：生姜、大枣。

（2）脾胃虚寒证

治法：温中健脾。

方药：黄芪建中汤（《金匮要略》）合理中汤（《伤寒论》）。药物：黄芪、芍药、桂枝、生姜、大枣、饴糖、党参、白术、干姜、甘草。加减：便溏者可加炮姜炭、炒薏苡仁；畏寒明显者可加炮附子。

中成药：温胃舒胶囊。药物组成：白术、补骨脂、陈皮、党参、附子、黄芪、肉苁蓉、肉桂、砂仁、山药、山楂、乌梅。

3. 脾胃湿热证

治法：清热化湿。

方药：黄连温胆汤（《六因条辨》）。药物：半夏、陈皮、茯苓、枳实、竹茹、黄连、大枣、甘草。加减：腹胀者可加厚朴、槟榔；嗳食酸腐者可加莱菔子、神曲、山楂。

中成药：三九胃泰颗粒。药物组成：三叉苦、九里香、两面针、木香、黄芩、茯苓、地黄、白芍。

4. 胃阴不足证

治法：养阴益胃。

方药：一贯煎（《续名医类案》）。药物：北沙参、麦冬、地黄、当归、枸杞子、川楝子。加减：胃痛明显者加芍药、甘草；便秘不畅者可加瓜蒌、火麻仁。

中成药：摩罗丹。药物组成：百合、麦冬、石斛、茯苓、白术、三七、延胡索、乌药、鸡内金、玄参、当归。

5. 胃络瘀阻证

治法：活血化瘀。

方药：失笑散（《太平惠民和剂局方》）合丹参饮（《时方歌括》）。药物：五灵脂、蒲黄、丹参、檀香、砂仁。加减：疼痛明显者加延胡索、郁金；气短、乏力者可加黄芪、党参。

中成药：荜铃胃痛颗粒。药物组成：荜澄茄、川楝子、醋延胡索、酒大黄、黄连、吴茱萸、醋香附、香橼、佛手、海螵蛸、煅瓦楞子。

五、预　　后

由于绝大多数老年慢性胃炎是 Hp 相关性胃炎，而 Hp 自发清除少见，因此慢性胃炎可持续存在，但多数患者并无症状。少部分慢性非萎缩性胃炎可发展为慢性多灶萎缩性胃炎。后者中的极少数经长期演变可发展为胃癌。根除 Hp、补充抗氧化剂等综合治疗可在一定程度上预防胃黏膜萎缩、肠化的发生和发展，部分患者胃黏膜萎缩可以逆转，但肠化生难以逆转。大约 15%～20%的 Hp 相关性胃炎可发生消化性溃疡，以胃窦炎症为主者易发生十二指肠溃疡，而多灶萎缩者易发生胃溃疡。

老年慢性胃炎的预后取决于病因。经治疗后大多数患者症状会减轻，但复发很常见。老年人部分萎缩性胃炎可以改善或逆转；肠上皮化生通常难以逆转；轻度异型增生可以逆转，但重度者易转变为胃癌。

针对老年慢性胃炎，依据《中国慢性胃炎共识意见》建议：活检有中-重度萎缩并伴有肠化生的慢性萎缩性胃炎 1 年左右随访 1 次；不伴有肠化生或上皮内瘤变的慢性萎缩性胃炎可酌情行内镜和病理随访；伴有低级别上皮内瘤变并证明此标本并非来于癌旁者，根据内镜和临床情况缩短至每 6 个月左右随访 1 次；而高级别上皮内瘤变需立即确认，证实后行内镜下治疗或手术治疗。

（苏　博　徐凤芹）

第三节 功能性消化不良

功能性消化不良（functional dyspepsia，FD）是指胃或十二指肠功能紊乱而导致的一组消化道症候群。以持续性、反复发作性上腹部疼痛为主，伴见食后饱胀、腹部胀气、嗳气、早饱、恶心等症状，病程一般超过 1 个月或间断发作累计达 3 个月。

一、流 行 病 学

FD 是目前临床上最常见的消化系统疾病之一。发达国家发病率为 15%～41%，亚洲不同地区为 8%～23%，我国发病率达到 10%～30%。有报道对既往 100 项临床研究共计 312 415 例病例分析发现，消化不良总患病率为 21%，约占消化科门诊病人的 30%～50%。

老年人更是 FD 好发的高危人群，发病率高达 28% 且逐年攀升。FD 多起病隐匿，加之老年人本身多种疾病并存，临床表现错综复杂。FD 虽非器质性疾病，但病程反复迁延，部分药物治疗效果欠佳，对老年患者生理、心理及生活质量造成不良影响。大量的临床实践及研究表明中西医结合治疗 FD 取得良好效果。通过对 FD 的中西医结合发病机制、病因、诊疗等进行规范，以提高老年患者认知率、降低发病率、改善生活质量。

二、发病机制与病理生理特点

（一）现代医学对本病的认识

1. 胃肠动力障碍

现代医学对 FD 的发病机制尚不明确，大量研究提示可能与多种复杂因素有关。一般认为胃肠道动力障碍是其主要病理生理学基础，约 40% 的 FD 患者存在胃排空延缓。主要与胃排空延迟、胃电节律紊乱、胃十二指肠运动协调失常、细胞及信号通路异常等相关。此外，FD 患者近端胃适应性舒张功能受损，顺应性下降，致使餐后胃内食物分布异常；胃中间横带面积增宽，胃排空延迟，食物潴留于胃远端，以上均可引起餐后饱胀、早饱等症状。FD 患者还存在移行性复合运动Ⅲ期次数减少、Ⅱ期动力减弱及胃十二指肠反流等。

有研究显示老年人餐后胃蠕动和收缩力降低，胃排空延迟，低体力活动者多见。这些改变可能与肠神经系统的改变（肠神经元数量减少和 Cajal 间质细胞丢失）和自主神经功能异常有关。因此，胃肠动力障碍是老年人 FD 高发的重要因素之一。

2. 内脏高敏感

主要表现为胃肠道对化学刺激和物理刺激的敏感。内脏高敏感可出现患者餐后上腹饱胀或隐痛、早饱等症状。内脏感觉过敏可能与炎性细胞及其释放的介质的作用及外周感受器、传入神经、中枢整合等的异常有关，也可能与胃底对食物容纳的舒张功能下降、食管下括约肌短暂松弛有关。有研究表明对酸的高敏感性是导致 FD 患者出现症状的重要机制。绝大多数老年人也有良好的胃酸分泌能力，甚至代偿性增加。

3. Hp 感染

老年人 Hp 感染率高于中青年人，但 Hp 感染是否为 FD 发病因素尚存争议，临床上根除 Hp 后确实有部分 FD 患者的消化不良症状得到改善。Hp 感染可能通过诱发胃肠动力障碍、增加胃酸分泌、增强内脏敏感及影响脑肠轴等环节导致 FD 的发生。

4. 胃酸

胃酸导致 FD 发病的作用机制尚不明，但抑酸治疗对少数患者确实可起到缓解消化不良症状的作用。胃酸分泌异常常表现为基础胃酸分泌在正常范围，但刺激可引起胃酸分泌增加，临床上表现为空腹时上腹部不适或疼痛、进食后减轻等。

5. 脑-肠轴功能失调

中枢神经系统通过"下丘脑-垂体-肾上腺轴"对胃肠功能进行调节。近年来研究结果显示，脑-肠轴失调是 FD 重要发病机制。脑-肠轴与精神心理因素、胃肠动力障碍、内脏高敏感、肠道菌群失调等方面均有联系，而肠道菌群是脑-肠轴系统的关键环节，采用肠道微生态制剂来改善肠道菌群、缓解症状是近年来治疗 FD 的新方向。

6. 心理因素

心理状态、情绪是影响患者消化功能的重要因素。有研究表明心理因素会导致胃排空能力及容受舒张能力下降，可能与胃肠激素的分泌失常、胃肠道感觉阈值降低、胃肠道敏感性增强相关，而胃肠道不适症状反馈至中枢神经又可引起焦虑、抑郁等情绪。调查表明，约50%以上 FD 患者存在精神心理障碍。FD 症状的严重程度与抑郁、焦虑和恐惧等有关。因此，精神心理因素是 FD 发病的重要因素之一。

7. 其他因素

生活方式、饮食结构、环境因素、先天遗传、消化系统感染及老年人消化酶分泌减少等，均可能与 FD 发病有关。

（二）祖国医学对本病的认识

本病属中医"胃痞""胃脘痛"等范畴。其中以上腹胀满为主要表现的为"胃痞"，以上腹部疼痛为主要表现的为"胃脘痛"。

本病多与感受外邪、饮食不节、情志失调、劳倦过度、先天禀赋不足等相关，老年人则多因脏腑功能虚损、气血阴阳不足所致，所以往往表现出脏虚腑实的症候。

1. 感受外邪

外感外邪，邪气入里，或误下伤中，邪气乘虚内陷，结于胃脘，阻塞中焦气机，升降失司发为胃部不适。

2. 饮食不节

内伤饮食，暴饮暴食，或恣食生冷，或过食肥甘，或嗜酒无度，损伤脾胃，纳运无力，痰食中阻，老年人年老体虚，脾胃虚弱，腐熟受纳运化水谷的能力下降而发此病。

3. 情志失调

忧思恼怒，情志不遂，肝气郁结，失于疏泄，横逆犯胃，脾胃升降失和，则发胃痞或胃痛。老年人随着年龄的增大，精气衰减、气血不荣，社交活动减少，容易产生孤独忧郁，伤感无聊之情绪变化，引起肝木克土，脾胃受损。

综上，本病病位在胃，涉及脾、肝。病机为本虚标实，虚实夹杂。脾虚而致中焦气机不利、升降失职为基本病机，贯穿疾病始终。

三、诊断与鉴别诊断

（一）西医诊断

1. 临床表现

核心症状为持续或反复发作的上腹部不适，常伴上腹痛、胃胀、早饱、嗳气、食欲不振、恶心、呕吐等，以某一个或某一组症状为主，在病程中症状也可以发生变化。根据临床症状特点 FD 分为餐后不适综合征（postprandial distress syndrome，PDS）及上腹疼痛综合征（epigastric pain syndrome，EPS）2 个亚型，且可以重叠出现。

（1）餐后不适综合征

核心症状：餐后饱胀不适（影响日常生活）；早饱（不能完成进食餐量）。常规检查（包括影像、生化及内镜）未发现器质性、系统性或代谢性疾病，诊断前至少 6 个月病程，近 3 个月存在症状，每周至少 3 天。

伴随症状：①可伴有上腹痛或上腹烧灼感；②上腹胀气、过度嗳气、恶心；③呕吐考虑其他疾病；④烧心不是消化不良症状，但可共存；⑤排气或排便后缓解通常不考虑为消化不良；⑥GERD 和 IBS 等也可引起消化不良症状，其可能和 PDS 是共存关系。

（2）上腹疼痛综合征

核心症状：上腹痛（影响日常生活）；上腹烧灼感（影响日常生活）。常规检查（包括影像、生化及内镜）未发现器质性、系统性或代谢性疾病，诊断前至少6个月病程，近3个月存在症状；每周至少 1 天。

①疼痛可由进餐诱发或缓解，或空腹时发生；②可发生餐后上腹胀、嗳气、恶心；③呕吐考虑其他疾病；④烧心不是消化不良的症状，但可共存；⑤疼痛不符合胆道疾病的标准；⑥排气或排便后缓解通常不考虑为消化不良；⑦GERD 和 IBS 等也可引起消化不良症状，其可能和 EPS 是共存关系。

2. 询问病史

（1）消化不良症状及其程度和频度；

（2）症状的发生与进餐的关系，有无夜间出现症状及症状与体位、排便的关系；

（3）进食量有无改变，有无身体质量下降以及营养状况；

（4）患者的进食行为、心理状态及是否影响生活质量；

（5）有无重叠症状，如胃灼热、反酸、腹泻或便秘等；

（6）有无发热、疲乏、无力等全身症状；

（7）有无胃肠道肿瘤家族史、食管胃恶性肿瘤史、消化性溃疡史；

（8）是否患易致消化不良的老年人常见慢性病；

（9）是否服用易致消化不良的老年人常用药物。

3. 体征

一般无明显阳性体征，部分患者可有剑突下轻压痛或按压后不适感。

4. 实验室及其他检查

胃镜检查可作为消化不良诊断的主要手段。其他辅助检查包括肝肾功能、血糖等生化检查、腹部超声检查和消化系统肿瘤标志物检测，必要时可行腹部 CT 扫描。对经验性治疗或常规治疗无效的 FD 患者可行 Hp 检查。对怀疑胃肠外疾病引起的消化不良患者，应选择相应的检查以利病因诊断。对症状严重或对常规治疗效果不明显的 FD 患者，可行胃电图、胃排空、胃容纳功能和感知功能检查。

（二）中医诊断

1. 辨病

FD 是西医学的概念，在祖国医学古籍中没有明确对应的病名，主要根据老年患者临床表现，可归为中医"胃痛""胃痞""积滞""嘈杂"等范畴。

（1）主症：①痞满、纳呆；②腹痛、嘈杂。

（2）次症：伴见烧心、泛酸、腹胀、嗳气、恶心、呕吐等不适症状。

2. 辨证

（1）首辨邪实。有邪者为实，无邪者为虚。实者腹胀痛、拒按，多为食积，气滞、湿热阻滞中焦。虚者喜温喜按，多为脾胃气虚及胃阴虚。年过中旬，脾胃先衰，复受邪气，常为本虚标实或虚实夹杂。

（2）再辨寒热。脾胃气虚多伴寒象，如喜热饮、遇寒加重；阴液不足则胃热内生，可见烧灼样疼痛、泛酸、舌质红等。实热苔黄腻；虚热舌光少苔。

（3）再分证型。根据患者主症、次症，结合舌苔脉象，参考 2017 版《功能性消化不良中西医结合诊疗共识意见》将本病分为饮食停滞、肝胃气滞、湿热内蕴、脾胃气虚、胃阴不足等五个证型。

（三）鉴别诊断

1. 西医鉴别诊断

（1）胃和十二指肠溃疡。以上腹痛为主要表现，可有夜间痛、饥饿痛，FD 与消化性溃疡特别是十二指肠溃疡十分相似，因此必须进行内镜及（或）X 线钡餐检查以资鉴别。

（2）慢性胃炎动力障碍型消化不良。以上腹胀、早饱、嗳气为主要表现，与慢性胃炎相似，胃镜检查可以鉴别。

（3）胰胆疾病。胆石症可以出现餐后疼痛腹胀，慢性胰腺炎和胰腺癌均可出现腹胀、食欲减退，B 超、腹部 CT、内镜下逆行胰胆管造影术（ERCP）等检查可资鉴别。

（4）慢性胰腺炎和胰腺癌。有时亦可误作 FD。但这些患者常有持续性剧痛，向背部放射，并可有胰腺炎风险因素如大量饮酒等，通过腹部 B 超、CT 可明确病因。

（5）其他。FD 还需与其他一些继发胃运动障碍疾病如糖尿病性胃轻瘫、胃肠神经肌肉病变相鉴别，通过这些疾病特征性的临床表现、体征及实验室检查可做出鉴别。

2. 中医鉴别诊断

（1）胸痹。多见于老年人，为当胸而痛，其多刺痛，动辄加重，痛引肩背，可见心悸气短、口唇紫绀、不能缓解。由于心胃位置相邻，老年人疼痛阈值增高，故胃痛与心前区疼痛常容易混淆。

（2）腹痛。腹痛是以胃脘部以下，耻骨毛际以上腹部疼痛为主症。胃痛是以上胃脘部近心窝处疼痛为主症，两者的疼痛部位不同。但胃处腹中，与肠相连，因而胃痛可影响及腹，而腹痛亦可牵连于胃，因此需从其疼痛的主要部位和起病原因加以辨别。

四、治　疗

（一）西医治疗

FD 治疗的主要目的是减轻或缓解症状，改善患者生活质量。

1. 一般治疗

帮助病人认识和理解病情，建立良好的生活规律和饮食习惯，避免烟酒及过度使用药物，避免食用可能诱发症状的食物。

2. 药物治疗

（1）抑酸。通过抑制胃酸分泌，防止胃黏膜被腐蚀，从而确保胃肠功能正常。适用于以上腹痛、灼热感为主要症状的患者。推荐使用：H_2 受体拮抗剂，如雷尼替丁、法莫替丁；也可用质子泵抑制剂，如奥美拉唑。这类药物起效快，对胃酸相关的症状如反酸、恶心、易饥饿等有一定缓解作用。可根据患者症状按需治疗，不宜长期使用。

（2）促胃肠动力药。PDS 患者常选择使用促胃肠动力药物。这类药物通过刺激平滑肌收缩来改善 FD 患者胃动力不足的症状。一般适用于以餐后饱胀、早饱为主要症状的患者，不良反应少。依照作用机理可分为 3 大类：多巴胺受体拮抗剂、5-羟色胺（5-HT）受体激动剂、胃动素受体激动剂。推荐使用：多潘立酮，每次 10mg，每日 3 次；莫沙必利，每次 5mg，1 日 3 次；依托必利，每次 50mg，每日 3 次。对疗效不佳者，可联合使用抑酸和促胃肠动力药治疗。

（3）助消化药。补充消化酶制剂是 FD 重要而常用的治疗措施。与促动力药联用效果更佳，可改善与进餐相关的上腹胀、食欲差等症状。尤其是老年人肠道菌群老化、胰酶分泌减少，更为适用。推荐使用：酵母片，每次 3～6 片，每日 3 次，饭后嚼服。

（4）胃黏膜保护剂。对合并慢性胃炎者尤为适用，推荐使用：丽珠得乐、硫糖铝、麦滋林-S。铝碳酸镁除具有抗酸作用外，还具有吸附胆汁的功能，伴有胆汁反流者优先选用。但应注意该类药物可能诱发或加重便秘，老年便秘患者慎用。

（5）抗 Hp 感染。目前推荐四联疗法是根除 Hp 的最佳方案。考虑 80 岁以上高龄患者对药物耐受性差，因此对合并 Hp 感染的 FD 患者，应权衡抗 Hp 治疗的利弊，建议在应用促动力剂、抑酸剂治疗无效时，再根除 Hp，并与患者及家属充分沟通，征得其同意。

（6）抗抑郁治疗。上述治疗疗效欠佳而伴随精神症状明显者可使用。常用的有三环类抗抑郁药如阿米替林，选择性抑制 5-羟色胺再摄取的抗抑郁药如帕罗西汀等，呕吐者可予恩丹司琼。宜从小剂量开始，注意药物的不良反应。此类药物起效慢，应向患者耐心解释，提高患者依从性，以免患者对药物产生怀疑而影响效果。但抗抑郁药副反应多，老年人慎用。

（二）中医辨证论治

1. 中药治疗

本病治疗以"降气和胃"为总则。实证则根据感邪的不同分别予以疏肝、除胀、消食、导滞、清热、降火、化湿等；虚证则配合益气、温中、养阴、润胃等治疗。同时根据本病的标本虚实，或先治其标，后顾其本，或标本兼顾，或补消结合。药宜平和，在理气、清热、燥湿、化瘀时不宜攻伐太过，以免耗伤正气。

（1）饮食停滞证

临床表现：胃脘部饱胀疼痛，进食加重，嗳腐早饱，甚至呕吐不消化的食物、大便不畅。舌红苔厚腻，脉滑实。

治法：消食导滞，健胃理气。

方药：保和丸加减。

组成：神曲、山楂、陈皮、姜半夏、茯苓、连翘、莱菔子、木香、炒谷芽、炒麦芽。

加减：若食积化热，便秘不通、舌苔黄腻者，用枳实导滞丸或木香槟榔丸；若食积内阻，气血不畅，用越鞠丸。

中成药：予六味安消胶囊，治以和胃健脾、导滞消积、行血止痛。每次 5 粒，每日 3 次。或健胃消食口服液，健胃消食，适用于脾虚食积。每次 10ml，每日 2 次，饭后 30 分钟口服。

（2）肝胃气滞证

临床表现：胀满，连及两胁，攻撑走窜，生气频繁，每因情志不遂而诱发或加重，常伴有反胃、泛酸及焦虑、烦躁等情绪。舌质暗红，苔薄白或白厚，脉弦。

治法：疏肝和胃，理气消滞。

方药：柴胡疏肝散合越鞠丸加减。

组成：柴胡、白芍、枳壳、陈皮、川芎、香附、神曲、苍术、栀子、甘草。

加减：胁痛明显者，加延胡索、川楝子；腹胀明显者，加厚朴、大腹皮；气逆者，加旋覆花、代赭石；胃灼热泛酸者，加芡实、乌贼骨；咽部有异物感者，加制半夏、紫苏梗。

中成药：治疗可给予气胃痛冲剂，疏肝行气，和胃止痛。每次 1 袋，每日 3 次，饭后 30 分钟口服。

（3）湿热内蕴证

临床表现：腹胀、气滞、胸闷、痞满，烧灼疼痛甚至连及胸咽，泛酸，恶心，呕吐，进食后症状加重，口中黏腻，肠鸣，排便黏滞不爽，夜寐不安，亦可伴有焦虑。舌质红，苔黄腻，脉弦滑或滑数。

治法：清热化湿，消食和胃。

方药：泻心汤合三仁汤加减。

组成：黄芩、黄连、牡丹皮、干姜、白果仁、生薏苡仁、半夏、厚朴、通草、滑石、竹叶。

加减：呕恶者，加竹茹、生姜汁；痞满者，加枳壳、瓜蒌皮；纳差者，加谷芽、麦芽、神曲；大便滞下不爽者，加枳实、槟榔；泛酸者，加用左金丸。

中成药：达立通颗粒，清热解郁，和胃降逆，通利消滞。适用于肝胃郁热证。每次 6g，一日 3 次，饭前 30 分钟冲服。

（4）脾胃气虚证

临床表现：腹部不适，反复发作，餐后胀满，自觉腹中发凉，喜热饮、喜温喜按，纳少便溏，面色黄，神疲乏力。舌体胖大或有齿痕，苔白，脉沉细无力或沉缓等。

治法：健脾益气，和胃除满。

方药：香砂六君子汤加减。

组成：木香、砂仁、制半夏、陈皮、人参、茯苓、白术、甘草、生姜、大枣。

加减：纳少者加焦三仙；腹泻者，加炒扁豆、炒薏苡仁；腹胀者，加大腹皮、沉香；胃寒者，加高良姜、干姜；中气不足者，用补中益气汤。

中成药：予以香砂六君子丸，健脾和胃，理气止痛。每次 6~9g，每日 3 次。或参苓白术颗粒，健脾益气。每次 3g，一日 3 次，冲服。

（5）胃阴不足证

临床表现：脘腹隐痛时发时止，痞闷不饥，烧灼嘈杂，咽干唇燥，五心烦热，多梦，便秘，消瘦。舌体瘦、舌质红少苔或无苔，脉细无力或细数等。

治法：滋养胃阴，润胃顺降。

方药：麦门冬汤加减。

组成：麦冬、生晒参、法半夏、沙参、生地黄、山楂、神曲、麦芽、炙甘草、粳米、大枣。

加减：便秘者，加火麻仁、瓜蒌仁；不寐者，加酸枣仁、五味子。

2. 针刺

取穴：足三里、内关、中脘、中极、梁门、脾俞、胃俞等。

实证用泻法，虚证用补法，病甚者出现寒证还可配合艾灸法。

3. 耳针

取穴：神门、交感、胃、肠、脾、肝等。

取其中 3~4 穴，中等刺激，留针 30 分钟，每日或隔日治疗 1 次。

4. 穴位贴敷

用溶剂随证调制不同中药，贴于神阙、中脘、天枢等穴位。隔日一次，疗程 5~7 日。

5. 中药热熨法

组成：食盐、吴茱萸、麦麸、干姜等。

炒热，装入布袋中，热熨痛处。每日一次，每次 10~20 分钟即可，疗程 5~7 日。

6. 推拿

取穴：上脘、中脘、下脘、神阙、天枢、气海、关元等。

每日一次，每次 10~20 分钟即可，疗程 5~7 日。

7. 穴位埋线

取穴：中脘、天枢、足三里等。

配穴：肝胃不和者加肝俞；脾胃虚弱者加脾俞；脾胃湿热者加三焦俞。

每周治疗 1 次，疗程 1 个月。

五、预 后

FD 症状可反复或间断发作，影响生活质量，但一般预后良好。如果患者症状持续不缓解，应定期复查胃镜，排除其他器质性或恶性疾病。

1. 心理调护

针对患者采取有针对性的心理护理。老年人可通过下棋、看报、听音乐等娱乐活动消除紧张感，还可配合性格训练，如精神放松法、呼吸控制训练法、气功松弛法等，减少或防止 FD 的发生。

告知患者情绪反应与疾病的发展及转归密切相关，提高患者情绪的自我调控能力及心理应急能力；全面客观地认识疾病；告诫病人重视不良行为的纠正。

2. 饮食调护

（1）忌食肥甘厚味。老年人应避免进食碳酸饮料、油炸食品、咖啡、牛奶、奶酪、甜食、豆类、面包等食物。

（2）忌食辛辣、厚腻、冷硬食物。

（3）避免饮用浓茶、咖啡，嗜烟酒和服用非甾体抗炎药。

（4）对早饱、餐后腹胀明显者，应养成良好的饮食习惯，建议每日定时、定量进餐，少食多餐等。

3. 运动调护

FD 患者宜经常锻炼，避免餐后立刻运动，以免增加胃肠负担，老年患者锻炼注意频率、时间、强度，避免高强度、重体力运动及过度劳累。传统的中医保健功法如八段锦、太极拳等，对调整胃肠功能有一定的作用，对老年人尤为适宜。

（李　婧　徐凤芹）

第四节　胃食管反流病

胃食管反流病（gastroesophageal reflux disease，GERD）是一种由胃十二指肠内容物反流入食管引起不适症状和（或）并发症的疾病。反流和烧心是最常见的症状。根据是否导致食管黏膜糜烂、溃疡，分为反流性食管炎（reflux esophagitis，RE）和非糜烂性反流病（non-erosive reflux disease，NERD）。GERD 也可引起咽喉、气道等食管邻近组织的损害，出现食管外症状。

一、流　行　病　学

GERD 在世界范围内的患病率为 13.3%，近期一篇综述中报道北美 GERD 的发病率高达 27.8%，而欧洲高达 25.9%。国内基于人群的流行病学调查显示，每周至少 1 次烧心症状的患病率为 1.9%～7.0%。近期国内的一项大型流行病学调查显示，我国有胃食管反流病症状的患者约为 3.1%。近年来由于老龄化的发展，人群中 GERD 的发病率有随年龄增高的趋势，但由于老年人典型胃食管反流症状少见，常易漏诊、误诊，严重影响了老年人生活质量。目前已有大量研究表明，随着年龄的增加 GERD 患病率也在上升，60～70 岁为发病高峰期。

中医认为 GERD 归属于"吐酸""吞酸""嘈杂""食管瘅"等范畴。老年人胃食管反流病已成为中国现代社会常见病、多发病，严重危害人民的身心健康和生活质量，给社会及家庭亦造成了较大的负担。

二、发病机制与病理生理特点

（一）病因

GERD 的发生主要由食管黏膜受到的攻击因素和抗反流因素之间的失衡引起，老年人生理情况不同于中青年人，其具有食管下括约肌压力偏低、食管黏膜修复功能低下、食管动力差等特点，故老年人 GERD 发病机制可概括为以下几点：

1. 食管抗反流能力减弱

在生理状态下，胃食管交界处由多个结构构成，它们共同作用相互协作来抗反流，具体包括：食管下括约肌（lower esophageal sphincter，LES）本身的顺应性和其收缩产生的腔内压力、膈肌脚（食管裂孔）的顺应性和收缩产生的腔外压力、膈食管膜的完整性（将下食管固定于膈裂孔）、腹段食管和胃底组成 His 角（为锐角）而形成的抗反流"阀瓣"。其中 LES 在抗胃食管反流屏障中起最关键作用，是防止胃食管反流最主要的压力屏障。

老年人因其骨密度低下和日常身体姿势改变易导致驼背和食管裂孔疝，破坏了胃食管结合部的正常解剖关系，造成 LES 松弛，LES 压力较中青年人低；老年人因伴有多种慢性疾病，常用茶碱类、抗胆碱能、钙拮抗剂、止痛剂、非甾体类抗炎药等药物，刺激消化道黏膜，使 LES 压力降低，引起胃排空延迟；老年人消化道退行性变，动力下降，出现便秘、肥胖等导致腹压增高，胃内压增高，超过 LES 压力导致反流。

2. 食管对反流物的防御减弱

食管对反流物的防御减弱具体表现为食管对反流物廓清能力降低、食管黏膜的屏障功能减弱、胃食管感觉异常。

（1）食管对反流物廓清能力降低：反流物中对黏膜损害的物质包括胃酸、胃蛋白酶，同时反流物中也常含有胆汁、胰酶。生理状态下食管对反流物有廓清作用，具体包括：通过重力和食管自发或继发的蠕动将食管内容物排入胃内；唾液中和反流物中的胃酸、胃蛋白酶以及胆汁、胰酶。而 GERD 患者食管蠕动减弱，同时唾液分泌减少，廓清能力较正常人大幅降低。

老年人的食管蠕动功能下降，无推动性地自发收缩增加；老年人唾液中重碳酸盐分泌减少，使食管清除能力下降，因此增加了食管黏膜在反流物中的暴露时间。

（2）食管黏膜的屏障功能减弱：

食管黏膜的屏障包括：上皮前屏障，上皮屏障，上皮后屏障。食管黏膜的屏障功能减弱会使反流物损害食管，从而诱发 RE。

老年人内脏黏膜血管壁增厚、变细，导致血流量减少，食管内上皮的增生和修复能力下降，黏膜组织防御功能受影响。老年人胃泌酸量未随增龄而减退，由于老年人食管黏膜屏障作用减弱、食管蠕动功能下降，故以胃酸与胃蛋白酶为主要反流物刺激和损害食管黏膜的作用相对增强。

（3）胃食管感觉异常：部分 GERD 患者有食管感觉过敏，有研究显示 NERD 患者对球囊扩展感知阈降低、酸敏感增加，抗酸治疗后食管对酸的敏感降低。

3. 精神心理因素

老年人普遍存在睡眠质量下降，睡眠生理研究发现睡眠障碍可导致消化道症状，反复干扰睡眠可诱发腹痛、腹胀、反酸、烧心、排便习惯改变等，从而导致或加重 GERD 症状；老年人常有抑郁、焦虑等不良情绪，慢性焦虑、抑郁可通过脑-肠轴相互作用，经精神内分泌途径影响食管和胃的动力，改变食管黏膜的敏感性，使食管感受阈值降低，使患者对低强度食管内刺激反应性增强，从而参与 GERD 的形成及症状的产生。

（二）病理生理

病理情况下可引起食管抗反流屏障功能下降的机制有三种：

（1）LES 压力<6mmHg，中重度食管炎患者 LES 压力降低更明显。此种情况下会造成胃内容物反流入食管，临床中多见，无解剖结构改变。

（2）生理状态下，气体反流、胃扩张、腹内压增加都会发生一过性食管下括约肌松弛（TLESR）。GERD 患者 TLESR 发作频繁，持续时间长，且多为酸反流。在临床中，是引起 GERD 的主要原因。有研究显示 GERD 多发生在餐后，在 GERD 患者中有 1/2 的胃排空延迟，其机制为餐后胃扩张引起 TLESR，从而诱发 GERD。

（3）腹段食管和胃底组成的 His 角处，以及胃食管交界处的膈肌脚、膈食管韧带是抗反流功能重要的一环，其结构异常也会诱发 GERD，其中最常见的就是食管裂孔疝（hiatal hernia，HH）。反流 GEJ 间断向近端移位进入异常增大的食管裂孔则产生了食管裂孔疝，继而造成多种抗反流结构出现障碍。GERD 患者较非 GERD 患者更易合并 HH，据估计，有50%～90%的 GERD 患者合并 HH，而非 GERD 患者合并 HH 的比率较低。

（三）中医病因病机

饮食不节、情志失调、外邪入侵、起居劳逸不当、素体禀赋不足或久病体虚所致的脾胃虚弱是本病的重要病因。中医认为肝胆失于疏泄，脾失健运，胃失和降，肺失宣肃，胃气上逆，上犯食管，形成本病的一系列临床症状。老年人禀赋不足、脾胃虚弱为本病发病基础。

土虚木乘或木郁土壅，致木气恣横无制，肝木乘克脾土，胆木逆克胃土，导致肝胃、肝脾或胆胃不和；气郁日久，化火生酸，肝胆邪热犯及脾胃，脾气当升不升，胃气当降不降，肝不随脾升，胆不随胃降，以致胃气挟火热上逆；肝火上炎侮肺，克伐肺金，消灼津液，肺失肃降而咳逆上气，气机不利，痰气郁阻胸膈；病程日久，气病及血，则因虚致瘀或气滞血瘀。

本病病理因素有虚实两端，正虚为本，以脾胃虚损为主；邪实为标，以气郁、食滞、痰凝为主。

三、诊断与鉴别诊断

（一）诊断

1. 症状

GERD 有典型的烧心和反流症状或有反流相关的食管外症状，如反流相关的咳嗽、哮喘等。临床表现中典型症状包括反酸、烧心，但要注意排除幽门梗阻或消化道梗阻。非典型相关症状包括嗳气、恶心、上腹不适、上腹痛、胸痛等。食管外症状有咽部异物感、吞咽困难、吞咽痛、慢性咳嗽、咽喉炎、鼻窦炎、哮喘、反复发作性肺炎及肺间质纤维化、夜间睡眠呼吸暂停及中耳炎等。如只有食管外症状，无反酸、烧心典型症状，则要进一步了解该症状发生的时间、与进餐体位的关系及其他诱因，有无重叠症状、焦虑、抑郁状态、睡眠障碍等。

老年人由于自身生理特点，出现胃灼热、反酸等典型症状者较中青年明显减少，上腹部不适、体重减轻等不典型症状增加，老年人 GERD 更容易伴发胃食管的反流症状和呼吸道症状。食管外症状，如哮喘、慢性咳嗽、反流性咽喉炎、牙龈炎，特发性肺纤维化、非心源性胸痛等亦较中青年患者多见。

2. 辅助检查

（1）上消化道内镜及病理检查：可显示有无反流性食管炎或 Barrett 食管。

（2）X 线片和放射性核素检查综合分析：可显示有无黏膜病变、狭窄、食管裂孔疝。

（3）24h 食管 pH、食管阻抗 pH 监测：可详细反映是否存在酸反流、昼夜酸反流规律、酸反流与症状的关系、患者对治疗的反应。

（4）食管测压：证实有无反流动力学紊乱基础（LES 压力降低、食管清除功能减弱等）。

（5）食管胆汁反流测定：可证实有无胆汁反流。需要注意排除其他引起反流的病理或生理状态。

3. 诊断性治疗

PPI 试验性治疗：服用标准剂量质子泵抑制剂（PPI），1 日 2 次，疗程 1～2 周。服药后阳性则支持 GERD 诊断。

（二）鉴别诊断

1. 胸痛需与心绞痛鉴别

GERD 引起的胸痛也称食管源性胸痛，需与"卧位性"或"变异性"心绞痛鉴别。以下几点可资鉴别：①典型心绞痛位于中下段胸骨后及心前区，而食管源性胸痛为中下段胸骨后及剑突下。②前者多为压榨样痛、闷痛，后者多为灼痛。③去除诱因、休息、含服硝酸甘油后心绞痛可迅速缓解；食管源性胸痛则休息无效，服用碱性药物、PPI 药物或站立时疼痛可缓解。④心电图有无与胸痛发作同步出现的 S-T 段及 T 波缺血性改变，心肌酶谱检测有利于心肌梗死的排除。⑤食管 X 线钡剂造影、内镜、食管下端 24h pH、食管阻抗 pH 监测或

（和）胆汁反流监测、LES 压力测定等，可证实 GERD 存在与否。

2. 吞咽困难需与食管癌、贲门失弛缓症鉴别

GERD 早期引起食管痉挛，可出现一过性吞咽困难；晚期则因食管壁结缔组织增生致管腔狭窄需与其他原因引起的吞咽困难相鉴别。①食管癌常表现为由固体-软食-液体渐进性吞咽困难，进展速度较快，常伴明显体质量下降。②食管癌的食管 X 线钡剂造影示食管不规则狭窄及管壁僵硬感。内镜及活检对鉴别食管癌与 Barrett 食管、食管炎有重要价值。③贲门失弛缓症除因食管痉挛或食管扩张诱发胸痛，吞咽困难为其常见症状。

3. 食管外症状需与呼吸系统症状、喉部症状鉴别

GERD 需与部分反复发作性哮喘、咳嗽、夜间睡眠呼吸暂停、间歇性声音嘶哑、咽部异物感、发音困难、喉痛等鉴别。对难以解释的慢性咳嗽、反复发作性支气管哮喘等，经长期抗炎、解痉等治疗效果不佳的患者，经夜间抬高床头，改善饮食习惯及 PPI 抗反流治疗 2 周，症状可以减轻或消失的应疑有胃食管反流病可能，胸片、喉镜、钡剂造影、内镜、24h 食管 pH、食管阻抗 pH 监测等可鉴别。

（三）中医证候诊断

1. 辨证要点

本病的病位在食管和胃，与肝胆脾肺关系密切。以正虚为本，以脾胃虚损为主；邪实为标，以气郁、食滞、痰凝为主。胃失和降，胃气上逆，水湿不化，聚为痰浊，上渍于肺，导致肺失肃降，同时肝胆气机不畅，郁而发热，横逆犯胃为其重要病机。

2. 辨证分型

（1）肝胃郁热证：烧心，反酸；胸骨后灼痛，胃脘灼痛，脘腹胀满，嗳气反食，心烦易怒，嘈杂易饥，舌红苔黄，脉弦。

（2）胆热犯胃证：口苦咽干，烧心；胁肋胀痛，胸痛背痛，泛酸，嗳气或反食，心烦失眠，嘈杂易饥，舌红苔黄腻，脉弦滑。

（3）中虚气逆证：泛酸或泛吐清水，神疲乏力；胃脘隐痛，胃痞胀满，食欲不振，嗳气或反食，大便溏薄，舌淡苔薄，脉细弱。

（4）气郁痰阻证：喉不适如有痰梗，胸膺不适；嗳气或反食，吞咽困难，声音嘶哑，半夜呛咳，舌苔白腻，脉弦滑。

（5）瘀血阻络证：胸骨后灼痛或刺痛；背痛，呕血或黑便，烧心泛酸，嗳气或反食，胃脘隐痛，舌质紫暗或有瘀斑，脉涩。

（6）寒热错杂证：餐后反酸，饱胀；胃脘灼痛，胸闷不舒，不欲饮食，身倦乏力，大便溏薄，舌淡或红，脉细滑数。

四、治　　疗

良好的生活方式是 GERD 治疗的前提，具体包括抬高床头、睡前 3 小时不再进食、避免高脂肪食物、戒烟、戒酒、减肥。

（一）西医治疗

治疗 GERD 的基本方法是抑制胃酸的分泌。抑制胃酸的药物包括 H_2 受体拮抗剂（H_2RA）：西咪替丁、雷尼替丁、法莫替丁等；PPI：奥美拉唑、兰索拉唑、泮托拉唑、雷贝拉唑、艾司奥美拉唑等；辅助黏膜保护剂：硫糖铝、铝碳酸镁等。

1. 初始治疗

老年人胃泌酸量未随增龄而减退，PPI 或 P-CAB 为治疗老年 GERD 的首选有效药物，单剂量治疗无效可改用双倍剂量，一种抑酸剂无效可尝试换用另一种。疗程为 4～8 周。

2. 维持治疗

用 PPI 或 P-CAB，以及促动力药（目前临床主要用药如莫沙必利）迅速控制症状，然后再减量维持。GERD 是慢性病，需要一个长期的治疗过程。应用 PPI 或 P-CAB 标准剂量，患者胃内 pH 夜间仍可以在 4.0 以下，并能够持续 1h 以上，这种现象被称为夜间酸高分泌，若出现夜间酸高分泌的现象，可加用 H_2RA。

3. 手术治疗

当 GERD 患者内科治疗失败或食管严重狭窄时，可以考虑进行手术治疗。代表手术方法包括：Nissen 手术和 Toupet 手术、ColisBelsey 手术和 Collis-Nissen 手术。术后常见的并发症包括腹胀（12%）、吞咽困难（6%），相当一部分患者（11%～60%）术后仍需规律用药。老年人因年龄大、伴发病多、耐受差，使得老年 GERD 患者抗反流手术潜在风险升高，易发生相关术后并发症，故应严格掌握手术适应证。

4. 内镜治疗

内镜下治疗目前较常用射频治疗，近年内镜下注射治疗、内镜下全层折叠术、胃底折叠术等方法也已在临床逐步开展，但是其远期疗效、可靠性、安全性、对 GERD 不典型症状是否有效等问题尚不明确，PPI 治疗有效时不主张用该类方法。禁忌证有 C 级或 D 级食管炎、食管裂孔疝＞2cm、食管部蠕动障碍等。伴有异型增生和黏膜内癌的 Barrett 食管患者，超声内镜检查排除淋巴结转移后，可考虑内镜切除术。

5. 精神心理治疗

老年 GERD 患者普遍存在抑郁、焦虑等不良情绪，且情绪的不良程度与 GERD 症状的严重程度相关。大量临床观察证实，在老年 GERD 的治疗中，通过心理干预和药物的联合能显著减轻病症和提高生活质量。心理干预（包括疏导、鼓励、同情、解释、安慰、支持等正性刺激）有助于患者改变不良生活方式、消除恐惧心理，帮助患者达到生理、心理和情绪的统一，使药物治疗作用持续存在，使老年 GERD 患者的症状在停药以后长期缓解。

（二）中医治疗

1. 辨证论治

（1）肝胃郁热证

治法：疏肝泻热，和胃降逆。

方药：柴胡疏肝散合左金丸加减，药物组成：柴胡 15g、枳壳 10g、白芍（炒）10g、牡丹皮 10g、栀子（焦）10g、香附 6g、旋覆花 9g、赭石 10g、黄连 6g、吴茱萸 1g、甘草 6g 等。

加减：泛酸多者，加煅瓦楞、乌贼骨、浙贝母；烧心重者，加珍珠母、玉竹。

中成药：达立通颗粒。药物组成：柴胡、枳实、木香、陈皮、清半夏、蒲公英、焦山楂、焦槟榔、鸡矢藤、党参、延胡索、六神曲（炒）。

（2）胆热郁胃证

治法：清化胆热，降气和胃。

方药：小柴胡汤合温胆汤加减，药物组成：柴胡15g、黄芩9g、人参9g、甘草6g、半夏6g、生姜9g、大枣9g、竹茹15g、枳实9g、陈皮9g、茯苓15g。

加减：口苦呕恶重者，加焦山栀、香附、龙胆草；津伤口干甚者，加沙参、麦冬、石斛。

中成药：胆胃康胶囊，药物组成：青叶胆、黄芩、枳壳、柴胡、白芍、泽泻、茯苓、茵陈、淡竹叶、灯心草。

（3）中虚气逆证

治法：疏肝理气，健脾和胃。

方药：旋覆代赭汤合六君子汤加减，药物组成：旋覆花12g、代赭石6g、人参6g、白术（炒）9g、茯苓9g、半夏6g、陈皮3g、生姜6g、大枣10g、甘草6g。

加减：嗳气频者，加砂仁、豆蔻；大便溏薄甚者，加赤石脂、山药。

中成药：枳术宽中胶囊，药物组成：炒白术、枳实、柴胡、山楂。

（4）气郁痰阻证

治法：开郁化痰，降气和胃。

方药：半夏厚朴汤加减，药物组成：半夏12g、厚朴9g、茯苓12g、紫苏叶6g、生姜15g。

加减：咽喉不适明显者，加苏梗、玉蝴蝶、连翘、浙贝母；痰气交阻明显，酌加苏子、白芥子、莱菔子。

中成药：木香顺气丸（颗粒），药物组成：木香、砂仁、醋香附、槟榔、甘草、陈皮、厚朴、枳壳、苍术、青皮、生姜。

（5）瘀血阻络证

治法：活血化瘀，行气止痛。

方药：血府逐瘀汤加减，药物组成：桃仁12g、红花5g、当归10g、赤芍10g、川芎10g、生地黄10g、桔梗6g、延胡索10g、柴胡9g、枳壳6g、半夏10g、陈皮10g。

加减：胸痛明显者，加制没药、三七粉、全瓜蒌；瘀热互结甚者，加牡丹皮、郁金。

中成药：康复新液，药物组成：美洲大蠊干燥虫体提取物。

（6）寒热错杂证

治法：清化湿热，健脾和胃。

方药：黄连汤，药物组成：黄连9g、甘草9g、干姜9g、桂枝9g、人参6g、半夏9g、大枣10g。

加减：大便溏滞严重者，加皂角刺、晚蚕沙、茯苓；胃脘灼痛甚者，加吴茱萸、煅瓦楞、乌贼骨。

中成药：荆花胃康胶囊，药物组成：土荆芥、水团花。

2. 针灸治疗

针灸治疗或针药联合治疗同样是治疗 GERD 的重要手段。现代针灸机制研究表明，针灸可调节幽门括约肌的功能，防止十二指肠内容物的反流。

体针疗法常用穴位：实证用内关、足三里、中脘；虚证用脾俞、胃俞、肾俞、膻中、曲池、合谷、太冲、天枢、关元、三阴交等，以泻法和平补平泻为主。

五、预　后

老年 GERD 多呈慢性病程，好复发。NERD 指存在反流相关的不适症状，但镜下未见 Barrett 食管和食管黏膜破损。NERD 对西医治疗反应较差，但近些年来临床研究表明中医治疗对 NERD 有很好的疗效。Barrett 食管有发生腺癌倾向。随着治疗方法的不断深入研究，反流性食管炎治愈率逐渐提高，严重并发症的发生率趋向减少。

（苏　博　徐凤芹）

第五节　消化性溃疡

消化性溃疡（peptic ulcer，PU）是指深度达到甚至穿透黏膜肌层的消化道黏膜损害，致损因子为胃酸、胃蛋白酶等自身消化，多为慢性。通常发生在胃及十二指肠，也可发生在与酸性胃液相接触的其他胃肠道部位，包括食管下段、胃肠吻合术后的吻合口及其附近肠襻和含有异位胃黏膜的 Meckel 憩室，为全球性常见病和多发病。

一、流　行　病　学

近年来 PU 的发病率虽有下降趋势，但目前仍是常见的消化系统疾病之一。本病在全世界均常见，一般认为人群中约有 10%在其一生中患过 PU。在不同国家和地区，其发病率有较大差异。欧美文献报道患病率约为 6%～15%。PU 在我国人群中的发病率尚无确切的流行病学调查资料。本病可见于任何年龄，以 20～50 岁居多，男性多于女性（2～5）：1，临床上十二指肠溃疡（duodenal ulcer，DU）多于胃溃疡（gastric ulcer，GU），两者之比约为 3：1。PU 的自然复发率较高，1 年的自然复发率为 60%～80%，经成功幽门螺杆菌（Hp）根治后，复发率可降为 3%～7%，如 Hp 根治失败，则溃疡的复发率可达到 60%～95%。发病常有一定的季节性，秋冬、冬春之交发病。

DU 多见于青壮年，GU 多见于中老年人。过去 30 年随着 H_2 受体拮抗剂、质子泵抑制剂等药物治疗的进展，PU 及其并发症发生率明显下降。近年来阿司匹林等 NSAIDs 药物应用增多，老年 PU 发病率有所增高。

二、发病机制与病理生理特点

（一）病因

PU 发病是由于消化道黏膜的保护因子和攻击因子之间失衡。攻击因子包括：胃酸、胃蛋白酶、Hp 感染、阿司匹林等非甾体抗炎药（NSAIDs）、乙醇、胆盐等；保护因子包括：黏膜黏液屏障、碳酸氢盐、细胞再生、前列腺素和表皮生长因子、黏膜血流等。其中 GU 的发生主要由于保护因子能力的减弱；而 DU 的发生主要是由于攻击因子的增强，也可能二者兼有。

1. 胃酸与胃蛋白酶

胃蛋白酶及胃酸对胃黏膜都有侵蚀作用，可对胃壁进行消化，从而引发溃疡。PU 发生的机制是致病因素引起胃酸、胃蛋白酶对胃黏膜的侵袭作用与黏膜屏障的防御能力间失去平衡。侵袭作用增强或（和）防御能力减弱均可导致 PU 的产生。GU 和 DU 同属 PU，但 GU 在发病机制上以黏膜屏障防御功能降低为主要机制，DU 则是高胃酸分泌起主导作用。

2. Hp

Hp 感染为 PU 重要的发病原因和复发因素之一，DU 患者的 Hp 感染率可高达 90%以上，但有的 DU 人群 Hp 阳性率约为 50%，GU 的 Hp 阳性率为 60%～90%。另外，Hp 阳性率高的人群，PU 的患病率也较高。根除 Hp 有助于 PU 的愈合及显著减少溃疡复发。

3. 药物

长期服用 NSAIDs、糖皮质激素、氯吡格雷、双膦酸盐、西罗莫司等药物的患者易于发生 PU。其中 NSAIDs 是导致 PU 的最常见药物，包括布洛芬、吲哚美辛、阿司匹林等。NSAIDs 大多为有机酸，能直接损伤胃黏膜，且能减弱胃酸分泌的自身调节功能和胃黏膜的屏障保护作用。因此，长期服用 NSAIDs，胃黏膜可出现充血、水肿、溃疡、糜烂及出血等不同程度损伤，严重者可出现穿孔，有 5%～30%的患者可发生内镜下溃疡。

据相关调查，20%以上的 60 岁老年人曾经或正在使用 NSAIDs，约有 6%的老年人有 NSAIDs 长期应用史，所以 NSAIDs 引发的胃肠道不良反应大大增加了老年人 PU 的风险。老年人中 PU 及其并发症发生率和病死率均与 NSAIDs 有关。

4. 其他

遗传、饮食无规律、情绪不良、应激、长期精神紧张及吸烟饮酒等多种不良生活状态均有可能引起 PU，是因为这些因素都可以刺激胃酸分泌，对胃黏膜造成损伤。

胃石症病人因胃石的长期机械摩擦刺激而产生 GU；放疗亦可引起胃或十二指肠溃疡。老年人常罹患多种疾病，与其他疾病合并发生，如促胃液素瘤、克罗恩病、肝硬化、慢性阻塞性肺疾病、休克、全身严重感染、急性心肌梗死、脑卒中等；少见的感染性疾病如单纯疱疹病毒、结核、巨细胞病毒等感染累及胃或十二指肠亦可产生溃疡。

（二）病理生理

不同病因的 PU，好发部位存在差异。典型的 GU 多见于胃角附近及胃窦小弯侧，活动期 PU 一般为单个，也可多个，呈圆形或卵圆形。多数活动性溃疡直径<10mm，边缘较规整，周围黏膜常有充血水肿，表面覆以渗出物形成的白苔或黄苔，底部由肉芽组织构成。溃疡深者可累及胃、十二指肠壁肌层或浆膜层，累及血管时可引起大出血，侵及浆膜层时易引起穿孔；溃疡愈合后产生瘢痕。DU 的形态与 GU 相似，多发生在球部，以紧邻幽门的前壁或后壁多见，DU 可因反复发生溃疡而变形，瘢痕收缩而形成狭窄或假性憩室等。

（三）中医病机

PU 属于中医学的"胃脘痛""吞酸""嘈杂"等范畴。本病基本病机为胃之气机阻滞或络脉失养，致胃失和降，不通则痛，失荣则痛。

三、诊断与鉴别诊断

（一）临床表现

1. 症状

PU 主要的典型症状为慢性、周期性、节律性上腹痛，GU 的腹痛多发生于餐后 0.5～1.0h，而 DU 的腹痛则常发于空腹时。值得注意的是大部分老年人没有上述典型症状，多为短暂上腹部隐痛不适或者腹胀，且往往可以自行缓解，症状缺乏典型性。另外，由于老年人消化道黏膜蜕变，对溃疡引起的疼痛不敏感，且经常使用 NSAIDs，掩盖症状和体征等，因此多以呕血、黑便等并发症就诊。

2. 体征

发作时，剑突下、上腹部或右上腹部可有局限性压痛，缓解后可无明显体征。

（二）并发症

PU 的主要并发症有出血、穿孔、梗阻和癌变，部分 PU 患者以溃疡的并发症为首诊症状。

老年人的消化道生理逐渐退化，容易受到破坏而出现出血、穿孔以及梗阻等情况，且损伤后的修复速度相对较慢，溃疡出血时，出血量也会增多。老年人肌肉松弛反应差，尽管消化道穿孔，但很少发生剧烈腹痛，因此 GU 发生穿孔的概率以及死亡率相对较高。另外，老年人胃肠道蠕动相对较弱，出现 PU 时，患幽门梗阻的概率会增加，容易出现碱中毒、脱水、低血钾等问题。老年人胃肠黏膜的防御功能下降，胃酸等消化液容易对胃肠黏膜造成刺激，因此老年人胃及十二指肠同时发生复合性溃疡的概率通常比青壮年高，在胃内不同部位同时有多个溃疡的现象也比较多见。

（三）辅助检查

1. 胃肠镜

胃肠镜是诊断 PU 最主要的方法。胃镜检查过程中应注意溃疡的部位、形态、大小、深度、病期，以及溃疡周围黏膜的情况。目前，广泛采用的是畸田隆夫的分期法，它将溃疡分为活动期（Active Stage，A 期）、愈合期（Healing Stage，H 期）、瘢痕期（Scarring Stage，S 期）三期，每期又分 2 个阶段，即 A1、A2、H1、H2、S1、S2 期。胃镜检查对鉴别良恶性溃疡具有重要价值。必须指出，胃镜下溃疡的各种形态改变对病变的良恶性鉴别仅有参考价值。因此，对 GU 应常规做活组织检查，治疗后应复查胃镜直至溃疡愈合。对不典型或难以愈合的溃疡，必要时应做进一步相关检查如放大内镜、色素内镜、超声内镜等明确诊断。

2. 上消化道气钡双重造影检查

看胃或十二指肠有无龛影或球部变形，从而明确诊断。

3. 明确是否存在 Hp 感染

行尿素酶试验、^{13}C 或 ^{14}C 呼气试验等。

4. 大便隐血试验阳性

提示溃疡活动或者并发上消化道出血。

（四）诊断

1. 明确有无溃疡

对具有慢性、周期性、节律性上腹痛特点的患者应考虑有 PU 可能，应进行电子胃镜、上消化道气钡双重造影等检查，其中胃镜检查是确诊的主要方法。

2. 排除恶性溃疡

内镜下恶性溃疡直径＞2cm，外形不规则或呈火山喷口状，边缘不规整、隆起，底部凹凸不平、出血、坏死，周围黏膜皱襞中断或增粗呈结节状。于溃疡边缘取活检是区分溃疡良恶性的关键。

3. 确定溃疡的类型

根据溃疡发生的部位明确是 GU、DU、复合性溃疡或特殊类型的溃疡。

4. 判断溃疡分期

应根据溃疡的特点判断溃疡所处的分期和阶段，临床一般分为 A1 期、A2 期、H1 期、H2 期、S1 期、S2 期。

5. 明确 PU 的病因

检查 Hp，明确是否为 Hp 相关性溃疡；了解服药史，明确是否为 NSAIDs 相关性溃疡。

6. 了解有无并发症

根据血常规、胃镜结果、影像学、腹部 B 超、病理学等结果，判断有无贫血、活动性出血、穿孔、梗阻、甚至癌变等并发症。

PU 的临床诊断标准：①初步诊断：慢性、周期性、节律性上腹痛伴反酸者；②基本诊断：伴有上消化道出血、穿孔史或现症者；③确定诊断：胃镜发现 PU 病灶。

（五）鉴别诊断

1. 胃癌

主要手段为内窥镜活组织病理检查。对于怀疑恶性溃疡的患者，应行多处内窥镜下活检。内镜下恶性溃疡形状不规则，底部凸凹不平，苔污秽，边缘结节样隆起。X 线钡餐为鉴别诊断提供一定依据，龛影位于胃腔之内，边缘不整，龛影周围胃壁僵硬，呈结节状隆起，向溃疡聚集的皱襞有融合和中断现象。

2. 功能性消化不良

患者常表现为上腹疼痛、反酸、嗳气、胃灼热、上腹饱胀、恶心、呕吐、食欲缺乏等。部分患者症状酷似 PU，易与 PU 相混淆。内镜检查则示完全正常或轻度胃炎。

3. 慢性胆囊炎和胆石症

疼痛与进食油腻有关、位于右上腹、并放射至背部且伴发热、黄疸的典型病例不难与 PU 作出鉴别。对不典型的患者，鉴别需借助腹部 B 超或内镜下逆行胆管造影检查。

4. 胃泌素瘤

又称卓-艾综合征，由胰腺非 B 细胞瘤分泌大量胃泌素所致，肿瘤往往较小，生长慢，多为恶性。大量胃泌素导致胃酸分泌量显著增加，引起顽固性多发溃疡，不典型部位溃疡（如十二指肠降段、横段或空肠近端等），易并发出血、穿孔，多伴有腹泻和明显消瘦。胃液分析、血清胃泌素检测和激发试验（胰泌素试验或钙输注试验阳性）有助于胃泌素瘤定性诊断，而超声检查（包括超声内镜）、CT、MRI、选择性血管造影术等有助于定位诊断。

5. 慢性胃炎

慢性胃炎主要症状为慢性上腹部不适或疼痛，其症状可类似 PU，但发作的周期性与节律性一般不典型，胃镜检查是主要的鉴别方法。

（六）中医证候诊断

1. 辨治要点

当分寒热、虚实、在气在血。如肝胃不和、脾胃湿热、瘀血停滞等属实证；胃阴不足、脾胃气虚、脾胃虚寒等属虚证；若久病可因实致虚或因虚致实，虚实夹杂，属本虚标实。病位在胃，与肝脾二脏相关。基本病机为胃之气机阻滞或络脉失养，致胃失和降，不通则痛，失荣则痛。

2. 分型

（1）肝胃不和证：胃脘胀痛，窜及两胁，遇情志不畅加重，嘈杂，嗳气频繁，反酸，舌质淡红，舌苔薄白或薄黄，脉弦。

（2）脾胃虚弱（寒）证：胃脘隐痛，喜暖喜按，空腹痛重，得食痛减，畏寒肢冷，倦怠乏力，泛吐清水，纳呆食少，便溏腹泻，舌淡胖、边有齿痕，舌苔薄白，脉沉细或迟。

（3）脾胃湿热证：胃脘灼热疼痛，身重困倦，口干口黏，恶心呕吐，食少纳呆，舌质红，苔黄厚腻，脉滑。

（4）肝胃郁热证：胃脘灼热疼痛，口干口苦，胸胁胀满，泛酸，烦躁易怒，大便秘结，舌质红，苔黄，脉弦数。

（5）胃阴不足证：胃脘隐痛或灼痛，饥不欲食，纳呆干呕，口干，大便干燥，舌质红，少苔，脉细。

（6）胃络瘀阻证：胃脘胀痛或刺痛，痛处不移，夜间痛甚，口干不欲饮，可见呕血或黑便，舌质紫暗或有瘀点、瘀斑，脉涩。

四、治　疗

（一）西医治疗

就西医治疗来说，对 PU 的治疗可以总结为内科治疗与外科治疗两类。在临床上，诸如促进患者胃动力功能、保护患者胃黏膜以及抑酸等属于内科治疗范围；对患者施行胃大部切除术、内镜清创术等则属于外科治疗范围。

1. 西医内科治疗

（1）保护胃黏膜：黏膜保护剂是促进黏膜修复、提高溃疡愈合质量的基本手段，同时这类药物对预防 PU 的复发有非常好的作用。联合应用胃黏膜保护剂可提高 PU 的愈合质量，有助于减少溃疡的复发。对老年人 PU、难治性溃疡、巨大溃疡、复发性溃疡建议在抗酸、抗 Hp 治疗同时，配合应用胃黏膜保护剂。常用胃黏膜保护剂有铋剂（枸盐酸铋钾、胶体果胶铋等）、硫糖铝、米索前列醇、复方谷氨酰胺、吉法酯、膜固思达、施维舒等；胆汁结合剂适用于伴胆汁反流者，有消胆胺、甘羟铝、铝碳酸镁等，后者兼有抗酸、黏膜保护作用。

（2）抗 Hp 治疗：目前推荐的联合方案为含有铋剂的四联方案，即 1 种 PPI+2 种抗生素和 1 种铋剂（推荐 7 种方案），疗程 10～14 天。根除 Hp 可显著降低溃疡的复发率。由于耐药菌株的出现、抗菌药物不良反应、病人依从性差等因素，部分病人胃内的 Hp 难以根除，此时应因人而异制订多种根除 Hp 方案。对有并发症和经常复发的 PU 病人，应追踪抗 Hp 的疗效，一般应在停药至少 4 周后复检Hp，避免在应用PPI 或抗生素期间复检 Hp 出现假阴性结果。

（3）抑酸：①H_2 受体拮抗剂：是治疗 PU 的主要药物之一，疗效好，用药方便，价格适中，长期使用不良反应少。治疗 GU 和 DU 的 6 周愈合率分别为 80%～95%和 90%～95%。②PPI：是治疗 PU 的首选药物，可在 2～3 天内控制溃疡症状，对一些难治性溃疡的疗效优于 H_2 受体拮抗剂，治疗典型的胃和十二指肠溃疡 4 周的愈合率分别为 80%～96%和 90%～100%。值得注意的是，治疗 GU 时，应首先排除溃疡型胃癌的可能，因 PPI 治疗可减轻其症状，掩盖病情。

（4）PU 的治疗方案及疗程：为了达到溃疡愈合，抑酸药物的疗程通常为 4～6 周，一般推荐 DU 的 PPI 疗程为 4 周，GU 疗程为 6～8 周。根除 Hp 所需的 1～2 周疗程可重叠在 4～8 周的抑酸药物疗程内，也可在抑酸疗程结束后进行。

（5）维持治疗：GU 愈合后，大多数病人可以停药。但对溃疡多次复发的患者，在去除常见诱因的同时，要进一步查找是否存在其他病因，并给予维持治疗，即较长时间服用维持剂量的 H_2 受体拮抗剂或 PPI；疗程因人而异，短者 3～6 个月，长者 1～2 年，或视具体病情延长用药时间。

2. 患者教育

针对老年人，应适当休息，减轻精神压力；改善进食规律、戒烟、戒酒及少饮浓茶、浓咖啡等；停服不必要的 NSAIDs，其他对胃有刺激或引起恶心、不适的药物，如确有必要服用 NSAIDs 和其他药物，建议和食物一起或餐后服用，或遵医嘱加用保护胃黏膜的药物。

3. 西医外科治疗

手术治疗不是 PU 的首选方法。如有上消化道大出血、幽门梗阻、难治性溃疡、球部或球后明显狭窄等经内科治疗无效者或有急性穿孔或巨型溃疡、重度异型增生甚至恶变倾向者应考虑外科手术治疗。

（二）中医治疗

1. 中医内治法

（1）肝胃不和证

治法：疏肝理气，和胃止痛。

方药：柴胡疏肝散，药物组成：柴胡 10g、香附 10g、川芎 10g、陈皮 10g、枳壳 10g、白芍 15g、炙甘草 6g。

加减：肝火旺者，加栀子 10g、牡丹皮 15g；阴虚者，加石斛 15g、沙参 10g；阳虚者，加高良姜 10g、肉桂 5g；反酸者，加浙贝母 10g、瓦楞子 15g。

中成药：气滞胃痛颗粒，药物组成：柴胡 10g、延胡索（炙）10g、枳壳 10g、香附（炙）10g、白芍 10g、炙甘草 10g。

胃苏颗粒，药物组成：紫苏梗 15g、香附 10g、陈皮 10g、香橼 10g、佛手 10g、枳壳 10g、槟榔 10g、鸡内金（制）15g。

（2）脾胃虚弱（寒）证

治法：温中健脾，和胃止痛。

方药：黄芪建中汤，药物组成：黄芪 30g、白芍 15g、桂枝 10g、炙甘草 10g、生姜 10g、饴糖 30g、大枣 15g。

加减：阳虚明显、腹痛较剧者加吴茱萸 5g、椒目 5g 或制附片（先煎）10g；吐酸者加海螵蛸 10g；伴肠鸣腹泻者加防风 10g、猪苓 10g；阴血亏虚明显者加枸杞子 10g；睡眠不佳者加生龙骨 15g、生牡蛎 30g。

中成药：①小建中胶囊（颗粒），药物组成：白芍、大枣、桂枝、炙甘草、生姜、饴糖。②虚寒胃痛冲剂，药物组成：黄芪、甘草、桂枝、党参、白芍、高良姜、大枣、干姜。

（3）脾胃湿热证

治法：清利湿热，和胃止痛。

方药：连朴饮，药物组成：黄连 5g、厚朴 10g、石菖蒲 10g、半夏 10g、淡豆豉 15g、栀子 10g、瓦楞子 15g、海螵蛸 10g、芦根 15g。

加减：偏热者，加蒲公英 20g、黄芩 10g。

中成药：三九胃泰颗粒，药物组成：三叉苦、九里香、两面针、木香、黄芩、地黄、白芍。

（4）肝胃郁热证

治法：清胃泻热，疏肝理气。

方药：化肝煎合左金丸，药物组成：陈皮 10g、青皮 10g、牡丹皮 10g、栀子 10g、白芍 15g、浙贝母 10g、黄连 5g、吴茱萸 3g。

加减：口干明显者，加北沙参 10g、麦冬 15g；恶心者，加姜半夏 9g、竹茹 10g；舌苔厚腻者，加黄连 5g、苍术 10g；便秘者加火麻仁 15 g、郁李仁 10g。

中成药：胃热清胶囊，药物组成：救必应、大黄、延胡索（醋制）、甘松、青黛、珍珠层粉、甘草。

（5）胃阴不足证

治法：养阴益胃。

方药：益胃汤，药物组成：沙参 10g、麦冬 10g、细生地 10g、玉竹 10g。

加减：若情志不畅者加柴胡 10g、佛手 10g；食滞者加炒麦芽 10g、鸡内金 10g；口干口苦者，加黄芩 10g、知母 10g；胃痛明显者加延胡索 15g、川楝子 9g；恶心呕吐者加竹茹 9g、姜半夏 9g。

中成药：养胃舒胶囊，药物组成：党参、陈皮、黄精（蒸）、山药、玄参、乌梅、山楂、北沙参、干姜、菟丝子、白术（炒）。

（6）胃络瘀阻证

治法：活血化瘀，行气止痛。

方药：失笑散合丹参饮，药物组成：生蒲黄 10g、五灵脂 15g、丹参 15g、檀香 5g、砂仁（后下）10g。

加减：呕血加黑便者，加三七 3g、白及 15g、地榆炭 15g、蒲黄炭 10g；阳虚者，加炮姜 10g、桂枝 10g；气虚者，加黄芪 30g、党参 20g、白术 15g；阴虚者，加沙参 10g、生地黄 15g、麦冬 15g。

中成药：元胡止痛片，药物组成：三七、延胡索、香附、吴茱萸、瓦楞子、枯矾、甘草、白芍、白及、川楝子、氧化镁、碳酸氢钠、颠茄流浸膏。辅料为淀粉、滑石粉、硬脂酸镁。

康复新液，药物组成：美洲大蠊干燥虫体提取物。

2. 外治法

（1）穴位埋线疗法：①常用穴位：中脘、胃俞（双）、脾俞（双）、足三里（双）、肝俞（双）。采用羊肠线埋于这些穴位皮下；②疗程：治疗间隔及疗程根据所选部位对线的吸收程度而定，通常每 2 周治疗 1 次，3 次为 1 个疗程。

（2）针灸疗法：根据不同症状、证型选择相应的腧穴进行针灸治疗，主穴取中脘、足三里。根据不同证型配穴：①脾胃虚寒证：胃俞、脾俞、内关穴；②胃络瘀阻证：胃俞、脾俞、内关、膈俞穴；③肝胃郁热证：胃俞、脾俞、期门穴；④肝胃不和证：内关、太冲穴；⑤脾胃虚弱证：胃俞、脾俞穴；⑥胃寒证：胃俞、脾俞、内关、公孙穴；⑦胃阴不足证：胃俞、脾俞、内关、三阴交穴。

五、预　后

有效的药物治疗可使 PU 愈合率达到 95%以上，青壮年病人死亡率接近 0，老年病人主要死于严重的并发症，尤其是大出血和急性穿孔，病死率小于 1%。要嘱咐患者健康生活，清淡饮食，可有效降低 PU 复发率，应注意老年患者应严格掌握使用 NSAIDs 及抗血小板药物的适应证，尽量避免使用。

（苏　博　徐凤芹）

第六节　药物性肝损害

药物性肝损害（drug induced liver injury，DILI）是指药物治疗过程中，由于药物或其代谢产物引起的肝细胞毒性损害，或肝脏对药物或其代谢产物的过敏反应所致的疾病。老年人易同时患多种疾病，需要长期或者联合用药，故老年人更容易发生 DILI。

一、流 行 病 学

目前发达国家 DILI 的发生率在 1～20/10 万，甚至更低，如法国与冰岛的前瞻性研究结果显示 DILI 发病率分别为 13.9/10 万与 19.1/10 万。但是在我国，每 10 万人中有 23.8 人患病。据报道，我国老年人群中 DILI 占肝病比例高达 20%，因急性肝病住院的老年患者中，40% 为 DILI。相关研究表明地区、年龄、性别、妊娠、营养不良、肥胖、糖尿病、基础肝病、药物、环境因素、基础疾病状态及遗传易感性对 DILI 的发病率都有影响。其中遗传易感性是最重要的因素。目前国内外研究发现引起 DILI 的药物主要有：非甾体类抗炎药、抗感染药物（含抗结核药物）、抗肿瘤药物、中枢神经系统用药、心血管系统用药、代谢性疾病用药、激素类药物、某些生物制剂、中草药、膳食补充剂等。

二、发病机制及病理生理特点

DILI 的发生机制较复杂，涉及的因素包括药物代谢、免疫反应、线粒体功能损伤、信号传导、遗传等多个方面。因此，DILI 的发生是多因素共同作用的结果。对于老年人来说，除了药物本身的毒性外，体内结构与功能的变化也会对药物吸收、分布、代谢等方面有一定的影响，从而发生 DILI。

（一）从老年人自身角度分析

1. 肝脏组织结构和生理功能改变

老年人的肝脏体积缩小，肝血流量减少，蛋白质合成功能减弱。有研究表明，肝脏代谢药物的能力和细胞色素 P450 酶（CYP450）功能随着年龄的增加而下降。这些变化将会影响肝脏的药物代谢功能。随着年龄的增长，肝窦固缩、肝血窦内皮细胞失窗孔化、散在的胶原沉积及 Disse 间隙基底膜形成等变化的出现，肝脏清除某些药物和毒素功能的减弱，可导致肝窦血流减少，而这些与肝脏对药物的代谢、药物不良反应及肝脏对毒素的易感性有关。但也有个别报道，随着年龄的增长，肝脏的解毒能力仍然是相对稳定的。因此，老年人 CYP450 的功能是否下降目前仍存在一定的争议。目前临床已认可的肝功能指标如血清丙氨酸氨基转移酶（ALT）、天冬氨酸氨基转移酶（AST）、胆红素等，都用于反映已发生的肝损伤，而在 DILI 的早期阶段只有少部分患者出现异常。

2. 肾脏组织结构及生理功能改变

研究发现，肾脏在衰老过程中肾小球将会出现数量下降、代偿性肥大、局灶或球性硬化等改变。40 岁以后肾脏体积以每 10 年平均 10% 的速度递减。随之发生肾血流量减少、肾小球滤过率降低等功能上的改变，且不受肾小球硬化等肾脏衰老时结构改变的影响，这是影响药物代谢的最主要因素。另外，老年人罹患糖尿病、高血压等疾病者较多，有多种导致慢性肾病的危险因素，导致肾脏清除能力不同程度减弱，对于通过肝脏、肾脏双通道代谢的药物而言，将加重肝脏代谢的负担。

3. 药物分布

老年人体质量中水分比例减少，体脂含量增加，从而导致水溶性药物的分布容积减少，在一定程度上影响了药物疗效以及不良反应的发生。并且血浆蛋白的合成能力随着年龄增长而逐渐降低，如白蛋白浓度较低，长期使用蛋白结合率高的药物，也易引发药物的中毒反应。

4. 合并用药

老年患者往往合并多种疾病，需要服用较多药物控制病情。我国一项针对社区老年非住院患者用药情况的调查提示，416 位老年患者中，平均用药 4.9 种，其中处方药 3.1 种，非处方药及保健品 1.8 种。多种药物同时使用时，药物之间相互作用，竞争或抑制药物代谢酶的作用位点，导致药物的代谢进程改变，增加了药物的肝毒性，故老年人发生 DILI 的概率也相应增加。

5. 其他因素

老年人因胃酸分泌量减少而使某些药物的解离受到影响，吸收延缓更导致血药浓度达峰值时间推迟。并且老年患者伴有慢性肝病的概率增加，均可能导致 DILI。

（二）从药物角度分析

1. 直接诱导免疫反应药物或其活性代谢物而具有直接毒性作用

其可能诱导细胞蛋白产生免疫反应，如通过改变蛋白构象使其成为自身抗原，或通过与蛋白结合诱导其他抗原与之结合，最终导致免疫介导的损伤。药物的直接毒性具有可预测性及剂量依赖性。免疫反应不具有剂量依赖性，发病迅速（通常 1～5d），并伴随过敏现象，如发热、皮疹和嗜酸性粒细胞增多。也有动物实验发现，调节性 T 细胞在类似药物诱导的肝损伤中对限制肝脏免疫损伤起了重要作用。类似药物诱导的急性肝损伤伴随着调节性 T 细胞显著上升。

2. 肝细胞坏死直接毒性反应或免疫介导的损伤造成细胞膜和细胞器损伤

由于参与药物代谢的酶分布于特有的肝脏区域，如 CYP450 的一个亚型 CYP 2E1 主要分布于小叶中心区域，参与对乙酰氨基酚的代谢，而对乙酰氨基酚具有肝损伤作用，因此坏死主要在特有的肝脏区域发生。

3. 脂肪变性长期暴露于药物中而导致的肝细胞内脂滴的堆积

应用四环素、丙戊酸钠、阿司匹林和核普类似物可以观察到肝脏小泡性脂肪性变，这是由于药物氧化及其直接毒性造成的。肝脏大泡性脂肪性变与甘油三酯的堆积相关。由于脂蛋白代谢缺陷使细胞膜损伤或增加了脂质转运至肝细胞，最终导致甘油三酯的合成及活化增加。磷脂堆积（由于磷脂酶抑制使磷脂堆积于溶酶体）常见于应用硫利达嗪和氯苯那敏后。胺碘酮及他莫昔芬可能导致坏死性炎症或纤维化，最终可能发展为肝硬化。

4. 胆汁淤积

胆汁淤积与胆小管转运体的 ATP 结合盒（ABC）蛋白功能具有一定相关性，如胆盐输出泵（BSEP）、多耐药糖蛋白 3（MDR3）及多耐药相关蛋白 2（MRP2）等转运体。损伤发生的原因如下：选择性干扰胆汁的形成及流动（雌激素和环孢素）；药物引起的对胆小管的免疫原性或直接毒性作用；药物引起胆汁分泌抑制并导致毒素堆积。另外，某些药物造成的胆汁淤积甚至可以在停药后仍然造成胆管损伤。

（三）中医病因病机

DILI 属于"黄疸""胁痛""痞满""鼓胀"等范畴，由"药毒"引发。肝藏血主疏泄，药物随血入肝，受肝之疏泄而解毒。若湿、热、毒、痰、瘀等各种病理因素相互交结，蕴结中焦，使得肝失疏泄、脾失健运、肾阴亏虚，从而引起 DILI。

三、诊断与鉴别诊断

（一）诊断

1. 症状

DILI 的临床表现无明显特异性，可以是无症状的肝功异常或急、慢性肝损伤。多数患者可仅有肝脏酶学指标改变而无明显症状。部分患者表现为非特异性的症状（食欲减退、恶心、呕吐、易劳累、疲乏等）或特异性肝损伤症状（黄疸、皮肤瘙痒、肝性脑病等）。少数患者可能会有过敏症状和肝外器官损害的临床表现，在严重的情况下，甚至可能发生肝衰竭。

2. 辅助检查

（1）传统肝损伤标志物：目前临床诊断 DILI 主要依靠实验室生化指标，包括 ALT、AST、碱性磷酸酶（ALP）和总胆红素（TBIL），其中 ALT 被认为是更具有特异性的肝损伤指标。血清白蛋白、凝血酶原时间、嗜酸性粒细胞等指标的改变有助于 DILI 的诊断及预后管理。但转氨酶的组织特异性差，ALT 的异构体 ALT1、ALT2 在肾脏、肝脏、脂肪和肌肉组织中也可高表达。肝酶的升高晚于肝组织的病理变化，无法对 DILI 进行早期诊断。

（2）新型生物标志物：随着医学生物技术的迅猛发展和对 DILI 发病机制研究的不断深入，更多的新型肝损伤生物标志物被发现。如血红素加氧酶 1（HMOX1）、高迁移率族蛋白 B1（HMGB1）、精氨琥珀酸合酶（ASS）、脂肪酸结合蛋白 1（FABP1）、巨噬细胞集落刺激因子受体 1（MCSFR1）、谷氨酸脱氢酶（GLDH）均对 DILI 有一定的指向性。上述指标目前均在实验研究阶段，尚需开展多中心、大样本的临床验证工作，从而体现上述生物标志物的价值。

（3）评分量表：Roussel Uclaf 因果关系评估法（Roussel Uclaf causality assessment method，RUCAM）评分是目前应用广泛、设计合理、操作简便、诊断准确率相对较高的诊断工具，如表 13-6-1。RUCAM 量表将不同的因素赋予不同权重的分数，通过计分反映药物引起 DILI 的可能性。RUCAM 量表不仅可广泛用于个案及前瞻性、回顾性研究，也可用于任何类型药物诱导的 DILI。但是，目前 RUCAM 评分仍存在一些局限，如对再用药物的权重过大，可重复性低，且不适合慢性 DILI 诊断，当患者伴有其他基础性肝病时，RUCAM 评分诊断的特异性降低。

（4）肝活组织病理学检查：对可疑 DILI 病例提供了进一步的诊断依据，但该操作属侵入性操作，非必要时不采取该检查方式。DILI 的病理特征一般是多靶点损伤引起的多样性病理改变，范围几乎涉及所有的肝脏病变，与原发性肝脏疾病的组织学改变有相当多的重叠。因为 DILI 可能出现任何临床表现，因此病理医师不仅要对原发性肝脏疾病有透彻的认识，同时还要很好地掌握全身性疾病对肝脏造成的损伤。组织损伤模式决定了可能的鉴别诊断，大多数药物都与一组有限的肝损伤模式相关，如果存在弥漫性微泡性脂肪变提示线粒体损伤，带状坏死提示有毒性代谢产物或血管损伤。

3. 诊断标准

①有与 DILI 发病规律相一致的潜伏期：初次用药后出现肝损伤的潜伏期在 5～90 天内，有特异质反应者潜伏期可小于 5 天，慢代谢药物（如胺碘酮）导致肝损伤的潜伏期可大于 90 天。停药后出现肝细胞损伤的潜伏期≤15 天，出现胆汁淤积性肝损伤的潜伏期≤30 天。②有停药后异常肝脏生化指标迅速恢复的临床过程：肝细胞损伤型的血清 ALT 峰值水平在 8 天内下降＞50%（高度提示），或 30 天内下降≥50%（提示）；胆汁淤积型的血清 ALP 或 TB 峰值水平在 180 天内下降≥50%。③必须排除其他病因或疾病所致的肝损伤。④重复用药反应阳性：再次用药后，迅速激发肝损伤，肝酶活性水平至少升高至正常范围上限的 2 倍以上。符合以上诊断标准的①+②+③，或前 3 项中有 2 项符合，加上第④项，均可确诊为 DILI。

表 13-6-1 急性药物性肝损伤因果关系评价表（RUCAM）

	肝细胞型		胆汁淤积或混合型		评价
1. 服药至发病时间					
不相关	反应发生在开始服药前或停药后超过 15 天*		反应发生在开始服药前或停药后超过 30 天*		无相关性
未知	无法获得服药至发病时间		无法获得服药至发病时间		无法评价
	初次治疗	随后的治疗	初次治疗	随后的治疗	计分
从服药开始					
提示	5～90 天	1～15 天	5～90 天	1～90 天	+2
可疑	＜5 天或＞90 天	＞15 天	＜5 天或＞90 天	＞90 天	+1
从停药开始					
可疑	≤15 天	≤15 天	≤30 天	≤30 天	+1
2. 病程	ALT 峰值与正常上限之间的差值		ALP 或 TBil 峰值与正常上限之间的差值		
停药后					
高度提示	8 天内降低＞50%		不适用		+3
提示	30 天内降低≥50%		180 天内下降≥50%		+2
可疑	在 30 天后不适用		180 天内下降＜50%		+1
无结论	没有相关资料或在 30 天后下降≥50%		不变、上升或没有资料		0
与药物作用相反	30 天后下降＜50%或再升高		不适用		−2
如果药物仍在使用					
无结论	所有情况		所有情况		0
3. 危险因子	酒精		酒精或怀孕		
有					+1
无					0
年龄≥55 岁					+1
年龄＜55 岁					0
4. 伴随用药					
无或伴随用药使用时间与发病时间不符合					0
伴随用药使用时间与发病时间相符合					+1
已知伴随用药有肝毒性且使用时间与发病时间相符合					+2
有证据表明伴随用药致肝损伤（再用药反应或有价值的检测）					+3

续表

肝细胞型	胆汁淤积或混合型	评价
5. 除外其他原因		
（1）近期感染过甲肝病毒（anti-HAV-IgM）或乙肝病毒（anti-HBe-IgM）或丙肝病毒（anti-HCV）或有其他非甲非乙型肝炎感染的证据；胆道梗阻（B 超）；酗酒（AST/ALT≥2）。近期（2 周内）有低血压、休克或肝缺血史	●所有原因，包括（1）和（2）完全排除	+2
	●（1）中所有原因被排除	+1
	●（1）中 4～5 个原因被排除	0
（2）有重要疾病并发症临床和或实验室提示 CMV、EBV 或疱疹病毒感染	●（1）中少于 4 个原因被排除	−2
	●高度怀疑非药物因素	−3
6. 药物既往肝损伤的报告		
产品说明中有肝毒性报告		+2
有文献报道但产品说明中无相关信息		+1
尚无肝毒性报道		0
7. 再用药反应		
阳性	单用该药物 ALT 升高≥2×ULN	单用该药物 ALP 或 TBil 升高≥2×ULN	+3
可疑	与首次发生肝损伤时的合并用药一起给药致 ALT 升高≥2×ULN	与首次发生肝损伤时的合并用药一起给药致 ALP 或 TBil 升高≥2×ULN	+1
阴性	再用同样药物 ALT 仍在正常范围	再用同样药物 ALP 或 TBil 仍在正常范围	−2
未做或不可判断	其他状况	其他状况	0

注：*慢代谢型药物除外。最后判断：>8 分，非常可能；6～8 分，很可能；3～5 分，可能；1～2 分，不太可能；≤0 分，无关。

诊断老年人 DILI 时还应注意以下几点：①DILI 的临床表现往往被原有疾病所掩盖，得不到及时诊断；②老年人 DILI 往往无肝病主诉症状，很多是由定期随访肝功能发现，如不及时检查，很难及时诊断；③我国人群中血清 HBsAg 阳性者很高，这种患者一旦发生药物性肝病常常被诊断为乙肝活动，而不去深究其用药病史，从而容易贻误诊治。

老年人 DILI 的诊断主要依据服药与发病的时间关系、临床特点和诊断标准并排除其他因素。根据老年人的生理心理特点，详细询问病史，并排除其他引起肝损伤的病因，如有无肝胆疾病史、心功能不全病史、过量饮酒史等。

（二）鉴别诊断

需要鉴别的疾病包括各类病毒性肝病、酒精性肝病、非酒精性脂肪性肝病、自身免疫性肝病、遗传代谢性肝病、肝移植术后急慢性排异反应和胆道狭窄、各类胆道梗阻和炎症性疾病、各类感染中毒性肝病、累及肝脏的血栓形成等血管源性疾病、休克和严重心功能不全相关的肝损伤、甚至中暑等。自身免疫性肝病与 DILI 之间的鉴别较为特殊和困难，因为某些药物可以诱导或加重自身免疫性肝病，有自身免疫性肝病的患者也往往更易于发生 DILI，自身免疫性肝病和 DILI 也可同时存在，主要根据以下 3 点对两者进行鉴别：①详尽的病史采集：包括肝生化指标异常的时间、频次，2 次异常发作之间是否完全恢复正常，与应用可疑伤肝药物之间的因果关系等；②肝活组织病理学特征：自身免疫性肝病的界面性肝炎、局灶坏死、门管区炎症及肝内纤维化程度往往较 DILI 更为严重；自身免疫性肝病特征性组织学表现包括浆细胞浸润、淋巴细胞穿入现象、肝细胞呈"玫瑰花环"样改变；而汇管区中性粒细胞和嗜酸性粒细胞浸润及肝细胞胆汁淤积等更多见于 DILI；③对糖皮质激素的反应特点：若应用糖皮质激素治疗至病情缓解后逐渐减量直至停药，随访无复发，则支持 DILI 诊断；若未再次应用伤肝药物而病情复发，则支持自身免疫性肝病的诊断。

（三）中医证候诊断

中医古籍中虽无"药物性肝损害"等病名，但根据其临床症状及发病特点，可属中医"黄疸""胀满""胁痛""虚劳"等范畴。中医方面目前并没有统一的诊断标准，主要是以临床症状来描述。邪毒之品易耗伤脏腑正气，易出现虚劳症状，导致脏腑气机失调，肝失疏泄，"见肝之病，当先实脾"，横逆犯胃，导致肝郁脾虚之证，肝气犯胃，胃气上逆，则出现恶心、呕吐。加上脾虚不能运化水湿，水湿内停，日久化热，肝胆互为表里，胆汁不循常道，溢于肌肤，则出现黄疸、瘙痒等症状，脾主四肢，则出现乏力，病湿热毒邪，热毒易致肝阴不足。

四、治　疗

（一）西医治疗

1. 及时停用并尽早清除体内相关药物

及时停用引起肝损害的可疑药物是治疗 DILI 的首要举措。同时，尽量避免使用具有相同或相似化学结构或药理功效的药物。但某些疾病受可用药物种类的限制，如癌症患者使用的化学治疗药，在换用同类药物后应注意监测肝功。此外，还应采取适当方法尽早清除，如可通过洗胃、催吐、导泻等方法进行清除；已在血液循环及分布在重要器官的药物，可通过利尿和体外肝支持系统等其他方法排泄和清除，从而减少药物对于肝脏的进一步损害。

2. 对症支持治疗

注意卧床休息，清淡饮食，避免过度体力运动并给予对症支持治疗，如给予合理的体温控制、补液和营养支持等方式，维持内环境稳定，保护机体重要器官，促进肝细胞再生，需要及时输注白蛋白或新鲜冰冻血浆。

3. 合理选择药物治疗，避免过度联用和预防性使用解毒类药物

N-乙酰半胱氨酸、硫普罗宁、葡醛内酯、谷胱甘肽具有解毒作用，其化学结构内含有的巯基可结合毒性代谢产物，减少氧化应激对肝脏组织学的影响，同时可增强肝脏的氧化、还原及水解能力。其中 N-乙酰半胱氨酸在 2004 年被美国 FDA 批准为针对对乙酰氨基酚引起 DILI 的特效药物。

4. 抗炎保肝类药物

我国 2015 年版《药物性肝损伤诊治指南》建议双环醇、甘草酸类制剂、水飞蓟类制剂、腺苷蛋氨酸、熊去氧胆酸等抗炎保肝药可根据药物适应证酌情选用。轻中度肝细胞损伤型和混合型 DILI 患者，依据炎症轻重选择药物，炎症较轻者选用水飞蓟类制剂，炎症较重者可选用双环醇。异甘草酸镁，属于第四代甘草酸制剂，能有效减轻炎性细胞的浸润及肝细胞的变性坏死。急性肝细胞损伤型或混合型 DILI 患者伴有 ALT 急剧升高时，可选用异甘草酸镁。胆汁淤积型 DILI 可选用熊去氧胆酸和腺苷蛋氨酸。需要注意的是，如需联合用药，应选择药理机制不同的抗炎保肝药进行联合治疗，不建议同时使用两种以上的抗炎保肝药。除非特别需要，一般不建议预防性用药。

5. 糖皮质激素类药物

糖皮质激素可用于药物诱导自身免疫性肝炎以及肝衰竭的治疗中。免疫机制为主介导的 DILI 可以使用糖皮质激素。研究显示，早期应用低剂量糖皮质激素对有重症倾向的 DILI 患者，能够迅速缓解症状，增强肝脏解毒功能，延缓病情进展。美国胃肠病学会 2014 年提出的 DILI 指南指出，糖皮质激素可用于治疗药物性肝衰竭，但缺乏循证医学证据。激素的应用可导致多种严重并发症。因此，应该权衡利弊，选择合适时机并严格遵照适应证。

6. 体外人工肝支持治疗

体外人工肝支持系统现已广泛用于肝功能衰竭、重型肝炎、高胆红素血症、肝肾综合征等领域，现已成为重型 DILI 常用和疗效可靠的治疗方法。其目的是及时减少体内有毒药物和毒性代谢产物，减轻炎症反应，为机体肝细胞再生与修复及肝功能恢复提供条件。体外人工肝支持系统主要包括三种，分别是非生物型、生物型以及混合型。非生物型可清除体内毒性药物和毒素，包括血浆置换、白蛋白透析、血液透析及血浆胆红素吸附等，可根据患者病情选用。生物型及混合生物型还可提供生物转化、合成和代谢等功能，替代功能衰竭的肝脏，降低重症患者的死亡率。

7. 肝移植治疗

肝移植是 DILI 所致晚期肝衰竭的最有效的治疗手段，且效果较理想。重症 DILI 引起的肝衰竭、重度胆汁淤积型肝损伤或慢性肝损伤进展至肝硬化阶段，可以考虑进行肝移植，中毒和 DILI 所致肝衰竭，移植术后生存率为 60%～90%。

（二）中医治疗

1. 中医内治法

吴桂生研究表明柴胡疏肝汤可显著降低患者血 ALT、AST 含量。方中茵陈清泻肝胆使肝细胞肿胀、脂变及坏死程度减轻，参与酶的组成，调节酶的活性，促进肝细胞增生。陆秋静等主张用六经辨证论治体系分析 DILI，认为该病当属阳明湿热兼证，即阳明湿热兼太阴血虚范畴，给予清泄阳明，温补太阴之法，治以黄芪芍药桂枝苦酒汤，可达祛阳明湿热之效，余兼证皆随证选取伤寒经方治之，疗效显著。徐春军教授在治疗化疗后肝损伤的中医辨治方面，以清肝滋阴，健脾化湿为法，随证加减。使用中医辨证理论，可以有效减少化疗药物的毒副作用，保护肝功能。邹十辉将 120 例 DILI 患者随机分为对照组与治疗组各 60 例，对照组给予西医常规保肝药物治疗，治疗组予茵栀黄颗粒治疗，两组疗程均为 8 周，结果显示治疗组在肝功能改善方面明显优于对照组。

2. 中医外治法

目前对 DILI 外治法的研究主要围绕刺激穴位以及中药灌肠两方面，疗效显著，且有使药物在肝外通过肠黏膜充分吸收、不增加肝脏负担等优点，对存在胃纳减退等不同程度的消化道症状的 DILI 患者尤为适宜。言枫等探讨经皮穴位电刺激对雷公藤甲素致大鼠急性肝损伤的保护作用，发现经皮穴位电刺激"足三里"各组大鼠与模型组比较，肝功能等指标明显降低或呈降低趋势，说明经皮穴位电刺激对大鼠肝细胞有一定保护作用。中医外治法需在中医基础理论指导下辨证施治，方可取得一定疗效，其机制有待进一步研究。

<h2 style="text-align:center">五、预　　后</h2>

老年 DILI 的预后情况与患者本身的一般状况及是否合并其他肝脏疾病密切相关，在及时停用肝毒性药物的情况下，预后良好。有研究提示超过 75 岁的 DILI 患者恢复慢，住院时间更长。老年人若发生肝衰竭，特别是肝酶明显升高伴有黄疸的患者，预后不良。因此，临床上对于老年人主要器官功能不良，患有基础肝病如病毒性肝炎、脂肪肝、酒精性肝病者，选用药物需更加谨慎，以免发生严重不良反应及 DILI。

（苏　博　徐凤芹）

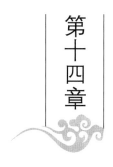

第十四章

老年泌尿系统疾病

第一节 概 述

老年人机体各器官系统衰老以及肾功能增龄性减退使得老年肾系疾病发病率、发病机制、临床表现均与青年人不同。临床上具有病因复杂、影响因素多、表现不典型、病情重，病程迁延，病死率高等特点。同时，老年人并发症多、合用药多、肾脏病变错综复杂，都给诊治带来困难。

一、老年肾脏的病理生理特点

通常肾脏从老年前期（45～59 岁）伴随增龄就开始逐渐萎缩，进一步产生形态和功能的变化。形态学上表现为肾脏体积缩小，肾实质尤其是肾皮质减少，基底膜增厚，肾小管萎缩，血管内膜增厚，肾小球出、入球小动脉间瘘管形成；功能上表现为肾血流量下降、肾小球滤过率降低，从而导致肾脏清除功能的降低；肾小管浓缩稀释能力低下，肾脏内分泌功能减退。

二、老年肾脏病病因

老年人肾小球疾病仍以原发性为主，最常见病理类型为膜性肾病，临床主要表现为肾病综合征。继发性肾小球疾病最常见为糖尿病肾病，其次为良性肾小动脉硬化、淀粉样变性、肿瘤相关肾病等。高血压肾损害、肾动脉粥样硬化性狭窄所致的缺血性肾病的发生率也呈上升趋势。此外，药物引起的小管-间质损害也是老年肾病的重要病因。老年人的急性肾衰竭病因除容量不足引起的肾前性、梗阻引起的肾后性因素外，还需注意急进性肾炎（新月体型肾炎）。此外，老年女性因雌激素水平下降等原因，易于发生泌尿系感染；老年男性因前列腺增生易发生梗阻性肾病。

三、老年肾脏病的诊治策略与注意事项

在老年肾脏疾病的诊治过程中，需要经常注意以下几个问题：①肾功能改变属生理性老化还是由疾病所致？②所见病变是肾脏本身疾病亦或为肾外其他疾病或药物所致？③有无诱发因素或可逆因素存在？④治疗是否得当且有针对性？

老年肾脏病的治疗策略也应与中青年人有所区别。如营养支持方面，一方面热量需求低，另一方面老年人普遍存在营养不良。用药方面，如免疫、抗凝、抗感染治疗，需考虑年龄、肾功能情况进行剂量调整，应特别注意由于老年机体的各项生理功能及调节能力减退、对药物性损伤的敏感性增加，故诊治过程中需要动态观察病情变化，随时调整治疗方案。老年人往往合并用药较多，需考虑药物的相互作用。此外，老年人往往合并高血压、糖尿病、高脂血症、高尿酸血症等原发病，原发病治疗规范达标在某种意义上是对肾脏的最大保护和治疗。这些问题的妥善解决有利于减少各类并发症、降低病死率。

本章主要介绍老年慢性肾脏病、前列腺增生、泌尿系感染等三个老年常见的泌尿系统疾病。

（刘世巍）

第二节　老年慢性肾脏病

慢性肾脏病（chronic kidney disease，CKD）是各种原因引起的慢性肾脏结构和功能障碍（肾脏损伤病史≥3 个月），可以有或无肾小球滤过率（GFR）下降，临床上表现为病理学检查异常或肾损伤（包括血、尿成分异常或影像学检查异常）；或不明原因肾小球滤过率下降（≤60ml/min·1.73m^2）超过 3 个月，有或无肾损害表现。引起慢性肾脏病的疾病包括各种原发的、继发的肾小球肾炎，肾小管损伤和肾血管的病变等。临床根据肾小球滤过率将慢性肾脏病分为 5 个分期，以肾小球滤过率降低或蛋白尿为主要特征。

一、流　行　病　学

CKD 的患病率随着年龄的增长而显著增加。中国成人慢性肾病的患病率约为 13.39%，其中，60 岁及以上慢性肾病患者患病率约为 19.25%。随着我国人口老龄化和糖尿病、高血压等疾病的发病率逐年增高，CKD 发病率也呈现不断上升之势。有调查发现，北京地区60～69 岁、70～79 岁和 80 岁以上老年人群 CKD 的患病率分别为 20.8%、30.5% 和 37.8%。

二、发病机制及病理生理特点

（一）现代医学病因病机

由于生理性老化、高血糖、高脂血症、高尿酸血症等各种代谢紊乱因素以及其他疾病累

积的结果，老年肾脏组织的结构发生明显变化，肾血流量、肾小球滤过功能、肾小管功能、肾脏分泌功能都随着增龄发生了不同的变化。老年慢性肾脏病可有原发、继发不同病因，但存在共同的发病机制，如各种原因引起的肾单位的减少，导致健存肾单位代偿性肥大，从而形成肾小球高灌注、高压力和高滤过，进一步损伤内皮细胞，产生和释放炎症因子及血管活性介质，刺激系膜细胞导致系膜细胞增殖及基质增多，并可促进血小板聚集，上述一系列改变最终导致肾小球硬化。健存肾单位的肾小管高代谢，导致肾小管细胞耗氧量增加、氧自由基产生增多、补体旁路激活以及膜攻击复合物的形成等，引起肾小管萎缩、肾间质纤维化，进一步加重肾功能损伤。

高龄患者常常服用多种药物，肾功能储备能力下降，内皮细胞紊乱，肾小管上皮细胞代谢能力降低，功能减退，免疫力下降，更加易于引起药物性肾损伤。不同的药物可通过不同的途径引起肾脏损伤，如直接肾毒性、免疫反应、肾缺血、直接或间接的肾小管梗阻作用等。

此外，尿路梗阻引起的梗阻性肾病也是常见的老年慢性肾脏病。泌尿系统任何部位的梗阻最终均引起肾积水。梗阻或反流可以使肾盂内压增高，肾实质压力增加，同时容易合并感染，进一步加重肾功能损害。

（二）中医病因病机

1. 禀赋不足，老年体虚

父母体弱，胎元不足，禀赋薄弱，易于罹患疾病，且易于久病不复。加之年岁增长，脏腑精血渐衰。正如《灵枢·天年》："五十岁，肝气始衰，肝叶始薄，胆汁始灭，目始不明；六十岁，心气始衰，若忧悲，血气懈惰，故好卧；七十岁，脾气虚，皮肤枯；八十岁，肺气衰，魄离，故言善误；九十岁，肾气焦，四脏经脉空虚；百岁，五脏皆虚，神气皆去，形骸独居而终矣。"指出老年人生理即有五脏虚损，脏腑功能衰退，精血不足，正气亏虚的特点。而肾者主水，受五脏六腑之精而藏之，脏腑虚损，肾精亏虚，封藏失职，气化无权。

2. 烦劳过度，不知持满

《素问·上古天真论》即指出，人过早衰老，不能尽其天年的原因是生活无度，不知节制，"以酒为浆，以妄为常，醉以入房，以欲竭其精，以耗散其真，不知持满，不时御神，务快其心，逆于生乐，起居无节，故半百而衰也。"精神不能内守，精血亏损，真气耗散，五脏虚损，变证由生。

3. 饮食不节，损伤脾胃

《素问·痹论》云："饮食自倍，肠胃乃伤。"《卫生宝鉴》云："食物无务于多，贵在能节，所以保冲和而遂颐养也……人之生也，由五谷之精化五味之备，故能生形。经曰味归形，若伤于味亦能损形。今饮食反过其节，以至肠胃不能胜，气不及化故伤焉。"暴饮暴食，饥饱劳碌，嗜食偏食，如肥甘厚味、辛辣咸腻，损伤脾胃，酿湿生热。五味过极亦能伤五脏。

4. 五志过极，气血郁滞

《素问·举痛论》云："百病生于气也。怒则气上，喜则气缓，悲则气消，恐则气下，思则气结，惊则气乱。"忧思恼怒诸般情志不疏，皆可令气机郁滞，脉道不通。气血郁滞，则三焦不利，津液停聚而为痰、饮，脏腑气机不利，加之老年正气本虚，精血亏虚，而成邪实正虚之证。

5. 感受外邪，留而不去

"正气存内，邪不可干，虚邪贼风，避之有时"，老年正气亏虚，易受外邪侵袭。风邪外袭，内舍于肺，肺失宣降，水道不通。或久居湿地，湿从下受，郁遏阳气，阻遏中焦升降，着而不去，内舍于肾，而致膀胱气化不利。肺为水之上源，肺失宣降，上焦开发不利，津液不得敷布；脾居中焦，为湿所困，无力斡旋，清气下陷，浊气反升；肾主水及封藏，邪舍于肾，水饮不化，肾不藏精，最终水饮不化而成浊毒，精微下泄，而成正虚邪实之证。

6. 久病迁延，失治误治

老年脏腑亏虚，多罹患消渴、眩晕、痰浊诸证，失治误治，久病迁延，内邪蓄积，致使脾失健运、肺失宣肃、肾失固摄、三焦气化无权，水道不通，水湿浊毒内停，而成"水肿""关格"诸证，即为慢性肾脏病。年老元气亏虚，无力行血，三焦不畅，水湿浊毒停滞，气血不畅，脉络瘀阻；正虚邪实，病久入络，更致迁延，且多生变证。

三、诊断与鉴别诊断

（一）老年慢性肾脏病的中医辨病

中医认为慢性肾脏病属于"水肿""关格""慢肾风""腰痛""溺毒""溺血"等范畴，老年慢性肾脏病病因多样，病程延绵，证候繁多，其特点是正虚与邪实并存。本病的病位在肺、脾、肾三脏，与三焦有密切关系。病理上存在以肾为主的脏腑虚损，同时又兼夹水湿、湿热、湿浊、瘀血、风邪等病理因素。

（二）老年慢性肾脏病诊断标准

1. 慢性肾脏病诊断标准（表 14-2-1）

表 14-2-1　慢性肾脏病诊断标准

	慢性肾脏病诊断标准
肾损伤标志	①白蛋白尿[AER≥30mg/24h；ACR≥30mg/g（或≥3mg/mmol）]；
	②尿沉渣异常；
	③肾小管相关病变；
	④组织学异常；
	⑤影像学所见结构异常；
	⑥肾移植病史
GFR 下降	eGFR＜60ml/（min·1.73m^2）

注：至少满足 1 项。AER：尿白蛋白排泄率；ACR：尿白蛋白肌酐比值；GFR：肾小球滤过率。

即无论病因为何，存在肾损伤或肾功能减退至少 3 个月即为 CKD。肾损伤或肾功能减退持续至少 3 个月是区分 CKD 和急性肾脏病的必要条件。肾损伤是指病理异常，通过肾活检或影像学检查证实；或从尿沉渣异常等标志物水平或尿白蛋白排泄率增加推测而来。肾功能减退是指 GFR 下降，一般采用血清肌酐和几个公式来估算；或是肾小球滤过率＜60ml/

（min·1.73m^2）时间≥3 个月，伴有或不伴有肾脏损伤也可诊断。

2. 基于估算肾小球滤过率（eGFR）的慢性肾脏病（CKD）分期（表 14-2-2）

表 14-2-2　CKD 分期

CKD 分期	eGFR[ml/（min·1.73m^2）]	描述
G1	≥90	正常或增高
G2	60～89	轻度下降
G3a	45～59	轻至中度下降
G3b	30～44	中至重度下降
G4	15～29	重度下降
G5	＜15	肾衰竭

3. CKD 危险分层

CKD 不良预后的影响因素包括：①CKD 病因；②CKD 分期；③白蛋白尿分级；④其他危险因素和并发症。根据 CKD 分期和白蛋白尿分级进行 CKD 危险分层，分为 1 级（低危）、2 级（中危）、3 级（高危）和 4 级（极高危）。依据常用的"正常""中度增高"（曾称为"微量白蛋白尿"）和"重度增加"（曾称为"大量白蛋白尿"和肾病范围白蛋白尿）定义将白蛋白尿分为 3 期：A1-ACR 小于 30mg/g（＜3.4mg/mmol）；A2-ACR 为 30～299mg/（3.4～34.0mg/mmol）；A3-ACR 大于等于 300mg/g（＞34.0mg/mmol）。

4. 老年慢性肾脏病的分期注意事项

老年慢性肾脏病的诊断仍使用 KDIGO（2012）有关慢性肾脏病定义和分期系统。随着年龄的增长，肾小球硬化、肾血管萎缩及肾血管硬化，eGFR 是逐年下降的，因此对 eGFR＜60ml/（min·1.73m^2）是否为老年慢性肾脏病诊断的合适界值存有较大的争议。2012 年 KDIGO 建议对 CKD-EPI 肌酐公式计算 eGFR 处于 45～59ml/（min·1.73m^2）但无其他肾损伤标志物的人群需要进一步采用胱抑素 C 为基础估算 GFR，来判断是否为 CKD，以减少对 CKD3a 期的过度诊断，从而更加准确地判断老年人的肾功能。慢性肾脏病是一组疾病，而非单一特异性疾病，明确引起老年慢性肾脏病的病因对后续针对性地治疗至关重要。方法包括采集家族史、环境因素、用药史，并通过体格检查、实验室指标、影像学检查，必要时病理学检查来明确慢性肾脏病的病因。

（三）鉴别诊断

1. 肾前性氮质血症

在有效血容量补足 24～72 小时后肾前性氮质血症患者肾功能即可恢复，而慢性肾衰竭则肾功能难以恢复。

2. 急性肾损伤（acute kidney injury，AKI）

慢性肾脏病起病隐匿，加之老年人症状不典型，患者往往以发现血清肌酐升高为主诉就诊。病程及既往史不明确，这时就要与急性肾损伤（AKI）相鉴别。当病人存在如下情况时支持慢性肾脏病的诊断：超声提示双侧肾脏缩小、皮质变薄、实质回声增强，在无失血的情况下发生严重的贫血，肾性骨营养不良或高磷血症，低钙血症伴有 PTH 升高，长期夜尿增多等。需要注意的是 AKI 合并血液系统疾病如淋巴瘤、白血病时，常表现为中重度贫血；糖尿病肾病、肾脏淀粉样变性、白血病性肾损害引起的慢性肾衰竭，肾脏无明显缩小，甚至增大。

3. 慢性肾衰竭伴发 AKI

如果慢性肾衰竭较轻，而 AKI 相对突出，且其病程发展符合 AKI 演变过程，则可称为"慢性肾衰竭合并 AKI"，其处理原则基本上与 AKI 相同。如慢性肾衰本身已相对较重，或其病程加重过程未能反映 AKI 演变特点，则称之为"慢性肾衰急性加重"。

四、治　疗

（一）中医治疗

本病的病机特点为本虚标实，虚实夹杂，肺、脾、肾虚为本，水饮、浊毒、瘀血为标。以扶正祛邪为基本治则。本病治疗过程中，证候往往错综复杂，亦会有急危之候，"间者并行、甚者独行"，急则治标，缓则治本，标本兼顾为原则治疗本病。

1. 辨证论治

（1）肺脾气虚证

临床表现：面色苍白或萎黄，畏风汗出，易外感，周身水肿，自汗恶风，疲乏无力，口淡不渴，纳呆，腹胀，大便溏薄，尿泡沫多，内脏脱垂，舌淡红，舌胖大边有齿痕，苔薄白，脉细弱。

治疗原则：主要以固表实卫、培土生金为补，祛风利水为通。

治法：益气固表，祛风行水。

方药：玉屏风散、防己黄芪汤合五皮饮等。药用防风、防己、黄芪、甘草、白术、茯苓皮、桑白皮、大腹皮，恶风汗出者可合桂枝汤调和营卫；水肿甚可加猪苓、泽泻淡渗利湿；时有外感可合参苏饮或葱豉汤。

（2）脾肾气虚证

临床表现：腰膝酸软，神疲乏力，气短懒言，或浮肿，纳少或脘胀，大便溏薄，尿频或夜尿多，舌质淡红，边有齿痕，苔薄白，脉细弱。

治疗原则：主要以补气、健脾、益肾为大法，可配合利湿泄浊、养血活血、通络之品。

治法：健脾益肾，和络泄浊。

方药：保元汤合参苓白术散加减。药用：生黄芪、党参、桂枝、茯苓、怀山药、炙甘草、陈皮、砂仁、薏苡仁。加减：可加入土茯苓、六月雪、积雪草等加强利湿解毒之功。瘀血阻络者可加丹参、地龙、桃仁。保元汤出自明朝魏直《博爱心鉴》，有益气补虚培元、肺脾肾并补之功效，适用于本虚标实，正气亏虚为著者。

（3）气阴两虚证

临床表现：腰膝腿软，头晕、耳鸣，五心躁热，少气、乏力，盗汗、自汗，潮热，口燥咽干，失眠，消瘦，大便干结，尿少色黄，舌暗淡有瘀斑（点）或淡红、胖大边有齿痕，少苔偏干，脉沉细或细数而无力。

治疗原则：主要以益气养阴、和络渗湿为大法。

治法：益气滋阴，活血润燥。

方药：参芪地黄汤加减。药用：生黄芪、太子参、生熟地、山萸肉、山药、茯苓、泽泻等。加减：加丹参、益母草、川牛膝、当归等养血通络之药。

（4）肝肾阴虚证

临床表现：形瘦神疲，口干咽燥，目干涩或视物模糊，眩晕，耳鸣，五心烦热，潮热盗汗，腰酸，小便黄赤，大便干结，失眠多梦，梦遗或月经失调，舌红，少苔而干或舌苔黄腻，脉沉或弦细带数。

治疗原则：主要以补肾平肝、益精养阴、清热活血为大法。

治法：滋补肝肾，益阴养血。

方药：六味地黄丸合二至丸加减。药用：生地、山萸肉、山药、丹皮、茯苓、泽泻、女贞子、旱莲草。如挟有湿热，可加石韦、土茯苓、薏苡仁、黄柏；络脉瘀阻可加丹参、赤芍、地龙等；偏于肝阴不足，证见双目干涩者，可合一贯煎。

（5）脾肾阳虚证

临床表现：面色㿠白或黧黑，少气懒言，畏寒肢冷，精神萎靡，口淡不渴，或喜热饮、纳少、腹胀，小便清长或不利，夜尿增多，大便溏泄，水肿，舌淡胖，苔白滑，脉沉弱或沉细。

治疗原则：主要以健脾益肾，补气温阳为大法。

治法：温脾益肾，活血化浊。

方药：温脾汤加减。药用：附子、大黄、当归、干姜、人参、甘草。如肾阳虚衰，水饮凌心而见水肿、喘促者，可予真武汤合苓桂术甘汤温阳化饮。

（6）阴阳两虚

临床表现：精神萎靡，极度乏力，头晕眼花，腰膝酸软，大便稀溏，舌质胖，脉沉细。

治法：滋阴温阳。

方药：金匮肾气丸合二至丸加减。药用：熟地黄、山药、山茱萸、泽泻、茯苓、牡丹皮、肉桂、附子、女贞子、墨旱莲。阴阳俱虚，精血不足，精亏髓减如眩晕耳鸣、健忘神疲者可予《景岳全书》之左归丸合右归丸。

2. 中医特色治疗

（1）中药保留灌肠：可予以具有泄浊排毒之效的中药汤剂浓煎至 100ml 保留灌肠。方药组成：酒大黄、煅牡蛎、赤芍、蒲公英、当归、槐花等。

（2）艾灸法：选穴足三里，艾炷灸，每次 5～6 壮，以皮肤出现红晕为度。每日 2 次，左右足足三里交替使用。

（3）药浴疗法：可选具有宣肺利水、解毒泄浊之功的中药煎剂药浴或足浴。方药组成：桂枝、麻黄、连翘、丹参、苦参、大黄、白花蛇舌草等，加以热气熏蒸，使老年慢性肾脏病特别是肾功能衰竭患者气血经脉通畅，肌肤腠理得以宣泄，从而促进体内毒素的排出，起到消肿、祛邪、止痒、解毒等作用。

3. 名医医案举例

国医大师邹燕勤治老年慢性肾脏病属脾肾气阴两虚，瘀阻水泛证一例。

患者李某，男，67 岁。初诊日期：2002 年 4 月 23 日。

患者患糖尿病 6 年，高血压 3 年，蛋白尿 3 个月。诊时面色少华，双下肢浮肿，神疲乏力，口干思饮，纳谷欠佳，舌淡暗，脉细弱。查空腹血糖：7.8mmol/L，餐后 2 小时血糖 12.6mol/L，血尿素氮 15.8mmol/L，血肌酐 184μmol/L，尿蛋白（++），辨证为脾肾气阴两虚，瘀血阻络，水湿泛滥。予格列喹酮、贝那普利等控制血压、血糖的同时，治以益气养阴，活血化瘀，渗利水湿。

处方：太子参 20g，黄芪 20g，苍术 10g，白术 10g，丹参 15g，赤芍 10g，葛根 10g，山药 15g，续断 15g，枸杞子 15g，茯苓 20g，益母草 20g，制大黄 15g。

服药 1 个月，浮肿消退，纳谷有增，以上方加减连续服用 2 年余，配合饮食控制、适当运动，近查空腹血糖 5.4mmol/L，餐后 2 小时血糖 9.3mmol/L，血尿素氮 14.2mmol/L，血肌酐 165μmol/L，尿蛋白（+）。

按语：此患者久患消渴，迁延失治，耗伤气阴，湿热壅滞，阻塞肾络，最终成脾肾不足，气阴两虚，水饮内停，瘀血浊毒阻络之本虚标实，虚实夹杂之消渴肾病。患者年近古稀，正气不足，不可峻猛利水，糖尿病肾病进入肾功能不全期，治疗较为困难，邹老根据此病久病及肾，气阴俱虚，水湿泛滥的特点，强调扶正祛邪并举，多以健脾益肾，活血利水之剂为主，主张采用中医药综合疗法，多途径，多种剂型给药常能控制病程进展，延缓进入透析期，临床常取得较满意效果。（选自《邹云翔实用中医肾病学》）

（二）西医常规治疗

1. 一般治疗

（1）调整生活方式

体育锻炼：推荐 CKD 患者在医师指导下参加能够耐受的体育锻炼（每周至少 5 次，每次 30min）；保持健康体重：维持 BMI 18.5～24.0kg/m^2，戒烟。规律作息，避免疲劳；防止呼吸道感染的发生；放松心情，避免情绪紧张。

（2）营养治疗

控制蛋白质及热量摄入：对于非糖尿病 CKD G1、G2 期患者，原则上宜减少摄入蛋白质，推荐蛋白质摄入量为 0.8～1.0g/（kg·d）；以蛋白尿为主要临床表现者，控制蛋白质摄入量为 0.6～0.8g/（kg·d）；从 G3 期起开始低蛋白饮食治疗，推荐蛋白质摄入量为 0.6g/（kg·d）。实施低蛋白饮食治疗时，热量摄入应维持在 30～35kcal/（kg·d），60 岁以上患者活动量较小、营养状态良好者可减少至 30kcal/（kg·d）。对于糖尿病 CKD G1、G2 期患者，推荐蛋白质摄入量为 0.8g/（kg·d），G3 至 G5 期推荐蛋白质摄入量为 0.6～0.8g/（kg·d），必要时可补充复方 α 酮酸。实施低蛋白饮食治疗时，患者的热量摄入应基本与非糖尿病 CKD 患者相似，但对于肥胖的 2 型糖尿病 CKD 患者需适当限制热量（总热量摄入可比上述推荐量减少 250～500kcal/d），直至达到标准体重。

减少盐摄入：成人 CKD 患者钠摄入量<90mmol/d（氯化钠 5g/d）。

其他营养物质摄入：鼓励 CKD 患者参加有关病情严重程度及钙、磷、钾、蛋白质、嘌呤摄入量方面的健康教育。

2. 药物治疗

（1）控制尿蛋白

1）肾素-血管紧张素-醛固酮系统抑制剂（RAASi）：血管紧张素转化酶抑制剂（ACEI）、血管紧张素Ⅱ受体阻滞剂（ARB）或盐皮质激素受体拮抗剂（MRA）具有降压及独立于降压外的肾脏保护作用。尿白蛋白肌酐比（UACR）在 30～300mg/g 的糖尿病患者推荐使用 ACEI、ARB 或 MRA；UACR＞300mg/g 时，无论是否存在糖尿病，均推荐使用 ACEI 或 ARB。目前不推荐联合应用 ACEI 和 ARB 延缓 CKD 的进展。对老年人或肾功能不全患者，使用 ACEI 或 ARB 时，需密切观察血肌酐和血钾的变化；血肌酐＞256μmol/L 时慎用 ACEI 和 ARB。

在应用 RAASi 时需注意：避免用于两侧肾动脉狭窄者；eGFR＜45ml/（min·1.73m^2）者宜从小剂量开始；初始应用或加量时，应在 1～2 周内监测 GFR 和血清钾浓度，若血肌酐较基线值上升幅度＜30%，可继续使用，若超过基线水平 30%，应及时停药并寻找原因；血清钾高时加用利尿剂或口服降钾剂；eGFR＜30ml/（min·1.73m^2）时仍具有肾脏保护作用，不一定需要停药。

2）糖皮质激素及免疫抑制剂：多种原发性或继发性肾小球疾病，如膜性肾病或狼疮肾炎，其发病主要由免疫反应异常所介导，需要使用糖皮质激素、免疫抑制剂及生物制剂治疗以达到蛋白尿持续缓解的目的，常用的免疫抑制剂包括环磷酰胺、环孢素 A、他克莫司、霉酚酸酯、硫唑嘌呤、来氟米特等。近年来，生物制剂如利妥昔单抗、贝利尤单抗等逐渐用于治疗多种免疫性肾小球疾病，应用时应根据病理类型和蛋白尿程度，并结合患者的具体情况，个体化地制定治疗方案。注意多种药物之间的相互影响，同时注意监测和防治相关药物的不良反应，老年患者使用该类药物出现药物副作用的机率要比青年患者明显增加。有研究表明，接受免疫抑制剂治疗的老年患者发生并发症的概率是青年患者的 2.5 倍左右，所以临床使用切记把握好用量和使用时间。

（2）控制高血压：应根据患者病情合理选用降压药物，做到个体化治疗。无蛋白尿 CKD 高血压患者可选择 ACEI、ARB、钙通道阻滞剂（CCB）等；有蛋白尿 CKD 高血压患者首选 ACEI 或 ARB。为提高血压达标率，推荐使用单片复方制剂或组合制剂如缬沙坦氨氯地平、血管紧张素受体脑啡肽酶抑制剂（ARNI）；严重高血压者可选择 3 种或 3 种以上的抗高血压药物联合治疗。老年患者应综合考虑年龄、并发症等情况，并密切关注降压治疗相关不良事件，如电解质紊乱、急性肾损伤、体位性低血压等，治疗方案应尽量个体化。老年人的药物代谢减慢，疗效出现相对较缓慢，而降压药的使用往往会引起各种药物的副作用发生率增加，所以临床上对老年高血压患者使用任何降压药的初始剂量都应该从最小剂量开始，逐步增加至有效为止。

（3）控制高血糖：钠-葡萄糖共转运蛋白 2（SGLT2）抑制剂具有降糖以外的肾脏保护作用。另一类降糖药胰高血糖素样肽-1（GLP-1）受体激动剂除了可显著降低糖尿病患者心血管事件外，初步证据显示可改善肾脏预后。对于 2 型糖尿病合并 CKD，当 eGFR≥45ml/（min·1.73m^2）时，推荐二甲双胍联合 SGLT2 抑制剂作为一线降糖方案。当血糖未能达标或不宜使用 SGLT2 抑制剂时，建议加用 GLP-1 受体激动剂。当 eGFR 30～44ml/（min·1.73m^2），二甲双胍应减量，并注意监测 eGFR 变化；当 eGFR＜30ml（min·1.73m^2）时，二甲双胍和 SGLT2 抑制剂均不建议使用。其他种类降糖药物的选择应基于血糖控制情况、并发症及药物费用等，注意根据 eGFR 水平调整降糖药物的剂量和种类，以防止低血糖及其他不良反应的发生。CKD 的早期由于胰岛素抵抗增加，胰岛素需求可能增加；当进展至 G3b 至 G5 期时，肾脏对胰岛素的清除减少，应警惕低血糖的发生，胰岛素用量可能下降。

（4）控制血脂异常：他汀类或他汀类联合依折麦布适用于 50 岁以上的 CKD 未透析（G1 至 G5 期）患者、成人肾移植和开始透析时已经使用这类药物的患者。对 18～49 岁、未透析未肾移植患者，他汀类适用于有以下一项或一项以上因素的患者：冠心病（心梗或冠状动脉重建术）、糖尿病、缺血性卒中、10 年间发生冠心病风险大于 10%。部分他汀类药物需要注意根据 eGFR 调整剂量，建议高三酰甘油血症患者改变生活方式，包括饮食和运动等。

（5）控制高尿酸血症：低嘌呤饮食，尿量正常者多饮水，适当碱化尿液，避免长期使用可能引起尿酸升高的药物（噻嗪类及袢利尿剂、烟酸、小剂量阿司匹林等）。降低尿酸的药物包括抑制尿酸合成的药物（别嘌醇、非布司他等）和增加尿酸排泄的药物（苯溴马隆、丙磺舒等），根据患者高尿酸血症的分型及 eGFR 水平选择药物、调整用量，别嘌醇在 G3 期应减量，在 G5 期禁用；非布司他在轻中度肾功能不全时无需调整剂量；当 eGFR＜20ml/（min·1.73m^2）时应避免使用苯溴马隆。CKD 继发高尿酸血症患者应积极治疗 CKD，降尿酸治疗是否可延缓 CKD 病情进展尚有争议。

（6）控制临床症状（水肿）：呋塞米、布美他尼、托拉塞米、氢氯噻嗪、螺内酯等利尿剂可用于肾病患者的利尿消肿和辅助降血压。呋塞米、布美他尼、氢氯噻嗪用于利尿、排钠、排钾，用药后需降治低钾血症；托拉塞米的排钾作用较弱；螺内酯可以保钾利尿；严重肾衰竭患者用保钾利尿药易产生高钾血症。这些药可能有胃肠道恶心、呕吐等不良反应。老年人过度利尿可导致血容量不足，造成肾前性急性肾衰竭，成为慢性肾脏病基础上急性肾衰竭的主要原因（占 27%），故应首先对老年人血容量状态做出判断后，再决定是否使用利尿剂并选择种类和用量。

3. 终末期肾脏疾病（ESKD）的替代治疗

肾脏替代治疗方式包括透析（血液透析和腹膜透析）和肾移植。由于肾脏供体缺乏，目前大多数 ESKD 患者需要透析以维持生命。一般从患者病情、经济条件及医疗设备综合考虑选择透析方式。相对于血液透析，腹膜透析更适用于婴幼儿，心功能差、有缺血性心脏病、常规血液透析易出现低血压或高血压控制不满意、伴活动性出血等的患者，建立血管通路有困难的患者，想要更多行动自由的患者，要求在家透析，而不具备家庭血液透析条件的患者。

五、预　　防

老年慢性肾脏病的病因复杂，如有高血压、糖尿病等引起慢性肾脏病的确切病因应积极治疗。同时老年、高脂血症、肥胖、家族史是慢性肾脏病的高危因素，高危患者应定期检查肾功能、尿常规。肾病患者应注意避免使用肾毒性药物等加重因素，避免前往拥挤的公共场所，防止感染。接受血液透析的患者可以接种乙肝疫苗，并尽量减少输血产品。

1. 早期筛查

关注早期症状。如疲劳、乏力，眼睑、颜面、下肢水肿，尿中泡沫增多、尿色异常，排尿疼痛或困难，夜间排尿次数增多，腰酸痛，食欲减退，面色苍白，呼气带尿味，皮肤瘙痒等。这些症状均不具有特异性，但都可能表现于老年慢性肾脏病的患者中。如果出现上述症状，应尽早到医院就诊，完善相关的理化检查，以明确诊断，及时治疗。

2. 定期体检

定期体检也是发现老年慢性肾脏病最有效的方法。很多患者无症状性血尿、蛋白尿及肾功能减退都是通过定期健康体检查出来的。常见的肾脏病的检查有尿液检查、肾功能及肾脏B 超等。另外，对于高血压和糖尿病引起的肾脏病，需要依靠尿微量白蛋白定量来发现早期肾脏损害。

3. 高危人群的筛查

对于高危人群来说，采取相应手段实时追踪、评估肾脏情况也是发现肾脏病的重要手段。老年人随年龄增加，肾功能也在逐渐衰减，应半年化验一次肾功能。所谓高危人群包括糖尿病患者、高血压患者、代谢性疾病患者、有肾脏病家族史者、65 岁以上的老年人、长期服用有肾毒性药物的患者，除了上述高危人群外，慢性泌尿系感染患者、尿路梗阻患者、过度饮酒患者、一侧肾切除或先天性独立肾患者、自身免疫性疾病患者以及病毒性肝炎患者均是慢性肾脏病的高危人群。这些患者在日常生活中也应当关注相关症状并定期体检。

（刘世巍）

第三节　前列腺增生

前列腺增生是老年男性的常见疾病，其发生必须具备年龄的增长以及有功能的睾丸两个重要条件。临床上主要表现为尿频尿急以及排尿不畅等下尿路症状。严重影响到老年男性的身心健康以及生活质量。

中医学认为该病属于"淋证"或者"癃闭"。癃闭是由于肾和膀胱气化失司导致的以排尿困难，全日总尿量明显减少，小便点滴而出，甚则闭塞不通为临床特征的一种病证。其中以小便不利，点滴而短少，病势较缓者称为"癃"；以小便闭塞，点滴全无，病势较急者称为"闭"。癃和闭虽有区别，但都是指排尿困难，只是轻重程度上的不同，因此多合称为癃闭。

一、流 行 病 学

60 岁以上老年人发病率＞50%，80 岁以上发病率大于 83%。主要表现为尿频、尿急、夜尿增多、排尿踌躇、尿线变细。前列腺增生的发生必须具备年龄的增长以及有功能的睾丸两个重要条件。但前列腺增生发生的具体机制尚不明确，可能是由上皮和间质细胞增殖及细胞凋亡的平衡破坏引起的。

二、发病机制及病理生理特点

（一）发病机制

1. 老龄

组织学上前列腺增生发病随年龄增大而增加。随着年龄逐渐增大，前列腺也随之增生，男性在 45 岁以后前列腺可有不同程度的增生，多在 50 岁以后出现临床症状。

2. 雄激素

雄激素是调控前列腺生长最重要的激素，前列腺内的雄激素 90% 都来自于睾丸。受性激素的调控，前列腺间质细胞和上皮细胞相互影响，随年龄增大体内性激素平衡失调以及雌、雄激素的协同效应，造成前列腺增生。

3. 诱发因素

（1）酒精：大量饮酒可降低血清睾酮水平和增加雌激素水平，从而影响前列腺增生的发生与进展。

（2）遗传：前列腺增生有一定的家族倾向，与遗传有关，小于 60 岁行前列腺增生手术的病人中约 50% 可能有家庭因素。

4. 其他

糖尿病、性活动强度、输精管结扎等是否为前列腺增生发病的危险因素尚有争议。

（二）病理生理特点

前列腺增生多在 50 岁以后出现症状，60 岁左右症状更加明显。症状与前列腺的体积大小无直接关系，而取决于引起梗阻的程度、疾病发展速度以及是否合并感染等。

1. 膀胱刺激症状

尿频是前列腺增生最常见的症状，开始多为夜尿次数增多，随后白天也出现尿频。当夜尿次数大于 3 次时，表示膀胱出口梗阻已达到一定程度。此外还会伴有尿急、尿痛，甚至出现急迫性尿失禁。前列腺增生患者中约有 50%～80% 出现不稳定膀胱。

2. 梗阻

（1）排尿困难：排尿困难的程度是由膀胱出口梗阻程度和膀胱功能状况共同决定的。初期表现为有尿意时需要片刻后才能排出尿液，称为排尿踌躇，排尿费力。随后会出现尿线变细、无力、射程短，甚至尿不成线，尿液呈滴沥状排出。

（2）残余尿、尿潴留：前列腺增生患者排尿时不能将膀胱内尿液排空，膀胱内出现残余尿。残余尿量逐渐增加，导致高压性慢性尿潴留。当前列腺增生患者遇气候突变、过度疲劳、饮酒、房事或上呼吸道感染时，可能诱发急性尿潴留。

3. 尿道感染

前列腺增生患者由于尿道受到前列腺的压迫，出现尿道梗阻、排尿不畅，患者每次排尿时都不能将膀胱中的尿液完全排出，而残留一定量的尿液，称为膀胱残余尿。膀胱内残余尿液的长期存在，就会诱发尿道感染。主要症状为尿急、尿频、尿痛、尿道烧灼感、排尿困难突然加重，严重者会出现腰痛、发热等症状。

4. 尿道出血

尿道出血是前列腺增生的常见并发症，主要表现为血尿，出血较少的患者尿中可见到少量的血丝或血块，出血严重者可出现尿液颜色鲜红。大部分轻度的血尿是可以自行缓解的，但是可能会反复发作。前列腺增生患者并发尿道出血的原因是前列腺增生的中叶常会向上凸入膀胱，凸入膀胱的前列腺组织表面血管丰富，当发生感染或伴有膀胱结石时，这些血管壁可能在炎症和结石的作用下受到损伤而破裂出血。

5. 膀胱结石

因尿道梗阻，存在膀胱残余尿，容易继发感染而形成膀胱结石。

6. 急性尿潴留

前列腺增生引起的尿路梗阻加重，造成不能自行排尿。

7. 尿毒症

梗阻程度逐渐加重时，容易发生肾积水、肾功能不全，以致临床上出现尿毒症症状。此外还可出现肾性高血压。

（三）中医病因病机

（1）湿热蕴结：过食辛辣肥腻，酿湿生热，湿热不解，下注膀胱，或湿热素盛，肾热下移膀胱，或下阴不洁，湿热侵袭，膀胱湿热阻滞，气化不利，小便不通，或尿量极少，而为癃闭。

（2）肺热气壅：肺为水之上源，热邪袭肺，肺热气壅，肺气不能肃降，津液输布失常，水道通调不利，不能下输膀胱；又因热气过盛，下移膀胱，以致上下焦均为热气闭阻，气化不利，而成癃闭。

（3）脾气不升：劳倦伤脾，饮食不节，或久病体弱，致脾虚清气不能上升，则浊气难以下降，小便因而不通，而成癃闭。故《灵枢·口问》曰："中气不足，溲便为之变。"

（4）肾元亏虚：年老体弱或久病体虚，肾阳不足，命门火衰，气不化水，是以"无阳则阴无以化"，而致尿不得出；或因下焦炽热，日久不愈，耗损津液，以致肾阴亏虚，水府枯竭，而成癃闭。

（5）肝郁气滞：七情所伤，引起肝气郁结，疏泄不及，从而影响三焦水液的运行和气化功能，致使水道通调受阻，形成癃闭。且肝经经脉绕阴器，抵少腹，这也是肝经有病，导致癃闭的原因。所以《灵枢·经脉》提出："肝足厥阴之脉，……是主肝所生病者，……遗溺、闭癃。"

（6）尿路阻塞：瘀血败精，或肿块结石，阻塞尿道，小便难以排出，因而形成癃闭。即《景岳全书·癃闭》所说："或以败精，或以槁血，阻塞水道而不通也。"

三、诊断与鉴别诊断

（一）西医诊断

1. 临床表现

本病以排尿困难，全日总尿量明显减少，甚至小便闭塞不通，点滴全无为主要临床表现。起病或突然发生，或逐渐形成。一般在癃的阶段表现为小便不利，排尿滴沥不尽，或排尿无力，或尿流变细，或尿流突然中断，全日总尿量明显减少；在闭的阶段表现为小便不通，全日总尿量极少，甚至点滴全无，或小便欲解不出，小腹满胀，状如覆碗。尿闭可突然发生，亦可由癃逐渐发展而来。病情严重时，尚可出现头晕、胸闷气促、恶心呕吐、口气秽浊、水肿，甚至烦躁、神昏等症，但尿道无疼痛感觉。

2. 诊断标准

患者为老年男性，有明显的下尿路症状（尿频尿急、排尿困难），直肠指诊及前列腺 B 超显示前列腺体积增大，同时排除其他导致患者出现下尿路症状的疾病即可诊断为前列腺增生。

（1）国际前列腺症状评分（IPSS）：1995 年国际泌尿外科学会推出了 IPSS 评分体系，力图将症状学量化便于比较和协助诊断，也可作为治疗后评价标准。该体系通过回答 6 个问题确定分数，最高 35 分，目前认为 7 分以下为轻度，7～18 分为中度，18 分以上为重度。IPSS 是目前国际公认的判断前列腺增生患者症状严重程度的最佳手段，但主要是其下尿路症状严重程度的主观反映，与最大尿流率、残余尿量以及前列腺体积无明显相关性，临床工作中可采取此评分体系协助诊疗。

（2）就医指征：老年男性如出现夜尿增多，每晚次数大于 2 次，应该及时寻求专科医生的建议，在医生的指导下进行下一步的检查。如果出现夜尿次数 3 次以上或者出现排尿等待、尿线变细的情况需要及时就医。如果出现尿潴留需立刻就医。

3. 体格检查

外生殖器检查，除外尿道外口狭窄或者其他可能影响排尿的疾病。直肠指诊（DRE），可以了解前列腺大小、形态、质地、有无结节及压痛、中央沟是否变浅以及肛门括约肌张力情况。肛周局部神经系统检测和会阴外周神经系统的检查可提示是否存在神经源性疾病导致的神经源性膀胱功能障碍。

4. 实验室检查

（1）尿常规：可以确定下尿路症状患者是否有血尿、蛋白尿、脓尿或者尿糖等。

（2）血清前列腺特异性抗原（PSA）：血清 PSA 升高可以作为前列腺癌穿刺活检的指征，临床一般将 PSA≥4ng/ml 作为分界点。但是 PSA 升高不是前列腺癌特有，前列腺癌、前列腺增生、前列腺炎都可能使 PSA 升高。

（3）前列腺超声检查：可以了解前列腺大小、形态、有无异常回声、凸入膀胱的程度以及残余尿的情况。

（4）尿流率检查：主要观察最大尿流率，但是最大尿流率下降不能区分梗阻和逼尿肌收缩力减低，必要时行尿动力等检查。

（5）其他：血肌酐、静脉尿路造影、尿道造影、尿道膀胱镜等。

（二）鉴别诊断

1. 西医鉴别诊断

（1）膀胱颈挛缩：膀胱颈挛缩继发于炎症病变。膀胱颈部平滑肌为结缔组织所代替，可伴有炎症。膀胱颈挛缩患者有较长的下尿路梗阻病史。膀胱镜检查时，膀胱颈抬高，后尿道与膀胱三角区收缩变短。膀胱镜下见前列腺段尿道无挤压变形，尿道内口缩小。而单纯的前列腺增生腺叶凸向膀胱颈部时，被柔软黏膜覆盖，膀胱三角区下陷，后尿道延长。

（2）前列腺癌：前列腺癌尤其是导管癌类型以下尿路梗阻为首发症状。部分患者则是在前列腺增生的同时伴发前列腺癌，血清 PSA 可明显升高。直肠指检前列腺表面不光滑，岩石样感觉。经直肠活检，B 超引导更佳，经病理检查可明确诊断。

（3）神经性膀胱、逼尿肌括约肌协同失调：常表现为下尿路排尿异常，尿失禁等。需详细询问有无外伤史，检查有无提肛反射，应依靠尿流动力学检查加以排除，如充盈性膀胱测压，尿道压力图，压力/流率同步检测。

（4）无力性膀胱（膀胱壁老化）：表现为尿潴留、下尿路排尿异常，大量残留尿，应与前列腺增生相鉴别，应排除损伤、炎症、糖尿病等因素，主要通过尿流动力学检查，特别是尿道压力图，压力/流率同步检测加以鉴别。膀胱压力图显示膀胱压力低，无收缩压力波形等。

（5）尿道狭窄：是指尿道部位的先天性或后天性狭窄。需仔细询问病史，有无骨盆骨折、尿道骑跨伤、尿路炎症、尿道内器械操作等病史，必要时可行尿道造影或者尿道镜检鉴别。

2. 中医鉴别诊断

（1）淋证：淋证以小便频急，滴沥不尽，尿道涩痛，小腹拘急，痛引腰腹为特征。癃闭以排尿困难，全日总尿量明显减少，点滴而出，甚则小便闭塞不通，点滴全无为临床特征。其中小便短涩量少，排尿困难与淋证相似，但淋证排尿时疼痛，每日小便总量基本正常；而癃闭排尿时不痛，每日小便总量远远低于正常，甚至无尿排出。

（2）关格：关格是小便不通和呕吐并见的一种病证。癃闭主要是指以排尿困难，全日总尿量明显减少，甚则小便闭塞不通为主症的一类病证。二者皆有小便不通，故需鉴别。关格必有呕吐，而癃闭一般无呕吐症状，只以小便量极少或全无为特征。二者的关系是癃闭可发展为关格，而关格不一定都是由癃闭发展而来，还可由水肿、淋证发展而成。

四、治　疗

（一）西医治疗

前列腺增生需要个体化，根据患者不同的症状表现以及症状的严重程度来个性化地拟定治疗措施。主要的治疗目标是改善患者的下尿路症状，提升患者生活质量。

1. 治疗周期

患者需要长期持续治疗。

2. 一般治疗

IPSS 评分 7 分以下症状轻微的患者，生活质量没有受到明显影响无需治疗，以观察为主。

3. 药物治疗

（1）α-受体阻滞剂：目前推荐使用 α1-受体阻滞剂，适用于有中、重度下尿路症状的前列腺增生患者。治疗后数小时或者数天即可改善症状，但采用 IPSS 评分评估症状改善应在用药 4～6 周后进行。如连续使用 1 个月未见症状改善不推荐继续使用。目前常用的药物有多沙唑嗪、特拉唑嗪、坦索罗辛等。此类药的常见副作用包括头晕、头痛、乏力、困倦、体位性低血压、异常射精等。

（2）5α-还原酶抑制剂：适用于治疗前列腺体积增大同时伴中、重度下尿路症状的前列腺增生患者。研究发现 5α-还原酶是睾酮向双氢睾酮转变的重要酶。双氢睾酮在良性前列腺增生中有一定的作用，因此采用 5α-还原酶抑制剂可以对增生予以一定的抑制。常用的药物有非那雄胺、度他雄胺等。

（3）其他：包括 M 受体拮抗剂、植物制剂、中药等。M 受体拮抗剂通过阻断膀胱 M 受体，缓解逼尿肌过度收缩，降低膀胱敏感性，从而改善前列腺增生患者的贮尿期症状，常用的药物为托特罗定。植物制剂如普适泰等适用于前列腺增生及相关下尿路症状的治疗。

（4）联合治疗：主要推荐 α1-受体阻滞剂联合 5α-还原酶抑制剂用于治疗前列腺增生。对以尿频尿急症状为主的患者可以选择 α1-受体阻滞剂联合 M 受体拮抗剂治疗。

4. 手术治疗

目前经典的外科手术方法有经尿道前列腺电切术（TURP）、经尿道前列腺切开术（TUIP）以及开放性前列腺摘除术。目前 TURP 仍是治疗前列腺增生的首选手术方式。TURP 以及 TUIP 主要适用于前列腺体积在 80ml 以下的患者。其主要危险因素包括：术中出血较多、手术时间过长和前列腺体积大等。术后常见的并发症：尿失禁约 1%～2.2%，逆行射精约 65%～70%，尿道狭窄约 3.8%。经尿道前列腺电汽化术（TUVP）适用于凝血功能较差的和前列腺体积较小的良性前列腺增生（BPH）患者，是除 TUIP 或 TURP 外的另一种选择。经尿道前列腺等离子双极电切术（TUPKP）和经尿道等离子前列腺剜除术（TUKEP）是使用等离子双极电切系统，并以与单极 TURP 相似的手术方式经尿道行前列腺切除手术。TUPKP 的主要优点包括术中、术后出血少，降低输血率、缩短术后导尿和住院时间；TUKEP 将前列腺于包膜内切除，更加符合前列腺解剖结构，具有切除前列腺增生组织更完整、术后复发率低、术中出血少等特点。

5. 其他治疗

（1）经尿道微波热疗。适用于药物治疗无效又不愿意接受手术治疗的患者，可以缓解患者的下尿路症状。

（2）经尿道针刺消融术。一种简单安全的治疗方法，适用于前列腺体积＜75ml，不能接受外科手术的高危患者，对一般患者不推荐作为一线治疗方法。

（3）前列腺支架。通过内镜放置在前列腺部尿道的金属（或聚亚氨脂）装置。仅适用于伴反复尿潴留又不能接受外科手术的高危患者，作为导尿的一种替代治疗方法。常见并发症有支架移位、钙化，支架闭塞、感染、慢性疼痛等。

（二）中医辨证论治

1. 辨证要点

（1）辨主因：尿热赤短涩，舌红苔黄，脉数者属热；口渴欲饮，咽干，气促者，多为热壅于肺；口渴不欲饮，小腹胀满者，多为热积膀胱；时欲小便而不得出，神疲乏力者，多属虚；年老排尿无力，腰膝酸冷者，为肾虚命门火衰；小便不利兼有小腹坠胀，肛门下坠者，为脾虚中气不足；尿线变细或排尿中断，腰腹疼痛，舌质紫暗者，属尿道阻塞。

（2）辨虚实：癃闭的辨证以虚实为纲。因湿热蕴结、浊瘀阻塞、肝郁气滞、肺热气壅所致者，多属实证；因脾虚不升、肾阳亏虚、命门火衰，气化不及州都者，多属虚证。起病急骤，病程较短者，多实；起病较缓，病程较长者，多虚。体质较好，症见尿流窘迫，赤热或短涩，苔黄腻或薄黄，脉弦涩或数，属于实证；体质较差，症见尿流无力，精神疲乏，舌质淡，脉沉细弱者，多属虚证。

2. 治疗原则

癃闭的治疗应根据"六腑以通为用"的原则，着眼于通，即通利小便。但通之法，有直接、间接之分，因证候的虚实而异。实证治宜清湿热，散瘀结，利气机而通利水道；虚证治宜补脾肾，助气化，使气化得行，小便自通。同时，还要根据病因病机，病变在肺、在脾、在肾的不同，进行辨证论治，不可滥用通利小便之法。此外，尚可根据"上窍开则下窍自通"的理论，用开提肺气法，开上以通下，即所谓"提壶揭盖"法治疗。若小腹胀急，小便点滴不下，内服药物缓不济急时，应配合导尿或针灸以急通小便。

3. 分证论治

（1）膀胱湿热证

临床表现：小便点滴不通，或量少而短赤灼热，小腹胀满，口苦口黏，或口渴不欲饮，或大便不畅，苔根黄腻，舌质红，脉数。

治法：清热利湿，通利小便。

方药：八正散。方中木通、车前子、萹蓄、瞿麦通闭利小便，山栀清化三焦之湿热，滑石、甘草清利下焦之湿热，大黄通便泻火，清热解毒。

加减：若舌苔厚腻者，可加苍术、黄柏，以加强其清化湿热的作用；若兼心烦，口舌生疮糜烂者，可合导赤散，以清心火，利湿热；若湿热久恋下焦，又可导致肾阴灼伤而出现口干咽燥，潮热盗汗，手足心热，舌光红，可改用滋肾通关丸加生地、车前子、川牛膝等，以滋肾阴，清湿热而助气化；若因湿热蕴结日久，三焦气化不利，症见小便量极少或无尿，面色晦滞，舌质暗红有瘀点、瘀斑，胸闷烦躁，小腹胀满，恶心泛呕，口中尿臭，甚则神昏等，系尿毒入血，上攻于心脑，治宜降浊和胃，清热化湿，通闭开窍，佐以活血化瘀，方用黄连温胆汤加大黄、丹参、生蒲黄、泽兰、白茅根、木通，以及清开灵注射液等。

（2）肺热壅盛证

临床表现：全日总尿量极少或点滴不通，咽干，烦渴欲饮，呼吸急促或咳嗽，苔薄黄，脉数。

治法：清肺热，利水道。

方药：清肺饮。本方出自《证治汇补》，适用于热在上焦肺经气分而导致的渴而小便闭涩不利。肺为水之上源，方中以黄芩、桑白皮清泻肺热，源清而流自洁；麦冬滋养肺阴，上源有水水自流；车前子、木通、山栀、茯苓清热而利小便。可加金银花、连翘、虎杖、鱼腥草等以增清肺解毒之力。

加减：若症见心烦，舌尖红，口舌生疮等，乃为心火旺盛之征象，可加黄连、竹叶等以清泻心火；若大便不通，可加杏仁、大黄以宣肺通便，通腑泻热；若口渴引饮，神疲气短，为气阴两伤之象，可合大剂生脉散，以益气养阴；若兼表证而见头痛，鼻塞，脉浮者，可加薄荷、桔梗以解表宣肺。

（3）肝郁气滞证

临床表现：小便不通，或通而不爽，胁腹胀满，情志抑郁，或多烦易怒，舌红，苔薄黄，脉弦。

治法：疏利气机，通利小便。

方药：沉香散。方用沉香、橘皮疏达肝气，当归、王不留行行气活血，石韦、冬葵子、滑石通利水道，白芍、甘草柔肝缓急。

加减：若肝郁气滞症状重，可合六磨汤加减，以增强疏肝理气的作用；若气郁化火，而见舌红，苔薄黄者，可加丹皮、山栀等以清肝泻火。

（4）尿道阻塞证

临床表现：小便点滴而下，或尿细如线，甚则阻塞不通，小腹胀满疼痛，舌质紫暗或有瘀点，脉细涩。

治法：行瘀散结，通利水道。

方药：代抵当丸。方中归尾、穿山甲、桃仁、大黄、芒硝通瘀散结，生地凉血滋阴，肉桂助膀胱气化以通尿闭，用量宜小，以免助热伤阴。

加减：若瘀血现象较重，可加红花、川牛膝、三棱、莪术以增强其活血化瘀的作用；若病久血虚，面色不华，治宜养血行瘀，可加黄芪、丹参、赤芍；若一时性小便不通、胀闭难忍，可加麝香 0.09～0.15g 置胶囊内吞服，以急通小便，此药芳香走窜，能通行十二经，传遍三焦，药力较猛，切不可多用，以免伤人正气，孕妇忌服；若由于尿路结石而致尿道阻塞，小便不通，可加用金钱草、鸡内金、冬葵子、萹蓄、瞿麦以通淋利尿排石，或参考"淋证"一节治疗。

（5）脾气不升证

临床表现：时欲小便而不得出，或量少而不爽利，气短，语声低微，小腹坠胀，精神疲乏，食欲不振，舌质淡，脉弱。

治法：益气健脾，升清降浊，化气利尿。

方药：补中益气汤合春泽汤。方中人参、黄芪益气；白术健脾运湿；桂枝通阳，以助膀胱之气化；升麻、柴胡升清气而降浊阴；猪苓、泽泻、茯苓利尿渗湿，诸药配合，共奏益气健脾，升清降浊，化气利尿之功。

加减：若气虚及阴，脾阴不足，清气不升，气阴两虚，症见舌质红，可改用补阴益气煎；若脾虚及肾，而见肾虚证候者，可加用济生肾气丸，以温补脾肾，化气利尿；小便涩滞者，可合滋肾通关丸。

（6）肾阳衰惫证

临床表现：小便不通或点滴不爽，排出无力，面色㿠白，神气怯弱，畏寒怕冷，腰膝冷而酸软无力，舌淡，苔薄白，脉沉细而弱。

治法：温补肾阳，化气利尿。

方药：济生肾气丸。方中肉桂、附子补下焦之阳，以鼓动肾气；六味地黄丸滋补肾阴；牛膝、车前子补肾利水，故本方可温补肾阳，化气行水，使小便得以通利。

加减：若兼有脾虚证候者，可合补中益气汤或春泽汤，以补中益气，化气行水；若老人精血俱亏，病及督脉，而见形神萎顿，腰脊酸痛，治宜香茸丸，以补养精血、助阳通窍；若因肾阳衰惫，命火式微，致三焦气化无权，浊阴不化，症见小便量少，甚至无尿，头晕头痛，恶心呕吐，烦躁，神昏者，治宜千金温脾汤合吴茱萸汤温补脾肾，和胃降逆。

4. 中医外治法

对于尿潴留的癃闭患者，除内服药物治疗外，尚可用外治法治疗：

（1）取嚏或探吐法：打喷嚏或呕吐，前者能开肺气，后者能举中气而通下焦之气，是一种简单有效的通利小便方法。其方法是用消毒棉签，向鼻中取嚏或喉中探吐；也有的用皂角粉末 0.3～0.6g，鼻吸取嚏。

（2）外敷法：可用葱白 500g，捣碎，入麝香少许拌匀，分 2 包，先置脐上 1 包，热熨约 15 分钟，再换 1 包，以冰水熨 15 分钟，交替使用，以通为度。

（3）导尿法：若经过服药、外敷等法治疗无效，而小腹胀满特甚，叩触小腹部膀胱区呈浊音，当用导尿法以缓其急。

五、预 后 调 护

前列腺增生是一种良性疾病，发展的过程缓慢，在疾病任何一个阶段加以干预，都可以改善其结局，提高生活质量，及早地干预有助于预防出现严重并发症。患者应锻炼身体，增强抵抗力，保持心情舒畅，切忌忧思恼怒；消除诸如忍尿、压迫会阴部，外阴不洁，过食肥甘辛辣，过量饮酒，贪凉，纵欲过劳等外邪入侵和湿热内生的有关因素；积极治疗淋证和水肿、尿路及尿路周边肿瘤等疾病。

1. 饮食调理

前列腺增生患者日常生活中应加强饮食调理，饮食以清淡、富有营养和少刺激为宜，避免刺激性食品摄入过多，造成前列腺充血而加重病情。尽量避免食用辛辣、酸性食品，如烟、酒、大葱、大蒜、生姜、辣椒、韭菜、胡椒等。限制摄入咖啡因和酒精，酒精和咖啡因具有利尿和刺激作用，会加重症状。要按时进餐，防止暴饮暴食，可多吃一些润肠通便的食品，如柑橘、香蕉和绿叶蔬菜，以保持大便通畅。适当多饮水，每日饮水量不小于 1500ml。

2. 护理

患者应从改变不良习惯、优化排尿习惯、学习精神放松训练等方面进行调护。患者应遵医嘱练习提肛运动，增强盆底肌肉的张力，以尽快恢复尿道括约肌的功能。保持大便通畅，定时排便。做到有尿就排，防止尿潴留的发生。避免久坐，经常久坐会加重痔疮等病，又易使会阴部充血，引起排尿困难。治疗期间要减少性生活次数，避免不洁性生活，治愈后半年内也要节制性生活，避免加重感染。当生活压力减缓时，前列腺症状会得到舒缓，因而平时应尽量保持放松的状态。

3. 预防

前列腺增生是老年男性最常见的疾病之一，50 岁以上男性都应该定期进行前列腺体检，并通过识别下尿路症状和普及前列腺增生知识来获得早期诊疗，最大限度地减少前列腺增生疾病对男性健康的危害。

（宋　芊　徐凤芹）

第四节　泌尿系感染

泌尿系感染又称尿路感染（urinary tract infection，UTI），是由病原体入侵泌尿系统引起的黏膜组织炎症疾病，分为无症状性菌尿及症状性菌尿。人体的泌尿道是由肾脏、输尿管、膀胱、尿道等组成，任何一个部位发生感染性炎症，均可称为尿路感染，临床多表现为发热、尿频、尿急、尿痛、排尿困难、脓尿等。在我国尿路感染约占院内感染的20.8%～31.7%，发病率仅次于呼吸道及消化道感染。

一、流 行 病 学

尿路感染是中老年人最常见的疾病之一。本病好发于女性，10%～20%的妇女在一生中都得过尿路感染。进入老年期后，由于生理功能减退及衰老所致免疫力低下、反应迟钝、认知障碍、长期用药、合并多种慢性病等原因，患尿路感染的机会大大增加，并随年龄增长患病率增加。据统计，70 岁以上的老人尿路感染的发病率高达 33.3%，80 岁以上的老人可达50%。女性绝经后尿路感染常发，特别是 80 岁以上老年女性细菌尿的患病率可高达 50%。老年人一旦患有尿路感染，多数自觉症状不明显，病情反复，不易治愈，可引起肾盂肾炎、膀胱炎，严重者还可引起肾功能衰竭、尿毒症等严重后果。

本病按感染发生的尿路状态分类，可分为单纯性尿路感染（即单纯下尿路感染和单纯上尿路感染）、复杂性尿路感染、尿脓毒血症、男性生殖系统感染（包括前列腺炎、附睾炎、睾丸炎、精囊炎等）等。

二、发病机制与病理生理特点

（一）现代医学对本病的认识

1. 病原体

主要致病菌株以革兰氏阴性杆菌为主。2015 年《抗菌药物临床应用指导原则》指出尿路感染最常见的细菌为大肠埃希菌，占发病总数的 80%，其次有变形杆菌、克雷伯杆菌属、绿脓杆菌等。

复发尿路感染 10%～15%的尿路感染由粪肠球菌、葡萄球菌等革兰氏阳性菌引起。长期卧床、抵抗力差的老年患者，还可由各种非尿路致病菌或条件致病菌导致严重的尿路感染以及真菌性尿路感染，其中念珠菌属是原发性累及泌尿生殖道最常见的真菌，其中白色念珠菌是最常见的医院内真菌尿路感染病原体。

2. 感染途径

（1）上行感染：正常人仅在尿道口周围、前尿道存在细菌，一般不会引起病变，但当防御机制受损时可发病。大多数粪源性病原体从尿道口上行至膀胱，再经输尿管上行至肾盂，达到肾髓质时可引起膀胱炎或肾盂肾炎。

（2）血行感染：发生率较低。一般当肾脏结构或功能受损时，如高血压、糖尿病引起的肾损害以及尿路梗阻、肾内梗阻、多囊肾等，血中病原菌经血液循环到达肾脏，引起肾盂肾炎。

（3）经淋巴管感染：极少部分患者因结肠、盆腔器官感染，细菌通过淋巴管进入肾脏或膀胱而引发。

3. 易感因素

（1）解剖学特点：女性尿道短而宽，尿道括约肌作用较弱，且距离细菌较多的阴道口及肛门较近；更年期后，尿道黏膜萎缩，分泌有机酸减少，局部抗菌能力减弱，导致女性绝经期后更易发生尿路感染。

（2）免疫功能降低：老年人常伴有糖尿病、慢性肾脏疾病、晚期肿瘤、营养不良、慢性贫血等疾病。

（3）尿路梗阻：当老年人存在泌尿系结石、肿瘤、前列腺肥大、尿路狭窄，或腹腔及盆腔内肿瘤压迫尿道，致尿潴留，导致肾盂积水或膀胱内残余尿增多，促进细菌生存及繁殖。

（4）器械损伤：导尿、膀胱镜检查等可将细菌带入尿路，或损伤尿路黏膜，而易引起尿路感染。

（5）其他：老年人渴感减退，饮水减少，排尿少，尿路冲洗作用减弱。老年痴呆，生活不能自理，粪便污染。

（二）中医病因病机

随着年龄老化，年老体弱，肾气渐衰，周身气血运行迟缓，外邪乘虚侵入，导致膀胱气化不利。初起多邪实，病久不愈则变生他病，肾与膀胱互为表里，生理功能相生相存，病理改变互相影响。若肾虚制水失常，则下焦水道不利，易导致湿热蕴结，邪实也必伤及于肾。此外，老年人中气亏损，脾胃失调，蕴湿生热。或因情志不遂，气郁化火、灼伤血络，瘀血产生。年老体弱、久淋不愈引起脾肾亏虚等，均可导致本病的发生。

1. 膀胱湿热

风寒湿邪外感，入里化热，下注膀胱；或过食肥甘辛辣厚味，脾胃健运失司，湿热内生，下注膀胱；或下阴不洁，秽浊之邪上犯膀胱；或病由他脏转入，或由小肠邪热、心经火热等，均可传入膀胱。湿热蕴结膀胱，邪气壅塞，气化失司，水道不利，故发为淋证。

2. 肝胆郁热

肝失条达，气机郁结化火，疏泄不利，水道通调受阻，膀胱气化失司，或气郁化火，气火郁于下焦，均可引起小便滞涩余沥不尽，发为淋证。

3. 脾肾亏虚

年老体衰或久病体虚，久淋不愈，耗伤正气，或淋证日久失治，均可导致脾肾亏虚。正虚之后，复感外邪，即可发病，或遇劳即发，而成劳淋。

4. 肾阴不足

病程日久，湿热停留下焦，肾阴受损，导致膀胱气化不利，而呈虚实夹杂之候。

总之，本病主要病机为肾与膀胱气化不利。病位在肾与膀胱，与肝、脾密切相关。本病以肾虚为本，膀胱湿热为标。早期以实为主，表现为膀胱湿热或肝胆郁热，日久则虚实夹杂，湿热与脾肾亏虚并见，迁延日久可进展为癃闭、关格。

三、诊断与鉴别诊断

（一）西医诊断

1. 临床表现

尿路感染常见的症状依次为尿痛、尿急、尿频、发热等，可有肉眼血尿。老年 UTI 可能无典型的症状或体征。

除排尿症状外，可伴有寒战、腰痛、恶心、呕吐等其他全身症状。有一项回顾性研究表明：存在 2 项及以上则可诊断为老年有症状型 UTI：

①发热，体温＞38℃；②尿频、尿急、排尿困难、耻骨上压痛或肋脊角疼痛，以及不能被其他诊断所解释；③尿培养阳性，至少 1×10^5 CFU/ml，且不超过 2 种微生物；④脓尿（未离心尿中白细胞≥10/mm^3），对于尿路感染的老年患者，其尿培养的菌落数可能较低（1×10^2～1×10^3 CFU/ml，低于年轻患者的 1×10^5 CFU/ml）。

（1）膀胱炎：可同时伴有尿道炎，表现为尿急、尿频、尿痛及血尿，伴下腹部不适感。老年患者表现多不典型，有时仅表现为腹部不适感；而频发性膀胱炎的尿路刺激症状不明显，老年患者常表现为无症状性细菌尿。

（2）肾盂肾炎：

急性肾盂肾炎：临床表现为体温明显升高，寒战，腰痛或小腹痛，有时伴有肉眼血尿，尿路刺激症状明显，可出现胃肠道症状。但老年患者表现多数不典型，仅有乏力，头晕，发热，食欲不振，腰骶部酸痛。

慢性肾盂肾炎：临床表现比较复杂，症状不典型，轻者可无自觉症状，半数以上有急性肾盂肾炎病史，然后有低热，乏力，食欲不振，腰酸痛和膀胱刺激症状，易反复发作。

（3）非典型尿路感染：老年患者的基础疾病较多，尿路感染的症状可无特异性，表现为发热、精神不佳、反应迟钝、尿失禁加重以及恶心呕吐等，如果没有及时诊断和治疗，会造成菌血症、感染中毒性休克、肾衰竭等，严重者可导致死亡。老年患者尿检异常并满足以下 3 个标准也可以诊断尿路感染：发热或寒战，排尿次数增加，新出现的腰痛或耻骨上方紧张，尿液性质的改变、功能性或精神状态的恶化，新出现的尿失禁或尿失禁加重。

（4）无症状性细菌尿：指无尿路感染症状，偶有轻度不适、乏力，但多次尿细菌培养阳性，菌落计数≥10^5 CFU/ml。本病多见于老年人和留置尿管的患者。

（5）尿管相关性尿路感染：对于新留置导尿管的老年患者，导管相关的尿路感染定义为新出现的脓尿和细菌尿，多数于 4 天内发生。尿管相关性尿路感染的主要症状和体征包括：新出现发热、寒战或发热、寒战加重，精神状态的改变和淡漠，而没有其他明确的病因；腰痛、肋脊角压痛和急性血尿；盆腔不适；尿管拔除的患者，再次出现白细胞尿，尿急尿频，耻骨上疼痛或压痛；脊髓损伤的患者，痉挛增加、自主神经反射失调以及不适加重。

（6）复杂性尿路感染：泌尿道结构异常（尿道或膀胱颈梗阻、多囊肾、结石梗阻、导管及其他异物的存在）或功能异常（脊髓损伤、糖尿病或多发性硬化症所致的神经源性膀胱）使患者对细菌侵入高度易感，而且引起感染的病原微生物比单纯性尿路感染更为广泛，并且这些细菌对抗生素的耐药性也较常见。复杂性尿路感染的临床表现比较顽固，常有持续性发热、寒战，明显单侧腰痛和压痛，可出现严重的并发症而危及生命。

诊断复杂性尿路感染有两条标准：

1）尿培养阳性：清洁中段尿培养菌落计数女性＞10^5CFU/ml，男性＞10^4CFU/ml，或所有患者导尿留取的尿标本细菌菌落计数＞10^4CFU/ml 具有诊断价值。

2）以下至少一条所列的合并因素：

a. 尿路存在医源性异物，残余尿＞100ml；

b. 任何原因引起的梗阻性尿路疾病；

c. 膀胱输尿管反流或其他功能异常；

d. 尿流改道或其他解剖性异常；

e. 化疗或放疗损伤尿路上皮；

f. 围手术期和术后尿路感染；

g. 肾功能不全、器官移植、糖尿病、免疫缺陷。

2. 询问病史

了解患者的一般状况，尿路刺激症状的持续时间及伴随症状，了解是否存在糖尿病、尿路结石、前列腺增生、妇科炎症、慢性前列腺炎、尿路畸形，近期是否有过导尿、尿道器械检查，是否使用过免疫抑制剂。

3. 查体

肋脊角及肾区有压痛和叩击痛，直肌外缘与脐平线交叉点或腰大肌外缘与第 12 肋交点有压痛，对急性肾盂肾炎的定位诊断有意义。

当患者出现尿路刺激症状，伴尿常规异常，尿中白细胞增多，尿细菌定量培养结果阳性，可诊断为尿路感染。女性存在不明原因发热、腰酸、乏力及轻度泌尿系感染等症状，应考虑本病的可能。

4. 实验室检查或特殊检查

老年 UTI 多为非典型的症状或体征，因此实验室检查是重要的诊断依据。

（1）血常规检查：急性肾盂肾炎有白细胞升高，并有中性粒细胞核左移。

（2）尿常规检查：应取清晨清洁中段尿。我国《抗菌药物临床应用指导原则》（2015版）建议给予抗菌药物前留取清洁中段尿，以及病原菌培养和药敏试验。急性期尿白细胞显著增多，≥5 个/每高倍视野有助于诊断；尿中有白细胞管型，有助于肾盂肾炎的诊断，急性发作期可出现短暂肉眼血尿，几日后变为镜下血尿，偶见微量蛋白尿。

（3）尿细菌学检查

1）尿细菌定量培养：美国感染病学会 2010 年治疗指南推荐 UTI 患者抗菌治疗。治疗前应采集尿培养标本。取清洁中段尿或导尿进行细菌定量培养。菌落计数≥10^5/ml 为真性细菌尿，常为尿路感染；$10^4 \sim 10^5$/ml 为可疑感染，需复查；＜10^4/ml 可能是污染。如果两次培养均≥10^5/ml，且为同一菌种，虽无感染症状，也可诊断，其可靠性为 96%。并推荐使用下列标准：有下尿路感染症状、菌落计数≥10^3/ml 者，或有肾盂肾炎症状、菌落计数≥10^4/ml 者，均可考虑感染，其敏感性和特异性在前者为 80% 和 90%，后者为 95%。

2）尿细菌定性培养：膀胱穿刺只要有细菌生长即可诊断。

3）尿涂片镜检：取未经沉淀的清洁中段尿，染色镜检，平均每个视野≥1 个细菌有诊断意义，其符合率＞90%。

4）尿路感染定位检查：膀胱冲洗法简单易行，临床常用，准确度大于 90%。如为膀胱炎，细菌培养阴性；如为肾盂肾炎，细菌培养阳性且菌落数递次上升。另外，尿微球蛋白测定也有助于鉴别上、下尿路感染。上尿路感染易影响肾小管对小分子蛋白质的再吸收，尿微球蛋白升高；而下尿路感染，尿微球蛋白不升高。

5）再发性尿路感染的判断：符合尿路感染诊断标准者，半年内发作 2 次及以上或 1 年内发作 3 次及以上，可诊断为再发性尿路感染。

复发的判断：经治疗后症状消失，尿菌转阴后 6 周内再出现；尿细菌数≥10^5/ml，且菌种与上次相同（菌种相同且为同一血清型，或药敏谱相同者）。

重新感染的判断：经治疗后症状消失，尿菌转阴后，症状再现（多为停药 6 周后）；尿细菌数≥10^5/ml，但菌种（菌株）与上次不同者。

5. 肾脏形态学检查

（1）B 超检查：有助于发现梗阻及结石。肾盂肾炎晚期可呈现双肾大小不一，表面凹凸不平，皮质髓质分界不清。

（2）静脉肾盂造影：适用于女性的再发性、复杂性、持续性尿路感染及男性首次尿路感染，检查目的是寻找是否存在能用外科手术纠正的易感因素。急性期不宜进行。肾盂肾炎晚期可出现肾盂、肾盏变形或显影不清，双肾外形不光滑，或肾脏缩小。

（二）中医诊断

1. 辨病

淋证是以小便频数，淋沥不尽，少腹拘急，或痛引腰腹为主症的病证。在西医学中指急慢性尿路感染、泌尿道结核、尿路结石、急慢性前列腺炎、化学性膀胱炎等病。根据其临床表现，可归为祖国医学"淋证"范畴。

2. 辨症

（1）主症：尿痛、尿急、尿频、血尿。

（2）次症：可伴有寒战、发热、腰痛、恶心、呕吐等其他全身症状。

3. 辨证

根据淋证的病理因素，可分为以下 6 种证型。

（1）热淋：湿热客于下焦，膀胱气化不利，小便灼热刺痛，则为热淋。

（2）血淋：若膀胱湿热，灼伤血络，迫血妄行，血随尿出，乃成血淋。若肾阴不足，虚火扰动阴血，亦为血淋。

（3）石淋：若湿热久蕴，熬尿成石，遂致石淋，症见尿时涩痛。

（4）膏淋：若湿热蕴久，阻滞经脉，脂液不循常道，小便浑浊，而为膏淋。

（5）气淋：若肝气失于疏泄，气火郁于膀胱，则为气淋。

若肾虚下元不固，不能摄纳精微脂液，亦为膏淋；若中气不足，气虚下陷，膀胱气化无权，亦成气淋。

（6）劳淋：若久淋不愈，湿热留恋膀胱，由腑及脏，继则由肾及脾，脾肾受损，正虚邪弱，遂成劳淋。

淋证虽有六淋之分，但各种淋证间又存在着一定的联系。老年人患病后症状不典型，虚实夹杂、错综复杂，临床上多种证型相兼而见，可不必拘泥于一种。

（三）鉴别诊断

1. 西医鉴别诊断

（1）肾结核。急性期有低热、盗汗、乏力、腰痛、尿频、尿急、尿痛、血尿等症状。尿液检查可有血尿和脓尿，尿结核菌培养阳性。有的可找到肾外结核病灶，且抗结核治疗有效。尿结核菌阳性或结核菌素试验和静脉肾盂造影等有助于诊断。

（2）慢性肾小球肾炎。应注意与隐匿性肾炎鉴别，主要从尿常规中的细胞类型、尿培养和临床症状的长期观察方面鉴别。一般而言，肾盂肾炎尿蛋白量<2g/d，若尿蛋白量>3g/d多为肾小球病变。

此外，仔细询问病史，患者有无尿路刺激症状及间歇出现脓尿或菌尿史，肾小管功能受损先于肾小球功能受损等，也有助于肾盂肾炎的诊断。肾活体组织检查有助于确诊。

（3）急性前列腺炎。除畏寒发热、血常规白细胞总数升高等，可伴有腰骶部、会阴部疼痛等症状。尿液检查可见脓细胞，易与急性膀胱炎混淆。慢性前列腺炎除尿检异常外，临床症状不明显。前列腺液中白细胞数>10个/HP及前列腺 B 超有助于鉴别诊断。

（4）尿道综合征。临床可见明显的排尿困难、尿频，但无发热等全身症状，血常规检查白细胞不增高，亦无真性细菌尿。本病可分为感染性尿道综合征和非感染性尿道综合征，其中感染性尿道综合征约占 75%，是一种性病，患者多有不洁性交史；非感染性尿道综合征约占 25%，无白细胞尿，病原体检亦阴性，病因未明，可能与精神心理因素有关。

2. 中医鉴别诊断

（1）癃闭。以排尿困难，尿量明显减少，点滴而出，甚则小便闭塞不通为临床特征。淋证以小便频急，滴沥不尽，尿道涩痛，小腹拘急，痛引腰腹为特征。其中小便短涩量少，排尿困难与癃闭相似，但癃闭排尿时不痛，每日小便总量远远低于正常，甚至无尿排出；而淋证排尿时疼痛，每日小便总量基本正常。

（2）尿血。血淋和尿血都有泌尿道出血，尿色红赤，甚至尿出纯血等症状。其鉴别的要点是有无尿痛。尿血多无疼痛之感，虽亦见有轻微的胀痛或热痛，但终不若血淋的小便滴沥而疼痛难忍。《丹溪心法·淋》曰："痛者为血淋，不痛者为尿血。"故一般将痛者称为血淋，不痛者称为尿血。

（3）尿浊。尿浊虽然小便浑浊，白如泔浆，与膏淋相似，但排尿时尿出自如，无疼痛滞涩感，与淋证不同。因此有无疼痛是主要鉴别点。

四、治　　疗

（一）西医治疗

积极预防、明确诊断、鉴别非典型症状、合理使用抗生素是老年 UTI 的治疗关键。

1. 预防

可对患者进行健康教育、管理干预，提高患者对疾病的认知和自我保护能力，保持或提高老年人的活动能力，养成良好的个人卫生及行为习惯，增强机体抵抗力，达到预防 UTI 的目的。

急性期的老年患者应卧床休息，待体温下降，肉眼血尿消失，尿路刺激症状减轻时，可下床活动。慢性期应避免重体力劳动，避免劳累。

2. 寻找并祛除发病诱因或易感因素

对于反复发作的尿路感染，应积极除外尿路结石、肿瘤、畸形、前列腺肥大等尿路梗阻因素。

3. 抗菌药物治疗

泌尿系感染常用药物有喹诺酮类、头孢菌素类、磺胺类或半合成青霉素类抗生素。老年人由于组织器官呈生理性退行性改变，免疫功能低下，机体对药物的吸收、分布、代谢和排泄等方面与青年患者不同，可根据尿细菌培养结果及个体药物敏感情况选用，遵循"小量开始，逐渐加量"的原则。由于抗菌药物应用的不规范，细菌的耐药性逐渐增强。老年患者应选择细菌敏感而毒性较小的药物，慎用毒性大的氨基糖苷类、万古霉素、去甲万古霉素等药物。必要时进行血药浓度监测，随时调整剂量，老年人给药方案遵循个体化原则。

（1）膀胱炎：急性单纯性膀胱炎：磷霉素氨丁三醇（每次 3g，每日一次）、呋喃妥因（50～100mg 每日 4 次，连用 5 日，或 100mg 每日 2～3 次，连用 5 日），或左氧氟沙星（500mg 每日 1 次，连用 3 日）及第二、三代头孢菌素。若所在地区的大肠埃希菌耐药率低于 20%，可首选复方新诺明（160/800mg 每日 2 次，连用 3 日）或甲氧苄氨嘧啶（200mg 每日 2 次，连用 5 日）。频发性膀胱炎往往是特殊菌感染或轻度混合性感染，其治疗同慢性肾盂肾炎。无症状性菌尿治疗应与有症状尿路感染相同。

（2）急性肾盂肾炎：初发的急性肾盂肾炎可选用复方磺胺甲噁唑，每次 2 片，每日 2 次；或诺氟沙星，每次 0.2g，每日 3 次，疗程 7～14 日。感染严重者应静脉给药，最好根据尿培养结果选用敏感药物，如葡萄球菌、变形杆菌可选用头孢哌酮，D 群肠杆菌可用氨苄西林、哌拉西林等。

（3）慢性肾盂肾炎：急性复发者按急性肾盂肾炎处理。慢性复发者根据药敏试验选用抗生素，治疗 6～8 周，一年内如尿路感染发作≥3 次称为复发性尿路感染，可考虑长期低剂量用药，可选用复方磺胺甲噁唑或呋喃妥因，每晚 1 片，服用一年或更长。

（4）真菌性尿路感染：最常见的真菌是念珠菌。多发生于体质虚弱的老年患者或长期大量使用广谱抗生素、糖皮质激素、免疫抑制剂者。可根据尿培养结果选用药物，如氟康唑、两性霉素。同时配合支持疗法，如补充白蛋白、维生素等。

老年患者合并肝功能不全，需谨慎使用毒性大的大环内酯类、林可霉素、克林霉素，必要时减量应用，治疗过程中需严密监测肝功能。避免使用氯霉素、利福平、红霉素酯化物、四环素类、磺胺药等。严重肝病患者，尤其肝、肾功能同时减退的患者在使用此类药物时需减量应用脲基青霉素类抗生素。

老年肾功能不全患者，应根据肾小球滤过率调整用药剂量，应用抗生素剂量宜小不宜大，疗程宜短不宜长，同时避免应用对肾脏损害大的药物。减量使用青霉素、头孢唑啉、头孢他啶、碳青霉烯类、万古霉素及喹诺酮类等抗菌药物。虽然氨基糖苷类主要经肾排泄，但肝病患者的肾毒性发生率明显增高，因此应用时仍需注意。

老年女性患者反复发生尿路感染，或无症状性菌尿，可考虑应用小剂量雌激素替代治疗。有研究表明雌激素替代疗法，可使绝经后妇女泌尿生殖道萎缩的黏膜恢复，并增加阴道内乳酸杆菌的数量，降低阴道 pH，从而有利于预防尿路感染再发。但是，长期使用雌激素可能会增加女性肿瘤的发病率，故应在妇科医师的指导下应用。

合并慢性前列腺炎的老年男性患者，可给予 4~6 周的强化抗炎治疗。

（二）中医辨证论治

老年人尿路感染为本虚标实之候，临床常表现为虚实夹杂。一般新病多实，久病多虚。因感受外邪而发病者属实证，因脏腑亏虚而发病者属虚证。急性期以湿为主，慢性期以虚多见。治法可选用苦寒直折、清热解毒、清热利湿、芳香化湿、淡渗利湿、清源节流、健运中焦、补益肾元等。

1. 膀胱湿热证

临床表现：尿频、尿急，尿道灼痛，尿色黄赤，小腹胀满或腰痛，或伴畏寒发热，口苦，恶心呕吐或大便秘结。舌质红，苔黄腻，脉数或滑数。

治法：清热解毒，利湿通淋。

方药：八正散加减。药用车前子、瞿麦、萹蓄、金银花、连翘、栀子、竹叶、大黄等。

加减：发热甚者加石膏、知母；血尿者，加大蓟、小蓟、白茅根；腹胀甚者，加枳实；便溏者去大黄，重用金银花、连翘。

中成药：可选用热淋清颗粒，每次 1~2 袋，每日 3 次，饭后冲服。

2. 肾阴亏虚证

临床表现：尿频而短，小便不畅，尿有灼热感，头晕耳鸣，腰膝酸软，手足心热，夜间盗汗，燥热咽干，或有低热缠绵。舌质红，少苔或无苔，脉细数。

治法：滋阴补肾，清热化湿。

方药：知柏地黄丸加减。药用知母、黄柏、泽泻、生地黄、牡丹皮、茯苓、山药等。

加减：腰痛者，加川续断、桑寄生；尿涩痛者，加车前草、土茯苓、萹蓄；血尿者，加旱莲草、白茅根；便秘者，加何首乌。

中成药：可选用知柏地黄丸，每次服 1 丸，每日 2 次，饭后半小时口服。

3. 肝郁气滞证

临床表现：尿频尿急，淋沥不尽，少腹胀满疼痛，胁痛，口苦，面红耳赤，情志不舒。舌质红，苔黄腻，脉弦数。

治法：疏肝行气通淋。

方药：龙胆泻肝汤加减。药用龙胆草、柴胡、泽泻、车前草、木通、生地黄、当归、黄芩、山栀。

加减：少腹胀痛者，加川楝子、王不留行、牛膝；若见大量脓尿者，可加白花蛇舌草、蒲公英。

4. 脾肾两虚证

临床表现：小便频数，淋沥不尽，头晕耳鸣，腰膝酸软，神疲乏力，腹胀便溏，舌体胖而色淡，苔薄白，脉沉细无力。

治法：健脾补肾，清利湿热。

方药：济生肾气丸合参苓白术散加减。药用附子、肉桂、山药、山茱萸、生地黄、泽泻、牡丹皮、茯苓、车前子、牛膝、党参、茯苓、白术、扁豆、薏仁等。

加减：腰痛者，加菟丝子、杜仲；尿急尿痛者，加瞿麦、萹蓄；面浮肢肿者，加麻黄、猪苓。

中成药：可选用济生肾气丸，每次 1 丸，每日 2 次；或参苓白术丸，每次 1 袋，每日 2～3 次，饭后 30 分钟口服。

5. 其他治疗

（1）针灸：湿热蕴结取膀胱俞、中极、水泉、三阴交；脾肾阳虚取肾俞、膀胱俞、三阴交、关元、脾俞，用补法，可加温针或艾灸。气虚甚者加足三里、气海，肾虚甚者加命门，肾阴虚者则加太溪、照海。针刺 30 分钟。

（2）耳穴：取肾、膀胱、交感、内分泌、肾上腺、尿道、神门等。建议每次取 3～4 穴，中等刺激，留针 30 分钟，隔日治疗 1 次。

（3）穴位贴敷：葱白 6 根，萹蓄 3g，瞿麦 6g，大黄 2g，木通 2g。上药共捣烂备用，每次取如枣大 1 块，敷于脐中，上盖纱布，再用胶布固定，每日换一次。

（4）微波治疗：圆形微波辐射器置于肾区，距离 10～15cm，负荷 30～50 瓦，每次 10～15 分钟，每日 1 次，10～15 次为一个疗程。

6. 名中医经验

中国中医科学院望京医院张宁教授常以分期辨治、扶正祛邪治疗老年再发性尿路感染，取得较好疗效。

老年再发性尿路感染因其"反复发作，遇劳则发"的特点，属中医学"劳淋"范畴。张宁教授认为该病存在正虚邪实的特点。其基本病机或为肝肾阴虚，或为脾肾阳虚，水液不化，湿热浊邪注于下焦，膀胱气化失司，从而发病。故其本为元气虚，其标为下焦湿热，气化不利。治疗总以扶正祛邪为大法。同时针对其发作性强的特点，将老年再发性尿路感染分为急性期和缓解期。急性发作期以祛邪为主，重视清利之法。《素问·阴阳应象大论》"其高者因而越之，其下者引而竭之"，病在下者，以清热利湿、因势利导，引湿热之邪自小便去，方如五苓散、导赤散、八正散等。

在尿路感染缓解期则注重扶正益肾，以减少复发。根据阴阳偏颇与脏腑不同，或滋补肝肾，或温补脾肾，同时重视气分、血分的不同灵活用药。阴虚者因气分、血分不同或以甘寒如生地，或以咸寒如鳖甲；阳虚在气分者酌加辛温如桂枝，在血分则多以温润之品如杜仲、狗脊、巴戟天。虽然缓解期以扶正补虚为大法，但扶正总不忘清利湿热贯穿始终，多于滋补精血或温肾化气药中酌加竹叶、黄柏、滑石、猪苓等，以防邪恋。

病案举例

患者李某，女，66 岁。尿频反复发作经年，每于劳累及憋尿后加重。近日外出旅游后复发，尿频数、尿急，每日数十行，尿失禁，小腹酸坠掣痛，其平时夜尿仅一次，本次夜尿频数，彻夜未眠，腰酸，口干，时有胸闷心悸，下肢浮肿，尿量少，怕冷，便调。尿检：PRO（＋），LEU（3+）。镜检：WBC15～25/HP，BACT8748/μl。舌苔黄腻，舌体胖，脉细滑微数。西医诊断：再发性尿路感染急性发作。中医诊断：劳淋，肝肾阴虚，湿热下注。处方：通草 10g，车前草 30g，滑石 10g，生地 10g，黄柏 10g，知母 10g，连翘 10g，芦根 30g，白茅根 30g，金钱草 30g。7 剂，水煎服，每日 1 剂，早晚餐前分服。二诊尿频诸证明显好转，舌苔白滑，脉细滑。尿检（－）。张宁教授认为其标证十去七八，治法当转为标本同治。患者年过花甲，天癸绝，肝肾精血不足，淋证日久，阴损及阳，命门火微，气化不及，治以滋补肝肾、清利湿热之法，补泻兼施、寒温并进。方以知柏地黄汤合滋肾通关丸。处方：生地 24g，山萸萸 15g，猪苓 15g，茯苓 10g，泽泻 10g，肉桂 5g，车前草 15g，黄柏 10g，知母 10g，杜仲 15g，芦根 30g，白茅根 30g，赤芍 15g。7 剂，水煎服，每日 1 剂，早晚餐前分服。三诊浮肿已消，夜尿无，小腹不适减，复查尿常规正常。观其舌尖红、苔微有黄腻，湿热余邪未尽，前方去肉桂、杜仲，加金钱草、白花蛇舌草各 30g 清剿余邪。其后守上方加狗脊 10g，调服月余，随访 1 年未复发。

五、预　后

急性肾盂肾炎经积极治疗后一般预后较好，慢性肾盂肾炎若治疗不及时或治疗不当可能会影响肾功能，晚期可能会导致肾功能不全。当尿路感染急性发作时，老年患者较易并发菌血症、败血症及感染性休克。长期的无症状性菌尿，因症状隐匿，会损伤肾功能。

（1）饮食调护。老年人饮食宜清淡，忌辛辣肥甘厚味食品，忌烟酒浓茶等，多饮温水。

（2）勤于排尿。养成良好的排尿习惯。一旦有初始尿意，就不要再等待，立即排尿。特别是输尿管反流患者，要养成"二次排尿"的习惯，即一次排尿后数分钟，再重复排尿。

（3）运动调护。平素应注意劳逸结合，增强体质，提高抗病能力。

（4）个人卫生。经常保持下部清洁。可以冲洗尿道，减少细菌的生长繁殖。老年女性病人更应注意，以降低尿道感染概率。

（5）减少医源性感染。尽量避免使用尿路器械，如必须留置导尿管，应严格执行有关护理常规。

（6）去除慢病因素。老年人合并糖尿病、慢性肾脏疾病、脑梗死等各种慢性疾病，易发生尿路感染。对上述疾病给予积极治疗，是平素日常生活中不可缺少的措施，也是防治尿路感染的重要环节。

（李　婧　刘世巍）

第十五章

老年风湿免疫性疾病

第一节 概 述

一、风湿病范畴

风湿类疾病（rheumatic diseases）简称风湿病，是一组侵犯关节、骨骼、肌肉、肌腱、韧带、脂肪、皮肤、血管及软组织或结缔组织，以疼痛为主要表现的疾病。风湿病包括多种疾病，如类系统性红斑狼疮、风湿性关节炎、免疫异常性雷诺氏征、干燥综合征、系统性硬化、多发性肌炎/皮肌炎、强直性脊柱炎、血管炎、白塞病、未分化脊柱关节病等，这些疾病多数与自身免疫异常密切相关，属中医学"痹证"范畴。

二、病 因 病 机

外因方面。《内经》有云："风寒湿三气杂至，合而为痹。"风寒湿三气合至，或风湿之邪与热邪相结，是风湿病形成的主要外因。具体而言，由于气候寒冷、涉湿冒雨、风寒乘之；或起居不慎、汗出入水、露卧当风、久居湿地等原因，以致风寒湿邪侵入人体、注于经络、留注关节，痹阻经脉、营卫不通、气血运行受阻，发为痹证。风邪偏盛者，疼痛游走不定而成行痹；寒邪偏盛者，寒气凝涩，气血凝滞不通，疼痛剧烈而成痛痹；湿邪偏盛者，肌肤、关节麻木、重着，痛有定处而成着痹。素体阳盛，或阴虚有热，感受外邪以后易从热化，或因风寒湿痹，日久不愈，邪留经络关节，郁而化热，而成热痹。

内因方面。正气不足，尤其营卫气虚，是其主要内因。《济生方》有云："皆因体虚，腠理空疏，受风寒之气而成痹也。"先天禀赋薄弱，元气不足，或后天失养，劳逸不当，或病后失调，气血虚弱，腠理空虚，营卫不固，外邪所侵，正不胜邪，致风寒湿热之邪得以逐渐深入，留连筋骨关节、血脉而为痹病。

久痹不愈，或反复发作，可形成以下几种病理变化：一是风寒湿痹或风湿热痹日久不愈，病久气血不畅，停滞成瘀，湿凝酿痰，痰浊血瘀，闭阻经络，深入骨髓，形成关节肿大、屈伸不利、畸形、筋脉拘急、肌肉消瘦等症。二是病久伤耗气血，形成不同程度的气血亏虚证候。三是痹证日久不愈，复感于邪，病邪由经络传至脏腑，出现脏腑痹的证候。

此外，现代医家对于风湿免疫类疾病也有了更深的见解，如房定亚教授认为"毒邪致痹"是风湿病的发病基础。"毒"是对机体生理功能有不良影响的物质，不仅包括外来之毒如细菌、病毒、各种污染等，也包括机体在新陈代谢中产生的废物及疾病发生发展过程中的各种病理产物。毒邪浸淫人体，不仅影响气血运行，导致络脉瘀滞；也可直接损伤络脉，导致络伤血溢、病变局部水肿渗出或出血；毒瘀日久，胶结不解，凝之愈坚，瘀结加重，形成肿块、结节等。且免疫异常性风湿病患者临床"毒"的证候表现也较为突出，如常见受累关节红、肿、热、痛，遇热加重，甚至全身发热，或见皮肤红疹、红斑、湿疹、脓疱，或反复溃疡、难以愈合，部分患者起病急骤、反复发作。

三、治 则 治 法

（一）西医治疗

风湿病的治疗药物按其适用范围可分为通用药物和专用药物两大类。专用药物只适用于特定疾病。通用药物适用于多种风湿病，目前治疗慢性炎症的通用药物很多，按化学结构和药理作用特点可分为激素、非甾体抗炎药物（NSAID）、慢作用抗风湿药药（SAARD）、免疫抑制剂和免疫调节剂、生物制剂等。

（二）中医治疗

1. 治疗未病

（1）治病宜早，轻病防重：在疾病早期就及时给予治疗，防止病情发展。一般情况下，疾病的发展总是由轻到重，由比较单纯到错综复杂。疾病早期，病情尚轻，正气未虚，及时地给予治疗，容易收到较好的疗效。否则，随着疾病的发展，病情复杂多变，虚实互见，寒热错杂，给治疗带来许多困难，甚至产生严重的后果。例如类风湿关节炎的前3年是治疗的黄金时期。在这一时期内如能积极、合理地治疗，则可以阻止病情的发展，从最大限度上避免或减少其晚期关节强直、畸形或致残的不良结局。

（2）治疗先证，既病防变：即在疾病传变过程中趁证候尚未显露或微露端倪之时给予预防性治疗，防止并病或变证的发生，即"先安未受邪之地"。疾病是不断变化的，机体某一部位发生病变，必然要向相邻的部位或有关脏器发生传变。这种传变一般是有规律的。绝大部分风湿病是一种全身性疾病，各阶段的表现又各有不同，有的以关节症状为突出，有的则以关节外表现或内脏损伤为主。临证时应认真辨证，不能只见树木不见森林，忽视了原发病的治疗。在治疗原发病时，还要想到是否有传变的可能，如系统性红斑狼疮的肾脏损害，干燥综合征的肺部受侵等。

2. 扶正祛邪

正邪相争始终伴随风湿病全病程，邪胜则病进，正胜则病退。所谓扶正，就是用补法；所谓祛邪就是用泻法。用于扶正的补法有益气、养血、滋阴、助阳等，用于祛邪的泻法有发表、攻下、渗湿、利水、消导、化瘀等。扶正与祛邪，两者相辅相成，扶正有助于抗御病邪，而祛邪则有利于保存正气和正气的恢复。在临床中，风湿病从脏腑功能、气血关系上进行调理使其功能恢复、正气内存的治疗方法应用得比较多。例如风湿性关节炎、骨关节炎、类风湿关节炎、强直性脊柱炎、骨质疏松症等所出现的骨关节损害以及系统性红斑狼疮、系统性硬皮病、皮肌炎等病变引起的肝脾肾失调，常以六味地黄丸化裁以"壮水制阳"或用肾气丸、右归丸化裁以"益火消阴"，均是着重从肝肾进行调治的具体表现。

一般情况下，扶正适用于正虚邪不盛的病变阶段，祛邪适用于邪实而正气不虚的阶段。扶正祛邪并举，适用于正虚邪实之证，在应用时应分清以正虚为主，还是以邪实为主。以正虚较急重者，应以扶正为主，兼顾祛邪；以邪实较急重者，则以祛邪为主，兼顾扶正。正虚邪实以正虚为主，正气过于虚弱不耐攻伐，若兼以祛邪反而更伤其正，则应先扶正后祛邪；若邪实而正不甚虚，或虽邪实正虚，兼以扶正反会助邪，则应先祛邪后扶正。总之，应以扶正不留邪，祛邪不伤正为原则。

3. 明辨标本

风湿病临床表现症状多端，临证时应注意辨明标本，详识缓急，采取相应的治疗措施。一般认为"标"是疾病表现于临床的现象和所出现的证候；"本"是疾病发生的机理，即疾病的本质，或者指先发的病证及其病理表现。风湿病的治疗一般是按照"急则治其标，缓则治其本""间者并行，甚者独行"的原则进行的。但风湿病是一组病理机制比较复杂的自身免疫性疾病，有些病种出现的似乎属于"标"的一些临床症状，如类风湿关节炎的关节肿痛、僵硬、发热，其实就是其病理表现，有的可贯穿该病的全过程，对其治疗绝不可按一般的"标"症进行处理，以图一时之快，而应该权衡利弊，慎重使用。

4. 三因制宜

对风湿病的治疗，不能固守一法一方，而应对不同的个体、不同的时间、不同的地域等情况作具体的分析，采取不同的治疗方法，方为适宜。

（1）因人制宜：即根据病人的性别、年龄、体质等不同特点，来考虑治疗用药的原则。如不同性别，妇女患者有经、带、胎、产等生理特点，治疗用药必须加以考虑。年龄不同，生理机能及病变特点亦不同，老年人气血衰少，机能减退，患病多虚证或正虚邪实，虚证宜补，而邪实须攻者应慎重，以免损伤正。个体素质因先天禀赋、后天调养差异，有强弱、偏寒偏热之分，或素有宿疾的不同，所以虽患同一风湿性疾病，治疗用药亦应有所区别，充分个体化，阳热之体慎用温补，阴寒之人慎用寒凉等。

（2）因时制宜：即根据四时气候的变化，不同季节时令特点，对人体的生理功能、病理变化的影响，来考虑用药的原则。如春夏季节，阳气升发，人体腠理疏松发散，应避免开泄太过，耗伤气阴；而秋冬季节，阴盛阳衰，人体腠理致密，阳气敛藏于内，此时若病非大热，应慎用寒凉之品，以防苦寒伤阳。

（3）因地制宜：即根据不同地区的地理环境特点，来考虑治疗用药的原则。如我国西北地区，地势高而寒冷少雨，故其病多燥寒，治宜辛润；东南地区，地势低而温热多雨，其病多湿热，治宜清化。说明地区不同，患病亦异，治法应当有别，即使患有相同病证，治疗用药，亦应考虑不同地区的特点。如辛温发表药治风湿病兼外感风寒证，在西北严寒地区，药量可稍重，而东南温热地区，药量就应稍轻。

5. 综合治疗

以类风湿关节炎为例，综合治疗的方法包括：西药和中药、内治和外治、运动治疗、心理治疗、物理治疗等，彼此之间应相互结合而不可偏废。不应只注意药物治疗，忽视了其他方面对病人的正确指导，如忽视肢体功能锻炼，关节活动太少而固定于某一位置，最终导致关节畸形或强直。另外，适当选择早期病例施行手术，亦可获得良好的效果。无论内科治疗或外科治疗，皆应配合进行适当的物理疗法及体育疗法，但怎样进行综合治疗，目前尚没有一个固定模式。一般认为：在早期关节明显肿胀、疼痛严重时，可选用 1～2 种强有力的抗风湿药物（非甾体抗炎药）和/或中药，同时用西药二线药物，可适当配合一些外治方法，以尽快控制急性炎性症状，减轻病痛。此时要注意休息，减少病变关节活动。待炎性症状缓解后，要继续按上法治疗较长一段时间，此时要注意关节功能活动，不能将关节长期固定在一个位置上，以防关节畸形。慢性期病人，应中药干预以巩固治疗效果，预防急性发作。此期一般需要适当加强体育锻炼，配合理疗和药物外用疗法。若此时病人有关节畸形或强直，要注意康复理疗指导，有手术适应证者可考虑手术治疗。缓解期和稳定期病人，重点在于增强体质，预防或减少复发。

（张　颖）

第二节　类风湿性关节炎

类风湿性关节炎（rheumatoid arthritis，RA）是一种病因未明的慢性全身性炎症性疾病，临床表现主要为慢性、对称性、多滑膜关节炎和关节外病变，属于自身免疫炎性疾病。该病好发于手、腕、足等小关节，并且反复发作，对称分布。早期表现为关节红肿热痛和功能障碍，晚期可出现不同程度的关节僵硬畸形，伴骨骼肌萎缩，致残率极高。从病理改变的角度来看，RA 是一种主要累及关节滑膜（以后可波及关节软骨、骨组织、关节韧带和肌腱），其次为浆膜、心、肺及眼等结缔组织的广泛性炎症性疾病。该病的全身性表现除关节病变外，还包括发热、乏力、心包炎、皮下结节、胸膜炎、动脉炎、周围神经病变等。老年 RA 是指年龄≥60 岁的类风湿性关节炎患者，病程久，并发症多见，如并发肺间质纤维化、胸膜炎、胸腔积液、心包炎、重度骨质疏松、糖脂代谢异常等。

一、流　行　病　学

RA 在全球的发病率为 0.5%～1%，而中国的 RA 发病率为 0.42%，患病总人数约有 500 万，男女患病比率约为 1∶4。我国 RA 患者在病程 1～5 年、5～10 年、10～15 年及≥15 年的致残率分别为 18.6%、43.5%、48.1%、61.3%，可见随着病程逐渐延长，RA 的致残率逐渐升高。

本病属于中医"痹病"范畴。

二、发病机制与病理生理特点

（一）现代医学对RA病因病机的认识

RA是一种抗原驱动、T细胞介导的全身性自身免疫性疾病。感染和自身免疫反应是RA发病的中心环节，而遗传、内分泌和环境因素则增加了患者的易感性。RA的病因尚不明确，但可能与下列因素有关：

（1）致病抗原激发机体免疫反应及炎症反应，激活T细胞、巨噬细胞、滑膜细胞，释放淋巴因子、炎性物质（IL-1、PGS、破骨细胞活化因子等）、自身抗体、免疫复合物，自身免疫系统针对自身抗原产生了免疫反应，造成滑膜等结缔组织炎症，是一种异常的免疫反应。RA患者血液学检查可以发现大量自身抗体，包括抗环瓜氨酸肽（CCP）抗体、抗角蛋白抗体（AKA）、抗核周因子（APF）、抗修饰型瓜氨酸化波形蛋白（MCV）抗体、抗p68抗体及抗瓜氨酸化纤维蛋白原（ACF）抗体，还可检测到C反应蛋白（CRP）、血清IgG、IgM、IgA水平升高、红细胞沉降率（ESR）增快。

（2）感染：某些病毒和细菌可通过其抗原性蛋白或多肽片段介导RA患者的自身免疫反应。研究证实，EB病毒编码的EBNA蛋白的一段富含R-G的多肽序列经瓜氨酸化后，其抗原性增强，RA患者中抗环瓜氨酸化多肽抗体的阳性率及滴度均显著增高。微生物感染可能是RA发病的诱导因素之一。

（3）遗传：遗传因素与本病的发生有关。对同卵双胞胎的调查发现，RA的遗传率高达53%～65%，远高于普通人群。其中主要组织相容性抗原复合体（MHC）在遗传效应中占主要的作用，基因表达与RA的免疫异常有关。

（4）其他：类风湿性关节炎在高寒地区发病率高，与季节、气候、地理环境相关。

（二）中医对RA病因病机的认识

RA根据其临床表现属于祖国医学"痹病""历节病"等病证范畴。《内经》中首见对痹病的论述，如《素问·痹论》说："风、寒、湿三气杂至，合而为痹，其风气胜者为行痹，寒气胜者为痛痹，湿气胜者为着痹也。"中医学认为此病的发生是由于正气不足，外感风、寒、湿、热之邪，使肌肉、筋骨、关节、经络痹阻，气血运行不畅所致。其病机可概括为"本虚标实"，病位主要在骨、关节、筋脉、肌肉，病程缠绵，久则易生水湿，痰阻血瘀、痰瘀互结，脉络不通，可使关节肿大、疼痛、强直、变形，这与RA病程中晚期病变关节肿痛、骨质破坏、关节间隙狭窄甚至融合进而关节纤维性、骨性强直的西医学认识相符合。而老年患者正气空虚，易被邪侵，继而发病。

中医对老年RA病因病机多遵从"风、寒、湿三气杂至，合而为痹"的观点，其间也有少量关于热痹的记载。《金匮要略》中有关痹证论述，以《中风历节病脉证并治》所云"诸肢节疼痛……脚肿如脱，头眩短气，温温欲吐"，"病历节不可屈伸，疼痛……"与现代医学RA的临床表现及诊断标准最为相符。对其治疗历节病的桂枝芍药知母汤作分析可知，历节病属寒热错杂之证，启发了后人清热法在热痹中的应用。唐代孙思邈《备急千金方》中用犀角地黄汤治疗"热毒流入四肢，历节肿痛"之症。金元时期张子和在《儒门事亲》中指出："痹病以湿热为源，风寒为兼，三气合而为痹"，明确提出了湿热致痹的理论。清代吴鞠通在《温病条辨·中焦篇》中有用宣痹汤治疗湿热痹的记载。

著名中医风湿病专家房定亚指出，现代医学研究表明 RA 的基本病机就是自身免疫异常导致的炎症损伤，自身免疫反应是 RA 发病和病情迁延的中心环节。基本病理改变是血管炎，多侵犯关节滑膜的血管，表现为滑膜血管的增生和炎性细胞的浸润，后者进一步导致滑膜、软骨乃至软骨下骨组织的破坏。因此，抑制过度的自身免疫、控制血管炎症就能截断疾病的进展。房定亚看病时，一般先要确定疾病诊断，一旦确诊老年 RA，就从调节免疫、控制血管炎入手，以"四妙勇安汤或四神煎"清热解毒活血为基础，配合补气扶正药物，结合中医辨证和中药药理加减用药。房定亚讲到："之所以想到用四妙勇安汤治疗类风湿，是因为临床中发现遵循传统'祛风、散寒、除湿'的原则，用温性药来治疗 RA，这只能解决部分病人的问题，很多时候疗效并不明显。后来在一次学术会议上，一位英国医学家称 RA 是由全身系统性坏死性脉管炎引起的，是坏死性的炎性反应，由此我联想到活动性风湿病患者多有关节红、肿、热、痛等症状，并且不少人发病快速剧烈，伴有全身发热恶寒、患处灼热，这是与中医关于热势急迫，热极生毒的理论相符的。关节的红肿、灼痛很有可能与脉管发炎有关。后来查找了大量资料，经过反复论证后确认，由风、寒、湿邪引起风湿病的观点也是有根据的，但这只是风湿病中的一小部分，而大部分是由血液中的毒、热引起的。我借用前人清热解毒治疗急性脉管炎的方子四妙勇安汤，加上活血散瘀、调节免疫功能的药来治疗类风湿病，取得了明显的效果。由此可以看出，结合西医对疾病病机、病理的认识和现代中药药理研究成果，指导中药治疗，往往能收到意想不到的效果。"

（三）病理特点

RA 最先累及的是关节滑膜，导致滑膜充血、水肿、增生，淋巴细胞及多核粒细胞浸润，滑膜红肿渗出大量液体，关节囊、肌腱和腱鞘炎改变，关节明显肿胀，关节积液形成。滑膜毛细血管及成纤维细胞增生形成肉芽肿，逐渐向关节软骨蔓延，形成血管翳，破坏关节软骨，最后将软骨完全覆盖，阻断软骨从滑液摄取营养，软骨发生溃疡。最后软骨表面的肉芽组织纤维化，使上下关节面互相融合，形成纤维性关节强硬。关节附近的骨骼呈脱钙和骨质疏松，肌肉和皮肤萎缩，关节本身畸形或脱位。晚期关节软骨广泛破坏，软骨下骨质暴露，形成反应性新骨，最终导致关节骨性强直。

三、临 床 表 现

1. 关节表现

RA 可侵犯人体任何一个可动关节，主要表现为疼痛（活动后加剧）、肿胀，并同时伴有不同程度的关节活动受限。RA 的关节症状通常有以下几种表现形式：晨僵、关节痛及压痛、关节肿胀、关节畸形、骨质疏松、关节功能障碍等。

2. 全身表现

发热、疲乏无力、全身肌肉酸痛、食欲减退、消瘦、贫血等。

四、诊断与鉴别诊断

（一）诊断

国际上应用较广泛的诊断标准仍是 1987 年美国风湿病学会制定的 RA 分类标准，符合以下 7 项中至少 4 项者可诊断为 RA：①晨僵至少 1 小时（≥6 周）；②3 个及以上关节肿（≥6 周）；③关节肿胀累及近端指间关节，或掌指关节，或腕关节（≥6 周）；④对称性关节肿（≥6 周）；⑤类风湿结节；⑥血清类风湿因子阳性；⑦手关节 X 线片显示骨侵蚀或骨质疏松。但此标准对早期、不典型及非活动性 RA 容易漏诊，因此，2009 年美国风湿协会及欧洲抗风湿联盟（EULAR）共同推出了新的 RA 分类标准（表 15-2-1）。

表 15-2-1　ACR/EULAR2009 年 RA 分类标准

受累关节情况	受累关节数（个）	得分（0～5 分）
中大关节	1	0
	2～10	1
小关节	1～3	2
	4～10	3
至少 1 个为小关节	>10	5
血清学		0～3
RF 或抗 CCP 抗体均阴性		0
RF 或抗 CCP 抗体至少 1 项低滴度阳性		2
RF 或抗 CCP 抗体至少 1 项高滴度（＞正常上限 3 倍）阳性		3
滑膜炎持续时间		0～1
<6 周		0
>6 周		1
急性时相反应物		0～1
CRP 或 ESR 均正常		0
CRP 或 ESR 增高		1

注：总分为 6 分及以上，诊断为 RA。当 1 个及以上关节肿胀，排除其他疾病所致，影像学有典型的 RA 侵蚀可诊断为 RA，无须采用本分类标准。

（二）鉴别诊断

1. 强直性脊柱炎

该病主要侵犯脊柱、骶髂关节。其特点是：好发于青年男性，主要表现为腰背疼痛，伴有脊柱僵硬，活动受限等。X 线表现为骶髂关节炎，早期椎小关节模糊，晚期脊柱呈"竹节样"。

2. 痛风

痛风性关节炎有时与 RA 相似，有皮下结节。但该病多见于男性，好发于第一跖趾关节，起病急；实验室检查可发现血清尿酸水平升高。

3. 系统性红斑狼疮

多见于女性，虽有部分表现为关节肿胀、疼痛、晨僵等，但这些患者多伴有光过敏、面部蝶形红斑等特异表现，检查可发现蛋白尿、抗核抗体、抗 ds-DNA 抗体、抗 ENA 抗体阳性等。

五、治　疗

（一）西医治疗

西医治疗 RA 的目的在于控制病情，改善关节功能和预后。

1. 一般疗法

急性期关节肿痛、全身症状明显者应强调卧床休息及关节制动，待病情改善后逐渐增加活动，注意关节的功能锻炼。

2. 药物疗法

非甾体类抗炎药（美洛昔康、塞来昔布等）、改善病情的抗风湿药（甲氨蝶呤、青霉胺等）、糖皮质激素、生物制剂和植物药。

老年人药物代谢能力下降，肝肾功能也逐渐下降，治疗过程中需格外注意药物不良反应和药物间的相互作用，定期监测肝肾功能及血常规。非甾体类抗炎药常见不良反应有胃黏膜损害、胃溃疡或出血、肾小管损伤、血肌酐水平升高等，此类药中选择性的环氧化酶-2（COX-2）抑制剂塞来昔布的消化道和肾脏不良反应相对少见。甲氨蝶呤有骨髓抑制、叶酸合成受抑、肝肾功能损害等不良作用，用药期间应注意补充叶酸，定期监测血红细胞、血小板、白细胞水平，监测肝肾功能。肝、肾功能不全患者禁用。老年人糖脂代谢异常、骨质疏松、水钠潴留、高血压病常见，糖皮质激素使用有可能致血糖、甘油三酯水平明显升高，水钠潴留继发水肿加重、血压升高，原有骨质疏松加重，用药期间要加强监测，及时调整治疗方案。

3. 物理治疗

可选紫外线治疗仪照射。目的在于用热疗的方法促进局部血液循环，肌肉松弛，从而达到抗炎、消肿、镇痛的作用，同时加强关节锻炼。关节锻炼的目的是保留关节的活动功能，加强肌肉力量。在急性期症状缓解消退后，在患者耐受的范围内，应尽早有规律地作主动或被动的关节锻炼以恢复功能活动。

4. 外科治疗

经正规内科治疗后效果不明显或有严重关节功能障碍者，可采用外科手术治疗。常用的手术有滑膜切除术、关节形成术、软组织松解或修复手术、关节融合手术等。

（二）中医治疗

本病的病机特点为本虚标实，肝、脾、肾虚为本，风、寒、湿、热、痰、瘀为标。以祛瘀通络止痛为基本治则，以急则治标，缓则治本，标本兼顾为原则治疗本病。

1. 辨证论治

（1）寒湿痹阻证

临床表现：关节冷痛，触之不温，皮色不红；疼痛遇寒加重，得热痛减；关节拘急，屈伸不利；肢冷，或畏寒喜暖；口淡不渴，舌体胖大，舌质淡，苔白或腻，脉弦或紧。

治法：温经散寒，除湿通络。

方药：乌头汤加减。药用麻黄、川乌、黄芪、当归、防风、桂枝、甘草。

加减：关节肿胀者，加茯苓、鸡血藤、苍术、薏苡仁、威灵仙；肩背痛者，加羌活、姜黄、独活；膝踝关节痛者，加牛膝、川续断、木瓜；腰背痛者，加杜仲、狗脊、桑寄生。

（2）湿热痹阻证

临床表现：关节红肿热痛，触之有热感或自觉发热，皮色发红；兼有发热、心烦、口渴或渴不欲饮，小便黄；舌质红、苔黄腻或黄厚，脉弦滑或滑数。

治法：清热除湿，通络止痛。

方药：二妙散加味。药用苍术、黄柏、忍冬藤、鸡血藤、连翘、生地、续断、木瓜、防己、独活、威灵仙、秦艽。

加减：痛甚加延胡索、姜黄、乳香、没药。

（3）痰瘀痹阻证

临床表现：关节肿痛日久不消，局部肤色晦暗，或有皮下结节；关节肌肉刺痛，固定不移，僵硬变形；面色黧黑；舌质紫暗或有瘀斑，苔腻，脉沉细涩或沉滑。

治法：化痰行瘀，通络止痛。

方药：双合汤加减。药用桃仁、红花、当归、川芎、白芍、茯苓、半夏、陈皮、白芥子、煅牡蛎、竹沥、姜汁。

加减：痰浊滞留，皮下有结节者，加胆南星、白芷、玄参、天竺黄；痰瘀互结，疼痛不已者，加穿山甲、全蝎、蜈蚣、地龙；瘀血阻滞导致关节肿大、畸形者，加莪术、三棱、三七。

（4）肝肾亏虚

临床表现：痹症日久不愈，关节肿大变形，屈伸不利；腰膝酸软，眩晕耳鸣，潮热盗汗，尿频、夜尿多；舌质红，苔白或少苔，脉细数。

治法：补益肝肾，通络止痛。

方药：独活寄生汤加减。药用独活、桑寄生、熟地黄、川续断、牛膝、当归、赤白芍、枸杞子、黄精、黄芪、桃仁、乌梢蛇、骨碎补。

加减：偏阳虚者，加附子、巴戟天、淫羊藿、全蝎；偏阴虚者，加麦冬、山茱萸、鳖甲；病久气血亏虚者，加黄芪、龟甲、白术、防风。

2. 中医特色治疗

（1）针灸：针灸治疗 RA 以整体取穴和局部取穴相结合。整体选穴为：大椎、身柱、至阳、肝俞、肾俞、委中、太溪，上肢加天宗，下肢加秩边。局部选穴为：上肢选肩髃、曲池、阳溪、阳谷、阳池、八邪；下肢选膝眼、膝阳关、阳陵泉、足三里、昆仑、解溪、八风。

（2）外治疗法：活动性类风湿关节炎可选用中药外敷法，常用外敷药物包括复方雷公藤外敷剂、金黄膏等。由类风湿关节炎引起的四肢肿胀、疼痛、功能障碍等可选用中药泡洗或熏蒸。此外，中药蜡疗还可有效改善关节肿痛、晨僵的症状。

3. 名中医经验

（1）中国中医科学院路志正教授应用经方治疗类风湿病，取得较好疗效。现将其 RA 医案介绍如下：张某，女，45 岁，2004 年 11 月 24 日第一次就诊。患者自诉 2 年前因淋雨导致全身关节酸痛、疼痛部位固定，两肩及指关节痛甚，伴晨僵。外院检查提示，血沉43mm/h，类风湿因子阳性，诊断为"类风湿关节炎"。服止痛药和中药后，未见明显效果。刻下症：两肩关节酸痛剧烈，全身沉重，恶寒无汗，无发热等，大便偏稀，舌淡红，苔白腻，脉濡而细数。治以祛风散寒、健脾除湿。方选麻黄加术汤合麻杏苡甘汤加味：麻黄3g，桂枝9g，杏仁9g，羌活9g，白术9g，薏苡仁12g，陈皮6g，半夏9g，甘草3g，每日1剂，水煎服，分2次服。二诊：服上药4剂，微汗出，恶寒除，疼痛稍减。但考虑到患者已患病2年，脾虚湿困，气血已衰，在上方基础上去陈皮、半夏，加黄芪15g，五爪龙20g，防风12g，炒谷芽20g，炒麦芽20g，7剂，每日1剂。三诊：肩关节痛感明显缓解，少有晨僵，食欲渐佳，大便成形，舌淡红，苔薄白腻，脉弦细。以上方为基础，略有加减，服60余剂，所有症状皆消失，检验结果显示：血沉15mm/h，类风湿因子阴性。随访1年未复发。本案患者的主要症状为关节处的疼痛位置固定，酸痛沉重，这是由湿邪导致的，湿邪重浊黏滞，此为着痹。又因患者罹病有2年之久，病久必致体虚，而脾又恶湿，湿胜故伤脾，则出现纳呆不饥的症状。恶风寒表明患者仍有表象。《金匮要略·痉湿暍病脉证治第二》云："湿家身烦痛，可与麻黄加术汤发其汗为宜……"，"病者一身尽痛，发热，日晡所剧者，名风湿。此病伤于汗出当风，或久伤取冷所致也。可与麻黄杏仁薏苡甘草汤"。本案与《金匮要略》所述主症相符，故用此二方加减，以祛风散寒，健脾除湿。

（2）房定亚教授治疗RA验案：刘某，女，46岁。主症：小关节反复发肿疼痛1年余。患者自诉近1年来两手小关节处反复肿痛，尤其以第2、3近端指间关节、掌指关节肿痛明显、屈伸不利，局部皮肤发热，晨僵时间大于1小时，双手握力差，纳少，便干，夜眠欠佳。舌红、苔薄黄，脉滑数。诊断：类风湿关节炎。曾服独活寄生汤、乌头汤等方剂无效。房老以四妙消痹汤治疗，处方如下：金银花20g，玄参20g，当归20g，生甘草10g，蜈蚣2条，白芍20g，威灵仙20g，防己20g，豨莶草30g，山慈菇9g，虎杖15g，白花蛇舌草30g。服上方14剂有效，关节肿胀消退，局部皮温较前减低。因患者乏力明显、汗出较多，房老上方去防己、豨莶草，加生黄芪30g，仙鹤草20g，继服14剂。该患关节疼痛明显好转，双手握力接近正常。按语：此例类风湿关节炎，中医诊断"痹证"，从寻常"风寒湿痹"传统思路出发，用"独活寄生汤""乌头汤"等方剂均无效。房老针对自身免疫异常性血管炎这一病理特点，改用脉管炎专方"四妙勇安汤"加减，以清热解毒、活血通络为治则，控制血管炎症，很快收效。房老指出，无论是关节红肿热痛的急性期还是肿胀消退的缓解期的类风湿，均可以"四妙勇安汤"为主方加减治疗，并将此方贯穿治疗始末。体现了有是病、即用专方的治疗思想。

六、预防与调护

（1）功能锻炼：急性期强调休息，稳定期强调肢体功能的恢复锻炼；

（2）心理疏导：指导和帮助病人正确对待疾病，保持心情舒畅，可促进病情好转；

（3）饮食指导：注意饮食卫生，避免过食寒凉刺激性的食物；

（4）生活起居：居住地应干燥、温暖、向阳，避免风寒湿气，同时注意保暖，预防感冒。

（丁小燕　张　颖）

第三节　风湿性多肌痛

风湿性多肌痛（polymyalgia rheumatica，PMR）是一种具有异质性临床表现的炎性风湿性疾病，目前确切病因仍然不明。

一、流行病学

本病多见于部分西方国家的中老年人，女性发病率通常比男性高 23 倍。在年龄 50 岁以下的人群中很难见到，处于高峰的发病年龄多为 60 岁以上，特别是 70 岁至 80 岁之间的人，80 岁以后发病率逐渐下降，发病率随年龄的增长而增加。世界各国 PMR 的发病率各不相同，在北欧人群的研究中 PMR 发病率较高。在瑞典年龄超过 50 岁人群中 PMR 的发病率为 50/10 万。而欧洲南部国家 PMR 发病率较低。研究报道意大利和西班牙 50 岁以上人群的 PMR 年发病率分别为 12.7/10 万和 18.7/10 万。

目前我国虽无具体的流行病学资料，但 PMR 多在老年人群中发病，却由于其没有实验室诊断的金标准，所以诊断相对困难；且经常与其他疾病相混淆，误诊率高。所以老年人患有 PMR 时经常延误诊断，严重影响生活质量。

二、发病机制与病理生理特点

1. 发病机制

该病发病机制尚不明确。早期许多有关 PMR 的研究都是 PMR 和巨细胞动脉炎（GCA）的混合队列中进行的，因此将研究结果简单地归因于 PMR 是不准确的。但推测可能与基因多态性、环境因素及感染相关。

2. 病理生理学特点

由于仅个别患者存在肌电图的轻微肌源性损害，骨骼肌的病理检查在该病的诊断和鉴别诊断中具有重要的价值。虽然多数研究表明骨骼肌没有发现明显异常，但尚有少量研究表明骨骼肌存在选择性 II 型肌纤维萎缩现象和 I 型肌纤维内氧化酶活性虫蚀状缺失的现象。基于该病和血管炎的关系密切，多数学者认为，肌纤维萎缩与小血管病变导致神经和骨骼肌的缺血损害有关。而个别患者在小血管周围出现少量炎细胞的浸润提示此病和炎性过程有关。

三、诊断与鉴别诊断

（一）诊断

1. 症状

PMR 临床特点是肩部、手臂近端、颈部、骨盆带和大腿近端严重疼痛和僵硬，晨僵时间一般超过 45 分钟，并伴有疲劳和不适等非特异性症状。典型的特征是近端肢体对称僵硬，通常与全身特征和急性时相反应升高有关。PMR 通常对低剂量类固醇反应迅速。

（1）一般症状：发病前一般状况良好，可突然起病，晨间醒来伴有自觉头肩、背部甚至全身多部位明显酸痛不适、低热、乏力等症状，也有部分人群表现为隐袭起病，时长多持续数周或数月，且多伴有体重减轻等。

（2）典型症状：颈肌、肩肌及髋部肌肉僵痛，可单侧或双侧，亦可仅局限于单一肌群。严重者无法自行起床，上肢抬举明显受限，下肢不能抬举，无法实现下蹲、正常上下楼梯等行为。但以上这些症状与多发性肌炎并不相同，活动困难并非单纯来源于肌肉无力，而是因为肌肉酸痛无力所致。

2. 诊断标准

老年人多无特殊明显致病诱因出现发热、血沉增快和无法解释的中度贫血，并常常伴有举臂、穿衣、下蹲及起立活动困难等一系列症状，在排除肿瘤等其他重要疾病后要特别考虑PMR。

具体诊断标准可根据下述 6 条临床特征作出诊断：①发病年龄≥50 岁。②颈部、肩胛及骨盆至少 2 处肌肉僵痛，并伴晨僵，持续 4 周或以上。③ESR≥50mm/h（魏氏法）。④抗核抗体及类风湿因子（RF）阴性。⑤小剂量糖皮质激素（泼尼松 10～15mg/d）治疗反应较好。⑥需除外继发性多肌痛症。

（二）鉴别诊断

1. 巨细胞动脉炎（giant cell arteritis，GCA）

GCA 是一种机理不明的主要累及大中动脉的血管炎，常累及颞动脉，故又称颞浅动脉炎。GCA 的临床特征是颞侧头痛、间歇性下颌运动障碍及视力障碍三联征。实验室检查可表现为血沉增快、CRP 及 ALP 升高。病理组织活检表现为受累血管壁可见淋巴细胞及巨细胞浸润。血管超声多普勒造影特征：①血管壁低回声"晕"征：受累血管壁增厚，回声减低；②出现节段性狭窄血管腔；③血管闭塞征。且 GCA 对糖皮质激素的治疗也特别敏感。

PMR 与 GCA 关系紧密，在 PMR 中若出现以下情况应注意除外合并 GCA：小剂量糖皮质激素治疗反应不好；颞动脉怒张、波动增强或减弱并伴有触痛；伴有头皮痛、头痛或视觉异常等症状，都有必要做颞动脉多普勒超声、血管造影或颞动脉活检等排除 GCA 可能性。

2. 类风湿关节炎（rheumatoid arthritis，RA）

RA 是一种自身免疫病，主要特征为侵蚀性关节炎，可发生于任何年龄。RA 尚无明确的发病机制，主要病理表现为滑膜炎、血管翳形成，后关节软骨和骨被破坏，最终导致关节畸形和关节功能丧失，常可并发全身多种并发症如肺部疾病、心血管疾病或恶性肿瘤等。

RA 主要表现为持续性对称性小关节滑膜炎，大多数人伴有类风湿因子阳性。PMR 虽会有关节肿胀，但无持续性小关节滑膜炎，无关节破坏性病变和无类风湿结节，通常类风湿因子阴性。

3. 多发性肌炎（polymyositis，PM）

PM 是指各种原因引起的骨骼肌群的间质性炎性改变和肌纤维变性为特征的综合征。主要临床表现为受累骨骼肌无力，继之产生肌肉萎缩。如病变局限于肌肉则称为多发性肌炎，病变同时累及皮肤称为皮肌炎。

与 PMR 相比，PM 的肌无力更加典型，且临床常伴有肌肉萎缩、血清肌酶活性升高、肌电图示肌源性损害、肌肉活检为肌炎等表现。而 PMR 患者肌酶、肌电图和肌活检正常，肌痛较肌无力严重。

4. 纤维肌痛综合征（fibromyalgia syndrome）

纤维肌痛综合征是以全身广泛骨骼肌肉疼痛为特点，且伴有疲劳、睡眠障碍及情绪异常，个体症状呈"多样化"，可能伴随患者终身。研究证明，纤维肌痛综合征的发病机制与中枢神经系统神经递质失衡有关，导致传入中枢的疼痛信号异常放大，由此影响患者情感和睡眠。

纤维肌痛综合征导致的躯体疼痛有固定的敏感压痛点，如颈肌枕部附着点、斜方肌上缘中部、冈上肌起始部、肩胛棘上方近内侧缘等 9 处，共 18 个压痛点。并伴有激惹性肠炎、激惹性膀胱炎、ESR 正常、类风湿因子阴性、糖皮质激素治疗反应不佳等。

5. 排除其他疾病

如结核等感染性疾病；排除多发性骨髓瘤和淋巴瘤或其他肿瘤；并注意同其他风湿性疾病如干燥综合征、系统性血管炎相区别。

四、治　　疗

（一）西医治疗

1. 糖皮质激素

糖皮质激素（glucocorticoid，GC）是治疗 PMR 的基础，其强大的抗炎和免疫抑制作用，可有效缓解患者症状和控制炎症，GC 的抗炎及免疫抑制作用主要是通过影响白细胞和次级免疫细胞的功能和分布来实现的。更具体地说，GC 主要通过基因效应和非基因组效应发挥作用。

确诊 PMR 后，应立即开始 GC 的治疗，且要实现个体化的治疗方案。初始最小有效剂量应在 12.5～25mg/d 的范围内。对于高复发风险、低不良事件风险的患者，泼尼松的初始剂量可以考虑较高些，而对于伴有相关疾病（如糖尿病、骨质疏松症、青光眼等）或其他与 GC 副作用相关疾病的患者，初始剂量可以选择较低些。

症状缓解后，要个体化递减剂量，同时监测患者的病情、实验室指标和是否出现不良反应。最初的减量应在 4～8 周内达到 10mg/d。如果复发，剂量应恢复到复发前的剂量，再逐渐减少（4～8 周内）到复发时的剂量。一旦缓解，泼尼松应每 4 周减量 1mg，直至停药。

2. 免疫抑制剂

甲氨蝶呤（methotrexate，MTX）是目前指南中唯一推荐和泼尼松联用的慢作用抗风湿药物。2015 年 ACR/EULAR 的指南中建议除 GC 外尽早使用 MTX，特别是复发风险高或治疗时间长的难治性患者，以及对 GC 不敏感或对 GC 有不良反应的患者。MTX 可以降低单核细胞的活化，降低 IL-1 和 IL-6 的分泌，抑制了环氧化酶的合成、中性粒细胞趋化和黏附分子的表达，因此，MTX 的抗炎作用对 PMR 患者 GC 的减量有利。其他如来氟米特、羟氯喹和硫唑嘌呤等传统的免疫抑制剂，目前研究不多，不推荐在 PMR 患者中使用。

3. 生物制剂

托珠单抗（tocilizumab，TCZ）是一种单克隆抗体，可以竞争性地抑制 IL-6 与其受体的结合，抑制受体复合物的合成可以阻止 IL-6 信号转导至具有召集 B 和 T 细胞能力的炎症介质。IL-6 在包括炎症性疾病在内的多种疾病的发病机制中均有表达，在 PMR 的发病机制中也有表达。并且在 PMR 中，血清中 IL-6 水平与疾病活动度成正相关，因此抑制 IL-6 的产生被认为是一种合理的治疗选择。回顾性研究和前瞻性临床试验表明，抗 IL-6 受体 TCZ 在 GCA 中是有疗效的。这些研究中，许多伴有 PMR 临床表现的 GCA 患者，在使用这种生物制剂后，PMR 症状迅速改善。

（二）中医治疗

1. 中药治疗

在中医看来，风湿性多肌痛属"痹病"范畴，根据其具体病变部位，分为"肌痹""肉痹""周痹"等，根据病邪性质分为"行痹""着痹""痛痹"等。《素问·痹论》有云："风寒湿三气杂至，合而为痹，其风气胜者为行痹；寒气胜者为痛痹；湿气胜者为着痹""所谓痹者，各以其时重感风寒湿之气也"。风善行而数变，为百病之长，多易携寒湿之邪为病，故痹之为病多与风寒湿病邪密切相关。中医药治疗可以因人制宜，根据患者的具体症状和体质辨证施治，可有效缓解患者症状，提高患者生活质量。

根据临床经验及文献检索，风湿性多肌痛主要可分为以下 4 种证型：

（1）寒湿痹阻证

临床表现：由于寒湿留滞经脉，闭阻气血，而致痹症。主要表现为肢体关节疼痛，痛势剧烈，肌肉酸楚、重着，部位固定，遇寒加重，得热痛减；关节屈伸不利，肌肤麻木不仁，局部皮肤有寒冷感；舌质淡，舌苔白腻，脉弦紧或濡缓。

治法：散寒除湿，祛风通络。

方药：多用乌头汤、桂枝芍药知母汤加减。乌头汤：出自《金匮要略》，由麻黄 9g、芍药 9g、黄芪 9g、炙甘草 9g、制川乌 5 枚先煎组成。桂枝芍药知母汤：出自《金匮要略》，由桂枝 12g、芍药 9g、甘草 6g、麻黄 12g、生姜 15g、白术 15g、知母 12g、防风 12g、炮附子 10g 先煎组成。

（2）瘀血痹阻证

临床表现：由于瘀血留滞，闭阻经脉，而致痹症。多因痹症日久，肢体关节刺痛，固定不移；或关节肌肤紫暗、肿胀，按之较硬，肢体顽麻或重着；或关节僵硬变形，屈伸不利，有硬结、瘀斑，面色黧黑；舌质紫暗有瘀斑，脉弦涩。

治法：活血化瘀，通络止痛。

方药：多用身痛逐瘀汤加减。身痛逐瘀汤：出自《医林改错》，由秦艽 3g、川芎 6g、桃仁 9g、红花 9g、甘草 6g、羌活 3g、没药 6g、当归 9g、五灵脂 6g^{包煎}、香附 3g、牛膝 9g、地龙 6g 组成。

（3）肝肾阴虚证

临床表现：由于肝肾不足，经脉失于濡养，而致痹症。痹证日久不愈，关节肿大，僵硬变形，屈伸不利，肌肉瘦削，腰膝酸软；或头晕目眩，骨蒸潮热，面色潮红，心烦口干，失眠；舌质红，少苔，脉细数。

治法：补益肝肾，舒筋活络。

方药：多用独活寄生汤、六味地黄丸加减。独活寄生汤：出自《备急千金要方》，由独活 9g、桑寄生、杜仲、牛膝、细辛、秦艽、茯苓、肉桂心、防风、川芎、人参、甘草、当归、芍药、干地黄各 6g 组成。六味地黄丸：出自《小儿药证直诀》，由熟地黄 24g、山茱萸 12g、山药 12g、泽泻 9g、牡丹皮 9g、茯苓 9g 组成。

（4）湿热内蕴证

临床表现：由于湿热之邪壅滞经脉，气血闭阻，而致痹症。多表现为肢体关节疼痛，活动不利，局部灼热红肿，得冷则舒，可有皮下结节或红斑，多伴发热，恶风，汗出，口渴，烦闷不安，小便黄，大便干，舌红，苔黄腻或黄燥，脉滑数或浮数。

治法：清热化湿，祛风通络。

方药：多用当归拈痛汤、白虎加桂枝汤加减。当归拈痛汤：出自《医学启源》，由羌活、甘草、酒茵陈各 15g，防风、苍术、当归、知母、猪苓、泽泻各 9g，升麻、白术、炒黄芩各 3g，葛根、人参、苦参各 6g 组成。白虎加桂枝汤：出自《金匮要略》，由生石膏 50g 先煎、知母 20g、粳米 6g、炙甘草 6g、桂枝 9g 组成。

2. 非药物疗法

中医治法较多，如中药汤剂、中成药、理疗、蜂针等，文献报道这些治法均有一定的疗效。然而，中药治疗起效缓慢。因此，迅速有效的中医非药物疗法具有重要意义。

（1）火针：火针将针刺与温灸结合，《灵枢·经筋》载有"焠刺者，刺寒急也"，火针治疗寒痹每起沉疴，具有温通经络、祛风除湿、活血化瘀、消肿止痛之功。火针火力的温热刺激，使患部毛细血管扩张，加大微循环血流动力，有助清除病理产物及炎症物质；火针的针刺与温灸效应，能够持续祛寒活血，长时缓解晨僵与疼痛，其他疗法尚不能替代。但对病程久、长期服用激素的 PMR 患者常规辨证取穴火针疗效仍欠佳。

（2）蜂针：蜂针疗法是以蜜蜂的螫器官为针具，对人体相关穴位进行螫刺解除疾苦的治病方法。蜂针可集针、灸、药三种作用于一体，操作简单，疗效快捷，费用低廉。蜜蜂的尾刺似针来实现"针"的作用，蜂螫机体后局部充血红肿、皮温升高，实现"灸"的作用，蜂针液含有多种活性成分，如蜂毒肽、去甲肾上腺素等，来实现"药"的作用。蜂针治疗取穴以督脉和背腰部膀胱经穴为主，因此蜂针可通利督脉、鼓舞阳气、活血、散寒、清热除湿。

（三）一般治疗

对患者进行健康教育，消除患者顾虑，嘱其按时、按量用药，定期复查，防止病情复发，制定个性化的锻炼计划，进行适当的肢体运动，保持肌肉质量和功能，防止跌倒及肌肉萎缩。

五、预　　后

经过恰当的治疗，病情可实现快速控制、好转或痊愈，亦可能会迁延不愈或反复发作，疾病后期也可出现肌肉废用性萎缩或肩囊挛缩等严重情况。

（刘晓林　张　颖）

第四节　血　管　炎

系统性血管炎（systemic vasculitis，SV）是由不同病因引起的以血管壁及血管周围发炎、坏死为基本病理改变的一组血管炎症性疾病，临床表现多种多样，据受累血管的大小、类型、部位、病损等特点进行分类。主要累及主动脉及其主要分支的为大血管炎（large vessel vasculitis，LVV），包括大动脉炎（takayasu arteritis，TA）和巨细胞动脉炎（giant cell arteritis，GCA）；累及中等大小血管、主要内脏动脉及分支的为中血管炎（medium vessel vasculitis，MVV），包括结节性多动脉炎（polyarteritis nodosa，PAN）和川崎病（Kawasaki disease，KD）；影响小动脉、小静脉和毛细血管的为小血管炎（small vessel vasculitis，SVV），包括抗中性粒细胞胞浆抗体（antineutrophil cytoplasmic antibody，ANCA）相关性血管炎（ANCA-associated vasculitis，AAV）和免疫复合物性血管炎。

一、流 行 病 学

血管炎分类较多，发病分散，流行病资料相对缺乏。如大动脉炎在世界范围内的年发病率约为（1.2～3.3）/百万人，日本、中国、印度等亚洲国家患病率较高，好发于小于40岁的女性患者；由于临床医生诊断意识增强、血清诊断学检测的广泛应用，AAV等罕见病的发病率和流行率有所增加，据报道全球患病率为300～421例/百万人。

二、发病机制与病理生理特点

（一）发病机制

血管炎的发病机制至今尚不清楚，研究提示可能与多种因素相关，其中，免疫介导的炎症和感染性病原体对血管造成的直接侵害是血管炎最常见的发病机制。

（二）中医病因病机

中医认为免疫性血管炎病因病机与湿、热、瘀、痰、虚、毒等密切相关。多因气血失调，卫外不固，腠理不密，风寒湿热六淫之邪乘虚而入，客于血脉经络之间，营卫失调，气血凝滞，而成痹阻，血得热而瘀滞，血得寒则凝泣，瘀血凝于脉，酿生毒素，损伤络脉。

三、诊断与鉴别诊断

（一）西医诊断

血管炎的诊断需要结合病史、临床表现、体格检查、实验室检查、影像学检查和病理活检等进行综合判断。

1. 体格检查

全面的体格检查有助于明确血管炎的部位，血管炎的程度，受累器官的分布以及是否合并其他疾病。比如，耳廓有无压痛及红肿，皮疹分布及特征，关节有无肿痛，听力、眼球运动、鼻腔、鼻旁窦等有无异常。血管触诊和听诊有无异常搏动或者血管杂音。外周神经、自主神经、颅神经等有无异常。

2. 实验室检查

初步的实验室检查有助于我们判断血管炎的类型，器官受累的程度，包括全血细胞计数（CBC）、肾功能、肝功能、红细胞沉降率（ESR）和（或）C 反应蛋白（CRP）、病毒性肝炎血清学检查、血清冷球蛋白、尿沉渣分析、血液培养。特殊检查应包括 ANCA、抗核抗体（ANA）、补体、免疫电泳。注意排除其他弥漫性结缔组织病、肿瘤及感染性疾病。

3. 影像学检查

对有呼吸道症状或咯血的患者应行胸部 X 线片或高分辨 CT（HRCT）检查。疑似肉芽肿性血管炎（GPA）的患者可能需要对鼻窦进行 CT 成像。血管成像，包括数字减影血管造影（DSA）、MR 血管造影、CT 血管造影、血管超声和正电子发射断层扫描（PET）可用于检测大动脉病变。

4. 病理学检查

组织活检是确诊血管炎的金标准。怀疑 GCA 时，可行颞动脉活检。紫癜患者的皮肤活检和肾小球肾炎患者的肾脏活检对血管炎具有较高的诊断率，但是有时血管病变可呈节段性，或处于不同的疾病期，或取材原因，会造成病理诊断困难，此时，全面综合的分析有助于诊断。

非血管性疾病也可能会出现类似血管炎的症状及体征，最常见的是系统性风湿病（如系统性红斑狼疮），动脉粥样硬化，药物反应及血管闭塞。感染和恶性肿瘤是要排除的重要疾病，因为免疫抑制疗法可能会导致疾病恶化。

（二）中医诊断

根据血管炎病变部位及临床特点，属中医"脉痹"范畴。病位在脉，是以肢体疼痛、无力，脉搏微弱或无脉为主要表现的风湿病。《素问·痹论》："脉痹不已，复感于邪，内舍于心"；"痹……在于脉则血凝而不流。"《中藏经》在论述五痹症状时，把脉痹称为血痹。如云："血痹者……其脉左寸口脉结而不流利，或如断绝者是也。"《济生方》："脉痹之为病应乎心，其状血脉不流，令人痿黄，心下鼓气，卒然逆喘不通，嗌干善噫。"《医学入门》云，痹"在脉则血滞，六脉涩而紫，面无色，应乎心，其证心烦上气，嗌干善噫"。

（三）鉴别诊断

1. 西医鉴别诊断

需要与其他风湿免疫性疾病，血栓栓塞或出血性疾病等，肾衰竭，感染和肿瘤等疾病鉴别。

（1）肿瘤：除血管炎的表现之外，还具有肿瘤对脏器的损害、肿瘤消耗症状等表现，相应的肿瘤标志物增高、影像学发现肿瘤占位性病灶、组织病理学证实均有助于鉴别诊断。

（2）药物性狼疮：药物性狼疮（drug-induced lupus，DIL）主要临床表现为发热、关节痛、脾大、胸膜炎、心包炎、皮疹等，肾脏、肺及神经系统受累较少。药物性血管炎（DIV）与 DIL 的主要区别在于药物性血管炎发病年龄较大，更易累及肾脏与肺部，停用药物后部分药物性血管炎病人需要使用激素或免疫抑制剂治疗，而 DIL 能恢复。肾脏病理对于两者的鉴别诊断意义较大：DIL 肾脏病理改变与狼疮肾炎相似，免疫复合物沉积较明显，而 DIV 则表现为寡免疫复合物的坏死性新月体肾炎。

2. 中医鉴别诊断

脉痹与皮痹、肌痹、筋痹均为五体痹，四者部位相近，容易合并出现，需注意鉴别。

（1）脉痹和皮痹：均可见皮肤损害。脉痹常见皮肤红肿疼痛，或皮色紫暗，皮下硬结，或见指端冷痛，肤色苍白；皮痹则见皮色淡紫，甚至指端逆冷、发绀等，起病即有皮肤不仁、板硬等皮肤受病的症状，皮下无硬结，可出现皮肤硬化和脏腑受累的症状，而无脉痹征象。

（2）脉痹和肌痹：肌痹可见肢体红肿、手足紫冷，似与脉痹有共同见症；但肌痹始终均以肌肉酸痛、肢倦无力、活动艰难，甚至肌肉萎缩不用为特征，而无脉搏微弱或无脉的表现。

（3）脉痹和筋痹：两者关系密切，有相同之处，如筋脉拘急等。但脉痹病位在脉，是以脉搏微弱或无脉为主要表现；筋痹病在筋，是以筋急拘挛、抽掣疼痛为主要表现。两者也常同时出现。

四、治　疗

（一）西医治疗

血管炎所致病变多为不可逆的脏器损害，早期诊断、早期治疗对于 SV 患者的预后改善具有极其重要的意义。

1. 糖皮质激素

糖皮质激素是 SV 的首选治疗药物，其剂量依病情而定。常规剂量为 0.5～1.0mg/（kg·d）。危重患者治疗需用超大剂量糖皮质激素冲击治疗，常选用甲基强的松龙 15mg/（kg·d）或 1g/d，一般连续使用 3d 后改为常规剂量应用，治疗 6～8 周或病情控制后开始缓慢减量至最小剂量维持。

2. 免疫抑制剂

有肾脏、肺、神经系统及心血管系统等重要脏器受累者，除糖皮质激素外，还应及早加用免疫抑制剂。免疫抑制剂的联合应用有助于激素减量并减少疾病的复发。最常用的免疫抑制剂为环磷酰胺（cyclophosphamide，CTX），其疗效确切，常见不良反应为骨髓抑制、肝功损害及性腺抑制，应用过程中应注意监测血常规、肝功能及性激素水平等变化。其他常用免疫抑制剂有硫唑嘌呤、甲氨蝶呤、吗替麦考酚酯、环孢素及他克莫司等。

3. 生物制剂

近年来，有研究表明肿瘤坏死因子-α 拮抗剂和 CD20 单抗对一些类型的血管炎有治疗作用，但尚需研究来进一步证实。

4. 其他

有急进性肺、肾损伤及病情危重者可考虑进行免疫吸附、血浆置换、静脉应用大剂量免疫球蛋白等治疗。①静脉应用免疫球蛋白：每日剂量 0.5mg/kg 体重，每月用 4d，共 6 个月。对难治性病例疗效较好，不良反应较小。②血浆置换与免疫吸附：血浆置换及免疫吸附可去除循环中免疫复合物和其他有害的血管活性物质，还可通过改变血黏度、调节免疫细胞功能而发挥纠正血管异常的作用。

（二）中医治疗

1. 辨病分期论治，专方专用

此处病主要指的是现代西医的病名。首先明确西医诊断，根据西医病名来分轻重缓急，中西医结合，发挥中药优势，辨病论治，分期论治，专方专用。

房定亚教授倡导使用"解毒通络护脉"法治疗血管炎。在血管炎的活动期大多表现为邪盛病进，毒热内炽，津伤阴损，邪滞瘀阻，"毒、热、瘀"为其共同特征，此时免疫反应亢进或炎性反应明显，故治以清热解毒、活血通络、调节免疫机制、控制炎性反应为基础。使用四妙勇安汤加减治疗热毒瘀结的大动脉炎、结节性血管炎、韦格纳肉芽肿；损伤络脉者，亦可合用解毒凉血之犀角地黄汤；甘草解毒汤（生甘草、炙甘草、银花、玄参、当归、赤小豆、清半夏、黄芩、黄连、党参、生姜、大枣）解毒活血，除湿通络，常用治于热毒入络的白塞病。临床中也有少数病人表现为寒证或寒热错杂证，多为素体阳气不足或外感寒邪，此时可在解毒、活血通络的基础上，随证酌加温经散寒、除湿通络之品，如黄芪、川乌、附子、独活、寄生、桂枝、干姜等。

缓解期多表现为免疫功能降低、肝脾肾功能失调，治疗以调补肝肾、调补脾肾，或调补气血，提高机体免疫力为主。但也应酌加解毒散结、活血通络之品，因为此期疾病的根本矛盾仍然存在，仍有毒瘀等病理产物，只是不像急性发作期那样突出，故需扶正祛邪。

2. 辨证论治

（1）热毒血瘀证

临床表现：身热烦躁，局部灼热疼痛，关节红肿，或皮肤黏膜溃破，或瘀斑、结节、丘疹，甚则可出现趾端坏疽和累及内脏或神经系统，伴口渴，溲黄便干，舌红苔黄，脉弦滑数。多见于血管炎急性期。

治法：清热解毒，活血通络。

方药：四妙勇安汤合犀角地黄汤加减。

（2）湿热血瘀证

临床表现：肢体酸沉，关节肿胀，或皮下瘀斑结节，条索肿硬，或血疱水疱，红斑皮疹，或破溃，或黏膜溃疡，甚则肢体皮肤坏疽疼痛，伴心烦，口苦腻，纳呆脘闷，舌质暗，苔黄腻，脉弦滑。多见于血管炎急性期。

治法：清热利湿，化瘀通络。

方药：萆薢渗湿汤合四妙勇安汤加减。

（3）阴虚血瘀证

临床表现：午后发热，关节肿痛，皮疹瘀斑，或伤口难愈，伴盗汗眠差，舌红少苔，脉细数。多见于血管炎的缓解期。

治法：养阴清热，化瘀通络。

方药：青蒿鳖甲汤合五味消毒饮加减。

（4）气血两虚证

临床表现：皮损出现慢性溃疡，疮面生长缓慢，或皮肤干粗脱屑，或肌肉萎缩，指甲增厚，伴神疲乏力，纳少懒言，面色萎黄，舌质淡，有齿痕，脉沉细无力。多见于血管炎慢性缓解期和恢复期。

治法：补气养血，调和营卫。

方药：八珍汤。

（5）脾肾阳虚证

临床表现：畏寒，疲倦无力，纳少肢凉，或肢体浮肿，或溃疡色淡，久不收口，舌淡苔白，脉沉细无力。

治法：补肾健脾，温阳通络。

方药：金匮肾气丸加减。

五、预　　后

目前为止，早期诊断和评估病情（包括伯明翰系统性血管炎活动性评分指标、FFS 评分、Kerr 评分等），预测预后，采用免疫抑制剂治疗，积极诱导缓解，维持期治疗和监测病情，病人的寿命显著延长。大血管炎方面，20%的 TA 患者为自限性病程。其余患者表现为复发缓解或进展的病程，需要长期的糖皮质激素治疗。TA 的 5 年和 10 年生存率分别为92.9%和 87.2%。预后主要取决于高血压的程度及脑供血情况，并发症有脑出血、脑血栓、心力衰竭、肾功能衰竭、心肌梗死、主动脉瓣关闭不全、失明等。死亡原因主要为脑出血和肾功能衰竭。中血管炎方面，不论是急性或慢性，本病如不治疗通常是致死的，常因心、肾或其他重要器官的衰竭、胃肠道并发症或动脉瘤破裂而死亡。如不治疗或不合理治疗，仅有1/3 左右的病人能存活 1 年，88%的病人在 5 年内死亡。肾小球肾炎合并肾衰竭者很少治疗有效，无尿与高血压是不祥之兆，肾衰竭是死亡的主要原因。对早期死亡病例的分析发现，治疗中常发生的致命性、机会性感染是仅次于血管炎所致严重并发症的第 2 位死亡原因。及时诊断、尽早用药，尤其是糖皮质激素及免疫抑制剂的使用已使存活率大大提高，PAN 的 5 年生存率接近 80%。FFS 评估对预后有重要影响。FVSG 在 2011 年回顾性分析其数据库后发现，对于 PAN 病人而言，影响其 5 年死亡率的因素有：年龄＞65 岁、肾功能不全（血清肌酐≥150μmol/L）、伴有症状的心功能不全、严重胃肠道受累（穿孔、出血、胰腺炎），其中严重胃肠道受累所占比重最大。

（祁轶斐　张　颖）

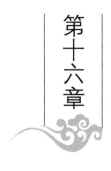

第十六章

老年骨关节疾病

第一节 概 述

一、老年骨关节疾病的概念

随着年龄的增长，老年人肌张力减退，行动的灵敏性、协调性和稳定性降低，同时骨质疏松和软骨的退变使骨韧性与强度降低，关节内压力分布不均，稳定性差，因此老年骨关节疾病多发而且复杂。常见的老年骨关节疾病包括骨质疏松、颈椎病、退行性关节炎、肩关节周围炎等。现代医学研究发现，老年骨关节疾病的根本原因并非是骨骼发生病变，而是软骨等"关节保护系统"对关节保护能力的丧失。

二、流行病学特点

人口老龄化已经成为当前世界人口发展的必然趋势，《中国人口老龄化发展趋势预测研究报告》中指出，预计到 2051 年中国老年人口规模将达到峰值 4.37 亿。随着生活条件、预防保健措施的普及和医疗技术的突飞猛进，人类的寿命延长，原发性骨质疏松症、颈椎病、退行性关节炎、肩关节周围炎等骨关节疾病的发病率逐年增加，已日益成为突出的医学和社会问题。以退行性关节炎为例，多发生在 50 岁以上年龄段，女性发病率略多于男性。2010 年中华医学会风湿病分会指出，国内 60 岁以上患有骨关节炎的发病人数占总人数的 50%，而在 75 岁以上人群则高达 80%，将成为第四大致残性疾病，给患者、家庭和社会造成巨大的经济负担。

三、发病机制及病理生理变化

1. 骨老化

成骨细胞在衰老过程中，其数量明显减少，形态和合成分泌功能也发生明显的减退。I

型胶原和骨形成细胞因子减少，因而骨重建中所含成骨细胞不足和功能减退，引起新骨质生成不良。同时，老年人由于成骨细胞合成骨保护蛋白减少，对破骨细胞的抑制调控作用减弱，而功能性受体 RANKL 的调控作用相对偏高，因此老龄期破骨细胞重吸收功能仍较活跃，而成骨细胞骨形成功能明显减弱，表现为低转换率骨质疏松，易发生骨折。

2. 关节老化

关节软骨含水量和亲水性黏多糖减少，软骨素亦减少。关节滑膜钙化、纤维化，失去弹性，血管硬化导致供血不足，加重变性，韧带、腱膜、关节囊因纤维化而僵硬，使关节活动受到严重影响，引起疼痛，同时骨质增生形成骨刺。

3. 肌肉老化

随着年龄增大肌细胞水分减少，脂褐素沉积增多，肌纤维变细，重量减轻，肌肉、韧带萎缩，耗氧量减少，肌力减低，易疲劳。

四、常见老年性骨关节疾病的临床表现

1. 骨质疏松

原发性骨质疏松症多见于绝经后妇女和老年男性，初期通常没有明显的临床表现。随着病情进展，骨量不断丢失，患者会出现疼痛、脊柱变形，严重者可发生骨质疏松性骨折；部分患者出现肌容量和肌力下降，容易跌倒，导致骨折风险增加。临床症状常见腰背疼痛或全身性骨痛，在翻身、起坐及长时间行走后出现，夜间或负重活动时疼痛加重，甚至活动受限；同时伴有腰膝酸软、肢体乏力、腿脚拘挛等；严重骨质疏松症伴椎体压缩性骨折患者，可出现身高变矮或驼背等脊柱畸形；骨质疏松性骨折属于脆性骨折，通常是指在受到轻微创伤或日常活动发生的骨折，是骨质疏松症的最严重的后果及并发症。骨质疏松症的诊断标准是双能 X 射线吸收法（dual energy X-ray absorptiometry，DXA）骨密度测量结果和（或）脆性骨折。

2. 颈椎病

颈椎病是颈椎间盘退行性病变及其继发的病理改变刺激或压迫邻近的脊神经根、脊髓、椎动脉或交感神经等组织，产生头痛、头昏、颈部活动受限等一系列临床症状的一种综合征，是颈椎及局部软组织慢性劳损性疾病。多见于长期处于低头型工作的人群。颈椎病若未得到及时治疗，迁延日久进一步发展会导致眩晕、瘫痪等更严重的后果。

颈椎病分为五型，颈型颈椎病表现为枕颈及肩部疼痛，颈肌僵硬，头颈部活动因疼痛而受限，有反复发作落枕史。棘突旁及关节囊有压痛点。颈椎 X 线片可见颈椎曲度变直，动力摄片可显示椎间关节不稳。部分病人还可出现双边突征。神经根型表现为颈肩痛，枕颈部疼痛，并沿神经根分布向下放射到前臂和手指；脊神经根牵拉试验多为阳性；正位 X 线片显示钩椎关节增生，侧位 X 线片显示生理前屈消失或变直，双斜位 X 线片显示钩椎关节增生、椎间孔狭窄；计算机断层扫描（CT）、磁共振成像（MRI）检查显示椎间盘突出或脱出，椎体边缘骨赘形成，后纵韧带局限性肥厚等。脊髓型表现为手足无力，行走不稳，不能快走；查体上下肢腱反射亢进，肌张力升高；MRI 检查示脊髓受压呈波浪样压迹，严重者脊髓可变细。椎动脉型表现为头晕头痛，耳鸣眼花，且与颈部活动有关；X 线片可显示节段性不稳定

及钩椎关节增生，椎动脉造影 MRI 及椎动脉血流检测可协助定位。交感型表现不同，可与神经根型、椎动脉型、脊髓型并存，有交感兴奋或抑制症状。

3. 退行性关节炎

退行性关节炎临床上以关节疼痛、肿胀、畸形、僵硬、功能障碍为主要表现。疼痛为本病最常见症状，早期疼痛较轻，在活动或负重时发生，休息后缓解。伴有局部性晨僵，但晨僵时间短，且不严重，活动后缓解。查体可见关节肿大、触痛，活动响声，畸形和功能障碍。X 线检查可见关节间隙狭窄，软骨下骨质硬化，关节边缘尖锐，并有骨赘形成；关节面邻近的骨端骨松质内可见小囊腔；有时关节内可见游离体；晚期关节面凹凸不平，骨端变形。脊柱骨性关节炎的 X 线片显示椎间隙变窄，椎体边缘尖锐，有唇形骨赘。关节镜检查可见滑膜绒毛明显增生，发红肿胀，多呈细长形羽毛状；关节软骨光泽度减退，关节软骨变色、发黄、粗糙、软化、溃烂及纤维化；骨的边缘隆起，棘突尖锐；半月板光泽度减退、变色、发黄或断裂。MRI 检查可以早期发现软骨病变，对有效地早期治疗和预防退行性关节炎具有重要意义。

4. 肩关节周围炎

肩关节周围炎是肩关节周围的肌肉、肌腱、韧带、滑囊和关节囊等软组织发生的慢性无菌性炎症，好发于 50～70 岁的中老年人，特别是 50 岁左右的人群，因此又称为"五十肩"。本病以肩痛和肩关节运动功能障碍为主要临床表现，夜间明显、影响睡眠，疼痛可向颈、耳、前臂和手放射；肩关节活动明显受限，以外展、外旋及后伸活动最为困难；肱二头肌腱张力增加的位置可引出疼痛与压痛；肌肉萎缩，三角肌、冈上肌与冈下肌明显。X 线片检查可见肱骨头骨质疏松或肩部软组织内可有钙化斑；肩肱关节造影可见关节囊缩小。本病起病缓慢，具有自限性，病情进展到一定程度后即不再发展，继而疼痛逐渐减轻或消失，关节活动也可逐渐恢复。整个病程较长，常需数月至数年。

五、中医药干预老年骨关节病的优势

年老之人，气血亏虚，阳气渐衰，督脉空虚，阳气不用，卫外不固，风寒湿邪乘虚而入，阻滞经脉，或因跌打损伤，经络受损，瘀血内停，或因积劳成疾，肝肾亏损，督阳不运，痰凝血瘀，故而形成各种骨关节病。中医药治疗的原则是"辨证施治，病证结合，整体调节，防治结合"。临床遣方用药，应充分考虑治疗的长期性，密切关注患者中医证候的演变，及时调整处方，达到"改善临床症状，延缓骨量丢失，保持或增加骨量，降低骨折风险、提高生存质量"的目的。

中医治疗老年骨关节病的优势在于可以针对老年人多种致病因素相互作用的特点，采用多种方法进行多靶点、多系统的综合治疗，不仅能兼顾局部与整体，还能将内治与外治相结合，优势互补，增强疗效、缩短疗程。

（龙霖梓　李　岩）

第二节 骨质疏松症

骨质疏松症（osteoporosis，OP）是一种以骨量减少，骨组织微结构损坏，导致骨的脆性增加，易于发生骨折为特征的全身性骨病。骨质疏松症分为原发性和继发性两大类。原发性骨质疏松症包括绝经后骨质疏松症（Ⅰ型）、老年骨质疏松症（Ⅱ型）和特发性骨质疏松症（包括青少年型）。

一、流 行 病 学

骨质疏松症是一种与增龄相关的骨骼疾病。2020 年第七次人口普查数据显示，60 岁及以上老年人口规模达到 2.64 亿人，占总人口的 18.7%。我国人口老龄化形势严峻，骨质疏松症已经成为我国面临的重要的公共健康问题。2018 年国家卫健委发布首个中国骨质疏松流行病学调查结果：50 岁以上人群骨质疏松患病率 19.2%：其中男性 6.0%，女性 32.1%；65 岁以上人群骨质疏松患病率 32%：其中男性 10.7%，女性 51.6%。

骨质疏松症的最大危害就是脆性骨折（fragility fracture），骨折发生的常见部位有：胸腰段椎体、髋部（股骨近端）、腕部（桡骨远端）、肱骨近端等，其中最常见的是椎体骨折。国内基于影像学的流行病学调查显示，50 岁以后椎体骨折的患病率随增龄而渐增，80 岁以上女性椎体骨折患病率可高达 36.6%。

二、发病机制与病理生理特点

（一）发病机制

OP 是一种代谢性骨病，主要是由于成骨细胞活性降低，破骨细胞活性增强，使骨形成减少，骨吸收增加所致。成年前骨量处于上升期，骨骼不断构建、塑形和重建，骨形成大于骨吸收，正平衡使骨量逐渐增加，并达到骨峰值；成年期骨量处于平衡期，骨骼重建平衡，骨形成与骨吸收基本持平，维持骨量；此后随着年龄增加，骨形成小于骨吸收，呈负平衡，骨重建失衡造成骨量丢失，逐渐形成骨质疏松。

1. 绝经后骨质疏松症

绝经后骨质疏松症一般发生在女性绝经后 5～10 年内，主要是由于绝经后雌激素水平降低，雌激素对破骨细胞的抑制作用减弱，破骨细胞的数量增加、凋亡减少、寿命延长，破骨细胞活性增强，导致其骨吸收功能增强。尽管成骨细胞介导的骨形成亦有增加，但不足以代偿过度骨吸收，致使骨小梁变细或断裂，形成骨质疏松症。

2. 老年性骨质疏松症

老年性骨质疏松症一般指 70 岁以后发生的骨质疏松。一方面由于增龄造成骨重建失衡，骨吸收大于骨形成，导致进行性骨丢失；另一方面，增龄和性激素减少使免疫系统持续低度活化，处于促炎性反应状态，刺激了破骨细胞的同时，抑制了成骨细胞，造成骨量减少。此外，老年人常见维生素 D 缺乏，慢性负钙平衡，导致继发性甲状旁腺功能亢进；肌少症和体力活动减少造成骨骼负荷减少，也会使骨吸收增加；衰老过程中，会出现营养吸收能力下降、器官功能衰退等现象，也会导致骨量及骨质的下降。

（二）危险因素

骨质疏松症的危险因素分为不可控因素与可控因素。

1. 不可控因素

主要有种族（患骨质疏松症的风险：白种人高于黄种人，而黄种人高于黑种人）、老龄化、女性绝经、脆性骨折家族史。

2. 可控因素

（1）不健康生活方式：包括体力活动少、吸烟、过量饮酒、过多饮用含咖啡因的饮料、营养失衡、蛋白质摄入过多或不足、钙和（或）维生素 D 缺乏、高钠饮食、体质量过低等。

（2）影响骨代谢的疾病：性腺功能减退症等多种内分泌系统疾病、风湿免疫性疾病、胃肠道疾病、血液系统疾病、神经肌肉疾病、慢性肾脏及心肺疾病等。

（3）影响骨代谢的药物：糖皮质激素、抗癫痫药物、芳香化酶抑制剂、促性腺激素释放激素类似物、抗病毒药物、噻唑烷二酮类药物、质子泵抑制剂和过量甲状腺激素等。

（三）生理病理特点

骨组织由细胞及细胞外基质（有机质、无机质）构成。骨质生成和骨质吸收过程主要需依赖成骨细胞（osteoblast）、破骨细胞（osteoclast）和骨细胞（osteocyte）的作用。成骨细胞能合成并分泌胶原和糖蛋白等基质成分，然后基质进行骨盐沉着，形成骨质。已形成的骨质仍不断被吸收溶解而进行代谢更新，此主要依靠破骨细胞的作用。骨的形成和吸收是一个持续不断的过程。在儿童及青少年期，旧骨不断吸收，新骨不断形成，成骨作用占优势，则骨骼变粗。成年期骨形成与骨吸收基本持平，维持骨量。此后随着年龄增加，成骨细胞功能逐渐下降，破骨细胞对骨吸收功能加强，使骨吸收大于骨形成，骨的无机质和有机质成等比例减少，骨量趋于下降，单位体积内骨组织量减少，骨皮质变薄，骨微细结构破坏，骨小梁变细、数量减少、间隙增宽，髓腔增宽，骨荷载功能减弱。

（四）中医病因病机

骨质疏松症属于中医"骨痿、骨痹、骨枯"等范畴。中医认为本病多由先天禀赋不足，后天调养失宜，久病失治，年老衰变，用药失当引发，是一种以周身骨痛，腿软乏力，腰背酸软，不能持重，身高变矮，骨折等为临床表现的病证。

1. 先天不足，肾精亏虚

肾为先天之本，肾藏精，肾主骨生髓。肾中精气盛衰影响人体生长壮老及整个生命过程；肾生精，精生髓，髓充骨，肾中精气充盈，则骨髓生化有源；若肾精不足，则骨髓失养，骨脆弱无力，说明骨的生长发育与肾精的盛衰有密切联系。因此肾虚是骨质疏松症发病的根本。

2. 天癸竭，精少肾衰

女性绝经后雌激素分泌减少，与中医学中女子天癸盛衰变化相一致。《素问·上古天真论》指出"女子七岁，肾气盛，齿更发长……四七筋骨坚，……七七天癸竭，地道不通，故形坏而无子"。女子天癸逐渐充盛时，骨骼逐渐坚实有力，绝经后天癸逐渐衰退，肾中精气衰败，骨骼无精微营养物质充养而脆弱无力，发为骨痿。

3. 后天失养，脾运失常

脾为后天之本，主四肢肌肉，为气血生化之源。脾主运化，饮食入胃，由脾运化，化生精微，骨骼肌肉得以充养，骨骼才能屈伸有利，活动自如。若饮食不当嗜食肥甘厚味或经常饥饱失常，或劳倦所伤，日久损伤脾胃，运化失常，可致气血化源不足，水谷精微不能四布，则四肢、肌肉、筋骨和百骸无以充养，行乃大伤。说明脾胃对骨的生长、发育有重要影响。人体肌肉的丰满强健和消瘦虚弱与脾之运化功能息息相关。只有肌肉丰满，活动有力，骨骼才能得到滋养而强健有力；若肌肉消瘦萎弱不用，则骨髓生化乏源，骨髓失养，骨矿含量下降，易导致骨质疏松症的发生。

4. 肝肾亏虚，筋骨失养

肝主筋，肾主骨，肝藏血，肾藏精，"肝肾同源""精血同源"。筋骨相连，筋束骨，骨张筋，筋病及骨，骨病及筋。肝血充盛，筋骨才能得到濡养，才能强健有力。肾中精气的充盛也有赖于肝血的濡养。年老久病，调养失宜，导致肝血不足或肝肾阴虚，骨髓失养，髓枯筋挛，痿废不用。肝主疏泄，调畅气机。肝之疏泄正常，气机运行如常，脾胃能正常运化水谷、吸收与输布精微物质。若情志失调，忧思郁结，肝失疏泄，气机失调，气行则血行，气滞则血瘀，血液运行不畅，水谷精微物质不能运达滋养骨髓，进而影响筋骨的濡养而致骨痿。

5. 瘀血内阻，骨骼失养

瘀血既是病理产物，又是病理基础。老年多瘀，久病多瘀。"气为血之帅，血为气之母"，老年人气血虚衰，无力推动血液运行，因气血亏虚而致血瘀；素体阳虚，阴寒内盛，寒凝血瘀；肝郁气滞，气滞血瘀；脾虚痰湿内盛，阻滞血液运行，瘀血内阻。可因虚致瘀，也可因实致瘀。同时瘀血作为致病因素之一，它能够阻滞气血运行，使全身或局部气血不畅，不仅影响精微物质濡养骨骼，又可加重血瘀，两者相互影响。"通则不痛""不通则痛"，因此临床常常出现周身骨痛，疼痛持久，痛处固定不移。一旦发生骨折，骨骼内血脉受损，加重瘀血，致使疼痛程度加重。

骨痿的病变部位在骨骼，与肾、脾、肝三脏功能的失调有密切的关系。其病性为本虚标实，虚实夹杂。虚者多见气虚、血虚、阳虚、阴虚，尤以气虚、阳虚多见；实者为气滞、寒凝、痰浊、血瘀，并可交互为患，其中又以血瘀多见。

三、诊断与鉴别诊断

（一）西医诊断

1. 临床表现

（1）疼痛：疼痛是骨质疏松症最常见、最主要的症状，以腰背疼痛多见，疼痛沿脊柱向两侧扩散，直立时后伸或久坐久立时疼痛加剧，平卧休息后疼痛减轻或缓解。疼痛日间轻，夜间和清晨醒来时疼痛重，弯腰、咳嗽、大便用力时疼痛加重。

（2）身长缩短、脊柱变形：严重骨质疏松症患者，因椎体压缩性骨折，可出现身高变矮或驼背等脊柱畸形。

（3）骨折：属于脆性骨折，指在日常生活中未受到明显外力或人体从站立高度或低于站立高度跌倒产生的作用力而发生的骨折。骨质疏松症所致的骨折，在老年前期以桡骨远端骨折（Colles 骨折）多见，老年期以后腰椎和股骨上端骨折多见。

（4）呼吸功能下降：胸、腰椎压缩骨折后，脊柱后弯，胸廓畸形，可使肺活量和最大换气量显著减少，引起呼吸系统功能障碍。

2. 影像学检查

（1）X 线：可确定骨折的部位、类型、移位方向和程度，对骨折诊断和治疗具有重要价值。X 线片除具有骨折的表现外，还有骨质疏松的表现。

（2）CT：常用于判断骨折的程度和粉碎情况、椎体压缩程度、椎体周壁是否完整、椎管内的压迫情况。

（3）MRI：常用于判断椎体压缩骨折是否愈合、疼痛责任椎及发现隐匿性骨折，并进行鉴别诊断等。

（4）全身骨扫描（ECT）：适用于无法行 MRI 检查或排除肿瘤骨转移等。

3. 基于骨密度测定诊断（表 16-2-1、表 16-2-2）

骨密度是指单位体积（体积密度）或者是单位面积（面积密度）所含的骨量。目前公认的骨质疏松症诊断标准是基于双能 X 线吸收检测法（DXA）测量的结果。检测部位为中轴骨（腰椎 1～4、股骨颈或全髋）或桡骨远端 1/3 骨密度。

表 16-2-1 　基于 DXA 测定骨密度分类标准

分类	T-值
正常	T 值≥–1.0
低骨量	–2.5＜T-值＜–1.0
骨质疏松	T 值≤–2.5
严重骨质疏松	T 值≤–2.5+脆性骨折

T 值=（实测值-同种族同性别正常青年人峰值骨密度）/同种族同性别正常青年人峰值骨密度的标准差。

4. 基于脆性骨折的诊断

表 16-2-2 　骨质疏松症的诊断标准（符合以下三条中之一者）

髋部或椎体脆性骨折
DXA 测量的中轴骨骨密度或桡骨远端 1/3 骨密度的 T 值≤–2.5
骨密度测量符合低骨量（–2.5＜T 值＜–1.0），+肱骨近端、骨盆或前臂远端脆性骨折

（二）中医诊断

（1）发病特点：本病以绝经后妇女或老年人易于罹患。起病隐匿，逐渐进展，症状变化与劳累、寒冷及天气变化等有关。

（2）临床表现：周身骨痛，尤以腰背疼痛、腿痛为主，伴有腿软乏力，筋脉拘急等。

（3）舌苔脉象：舌质红、暗红或淡，舌苔薄白、少苔或苔白、白滑，脉象多见沉细、沉弦或沉弱。

（4）辅助检查：结合骨密度及影像学检查可诊断。

（三）鉴别诊断

1. 西医鉴别诊断

临床上要鉴别原发性骨质疏松症和继发性骨质疏松症。需详细了解病史，评价可能导致骨质疏松症的各种病因、危险因素及药物，部分导致继发性骨质疏松症的疾病可能缺少特异的症状和体征，进一步完善相关辅助检查：影响骨代谢的内分泌疾病（甲状旁腺疾病、性腺疾病、肾上腺疾病和甲状腺疾病等），类风湿关节炎等免疫性疾病，影响钙和维生素 D 吸收和代谢的消化系统和肾脏疾病，神经肌肉疾病，多发性骨髓瘤等恶性疾病，多种先天和获得性骨代谢异常疾病，长期服用糖皮质激素或其他影响骨代谢药物等。

2. 中医鉴别诊断

（1）痹证：痹证是以肢体筋骨、关节、肌肉等处发生疼痛、酸楚、麻木、重着，或关节肿大、僵硬、变形、屈伸不利及活动障碍为主要表现的病证。病因是正气不足，感受风、寒、湿、热外邪，阻滞经络，闭阻气血。病位在经脉，累及肢体、关节、肌肉、筋骨，日久损伤肝肾。

（2）痿证：痿证是以肢体筋脉弛缓，软弱无力，不能随意运动，或伴有肌肉萎缩的一种病证。病因以感受温毒、湿热浸淫、饮食毒物所伤、久病房劳、跌仆瘀阻等为主。病位在肌肉、筋脉，与肝、肾、肺、脾胃密切相关。

四、治　　疗

（一）西医治疗

1. 调整生活方式

加强饮食营养，充足日照，规律运动，戒烟戒酒，尽量避免过度饮用咖啡或碳酸饮料等。

2. 补充钙剂及维生素 D

2013 版《中国居民膳食营养素参考摄入量》建议，成人每日钙推荐摄入量为 800mg（元素钙），50 岁及以上人群每日钙推荐摄入量为 1000～1200mg。成人推荐维生素 D 每日摄入量为 400U（10μg）；65 岁及以上老年人因缺乏日照，以及摄入和吸收障碍常有维生素 D 缺乏，推荐每日摄入量为 600U（15μg）；可耐受最高每日摄入量为 2000U（50μg）；维生素 D 用于骨质疏松症防治时，每日剂量可为 800～1200U。

3. 骨吸收抑制剂

（1）双膦酸盐（bisphosphonates）能特异地与骨质中的羟膦灰石结合，抑制破骨细胞活性，从而抑制骨质吸收。可用于高转换型原发性和继发性骨质疏松症，但老年骨质疏松症不宜长期使用该类药物，必要时应与促进骨形成类药物合用。

常用药物为阿仑膦酸钠，唑来膦酸钠，利噻膦酸钠等。不良反应常见胃肠道症状。临床应用时，应严格按说明书提示的方法口服或静脉注射；有活动性胃及十二指肠溃疡、反流性食管炎者慎用口服双膦酸盐。

（2）降钙素（calcitonin）是一种钙调节激素，能抑制破骨细胞的生物活性、减少破骨细胞数量，减少骨量丢失并增加骨量，并能明显缓解骨痛，对骨质疏松症及其骨折引起的骨痛有效。应用降钙素前需补充数日钙剂及维生素 D。常用药物为鲑降钙素、依降钙素。

（3）雌激素：直接调节骨质代谢，抑制骨吸收，减少骨流失。如替勃龙，应注意子宫内膜癌、乳腺癌及血栓的风险。

（4）选择性雌激素受体调节剂（selective estrogen receptor modulators，SERMs）：如雷洛昔芬，其在骨骼与雌激素受体结合，发挥类雌激素的作用，抑制骨吸收，增加骨密度，降低椎体骨折发生的风险。静脉栓塞史及有血栓倾向者禁用。

4. 骨形成促进剂

甲状旁腺素类似物（parathyroid hormone analogue，PTHa）是当前促骨形成的代表性药物，国内已上市的特立帕肽，能刺激成骨细胞活性，促进骨形成，增加骨密度，改善骨质量，降低椎体和非椎体骨折的发生风险。治疗时间不宜超过 24 个月。

（二）中医辨证论治

辨证要点首辨虚实。虚为脏腑之亏虚和气血阴阳之虚。如脾胃虚弱、肝肾亏虚，气虚，血虚，阴虚，阳虚。标实主要为瘀血、寒湿、气滞等。瘀血盛则疼痛盛，痛处固定不移；寒湿盛则肢体重着冷痛，遇寒加重；气滞盛则走窜疼痛。

本病治疗以"滋补肝肾、健脾益气、活血通络"为总则。补益相关脏腑及气血阴阳之亏虚时，如兼标实之症，当标本同治，适当配伍行气活血、散寒祛湿之法。本病起病缓，病程长，治疗当持之以恒，缓缓调之。

1. 肝肾阴虚证

临床表现：全身骨痛隐隐或腰背疼痛，常易抽筋，腰脊酸软，不能持重，喜揉喜按，遇劳尤甚，头晕眼花，耳鸣耳聋，齿摇发脱，失眠多梦，夜尿频数，遗精早泄或月经失调，舌质红，苔薄白或少苔，脉沉细。

治法：补益肝肾，填精壮骨。

方药：大补阴丸合青娥丸加减。药用熟地黄、炙龟板、枸杞子、杜仲、牛膝、骨碎补、补骨脂、黄柏、知母。

加减：肾精亏虚严重者加紫河车、龟甲胶；阴损及阳者加淫羊藿、牛膝、肉苁蓉等；瘀血明显、疼痛较重者可加川芎、鸡血藤、丹参等。

中成药：予以六味地黄丸，滋阴补肾，水蜜丸每次 6g，每日 2 次。或知柏地黄丸，滋阴降火，水蜜丸每次 9g，每日 2 次。

2. 肾阳不足证

临床表现：腰背冷痛，腰酸腿软，乏力，甚则驼背弯腰，活动受限，畏寒喜暖，遇冷加重，尤以下肢为甚，小便清长频多，舌质淡，苔白，脉沉细或沉弦。

治法：补肾温阳，强筋健骨。

方药：右归丸加减。药用炮附子、肉桂、鹿角胶、菟丝子、山药、炙山茱萸、枸杞子、熟地黄、杜仲、骨碎补、补骨脂、当归。

加减：阳虚怕冷明显者加仙茅、淫羊藿；冷痛明显者加桂枝、细辛。

中成药：予以强骨胶囊，温阳补肾，强骨止痛，每次 1 粒，每日 3 次。或仙灵骨葆胶囊，滋补肝肾，活血通络，强筋壮骨，每次 3 粒，每日 2 次。或金天格胶囊，具有健骨作用，每次 3 粒，每日 3 次。

3. 脾肾阳虚证

临床表现：腰脊冷痛，腰膝酸软，甚则弯腰驼背，肌肉枯萎瘦削，神疲倦怠，畏寒肢冷喜暖，食少便溏，或久泄不止，腹胀，面色㿠白，虚浮无华，心悸失眠、面色萎黄，舌质淡胖，苔白滑，脉沉弱。

治法：补肾健脾，强筋健骨。

方药：补中益气汤合金匮肾气丸加减。药用：桂枝、附子、熟地黄、山茱萸、山药、泽泻、茯苓、牡丹皮、牛膝、党参、白术、黄芪。

加减：肾阳亏虚明显者加鹿角胶、肉桂、菟丝子、枸杞子；泄泻者加芡实、茯苓、莲子、补骨脂；食少纳呆者加鸡内金、炒神曲、焦三仙。

中成药：予以骨疏康胶囊，补肾健脾益气，活血壮骨，每次 4 粒，每日 2 次。或仙灵骨葆胶囊，滋补肝肾，活血通络，强筋壮骨，每次 3 粒，每日 2 次。或金天格胶囊，具有健骨作用，每次 3 粒，每日 3 次。

4. 气血亏虚证

临床表现：肢软乏力或麻木，腰背疼痛，甚则筋脉拘急，自汗声低，面白无华，少气懒言，头晕眼花，食少心悸，舌质淡，苔白，脉细弱。

治法：益气养血，强筋健骨。

方药：十全大补丸加减。药用：人参、黄芪、茯苓、白术、大枣、炙甘草、川芎、熟地黄、当归、白芍、肉桂。

加减：兼有血瘀者加葛根、丹参、鸡血藤；筋脉拘挛者加木瓜、鸡血藤、地龙；偏于气虚者重用黄芪、党参、人参、白术；偏于血虚者重用熟地、当归、白芍，并加阿胶、大枣。

中成药：予以补中益气丸或补中益气颗粒，调补脾胃，益气升阳，水丸每次 1 袋（6g），每日 2～3 次，颗粒每次 1 袋（3g），每日 2～3 次；四物颗粒，养血调经，每次 1 袋（5g），每日 3 次。

5. 气滞血瘀

临床表现：周身骨痛，腰背酸软疼痛，痛处固定，腿软乏力，常易抽筋，不能持重，舌淡暗或暗红，或有瘀点瘀斑，苔白，脉沉细或细涩。

治法：理气活血，化瘀止痛。

方药：身痛逐瘀汤加减。药用：桃仁、红花、当归、川芎、没药、灵脂、香附、牛膝、地龙、秦艽、羌活、甘草。

加减：阳虚怕冷者加鹿角胶、淫羊藿；阳虚冷痛明显者加细辛、附子或制川草乌；瘀血疼痛明显者加鸡血藤、络石藤、三棱、莪术。

中成药：予以血府逐瘀胶囊或血府逐瘀口服液，活血化瘀，行气止痛，胶囊每次 6 粒，每日 2 次，口服液每次 1～2 支，每日 3 次。

6. 其他疗法

（1）针灸：采用局部取穴和循经取穴相结合的方法，以扶正祛邪、疏通经络。肝肾亏虚证：取肾俞，肝俞，关元，气海，太溪，三阴交等；脾肾阳虚证：取脾俞，肾俞，足三里，关元，气海，命门等，配合痛处所属经脉之络穴。

（2）艾灸：取穴多为足三里，肾俞，关元，气海，命门，中脘等以扶正补虚，配合痛处所属经脉之络穴。

（3）拔罐：拔罐疗法具有祛风散寒、通经活络作用，常用走罐法和留罐法相结合。

（4）中草药贴敷：运用中草药做成贴敷剂，贴敷于阿是穴，利用药物的渗透作用，起到温经散寒、活血止痛的作用。

五、预　　后

原发性骨质疏松症是与衰老相关的疾病，与日常生活习惯也密切相关，应在更年期后和老年期避免各种促进骨量丢失的因素，防止或延缓骨质疏松的发生。

1. 心理调护

关心患者的病痛，做好心理及生活护理，尤其对于骨质疏松骨折的患者进行心理安抚及鼓励，建立战胜疾病的积极心态。

2. 饮食调护

（1）注意合理饮食，荤素搭配，营养均衡。进食富含钙质的食物，如乳制品、豆制品、瘦肉鱼虾蛋白质等。

（2）避免过度饮用浓茶或咖啡。

（3）避免过度吸烟及饮酒。

（4）避免滥用药物。

3. 运动调护

（1）适度户外活动，增加阳光照射。

（2）适度进行体力活动，增加肌肉质量及力量。

（3）注意运动安全及日常生活安全，防止跌倒发生。

（4）骨折卧床者，要注意翻身，防止褥疮发生。

（李　岩）

第三节　颈　椎　病

颈椎病是一种脊柱退行性疾病。由于颈椎间盘退行性病变刺激或压迫邻近脊神经、脊髓、椎动脉或交感神经等组织，产生头、颈、肩及手臂疼痛麻木等症状，严重者出现肢体酸软无力、猝倒，甚至大小便失禁和瘫痪。故又称为"颈椎综合征""颈椎骨关节病"。本病多属于中医"眩晕""项强""颈肩痛"等范畴。

一、流 行 病 学

随着人们生活方式及工作环境的改变，颈椎病的患病率不断上升，据调查，我国颈椎病患病率约 1.7%～17.6%，男女之比约 3∶1，中老年人发病率尤其高，并随年龄增长而增加，40～50 岁发病率为 20%，50～60 岁为 40%，70 岁以上高达 90%。在发病人群中，发病率最高的是神经根型颈椎病，达 58.5%，其次是交感型及椎动脉型，为 33.7%，而脊椎型发病率最低。颈椎病患病率不断上升，本病已经成为严重影响人们健康的慢性疾病。

二、发病机制与病理生理特点

（一）发病机制

颈椎位于活动度较小的胸椎和重量较大的颅骨之间，具有维持大脑与躯体之间平衡的作用。颈项部日常活动频繁，当活动度较大时，颈椎易受损，尤以下段颈椎如颈 5～6、颈 6～7 更为明显。年龄增长、急性损伤、慢性劳损、急慢性感染、体质等因素易导致颈椎间盘发生退行性改变，影响脊髓、神经根、椎动脉等产生一系列临床症状。

（二）病理生理特点

颈椎病多因慢性劳损或急性外伤引起，日久出现椎间盘萎缩变性，弹力减小，向四周膨出，椎间隙变窄，继而出现椎体前后缘与钩椎关节的增生，小关节间隙改变，椎体半脱位，椎间孔变窄，黄韧带肥厚、变性及项韧带钙化等一系列改变。椎体增生的骨赘可引起周围膨出的椎间盘、后纵韧带、关节囊的反应充血、肿胀、纤维化、钙化等，共同形成混合性突出物。

1. 椎间盘变性

早期以髓核脱水为表现，逐渐出现纤维环，纤维组织变粗和透明变性，弹性减弱，易于破裂。髓核变性多继发于纤维环变性。纤维化裂缝一般发生在纤维环的后外侧，髓核内容物可从裂缝向外突出。

2. 椎体骨刺形成

四周膨隆的椎间盘组织推挤周围的骨膜与韧带（前纵韧带、后纵韧带），使之受到张力的牵拉即可形成骨刺，加之病变间隙稳定性差，韧带、骨膜所受到的张力必然加大，骨刺更容易形成。

3. 关节突及其他附件组织的改变

由于椎间盘脱水变薄导致小关节囊、棘上韧带（项韧带）、前后纵韧带、黄韧带均有相应改变，临床上常见黄韧带肥厚。

4. 脊神经根或脊髓受压

脊神经根或脊髓由于受到颈椎及椎间盘向后、外侧突出物的挤压，可发生炎症、变性以及血运障碍而引起不同程度的病理变化。若颈椎病理改变刺激脊神经，可以产生与刺激交感神经相同的症状和体征。

5. 血液循环改变

颈椎病的病理改变如骨刺、椎间盘病变、动脉硬化，特别是骨刺的形成能够引起同侧椎-基底动脉的供血不足。当颈椎间盘发生变性后，颈椎长度缩短，椎动脉则相对变长，从而产生折叠或扭曲而影响血液循环。

（三）中医病因病机

本病是一种积久而成的疾病。外伤、劳损、风寒湿邪是致病的外因，肝肾亏损、筋骨衰退是其内因。年老之人，气血不足、肝肾亏虚，筋骨得不到精血的充分濡养，逐渐退化变性。在外伤、劳损、风寒湿侵袭等外因影响下，导致局部气血运行不畅，瘀血阻滞经络，发为本病。正如张仲景在《金匮要略·方论》中所言"人年五六十，其病脉大者，痹挟背行……皆因劳得之"。

本病病位在颈椎，与肝、脾、肾密切相关。脾主四肢及肌肉，为后天之源，肾主骨生髓，肝藏血主筋；肝脾肾亏虚，经脉失养，复感风寒之邪，致血脉凝滞、筋脉挛急。病理因素多以风、寒、湿、气滞、血瘀、痰浊及劳损为主，病理性质多为本虚标实，虚实错杂，本虚以肝肾亏虚、脾胃受损、气血不足为主，标实有风寒湿邪阻滞、痰瘀痹阻、经脉不通等。

三、诊断与鉴别诊断

（一）西医诊断

本病根据累及部位常分为不同的类型。如：颈型颈椎病、神经根型颈椎病、脊髓型颈椎病、椎动脉型颈椎病、交感型颈椎病。各型颈椎病的临床表现各异，且各型症状可合并出现。诊断时应根据症状、查体、影像学检查综合判断。

1. 颈型颈椎病

（1）症状及体征：主要表现为枕颈及肩部疼痛，颈肌僵硬，头颈部活动因疼痛而受限，多在早晨起床时发病，有反复发作落枕史。体征为颈肌紧张，棘突旁及关节囊有压痛点，头部活动受限。

（2）影像学检查：颈椎 X 线片可见颈椎曲度变直，动力摄片可显示椎间关节不稳。有的病人还可出现双边突征。CT 或 MRI 有与临床表现相关性改变。

2. 神经根型颈椎病

（1）症状及体征：①颈肩部局限性疼痛。疼痛常向一侧或两侧上肢放射。疼痛为神经根型病变的主要症状，多为酸痛、钝痛或灼痛，可伴有刺痛，或过电样窜痛。颈部后伸或咳嗽、打喷嚏时疼痛加重，风寒及劳累可诱发疼痛。②感觉障碍。表现为麻木感，与疼痛部位基本相同，多出现在手指和前臂。③上肢酸软无力、发沉，握力减退或持物易坠落现象。严重可出现肌无力和肌肉萎缩。查体表现为颈部活动受限、僵硬，在棘突、横突下方关节囊有压痛，臂丛神经牵拉试验阳性；颈椎间孔压迫试验当有颈椎间盘突出时可出现阳性；上肢腱反射检查，早期反射活跃，后期反射减弱，严重者反射消失；痛觉改变及肌萎缩。

（2）影像学检查：X线侧位片可见生理前凸减小消失，甚至成后凸反张，病变椎间盘可见椎间隙狭窄、骨质增生、项韧带钙化。斜位片可见钩椎关节骨刺突向椎间孔，椎间孔变小。CT检查可发现病变节段椎间盘侧方突出，后方骨质增生。

3. 脊髓型颈椎病

（1）症状及体征：主要表现为慢性进行性的四肢感觉及运动功能障碍，麻木、发冷、疼痛，走路失灵、无力，打软腿、易绊倒，不能跨越障碍物。休息时缓解，劳累时加重。晚期出现四肢瘫痪，二便失禁或尿潴留，卧床不起。体征表现为颈部活动受限不明显，上肢活动欠灵活，双侧脊髓传导束的感觉与运动障碍，肌张力可增高，腱反射（肱二头肌和肱三头肌、髌腱、跟腱反射）亢进，病理神经反射，如霍夫曼征、巴宾斯基征等阳性，甚至踝阵挛或髌阵挛。

（2）影像学检查：X线侧位片可见颈椎生理曲度改变，前后缘骨赘形成，椎间隙狭窄，椎间孔缩小等。CT检查可反映颈椎间盘、骨质增生使脊髓受压的部位和程度。MRI常表现为脊髓前方呈弧形压迫，多平面的退变可使脊髓前缘呈波浪状。

4. 椎动脉型颈椎病

（1）症状及体征：本型颈椎病的发病特点是脑部症状多于四肢症状，主要表现为眩晕、头痛，耳鸣，听力下降，恶心呕吐，视物不清，回头及转身等头颈部动作可诱发或加重。严重时可发生猝倒。体征表现为颈部活动受限，拇指触诊可查到患椎向一侧旋转移位，棘突及移位的关节突关节部压痛明显。

（2）影像学检查：X线正位片可见椎体钩椎关节侧方有骨赘、斜位片可见钩椎关节增生，椎间孔变小，齿状突左右移位等，椎动脉血流检测可见缺血性改变，MRI椎动脉成像有助于明确诊断。

5. 交感型颈椎病

（1）症状及体征：不同患者症状差异较大，有的以交感神经兴奋症状为主，有的以交感神经抑制症状为主，也有先兴奋后转为抑制的患者。主要表现为头痛、偏头痛，五官症状（眼视物模糊，眼窝胀痛，眼睑无力，瞳孔扩大或缩小，耳鸣、听力减退或消失），周围血管症状（肢体发凉、发木等血管痉挛症状；或者指端发红、烧灼、怕热、怕疼痛等血管扩张症状），心率或血压异常，出汗障碍。查体表现为头颈部转动时症状明显加重，压迫不稳定椎体的棘突可诱发或加重交感神经症状。

（2）影像学检查：X线片有失稳或退变，椎动脉造影阴性。

（二）中医诊断

（1）颈椎病以头晕，头、颈、肩疼痛，颈项肌肉痉挛，上肢麻木，汗出异常为表现的症候群。重则肌肉无力、猝倒、瘫痪、二便失禁。

（2）本病多在气血亏虚，肝肾不足的基础上兼夹劳损、感受风、寒、湿等外邪因素而致病。

（3）本病属于本虚标实，虚实并见的病症。以肝肾不足、脾胃受损、气血不足、筋骨失养为本；风寒湿邪或痰瘀痹阻，经脉不通为标。病情的发展是由轻及重、由局部到整体、从经络到脏腑的过程。

（三）鉴别诊断

1. 西医鉴别诊断

（1）胸廓出口综合征：是指胸廓上口出口处，由于某种原因导致臂丛神经、锁骨下动静脉受压迫而产生的一系列上肢血管、神经症状的总称。临床表现为肩、臂及手的疼痛、麻木，甚则肌肉萎缩无力、手部青冷发紫、桡动脉搏动减弱等。体检时可发现患肢肌力稍差，手尺侧特别是前臂内侧针刺痛觉明显改变，同时还可能存在大、小鱼际肌萎缩。颈椎病，应详细询问病史，并结合体格检查、X 线、CT 检查加以鉴别。

（2）强直性脊柱炎：是一种慢性炎性反应性疾病，与遗传、感染、环境及自身免疫功能障碍有关，以骶髂关节及脊柱疼痛、僵直为主要症状，主要侵犯骶髂关节、脊椎关节、脊柱旁软组织，并可累及周围关节，晚期可发生脊柱强直、畸形以至严重功能受损。应详细询问病史、临床症状，结合体格检查、X 线、CT 检查加以鉴别。

（3）梅尼埃病：是耳科的一种常见病，以膜迷路积水为基本病理基础，临床特征为间歇发作性眩晕、波动性听力下降、耳鸣和耳胀满感。颈椎病，应详细询问病史、临床症状，结合体格检查、X 线、CT 检查加以鉴别。

2. 中医鉴别诊断

（1）眩晕病：患者常以头晕目眩，视物旋转为临床表现，严重者伴有头痛、项强、恶心、呕吐、眼球震颤、耳鸣耳聋、汗出、面色苍白等表现。实者为风、火、痰、瘀扰乱清空，虚者为髓海不足、气血亏虚导致清窍失养。病位在脑窍，与肝、脾、肾三脏功能失调有关。颈椎病与眩晕病的病变部位不同，前者在颈项部，后者在脑窍。且两者的病因病机及病情的转归有明显的区别。

（2）风湿痹证：老年人阳气不足，卫外不固，腠理空虚，极易感受风寒湿邪，使外邪滞留肢体筋脉、关节、肌肉，导致气血痹阻发为风寒湿痹。由于风寒湿邪各有所偏盛，而有行痹、痛痹、着痹的区别。病初邪在经脉体表，日久耗伤气血，损及脏腑。病变部位在全身关节、筋脉、肌肉，颈椎病病变部位在颈项部，且疼痛特征及伴随症状与颈椎病有明显区别。

四、治　　疗

（一）西医治疗

1. 手术治疗

老年颈椎病常出现矢状面失衡及脊柱整体失衡，重建并维持颈椎矢状面平衡，解除椎间盘突出、骨赘形成、韧带钙化对脊髓或血管的严重压迫，是老年颈椎手术长期预后的关键所在。除脊髓型颈椎病外，其他类型均适合非手术治疗。脊髓型颈椎病一旦出现脊髓受压过度不可逆转，应考虑手术治疗。手术方法包括前路椎间盘切除椎体间植骨术、前路开长窗减压扩大椎管植骨融合术、后路开门式扩大椎管术等。

2. 药物治疗

（1）消炎镇痛药：用于炎症明显疼痛较重者，常用药有布洛芬、消炎痛、芬必得等。

（2）扩张血管药：用于椎动脉型和脊髓型颈椎病，常用药有脑益嗪、西比灵等。

（3）神经营养剂：肢体麻木伴有神经损伤的患者，可使用神经营养剂，如腺苷钴胺等。

（4）激素类：常用于急性期且无激素禁忌证者。常用药物有强的松、地塞米松、强的松龙等。

（5）维生素类：常用维生素 B_1、维生素 B_6、维生素 B_{12}、维生素 C、维生素 E 等。

3. 封闭疗法

颈肩部疼痛有明显压痛点者，可考虑局部封闭，局封可麻醉疼痛感受器，阻断疼痛反射，解除肌痉挛，血液循环亦得以改善。常用 1%普鲁卡因 5～8ml 联合强的松龙 25mg，选择棘间韧带、颈椎旁肌、肩胛内上角压痛点封闭，根据病情每周注射一次，共 2～3 次。

（二）中医辨证论治

本病的辨证要点在辨标本虚实，本病多正虚邪实或虚实夹杂。肝肾亏虚，气血不足为本，风、寒、湿、痰、瘀阻滞经络为标。一般疾病初起多为风寒湿邪乘虚侵入人体，阻滞经络；病久则影响气血运行，导致气滞血瘀。

本病多以补益肝肾、祛邪通络为基本治疗原则，但在具体实施时要根据虚实轻重，或寓攻于补，从证择之。

1. 风寒痹阻证

临床表现：颈项及肩背疼痛，项强转侧不利，活动受限，伴颈肩麻木、上肢沉重、麻木，无力；恶寒无汗，头痛喜温，全身发紧，口不渴，舌质淡黯，舌体胖，舌苔薄白，脉浮紧或沉迟。

治法：祛风散寒，舒筋活络，通痹止痛。

方药：羌活胜湿汤合蠲痹汤加减。药用羌活、独活、防风、威灵仙祛风散寒；桂枝、青风藤、路路通祛风除湿通络；白芍、葛根解肌和营；当归、川芎、乳香、木香、姜黄行气活血止痛；甘草调和诸药。

加减：寒邪甚，项背强急，恶寒无汗，加麻黄、细辛温经散寒；疼痛甚者，加川乌、草乌散寒止痛；湿邪盛者，加防己、苍术、五加皮、薏苡仁祛风除湿。

中成药：予颈复康胶囊祛风散寒，活血通络。每次 3 粒，每日 3 次，饭后 30 分钟服用。或外用骨刺消痛液，每次 10～15ml，每日 2 次。

2. 气滞血瘀证

临床表现：头颈、肩背、四肢麻木、疼痛，如针刺刀割，痛有定处，夜间痛甚，影响睡眠；或有手部大小鱼际肌萎缩，指端麻木，指甲凹陷，无泽，皮肤枯燥；心烦胸闷，面色无华；舌质暗紫，或有瘀斑，脉细涩或弦细。

治法：活血化瘀，通络止痛。

方药：身痛逐瘀汤加减。药用川芎、当归、桃仁、红花活血祛瘀；牛膝、五灵脂、地龙活血通脉、通痹止痛；秦艽、羌活祛风除湿；香附行气活血。

加减：血瘀较重者，加姜黄、三棱、丹参活血行气。麻木较重者，加苏木、路路通。

中成药：予骨刺宁片活血化瘀，通络止痛。每次 4 片，每日 3 次，饭后 30 分钟口服，孕妇禁用。

3. 痰瘀阻络证

临床表现：眩晕，头重如蒙；或呕恶痰涎，胸脘痞闷，四肢倦怠；头颈及肩背刺痛，固定不移；肌肤紫暗、肿胀，按之较硬，有硬结、瘀斑；颈项及上肢顽麻或重着，屈伸不利；或胸闷痰多，胃脘胀满，纳呆；舌质紫暗或有瘀斑，舌苔白腻，脉弦涩。

治法：化痰祛瘀，蠲痹通络。

方药：导痰汤合桃红四物汤加减。药用桃仁、红花、当归、赤芍活血化瘀；半夏、南星燥湿化痰；茯苓、白术健脾化痰；川芎活血行气通络；甘草调和诸药。

加减：痰浊滞留，皮下硬结者，加南星、僵蚕；血瘀甚者，加莪术、三棱、土鳖虫；痰瘀交结，疼痛不已者，加全蝎、蜈蚣、乳香、没药、延胡索搜剔络道，活血祛瘀止痛；项背强痛者，加葛根，白芍舒筋活络止痛。

中成药予小活络丸化痰散结，活血通络，每次 3g，每日 2 次。

4. 肝肾亏虚证

临床表现：颈椎病日久不愈，颈项酸胀、麻木痛着，向后头部、耳后及肩手放射；项背不适，反复发作，时轻时重；或伴有头晕目眩倦怠，耳鸣耳聋；失眠多梦，烦躁；肌肉瘦削，腰膝酸软无力，步履蹒跚，甚至瘫痪；小便淋漓不尽，便秘或二便失控；舌体瘦，舌质淡红，少苔或无苔，脉弦细涩或细数。

治法：培补肝肾，通络止痛。

方药：左归丸合阳和汤加减。药用熟地、龟板胶、鹿角胶滋肾益精、峻补精髓；山萸肉，枸杞子滋养肝肾；菟丝子助阳益阴、补肾固精；山药补脾益阴，滋肾固精；锁阳、淫羊藿、肉桂温补肾阳、填精益髓；川牛膝益肝肾，强筋骨，引药下行。

加减：疼痛甚，乏力较著，加鹿衔草、骨碎补、石楠藤补虚通络，强壮筋骨；肾气亏、腰膝酸软，加续断、狗脊、桑寄生、杜仲；肝肾阴亏，心烦，失眠，加生地、首乌藤、功劳叶。

中成药：予壮骨关节丸补益肝肾，养血活血，舒筋活络，理气止痛。每次 6g，每日 2 次，1 个月为 1 个疗程，一般服用 1 至 3 个月疗程方可见效。

5. 气血亏虚

临床表现：头晕目眩，面色苍白或少华，心悸气短，倦怠食少，四肢无力，欠温，怕冷，形体消瘦，肌肤麻木，疼痛，以麻木为主。舌质淡，苔薄白，脉沉细弱。

治则：益气养血，和营通络。

方药：黄芪桂枝五物汤加减。药用黄芪、党参益气；当归、白芍养血和营；桂枝温经通络；川芎、鸡血藤、行气养血通络。炙甘草调和诸药。随症加减：血虚甚者，重用当归，加生地、熟地、阿胶、五味子补血滋阴；兼有寒象者，加附子温阳散寒；心悸、失眠多梦者，加夜交藤、炒酸枣仁、柏子仁；倦怠食少脾胃虚者，加茯苓、白术、山药健脾益气，苍术化湿健脾。麻木甚者，加苏木、路路通活血通络。

中成药予骨蛇桂葛丸补肾强督，养血蠲痹，通络祛风。每次 6g，每日 3 次，饭后 30 分钟，40 天为 1 个疗程。

6. 其他疗法

（1）中医外治法：中药外用可以改善颈部筋肉痉挛，缓解局部症状。多选用具有祛风除湿，舒筋活络，活血止痛作用的药物，常用的药物有温经通络膏、止痛散、正骨烫药等。常用的方法有热敷、熏洗、擦剂等。

（2）针刺疗法：颈型颈椎病主穴取风池、天柱、悬钟、后溪；配穴取肩中俞、大椎、外关、阿是穴。神经根型颈椎病主穴取风池、天柱、颈夹脊、风府、肩髃、曲池、尺泽、外关、合谷、后溪，配穴取肩中俞、大椎、肩井、天宗、天井、悬钟。脊髓型颈椎病主穴取颈夹脊、风池、天柱、手三里；配穴取百会、阳陵泉、足三里、委中、涌泉、曲池。椎动脉型颈椎病主穴取风池、风府、颈夹脊、百会、足三里、三阴交、太冲；配穴取天柱、大椎、太阳、太溪、合谷。交感神经型颈椎病主穴取风池、风府、颈夹脊、百会、内关、神门、足三里、三阴交；配穴取大椎、合谷、太冲、血海、心俞。

（3）推拿治疗：包括松解和调整，松解是运用揉、按、拿、一指禅推法等手法松解颈、背部紧张或痉挛的肌肉。调整是根据病情需要，在前屈、后伸或旋转等角度向上牵引头部，并做各个方向的颈部摇法。

（4）物理疗法：适用于各种颈椎病。主要作用是改善局部血液循环，解除肌肉和血管的痉挛，消除神经根、脊髓及周围软组织的炎症、水肿。常用治疗方法有直流电离子导入、超声波治疗、远红外线治疗、光疗、磁疗、高压低频电疗等。

（5）牵引治疗：颈椎牵引是治疗颈椎病常用且有效的方法。主要适用于神经根型颈椎病。按姿势可分为坐式牵引、卧式牵引和携带式牵引。卧式牵引较为常用，患者取平卧位，床头放置一滑轮，后枕及上颌用枕颌布带兜住，牵引绳通过滑轮进行牵引，一般初始重量为2～3kg。牵引治疗禁用于脊髓型颈椎病、椎骨关节严重退行性变的年迈者、椎管明显狭窄及关节囊钙化骨化严重者。

（6）矫形支具应用：用于各型颈椎病急性期或症状严重的患者。矫形支具主要作用防止颈椎过伸、过屈、过度转动，缓解颈部疼痛、减轻脊髓水肿及椎间关节创伤性反应。最常用的有围领、颈托、支架。但不宜长期佩戴，以免导致颈肌无力及颈椎活动度不良。

（7）功能锻炼：适用于各型颈椎病症状缓解期及术后恢复期的患者。功能锻炼可增强颈肩背肌的肌力、稳定颈椎、改善椎间关节功能、减轻肌肉痉挛，消除疼痛。常用的运动疗法：颈椎柔韧性练习、颈肌肌力训练、颈椎矫正训练、跑步等。此外还可做体操、太极拳、练气功等。

五、预　　后

（1）颈型颈椎病患者预后良好，神经根型颈椎病预后不一，其中麻木型预后良好，萎缩型较差，根痛型介于二者之间；椎动脉型颈椎病对脑力的影响较严重，对体力无明显影响；脊髓型颈椎病对患者的脑力影响小，对体力损害较为严重，如不积极治疗，易致终身残疾。

（2）本病预防的关键在于避免慢性劳损、加强锻炼。合理用枕，选择合适的高度与硬度的枕具，保持良好睡眠体位。各型患者均应注意适当休息，避免长时间伏案劳作，加强颈项肌功能锻炼，如与项争力式、手捧莲花式等，可增强颈部肌力和促进局部血液循环。注意颈部保暖，防止感受风寒。避免颈部外伤，即使是头部轻微扭伤、落枕等因素也可诱发颈椎病反复出现，故应尽量避免。

（3）对于椎动脉型、交感神经型颈椎病患者，因症状繁杂，常有焦虑、烦躁等精神因素的困扰，应注意心理调护，以科学的态度向患者做宣传和解释工作，帮助患者树立信心，配合治疗，早日康复。

（龙霖梓）

第四节　退行性骨关节病

退行性骨关节病又称骨关节炎（osteoarthritis，OA）、老年性骨关节炎、增生性骨关节炎等，是一种由多种因素引起关节软骨纤维化、皲裂、溃疡、脱失而导致的以关节疼痛为主要症状的退行性疾病。本病分为原发性和继发性两类。退行性骨关节病是一种严重影响患者生活质量的关节退行性疾病。随着我国人口老龄化进程的加快，越来越多的中老年人受本病困扰，影响其生活质量，给患者、家庭和社会带来巨大经济负担。

一、流 行 病 学

本病好发于中老年人群，发病率高，在 65 岁以上的人群中发病率超过 50%。来自中国健康与养老追踪调查数据库的研究结果显示，我国膝关节症状性 OA 的患病率为 8.1%；女性高于男性；呈现明显的地域差异，西南地区（13.7%）和西北地区（10.8%）较高，华北地区（5.4%）和东部沿海地区（5.5%）相对较低。髋关节影像学 OA 的患病率为 1.1%（男性）和0.9%（女性）。

二、发病机制与病理生理特点

1. 病因与发病机制
原发性退行性骨关节病的病因尚不清楚，可能与高龄、女性、肥胖、职业性过度使用等因素有关。近年来研究发现，遗传也是影响其发病的因素之一。多发生于中老年人群，无明确的全身或局部诱因，与遗传和体质因素有一定的关系，好发于负重关节及活动量较多的关节（如颈椎、腰椎、膝关节、髋关节等）。

继发性退行性骨关节病可发生于青壮年，继发于创伤、炎症、关节不稳定、积累性劳损或先天性疾病等。

2. 中医病因病机
中医认为本病多由禀赋不足、年老久病、劳逸不当等，导致肾精亏虚，筋骨失于濡养，加之年老长期劳损，风寒湿等外邪乘虚侵入，或痰热内生，痰瘀互结，使气血运行不畅，风寒湿热阻滞，经脉痹阻，骨失滋养而发病。

本病病位在筋骨，与肝、肾、脾关系密切。肾主骨，肝主筋，脾主肉。肝肾充足则筋骨得以濡养，脾运化正常，气血化源充盛，筋骨关节生化有源，关节刚强稳定；肝气调畅，血运正常，则筋得所养，筋脉柔韧，可维系正常的关节活动。病性多为本虚标实，本虚为肝肾亏虚、气血亏虚；标实有风、寒、湿之外邪，气滞、痰浊、湿热、瘀血之内邪，常相互影响，缠绵难愈，反复发作。

三、诊断与鉴别诊断

（一）诊断

1. 临床表现

（1）关节疼痛及压痛：是最为常见的临床表现，疼痛在各个关节均可出现，其中以髋、膝及指间关节最为常见。初期为轻度或中度间断性隐痛；疼痛常与天气变化有关，寒冷、潮湿环境均可加重疼痛。晚期可以出现持续性疼痛或夜间痛。关节局部可有压痛，在伴有关节肿胀时尤其明显。

（2）关节活动受限：常见于髋、膝关节。晨起时晨僵，活动后可缓解，持续时间较短，一般不超过 30 分钟。患者在疾病中期可出现关节交锁，晚期关节活动受限加重，最终导致残疾。

（3）关节畸形：膝关节因骨赘形成或滑膜炎症积液造成关节肿大。

（4）骨摩擦音（感）：由于关节软骨破坏，关节面不平整，活动时可以出现骨摩擦音（感）。

（5）肌肉萎缩：关节疼痛和活动能力下降可以导致受累关节周围肌肉萎缩，关节无力。

2. 影像学检查

（1）X 线检查：为退行性骨关节病临床诊断的"金标准"，是首选的影像学检查。早期，X 线检查可正常，随着关节软骨逐渐破坏、消失，在 X 线片中有三大典型表现：受累关节非对称性关节间隙变窄，软骨下骨硬化和（或）囊性变，关节边缘骨赘形成。部分患者可有不同程度的关节肿胀，关节内可见游离体，甚至关节变形。

（2）MRI 检查：表现为受累关节的软骨厚度变薄、缺损，骨髓水肿、半月板损伤及变性、关节积液及腘窝囊肿，椎间盘病变等，可发现韧带病变、滑囊炎、滑膜病变等。MRI 对于临床早期诊断有一定价值。

（3）CT 检查：常表现为受累关节间隙狭窄、软骨下骨硬化、囊性变和骨赘增生、椎间盘病变等，多用于鉴别诊断。

3. 实验室检查

（1）血常规、蛋白电泳、免疫复合物及血清补体等指标一般在正常范围内。

（2）伴有滑膜炎，C 反应蛋白（CRP）和红细胞沉降率（ESR）可轻度升高。

（3）继发性患者与原发病相关的实验室检查异常。

4. 诊断标准

（1）髋关节 OA 诊断标准（表 16-4-1）：满足下面诊断标准 1+2+3 条或 1+3+4 条，可诊断髋关节骨关节炎。

表 16-4-1 髋关节 OA 诊断标准

1	近 1 个月内反复的髋关节疼痛
2	红细胞沉降率≤20mm/h
3	X 线片示骨赘形成，髋臼边缘增生
4	X 线片示髋关节间隙变窄

（2）膝关节 OA 诊断标准（表 16-4-2）：满足下面诊断标准 1+（2、3、4、5 条中的任意 2 条）可诊断膝关节骨关节炎。

表 16-4-2 膝关节 OA 诊断标准

1	近 1 个月内反复的膝关节疼痛
2	X 线片（站立位或负重位）示关节间隙变窄、软骨下骨硬化和（或）囊性变、关节边缘骨赘形成
3	年龄≥50 岁
4	晨僵时间≤30 min
5	活动时有骨摩擦音（感）

（3）指间关节 OA 诊断标准（表 16-4-3）：满足诊断标准 1+（2、3、4、5 条中的任意 3 条）可诊断指间关节骨关节炎；10 个指间关节为双侧食、中指远端及近端指间关节，双侧第一掌指关节。

表 16-4-3 指间关节 OA 诊断标准

1	指间关节疼痛、发酸、发僵
2	10 个指间关节中有骨性膨大的关节≥2 个
3	远端指间关节骨性膨大≥2 个
4	掌指关节肿胀＜3 个
5	10 个指间关节中有畸形的关节≥1 个

（二）中医诊断

本病起病隐匿，进展缓慢，症状多见于 40 岁以后，随着年龄增长而发病增多。好发于负重较多或活动较多的关节。

（1）主要症状为关节疼痛，早期为钝性，以后逐渐加重，可出现典型的"休息痛"与"晨僵"，患者会感到静止时疼痛，即关节处于一定的位置过久，或在清晨起床时，感到关节疼痛与僵硬，稍活动后疼痛减轻；如活动过多，因关节摩擦又产生疼痛。

（2）检查时，可见患病关节肿胀、肌肉萎缩，关节主动或被动活动时可有软骨摩擦音，有不同程度的关节活动受限和其周围的肌肉痉挛。病情进展可出现关节畸形、功能障碍。

（3）X 线、CT、MRI、超声等检查可帮助确诊。

（三）鉴别诊断

1. 西医鉴别诊断

（1）风湿性关节炎：关节疼痛是风湿性关节炎首要的症状，全身关节都有可能发生疼痛，但是以大关节受累更为常见，如膝关节、踝关节、肩关节、腕关节等。典型表现为游走性的多关节炎，常呈对称性，关节局部可出现红、肿、热、痛，但不化脓，炎症消退，关节功能恢复，不遗留关节强直畸形，一个关节症状消退，另一个关节的症状又可出现，也有几个关节同时发病的；皮肤可有环形红斑和皮下结节。风湿性心脏病是最严重的并发症。

（2）类风湿关节炎：多发生于年轻女性，常伴全身症状。常为多关节发病，而且累及手足小关节，逐渐出现关节晨僵、肿胀、畸形。血清类风湿因子多为阳性。

（3）痛风性关节炎：急性关节炎期多在夜间突然发病，受累关节剧痛，首发关节常累及第一跖趾关节，其次为踝、膝等，为非对称性关节红、肿、热和压痛。日久可形成痛风石。有高尿酸血症病史。饮酒、暴食、过劳、着凉、手术刺激、精神紧张均可成为发作诱因。

2. 中医鉴别诊断

痿证：是因感受温毒、湿热浸淫、饮食毒物所伤、久病房劳、跌仆瘀阻等，引起五脏受损，精津不足，气血亏耗，进而肌肉筋脉失养，而出现肢体筋脉弛缓，软弱无力，不能随意运动，或伴有肌肉萎缩的一种病证。鉴别要点首先在于痛与不痛，痹证以关节疼痛为主，而痿证则为肢体痿弱不用，一般无疼痛症状；其次在于肢体活动障碍与否，痿证是无力运动，痹证是因痛而影响活动；其三，部分痿证病初即有肌肉萎缩，而痹证则是由于疼痛甚或关节僵直不能活动，日久废而不用导致肌肉萎缩。

四、治　　疗

（一）西医治疗

治疗目的是缓解疼痛，延缓疾病进展，矫正畸形，改善或恢复关节功能，提高患者生活质量。总体治疗原则是依据患者年龄、性别、体重、自身危险因素、病变部位及程度等选择阶梯化及个体化治疗。

1. 基础治疗

对病变程度不重、症状较轻的患者是首选的治疗方式。强调改变生活及工作方式的重要性，使患者树立正确的治疗目标，减轻疼痛、改善和维持关节功能，延缓疾病进展。包括患者教育、运动治疗、物理治疗、行动支持治疗。

2. 药物治疗

（1）非甾体类抗炎药物（NSAIDs）：NSAIDs 既有止痛又有抗炎作用，是最常用的一类控制退行性骨关节病症状的药物。包括局部外用药物和全身口服药物。轻症病人首选局部外用药物，可减轻关节疼痛，不良反应小。外用药物无法缓解症状的病人可以口服 NSAIDs。其主要不良反应有胃肠道症状，肝肾功能损害，增加心血管不良事件发生的风险。用药原则：①用药前进行危险因素评估，关注潜在内科疾病风险；②根据患者个体情况，剂量个体化；③尽量使用最低有效剂量，避免过量用药及同类药物重复或叠加使用；④用药 3 个月后，根据病情选择相应的实验室检查。

（2）镇痛药物：对 NSAIDs 类药物治疗无效或不耐受者，可使用非 NSAIDs 类药物、阿片类镇痛剂、对乙酰氨基酚与阿片类药物的复方制剂。但需强调的是，阿片类药物的不良反应和成瘾性发生率相对较高，应掌握用药指证，谨慎使用。

（3）改善病情药物及软骨保护剂：目前尚未有公认的保护关节软骨、延缓退行性骨关节病进展的理想药物。临床上常用的药物有氨基葡萄糖、硫酸软骨素等。氨基葡萄糖和硫酸软骨素作为关节的营养补充剂，对轻中度患者可能有缓解疼痛和改善功能的作用。

（4）关节腔注射药物治疗：可有效缓解疼痛，改善关节功能。对于轻中度退行性骨关节病患者，关节腔注射透明质酸，称为弹性物补充疗法，或可较长时间地缓解症状和改善功能。该方法是侵入性治疗，可能会增加感染的风险，必须严格无菌操作和规范操作。

（5）手术治疗：外科手术治疗包括关节软骨修复术、关节镜下清理手术、截骨术、关节融合术及人工关节置换术，适用于非手术治疗无效、影响正常生活的患者。手术的目的是减轻或消除患者疼痛症状、改善关节功能和矫正畸形。

（二）中医辨证论治

1. 辨证要点

（1）辨虚实：本病虚实夹杂，故当辨明虚实之主次。属慢性劳损者，以肝肾亏虚、气血亏虚为主要表现；属外邪所致者，以风、寒、湿、气滞、痰浊、湿热、瘀血阻滞为主要表现；到后期多虚实共见，缠绵难愈。

（2）辨寒热：热痹以关节红肿、灼热疼痛为特点；风寒湿痹虽有关节酸痛，但无局部红肿灼热。其中又以关节酸痛游走不定为行痹，痛有定处、疼痛剧烈者为痛痹，肢体酸痛重、肌肤不仁者为着痹。

本病治疗以补虚泻实、解痉止痛、滑利关节为总则。根据邪气的偏盛，分别予以祛风、散寒、除湿、清热、消痰、化瘀等方法；正虚者，应重视扶正，予以补肝肾、健脾胃、养气血之法。

2. 辨证论治

（1）肝肾亏虚证

临床表现：关节隐隐作痛，绵绵不休，腰膝酸软无力，酸困疼痛，遇劳更甚，肢节屈伸不利，舌质红，少苔或苔薄白，脉沉细无力。

治法：滋补肝肾，祛风通络，除湿止痛。

方药：独活寄生汤加减。药用独活、秦艽、防风、细辛、杜仲、牛膝、桑寄生、当归、熟地、白芍、川芎、人参、茯苓、甘草、肉桂。

加减：偏于肾阳虚者，治宜温肾扶阳，以右归丸加减；偏于肾阴虚者，治宜滋养肾阴，以左归丸加减；肾阴阳两虚者，治宜滋补肾中阴阳，以地黄饮子加减；更年期妇女骨关节炎，治宜补肾扶阳，调养冲任，通络止痛，以二仙汤加减。

中成药：尪痹片，补肝肾，强筋骨，祛风湿，通经络，每片 0.5g，每次 4 片，每日 3 次，因本药含有乌头碱，心血管疾病患者需慎用，不宜超量服用。仙灵骨葆胶囊，滋补肝肾，活血通络，强筋壮骨，每次 3 粒，每日 2 次。金天格胶囊，健骨镇痛，每次 3 粒，每日

3次。藤黄健骨胶囊，补肾，活血，止痛，每次4～6粒，每日2次。

（2）气血亏虚证

临床表现：关节酸痛不适，少寐多梦，自汗盗汗，头晕目眩，心悸气短，面色少华。舌淡，苔薄白，脉细弱。

治法：补气养血。

方药：十全大补汤加减。药用人参、黄芪、茯苓、白术、大枣、炙甘草、川芎、熟地黄、当归、白芍、肉桂。

加减：瘀血阻络，痹阻不通，疼痛明显者，加桃仁、红花、赤芍。脾虚食少者，加砂仁、山楂、炒神曲；脾虚泄泻者，加芡实、山药、莲子。

中成药：痹祺胶囊，益气养血，祛风除湿，活血止痛，每次4粒，每日2～3次，本药含有马钱子，不能超量使用，若出现恶心、头晕、口干症状应停止用药。金天格胶囊，健骨镇痛，每次3粒，每日3次。

（3）寒湿痹阻证

临床表现：关节疼痛重着，遇冷加剧，得温则减，夜间痛甚，关节功能活动受限，畏寒，腰身重痛，四肢不温，舌质淡暗，苔白或白腻，脉沉弦或濡缓。

治法：温经散寒，养血通脉。

方药：蠲痹汤加减。药用羌活、独活、肉桂、秦艽、当归、川芎、甘草、海风藤、桑枝、乳香、木香。也可用乌头汤或当归四逆汤加减。

加减：风气胜者，加秦艽、防风；寒气胜者，加炮附片；湿气胜者，加防己、萆薢、薏苡仁。上肢发病多用桑枝、姜黄；下肢发病多用独活、牛膝；腰痛加制首乌、狗脊、杜仲。

中成药：风湿骨痛胶囊，温经散寒，通络止痛，每次2～4粒，每日2次，因本药含有乌头碱及麻黄碱，心血管疾病及运动员需慎用，不宜超量服用。骨龙胶囊，散寒镇痛，活血祛风，强筋壮骨，每次4～6粒，每日3次。

（4）湿热痹阻证

临床表现：关节红肿热痛，屈伸不利，触之灼热，步履艰难，发热，口渴不欲饮，烦闷不安，舌质红，苔黄腻，脉濡数或滑数。

治法：清热除湿，通络止痛。

方药：四妙丸加减。药用苍术、黄柏、牛膝、薏苡仁；或以四神煎加味。药用生黄芪、石斛、川牛膝、金银花、远志。

加减：局部红肿热痛明显者，加金银花、虎杖、白花蛇舌草、青风藤、山慈菇、玄参、生地黄；痰湿重者，加豨莶草、木瓜、防己；痉挛疼痛重者，加白芍、生甘草、葛根；瘀血疼痛重者，加川牛膝、蜈蚣、蜂房、当归。

（5）气滞血瘀证

临床表现：关节疼痛如刺，休息后痛反更甚，或关节僵硬畸形，活动困难，面色黧黑，舌质紫暗，或有瘀斑，脉沉涩。

治法：活血化瘀，通络止痛。

方药：血府逐瘀汤加减。药用桃仁、红花、赤芍、川芎、牛膝、生地、当归、柴胡、桔梗、枳壳、甘草。瘀血疼痛重者，可用身痛逐瘀汤加减。

中成药：血府逐瘀胶囊或口服液，活血祛瘀，行气止痛，胶囊每次 6 粒，每日 2 次；口服液每次 1～2 支，每日 3 次。

3. 其他疗法

（1）针灸：采用局部取穴和循经取穴相结合的方法，以扶正祛邪、调和阴阳、疏通经络。常用穴包括血海、内外膝眼、委中、阳陵泉、阴陵泉、梁丘、足三里、肾俞、肝俞等，配穴可选用阿是穴及痛处所属经脉的络穴。

（2）艾灸：对缓解期和康复期的患者，临床运用艾灸可缓解关节疼痛、改善关节功能、提升患者生活质量。

（3）针刀：对于膝关节疼痛、挛缩屈曲畸形、功能受限的发作期或缓解期 OA 患者，建议选择针刀疗法。

（4）拔罐：具有通经活络、行气活血、祛风散寒等作用，常用走罐法和留罐法相结合。

（5）理疗康复：可以改善关节活动，缓解疼痛和肌肉紧张，促进局部血液循环及炎症吸收。

（6）外用膏药贴敷治疗：如中成药狗皮膏祛风散寒，活血止痛；活血止痛膏活血止痛，舒筋通络；骨通贴膏祛风散寒，活血通络，消肿止痛；消痛贴膏活血化瘀，消肿止痛；祖师麻膏药祛风除湿，活血止痛；麝香壮骨膏镇痛消炎；西药氟比洛芬巴布膏镇痛消炎。

五、预　　后

退行性骨关节病预防的关键在于避免发病的高危因素、急性加重的诱因以及增加关节稳定性和肌肉力量。

1. 健康教育

建议患者改变不良生活和工作习惯，应避免增加关节负荷的劳作和体育锻炼，尤其老年人避免关节外伤和反复应力刺激，如长距离跑步、行走，剧烈跑跳等，同时减少或避免爬楼梯、爬山等。控制体重以减轻关节负担、改善关节功能、减轻疼痛；预防骨质疏松。

2. 运动管理

科学合理的功能锻炼，能够缓解疼痛并改善关节功能，提高生活质量。坚持规律的有氧运动、增加肌力、改善关节活动度的运动方式是首选。如游泳、骑行、太极拳、八段锦等。

3. 起居调护

寒冷可加重病情，故应注意保暖。建议采用适当的防护措施，包括更换合适、稳定的鞋子和护膝等保护性器具。必要时建议用健侧拄拐，或者选择合适的行为辅助器械，如手杖、拐杖、助行器等辅助行走，以减轻关节负重，提高关节稳定性，减少跌倒的风险。

4. 心理调护

加强与患者积极有效的沟通，鼓励患者树立战胜疾病的信心。

（李　岩）

第五节　肩关节周围炎

肩关节周围炎是肩关节周围肌肉、肌腱、韧带、滑囊和关节囊等软组织发生的慢性无菌性炎症。以肩痛和肩关节运动功能障碍为主要临床表现，又称"冻结肩"。

本病起病隐匿，病情轻重不一，具有自限性，病情进展到一定程度后疼痛逐渐减轻或消失，关节活动也可逐渐恢复。整个病程较长，常需数月至数年。肩关节周围炎属于中医学的"臂痛"范畴，根据其临床表现、发病特点及发病年龄又可称为"漏肩风""冻结肩""肩凝症""五十肩"。

一、流 行 病 学

本病好发于40～70岁的中老年人，特别是50岁左右的人群，因此又称为"五十肩"。教师、家庭妇女、打字员、长期手工业劳动者均是肩关节周围炎的好发人群。大量临床资料表明，全球每年的肩关节周围炎患者占总人口的2%～5%，患病人群男女比约为1∶3。发病相关的危险因素包括糖尿病、心肌梗死、自身免疫性疾病、低体重指数及阳性家族史等，其中在糖尿病患者中的患病率为10%～20%。肩关节周围炎的起病是一个缓慢长期的过程，症状形成后肩关节疼痛可以反复或持续存在，故发病有急慢性之分。

二、发病机制与病理生理特点

1. 发病机制

肩关节周围炎主要是由于臂丛神经在下行过程中长期与邻近组织反复摩擦、牵拉导致慢性损伤病变，神经外膜屏障被破坏后，神经内物质（神经营养因子）外渗，刺激神经外膜感受器引发疼痛；神经营养因子作为化学物质侵蚀邻近组织发生病变，并且与神经发生粘连；神经粘连的病变组织长期释放物质通过外膜破损处进入神经体内部，致使神经纤维变性及功能异常，导致相应受支配的肌群出现紧张或痉挛，并引起其所支配的肌肉出现营养障碍以及神经粘连带来的功能活动下降，发生废用性肌萎缩、肌腱韧带钙化、关节囊组织变性、肩关节骨质增生等系列病理变化。由于神经通道失去正常滑动，致使肩关节活动受限，活动时牵拉、摩擦或撕裂神经粘连部位即引起剧烈疼痛的发生。

2. 病理生理特点

肩关节骨性结构组成包括锁骨、肩胛骨、肱骨上端，其中肱骨头大，关节盂浅而小，周围有纤维软骨构成的唇盂附着，以加深关节窝。肩关节囊薄而松弛，肩胛骨端附着于关节盂周缘，肱骨端附着于肱骨解剖颈，在内侧可达肱骨外科颈。肩关节的这些结构特点虽然保证了它的灵活性，但它的牢固稳定性都较其他关节差，是全身大关节中结构最不稳固的关节。肩关节周围炎的主要病理变化为肩关节囊的挛缩或关节外肌腱、韧带的广泛粘连，关节囊明显增厚，滑膜充血水肿，关节腔容量减少，致使肩关节活动发生障碍。患者肩周组织的病理学检查显示肱骨头周围的关节囊增厚、收缩。

3. 中医病因病机

年逾五十，肝肾亏虚，气血不足，筋骨失荣为生理改变，是发病的内在基础。若劳损、外伤或风寒湿邪侵袭，可出现筋骨不舒，肩痛难举，是发病的重要外在条件。

本病的病位在肩部，与肝、肾密切相关。主要病理因素为风寒、水湿、气滞、血瘀等，主要病机为过度劳累，风寒邪气侵入筋脉，遂致气血阻滞，筋脉凝滞或脾虚生湿，湿凝为痰，湿痰流注肩背，或因动作失度，提重伤筋，经筋受损，气滞血瘀，不通则痛。病理性质属于本虚标实或虚实夹杂之证，本虚为肝肾亏虚，气血不足；标实为瘀血、风寒湿邪侵袭。

三、诊断要点与鉴别诊断

（一）西医诊断

肩关节周围炎在理化检查方面无特异性指标，所以临床表现常作为该病的主要诊断依据。具体的诊断要点为：

（1）多发于 50 岁左右患者，女性多于男性，缓慢发病，隐匿进行，少数有外伤因素；

（2）以进行性加重的肩部疼痛和肩关节活动障碍为临床表现。疼痛多为酸痛、钝痛、刀割样痛，疼痛可放射至颈、背、耳、手、肘，亦可因运动加剧；疼痛夜间加重，严重时可疼醒，影响睡眠；

（3）肩关节的活动受限以外展、外旋、后伸方向为重，严重者可出现"抗肩"现象；

（4）局部压痛点多在肱骨大结节、结节间沟、喙突、肩峰下滑囊、冈上肌附着点等处；常见肩部广泛压痛而无局限性压痛点；

（5）可见肌肉萎缩，以三角肌、冈上肌、冈下肌最为明显；

（6）检查：X 线片示肩峰、肱骨头可见骨质疏松改变或肩部软组织可有钙化斑；肩关节造影显示肩关节囊缩小；关节镜检查可见盂肱关节囊纤维化、囊壁增厚、关节腔内粘连，可见纤维条索及漂浮碎屑，肩盂下滑囊皱襞间隙闭锁。

（二）中医诊断

（1）肩关节周围炎以肩部疼痛、肿胀、僵直、活动受限为主要症状，肩前、后、外侧均有压痛，出现典型的"扛肩"现象，严重者肩部肌肉萎缩。

（2）本病多在肝肾亏虚、气血不足的基础上兼夹劳损、感受风、寒、湿邪等因素而致病。属于本虚标实，虚实夹杂的病症。发病初期常因年老体弱，气血不足，风寒湿邪入侵所致，以邪实为主，当辨明风、寒、湿何邪为重。粘连期以血瘀滞络为主，病程长者以肝肾不足，气血亏虚为主，兼夹余邪。

（3）本病病程较长，一般数月至 1 年，有的长达数年，部分患者可自行痊愈，多数遗留肩关节功能障碍。

（三）鉴别诊断

1. 西医鉴别诊断

（1）颈椎病：是颈椎间盘退行性病变刺激或压迫邻近脊神经、脊髓、椎动脉或交感神经等组织，产生头、颈、肩及手臂疼痛麻木，严重者出现肢体酸软无力，甚至大小便失禁和瘫痪。X 线侧位片可见生理前凸减小消失，甚至成后凸反张，病变椎间盘可见椎间隙狭窄、骨质增生、项韧带钙化。斜位片可见钩椎关节骨刺突向椎间孔，椎间孔变小。CT 检查可发现病变节段椎间盘侧方突出，后方骨质增生。肩关节周围炎，应详细询问病史，并结合体格检查、X 线、CT 检查加以鉴别。

（2）冈上肌腱炎：肌腱因劳损、轻微外伤或受凉而逐渐发生退行性改变，是一种以疼痛和功能障碍为主要临床表现的无菌性炎症。发病在中青年、体力劳动者、家庭主妇、运动员。患者主要在肩峰大结节处疼痛，向颈部、肩部和上肢放射。当肩关节外展达到 60°到 120°时，运动受限，肩痛明显，但当肩关节运动大于或小于此范围，或其他活动时，肩关节活动不受限，无疼痛，是本病的典型症状。压痛常出现在冈上大结节处，压痛点随着肱骨头的旋转而移动，可资鉴别。肩关节周围炎，应仔细观察症状，结合体格检查，考虑发病年龄加以鉴别。

（3）肩袖损伤：是由于覆盖在肩关节周围肌肉的肌腱组织，受到损伤而导致的肩部疾病，表现为肩关节主动活动受限，抬肩无力，而被动活动正常。患者肩部疼痛，通常位于喙突周围及三角肌止点区域，疼痛随肩关节活动而加重，甚至出现静息痛及夜间痛。通过 X 线检查，肩袖损伤没有明显的关节面、关节囊异常，B 超检查可能有局部的肌肉或者肌腱的拉伤甚至撕裂。肩关节周围炎可结合病变范围、临床症状、体格检查、X 线、B 超检查等加以鉴别。

（4）胸廓出口综合征：是指胸廓上口出口处，由于某种原因导致臂丛神经、锁骨下动静脉受压迫而产生的一系列上肢血管、神经症状的总称。临床上主要表现为肩、臂及手的疼痛、麻木，甚则肌肉萎缩无力、手部青冷发紫、桡动脉搏动减弱等。体检时可发现患肢肌力稍差，手尺侧特别是前臂内侧针刺痛觉明显改变，同时还可能存在大、小鱼际肌萎缩。肩关节周围炎可根据临床症状、体格检查等加以鉴别。

2. 中医鉴别诊断

（1）项痹病：项痹病又称颈椎病，在气血亏虚、肝肾不足的基础上兼夹外伤、劳损及感受外邪引起颈部筋经疲软、经络阻滞、气血失调而产生头晕头痛、颈肩痹痛、上肢麻木等症状。肩痛病与项痹病的病变部位不同，肩痛病变部位在肩部，常伴有肩部疼痛及活动受限。项痹病在颈项部，可引起肩部疼痛症状，但肩关节没有活动受限。

（2）骨痹病：以退行性骨关节病变为特征，老年人尤为多见。因年老肾精亏虚，筋骨失于濡养，加之长期劳损，风寒湿等外邪乘虚侵入，使气血运行不畅，经脉痹塞，骨关节及筋肉失于濡养，出现全身骨节疼痛及功能障碍。本病的病位在筋骨，好发于颈、腰、髋、膝关节及跟骨、指端关节。肩痛病变部位在肩部，两者的病因病机及症状有明显的区别。

四、治　疗

（一）西医治疗

1. 手术治疗

关节镜下松解治疗肩关节周围炎在促进患者早期康复方面有着明显的优势，具有创伤小、术后恢复快、疼痛轻等优点；神经阻断术治疗肩关节周围炎时通过暂时性阻断肩胛上神经，缓解肩关节疼痛，从而促进肩关节活动度恢复；关节囊扩张术是在局部麻醉下向关节囊中缓慢注入生理盐水，通过液体压力对关节囊进行扩张，直到关节囊发生破裂，可联合关节腔内注射类固醇药物治疗；开放手术，临床上较少采用，此方法主要适用于手法松解或关节镜下关节囊松解失败的患者。

2. 非手术治疗

（1）药物治疗：疼痛明显的患者可口服或外用非甾体抗炎镇痛药，如双氯芬酸钠、布洛芬、洛索洛芬钠；肢体麻木伴有神经损伤的患者可使用营养神经药物。

（2）封闭疗法：封闭疗法治疗肩关节周围炎多选择在局部痛点或关节腔内进行注射，也可进行臂丛神经阻滞，以缓解肩部疼痛和肌肉痉挛。常用注射药物有糖皮质激素、局麻药物如地塞米松、曲安奈德、利多卡因等。临床上常联合其他疗法协同治疗。

（二）中医辨证论治

本病属于虚实夹杂，本虚标实。初期常因年老体弱，风寒湿邪侵袭所致，以邪实为主，应辨明风、寒、湿何邪为重；粘连期以血瘀络滞为主；久病者以肝肾不足、气血亏虚为主。在辨证时应分清本虚标实之轻重。

本病的治疗应在分清虚实的基础上，或以补虚为主，兼以祛邪，或以祛邪为主，兼以扶正，或补虚与祛邪兼治，可适当加用活血化瘀药，改善局部血液循环，以达到镇痛和促进痊愈的目的。

1. 风寒湿邪证

临床表现：肩关节酸痛，遇风寒痛剧，得温痛减；或痛有定处，或游走不定；肩部有沉重感，初期以局部疼痛为主，后期可见肩关节僵直，重着不举，活动受限。舌质淡红，苔薄白，脉浮或弦紧。

治法：祛风散寒，除湿通络。

方药：羌活胜湿汤加减。药用羌活、独活、防风、秦艽祛风胜湿止痛；细辛辛温发散，祛寒止痛；桂枝温经散寒止痛；葛根发表解肌，柔痉止痛；当归、芍药、地黄、川芎养血活血。

加减：若寒邪偏盛，加麻黄、附子、细辛、仙灵脾温阳散寒，通络止痛；湿邪偏重，加防己、苍术、蚕沙祛风除湿。痛甚者，加川乌、草乌。

中成药：小活络丹祛风散寒、化湿、活血止痛。每次 1 丸，每日 2 次。饭前服用。或外用伤湿止痛膏敷贴，祛风湿、止痹痛。

2. 气滞血瘀证

临床表现：肩部肿胀，疼痛拒按，以夜间为甚，肩关节活动受限。日久出现肌肉萎缩，舌质暗或有瘀斑，苔白，脉涩。

治法：活血祛瘀，舒筋活络。

方药：桃红四物汤加减。药用桃仁、红花、川芎活血化瘀；熟地滋补阴血；当归养血柔筋，活血止痛；白芍敛阴养肝，缓急止痛。

加减：气滞偏盛者，加柴胡、香附、郁金、青皮疏肝理气止痛；血瘀甚者，加水蛭、土鳖虫、三棱、莪术破血散瘀止痛。

中成药：对于血瘀重者可予云南白药胶囊活血化瘀止痛，每次 2 粒，每日 3～4 次。

3. 肝肾虚损证

临床表现：肩部酸痛，劳累剧痛或疼痛加剧，病程迁延日久，肩关节活动受限，伴肩部肌肉萎缩，头晕眼花，面色无华，气短乏力，四肢无力，舌淡，脉细弱或沉。

治法：调气血，补肝肾。

方药：三痹汤合独活寄生汤加减。药用独活补肝肾、强筋骨；秦艽祛风除湿；当归、芍药、地黄、川芎养血和营，活血通脉；人参、茯苓、白术补气健脾，扶助正气。肉桂温里祛寒，通脉止痛；桑寄生、牛膝、杜仲补益肝肾；炙甘草益气和中，调和诸药。

加减：若气血虚弱严重者，加八珍汤补气养血；阴虚者加女贞子、山茱萸、桑枝滋阴养血；阳虚者加熟附子、鹿角胶温补肾阳；若筋脉拘挛，肩关节屈伸不利者，加木瓜、伸筋草舒筋活络。病久入络者，加蜈蚣、全蝎、僵蚕。

中成药：养血荣筋丸养血荣筋、活络散风。每次 1～2 丸，每日 2 次。

4. 其他疗法

（1）中药外治：可以用奇正消痛贴、伤湿止痛膏、麝香风湿膏等直接敷贴。也可以用骨伤洗药药袋熨敷肩部，每日 2～3 次。

（2）中药熏洗：伸筋草、寻骨风、路路通、苏木、忍冬藤、乳香、没药各 15g，桂枝 12g，生山楂 30g，细辛 10g。上药用纱布包好放入药盆中，加水适量，沸腾后煎 30 分钟，加食醋 200ml，熏洗患肩约 20～30 分钟。熏洗时，患肩可作轻度活动，每剂熏洗 2 天，早晚各 1 次，第 2 天用时加食醋适量。

（3）针刺疗法

靳氏肩三针，肩髃向前 2 寸一穴，向后 2 寸一穴。

传统肩三针，肩髃、肩前（腋前皱襞上 1 寸）、肩后（腋后皱襞上 1.5 寸）。

王氏肩三针，肩髃、肩前直上 0.5 寸处（腋前皱襞上 1.5 寸）、肩髎。

李氏三奇穴，肩髃、前肩（肩端内廉肩髃穴内开 2 寸）、起肩（肩胛骨下角，从肩井穴直下，神堂穴旁交叉处）。

（4）水针疗法：可用水针压痛点注射治疗，如用 10%葡萄糖压痛点或穴位注射 5～10ml，或用 0.1%维生素 B_{12} 在压痛点及穴位上注射 5～10ml，隔日 1 次，1 次为 1 个疗程。如肩部压痛点广泛，每次可选 2～3 处压痛点最明显点进行注射治疗。

（5）手法治疗：主要包括分筋、拨筋手法，松解手法和按压法。分筋、拨筋手法主要用于以肩周筋腱退变、粘连为主要病变的病人；松解手法是针对肩关节周围广泛性的粘连、挛缩等病理变化，通过外力予以松解，具体又可分为逐渐性松解和一次性松解；按压法是指按压患侧喙突，适用于肩部疼痛、肩关节功能障碍者。

（6）功能锻炼

抡臂法：患者坐位或站位，两足分开与肩同宽，依次连续作患肩关节的先向前，再向后顺时针和逆时针的单臂直线运动，旋转半径越大越好。

爬墙法：病人面墙呈立正姿态，足尖离墙一拳。患肢向前伸，用手掌贴着墙面向上爬行，以带动患肢上举至最大限度。

悬臂法：病人仰卧于木板床上，患肢自然下垂，当达到疼痛难忍时暂停下垂，位置保持10分钟左右，然后继续下垂，直至不能再增大下垂度时为止。

担压法：病人站在与肩同高的平台旁，将患肢外展，肘部及前臂担于平台上，用力下压肩关节。到疼痛难忍时，暂停5～10分钟，待疼痛缓解后再继续下压至最大限度。

（7）物理疗法：应用热熨、拔火罐、磁疗。高压低频电疗等方法，取其松筋解痉，舒筋止痛的功效。每日1～2次，连续3周为1个疗程。间隔1周后可再次应用。

（8）食疗药膳：进食营养均衡，易消化饮食。辨证选用食疗方：如肩周炎晚期瘀血阻络者，宜选用白芍桃仁粥，具有养血化瘀、通络止痛之效。组方：白芍 20g，桃仁 15g，粳米60g。制法：先将白芍水煎取液，约 500ml；再把桃仁去皮尖，捣烂如泥，加水研汁，去渣；用二味汁液同粳米煮为稀粥，即可食用。如肩周炎慢性期而体虚风湿阻络者，宜选桑枝鸡汤，具有祛风湿、通经络、补气血之效。组方：老桑枝 60g，老母鸡 1 只，盐少许。制法：将桑枝切成小段，与鸡共煮至烂熟汤浓即成，加盐调味，饮汤吃肉。

五、预　　后

肩关节周围炎病程长、疗效慢，且易复发，部分病人虽可自行痊愈，但时间长，功能恢复不全。因此要鼓励患者树立信心，配合治疗，缩短病程，加速痊愈。

罹患本病后，肩部要注意保暖，避风寒，夜间睡眠时应避免肩部暴露于外，夏天避免空调直吹肩部。劳逸结合，避免外伤、扭伤、挫伤加重肩部原有的病变。急性期以疼痛为主，应减轻持重，减少肩关节活动；慢性期关节已粘连，需加强功能锻炼。

经常做肩部反射区的保健按摩以增进疗效。同时加强自主练功活动，坚持进行适度的肩关节功能锻炼以减轻关节粘连。根据个人体质强弱、年龄差异、病情轻重等不同情况，选择不同运动方式。运动量由小到大，逐步增加，不能操之过急。动静适度，要尽量使全身肌肉、关节都得到锻炼。

（龙霖梓）

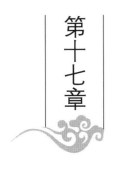

第十七章

老年血液系统疾病

第一节 概 述

一、老年血液系统疾病特点

老年血液系统疾病是指发生于 60 岁以上所有原发于血液和造血组织的血液学异常为主要表现的疾病。老年人由于生理上的变化，包括造血功能等的衰退，免疫功能下降，修复能力下降，基因突变频率增加等导致血液病的发生随年龄增长而增加。近年随着世界及我国人口老龄化程度的加剧，老年血液病的发生率也呈明显上升趋势。

老年人生理病理特点：随着年龄增长具有造血功能的骨髓会逐渐减少，老年人血细胞包括红细胞、血红蛋白、白细胞及血小板均呈下降趋势，导致机体机能下降；凝血功能因各种因素呈高凝状态，导致血栓性疾病的发生增加；淋巴组织逐渐退化萎缩，T、B 淋巴细胞数量及功能的降低，免疫监视功能减退，导致感染及肿瘤性疾病发生增高。

二、老年常见血液系统疾病

（一）老年贫血

老年贫血很常见，老年人可因红骨髓容量减少和造血组织的储备功能下降导致原发性贫血，但各种因素导致的继发性贫血是最主要的原因，如因营养不良等导致造血原料不足，其他疾病引起失血及促红细胞生成的激素及生长因子的降低等均可导致继发性贫血的发生，继发性贫血还常常继发于其他血液系统疾病如骨髓增生异常综合征，急、慢性白血病、多发性骨髓瘤及淋巴瘤等，老年贫血往往有以下特点：

1. 容易延误诊断及治疗时机

原因是老年人贫血起病较为缓慢，临床症状较为隐匿或缺乏特异性，贫血症状常被误认为是其他系统疾病导致的，如心、脑血管系统疾病等，导致延误对贫血的诊断及治疗。

2. 临床表现特点

神经、精神症状常较明显，原因是老年人多有脑动脉硬化，脑部经常处于相对缺氧状态，如再有贫血，供氧进一步减少，脑部缺氧会更明显，加重了神经系统症状。

3. 容易发生心衰等心脏事件

老年患者心脏功能下降，往往合并多种心脏基础疾病，因贫血导致心脏供血减少，进一步增加心脏负担而加重心衰或诱发心绞痛等，长期贫血也会导致贫血性心脏病的发生。

（二）老年血液系统恶性肿瘤

老年血液肿瘤发病原因和机制极其复杂，除少数为继发于其他疾病或明确与放化疗及病毒感染等有关联外，迄今绝大多数的病因尚未阐明。现有的研究结果显示发病原因主要包括遗传和环境等因素，国内外对由突变等遗传因素引起的病机研究甚多，突变导致的细胞增殖、分化以及凋亡途径的改变是发病的基础，物理因素及化学因素也是导致疾病发生的重要诱因。发病的危险因素调查报告显示，发病相关因素有电离辐射、高压电磁场、烷化剂、苯、含有机溶剂的染发剂、烟尘等。其中一些因素，如放射治疗、烷化剂、苯、氯霉素等已被证实与继发性或治疗相关的血液肿瘤的发生关系较为密切。另外还发现生物因素如病毒感染和免疫功能异常也是导致疾病发生的因素之一。另外还因老年人正常生理机能减退，免疫监视功能下降，基因突变频率增加，且自身修复功能降低导致包括血液肿瘤在内的肿瘤性疾病的发生率随年龄增高而增多。

老年常见的血液肿瘤包括白血病、骨髓增生异常综合征（MDS）、淋巴瘤、多发性骨髓瘤等，与欧美国家不同，在我国以急性白血病（AL），尤其是急性髓细胞性白血病（AML）和MDS更常见。

1. 老年白血病

一般指60岁以上的白血病患者，与其他年龄组白血病一样，是一种病因不明的原发于造血干细胞的恶性疾病。老年AL的年发病率约为1/10万。其中，在我国成人急性白血病中AML约占80%，而AML的中位发病年龄约64岁。老年AL的生物学特征主要表现为大多患者一般情况较差，合并心、肝、肾等重要脏器疾病者多见，约30%的患者于白血病发病前有病史，白血病常累及更早阶段的造血干细胞，常伴有预后不良的细胞遗传学异常及基因突变。老年AL的特点：①以急性粒细胞白血病和急性单核细胞白血病多见，急性淋巴细胞白血病较少见；②容易误诊：起病较隐匿，低增生性白血病较常见，外周血白细胞减少多见，外周血幼稚细胞出现率较低，临床往往容易误诊；③继发性白血病常见，继发于MDS及其他肿瘤性疾病，还有与治疗相关的如放、化疗后继发白血病也多见；④生存期较短：一方面多因合并、有高危基因、高危患者对治疗反应差；另一方面患者总体体能状况差，合并基础疾病等对化疗等治疗耐受性差，另外继发AL均治疗难度大，高危患者基本都不能进行异基因干细胞移植等，疾病难以得到深层次缓解及根治性治疗，往往是带病生存，导致老年AL生存质量较差，生存期短；⑤除慢性淋巴细胞白血病外，其他慢性白血病发病率相对较少。

2. 骨髓增生异常综合征

常见于老年患者，国外的中位发病年龄为73岁，且发病率与年龄呈正相关。疾病特点：①起病隐匿，容易延误诊治；②容易合并高危的基因突变及预后不良的染色体异常，导致疾病较易进展为 AL；③疗效差：进展为 AL 后对药物治疗反应较初发急性白血病差；针对各种类型均无根治性药物治疗方法；④预后差：高危患者尚缺乏有效且疗效持久的治疗药物，有骨髓移植适应证的老年患者也无法接受手术治疗，以上诸多原因老年 MDS 的预后较差，高危患者有更短的生存期及更差的生存质量。

（三）老年出血和血栓性疾病

1. 老年出血性疾病

血管性紫癜也称为老年性紫癜较常见，其次为药物性紫癜；原发性免疫性血小板减少症（ITP）临床较少见，约占血小板减少的 6.6%，继发性血小板减少多见，且以药物引起的最常见，其次为感染、肿瘤、肝硬化、结缔组织病等。特点：①易患血管性紫癜；②老人 ITP 较少见，肾上腺糖皮质激素的疗效与年轻人相当，但切脾治疗效果较差；③合并基础疾病，合并使用抗凝药物等导致出血风险加大；④对治疗药物相关副作用耐受性较差；⑤继发药物导致的血小板减少常见，多注意询问用药情况以免误诊。

2. 老年血栓性疾病

血栓性疾病发病率随年龄增加而升高，老年人骨髓增殖性肿瘤如原发性血小板增多症等发病率较高，继发血栓较常见，临床也容易误诊与漏诊。

三、老年血液系统疾病的中医认识

（一）老年血液病的病名

老年血液病的主要表现为贫血、出血、发热或肝、脾、淋巴结肿大，属于中医学"虚劳""血虚""虚损""急劳""髓毒劳""癥积""痰核"等范畴。

（二）老年血液病的病因病机

中医学认为肾主骨生髓，藏精化血，脾为后天之本，气血生化之源，脾主统血，肝藏血，心主血等。人至老年，身体渐衰，五脏渐弱，尤以肾气渐衰，脾胃运化功能减退明显，脾肾功能与气血化生关系尤为密切，因此老年患者更宜因脾肾亏虚导致气血生化乏源而致"血虚"甚至"虚劳"等血液病，长期因虚致实，"痰""瘀"等病理产物导致"癥积""痰核"等发生，因正气不足、统摄无权往往容易致外邪入侵合并发热及出血变证。

总之由于老年人正气不足，脏腑失调，抗御病邪能力不足，愈病能力下降，因此易于发病，易于传变，脏腑精气易损而难复。在血液病发病方面表现出的特点为：阴阳失和，起病隐匿；多病相兼，缠绵难愈；易感外邪，易生变证；正虚为主，虚实夹杂。

（三）常见老年血液病病因病机特点

1. 老年贫血

临床表现为面色无华或萎黄、指甲色淡、头晕目眩、心悸失眠、疲劳乏力、手足发麻、舌质淡、脉象沉细无力等。故属于中医学"血虚""萎黄""虚劳"等范畴，肾藏精，主骨生髓，为先天之本。脾统血，为水谷生化之源、后天之本，中焦受气取汁，变化而赤是谓血。故贫血多与脾肾不足有关。

2. 白血病

中医学根据白血病贫血、出血及肝脾、淋巴结肿大等临床症状，将本病归属于"急劳""虚劳""积聚""痰核"等范畴。该病的病位主要在骨髓，可累及五脏六腑、四肢百骸，病性总体属虚，在疾病发生与发展过程中可出现热、毒、虚、瘀互为因果，形成虚实夹杂之证，贯穿于疾病的始终。

3. 骨髓增生异常综合征

因本病以贫血、发热、出血、脾大为主要临床表现，行业内将骨髓增生异常综合征命名为"髓毒劳"，"髓"代表病位，"毒"代表病性，"劳"代表病状。髓毒劳属邪实正虚之证，以邪实（瘀毒）为本，以气血阴阳虚损为外在表现，具有虚实夹杂，以实为主的特点。

四、老年血液系统疾病的中医药治疗

中医药治疗老年血液病应在辨证论治的治疗原则基础上兼顾老年人特殊生理、病理及疾病特点。

1. 未病先防，已病防变

针对某些血液病如有血细胞异常但尚无法确诊及开始西药治疗，或确诊后暂时处于观察等待阶段，患者临床表现症状有"证"可辨，中医药可早期介入进行治疗，既可以通过中医药以偏纠偏，纠正失调的阴阳寒热虚实改善症状，提高生活质量，又可通过提高自身的愈病能力达到未病先防、已病防变的目的。

2. 扶正为主，兼顾阴阳，尤重脾肾

血液病的基本病机为正虚邪实，正气亏虚多为老年血液病发生之本，其中肾、脾、肝三脏尤为关键，常常表现为脾肾气虚、脾肾阳虚、肝肾阴虚。故扶正治疗以补肾为中心，或温补肾阳或滋补肾阴，调补肾阴阳尤重补肾填精，如脾胃运化尚好，适当应用血肉有情之品增强补肾之功效；脾胃为中州斡旋之所，气血生化之源，健脾益气、行气和胃、益胃消食以利气血生化；以肝为调，补肝柔肝，疏肝理气。

3. 扶正以祛邪，祛邪以生新

针对老年血液病本虚标实的病机特点，通过扶正为主治疗达到提高自身抗病愈病能力，起到扶正以祛邪的目的。另外如出现内生"瘀""毒"等导致气血生化乏源，通过清热解毒、活血化瘀等祛邪法利于气血的恢复，达到祛邪以生新的目的。

4. 扶正宜用调补，祛邪慎用攻伐

老年血液病患者一般脾胃虚弱，滋补之品易碍脾胃，故应以调补为主；老年人正气虚衰，脏器功能减退，血液病患者多阴阳气血失衡，虚实夹杂，表现为真虚假实，故选方用药祛邪当慎重，攻伐不可过猛，攻伐太过，更伤正气，邪去正难复，难以获效。

5. 治病求本，分清标本缓急

老年血液病治病求本，补益脾肾调阴阳为治病之本，补益气血为治病之标。变证以"热""毒""瘀"为主，故清热解毒、活血化瘀等祛邪多为治标之法。临床在疾病不同阶段或以治

本为主，或标本兼治，或针对变证权宜之计急则治标。

6. 中西医融会贯通，辨证与辨病相结合

通过借助现代西医诊疗手段明确血液病的诊断，认清疾病本质，判断疾病的预后转归后，再从传统中医挖掘疾病的病名及病因病机以确定治则治法，如补肾法治疗再生障碍性贫血等，充分体现辨证与辨病相结合原则。

五、老年血液病中西医结合治疗优势

中西医结合治疗老年血液病优势体现在积极发挥现代医学优势基础上，找准中医药的切入"点"。随着西医药物（靶向治疗、生物治疗、免疫治疗及化疗等）及医疗技术（干细胞移植术越来越成熟，CAR-T 等技术的应用与发展）发展，相较 30 余年前，多种疑难性血液病如慢性粒细胞白血病、淋巴系统恶性疾病等可以明显延长生存期甚至长期存活。但针对慢性与免疫异常有关的血液系统疾病如慢性免疫性血小板减少症、自身免疫性溶血性贫血、部分再生障碍性贫血等尚缺乏根治性治疗方法，通过中医药的合理介入，有部分患者可以达到停用西药及根治性治疗目标。另外，随着人口老龄化，某些老年恶性血液系统疾病的发病率呈明显上升，如骨髓增生异常综合征、老年急性白血病等。随着诊断技术的日趋先进和完善，人们对健康关注度的提升，越来越多的患者在疾病的早期就发现血细胞的异常，但经过目前技术手段检测处于疾病早期或尚不能明确诊断，西医药的治疗尚处于观察与等待阶段时，如慢性淋巴细胞白血病、意义未明的单克隆免疫球蛋白升高、意义未明的全血细胞减少等。针对以上几种血液病当前的治疗现状，结合中医治病特点及优势，充分发挥中医药的优势，达到已病防变的目的。而针对某些恶性血液系统疾病，西药可以较快发挥疗效，中医药可以发挥增效解毒的效果。而针对老年恶性血液病患者，因年龄及体能状况西医药尚不能进行干预的，通过中医药适当攻补兼施达到延长生存期，提高生活质量的目的。

（李　柳）

第二节　老　年　贫　血

贫血是指人体外周血红细胞容量减少，低于正常范围下限，不能运输足够的氧至组织而产生的综合征。由于红细胞容量测定较复杂，临床常以血红蛋白浓度来代替。根据血红蛋白量的标准不同，国内外的诊断标准也不同，我国的贫血标准是：在海平面地区，男性成人血红蛋白低于 120g/L，女性成人（非妊娠）血红蛋白低于 110g/L，孕妇低于 100g/L。

贫血属于中医学"血虚""萎黄""虚劳"以及"血证"范畴，它以面色无华或萎黄、指甲色淡、头晕目眩、心悸失眠、疲劳乏力、手足发麻、舌质淡、脉象沉细无力等为主要表现。

老年人因年龄较大，感官功能下降，易忽略身体情况等原因，是除了妇女和儿童外，另一群极易发生贫血的个体。此外，因老年人贫血存在易加重其原有基础疾病或诱发其他并发症的问题，需引起临床医师的格外注意。

一、流 行 病 学

根据 2005 年我国疾病预防控制中心对部分居民抽样血常规统计结果显示，60 岁以上老年人贫血患病率为 29.1%，其他数据统计表明在 60～79 岁的老年人群体中，贫血的发病率近35%，而到了 80 岁以上，发病率更达到 45%。

二、发病机制与病理生理特点

（一）发病机制

老年人随着年龄的增长，身体处于逐渐衰老的过程，各个脏器功能的减退是不可避免的，如胃肠功能减退、造血功能下降，以及各种慢性疾病的存在等。同中青年常见的引起贫血的原因略有不同，因老年人所处的特殊年龄段，引起其贫血的常见原因往往需考虑以下几点。

1. 营养因素

营养的摄入与吸收不良是引起老年贫血常见的重要原因。造血原料如叶酸、维生素B_{12}、铁等都需要从饮食中摄取，但老年人因喜软食、牙齿松动或脱落等，常存在将青菜等食物过度烹煮的习惯，这会破坏食物中叶酸等造血物质的摄入；其次，老年人胃肠功能减退，胃壁细胞萎缩，胃酸分泌减少等，影响了铁及其他营养物质的吸收，尤其是对饭后喜饮浓茶的老人而言，茶中的鞣酸与铁结合会影响铁的吸收。

2. 疾病因素

疾病因素导致的继发性贫血在老年贫血中多见，如慢性感染性疾病、风湿免疫病、肾脏疾病、恶性肿瘤等均可以导致贫血。此外，老年贫血需格外警惕肿瘤的发生，其中血液系统的多种肿瘤，如白血病、骨髓增生异常综合征、多发性骨髓瘤等，在老年人中的发病率就远超过青年人。再有久治不愈或者经常复发缺铁性贫血的老年男性或绝经后老年女性，需格外考虑消化道肿瘤等。

3. 药物因素

药物因素对老年贫血的影响也不容忽视，因老年人常常患有其他基础疾病，需要服用药物，除细胞毒性药物具有明显抑制骨髓造血功能可导致贫血外，甾体类抗炎药、β 内酰胺类抗生素（阿莫西林、头孢菌素）、抗结核药等也可以导致贫血。例如，常在心血管疾病中应用的抗血小板聚集的阿司匹林，其长期应用可引起 2% 的消化道出血而导致贫血。

4. 造血因素

造血功能下降也是老年贫血不可避免的重要原因。首先，随着年龄的增长，骨髓中的造血组织逐渐被不能造血的脂肪及结缔组织所代替，逐渐由红骨髓变成黄骨髓，造血组织的减少直接导致骨髓造血功能的下降，其中 70 岁以上老人的造血组织减少一半，到 80 岁时仅为壮年期的30%。其次，随着年龄的增长，造血刺激因子的分泌也在逐渐减少，如老年男性的睾丸激素分泌减少，令红细胞生成素分泌不足，进而导致造血功能低下。

5. 其他因素

环境及危险暴露（射线、化学毒物、疫区或病原微生物等）也是老年贫血所需要考虑的因素。

（二）中医学病因病机认识

中医学中没有贫血这一名称，因其临床中常表现出面色无华或萎黄、指甲色淡、头晕目眩、心悸失眠、疲劳乏力、手足发麻、舌质淡、脉象沉细无力等，相似中医的"血虚证""阴虚证"，属于祖国医学"虚证"范畴，并与"血虚""萎黄""虚劳"以及"血证"等病密切相关。

中医"虚证"含义丰富，包括机体气、血、阴、阳及脏腑功能虚损等多个方面，《素问·通评虚实论》就提出"精气夺则虚"。此外，该书对"血"的生成运行及生理作用，均作了较为详细的论述，如书中指出"中焦受气取汁，变化而赤是谓血"。

中医理论下的"血"是由营气和津液所组成的，其生成主要有两个方面：一是脾胃为气血化生之源，二是精血互化。其生成过程中与各脏腑功能相关，尤以脾胃、肾的功能活动密切相关，脾胃为后天气血生化之源；心主血脉，心生血；水谷精微注肺生清血；肾藏精，精血互化，归精于肝而化清血。因此，中医认为，导致本病的病因可责之先天禀赋不足、饮食不节、久病失血、劳倦过度，因老年人年老体虚，脾胃虚弱，腐熟受纳运化水谷的能力下降；或年老肾虚精亏，精不化血，日久气血虚损，终致本病发生。

三、诊断与鉴别诊断

（一）诊断

1. 询问病史

应详细询问患者的现病史、家族史、营养史等，这可帮助医师了解患者贫血发生的时间、速度、程度、并发症等，为疾病诊断提供重要的线索，具有重要的辅助诊断价值。老年患者尤其需要询问其营养摄入、基础疾病及服用药物史等。

2. 症状和体征

贫血的程度与患者表现的临床症状与体征有很大的关系，其中贫血最常见的全身症状就是乏力，但相比较年轻人而言，老年人起病隐匿，症状常常不典型，且常合并其他疾病，而被其他病情所掩盖。贫血的临床症状与体征主要表现在下列几个方面。

（1）神经症状：头晕、头痛、耳鸣、记忆力下降、萎靡、耳鸣、眼花、失眠、多梦等。

（2）皮肤黏膜：皮肤苍白、眼睑苍白、甲床苍白、贫血严重时会皮肤粗糙、毛发干枯、溃疡等。

（3）循环、呼吸系统：心悸、气短、耐力下降、甚至喘憋等。

（4）消化系统：腹部胀满、不欲饮食、大便不规律等。

3. 实验室及其他检查

（1）血常规检查：外周血常规检查可知各项血细胞的数量变化，其血红蛋白检查可以确定是否发生贫血。红细胞的相关参数（平均红细胞体积，平均血红蛋白浓度等）反映了红细胞的体积，为贫血发生的病理机制的诊断提供了重要线索。

（2）周围血涂片检查：是用以描述外周血细胞分类、形态、分布，以及是否有寄生虫和异常细胞的检查。

（3）网织红细胞计数：可间接反映骨髓红系的增生程度，以判断机体对贫血的代偿情况。

（4）骨髓检查：可分为骨髓细胞涂片分类和骨髓活检，二者侧重不同，骨髓细胞涂片主要反映了骨髓细胞的增生程度、细胞成分、比例和形态变化；活检则主要反映骨髓造血组织的结构、增生程度、细胞成分和形态变化。骨髓检查是评价患者造血功能的重要检查，但需注意的是骨髓取样的局限性。根据老年患者外周血常规检查的指标，若出现全血细胞减少时，必须行骨髓检查，以明确病因。

（5）其他血液病相关检查：细胞化学染色、流式细胞仪检查、染色体检查及相关基因检测是明确患者疾病及预后的重要指标。

（6）贫血的其他检查：铁代谢检查、血清叶酸、血清维生素 B_{12}、胆红素、血清肌酐、免疫蛋白、自身抗体。

4. 诊断标准

国内尚无老年贫血的统一诊断标准。红细胞计数小于 $3.5×10^{12}$/L，血红蛋白小于 110g/L，红细胞比容小于 0.35。可作为参考。

（二）中医诊断

（1）该病临床中多见面色无华或萎黄、指甲色淡、头晕目眩、心悸失眠、疲劳乏力、手足发麻、女子月经量少或愆期而至、舌质淡、脉象沉细无力等。若贫血程度较重，上述症状可加重，并伴有喘憋、晕厥、四肢不温等。

（2）常有引起该病的相关病史。

（3）排除其他病证引起的虚证。

（三）鉴别诊断

1. 西医鉴别诊断

（1）小细胞贫血：①缺铁性贫血：红细胞内、外铁均明显减少，呈现小细胞低色素性贫血。铁代谢检查中血清铁蛋白、转铁蛋白饱和度降低，总铁结合力升高。缺铁性贫血只是一种临床表现，其背后病因需明确，老年胃肠道肿瘤慢性失血引起的缺铁性贫血需警惕。②慢性病贫血：是慢性炎症、感染或肿瘤引起的铁代谢异常贫血，老年人中多见。其铁代谢检查中血清铁、总铁结合力常低于正常，转铁蛋白饱和度正常或稍低，而血清铁蛋白及骨髓铁正常或增多。③地中海性贫血：常有家族史及溶血表现。血片中多见靶形红细胞，血红蛋白电泳有异常。铁代谢检查中血清铁蛋白、转铁蛋白饱和度及骨髓铁染色不降低且常增高。④铁粒幼细胞贫血：主要由于先天或后天获得的铁利用障碍性贫血，骨髓可见较多环形铁粒幼细胞，好发于老年人。其铁代谢检查中血清铁、血清铁蛋白、转铁蛋白饱和度均增高。

（2）大细胞贫血：①巨幼细胞贫血：血片可见明显的卵圆形大红细胞，其往往是 DNA 合成障碍引起的巨幼红细胞增多，伴随出现多分叶的中性粒细胞，叶酸和维生素 B_{12} 治疗有效。老年人需格外询问其是否有相关的缺维生素 B_{12} 及叶酸的饮食情况、不良烹调习惯、胃肠道疾病及手术史。②骨髓增生异常综合征：骨髓细胞形态学检查可见粒系、红系和巨核系细胞病态改变、巨幼变幼红细胞胞体、PAS 染色阳性与巨幼细胞性贫血差异有显著性，且叶酸及 B_{12} 治疗无效，随着年龄增长，骨髓增生异常综合征在老年人中患病率上升。

（3）正常细胞性贫血：①溶血性贫血：是由于红细胞破坏增多、增速，骨髓造血功能代偿不足时所发生的一类贫血。临床以贫血、黄疸、脾大等为主要表现。西医治疗以肾上腺皮质激素为治疗首选药物。②再生障碍性贫血：是由于造血干细胞损伤，无法正常增殖分裂的骨髓造血功能衰竭性疾病，因其无法生产出足够数量的血细胞，病人就会出现外周血全血细胞减少的情况，并且表现出不同程度的贫血、感染、出血等症状。

2. 中医鉴别诊断

与其他疾病的虚证鉴别。该病与内科其他病症中的虚证在临床表现、治疗方药方面有类似之处，但其他病症的虚证以其病症的主要症状为突出表现。

四、治　疗

（一）西医治疗

贫血治疗根据治疗目的不同可分为"对症"和"对因"两大类治疗手段。

1. 对症治疗

是为减轻贫血对患者的致命性损伤，赢得对因治疗的时间的治疗手段。输血对症治疗是必不可少的，老人贫血的情况很严重的话，需要通过输血的方法来进行治疗。尤其是心功能差的老年人，血红蛋白低于 70g/L 时可输血支持治疗。输血时注意滴速，心功能差的老年患者，输血后注意利尿，以免诱发心衰。

2. 对因治疗

是针对贫血的发病机制的治疗。

（1）饮食护理：如果老人的贫血是与营养不良、饮食不均衡相关，那就可以通过饮食护理的方法，来帮助老人缓解贫血状况，一般来说，老人在饮食上可以多吃一些瘦肉、鱼肉、猪肝、新鲜绿叶蔬菜之类的食物。

（2）药物治疗：如果老人是缺铁性贫血的话，那就可以通过内服补铁药物的方法，来帮助老人治疗贫血的问题；如果明确是巨幼细胞性贫血可以补充叶酸片和维生素 B_{12}；如果是再生障碍性贫血，可予环孢素及雄激素治疗，如果因为溶血性贫血所造成的贫血，可首选激素治疗等。

（3）其他治疗：老年贫血需要积极寻找病因，治疗原发病。由于老年人的年龄，造血干细胞移植治疗困难，脾切除等手术风险也大，应慎重选择。

（二）中医辨证论治

中医治疗老年贫血，讲究辨证论治、整体观念。老年人脏器功能逐渐衰退，失于调理，并发症多，容易发生各个系统的疾病。贫血对于老年人来讲，既是一个引起其他疾病的原因，又是很多疾病所产生的结果。中医从整体出发，全面调理，未病先防，既病防变，在老年贫血中有明显优势。

首先辨虚实。有邪者为实，无邪者为虚。老年贫血多见虚候，五脏功能受损，气血乏源，可见面色无华或萎黄、舌质淡、脉象沉细无力等症，但老年人病情复杂也可见虚实夹杂者，需分清主次。次辨病情轻重。病情较重指标危急者"急则治其标"，指标尚可者"缓则治其本"。再辨病位及气血阴阳。在脾者常伴有腹胀，饮食减少，大便溏薄等症；在肾者常伴腰膝酸软，小便不利，遗精等症。气虚者则气短懒言，语声低微；血虚则面色淡白无华，头晕目花；阴虚可见手足心热，虚烦不安；阳虚则手足不温，出冷汗。

本病治疗以"标本兼治"为总则。根据标本虚实的主次，或先治其标，后顾其本，或标本兼顾。补虚则配合健脾、补肾、益气、温中、养阴、润胃等治法。老年人脾胃功能下降，用药不可过于滋腻，以免阻滞气机，加重脾胃负担。

1. 气血亏虚证

临床表现：面色㿠白，倦怠乏力，头晕失眠，心悸气短，少气懒言，食少纳呆，舌质淡胖，脉濡细。

治法：气血双补。

方药：四物汤合当归补血汤加减。药用当归、黄芪、熟地黄、川芎、白芍加减。

2. 脾胃虚弱证

临床表现：面色无华，或㿠白不泽，纳呆食少，腹泻便溏，四肢乏力，舌质淡，苔薄，脉细弱。

治法：健脾养胃，益气生血。

方药：当归补血汤合香砂养胃丸加减。药用黄芪、当归、木香、砂仁、白术、陈皮、茯苓、半夏（制）、枳实（炒）加减。

3. 脾肾阳虚证

临床表现：面色萎黄或苍白无华，形寒肢冷，唇甲淡白，周身浮肿，耳鸣眩晕，健忘失眠，大便溏，男子阳痿，女子闭经，舌质淡，或有齿印，脉沉细。

治法：温补脾肾。

方药：实脾饮合四神丸加减。药用黄芪、白术、茯苓、甘草、附子、大腹皮、厚朴、补骨脂、当归加减。

4. 肝肾阴虚型

临床表现：面色苍白，双颧嫩红，目眩耳鸣，腰膝酸软，潮热盗汗，口干咽燥，肌肤不泽，或可见皮肤瘀斑，舌红少苔，脉细数。

治法：滋养肝肾，补益精血。

方药：杞菊地黄汤、四物汤、二至丸加减。药用枸杞、菊花、熟地黄、酒萸肉、山药、牡丹皮、泽泻、茯苓、墨旱莲、女贞子、当归、川芎、白芍加减。

五、预　　后

该病转归及预后主要是看引起贫血的原发病是良性病还是恶性病。此外，贫血合并其他疾病可增加其预后不良的严重程度，对老年人群来说，贫血在致死率、疾病易感性、体能状态、致残以及认知功能等方面是独立的预后不良因素。

1. 饮食调护

（1）均衡膳食：蔬菜、肉类合理搭配、均衡摄入，不节食、不偏食，不依赖吃煮得过烂的食物。

（2）注意含铁食物的摄入：建议食用牛羊的瘦肉、猪肝、鸭血等，因动物性的铁较植物性的铁容易被人体吸收。

（3）注意铁剂的服用：缺铁性贫血的老人在补铁剂的同时，可以配合维生素 C 摄入，促进铁的吸收；避免浓茶及浓咖啡，抑制铁的吸收。铁剂补充够疗程，当血红蛋白恢复到正常后，应再继续服小量铁剂 6～8 周，以补充贮存铁。

2. 其他调护

（1）及时医院就诊：当出现头晕、心慌、面色苍白的症状，且有大便色黑或痔疮等明确的可以导致出血的原发病因时，或不明原因持续贫血时。

（2）注意休息：血红蛋白下降时，需充分休息，尽量减少运动，避免进一步加重心脏负担。

（陈　卓　李　柳）

第三节　白　血　病

白血病是造血干/祖细胞分化过程中不同阶段分化阻滞、凋亡障碍和恶性增殖而引起的一组异质性的造血系统恶性肿瘤。主要表现为白细胞某一系列细胞异常肿瘤性增生，并在骨髓、肝、脾、淋巴结等各脏器广泛浸润，外周血中白细胞有质和量的异常，红细胞和血小板数量的减少，导致贫血、出血、感染和浸润等临床表现。白血病分为急性白血病和慢性白血病，急性白血病是阻滞发生在较早阶段，按照白血病细胞的系列又分为急性髓细胞性白血病（acute myeloid leukemia，AML）、急性淋巴细胞白血病（acute lymphoblastic leukemia，ALL）和系列模糊的急性白血病。在我国以 AML 最常见，下面就 AML 的中西医结合诊治展开论述。

中医学根据 AML 的临床症状，将本病归属于"急劳""虚劳""血证""积聚""痰核""瘰疬"等范畴。依据中国中西医结合学会血液病专业委员会对白血病中医命名的讨论及参考《规范常见血液病中医病名建议》中关于白血病的中医命名，将白血病中医病名定为"白血病"。该病的病位主要在骨髓，可累及五脏六腑、四肢百骸，病性总体为虚，在疾病发生与发展过程中可出现热、毒、虚、瘀互为因果，形成虚实夹杂之证，贯穿于疾病的始终。

一、流　行　病　学

近年来，随着人口老龄化，化学毒物接触史增加及其他恶性肿瘤放、化疗患者生存期延长，老年 AML 发病率显著增加。65 岁以上患者的发病率为 12.2/10 万，而 65 岁以下患者的发病率为 1.3/10 万。与年轻 AML 患者相比，老年 AML 患者有独特的生物学和临床特征：一方面多数具有复杂染色体核型，多药耐药基因表达率高，常继发于某些理化因素，骨髓增生异常综合征、骨髓增殖性肿瘤及其他肿瘤继发白血病比例较高，限制了治疗方案的选择；另一方面，老年 AML 患者具有高龄、脏器功能衰退、骨髓储备功能差、免疫功能衰退、个体化差异较大等特点，总体缓解率低，化疗相关死亡率高，生存时间短；最后，老年 AML 起病相对缓慢，症状不典型，易于误诊、漏诊，治疗配合欠佳，容易丧失最佳的治疗时机。

二、发病机制与病理生理特点

AML 的发病原因和机制极其复杂，主要包括环境因素和遗传等因素。近年来，国内外对由突变等遗传因素引起白血病的发病机制研究甚多。突变导致的细胞增殖、分化以及凋亡途径的改变是 AML 发病的基础，突变不仅在 AML 的发生中发挥极其重要的作用，而且也控制着 AML 的进展与结局。近年来，在不同类型的 AML 中已发现有众多基因突变及染色体畸变，深入研究这些突变的意义对于深刻理解 AML 的本质和优化 AML 的治疗方案具有重要的临床价值，并将会为临床上个体化治疗 AML 提供潜在的新的研究靶点。

1. 遗传因素

约 5% 的 AML 与遗传有关，其一是白血病高伴发于某些综合征，其二是存在有符合孟德尔遗传规律的纯家族性白血病。白血病发生与其他肿瘤一样符合"多步多击"模式，是一多病因参与的过程，最近几年流行病学研究发现某些基因多态性与白血病发生明显相关，即存在有白血病发生相关的遗传易感因素。家族性白血病约占白血病的 0.7%。单卵孪生子，如果一个人发生白血病，另一个人的发病率为 1/5，比双卵孪生者高 12 倍。Down 综合征患者其白血病发生率较正常人群高 10~18 倍。

2. 生物因素

主要是病毒感染和免疫功能异常。病毒感染机体后，作为内源性病毒整合并潜伏在宿主细胞内，一旦在某些理化因素作用下，即被激活表达而诱发白血病。部分免疫功能异常者，如某些自身免疫性疾病患者白血病危险度会增加。

3. 物理因素

离子照射与白血病发生的关系主要来自于对第二次世界大战日本广岛和长崎原子弹爆炸幸存者的长期追踪研究，AML 的相对危险度为 3.3，5~10 年危险度达到高峰，随后年轻男性逐渐下降，但老年妇女仍持续增高，白血病亚型和危险度随年龄、接触剂量及原子弹类型不同而各异。其他接触照射的人群，如医院 X 线工作者、铀矿工人、强直性脊柱炎等接受辐射治疗的患者等，白血病发生率较正常人群高。

4. 化学因素

苯与白血病发生的关系已得到了广泛认同，早在 1928 年就报道了首例苯相关性白血病，配对流行病学调查表明苯接触工人白血病发生率为正常人群的 2~4.5 倍。绝大部分已有研究表明父母接触苯，其后代中白血病发生率增高。乙双吗啉是乙亚胺的衍生物，具有极强的致染色体畸变和致白血病作用。抗肿瘤药物中的烷化剂和拓扑异构酶抑制剂也有致白血病作用。

中医认为，本病多因正气虚损，内邪滋生，邪毒内侵而致病。先天禀赋不足、脾肾不固，后天失于濡养、正气虚损，阴阳失调，邪毒乘虚内侵，入血伤髓；或饮食劳倦、内伤七情、药伤正气、胎毒和疫毒等损伤正气，使脏腑功能失调，内邪滋生，邪毒内伏于骨髓，而发为本病。

三、诊断及鉴别诊断

（一）诊断

AML 的初步诊断主要依据患者的临床表现、血常规与骨髓象的细胞形态学检查，也需要细胞化学、生物化学检查的辅助。但是为了正确地分类，区分不同的 AML 亚型，有利于指导治疗与随访疗效，白血病免疫分型、细胞遗传学检测及基因学检查缺一不可。

1. 骨髓造血功能受抑制的表现

（1）发热：发热是 AML 的一种常见症状，可有不同程度的发热和各种热型。低热多为本病发热，高热多为感染所致。感染发生的部位通常为口腔、呼吸道、泌尿道、肛周及皮肤。

（2）贫血：早期即可出现贫血，以正细胞、正色素性贫血为主，往往呈进行性下降，表现为面色苍白、头晕乏力、心悸气短等。贫血的主要原因是幼红细胞的代谢被异常增生的白血病细胞所干扰，因此红细胞生成减少。

（3）出血：出血量可少可多，病情严重时出血可遍及全身，以皮下、口腔、鼻腔为常见，如皮肤瘀点、瘀斑、鼻衄、齿衄、月经过多。视网膜出血可致视力减退，耳内出血可致眩晕、耳鸣等功能障碍。严重时可出现颅内出血、消化道或呼吸道的大出血。

2. 白血病细胞增殖浸润的表现

（1）肝、脾、淋巴结肿大：较为常见，尤其是肝脾肿大。肿大的肝脾质地柔软或轻度充实，表面光滑、多无触痛。

（2）骨骼及关节疼痛：白血病细胞大量增生，使骨内张力增高，也可浸润破坏骨皮质和骨膜，引起疼痛。胸骨压痛是本病有诊断意义的体征，疼痛部位多发生在四肢及关节，呈游走性，局部无红肿热痛。

（3）皮肤黏膜及五官表现：特异性皮肤损害为白血病细胞浸润所致，在急性单核细胞白血病较多见，皮肤可见丘疹、结节、肿块、剥脱性皮炎等；鼻黏膜可被白血病细胞浸润，发生糜烂、破溃，牙龈增生肿胀，眼球突出。

（4）其他：睾丸浸润时可出现无痛性肿大，多为一侧性，是仅次于中枢神经系统白血病的髓外复发根源；其他脏器系统也可出现白血病细胞浸润，引起相应的症状和体征。

3. 实验室检查

（1）血常规：白细胞数量变化较大，可出现升高、正常及减少。绝大多数初诊患者有不同程度的正细胞、正色素性贫血，发病早期血小板数可正常或稍低，随着病情的发展，血小板均有明显的减少。

（2）骨髓象：是诊断 AML 的主要依据和必要检查，大多数患者骨髓有核细胞增生明显活跃或极度活跃，也有少数呈增生低下状态。

（3）细胞化学：过氧化物酶、碱性磷酸酶、特异性及非特异性酯酶等，可协助骨髓涂片学检查以鉴别各类型白血病。

（4）免疫分型：根据白血病表达的系列相关抗原，明确免疫分型，便于 AML 的分型诊断及白血病微小残留的检测。

（5）细胞遗传学检测：包括染色体核型分析及荧光原位杂交，不同亚型的 AML 可伴有特异的染色体异常改变，特异的染色体类型可作为预后分层指标来指导临床治疗。

（6）基因学检查：基因学检查在对 AML 预后判断及治疗药物选择中具有一定的指导意义。分子学初级检查包括 PML-RARα、AML-ETO、CBFβ-MY11、MLL 重排、BCR-ABL 融合基因及 C-KIT、FLT3-ITD、NPM1、CEBPA、TP53、RUX1、ASX1 基因突变，为 AML 分型和危险度分组的基础；分子学次级检查包括 IDH1、IDH2、DNMT3a、TET2 及 RNA 剪接染色质修饰基因突变。

4. AML 的诊断分型标准

目前临床并行使用法美英 FAB 分型和世界卫生组织 WHO 分型。

（二）中医诊断

该病发病急骤，临床多见面色苍白、发热、头晕、心悸、乏力、皮肤紫癜、口腔黏膜出血、鼻衄、齿衄、咯血、便血、崩漏、食纳差、体重减轻、骨关节痛、胸骨压痛等，少数患者有失眠、昏迷等。临床检查见肝、脾、淋巴结肿大，脉象细数或滑数，舌质淡，舌苔薄黄等。

（三）鉴别诊断

1. 西医鉴别诊断

（1）骨髓增生异常综合征：血常规可呈全血细胞减少，骨髓象表现为一系或多系的病态造血，原始细胞占 5%～19%。

（2）再生障碍性贫血：血常规可呈全血细胞减少，骨髓增生常低下，原始细胞不增多，以非造血细胞为主，巨核细胞减少。

（3）类白血病反应：为非白血病引起的外周血白细胞数增高或出现较早期的幼稚细胞。常有严重感染、中毒、恶性肿瘤、大出血及急性溶血等明确病因，红细胞及血小板一般无变化。幼稚细胞以较成熟阶段为主，中性粒细胞中有中毒颗粒及空泡，外周血原始细胞＜15%，骨髓中原始细胞＜20%。

（4）恶性组织细胞病：以发热、衰竭、肝脾肿大为突出表现，血常规呈全血细胞减少，可出现黄疸。骨髓中可见到一定数量的恶性组织细胞和巨噬细胞吞噬各种血细胞现象，也可见到多核巨组织细胞。

2. 中医鉴别诊断

（1）发热、心悸而易与痹病混淆，应注意鉴别。要详细询问病史、进行仔细的体格检查。痹病以肌肉、关节、筋骨发生疼痛、酸楚、麻木、灼热、屈伸不利，甚或关节肿大变形为主要临床表现，而本病多伴有胸骨下端压痛、发热、出血、痰核等临床表现，起病多急。

（2）以出血为主要临床表现的白血病应属于血证中的一种特殊类型。本病出血的同时伴有发热、乏力、肝脾肿大、骨关节疼痛等临床表现，可据此与其他类型的出血性疾病相鉴别。

（3）以气血亏虚证为主要临床表现时，应属于虚劳的一种特殊类型。本病以气血亏虚表现的同时伴发热、出血、痰核、肝脾肿大、骨关节疼痛等临床表现，周围血常规和骨髓象符合白血病的明显改变。

四、治　疗

（一）西医治疗

老年 AML 病情复杂，根据患者年龄、基础疾病（高血压病、冠心病、糖尿病、肝肾功能不全等）、体力状态（eastern cooperative oncology group，ECOG）评分的差异性，可分为三个层次。老年 AML 治疗参照成人 AML 治疗方案，所有 AML（除外 M3）患者，推荐化疗或移植，并联合中医药治疗。化疗后的病情监测、完全缓解（complete remission，CR）后的治疗选择及老年 AML 患者中枢神经系统白血病的诊断、预防和治疗均参照成人 AML 治疗方案。

老年 AML 分层，分阶段治疗策略

（1）低危组给予标准剂量化疗：年龄 60～69 岁或无严重心、肺、肝、肾系统疾病的患者；ECOG 评分<2 分；患者及家属具有积极治疗意愿。治疗选择标准剂量化疗方案：阿糖胞苷[Ara-C，100mg/（m^2·d）×7d]联合去甲氧柔红霉素[IDA，8～12mg/（m^2·d）×3d]或柔红霉素[DNR，45～60mg/（m^2·d）×3d]或米托蒽醌[Mitox，6～8mg/（m^2·d）×3d]，1～2 个疗程。

（2）中危组给予低强度剂量化疗：年龄 70～79 岁或有心、肺、肝、肾系统疾病，但病情控制尚可；MDS、MPN 等转 AML，可耐受减低剂量化疗的患者；体力状况 ECOG 评分标准2～3 分；患者及家属具有积极治疗意愿。低强度化疗方案：阿扎胞苷[75mg/（m^2·d）×7d]；地西他滨[20mg/（m^2·d）×5d]；地西他滨联合小剂量化疗；小剂量 Ara-C 为基础的CAG、CHG、CMG 等方案；小剂量 Ara-C（20mg，每日 2 次，连用 10d，4～6 周为 1 个疗程）。

（3）高危组给予姑息治疗或支持治疗：年龄 80 岁以上，有严重脏器功能不全，病情控制不稳定；复发难治或曾经化疗无效的患者；ECOG 评分>3。

（4）缓解后的治疗：可西药联合中药治疗，标准剂量 Ara-C[75～100/（m^2·d）×5～7d]为基础的方案巩固强化，可与蒽环或蒽醌类、HHT 等联合；或 Ara-C 1.0～1.5g/（m^2·d）×4～6 个剂量，1～2 个疗程，后再改为标准剂量方案治疗。缓解后化疗周期 4～6 个疗程。符合要求者可行非清髓预处理的 allo-HSCT，或去甲基化药物（如地西他滨、阿扎胞苷）治疗，直至疾病进展。

（二）中医辨证论治

本病为本虚标实之证，其病机可涵盖"热""毒""虚""瘀"四要素。在疾病的发生、发展过程中，四要素相互交织，各阶段偏重不同，老年白血病以本虚贯穿疾病的始终。在疾病的发生、发展及转变过程中，毒邪内伏是急性白血病发病的关键病机。毒邪深伏骨髓，自内而发，髓毒阻滞，三焦元真失畅，气血津液紊乱，病变乖戾，诱生热毒、痰浊、瘀血，或耗气伤阴。

1. 邪盛正虚证

临床表现：面色晦暗或面红目赤，头晕，神疲、乏力，心慌、气短，或发热烦躁，出血、骨痛。神昏，口干口渴，或吐血、衄血、发斑，或痈疡疔毒。舌质淡，苔薄白，脉虚大无力或脉沉细。

治法：祛邪解毒，扶正固本。

方药：黄连解毒汤合当归补血汤加减。常用药：黄连、黄芩、银花、连翘、栀子、黄芪、当归、麦冬、玄参等。

2. 邪热炽盛证

临床表现：壮热口渴，肌肤灼热，皮肤紫癜，齿鼻渗血，血色鲜红，小便黄赤，大便秘结。头晕头痛，周身疼痛，口干口苦，或咳嗽喘息，骨痛。舌红，苔黄，脉洪数或滑数。

治法：清热解毒，凉血止血。

方药：清瘟败毒饮加减。常用药：石膏、知母、黄芩、栀子、水牛角、紫草、生地黄、丹皮、玄参等。

3. 痰瘀互结证

临床表现：面唇暗红或紫暗，瘰疬痰核，胁下或腹内包快，时有胀痛，肌肤甲错，或伴有低热、盗汗。头晕，肢体麻木，皮肤紫斑或瘀点。舌质紫暗或有瘀点、瘀斑，苔腻，脉弦细或涩。

治法：化痰散结，祛瘀解毒。

方药：消瘰丸合膈下逐瘀汤加减。常用药：浙贝母、玄参、牡蛎、半夏、丹参、赤芍、桃仁、三棱、莪术、半枝莲、龙葵等。

4. 气阴两虚证

临床表现：面色淡红或潮红，神疲、乏力，心悸、气短，五心烦热，腰膝酸软，自汗、盗汗。口干、口渴，低热，失眠多梦，皮肤时现紫癜。舌质淡或淡红，苔薄白或少苔，脉细数无力。

治法：益气养阴。

方药：生脉散或大补元煎。常用药：麦门冬、五味子、人参、山药、杜仲、熟地黄、当归、枸杞、山茱萸、炙甘草等。

5. 气血亏虚证

临床表现：面色无华或萎黄，唇甲色淡，头晕、耳鸣，心悸、气短，神疲、乏力。自汗，懒言，失眠，手足麻木。舌淡，苔薄白，脉细弱。

治法：补气养血。

方药：八珍汤。常用药：当归、川芎、芍药、熟地黄、人参、炒白术、茯苓、炙甘草等。

五、预　　后

老年 AML 自身条件差，常合并心脑血管疾病、支气管肺病及糖尿病等多种器官系统疾病，骨髓和其他器官储备功能差，药物代谢能力下降，化疗耐受性差；不良预后遗传学异常多见。老年 AML 的 CR 率仅 50%～60%，复发率高达 85%，5 年生存率低于 20%。

预后不良因素：此前有 MDS 或 MPN 病史；治疗相关性/继发性 AML；高白细胞计数（WBC≥100×10^9/L）；合并中枢神经系统白血病；伴有预后差的染色体核型或分子学标志；诱导化疗 2 个疗程未达完全缓解。细胞遗传学、分子学指标危险度分级：目前国内主要是根据初诊时白血病细胞遗传学和分子学的改变进行 AML 预后危险度判定。

（杨秀鹏　李　柳）

第四节　骨髓异常增生综合征

骨髓增生异常综合征（myelodysplastic syndrome，MDS）是一组起源于造血干细胞的恶性克隆性疾病。其特点是髓系细胞发育异常，表现为红系、粒单核细胞系和巨核细胞系的某一（或多个）系别、某一（或多个）系别的某一阶段细胞的增殖和（或）分化异常，具有较大的异质性。细胞增殖和（或）分化异常，一方面，可导致正常骨髓造血功能受损，出现骨髓无效造血、难治性外周血一系或多系血细胞减少，由此产生的并发症包括感染、出血和心、肺等脏器损害；另一方面，原始细胞比例高，高风险向急性髓细胞性白血病转化。

中医古籍文献并无骨髓增生异常综合征的病名，因本病以贫血、发热、出血、脾大为主要临床表现，多归属于中医学"虚劳""血证""癥积""温病""温病伏邪""热劳"等范畴。2008 年，在中国中西医结合学会血液学专业委员会主持召开的两次全国性会议酝酿讨论的基础上，中国中西医结合学会血液病专业委员会与中华中医药学会内科分会血液病专业组联合召开了常见血液病中医病名专题讨论会，将骨髓增生异常综合征创新命名为"髓毒劳"，"髓"代表病位，"毒"代表病性，"劳"代表病状。其后经中国中西医结合学会血液学专业委员会通过并倡议在全国推广。髓毒劳属邪实正虚之证，以邪实（瘀毒）为本，以气血阴阳虚损为外在表现，具有虚实夹杂，以实为主的特点。

一、流　行　病　学

国内外流行病学研究报道，MDS 平均年发病率约 4/10 万，且发病率呈逐年上升趋势。在中国，MDS 的发病率较急性髓细胞性白血病（AML）高约 3～4 倍，较再生障碍性贫血高20～30 倍。有学者推测，我国每年有近 30 万例新增 MDS 患者，但真正能获正确诊断者估计不足 50%。MDS 可发生在各年龄段，但发病率与年龄呈正相关，国外 MDS 患者平均发病年龄为 73 岁，国内平均发病年龄为 55 岁，男性稍多于女性，比例约为 1.8∶1。随着医疗诊断技术的不断提高及人口老龄化发展，MDS 的发病率将会逐渐升高。

二、发病机制与病理生理特点

（一）发病机制

MDS 的发病机制至今尚不明确，近年来研究结果的积累取得了一定线索，但确切机制仍未明了。目前的研究资料概括如下：

1. 遗传学异常

MDS 患者在诊断时 40%～60%有染色体核型异常，随着病程的进展可高达 80%。已报道的 MDS 患者重现性染色体异常包括+8a、-7/del（7q）、del（5q）、del（20q）、-Y、（i 17q）/t（17p）、-13/del（13q）、del（11q）、del（12p）/t（12p）、del（9q）、idic（X）（q13）、（t 11；16）（q23.3；p13.3）、（t 3；21）（q26.2；q22.1）、（t 1；3）（p36.3；q21.2）、（t 2；11）（p21；q23.3）、inv（3）（q21.3；q26.2）/t（3；3）（q21.3；q26.2）、（t 6；9）（p23；q34.1），但这些异常均非 MDS 所特有。染色体异常是造血细胞异常的直接证据。在一些患者中，随着病程进展可看到异常克隆增加或出现新的异常，反映着病程演变是一个多步骤顺序过程。

另外，MDS 的某些染色体异常也定位了一些基因组损伤部位，提示该部位基因的激活或失活在 MDS 发病或病程演变中有重要作用，如 17p-部位的 p53 基因，11q23 部位的 MLL 基因等。

近年，基因检测技术的不断发展使得越来越多与 MDS 相关的基因突变被发现，丰富了 MDS 克隆增殖的证据。研究发现：约 90%的 MDS 患者携带至少 1 个基因突变，其中三分之二发现于染色体核型正常的个体；MDS 驱动突变基因主要包括 RNA 剪接（SF3B1、SRSF2、U2AF1、ZRSR2）、DNA 甲基化（TET2、DNMT3A、IDH1/2）、染色质修饰（ASXL1、EZH2）、转录调控（RUNX1）、DNA 修复（TP53）、信号转导（CBL、NRAS、KRAS）和黏着蛋白复合物（STAG2）；在 MDS 患者检测的 104～114 个 MDS 相关基因中，只有 4～6 个基因的突变频率>10%，其中很大比例，约 50 个基因的突变频率很低；MDS 患者基因突变的数目可随着疾病的进展而增多，基因突变的数目与患者总生存时间有一定的负相关性。但是，MDS 相关的驱动基因突变也不是 MDS 独有的。

2. 表观遗传学异常

现有研究已经从动物实验和人类全基因组分析证实了表观遗传学的改变对造血系统有显著影响。MDS 患者基因测序分析显示最大的一组基因突变类型是表观遗传学调控相关的基因。

表观遗传学主要包括 DNA 甲基化、组蛋白修饰和非编码 RNA。多个研究发现，MDS 患者存在大量异常的甲基化基因，异常的高甲基化基因多于异常的低甲基化基因，且近 70%的高甲基化基因在较低危 MDS 患者中 mRNA 表达不足。组蛋白修饰主要包括乙酰化、甲基化、磷酸化和泛素化等。MDS 患者中也存在大量组蛋白修饰的异常，在全基因测序中也存在组蛋白修饰有关的基因突变，有些突变还与 MDS 预后有较大相关性。近年，也有少量研究显示非编码 RNA 在 MDS 的发病机制中起作用，成为第三个被关注的 MDS 相关的表观遗传学修饰领域。有证据显示，与正常人相比，MDS 患者的微 RNA（microRNA）表达有明显差异，此外，不同 MDS 亚型间的 microRNA 表达也不同。

3. 免疫异常

MDS 的免疫学异常近年来日益受到重视。相关研究发现，自身免疫性疾病患者患 MDS 的风险相对较高；MDS 患者体内存在细胞凋亡和增殖的紊乱，还存在异常功能 T 细胞的克隆增殖，至少 30 种细胞因子的异常。这些研究表明，MDS 患者天然免疫和获得性免疫均有异常，细胞因子、免疫细胞、免疫及炎症相关信号传导通路可通过调控炎症反应及免疫应答，从而影响造血干/祖细胞凋亡、增殖与分化。在较低危 MDS 患者中，免疫功能的亢进可能是导致造血衰竭的主要原因之一，在较高危 MDS 患者中普遍存在 CD8$^+$ T 细胞及成熟 NK 细胞比例及功能下降。还有研究显示 MDS 疾病发生进展可能与原始细胞能逃避获得性免疫系统监视有关。

（二）中医学病因病机认识

中医学认为 MDS 的发病有一个发生（生）、发展（长）、成型稳定（壮）、衰减（老）、治愈或死亡（已）的过程。究其发病原因是素体正气虚损，复感毒邪，毒邪入血而致瘀，毒瘀互结而伤髓，为"毒邪致病"。病机以邪实（瘀毒）为本，以气血阴阳虚损为外在表现，具有虚实夹杂，以实为主的特点。实为瘀毒互结于髓，虚以脾肾阴阳亏损为主，随病情的发展变化，邪正相争，虚实夹杂贯穿于整个疾病过程中。

三、诊断与鉴别诊断

（一）诊断

MDS 的诊断主要依据患者的临床表现、外周血常规与骨髓细胞形态学检查，也需要细胞化学、生物化学检查的辅助。但是为了 MDS 正确诊断和危险度分层，免疫分型、细胞遗传学检测及分子生物学检测也是不可或缺的，有利于指导治疗与随访疗效。

1. 临床表现

MDS 起病一般相对缓和，往往在起病数周甚至数月后方才就诊。患者的症状和体征主要是各系血细胞减少的反映，疾病早期患者一般以顽固性贫血的相关表现为主，如乏力、纳差、头晕、心悸等，出血与感染并发症较为少见。一般无肝、脾、淋巴结肿大。随病情加重，除贫血表现以外，还可有出血和感染等并发症，较晚期患者可出现肝、脾、淋巴结肿大。临近或发生白血病转化的患者，其临床表现与急性白血病基本相同。

2. 实验室检查

（1）血常规：全血细胞减少是 MDS 患者最普遍也是最基本的表现。与再生障碍性贫血三系细胞一致性减少不同，MDS 的全血细胞减少常表现为非一致性减少。少数患者在病程早期可表现为贫血和白细胞或血小板减少，极少数患者也可仅表现为单系血细胞减少，如白细胞减少或血小板减少。外周血各系细胞可有发育异常的形态改变，可出现少数原始细胞，不成熟粒细胞或有核红细胞。

（2）骨髓象：目前为止，骨髓细胞形态学仍然是诊断 MDS 的金标准。患者骨髓有核细胞增生程度增高或正常，原始细胞比例正常或增高，也有少数呈增生低下状态。红系细胞比例明显增高，巨核细胞数目正常或增多，淋巴细胞比例减低。红、粒、巨核系细胞中有一系或多系存在≥10%的病态发育细胞。骨髓活检可以更客观地评估骨髓的增生程度，MDS 患者多数表现为骨髓造血组织面积增大（>50%），少数表现为低增生。而且，骨髓活检切片可以观察到造血细胞定位紊乱，如粒系不成熟前体细胞异常定位（abnormal localization of immature precursors，ALIP）现象（这是与再生障碍性贫血鉴别的关键点）以及骨髓基质的改变，如网状纤维增多，骨改建获得增强等。

（3）流式细胞术（FCM）：对于 MDS 的诊断，FCM 不存在单一的特异性标志。但对于 MDS 的预后分层以及低危 MDS 与非克隆性血细胞减少症的鉴别诊断有应用价值，可以作为形态和遗传学的重要补充。

（4）细胞遗传学检测：40%～60%的 MDS 患者在诊断时存在核型异常（同上）。对于缺乏形态学诊断依据的血细胞减少患者，伴单纯的+8、del（20q）和-Y 不能诊断为 MDS；原因不明的持续性血细胞减少，伴除此以外的核型异常可作为 MDS 的诊断依据。如常规染色体核型分析失败，应做至少包括 5q31，CEP7，7q31，CEP8，20q，CEPY 和 p53 等探针在内的 FISH 检测。

（5）分子生物学检测：新一代基因测序技术可以在 90%以上的 MDS 患者中检出一个或以上的基因突变，MDS 常见基因突变包括 TET2、RUNX1、ASXL1、DNMT3A、EZH2、SF3B1 等。部分基因的突变状态对 MDS 的鉴别诊断和危险度分层具有一定的指导意义。如伴单纯 SF3B1 突变提示预后良好，伴 TP53 突变常提示预后不良。

3. 诊断及分型标准

血细胞发育异常的形态改变是 MDS 的基本特征，但不少疾病也可出现程度不等的类似改变，因此，在作出 MDS 诊断前，必须排除反应性病态造血的可能。2019 年骨髓增生异常综合征中国诊断与治疗指南指出，MDS 的诊断需满足两个必要条件和一个主要标准：

（1）必要条件（两条均须满足）：①持续 4 个月一系或多系血细胞减少（如检出原始细胞增多或 MDS 相关细胞遗传学异常，无需等待可诊断 MDS）；②排除其他可导致血细胞减少和发育异常的造血及非造血系统疾病。

（2）MDS 相关（主要）标准（至少满足一条）：①发育异常：骨髓涂片中红细胞系、粒细胞系、巨核细胞系发育异常细胞的比例≥10%；②环状铁粒幼红细胞占有核红细胞比例≥15%，或≥5%且同时伴有 SF3B1 突变；③原始细胞：骨髓涂片原始细胞达 5%～19%（或外周血涂片 2%～19%）；④常规核型分析或 FISH 检出有 MDS 诊断意义的染色体异常。

（3）辅助标准（对于符合必要条件、未达主要标准、存在输血依赖的大细胞性贫血等常见 MDS 临床表现的患者，如符合≥2 条辅助标准，诊断为疑似 MDS）：

①骨髓活检切片的形态学或免疫组化结果支持 MDS 诊断；②骨髓细胞的流式细胞术检测发现多个 MDS 相关的表型异常，并提示红系和（或）髓系存在单克隆细胞群；③基因测序检出 MDS 相关基因突变，提示存在髓系细胞的克隆群体。

需要注意的是，MDS 本质上仍然为一种排他性诊断。目前，临床常用的分型标准主要是 2016 年 WHO 骨髓增生异常综合征分型标准。

（二）中医诊断

该病中医病名"髓毒劳"，临床多见面色苍白、发热、头晕、心悸、乏力、皮肤紫癜、口腔黏膜出血疱、鼻衄、齿衄、咯血、便血、崩漏、食纳差、体重减轻等，少数患者有失眠、昏迷等。临床检查可见肝、脾、淋巴结肿大，脉象或虚大无力或沉细或洪数，舌质淡暗，舌苔或少或水滑或黄等。

（三）鉴别诊断

1. 西医鉴别诊断

（1）急性髓细胞性白血病：发病较急，血常规可呈全血细胞减少，骨髓或外周血原始细胞比例≥20%。

（2）再生障碍性贫血：血常规可呈全血细胞减少，骨髓增生常低下，原始细胞不增多，以非造血细胞为主，巨核细胞减少。

（3）巨幼红细胞性贫血：部分巨幼红细胞性贫血患者可出现全血细胞减少，骨髓中红系增生伴巨幼样变。但有营养不良病史，常伴有鲜牛肉样舌，血清叶酸和（或）维生素B_{12}水平降低，感染、出血少见，对叶酸、维生素B_{12}治疗反应良好，血常规可短时间内恢复正常。

（4）脾功能亢进：脾功能亢进可先后或同时出现全血细胞减少，有不同程度脾大，骨髓增生活跃，无病态造血，原始细胞比例不高。

（5）恶性组织细胞病：以发热、衰竭、肝脾肿大为突出，全血细胞减少，可出现黄疸。骨髓中可见到一定数量的恶性组织细胞和巨噬细胞吞噬各种血细胞现象，也可见到多核巨组织细胞。

2. 中医鉴别诊断

（1）虚劳：临床表现多见面色无华，气短乏力，自汗或盗汗，五心烦热等虚损症状，与虚劳相似。但其基本病机为邪实，常同时伴有发热、腹部痞块等实证，可与之鉴别。

（2）血证：本病可见衄血或便血，或皮肤紫斑，与血证相似。但本病出血的同时常伴有发热、乏力、肝脾肿大等临床表现，可据此与其他类型的出血性疾病相鉴别。

四、治　疗

（一）西医治疗

MDS 患者自然病程和预后的差异性很大。根据预后积分系统，可将患者分为两组：较低危组和较高危组。根据患者疾病危重程度，同时结合患者年龄、体能状况、合并疾病、治疗依从性等进行综合分析，选择治疗方案。较低危组患者临床表现以外周血细胞减少为主，治疗目标是改善造血、提高生活质量，治疗策略以支持治疗、免疫抑制剂、免疫调节剂等治疗为主，较高危组患者多伴有原始细胞比例增高，治疗目标是延缓疾病进展、延长生存期，治疗采用支持治疗、去甲基化药物、化疗及异基因造血干细胞移植等方法。

1. 支持治疗

支持治疗最主要目标为提升患者生活质量。包括成分输血、EPO、G-CSF 或 GM-CSF 和去铁治疗等。

2. 免疫调节剂治疗

常用的免疫调节药物包括沙利度胺和来那度胺等。部分患者接受沙利度胺治疗后可改善红系造血，减轻或脱离输血依赖，然而患者常难以耐受长期应用后出现的神经毒性等不良反应。对于伴有 del（5q）±1 种其他异常（除-7/7q-外）的较低危组 MDS 患者，如存在输血依赖性贫血，可应用来那度胺治疗，部分患者可减轻或脱离输血依赖，并获得细胞遗传学缓解，延长生存。对于不伴有 del（5q）的较低危组 MDS 患者，如存在输血依赖性贫血且对细胞因子治疗效果不佳或不适合采用细胞因子治疗，也可以选择来那度胺治疗。

3. 免疫抑制剂治疗

免疫抑制治疗（IST）包括抗胸腺细胞球蛋白（ATG）和环孢素 A，可考虑用于具备下列条件的患者：预后分组为较低危、骨髓原始细胞比例＜5%或骨髓增生低下、正常核型或单纯+8、存在输血依赖、HLA-DR15 阳性或存在 PNH 克隆。

4. 去甲基化药物

常用的去甲基化药物包括 5-阿扎胞苷（azacitidine，AZA）和 5-阿扎-2-脱氧胞苷（decitabine，地西他滨）。去甲基化药物可应用于较高危组 MDS 患者，与支持治疗相比，去甲基化药物治疗（AZA 75mg/m²，d1-7 或地西他滨 20mg/m²，d1-5）可降低患者向 AML 进展的风险、改善生存。较低危组 MDS 患者如出现严重粒细胞减少和（或）血小板减少，也可应用去甲基化药物治疗，以改善血细胞减少。

5. 化疗

较高危组尤其是原始细胞比例增高的患者预后较差，化疗是选择非造血干细胞移植（HSCT）患者的治疗方式之一。可采取 AML 标准 3+7 诱导方案或预激方案，如小剂量阿糖胞苷（10mg/m²，每 12h 1 次，皮下注射，×14d）基础上加用 G-CSF，并联合阿克拉霉素或高三尖杉酯碱或去甲氧柔红霉素。

6. 异基因造血干细胞移植（allo-HSCT）

allo-HSCT 是目前唯一能根治 MDS 的方法。allo-HSCT 的适应证为：①年龄＜65 岁、较高危组 MDS 患者；②年龄＜65 岁、伴有严重血细胞减少、经其他治疗无效或伴有不良预后遗传学异常（如-7、3q26 重排、TP53 基因突变、复杂核型、单体核型）的较低危组患者。

7. 其他

雄激素对部分有贫血表现的 MDS 患者有促进红系造血作用，是 MDS 治疗的常用辅助治疗药物，包括达那唑、司坦唑醇和十一酸睾丸酮。接受雄激素治疗的患者应定期检测肝功能。

（二）中医辨证论治

中医治疗应以扶正补虚、解毒化瘀、去瘀生新为法。目前，髓毒劳的中医辨证分型参照《24 个专业 105 个病种中医诊疗方案》标准，共分为三型：气阴两虚、毒瘀阻滞证，脾肾两虚、毒瘀阻滞证和邪热炽盛、毒瘀阻滞证。

1. 气阴两虚、毒瘀阻滞证

治法：益气养阴，解毒化瘀。

方药：生脉饮合大补元煎加减。常用药可选择太子参、麦门冬、五味子、生地黄、山茱萸、女贞子、枸杞子、白芍、天冬、黄芪、当归等。

中成药：解毒化瘀可口服使用含雄黄中药制剂，如：青黄散（西苑医院院内制剂）、六神丸、复方黄黛片、定清片等，或静脉使用砷剂。

2. 脾肾两虚、毒瘀阻滞证

治法：健脾益肾，解毒化瘀。

方药：六味地黄丸合香砂六君子汤加减。常用药可选择熟地黄、山茱萸、山药、泽泻、牡丹皮、茯苓、木香、砂仁、太子参、炒白术、炙甘草等。

加减：阳虚甚者加仙茅、淫羊藿、巴戟天等；脾虚明显者加干姜、砂仁、薏苡仁等。

中成药：解毒化瘀可口服使用含雄黄中药制剂，如：青黄散、六神丸、复方黄黛片、定清片等，或静脉使用砷剂。

3. 热毒炽盛、毒瘀阻滞证

治法：清热解毒，解毒化瘀。

方药：人参白虎汤合化斑汤加减。常用药可选择生石膏、知母、人参、玄参、生地黄、蒲公英、栀子、白花蛇舌草、半枝莲、苦参、生甘草等。

中成药：解毒化瘀可口服使用含雄黄中药制剂，如：青黄散、六神丸、复方黄黛片、定清片等，或静脉使用砷剂。

五、预　　后

根据 MDS 修订的国际预后评分系统（revised international prognostic scoring system, IPSS-R）分层 MDS 患者，较低危患者可占到约 60%，较高危患者约占 40%。所有患者中不到 30%最终会转化为 AML，而 AML 转化率与危险度分类的高低呈正相关。较低危组患者的治疗主要以免疫抑制剂/免疫调节剂联合雄激素治疗为主，有效率达 50%以上，其中，5q-综合征患者对来那度胺治疗反应良好，单药有效率可达 80%~90%。但上述药物随着用药时间延长，疗效均不能长久维持，中位有效时间约 20 个月。较高危组患者治疗主要以去甲基化药物或化疗为主，有效率约 40%~60%，但随着用药时间延长，疗效也不能维持，中位有效时间约 10 个月。

以解毒化瘀为主，兼扶正为辅的中医治疗，多个病例系列研究显示，对较低危组 MDS 患者，有效率可达 50%~60%，对较高危组患者有效率也可达 30%以上。值得进一步开展高级别的临床试验证实其疗效和安全性。

总的来说，目前，MDS 仍是一种难治性疾病，患者生活质量和生存期严重受其影响。患者个体差异较大，临床治疗时应个体化选择治疗方案，以期收获最佳疗效。

1. 预防方法

尽量规律作息，合理饮食，不过劳，避免一切可能诱发或加重疾病的因素，如染发、病毒或细菌感染、电离辐射、室内装修等。

2. 生活调理

鼓励病人积极与疾病作斗争，调整好心态，树立信心，积极配合治疗；当粒细胞缺乏时，注意环境隔离，保持空气流通，减少或避免探视，不到公共场所，注意手、口及肛周卫生，食物和餐具应加热消毒，禁食寒凉、油腻。如脾胃虚弱患者，可食用山药茯苓糕等药膳辅助调理身体。

（王德秀　李　柳）

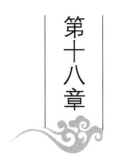

老年其他疾病

第一节　耳　聋　耳　鸣

耳鸣与耳聋临床上常常同时或先后出现，如《杂病源流犀烛·卷二十三》谓："耳鸣者，聋之渐也，惟气闭而聋者则不鸣，其余诸般耳聋，未有不先鸣者。"二者的病因病理及中医辨证施治原则有相似之处，但二者之间没有因果关系。本节将耳鸣与耳聋合在一起进行讨论，它们既是多种耳科疾病乃至全身疾病的一种常见症状，有时也可单独成为一种疾病。

一、流　行　病　学

耳聋是一种常见病、多发病，各种年龄均可发生，尤以老年人居多。老年性耳聋是指伴随年龄老化而出现的，并可排除其他致病原因的听觉系统功能障碍引起的听力下降。随着人类寿命的延长，老龄人口的增多，老年性耳聋的发病率也逐渐增加。耳鸣是以自觉耳内或头颅鸣响而无相应声源为主要特征的病证。临床上耳鸣极为常见，在头颅鸣响者也称"颅鸣"或"脑鸣"。临床上耳鸣与耳聋经常伴随出现。

二、发病机制与病因病理

老年性耳聋的病理变化发生于包括外耳、中耳、内耳、蜗神经及其中枢传导通路和皮层的整个听觉系统。听觉系统的衰老和机体的衰老一样，它是组织、细胞衰老的结果。细胞的衰老可能与细胞中沉积的代谢废物影响了细胞的正常活动有关；听觉系统老化还可能受遗传物质影响，人体内存在的衰老基因，在生命的早期并未表达，到生命后期开始活化并引起机体的衰老。除上述组织、细胞的自然衰老过程外，还与不同个体在其过去所经受的各种环境和社会因素的综合影响有关。

（一）发病机制

1. 微弱噪声的损伤

所谓微弱噪声的损伤是个体在其生命过程中，间断受到的各种噪声损伤长期积累的结果，包括交通噪声、打击音乐、摇滚音乐、火器发射等，这种损伤对老年性耳聋的发生具有不同程度的影响。

2. 血管病变

动脉硬化等血管病变也是人体衰老的基本表现之一，其可引起听神经组织的变性。由于全身、也包括听觉系统在内的血管病变，以及其伴随的代谢障碍等，导致毛细胞和支持细胞的萎缩变形，亦属于老年性耳聋的致病因素之一。

3. 感染

如儿童或成年时期的急性中耳炎等感染疾病，亦可能对老年性耳聋具有一定的影响。

4. 耳毒性药物或化学试剂等引起的轻微损害

老年人生理功能减退，对药物的吸收、分布、代谢、排泄时间与清除速度等有所下降，因此对耳毒性药物及化学制剂等作用敏感。

5. 不良嗜好及社会心理因素

吸烟、饮酒等不良嗜好，可能引起血管痉挛，内耳供血不足，咽鼓管功能障碍，鼓膜内陷。不良社会心理因素可加速机体衰老，导致耳聋耳鸣的发生。

（二）中医病因病机

祖国传统医学中，耳鸣耳聋有虚实之分，实者多因外邪或脏腑实火上扰耳窍，瘀血、痰饮蒙蔽清窍；虚者多为脏腑虚损、清窍失养所致。

常见病因：

（1）外邪侵袭：外感风寒或风热，肺失宣降，致外邪循经上犯耳窍，清空之窍遭受蒙蔽而导致耳聋或耳鸣。

（2）肝火上扰：情绪抑郁或暴怒，肝失条达，或肝郁化火，可致肝胆火热循经上扰耳窍，引起耳聋或耳鸣。

（3）痰火郁结：饮食不节或思虑过度，伤及脾胃，致水湿不运，湿聚生痰，久则痰郁化火，壅闭清窍，而致耳聋或耳鸣。

（4）气滞血瘀：气机不畅，气滞则血瘀；或因跌仆爆震、陡闻巨响等伤及气血，致瘀血内停；或久病入络，均可造成耳窍经脉壅阻，清窍闭塞，发生耳聋或耳鸣。

（5）肾精亏损：先天肾精不足，或后天病后失养，或年老肾精渐亏等，均可导致肾精亏损。肾阴不足，则虚火内生，上扰耳窍，肾阳不足，则耳窍失于温煦，二者均可引起耳聋或耳鸣。

（6）气血亏虚：脾胃虚弱，气血生化乏源，清阳不升，不能上荣耳窍，耳窍经脉空虚；或大病之后，耗伤心血，心血亏虚，耳窍失养而致耳聋耳鸣。

三、诊断与鉴别诊断

（一）诊断

1. 病史

如耳外伤史、爆震史、噪声接触史、耳毒性药物用药史、耳流脓史等。

2. 临床症状

（1）耳鸣：确立耳鸣必须符合两个条件：一是有声感，二是没有相应的声源。具体表现为患者自觉一侧或两侧耳内或头颅内外有鸣响的声音感觉，如蝉鸣声、吹风声、流水声、电流声、沙沙声、嗡嗡声等，这种声感可出现一种或数种，呈持续性或间歇性。患者常因听到这种鸣响声而引起烦躁、焦虑、抑郁、失眠、注意力不集中等症状，影响正常生活、学习和工作。

（2）耳聋：患者自觉一侧或两侧听力减退，轻者听音不清，重者完全失听。暴聋者以单侧为多见，少数亦可双侧发病，常伴有耳鸣、眩晕等症状；渐聋者听力逐渐减退，双侧多见；部分耳聋可呈波动性听力减退。

（3）其他症状：老年人由于听力下降，社交能力差，精神状态受到不同程度的影响，甚至出现孤独、压抑、反应迟钝等精神变化。

3. 检查

（1）外耳道及鼓膜检查。

（2）听力学检查：纯音测听可明确听力减退的程度。音叉试验、纯音听阈测试、声导抗测试、耳声发射测试、电反应测听等听力学检查可进一步区分耳聋的性质，如传导性聋、感音神经性聋、混合性聋等。

（3）影像学检查：颞骨 CT、MRI 等。

4. 耳鸣程度评估

根据耳鸣出现的环境，耳鸣的持续时间，耳鸣对睡眠、情绪及工作、学习的影响，患者对耳鸣严重性的总体感受等分别评分，具体评分方法如表 18-1-1。

表 18-1-1　耳鸣严重程度评分

评估指标	0 分	1 分	2 分	3 分
耳鸣出现的环境	无耳鸣	安静环境	一般环境	任何环境
耳鸣持续时间	无耳鸣	间歇时间大于持续时间	持续时间大于间歇时间	持续性耳鸣
耳鸣对睡眠的影响	无影响	有时影响	经常影响	总是影响
耳鸣对日常生活、工作的影响	无影响	有时影响	经常影响	总是影响
耳鸣对情绪的影响	无影响	有时影响	经常影响	总是影响
患者对耳鸣的总体感受	由患者自己根据对耳鸣程度的实际感受进行评分（0～6 分）			

根据以上各项指标的总评分将耳鸣的严重程度分为五级：Ⅰ级：1～6 分；Ⅱ级：7～10 分；Ⅲ级：11～14 分；Ⅳ级：15～18 分；Ⅴ级：19～21 分。

5. 听力残疾的分级标准

中国国家标准化管理委员会于 2011 年发布的《残疾人残疾分类和分级》（GB/T26341—2010）中，将听力残疾分为四级。一级：平均听力损失≥91dBHL，在无助听设备帮助下，不能依靠听觉进行言语交流，在理解和交流等活动上极度受限，在参与社会生活方面存在极严重障碍。二级：平均听力损失 81～90dBHL，在无助听设备帮助下，在理解和交流等活动上重度受限，在参与社会生活方面存在严重障碍。三级：平均听力损失 61～80dBHL，在无助听设备帮助下，在理解和交流等活动上中度受限，在参与社会生活方面存在中度障碍。四级：平均听力损失 41～60dBHL，在无助听设备帮助下，在理解和交流等活动上轻度受限，在参与社会生活方面存在轻度障碍。

60 岁以上老年人出现的双耳渐进性感音神经性耳聋，在排除其他病因以后，即可诊断为老年性耳聋。然而，老年性耳聋的发病年龄并不固定，有少数人年仅 40 余岁，即出现听觉系统老化现象。诊断中可结合全身其他器官衰老情况综合分析，并排除噪声性耳聋、药物中毒性耳聋、梅尼埃病、听神经瘤、高脂血症、糖尿病以及自身免疫性感音神经性耳聋、遗传性进行性感音性耳聋等，方可做出诊断。

（二）鉴别诊断

1. 梅尼埃病

以阵发性眩晕，恶心呕吐，耳鸣耳堵闷感及听力下降为主要临床症状，多见于 50 岁以下中青年，多数单侧耳发病，双耳相继发病者占 10%～20%。每次眩晕发作时间可持续至数小时，反复发作 2 次以上才能诊断，发作间歇期眩晕消失。甘油试验阳性可支持本病的诊断。

2. 耳硬化症

耳聋为本病最常见的症状，耳鸣次之，偶伴有眩晕症状。本病耳聋为缓慢进行性加重的传导性或混合性听力下降，多数患者耳鸣与耳聋同时发生，可能出现韦氏错听，即在嘈杂环境中比在一般环境中听辨语言能力好。局部检查外耳道宽大，鼓膜正常，Gelle 试验阴性，纯音测听呈传导性或混合性耳聋，声导抗测试呈 As 型，颞骨 CT 显示迷路或内耳道骨壁上有硬化灶者，可确诊为迷路性耳硬化症。

3. 听神经瘤

单侧进行性加重的耳鸣伴渐进性听力下降，早期可伴有轻度的不稳感或瞬间的头晕。后期可伴有三叉神经损害、面瘫、小脑功能障碍等症状。纯音测听多为单耳高频陡降型感音神经性耳聋，声导抗提示镫骨肌反射衰减，颞骨 CT 或内听道核磁可确诊。

四、治　　疗

（一）西医治疗

1. 耳鸣的西医治疗

（1）病因治疗：引起耳鸣的疾病和因素很多，约少于 5%的耳鸣患者可确定病因。针对不同的病因，选择适当的药物治疗或手术治疗。引起耳鸣的疾病得到好转，耳鸣相对减轻或消失。如乳突导管静脉畸形，动静脉瘘等手术治疗后，耳鸣可以消失。

（2）药物治疗：分为两类，一类为耳鸣的抑制药，一类为减轻耳鸣对病人的影响。①耳鸣抑制药包括：膜稳定剂利多卡因，抗惊厥药氯硝安定、卡马西平，抗癫痫药扑痫酮，肌肉松弛剂麦奥那，抗精神病药舒必利等。②减轻耳鸣影响的药物：包括抗焦虑药如舒乐安定、抗抑郁药如多虑平等。

（3）掩蔽治疗：掩蔽疗法的作用可分为连续性完全掩蔽，连续性部分掩蔽，抑制性掩蔽，掩蔽的脱敏化治疗。影响掩蔽疗效的因素包括：能准确检测出耳鸣患者的音调；掩蔽声频带在耳鸣主调，低强度时可达到完全掩蔽；掩蔽声的声学特性易为病人所接受；耳鸣病人的听力损失频率和程度与掩蔽效果有关。常用掩蔽器具包括：环境声掩蔽器，小收音机或单放机掩蔽器，助听器掩蔽器，专用耳鸣掩蔽器。掩蔽疗法的效果很大程度上取决于掩蔽疗法的具体应用，应严密随访患者，随时调整耳鸣掩蔽器的使用，应注意长时间高强度的掩蔽声可产生慢性声损伤。

（4）心理治疗：耳鸣患者出现心理障碍的现象是客观存在的，耳鸣的心理学治疗是指通过语言和非语言的交流方式及一些方法，影响和改变患者的心理状态及心理障碍。其包括认知疗法和生物反馈疗法。

（5）电刺激治疗：电刺激治疗是指利用电流直接刺激听觉系统达到抑制耳鸣的目的，主要针对耳蜗性病变的耳鸣患者，根据电刺激电极的部位可分为外刺激和内刺激，多采用耳鸣抑制器或电刺激器。

2. 耳聋的西医治疗

目前尚无特效药物或手术疗法能治愈感音神经性耳聋，治疗原则是早期发现、早期诊断、早期治疗，适当应用人工听觉。

（1）药物治疗：应依据耳聋的病因及类型选择适当的药物，临床常用的辅助治疗耳聋的药物包括血管扩张剂、降低血液黏稠度和血栓溶解药物、神经营养药物以及能量制剂等。

（2）高压氧疗法：高压氧疗法对早期突发性耳聋、噪声性耳聋、药物性耳聋、创伤性耳聋有一定的辅助治疗作用，单纯应用无肯定疗效，与药物联合应用，有助于提高疗效。

（3）选配助听器：有残余听力的耳聋患者，科学选配助听器，可补偿聋耳的听力损失。选配助听器需根据患者的需求，结合听力学评估结果，选择性能合适的助听器，并定期复查调整。

（4）人工耳蜗植入：人工耳蜗是一种特殊的声-电能转换电子装置，主要适用于双耳极重度感音神经性耳聋，无法借助助听器或其他助听装置改善听力者，语前耳聋年龄最好小于 5 岁，语后耳聋年龄不限。患者具有改善听力的强烈愿望，并对术后效果有正确的期待。

（二）中医辨证论治

耳鸣耳聋可分为实证和虚证两大类，一般来说，起病急、病程短者以实证为多见，常见于外邪侵袭、肝火上扰、痰火郁结、气滞血瘀等证型；起病缓慢、病程较长者以虚证为多见，如肾精亏损或气血亏虚等。

1. 分型论治

（1）外邪侵袭证

临床表现：突起耳鸣或听力骤然下降，或伴有耳胀闷感。全身可伴有鼻塞、流涕、咳嗽、头痛、发热恶寒等症。舌质红，苔薄，脉浮。

治法：疏风散邪，宣肺通窍。

方药：若风热侵袭，可用银翘散加减。

加减：可加入蝉蜕、石菖蒲以疏风通窍；若无咽痛、口渴，可去牛蒡子、淡竹叶、芦根；伴鼻塞、流涕者，可加辛夷花、白芷；头痛者，可加蔓荆子。若风寒侵袭，可用荆防败毒散加减。

（2）肝火上扰证

临床表现：耳聋时轻时重，耳鸣如闻潮声或风雷声，多在情志抑郁或恼怒之后加重。口苦，咽干，面红或目赤，尿黄，便秘，夜寐不宁，胸胁胀痛，头痛或眩晕。舌红苔黄，脉弦数。

治法：清肝泻热，开郁通窍。

方药：龙胆泻肝汤加减。

加减：临床应用时可加石菖蒲以通窍。本方药物多苦寒，宜中病即止。若肝气郁结之象较明显而火热之象尚轻者，可选用丹栀逍遥散加减。

（3）痰火郁结证

临床表现：耳鸣听力减退，耳中胀闷。头重头昏，或见头晕目眩，胸脘满闷，咳嗽痰多，口苦或淡而无味，二便不畅。舌红，苔黄腻，脉滑数。

治法：化痰清热，散结通窍。

方药：清气化痰丸加减。使气顺则火自降，热清则痰自消，痰消则火无所附。

加减：临床应用时，可加石菖蒲以开郁通窍。

（4）气滞血瘀证

临床表现：耳鸣听力减退，病程可长可短。全身可无明显其他症状，或有爆震史。舌质暗红或有瘀点，脉细涩。

治法：活血化瘀，行气通窍。

方药：通窍活血汤加减。

加减：临床应用时可加丹参、香附等以加强行气活血之功。气虚者加黄芪、党参；血虚者加当归、何首乌。

（5）肾精亏损证

临床表现：耳鸣如蝉，安静时明显，听力逐渐下降。头昏眼花，腰膝酸软，虚烦失眠，夜尿频多，发脱齿摇。舌红少苔，脉细弱或细数。

治法：补肾填精，滋阴潜阳。

方药：耳聋左慈丸加减。亦可选用杞菊地黄丸或左归丸等加减。

加减：若偏于肾阳虚，治宜温补肾阳，可选用右归丸或肾气丸加减。

（6）气血亏虚证

临床表现：耳鸣及听力减退，每遇疲劳之后加重，或见倦怠乏力，声低气怯，面色无华，食欲不振，脘腹胀满，大便溏薄，心悸失眠。舌质淡红，苔薄白，脉细弱。

治法：健脾益气，养血通窍。

方药：归脾汤加减。既能益气又能养血。若手足不温，可加干姜、桂枝以温中通阳。

2. 针灸疗法

（1）体针：近端局部取穴与远端辨证循经取穴相结合，局部可取耳门、听宫、听会、翳风为主。外邪侵袭可加大椎、外关、合谷、曲池；肝火上扰可加中渚、太冲、丘墟；痰火郁结可加大椎、丰隆；气滞血瘀可加膈俞、血海；肾精亏损可加肾俞、关元；气血亏虚可加足三里、气海、脾俞。实证用泻法，虚证用补法。

（2）耳针：取内耳、肝、脾、肾、神门、皮质下、交感、内分泌等耳穴，用王不留行籽贴压以上穴位，调理脏腑功能。

（3）穴位注射：可选用听宫、翳风、完骨、耳门等穴，药物可选用当归注射液、丹参注射液、维生素 B_{12} 注射液等，针刺得气后注入药液，每次每穴注入 0.5～1ml。

（4）穴位敷贴：用吴茱萸、乌头尖、大黄三味为末，温水调和，敷贴于涌泉穴，适用于肝火、痰火上扰导致的耳鸣耳聋。

3. 导引法

（1）"营治城郭"法：以两手按耳轮，一上一下摩擦之，每次做 15 分钟左右。

（2）"鸣天鼓"法：调整好呼吸，先用两手掌按摩耳廓，再用两手掌心紧贴两外耳道，两手食、中、无名指、小指对称地横按在枕部，两中指相接触，将两食指翘起放在中指上，然后把食指从中指上用力滑下，叩击脑后枕部，双手同时叩击48次。

（3）鼓膜按摩法：以手食指（或中指）置外耳道口，轻轻捺按，有节奏地重复 15～30 次。

五、预　　后

1. 预后

耳鸣耳聋的预后与病程、年龄、治疗是否及时等因素有关，病程短，年轻患者经过及时恰当的治疗，预后较好。老年性耳聋从感觉听力减退到全聋，大多有一个漫长的时间过程，如果不合并其他耳病，这种逐渐的听力减退在多数患者是可以适应的。

2. 转归

一般而言，老年性耳聋已经发生，用治疗手段明显提高听力的希望不大，但老年性耳聋患者经过正确的治疗，对于延缓听觉器官衰老过程是有一定帮助的。

3. 护理与预防

（1）耳鸣耳聋是多种疾病的常见症状，积极防治原发病。

（2）避免使用耳毒性药物，如氨基糖苷类抗生素、袢利尿剂（如速尿、利尿酸等）等，若因病情需要必须使用，应严密监测听力变化。

（3）避免噪声刺激，有助于减少耳聋的发生。

（4）饮食有节，起居有常，积极治疗失眠。

（5）怡情养性，调和情志，保持心情舒畅。

（李　蕾）

第二节　老年性皮肤瘙痒症

老年皮肤瘙痒症是指年龄≥60 岁，仅有皮肤瘙痒而无明显原发疹，每日或几乎每日瘙痒持续 6 周以上。老年皮肤瘙痒症可累及全身或局部皮肤，严重影响老年患者身心健康。目前临床对于该病的治疗无特效方法，关于本病的治疗多为缓解症状、延长发作间期、减轻和恢复局部皮损。

一、流 行 病 学

据流行病学调查显示，我国老年皮肤瘙痒症的发病率高达 17.8%，该病发病率高，病程易反复，且随着年龄的增长，发病率呈上升趋势，80 岁以上的老年人可高达 70%以上。严重者会引起感染和心理状态的变化。

二、发病机制与病理生理学特点

（一）病因病机

研究证实瘙痒不同于疼痛，也不属于疾病范畴，而是由多种原因引起的一个症状，是多种介质介导、诸多信号通路共同参与的一个复杂过程。目前认为主要是由于组胺和非组胺类介质分别激活不同的神经元所致。组胺依赖的瘙痒机制是免疫细胞激活两个主要的组胺受体亚型 H_1R 和 H_4R 而释放组胺。非组胺依赖的瘙痒机制是背根神经节神经细胞中的 Mas 相关 G 蛋白偶联受体（Mrgprs）A3 被氯喹激活后，经过一系列途径激活 PAR-2。当这些介质在皮肤局部增多时，均可通过这两个途径激活位于真表皮交界处的神经末梢，使瘙痒冲动从外周神经传至脊髓背侧角，通过脊髓前联合，沿脊髓丘脑束上升至丘脑对侧板核层。三级神经元中丘脑皮质束通过完整的丘脑网状激活系统将脉冲传递至大脑皮质层若干区域而导致痒感。

其中组胺敏感性神经纤维在急性瘙痒和荨麻疹性瘙痒的传递中起重要作用；而非组胺敏感性神经纤维则在大多数类型的慢性瘙痒传递中起重要作用，这或许可以用来解释为何口服抗组胺药对慢性瘙痒的疗效不佳。

同时研究发现痒觉异化（Alloknesis）和随年龄增长过程中 Merkel 细胞的减少与搔抓导致瘙痒加重的机制有关。Merkel 细胞表面关键蛋白 Piezo2，可以控制 Merkel 细胞以抑制皮肤瘙痒；化合物 Clozapine N-Oxide 可以刺激 Merkel 细胞的活性，从而减少抓挠皮肤次数。也有学者提出皮肤瘙痒与焦虑关系的恶性循环假说，间接证明抗抑郁药物在治疗皮肤瘙痒中发挥效应的机制。

从中医认识来看，皮肤瘙痒症属于"风瘙痒""血风疮""爪风"等范畴，是由于老年人肝肾精血亏虚，脾胃运化功能虚弱，导致肌肤不能被温煦、濡养，风从内生，再加上外感邪气侵入，进而出现老年皮肤瘙痒症。

（二）病理生理学特点

该症发病部位最常见为下肢和躯干，表现有皮肤自然老化出现的皮肤萎缩、干燥、脱皮，并伴有以下病理生理学特点：

1. 皮肤屏障功能障碍

皮肤具有屏障作用，广义的皮肤屏障功能可分为物理性屏障、化学/微生物屏障及获得性免疫屏障。而表皮通透屏障功能是由角质细胞与细胞间脂质组成的我们称之为"砖墙结构"的通透性屏障。

由各种内外源性因素（生物学因素如基因、环境性因素如损伤与暴露于日晒、污染或尼古丁等、机械力老化如反复的肌肉运动等，其他因素包括饮食、睡眠方式、身心健康状况等）造成的皮肤干燥老化，如皮肤干燥症，是引起老年患者皮肤瘙痒的最常见原因，在组织形态上，表皮整体萎缩变薄，且表皮表面 pH 开始酸性减弱，导致表皮通透性屏障恢复延迟。角质形成细胞的体积随老化而增加，黏附能力下降，表皮更新能力降低，表皮更新时间延长。角质形成细胞形态学、体积及其数量都发生变化，变得更小更平。电镜下角质形成细胞之间的间隙增宽，基底膜带的致密板和锚状纤维复合物增厚，伸入真皮的基底细胞微绒毛大多消失，真皮层萎缩（体积缩小）大约减少 20%，血管减少、血管壁变厚、毛细血管祥缩短，汗腺、毛囊萎缩，汗腺约减少 15%，皮下脂肪减少。角质层含水量下降，其皮肤的水合作用低于其他各年龄。真表皮交界变平，真表皮间角质形成细胞黏附下降，表皮更新减少，导致皮肤脆性增加。真表皮交界基底层可出现异形细胞。汗腺数量没有减少，但是皮脂分泌减少。真皮厚度变薄，随着真皮厚度的减少，血管分布与细胞分布也随之发生改变，并伴有神经小体退化，汗腺结构扭曲变性。肥大细胞与成纤维母细胞的数量与活性减低导致胶原合成降低，弹力纤维降解加快，导致皮肤弹性降低。皮脂腺和汗腺活动减少、激素水平下降，雌激素水平与女性中脂质组成的改变，皮肤屏障损伤导致易暴露于外界过敏原和刺激物的环境，可导致老年干燥症患者过敏性接触性皮炎或刺激性接触性皮炎。此外，由于屏障功能下降，外用药物可能导致接触性皮炎。

2. 皮肤的免疫反应

免疫系统在衰老过程中发生的转变，被称为免疫衰老，与慢性瘙痒症的发生有关。免疫衰老影响先天免疫和适应性免疫，并诱导自身反应性水平的增加。研究报道，大疱性类天疱疮（BP）在老年人中更常见，表现为瘙痒和非特异性荨麻疹皮疹，并伴有循环自身抗体。患有慢性特发性瘙痒的老年患者伴有免疫失调的表现，如淋巴细胞减少、嗜酸性粒细胞增多和低丙种球蛋白血症。既往研究表明，随着免疫衰老的进展，辅助性 T 细胞 1 的保护作用减弱，导致辅助性 T 细胞 2 驱动的过敏反应的影响增大。这种免疫不平衡增加了老年人对慢性瘙痒症的敏感性。此外，老年人皮肤中的朗格汉斯细胞树突减少，数量减少，影响皮肤免疫功能。

3. 中枢和周围神经病变

老年人衰老过程中获得的中枢或周围神经损伤可引起神经性瘙痒（NP），以糖尿病周围神经病变最为常见，如糖尿病是老年患者小纤维多发性神经病变，可继而发展为神经性瘙痒（NP）。

老年患者皮肤不同部位的敏感性不同，而且随着年龄的增长敏感性降低。据研究发现，不同部位表皮神经纤维的分布密度不同，一些部位的表皮神经纤维在不同年龄段分布也不同，表皮神经纤维的密度常随年龄的增加而减少。例如，随着年龄增大，面部神经纤维分布减少，但 50 岁左右患者腹部和乳房神经纤维分布较年轻受试者无明显减少。还有研究发现了与年龄相关的默克尔细胞丢失、皮肤的皮肤触摸受体和老年人皮肤异体化之间不寻常的联系。他们发现，默克尔细胞的靶向基因缺失和皮肤中相关的机械敏感性压电通道足以产生痒觉异化。另外真皮形态学改变过程中的 Pacinian 及 Meissner's 神经小体退化，导致对压觉及轻触觉的敏感性减弱，罕见的情况下，中枢神经系统神经退行性疾病也可产生瘙痒。

三、诊断与鉴别诊断

（一）诊断

皮肤瘙痒症以皮肤阵发性瘙痒、痒无定处或局限于身体某些部位而无原发性皮损为特征，部分患者因反复搔抓会伴有抓痕、血痂、色素沉着、苔藓样变等继发性损害。关于老年瘙痒症目前没有明确的诊断标准，60 岁以上的老年人出现局部或全身瘙痒持续时间超过 6 周的，可诊断为老年瘙痒症。

（二）鉴别诊断

在无继发性皮疹发生时，容易诊断。一旦出现继发性皮疹，则需根据病史，证明其初发病时仅有瘙痒，而无皮疹，方能确诊为瘙痒病。本病需与荨麻疹、虫咬、药疹、虱病及疥疮等鉴别。为了寻找致病因素，常需作全面的体格检查和实验室检查。

1. 皮肤病引起的瘙痒

包括湿疹、皮肤干燥症、脂溢性皮炎、神经性皮炎、荨麻疹、药疹、疥疮、瘢痕疙瘩、皮肤 T 细胞淋巴瘤等。其中，由于皮肤干燥引起的瘙痒最常见。其发病机制可能主要由于老年皮肤退行性改变，皮脂腺及汗腺分泌减少、皮肤干燥导致皮肤表皮屏障功能受损等引起皮肤感觉神经末梢功能异常所致。瘙痒常发生在秋冬季，北方地区。最多见于小腿伸侧，大腿内侧、背部甚至全身也可发生。皮肤瘙痒多在洗浴后或夜间就寝时发生。有时极轻微的刺激就可引起皮肤瘙痒，一旦皮肤瘙痒发作，用手搔抓很难消除痒感，于是导致越抓越痒，越痒越抓的恶性循环。老年瘙痒症初期无皮疹，因不断地搔抓后，可出现灰白色条状抓痕，或点状、线状血痂，甚至出现皮肤粗糙增厚、苔藓样变。有的病人搔抓后可出现红斑、丘疹和龟裂，甚至继发感染。

2. 药物引起的瘙痒

任何药物都可能引起瘙痒。由药物引起的瘙痒大多数伴有皮疹（如荨麻疹样药疹、固定性药疹），根据用药史、药物过敏史、皮疹特点等较容易诊断，即药疹（属皮肤病引起的类型）。有些药物引起的瘙痒不伴发皮疹时，不易诊断。某些药物直接诱导炎症介质的释放，如阿司匹林、鸦片类药物、多黏菌素 B 及放射造影剂等为组胺释放剂，可诱导肥大细胞及嗜碱性粒细胞脱颗粒而释放组胺，引起瘙痒。应根据用药史，排除其他引起瘙痒的原因和疾病，及时停药和治疗。常见引起瘙痒的药物有：青霉素、磺胺、红霉素、氯丙嗪、雌激素、β 受体阻滞剂、吗啡、曲马多、卡马西平、氯喹等。

3. 尿毒症性瘙痒

是指慢性肾衰竭患者出现慢性全身性或局限性瘙痒。有研究表明尿毒症患者的瘙痒程度与其三年生存率显著相关，瘙痒越严重，死亡率越高。全身瘙痒约占尿毒症的 25%～30%，局部瘙痒以面部、颈部、胸背部、前臂常见。瘙痒多呈阵发性发作，可自行缓解。尿毒症性瘙痒发生率在血透前约为 36%，血透后可达 60%～90%。慢性肾衰血透病人瘙痒发生率已由 20 世纪 80 年代的 60%～90%下降到现在的 25%～30%，被认为与血透技术的改进，优质材料的应用有关。尿毒症性瘙痒发生机制尚不完全清楚。皮肤干燥可能是尿毒症性瘙痒的主要原因之一，见于 84.6%的尿毒症病人，病人的瘙痒与皮肤干燥的程度相关，应用润肤剂可明显减轻瘙痒。

4. 胆汁淤积性瘙痒

严重的肝脏疾病可以引起瘙痒，最常见的有原发性胆汁肝硬化、梗阻性胆总管结石、胆管癌等。全身瘙痒可能是原发性胆汁性肝硬化的早期表现。瘙痒也可以是药物所致的肝内胆汁淤积的早期症状。胆汁淤积引起瘙痒的机制还不清楚，早期认为与胆酸盐特别是与胆盐沉积于神经末梢有关。

5. 恶性肿瘤相关性瘙痒

有些恶性肿瘤患者出现顽固的慢性瘙痒，但肿瘤相关性瘙痒发生机制尚不完全明了。60%～90%的皮肤 T 细胞淋巴瘤、约 30%的霍奇金病（Hodgkin disease）和 10%的非霍奇金病患者出现明显瘙痒，且顽固瘙痒患者提示预后不良。霍奇金病的瘙痒可能与嗜碱性粒细胞释放的组胺、外周血嗜酸性粒细胞增多、白细胞肽酶或缓激肽的释放有关。慢性淋巴细胞性白血病患者瘙痒发生率高且顽固。

6. 精神性瘙痒

因精神因素，如精神紧张、情绪激动、抑郁焦虑、条件反射等引起或加重瘙痒也较常见。但精神性瘙痒的诊断要在排除其他原因之后才能确立。

7. 不明原因的瘙痒

其他与瘙痒有关的系统性疾病有：甲状腺功能亢进（60%）或甲状腺功能减低、缺铁性贫血、真性红细胞增多症等。虽然糖尿病人可出现瘙痒，有调查显示糖尿病人瘙痒发生率并不比非糖尿病人高。

四、治　疗

最根本的是需要详细询问病史，积极探查潜在病因进行相应处理。主要有以下几种治疗方法。

（一）一般治疗

包括穿宽松衣物，剪短指甲，保持室内湿度温度，定期皮肤保湿，洗澡水温度不冷不热，避免高 pH 及含酒精的清洗剂等。应选择宽松柔软、透气性好的纯棉或蚕丝衣物及床单被褥等，避免化纤类、毛类或混纺类的产品对皮肤产生刺激作用；忌烟、酒、浓茶、咖啡及鱼、虾、蟹等易致过敏的食物，少食葱、姜、蒜、辣椒等辛辣刺激性食物及甜食。

（二）局部治疗

保湿霜、润肤剂如硅霜、维生素 E 乳等是治疗老年性皮肤瘙痒症的首选措施，尤其对于干燥症患者，可以防止水分丢失并修复皮肤屏障功能。局部外用糖皮质激素通过其抗炎活性能减轻瘙痒，而含薄荷醇和辣椒碱的药物证明对慢性及局部瘙痒有益处。外用麻醉剂如盐酸普莫卡因可减轻瘙痒，有研究表明其除缓解成人血液透析患者皮肤瘙痒外，已被证实可明显减轻慢性单纯性苔藓患者皮肤瘙痒，可能与其抑制前列腺素类介质的作用有关。

（三）现代医学治疗

（1）运用各种抗组胺类药（如赛庚啶、酮替芬、西替利嗪、氯雷他定等），严重者可注射镇静剂。

（2）普鲁卡因静脉封闭或西咪替丁静脉滴注。

（3）紫外线（UVA，UVB）照射，已用于治疗各种瘙痒性皮肤病超过 30 年，且老年患者依从性好。

（4）性激素治疗，男性患者用丙酸睾丸酮 25mg，肌内注射，每周 2 次，或服甲基睾丸酮 5mg，一日 2 次。女性患者可服己烯雌酚 0.5mg，一日 2 次，或用黄体酮 10mg，肌内注射，每日 1 次。维生素 A 及复合维生素 B 均可应用。

（四）中医治疗

1. 中医内治法

（1）风寒外袭证

临床表现：多发于冬季，常于胫前部位，皮肤干燥，有细薄鳞屑，遇冷风加重，恶风寒，舌淡苔薄白，脉浮缓。

方药：桂枝 10g，麻黄 8g，荆芥 10g，防风 10g，杏仁 15g，生姜 10g，大枣 15g，白芍 15g，甘草 6g，乌蛇 15g，水煎每天三次服用。

（2）风热血热证

临床表现：灼痒剧烈，抓破后溢血，遇热痒甚，得冷减轻，口渴心烦，舌红苔薄黄，脉数。

方药：荆芥 10g，防风 10g，蝉衣 12g，苦参 15g，胡麻仁 15g，知母 12g，石膏 30g，当归 10g，白芍 12g，牛蒡子 12g，木通 12g，生地 15g，甘草 6g，刺蒺藜 15g。水煎每天三次服用。

（3）湿热蕴结证

临床表现：瘙痒难忍，坐卧不安，抓破后渗液，口苦口臭，大便秘小便黄，舌红苔黄腻，脉滑数。

方药：黄芩 12g，栀子 12g，龙胆 15g，茵陈 15g，泽泻 12g，车前子 15g，白鲜皮 15g，苦参 15g，乌蛇 15g，地肤子 15g。水煎每天三次服用。

（4）血虚肝旺证

临床表现：病程缠绵，痒无定处，如夜尤甚，皮肤干燥脱屑，抓痕显见，头目眩晕，失眠多梦，舌淡苔薄，脉弦数。

方药：当归 15g，川芎 12g，白芍 15g，生首乌 20g，生地 15g，荆芥 10g，防风 10g，刺蒺藜 15g，生黄芪 30g，僵蚕 15g，乌蛇 15g。水煎每天三次服用。

张丽平教授主张"治风先治血，其次疏风"，认为"血虚生风、血热生风、血瘀生风"是导致皮肤瘙痒的主要内因，治需以治血为主、辅以疏风，方以当归饮子、犀角地黄汤、桃红四物汤加减为效。

马栓全教授认为"气血阴虚，风燥致痒"为老年性皮肤瘙痒症的特点，治以益气活血、祛风止痒，自拟经验方随证加减：黄芪 30g，当归 12g，党参 13g，鸡血藤 15g，山萸肉 15g，黄精 13g，生地 14g，熟地 14g，白芍 13g，川芎 12g，桃仁 10g，红花 10g，乌梢蛇 13g，地肤子 15g，防风 15g，甘草 9g，水煎 400ml，日 1 剂，早晚温服，另药渣再水煎温洗全身或浸泡足部，每次 20～30min，1 次/d。

黄尧洲教授从心论治老年性皮肤瘙痒症，认为本病病位在肌肤，与五脏相关，尤重于心肝两脏，本虚标实、虚实夹杂，心肝血虚为本，血虚生风、肝生内风、感受风燥发为瘙痒为标，治疗应重视心神与肝脏的调摄，注重以调理心神为先，临床上创制养心安神止痒方。

黄莺教授将本病分为肝肾阴虚证、血虚风燥证进行论治，以三黄固本汤、养血润肤饮加减，配合中药膏剂、自血疗法、耳穴疗法等。

2. 中医外治法

（1）中药熏洗治疗：药用飞扬草、黄柏、何首乌、白鲜皮各 20g，地肤子 30g，当归、红花、茵陈、乌梅各 10g，大黄 12g。将中药放入布袋中，倒入 2500ml 清水浸泡 0.5h，再大火煮沸，中火煮 10min，煮好后放入少量白醋，倒入木桶中，再将患处置于药水上熏蒸，药水降温至合适温度后用毛巾擦洗患处，1 天 1 次，每次 30～50min。外洗方：苍耳草 30g，艾叶 30g，白鲜皮 50g，苦参 30g，花椒 30g，蜂房 20g，蛇床子 30g，红花 20g，黄精 30g，荆芥 20g，鸡血藤 30g。水煎取浓汁泡洗。

（2）耳穴压豆治疗：将王不留行放在胶布中央（0.5cm×0.5cm），在内分泌、神门、肾上腺穴贴上，1 天按压 6 次，每次 5～10min，以微微酸胀感或者耳朵稍微发热为度，胶布每 3 天更换 1 次。

3. 针刺疗法

①取穴曲池、足三里、合谷、三阴交、血海，交替选用。中强刺激，留针 20 分钟，每日或隔日 1 次。②耳针取穴神门、交感、肾上腺、内分泌、肺区、痒点等区域。每次交替取 2～4 穴，留针 30 分钟，也可埋针。

4. 传统中医特色自血疗法

对不同穴位（血海、曲池、足三里、肺俞、膈俞）进行自血注射治疗。

同时，中西医联合治疗在临床运用得越来越多。如当归饮子联合盐酸西替利嗪片、中药熏蒸配合窄谱中波紫外线（NB-UVB）、针刺、玉屏风颗粒联合盐酸氯环利嗪片等方法在治疗老年性瘙痒症中有明显的临床效果，可以改善瘙痒症状，减少不良反应，安全有效，值得在临床上推广应用。

五、预　　后

在运用了上述治疗方法后瘙痒减轻或治愈。

（曾文颖　徐凤芹）

第三节　老年肿瘤疾病

恶性肿瘤是体内正常细胞在多种因素长期作用下遗传物质发生改变，从而表现为细胞增殖异常活跃所引起的一类疾病，具有局部侵袭和远处转移等特点。恶性肿瘤的发生与致癌因素的积累、衰老引起的细胞老化和免疫能力降低、原癌基因激活、抑瘤基因活性降低、DNA修复能力下降等因素有关。随着全球人口老年化趋势的蔓延和社会工业化的发展，老年恶性肿瘤的发病率呈现越发严峻的形势。老年恶性肿瘤本质上来说与其他年龄的恶性肿瘤并无差别，但由于年龄所带来的差异，其也具有一定的自身特点，诊治与临床指南推荐的方案存在一定的差异，值得我们投入更多的关注。

一、流　行　病　学

恶性肿瘤严重威胁人类生命健康，也给全球带来了沉重的疾病负担。据 WHO 统计数据显示，全球十大死亡原因中肺癌、胃癌、结直肠癌和食管癌单癌种均位列其中。2020 年全球预计新发癌症粗发病率 247.5/10 万，预计粗死亡率 127.8/10 万；肺癌一直以来是发病人数和死亡人数最高的恶性肿瘤，直到 2020 年女性乳腺癌首次超过肺癌成为全球新发病例数最高的癌症（11.7%）。癌症发病谱排位第 2～5 位的分别是肺癌（11.4%）、结直肠癌（10.0%）、前列腺癌（7.3%）和胃癌（5.6%）。我国同样也面临着较大的癌症负担，2015 年发病人数约 392.9 万人，死亡约 233.8 万人（粗发病率和死亡率分别为 285.83/10 万、170.05/10 万），与历史数据相比，我国癌症负担呈持续上升的趋势。

癌症的高发生率与人口老龄化密切相关，65 岁以上人群约占全国新发癌症病例的 46.96% 和死亡病例的 59.24%；累积死亡风险为 8.35%，远高于 65 岁以下人群的 6.1%。常见肿瘤肺癌、结直肠癌、胃癌、食管癌、肝癌的标化发病率和死亡率在 65 岁以上老年人群均高于 65 岁以下的非老年人群，且随着年龄增长持续升高。部分癌种如前列腺癌，65 岁以上人群更是占到全部病例的 80% 以上及死亡病例的 93% 以上；乳腺癌 65 岁以上人群的标化发病率是 65 岁以下人群的 3 倍以上。

随着医学理念和技术的进步，早期筛查和诊治使得全球癌症的死亡率从 1991 年起开始呈现下降的趋势。过去 10 年，我国癌症的死亡率却随着发病率增高逐年上升，且人群主要集中在 60 岁以上，人口老龄化是我国癌症死亡率不降反升的主要原因。以北京市为例，2009 年到 2018 年十年间，居民期望寿命从 80.47 岁增至 82.20 岁，增长了 1.73 岁；65 岁以上人群恶性肿瘤的死因从 2011 年的第三位升为第二位。除了发病率和死亡风险增高以外，对于 70 岁以上人群来说，恶性肿瘤在慢性疾病伤残调整寿命年构成中的占比也排在第二位（15.4%），仅次于心脑血管疾病的 39.11%，恶性肿瘤所带来的老年患者伤残及失能更是加重了肿瘤负担，使得老年恶性肿瘤的防治成为一个迫切的任务。

二、发病机制及病理生理特点

老年恶性肿瘤患病人群年龄偏大，存在一些相对独特的特点，临床需要我们关注。同时，不同人的实际年龄与生理年龄又存在较大的差异，年龄并不能成为影响治疗决策的决定性因素。在临床实践中，应综合老年人自身的体质状况、既往疾病、衰老程度、体力状况的不同，及对生活的预期、心理状况、社会经济因素等，个体化综合考虑。

（一）老年恶性肿瘤的生物学行为特点

虽然老年人的恶性肿瘤发病率较高，但总体而言，老年恶性肿瘤通常惰性居多，除少数如恶性淋巴瘤、急性粒细胞白血病外，一般发展较年轻人缓慢，相对转移机会也较少。动物实验表明某些老年动物的肿瘤生长缓慢、转移较少，有较长的生存期；也有报道生前无症状，尸检发现隐形癌的情况在老年患者更为多见；对上千例老年患者尸检发现肿瘤转移出现都较少。一般认为恶性肿瘤的倍增时间随年龄老化而延长、侵袭性可能会随着衰老而下降，这与老年人免疫功能退化及血管形成因子含量下降有关。此外，老年恶性肿瘤病理多为高分化型。例如老年乳腺癌患者常表现为人表皮生长因子受体-2 阴性、激素受体阳性、Ki-67 低表达。

（二）老年恶性肿瘤患者临床表现

1. 症状隐匿

老年人感觉迟钝、痛阈较高，往往还伴有基础疾病，对症状不敏感，早期恶性肿瘤临床症状也并不明显，容易漏诊和误诊。大多数老年恶性肿瘤患者确诊时已中晚期，也有部分患者初诊即出现严重并发症如消化道梗阻、消化道穿孔甚至多脏器功能衰竭。

2. 并发症较多

我国患有一种及以上慢性病老年患者的比例高达 76.3%，且老年人身体机能减退，常常表现为内分泌功能下降、激素分泌减少，机体应激能力下降，感染风险增加；高血压、冠心病等致心功能受损，肝肾功能不全等，常常影响治疗决策和实施。老年人由于饮食量少，摄入能量不足，自身代谢调节能力减弱，患恶性肿瘤后食欲更差机体消耗反而增加，常发生营养不良、低蛋白血症、水电解质失调的现象，甚至出现恶病质。

3. 身体机能衰退、药物代谢动力学及药效学改变

老年人肠吸收减少，肝脏对药物的摄取减少；肝细胞色素 P540 酶系统活性下降，肾小球滤过率降低，药物代谢受影响；体内脂肪含量增加、水分减少导致脂溶性药物分布容积增大、水溶性药物分布容积减少；DNA 损伤后修复能力下降，正常组织对毒副反应的耐受性降低等，抗肿瘤治疗后骨髓抑制、心肌损伤、神经毒性易感性增加等。

4. 心理痛苦状态更明显

我国老年人群大多经济来源较少或失去经济来源，社会家庭地位也发生较大改变，患病后很容易因感受到失去价值或被抛弃产生失落感，表现为自尊心过强、急躁易怒、求生欲不强等，自杀率也高于其他人群。且肿瘤促进了老年患者听力、视力、认知记忆能力等减退，会加深患者的恐惧感，加重焦虑恐惧、抑郁倾向等心理问题。

（三）中医病因病机

中医对恶性肿瘤的认识源于整体观和辨证论治思想，在治疗时更注重局部与整体的关系，更强调肿瘤的个体化差异。中医认为恶性肿瘤是一个虚实夹杂，本虚标实的疾病，全身正气（免疫功能）的亏虚是疾病的本，而局部肿瘤的产生，是疾病的标，老年肿瘤尤其如此，脏腑功能虚衰，阴阳失调，局部气滞、痰湿、瘀血、毒结导致肿瘤的发生，日久则正虚加剧，肿瘤愈甚，正虚邪进，从而不治。因此从另一种意义上讲，肿瘤本身就是一种老年性疾病，易发生于脏腑气血衰退的老年群体。

三、诊断与评估

恶性肿瘤是老年人群的首要死亡原因，然而老年患者年龄较大，并发症多，对自身身体状况的关注度降低，疾病隐匿性较强，常常容易误诊、漏诊。因此，熟悉各瘤种常见的症状与体征，时刻保持警惕性，采用适宜的方法早期筛查、及早检测显得尤为重要。确诊后，老年恶性肿瘤患者又常因身体状况的限制和治疗意愿不高而影响治疗决策，综合患者身体状况，加强评估是治疗方案制定与实施，使老年患者获益最大的前提和基础。

（一）老年恶性肿瘤的诊断

2017 年英国国家癌症中心统计至少有 3%～35%的人群通过癌症筛查避免死亡。而老年恶性肿瘤的起病隐匿，症状确诊时常常是中晚期，因此综合其家族史、身体和年龄状况，制定合适的筛查计划是提高该类人群生存率的关键。首先，最简单的症状体征判断也可以筛查肿瘤，最典型的如大肠癌，若有大便习惯或性状的改变，伴有乏力消瘦等警惕肠癌可能。若出现相关症状时应及早完善各项常规检查，其中肿瘤标志物检测在肿瘤筛查、监测和治疗干预方面具有重要意义，有的肿瘤标志物针对特定癌种特异性和敏感性高，如英国 50 000 名妇女约 10.1%在初级保健卵巢癌检测中运用 CA125 诊断出卵巢癌，日本一项真实世界研究确定 PSA 筛查对提高亚洲男性癌症特异性生存率（CSS）和总生存率（OS）有效。此外要及时做 CT、磁共振等影像学检查，及胃肠镜检查等明确诊断。超声是常用的无创性肿瘤筛查技术，对实质软组织如腹部脏器、乳腺、妇科脏器等具有较好的观察作用，但只作为判断病情的一般方法，不用于疗效评价，X 线摄片可用于胸、腹、骨骼初期的诊断方法，但成像模糊，作用有限。计算机断层扫描（CT）、磁共振（MRI）是最常用的疾病诊断和评价方法，骨扫描（ECT）可用于骨转移的判断，PET-CT 则用于肿瘤全身状况及代谢活性的判断等，在肿瘤的分期诊断中运用广泛。

病理检查是肿瘤诊断的金标准。其主要包括脱落细胞学检查、穿刺标本、手术标本的病理检查等，可用于区分肿瘤良恶性，确定组织学类型和分化程度，了解肿瘤扩散和远处转移情况等。根据上述检查结果，可对肿瘤分化恶性程度进行分级（根据国际标准，上皮性肿瘤分为Ⅰ、Ⅱ、Ⅲ级）和预后分期（TNM 分期）的诊断。而对于老年肿瘤患者来说，其年龄大、体质弱，有的患者可能不易通过这种侵入性操作获取标本进行病理检查，新兴的液体活检技术能避免这种有创伤害，未来有望在老年肿瘤诊断中得到推广，其应用患者的血液、尿液、粪便、唾液和其他生物样本中发现的生物标志物来诊断疾病，主要包括循环肿瘤细胞（CTCs）、外泌体、无细胞核酸检测，在预测癌症异质性（肿瘤和转移部位）及监测癌症实时演变中发挥重要作用，目前这种检测方法还在完善更新中，更加广泛的应用还待进一步研究证实。

（二）老年恶性肿瘤的评估

老年肿瘤患者不同于年轻肿瘤患者，其生理和病理具有较高的异质性，身体机能整体偏差。循证医学研究表明，肿瘤治疗的限制因素在于疾病的分期、患者的功能状态及并发症等，仅使用年龄来确定治疗策略会使老年患者面临过度治疗或治疗不足的风险。因此，确定能够支持生存预测和治疗决策的其他年龄相关预后因素（如虚弱和功能储备）非常重要，这就需要对老年肿瘤患者进行评估。

目前肿瘤临床采用的传统医疗评估为卡氏评分（KPS）、美国东部肿瘤协作组评分（ECOG-PS），两者都可以用于评价病人耐受抗肿瘤治疗的能力和短期预后，但却难以反映基础疾病及合并用药，易于低估患者功能受损程度。老年综合评估（comprehensive geriatric assessment，CGA）是一种对老年患者的健康和功能状态进行多学科评估的方法，它可发现老年患者潜在健康问题、预测治疗相关不良反应、发病率和死亡率，评估预后，以及帮助制定治疗方案。目前国际比较通用的几个重要评估领域为：躯体功能状态、营养状态、共病、多药、社会支持、环境评估、认知和心理状态（抑郁和焦虑），对应的常用工具如表 18-3-1。其中身体功能和营养状况是最常见的与死亡率和系统治疗，尤其是化疗相关结果评估的领域，并且身体功能是术后并发症最具预测性的领域。此外，衰弱作为近年来老年医学领域研究的热点之一，被认为是导致老年肿瘤患者健康状况存在异质性的重要原因，因此国内外还提倡衰弱筛查帮助临床医生识别需要进一步 CGA 的患者，以更好地了解患者的健康状况和个体生存率，并指导临床干预措施。

表 18-3-1　老年肿瘤评估各领域的常用工具

领域	工具
身体功能评估	传统：KPS 评分，（ECOG-PS）评分。新兴：日常生活自理能力（activities of daily living，ADL），工具性日常生活能力（instrumental activity of daily living，IADL）
营养状况评估	体质指数（BMI）、体重减轻情况、Mini 营养评估表（mini nutritional assessment，MNA）
合并疾病	疾病累计评分表（cu-mulative illness rating scale-geriatric，CIRS-G），Charlson 指数
合并用药	Beers 标准、STOPP、START 标准
社会支持	社会支持评定量表（social support revalued scale，SSRS）
心理情感评估	心理和认知方面老年抑郁量表（geriatric depression scale，GDS）、简易认知状态评估量表（Mini-Mental State，MMSE）
衰弱筛查	老年筛查工具-8（Geriatric8，G-8）、弱势老年人调查-13 问卷（vulnerable elders survey-13，VES-13）

四、治　疗

中西并重是我国老年恶性肿瘤防治的重要理念和独特内容。现代医学基于循证医学证据，根据患者的机体状况、肿瘤病理类型、侵犯范围、发展趋向，有计划、合理地应用局部与全身治疗相结合的方法，平衡利弊，以期较大幅度地提高治愈率，改善患者的生存质量。中医药则是在整体观念的指导下，以患者为中心，辨病论治与辨证论治相结合，依据现代医学治疗手段分阶段、分人群治疗，采用适宜的中医药治疗方法发挥直接的扶正抗癌效果、配合现代医学减毒增效、改善患者生活质量为目的等。

循证医学是当前肿瘤治疗策略制定的重要依据，然而制定临床指南的临床试验大多将老年肿瘤患者排除在外，围绕老年肿瘤的循证医学数据较少。研究表明，体力状态较好的老年人与年轻人一样耐受常用化疗，且获益相当，尤其在充分支持治疗的前提下。目前临床研究已逐步放宽对年龄的限制，甚至开展一些专门针对老年肿瘤患者的临床研究，但对于高龄、体力状态差的研究仍较少。因此老年恶性肿瘤的治疗不能完全依照指南的循证医学推荐，而应该综合考虑患者的个体化差异，在遵循指南的基础上个体化调整。

随着研究的深入，肿瘤单一治疗方式的疗效有限、应用人群偏窄，越来越依赖多学科协作的综合治疗模式。多学科协作要求对肿瘤患者进行全程管理，根据患者情况制定个体化、精准化的诊疗方案。对于病情更加复杂的老年恶性肿瘤患者来说，多学科协作的涵义和范围更加广泛，不仅涉及常规肿瘤学科相关科室的协作，同时也涉及普通内科、外科、营养、康复等力量的加入，中医药亦是我国老年恶性肿瘤患者多学科协作的重要力量。

（一）西医治疗

现代医学治疗恶性肿瘤的方式大体分为两类：局部治疗与全身治疗。局部治疗主要包括手术切除、放射治疗、介入治疗、射频消融等，以期达到根治，或减轻肿瘤负荷，或改善局部症状的目的；而全身治疗方式则主要包括化学治疗、靶向治疗、免疫治疗和内分泌治疗等，根据恶性肿瘤增殖、转移等生理病理环节进行干预和控制。

1. 治疗决策

合理的治疗决策对疾病治疗有效率、完成率及安全性至关重要。美国国家癌症研究所对多个已进行Ⅱ、Ⅲ期临床试验数据分析发现，仅 32%的受试者年龄达到或超过 65 岁，且纳入患者多体能状况好，并发症少，提示我们现有临床指南可能存在年龄偏倚，其在广大老年群体的普适性值得考量。首先，衰老通常伴随着生理、社会、认知及心理功能的变化；其次，老年人的脏器功能会随年龄增长而自然衰退，老年人罹患癌症后，不仅难以耐受癌症常规治疗方式，而且缺乏从治疗损伤中自我修复的能力；老年人功能储备的降低，并发症增多及认知功能下降，也是造成治疗中断或停止的重要因素。此外，即使在疗效均等的前提下，由于社会及心理支持的理想需求与实际所获支持不平衡的现实下，使得他们不愿意或无法接受相应的治疗。因此，临床医生在治疗前必须综合考虑生物-心理-社会多重因素，为老年肿瘤患者制定个体化治疗方案。

2. 主要治疗方法

（1）手术治疗：外科手术是恶性肿瘤患者的常规首选治疗方式，由于发现晚、体能差、并发症多的临床特点，手术却被排除在多数老年患者的首选治疗方式外。近年来，老年人身体素质逐年提高以及外科技术日益精进，为他们提供了更多手术机会和手术方式。如腹腔镜手术治疗直肠癌、全胸胸腔镜下肺叶切除术、达芬奇机器人前列腺癌根治术提高了临床有效率，降低了术后并发症，且老年患者耐受性较好。国际老年肿瘤学会（SIOG）曾提出许多恶性肿瘤（乳腺癌、胃癌、肝癌等），进行外科手术的老年患者在病死率和生存率方面与年轻患者类似。由于老年人更易出现术后胃肠功能紊乱、尿潴留等术后并发症，因此术前需充分比较评估急诊/择期等手术获益风险，以选择最佳的治疗方式；术后，应及时给予药物、非药物疗法缓解并发症以及进行相应的康复锻炼促进功能恢复。

（2）放射治疗：放疗是除手术以外的另一重要根治性治疗手段，主要分为根治性放疗和姑息性放疗。对于如鼻咽癌、喉癌等解剖位置特殊且放疗敏感的肿瘤，放疗获益明显大于手术。放疗可减少手术切除范围，尤适用于难以耐受大范围手术切除的老年患者。小型临床研究显示，局部切除联合放疗可明显提高老年低位直肠癌的保肛率（59.52%），化疗联合放疗可提高老年食管癌患者 1 年生存率。老年肿瘤患者出现多脏器转移、压迫等症状，姑息性放疗可迅速控制症状，缓解疼痛。放疗的副反应是高龄患者常见的问题，有数据显示老年人脏器及组织放射反应较年轻人提高了 10%～15%。老年人更容易出现恶心呕吐、黏膜炎、乏力、抑郁等症状，对于合并营养不良的患者，这可能会增加死亡风险。此外，身体虚弱加上治疗带来的不适，患者很可能因难以耐受而中断放疗，而疗程或剂量不足常是疗效折扣的重要原因。因此，治疗时应合理选择如调强放疗、影像引导下放疗等先进放疗技术或大分割放疗、低剂量长程放疗等个体化放疗方案，不损害临床疗效的前提下改善患者耐受性，提高放疗完成率。

（3）化学治疗：化疗与放疗、手术仍是肿瘤全身系统治疗的三大基石。从目前证据来看，对于体能较好且化疗敏感性高的老年肿瘤，化疗是有益的。Lin 等回顾性队列研究显示接受化疗的老年卵巢癌患者生存时间较未接受治疗的患者提高了 12.2 个月。一项前瞻性研究显示，结直肠癌治疗中联合化疗可提高老年患者无疾病生存期（DFS）和总生存率（OS），当患者年龄≥70 岁时，联合化疗获益不大。大部分临床研究显示化疗的毒副反应不会随着年龄的增加更严重或更持久，也有数据显示衰老是化疗不良反应增加的重要风险因素。王睿晴等对 1956 例肿瘤患者化疗相关药品不良反应临床回顾性分析发现引发药物不良反应（adverse drug reaction，ADR）最多的药品分别为紫杉醇、奥沙利铂、顺铂，这些药物都是常用高效低毒的广谱抗癌药，抗瘤同时也带来了较大的不良反应，如周围神经病变、骨髓抑制反应、心血管毒性、胃肠道反应等；ADR 高发于 51～70 岁中高龄患者，静脉滴注的给药途径是 ADR 或严重 ADR 发生的重要因素，新型口服氟尿嘧啶、替吉奥等药物的出现虽改善了静脉滴注的风险，但是老年人胃肠动力降低、肝肾功能减退，使得年龄相关药物毒性风险也随之增加。

（4）靶向治疗：靶向治疗是在细胞分子水平上针对明确致癌位点进行干预，较细胞毒类药物，具有更强的肿瘤针对性、较窄的毒性谱以及较轻的毒性反应，体能较差患者也可考虑使用。近年来，靶向治疗在某些癌症治疗领域取得可喜结果，如伊马替尼（格列卫，

Imatinib）治疗费城染色体阳性的慢性髓系白血病血液学反应可达 95.9%，表皮生长因子受体络氨酸激酶抑制剂（EGFR-TKI）治疗 EGFR 敏感突变阳性的非小细胞肺癌疾病控制率（DCR）为 73.3%。此外，曲妥珠单抗治疗人类表皮生长因子受体-2（Her-2）阳性的乳腺癌、西妥昔单抗治疗 KRAS 基因突变阴性的晚期结直肠癌，也取得了鼓舞人心的数据。遗憾的是目前尚无足够循证医学证据表明老年人更适合靶向治疗，尤其是这些药物特有及严重的毒副反应值得特别注意，例如，EGFR-TKI 相关性肺炎，对老年人来说，一旦发生便有致命危险。曲妥珠单抗心脏毒性在较为健康的老年人中可控，而对于联合化疗或有心脑血管病史等复杂临床特点的患者，可能会导致严重心脏事件的发生。一项关于贝伐珠单抗 15 年临床经验统计报告指出高发的不良事件为感染（44.9%，2896/6449）、出血（39.1%，2524/6449）和高血压（27.1%，1881/6950），＞65 岁以上、有动脉血栓栓塞史或合并糖尿病者发生率增加。靶向药物的有效性及安全性还需进一步的研究来证实。此外，靶向药物价格较为昂贵，常不在医保覆盖范围，患者及家属对药物疗效期望高，治疗前须和患者及家属充分交流沟通，说明药物获益-风险后合理应用。

（5）免疫治疗：肿瘤的免疫治疗是针对肿瘤免疫抑制微环境的关键节点进行阻断，重拾机体免疫系统对肿瘤的杀伤作用。免疫治疗的出现是当今肿瘤治疗领域的革命性突破，然而目前尚缺乏老年人应用免疫治疗的大型临床研究，相关的疗效及安全性分析多来自于部分临床研究中的亚组分析。一般来说年龄被认为是免疫治疗的不利因素。然而，Kugel 等研究显示恶性黑色素瘤患者年龄越大，帕博利珠单抗治疗反应越好，CheckMate 017 和 CheckMate 057 研究显示纳武利尤单抗对比多西他赛治疗含铂化疗方案失败后非小细胞肺癌（NSCLC）患者，65～75 岁人群纳武利尤单抗生存获益与＜65 岁人群相仿。同时，Miriam Mendez、Toi 等研究也指出老年患者由于自身免疫性疾病发生率增高、感染风险增加等因素会增加免疫相关不良反应（immune-related adverse event，irAE）发生率，最常见的为消化系统毒性（15%），其次为肺炎（12%）和内分泌系统反应（9%），75 岁以上神经及心血管事件致死风险增高。这些相互矛盾的结果还需更多以及更大样本量的真实世界研究来解决。

（6）内分泌治疗：内分泌治疗通过影响并干扰体内激素水平的变化阻止任何周期的肿瘤细胞生长，针对乳腺癌、前列腺癌等激素依赖型肿瘤疗效明显，方便、低毒的特点更适合老年患者长期治疗。对于有内分泌治疗指征且患者可耐受的情况下，可优先选择内分泌治疗，糖皮质激素的及时合理使用对减轻老年人的免疫炎症反应也较有优势。

总的来说，大部分老年肿瘤，发展缓慢。治疗前综合考量老年肿瘤疾病特点、患者生理状况、治疗的生存期、不良反应的风险及患者个体意愿，制定合理的治疗决策；治疗时，不降低临床疗效的前提下，降低方案的复杂度、及时恰当地处理毒副反应，提高患者依从性；此外，还应重视定期随诊，并增加对患者的社会支持和心理疏导。总之，老年肿瘤患者治疗仍要在遵循综合治疗原则基础上，参照临床指南的大体原则，在不降低临床疗效的前提下注意个体化治疗。

（二）中医辨证治疗

中医药协同现代医学在恶性肿瘤治疗的多个环节中发挥着重要的作用，以缓解临床症状、提高生活质量、延长生存期，其中疗效最为突出和被认可的是在维持治疗和姑息治疗阶段。中医药从多角度对机体的复杂网络进行动态干预，具有不良反应少、多靶点、综合调节的优势，有效弥补了现代医学治疗肿瘤的不足，对老年患者表现出较强的亲和性。中医药的应用必须坚持以下原则，才能在中西并重的医疗模式中充分发挥各自的优势，为老年肿瘤的防治发挥更重要的作用。

1. 扶正祛邪兼顾

中医认为肿瘤的形成是体内正气不足，而后邪气踞之，机体的阴阳平衡被打破所致，为本虚标实之证。古人针对积聚的正邪关系提出了大体分三阶段的治疗原则：早期，正气未虚，邪实已成，祛邪为主，但祛邪不能伤正；中期，正邪交争，多扶正祛邪并用，攻补兼施；晚期，正气多已虚衰，癌毒虽盛，但机体不任攻伐，以扶正为主，待正气提升后再予以祛邪。这一原则对现今中医肿瘤的治疗仍有较大的借鉴和指导意义，中医肿瘤需以患者为中心，注重平衡正虚邪实的关系，扶正即是祛邪，祛邪是为了扶正，在正邪的盛衰变化中寻求机会控制肿瘤。

（1）扶正培本、健脾益肾：肿瘤整体属虚，古人有"壮人无积，虚人则有之"，"扶正培本"贯穿在肿瘤治疗的全过程，且被大多数医家所认可。扶正培本理论的发展和完善在不同癌种中得到全国名老专家相似而又不同的阐释。如余桂清从脾肾治疗消化道肿瘤，创立脾肾方用于科研和实践，邱佳信立足"有瘤体必虚，有虚首健脾"治疗胃癌的学术观点，朴炳奎"益肺清化"治疗肺癌，刘嘉湘"滋阴生津、益气温阳"治疗肺腺癌，周岱翰创"清肝利胆、健脾益气"治疗肝癌，潘敏求"健脾理气、化瘀软坚、清热解毒"治疗肝癌等。脾肾为先后天之本，健脾益肾是中医扶正培本理论的重要内容，不同瘤种兼有阴阳虚损邪实之别。

（2）抑瘤祛邪、逆转癌毒：肿瘤是局部属实的疾病，局部实邪为血瘀、痰浊、水湿、癌毒等毒邪凝聚胶结所致，"抑瘤祛邪"贯穿于肿瘤治疗的始终，"邪去而元气自复"。常用的祛邪治法包含清热解毒、活血化瘀、软坚散结、以毒攻毒等治法。如周仲瑛多从"癌毒"论治肿瘤，魏品康多从"痰"论治肿瘤，贾英杰从"虚、毒、瘀"论治肿瘤，陈信义从"寒凝血瘀"论治胃癌，王行宽从"瘀毒"论治胃癌，杨宇飞从"阳虚阴瘤"论治结直肠癌等。邪实是对局部肿瘤核心病机的概括，是中医肿瘤辨病论治的一部分，临床还需兼顾机体整体的虚实状态，扶正祛邪提高机能状态，化痰除湿、行气化瘀等，逆转癌毒的转化发展过程。

2. 中西并重，分阶段治疗

随着现代医学在肿瘤防治中地位的逐步巩固，结合现代医学手段分阶段、分人群施用是当前中医药在肿瘤防治中应用的主要模式。不同阶段，中医药应用的目的和地位有着一定的差异，是中医辨病论治的重要内容。

（1）围手术治疗期：中医药从整体角度对机体进行调理，辨病与辨证论治相结合，可预防和减轻肿瘤手术相关不良反应的发生，促进患者术后快速康复。经典方剂四君子汤补气健脾、和胃助运，作为手术后促胃肠功能恢复的常用基础方剂已得到广泛认可和验证，大承气汤的组方药物是临床常见加减运用的中草药，以促进胃肠动力恢复。有 Meta 分析数据显示，包含中药、穴位治疗、按摩在内的中医疗法联合加速康复外科相较于单纯的加速康复外科管理手段可显著减少胃癌患者术后排气时间、住院时间和费用，降低术后胃肠道不良反应和泌尿系感染的发生，同时在术后出血、切口和肺部感染、深静脉血栓等并发症上也有降低的趋势。

（2）放化疗期：化疗期常以健脾益肾扶正中药为主，减毒增效，减毒是为了减轻化疗相关不良反应的发生，如胃肠反应、骨髓抑制等，提高患者对化疗的耐受性和完成率，增效是同时提高化疗药物的抑瘤效果，延缓耐药。有 Meta 分析结果显示，中药健脾益肾法治疗化疗后白细胞减少症的总有效率（$RR=1.28$，$P<0.001$）和显效率（$RR=1.65$，$P<0.001$）均高于常规服用升白细胞药物组，但证据质量有限。中国中医科学院西苑医院杨宇飞团队正开展大样本、多中心、高质量的随机对照试验探索与验证此法对化疗减毒增效的有效性。中医认为放疗属于热性治疗，其毒副反应常有发热、感染、皮肤红斑、脱皮、皮疹、口咽干燥等，治疗常以清热解毒凉血中药为主，减毒增效。徐振晔因此指导临床，提出属阳且对放疗抗拒的肿瘤，如纤维肉瘤、上皮类恶性胸腺瘤应尽量规避放疗这类热性治疗，对于属阳却对放疗敏感的上部、外部肿瘤，两阳相加易酿生火热，需用益气养阴、清热生津类中药矫正不良反应的用药经验。在不能耐受常规治疗的患者中，采用低剂量、低强度的超指南放化疗方式联合中医药支持治疗是未来中医循证医学探索的方向。

（3）靶向及免疫治疗期：靶向及免疫治疗常见的不良反应分别有皮疹、瘙痒、腹泻、蛋白尿和血管瘤、相关脏器免疫炎症等，中医药如何配合靶向及免疫治疗在行业内尚未形成比较统一的认识，多坚持传统的用药原则和思路。一方面根据病人情况，辨病与辨证论治相结合，扶正祛邪兼顾；中医药多角度、多靶点的用药特点，能延缓耐药的发生，逆转机体的免疫耐受微环境，以增敏增效。另一方面多运用中医象思维，借鉴相似症状的施治经验，对症处理，缓解毒副作用。以肺癌最常用的靶向药表皮生长因子受体酪氨酸激酶抑制剂为例，其不良反应管理的专家共识中已在腹泻、皮疹、口腔黏膜炎部分推荐中医药治疗。腹泻部分提出辨病论治分寒热、虚实、轻重，辨证分脾胃虚弱、肝气乘脾、肾阳虚衰三型论治，相关性腹泻以温补脾肾为主，兼顾兼证，必要时适当收涩的治疗原则被多数医家认可。皮疹部分指出，根本病机乃阴虚血燥在内而毒邪结聚在外，治疗上宜以养阴润燥以扶其本虚，再根据病邪的不同阶段以宣肺、清热、凉血、化瘀以解其标实，将皮疹患者分为肺经风热、肠胃湿热、阴虚内热、瘀热痰结四证进行辨证论治，内服以经验方荆防四物汤化裁加减，并结合消疹止痒汤外洗，双管齐下。口腔黏膜炎辨病分虚实、长短，辨证分心脾积热、阴虚火旺、阳虚寒湿，以清心泻火为主，佐以养阴生津，并随证加减。各医家对肺癌靶向治疗相关皮疹的认识存在较大差异，如梁丹认为肺癌应用吉非替尼的优势人群特征为"东方""女性""腺癌""不吸烟者"，且寒证患者疗效更好，结合服用易耗气伤津的特性，推测吉非替尼为热药，倡导应用甘寒凉润之药，益气养阴、清热解毒，忌用苦温燥湿之药劫伤津液，或苦寒之药冰伏邪气。王笑民却认为，肿瘤为癌毒所致，属热，靶向药物主要攻击癌毒，为大寒之品，从中阳外泄论治靶向治疗不良反应皮疹、腹泻等。因此，中医药对此类病症的认识尚处于探索阶段，需要进一步的探索，个体化辨证论治是此阶段临床用药的核心。

（4）维持或姑息治疗期：术后辅助化疗后，现代医学常常无药可用，或晚期姑息治疗，患者不能耐受或治疗意愿不高，均是中医药发挥作用最大的两个阶段。中医药此阶段以患者为中心，采用纯中医或合并必要的基础治疗，对无瘤患者以改善生活质量、减少复发转移为目的，对带瘤患者以延长生存与改善生活质量为目的。中医用药与传统的用药原则一致，具体方药受病种和医家的影响。如甄宏德采用"和法"论治术后的三阴性乳腺癌，随访期间，中药组复发转移率明显低于对照组（10.23% vs 46.12%），中药组的主要疗效指标中位无病生存期显著延长（51.5 个月 vs 23.0 个月，$P<0.01$）。基于"温阳通下"的祛邪胶囊也被证实具有减少早中期结直肠癌术后的复发转移风险和延长晚期结直肠癌患者的生存期等。

五、预　后

综上，老年恶性肿瘤具有与其年龄相关的生理、病理特点，生存预后不仅取决于肿瘤本身（病理类型、分化程度、临床分期等），还取决于患者的年龄、功能状态、并发症、多重用药、营养状况、认知功能、心理状态、社会经济问题以及是否进行规范化和个体化的综合治疗等。老年恶性肿瘤虽然病理特征相对更好，但身体状况相对更差、并发症更多、治疗不积极等，总体预后较年轻患者更差。有研究分析了 173 865 例非小细胞肺癌（NSCLC）患者，以 47 岁年龄为界，发现Ⅰ～Ⅳ期年轻患者的 5 年总体生存率均高于老年患者（P 均 < 0.0001），且Ⅰ期 NSCLC 接受手术治疗的年轻患者多于老年患者（64% vs. 55%，$P<$ 0.0001）；年轻患者虽然并发症较少且接受了更为积极的治疗，但是年轻晚期 NSCLC 患者总体和相对生存率仅略高于老年患者。周薇薇等对 2187 例胃癌患者进行回顾性队列研究，结果显示 60 岁及以上年龄组患者 5 年生存率明显低于 60 岁以下年龄组患者，≥75 岁年龄组胃癌患者 5 年生存率最低，为 21.89%。其他研究也表明老年胃癌患者预后较中青年患者差。针对 3734 例直肠癌患者的研究提示，年轻患者的生存预后明显好于老年患者，≤59 岁和≥75 岁患者的 5 年生存率分别为 70%、44.13%，与其他研究结果一致。对于激素依赖性肿瘤如乳腺癌，年轻乳腺癌分化差、低激素受体表达，有更多脉管浸润，更具侵袭性，但老年患者并未展现出更好的预后。莫森等以大型单中心医院登记为基础的 3.5 万例乳腺癌患者长期生存报告显示，35 岁以上年龄组患者 5 年、10 年总生存率（OS）和无病生存率（DFS）随着年龄增长呈明显下降趋势，35 岁以下患者 OS 低于 35～54 岁患者，接近 55～64 岁患者，5 年DFS 低于 35～74 岁患者，10 年 DFS 低于 35～54 岁患者。相类似的研究也提示相比中年患者，老年和年轻乳腺癌患者预后更差，其中老年预后较差可能跟衰老相关，年轻患者预后较差可能是由其肿瘤生物学特性所致。

老年综合评估（CGA）在判断老年肿瘤预后方面有着重要的应用价值。Naito 等对 93 名 65 岁以上非霍奇金淋巴瘤患者进行回顾性分析，结果提示 Charlson 并发症指数、认知损害是预后评估的重要独立风险因素。在一项 869 例初治老年多发性骨髓瘤患者的研究中，Palumbo 等根据 Charlson 指数（CCI）、日常生活自理能力（ADL）、工具性日常生活能力（IADL）组成的 CGA 把患者分为适合组、中间组、脆弱组，3 组患者的 3 年生存率分别是 84%、76%、57%，不良反应发生率分别是 22.2%、26.4%、34.0%，该研究提示 CGA 可以预测老年患者的死亡率、不良反应发生风险。同样地，CGA 与老年妇科肿瘤患者预后明显相关，无论何等癌种，CGA 评分较低的老年患者总生存率显著降低。有研究者使用基于微型营养评估（MNA）、工具性日常生活能力（IADL）、疾病累计评分（CIRS-G）、老年抑郁量表（GDS）等构成的 CGA 来预测老年肿瘤患者预后，结果显示 CGA 可以高特异性（0.86，AUC = 0.71）预测老年癌症患者的一年死亡率。

老年恶性肿瘤患者预后较差可能与肿瘤分期较晚、合并疾病较多、身体功能状态较差有关，中医辨证施护需顾护先后天之本，培补脾肾为要，扶正祛邪时需讲究顾护脏腑功能为先，因其预后多与脏腑功能有关，一旦脏腑功能衰竭则直接影响其预后和生存。

（宋　卓　王菲叶　谷珊珊　许　云）

第四节　老年多器官功能不全综合征

老年多器官功能障碍综合征（multiple organ dysfunction syndrome in the elderly，MODSE）特指 65 岁以上老年人在器官老化和（或）患有多种慢性疾病基础上，遭受严重感染、创伤、休克、烧伤及外科大手术等急性损害 24h 后，同时或序贯出现 2 个或 2 个以上器官功能障碍或衰竭的临床综合征，是老年患者死亡的主要原因。

一、流 行 病 学

MODSE 病因多样，发病机制复杂，涉及脏器种类多，病死率高，通常发生于已存在不同程度器官功能衰退和（或）患有多种慢性基础疾病的老年人群中，在某些因素激发下（如严重感染、严重创伤、大量输血、重大手术、中毒性损伤等）出现序贯式器官衰竭。感染是 MODSE 的首位诱因，占发病诱因中的 64%～74%，其中，肺部感染和泌尿系感染居多。一旦发生 MODSE，病死率非常高。年龄是 MODSE 发病的首要且不可逆危险因素，高龄老年人发生率及病死率均更高。且病死率随衰竭器官的数量增加而明显升高，尤其是合并急性肾衰竭（acute renal failure，ARF）的高龄老年人，病死率可高达 86.9%～90.5%。

二、发病机制与病理生理特点

各部位严重感染是 MODSE 的首位诱因，其他病因诱因还包括重要器官基础疾病、外科大手术和外伤休克、烧伤等。上述病因中，感染和器官功能恶化最为常见。MODSE 发病机制错综复杂，目前国内外认同的发病机制，包括肺启动学说、过度的全身性炎症反应、微环障碍、凝血功能障碍、基因多态性等。

正气不足与瘀血阻络是 MODSE 发病的内因。老年患者天癸已竭，肾气亏虚，脾胃功能低下，机体正气亏虚，气虚无力行血，血行不畅而致血瘀，瘀血阻络。正气亏虚易为邪犯，瘀血存内，新血不生，最终致各器官功能低下，甚至阴阳失衡而发为"诸脏衰"。毒邪侵袭是诱发 MODSE 的外因。MODSE 患者平素即有 2 个以上器官序贯或同时出现功能不全，病久生瘀，导致气血输布和脏腑功能失常或障碍，正气不足，外邪侵袭或内生毒邪导致瘀毒、痰饮水停。毒邪浸淫血脉，流连脏腑，终致脏腑衰败，所以毒邪侵袭是 MODSE 发病的主要诱因。

本病总属本虚标实，以虚为主。起病急，变化快，并发症多，病情危重为其基本特点。痰、毒、瘀、虚为主要病理因素，相互影响。痰瘀日久化毒，形成痰瘀毒交结，使病程缠绵难愈，甚至危及生命；瘀血郁久化热，炼津成痰；气虚无力，血运不畅而成瘀血，加之阴虚火旺，灼伤血络，迫血妄行，遂成离经之血，变为瘀血。

三、诊断与鉴别诊断

（一）诊断

1. 询问病史

MODSE 继发于感染等多种疾病后，临证时应注意对原发病展开问询。

①此次发病的初始疾病、治疗过程及用药；②患者既往有什么基础疾病；③是否合并急性感染、感染部位是什么；④既往呼吸、循环、消化、肾脏、神经系统的功能及基础状态。

2. 体征

临床表现及体征繁复，无明显特异性，根据衰竭器官的不同可表现不同系统体征。

3. 实验室及其他检查

MODESE 发生过程中几乎可以累及体内每个重要系统、器官的功能和代谢。因此，需要对循环、呼吸、肾脏、肝脏、消化等系统进行详细的实验室检查，具体详见诊断标准。

4. 诊断标准

2017 年国内学者制定了感染诱发的 MODSE 专家共识。其中感染的临床诊断：①体温>38℃或<36℃；②心率>90 次/min；③过度通气（呼吸>20 次/min 或 $PaCO_2$<32mmHg）；④白细胞>$12×10^9$/L 或<$4×10^9$/L，或有超过 10%的幼稚白细胞或中性粒细胞分类增高；⑤C 反应蛋白或降钙素原升高。常见感染部位包括：肺、腹部、尿路、皮肤及软组织等。

共识在序贯性器官功能衰竭评估（sequential organ failure assessment，SOFA）评分基础上，根据老年人器官功能衰老的特点，制定了"SOFAE"（SOFA of Elderly）标准，见表18-4-1。评分代表了病情的严重程度：器官功能正常定为 0 分，功能受损定为 1 分，功能障碍前期定为 2 分，功能障碍期定为 3 分，功能衰竭期定为 4 分。如单个脏器评分≥2 分，则认为存在该器官功能障碍；当发生功能障碍的器官≥2 个，则诊断为 MODSE，临床上对于65 岁以上老年人可依据此标准诊断。

（二）中医诊断

在中医学尚无与本病对应的病名，认为 MODSE 可属"脏竭证""脏衰证""诸脏衰"等虚劳性疾病。但中医学中不乏关于脏腑功能损害或衰竭的疾病记载，例如"厥脱""喘证、水肿""关格""急黄""腹胀满、呕血、便血""昏迷、昏厥""消渴、虚证、虚劳"等分别涉及外周循环系统、心、肺、肾、肝、胃肠道、凝血、中枢神经及内分泌系统等多系统功能障碍范畴。有关上述病名的症状描述与西医相关各器官或系统功能不全的临床表现有许多相似之处。有一个病名包含多个器官或系统功能不全表现的，如"喘证"的症状描述类似于心肺功能不全；也有某一个器官或系统功能不全的表现，分散在多个病名之中的，如代谢功能不全属于中医"消渴、虚证、虚劳"范畴。

表 18-4-1　老年多器官功能衰竭评估标准（SOFAE）

系统	0分	1分	2分	3分	4分
呼吸	血气分析 PaO₂ 和 PaCO₂ 正常范围	低氧血症：血气分析 PaO₂ 低于年龄矫正的公式正常值的 或较基础值降低 低 20%，持续 2h	低氧血症：血气分析 PaO₂<60mmHg 和（或）PaCO₂>50mmHg；伴 ARDS 时 200mmHg<PaO₂/FiO₂<300mmHg	符合 2 分的标准同时需要机械通气；伴 ARDS 时 PaO₂/FiO₂<200mmHg	机械通气支持下 PaO₂/FiO₂<100mmHg
循环	MAP≥70mmHg	MAP<70mmHg	多巴胺<5μg/（kg·min）或多巴酚丁胺任何剂量	多巴胺 5.1~15.0μg/（kg·min）或肾上腺素或去甲肾上腺素≤0.1μg/（kg·min）	多巴胺>15.0μg/（kg·min）或肾上腺素或去甲肾上腺素>0.1μg/（kg·min）
心脏	BNP<100pg/ml 和（或）NT-proBNP<300pg/ml；LVEF≥50%且超声评价未见舒张功能障碍	LVEF<50% NYHA/Killip 分级 I级	LVEF<50%且 NYHA/Killip 分级 II级	LVEF<50%且 NYHA/Killip 分级III级	LVEF<50%且 NYHA/Killip 分级 IV级
肝脏	Tbil<20μmol/L	Tbil 20~32μmol/L	Tbil 33~101μmol/L	Tbil 102~204μmol/L	Tbil>204μmol/L
肾脏	SCr≤88.4μmol/L	SCr 为基础值的 1.5~1.9 倍或升高≥26.5μmol/L；尿量<0.5ml/（kg·h）持续 6~12h	SCr 为基础值的 2.0~2.9 倍；尿量<0.5ml/（kg·h）持续≥12h	SCr 为基线值的 3.0~3.9 倍；尿量<0.3ml/（kg·h）持续≥24h 或无尿≥12~24h	SCr 超过基线的 4.0 倍或增加至 353.6μmol/L 或开始 RRT；无尿 >24h
血液	PLT≥150×10⁹/L	PLT<150×10⁹/L	PLT<100×10⁹/L	PLT<50×10⁹/L	PLT<20×10⁹/L
神经	GCS 评分 15分	GCS 评分 13~14分	GCS 评分 10~12分	GCS 评分 6~9分	GCS 评分<6分

注：①致病诱因刺激下 24h 后，出现 2 个或 2 个以上器官功能均达到或超过器官功能障碍前期标准（单个脏器 SOFAE≥2 分），即可诊断为"老年多器官功能障碍前期"；②如果 2 个或 2 个以上器官功能达到"器官功能障碍期"标准（单个脏器 SOFAE=2 分），其他脏器功能正常，诊断为"老年多器官功能障碍（障碍前期）"；③出现 2 个或 2 个以上器官功能障碍，（单个脏器 SOFAE=3 分）或衰竭（单个脏器 SOFAE=4 分）诊断老年多器官功能障碍（衰竭期）。

PaO₂：正常值；仰卧位 PaO₂（mmHg）=104.2-0.27×年龄（岁）；坐位 PaO₂（mmHg）=103-0.42×年龄（岁）。PaO₂：氧分压；PaCO₂：二氧化碳分压；ARDS：急性呼吸窘迫综合征；PaO₂/FiO₂：氧合指数；MAP：平均动脉压；BNP：脑利钠肽；NT-proBNP：氨基末端脑利钠肽前体；NYHA：纽约心功能分级；Killip：Killip 分级；LVEF：左室射血分数；Tbil：总胆红素；SCr：血肌酐；PLT：血小板；GCS：格拉斯哥昏迷评分。1mmHg=0.133kPa。

脏衰急症协作组制定的《多脏衰急症诊疗规范》及《老年多器官功能障碍综合征中西医结合诊疗专家共识（草案）》，以临床表现脏腑衰败之象的各主症命名，如"心悸、喘促、关格、呕血便血、腹胀满、昏迷、出血"等，认为本病因热毒直中、逆传或脏间乘侮而致一个和几个脏腑序贯引致脏气耗伤之极而衰、衰而竭的一类病证。

（三）鉴别诊断

1. 西医鉴别诊断

MODSE 临床表现错综复杂，诊断困难，对不属于 MODSE 的情况应予鉴别：

（1）MODSE 发生与机体遭受损害之间必须间隔 24h 以上，创伤直接导致 2 个或 2 个以上器官功能不全或衰竭不属于 MODSE。

（2）长期慢性疾病逐渐进展所致的多器官功能不全，如肝肾综合征、肺心病、肺性脑病、肿瘤晚期广泛转移、心力衰竭等，均不属于 MODSE。

（3）某些局部因素导致的急性脏器功能损伤如呼吸道阻塞或急性肺水肿导致的低氧血症、临终前中枢性呼吸抑制或心律失常、一些疾病终末期出现的急性多器官功能不全或衰竭，均不属于 MODSE。

广义上说 MODSE 是 MODS 的一个特殊类型。但两者在研究对象、发病基础、致病原因等方面又有许多不同，MODSE 是一个独立的临床综合征。MODSE 特指老年人，而 MODS 多发生在中青年人；MODSE 在机体衰老和多种慢性疾病基础上发病，而 MODS 多无明确慢性疾病史，发病前各器官功能多正常；MODSE 发病诱因多为较轻微病情，如普通感冒、肺部感染，MODS 发病诱因多为创伤、感染、手术等；MODSE 病程迁延、易反复，MODS 多起病急、病程较短。

2. 中医鉴别诊断

（1）心悸：是指心中悸动，惊惕不安，甚则不能自主的一种病证，临床一般呈一过性、阵发性，或持续性。常兼见胸闷气短，神疲乏力，头晕喘促，甚至不能平卧，以至出现晕厥。但心悸多由情志波动或劳累过度而发作，不伴有多个器官功能衰竭。

（2）喘证：以喘促短气，呼吸困难，甚至张口抬肩，鼻翼翕动，不能平卧，口唇发绀为特征。多有慢性咳嗽、哮病、肺痨、心悸等慢病史，每遇外感及劳累而诱发，不伴有多个器官功能衰竭。

四、治　疗

（一）西医治疗

MODSE 缺乏特效的治疗方法，强调预防为主的原则，因此临床医生要有足够的意识做到早识别、早诊断、早救治。积极消除引起 MODSE 的病因及诱因，治疗原发病。治疗原则在积极控制感染，维持血流动力学稳定基础上，尽快评估各器官功能，及早治疗任何一个首先发生的器官功能不全，阻断"多米诺式"反应；治疗要有"一盘棋"观念，以保护重要脏器（心、肺、肾、脑）功能为首要目的，在多种有创治疗（机械通气、肾脏替代治疗）或管路治疗（鼻导管、尿管、胃管、中心静脉导管等）时，需加强动态监测，同时注意老年多系统共病、多重用药时个体化原则。

1. 积极治疗原发病

控制原发病是 MODSE 治疗的关键。老年患者在治疗过程中存在基础疾病多、并发症多、病情迁延反复、症状不典型、心理障碍及用药特殊性等特点，增加了临床治疗的复杂性和难度。临床医生应充分认识和高度重视老年病的临床特点，积极对原发病和基础病进行治疗，延缓 MODSE 的进展。

2. 控制感染源

对于合并感染的 MODSE 患者，控制感染是基础治疗。及时明确感染部位，尽早控制感染源（≤12h），尽快明确感染菌，尽早静脉使用抗生素（≤1h），初始经验性抗感染治疗并尽可能全覆盖。对易于清除感染源的严重感染患者，如腹腔内脓肿、胃肠道穿孔、胆管炎、胆囊炎、坏死性软组织感染等，应在 12h 内积极处理，尽快控制感染源；应采取对生理损伤最小的有效干预措施（如经皮穿刺引流脓肿等），必要时可手术。如果留置的静脉导管是可能的感染源，应立即拔除导管，根据病情严重程度立即或适时进行其他部位的中心静脉置管。

3. 液体复苏治疗

充分的液体复苏不但可维持有效循环血量及血流动力学稳定，减少缺血再灌注损伤带来的二次打击，还可改善微循环，减轻组织缺氧和肾脏低灌注。当临床监测中心静脉氧饱和度降低或者血乳酸水平增加时，提示患者组织器官处于低灌注状态，应立即开始液体复苏治疗，不应等到器官衰竭时才开始。

对于严重脓毒症和感染性休克的患者首选液体为晶体液，可根据病情需要用人血白蛋白等胶体液用于短期的容量替代，但是不建议使用羟乙基淀粉。对于老年患者而言，要注意心脏与呼吸功能监测，及时识别患者容量超负荷的体征，如呼吸困难，肺湿啰音，胸部 X 线片示肺水肿。

4. 呼吸支持

呼吸支持是 MODSE 治疗中的常用手段。对轻度的急性呼吸窘迫综合征使用无创通气；对轻至中度缺氧的 MODSE 或姑息治疗的老年患者，可使用经鼻高流量氧疗。重症感染，尤其是肺部感染机械通气可有效纠正缺氧和呼吸性酸中毒等。但机械通气可增加胸内压或腹内压，使肾静脉压增加，影响肾脏的灌注。此外正压通气可影响交感神经系统、肾素血管紧张素系统、抗利尿激素的释放，最终可降低肾小球滤过率，造成急性肾损伤。呼吸末正压通气可防止肺泡萎陷，改善患者的缺氧状况，但过高的 PEEP，往往会对血压、肾灌注压和心输出量造成影响，需要注意。

5. 治疗肾功能不全

对于 MODSE 患者需密切监测肾功能及尿量的变化。单一使用血清肌酐难以准确反映肾功能改变，需要联合其他肾损伤标志物的变化。抗感染治疗时，注意对肾功能的保护，选择肾毒性小的药物，并根据老年人肾脏特点及肾功能情况进行调整。在应用各种药物时，一定要首先估算患者的肾功能状况，并计算用药量和用药间隔时间。

6. 胃肠功能和肝功能

尽管目前尚无保持或改善肠道屏障功能的制剂，以下措施有利于改善肠道和肝功能。

（1）消化功能：加强胃肠黏膜保护，维护胃肠道菌群平衡。对于应激性胃黏膜病变及非甾体抗炎药引起的胃肠道出血首选质子泵抑制剂，如雷贝拉唑；选择静脉滴注或持续泵入，疗程 3～5 天，后改为口服直至停药。可使用乳酸杆菌或联合其他益生菌，老年人使用谷氨酰胺来减少抗生素相关性腹泻。同时对于消化功能障碍患者给予乳果糖、聚乙二醇等保持大便通畅。

（2）肝功能：由于老年人的肝血流量比年轻人减少 40%～45%，对肝代谢率高且首关效应显著的药物生物利用度增加，70 岁老年人的稳态血药浓度为 40 岁者的 4 倍，所以老年患者容易发生药物性肝损伤，因此在控制感染时应注意保护肝功能。老年人肝药物代谢酶活性的个体差异大于年龄差异，且目前尚无临床检验可直接反映肝的药物代谢能力，因此强调老年人用药剂量需个体化。

7. 血液系统支持

对 MODSE 患者在血液系统方面需注意如下问题：①尽快明确贫血原因，尤要排除急性出血事件；②若伴有心肌缺血、严重低氧血症等，血红蛋白应维持＞90g/L；③当血红蛋白≤70g/L 时，输入红细胞治疗。

8. 神经系统功能支持

MODSE 患者常常合并出现神经系统损伤，应注意做到早期神经系统支持：①积极降温治疗，控制体温，保护脑组织；②有其他脏器功能衰竭引起的脑病者，积极治疗原发脏器功能衰竭，保持内环境稳定；③有脑供血不足给予改善脑循环药物，如钙通道阻滞剂尼莫地平等，也可用银杏叶制剂等药物；④有颅压增高征象者给予甘露醇、甘油果糖脱水；⑤要注意一些药物如苯二氮䓬类药物的不当使用可能会诱发急性谵妄。

9. 治疗代谢障碍

无论有无糖尿病病史，MODSE 患者均应监测糖化血红蛋白（HbAlc）并监测血糖。当 HbAlc≥6.5%，提示既往已存在高血糖状态。当血糖水平持续并显著高于 7.8mmol/L 时，则需严密监测。当连续两次血糖＞10mmol/L 时，应将血糖控制在 8.0～13.9mmol/L，同时避免低血糖（≤3.9mmol/L）。当空腹血糖＞10mmol/L 时，需启用胰岛素治疗。血乳酸可作为严重脓毒症或脓毒症休克患者液体复苏治疗后预后判断的指标。

10. 营养治疗

早期适当的营养支持目的是减轻营养底物的不足，防止细胞代谢紊乱，维持器官、组织的结构与功能，参与机体免疫功能的调控。后期营养支持可加速组织修复，促进患者康复。早期肠内营养以碳水化合物为主，以渐进式、分阶段、交叉推进的原则进行。必要时结合肠外营养，注意微量元素及维生素的补充。需注意过度肠外营养带来的并发症，如心力衰竭、高血糖、败血症的发生率增加、肝功能异常和胆汁淤积等。

营养供给标准：老年患者平均能量需求 17～23kcal（kg·d），老年人蛋白质供给量一般为 1.0～1.5g/（kg·d），对于肾功能不全的患者，蛋白需要减少至 0.6～0.8g/（kg·d）且以优质蛋白为主。经常血透或 CRRT 的患者增加蛋白用量至 2.5g/（kg·d）。

（二）中医辨证论治

本病病情错综复杂，临证首当综合四诊信息，辨标本虚实。凡形体消瘦，气短神疲，面色㿠白，倦怠懒言，大汗淋漓，四肢厥冷，舌质苔白，脉细弱无力，甚至脉微欲绝者，为虚证；凡喘息气急，神昏谵语，高热咳嗽，痰多黄稠，胸闷心悸，腹满便秘，舌红苔黄，脉疾数者，为实证。再辨闭证和脱证。闭证兼有热象，见舌红苔腻，脉数而弦滑；脱证兼有寒象，舌淡苔白腻，脉缓而无力。

根据其总的病机，MODSE 的治疗原则以祛邪固脏，肺脾同治为要。在临证时可划分为三个阶段进行辨证论治。第一阶段即起病，患者表现为急性虚证，治疗要点是增液益气、敛阴固脱、回阳救逆，可采用扶正固本法；第二阶段即全身炎症反应阶段，临床表现为毒热证，治疗用清热解毒法；第三阶段即脏腑功能障碍阶段，内陷营血，此时患者均有瘀血证的表现，可使用活血化瘀法。上述中医治疗方法贯穿 MODSE 病程始终，在现代医学单纯的对症治疗同时提供了有效的协同治疗。

1. 热毒炽盛证

临床表现：壮热烦躁，口渴喜冷，面红目赤，四肢温热，烦躁多言，甚则神昏谵语，痰涎壅盛，痰涕黄稠，小便短赤或癃闭，大便干结，舌质红或红绛，苔黄厚或干黄，脉洪数或弦数。

治法：清热解毒，消肿止痛，开窍醒神。

方药：黄连解毒汤合五味消毒饮。药用黄芩、黄连、黄柏清热泻火；金银花、野菊花、蒲公英、紫花地丁、天葵子清热解毒。

加减：若邪陷心包，见神昏或昏而躁扰谵语，或昏而发狂，或昏而时醒，或昏而不醒，治以开窍醒神为总法，醒脑静注射液 10～20ml，用 5%葡萄糖注射液或氯化钠注射液 250～500ml 稀释后滴注；若痰浊阻滞兼咳逆喘促，身热但热势不高，舌苔腻而有浊垢，脉濡数者，治以豁痰清热，开窍醒神，方用黄连温胆汤合安宫牛黄丸加减，口服或鼻饲给药。

2. 阳明腑实证

临床表现：高热神昏，日晡潮热，烦躁谵语，胸胀腹痛，大便不通或下利清水，或见恶心呕吐，喘促；舌苔黄燥，脉沉实有力。

治法：通腑泻热。

方药：大承气汤加减（口服、鼻饲与灌肠相结合）。药用大黄、枳壳、厚朴、芒硝。

加减：若热盛动风，甚则狂乱，神昏痉厥者，合用羚角钩藤汤；若热盛津伤，阴液亏损，兼腹满便秘，口干唇裂，舌苔焦躁，脉象沉细者，合用增液汤。

3. 湿热痰蒙证

临床表现：身热神昏，时清时昏，发热不高，面色晦暗，痰涎壅盛，痰涕黄稠，咳逆喘促，大便干结；舌质红或红绛，苔黄厚腻，脉数或濡数。

治法：化湿清热。

方药：菖蒲郁金汤加减（口服、鼻饲与灌肠相结合）。药用石菖蒲、郁金、栀子、连翘、竹叶、半夏、茯苓、陈皮、白芥子、苏子、莱菔子。

加减：若热重于湿，送服至宝丹；若湿邪较重，可合苏合香丸；若兼有动风抽搐，加服止痉散。

4. 瘀毒互结证

临床表现：鼻衄，齿衄，咯血，吐血，便血或黑便，尿血，紫斑，崩漏，病情恶化迅速，出血量较大，血色紫暗或出血质地黏稠，伴有血块，或肢体某部位剧烈疼痛，痛如针刺，固定不移；舌质紫暗或舌下动脉青紫，偶可见瘀点瘀斑，脉细涩或沉涩无力。

治法：清热解毒，活血化瘀。

方药：血府逐瘀汤合三黄解毒汤。药用红花、赤芍、川芎、丹参、当归、金银花、黄连、黄柏、黄芩。

加减：若神昏谵语者，治以活血化瘀，开窍醒神，用羚角钩藤汤加减。

中成药：可选用血必净注射液（100ml，加生理盐水 100ml，在 30～40 分钟静脉滴毕，每日 2 次）。

5. 邪盛正虚证

临床表现：面色苍白，四肢湿冷，神疲倦怠，呼吸气微，大汗，尿少，口淡不渴；舌淡苔白而润，脉细数或欲绝。

治法：回阳救逆。

方药：参附汤。药用人参、黄芪、附子、干姜、肉桂。

加减：若短期内阴液大量迅速丢失，而见呼吸气促，兼汗出热而黏者，为邪盛亡阴，治以生脉养阴，益气固脱，立即静脉反复大量给予生脉注射液 20～60ml，用 5%葡萄糖注射液 250～500ml 稀释后使用，或参附注射液 40～100ml，加入 5%葡萄糖注射液 50～100ml 中静脉注射。

6. 其他疗法

（1）针灸：①高热：取大椎、曲池、合谷、风池等穴，用毫针刺法或十宣放血法降温。②惊厥抽搐：主穴取人中、风池、合谷、阳陵泉、太冲。配穴取内关、曲泽、后溪、颊车、丰隆、下关。每次针刺 1～3 穴，泻法，强刺激，不留针。视病情轻重，轻者每日 2～3 次，重者每 6 小时 1 次。

（2）灌肠：①中药灌肠方：酒蒸大黄 60g，蒲公英 60g，制附子 40g，生牡蛎 50g。煎汁 150～200ml，高位保留灌肠，每日 2～4 次，用于慢性肾功能衰竭。②加味大承气汤：大黄 15g，芒硝 6g，枳实 10g，厚朴 10g，赤芍 15g，丹参 10g。每日 1 剂，水煎取汁 250ml 灌肠。

五、预 后

MODSE 作为老年医学和重症医学范畴的一种临床综合征，发病率高，机制复杂，病情凶险，是老年危重病患者死亡的重要原因，故总体预后极差，重在早期预防。现已证明影响预后的因素包括：①年龄；②脏器代偿能力；③累及脏器个数；④系统免疫反应能力，是否存在其他并发症；⑤诊断治疗是否及时有效。

（张艳虹 徐凤芹）

主要参考书目

陈灏珠，林果为. 2009. 实用内科学[M]. 北京：人民卫生出版社.

陈可冀. 2014. 人类寿命与慢性病中医药防治策略思考[J]. 中国中西医结合杂志，34（8）：2.

陈可冀. 2016. 陈可冀学术思想与医疗经验选集[M]. 北京：北京科学技术出版社.

陈可冀，曾尔亢，于普林，等. 2016. 中华老年医学[M]. 南京：江苏凤凰科学技术出版社.

陈可冀，周文泉，李祥国，等. 2000. 实用中医老年病学[M]. 北京：人民卫生出版社.

陈峥. 2010. 老年综合征管理指南[M]. 北京：中国协和医科大学出版社.

陈铮，宋岳涛，姬长珍，等. 2013. 老年病多学科整合管理[M]. 北京：中国协和医科大学出版社.

高超，于普林. 2020. 老年医学多学科整合团队工作模式的进展[J]. 中华老年医学杂志，39（2）：238-240.

高云鹏，胡军生，肖健. 2013. 老年心理学[M]. 北京：北京大学出版社.

李建生. 2008. 临床中医老年病学[M]. 北京：人民卫生出版社.

李小鹰，王建业译. 2015. 哈兹德老年医学（6版）[M]. 北京：人民军医出版社.

刘晓红，陈彪. 2020. 老年医学（3版）[M]. 北京：人民卫生出版社.

刘晓红，康琳. 2016. 协和老年医学[M]. 北京：人民卫生出版社.

宋岳涛. 2012. 老年综合评估[M]. 北京：中国协和医科大学出版社.

宋岳涛，刘运湖. 2014. 临终关怀与舒缓治疗[M]. 北京：中国协和医科大学出版社.

田德禄. 2009. 中医内科学[M]. 北京：中国中医药出版社.

万启南. 2017. 中医老年病学[M]. 北京：科学出版社.

汪耀. 2014. 实用老年病学[M]. 北京：人民卫生出版社.

王发渭，郝爱真，杨明会，等. 1999. 新编中医老年病临床手册[M]. 北京：金盾出版社.

王飞. 2017. 中医老年病学[M]. 北京：中国中医药出版社.

王建业，胡欣. 2017. 临床药物治疗学. 老年疾病[M]. 北京：人民卫生出版社.

杨云梅. 2017. 老年病药物治疗学[M]. 北京：人民卫生出版社.

于普林. 2018. 老年医学（2版）[M]. 北京：人民卫生出版社.

于普林. 2019. 老年医学[M]. 北京：人民卫生出版社.

张伟新，王岗，刘颂. 2015. 老年心理学[M]. 南京：南京大学出版社.

附 录

循证医学在老年医学临床研究中的应用

循证医学强调将临床经验、最佳证据和患者偏好三者结合起来，其核心思想是对证据进行系统、客观、定量的综合分析，并依据证据进行医疗决策。目前卫生技术评估和临床实践指南的制订多以系统评价为主要依据，临床研究者和应用者应尽可能提供和应用当前最可靠的临床研究证据。此外，循证医学还提出应重视患者的偏好与价值观，即在进行临床决策时医生应以患者的角度，从患者的自身利益出发使患者充分了解各种临床治疗方案的利弊，结合患者的偏好进行临床决策。临床经验、最佳证据和患者偏好三者的一致性越高，越有利于做出最佳的临床决策。

循证医学的出现彻底改变了传统的医学实践模式。自循证医学的理念被首次提出以来，现已对 150 余个国家和地区的卫生领域和医学教育产生了深远的影响。循证医学在我国已有 20 余年的发展历程，其以先进的理念、科学的方法和高质量的证据深刻影响着我国的卫生决策和临床实践。目前我国的临床医生更是以开放的思想接受循证理念，积极开展循证临床实践，为提高卫生医疗实践质量而努力。

一、我国老年医学领域循证医学研究的现状

近年来循证医学的发展势头迅猛，现已被应用于临床医学的各个领域。人的体质、疾病、心理等存在个体差异，特别是老年人，由于长期生活、社会背景及心理、习惯养成等不同，使个体差异度更大，在临床表现出多样性。老年人的疾病在临床表现、诊断、治疗和预防上与年轻人有较大差别，主要有以下特点：①多病共存。据国内资料统计，85%的院内老年患者同时患有 2 种疾病，约 50%患有 3 种以上疾病。②病程缓慢。老年病多属慢性退行性病变，生理退变与病理变化很难区分。③临床表现不典型。如老年人体温调节能力差，痛觉不敏感，部分患者以精神、神经表现为首发症状，易被误诊。④引发同一种疾病的诱因多。如老年人在情绪激动、肺部感染、饮食不当或消化道出血时均可诱发心肌梗死。⑤易发生并发症或器官功能衰竭。⑥易出现药物不良反应及医源性疾病。个体差异的存在使事先拟定的临床观测指标及辅助检查结果缺乏针对性，老年病科医师不得不主要依赖经验来评判，甚至在综合判断时忽略某些常规的指标。故老年病科临床实践结合循证医学的理念与模式对提高老年医学医疗实践与科学研究的质量意义重大。

（一）老年医学领域随机对照试验的现状

随机对照试验（randomized controlled trial，RCT）作为验证疗效的"金标准"，是医学界公认的评价干预措施有效性的最佳设计方案。然而现有老年医学临床研究 RCT 大多质量不高。2021 年，蔡羽嘉等系统评价了老年抗感染领域药物干预系统评价纳入的随机对照试验的方法学质量，研究结果显示：纳入 19 篇 RCT 均不同程度存在方法学质量问题，其中选择性偏倚（随机序列生成）、选择性偏倚（分配隐藏）维度的低风

险评价比例（47.4%、36.8%）最低，而评价结果为不清楚的比例（42.1%、52.6%）最高。测量偏倚和实施偏倚维度的高风险评价比例最高，均为 21.1%，提示老年抗感染 RCT 从随机化过程到结局报告环节均存在不同程度的偏倚风险；有 42.1%的老年抗感染 RCT 在随机序列生成方面评价为不清楚；当前老年抗感染 RCT 中，盲法的设置可能还存在较大的问题；在老年抗感染 RCT 中结局数据缺失也是高偏倚风险中占比最多的维度之一，且 1/5 的研究未清楚报告结局数据完整性的情况。

2017 年，张娟等以 PICOS 原则对老年痴呆护理效果研究文献进行质量评价，结果显示：研究纳入的 220 篇文献中，评价高质量的文献仅有 77 篇，低质量的研究没有遵循干预实验设计的 PICOS 原则，其中英文文献在文献质量和研究深度上均优于中文文献。研究中纳排标准缺乏一致性，没有标准和清楚的干预措施，且没有合理控制误差的方法，导致了研究的异质性。有 1/3 的研究未进行平行对照，因而结果的可靠性不高。其次，随机化的重视度和正确应用率不高是国内老年痴呆护理干预研究中的另一个普遍问题，这使得实验组和对照组可能不具可比性，影响对干预效果的评估。许多老年痴呆护理干预研究同时关注很多干预维度和结局指标，且几乎没有针对主要结局指标的样本量估算进行描述，表明研究人员普遍不了解临床研究设计原则，缺乏相关研究方法的训练。发现大多数随机对照试验的质量居于中下水平，几乎没有较为完整的随机对照试验报告。

（二）老年医学系统评价/Meta 分析的现状

2020 年，肖奇蔚系统评估了太极预防老年跌倒相关系统评价的方法学质量及其结局指标的证据质量，结果显示：共纳入 11 篇系统评价/Meta 分析，AMSTARII 评价结果显示 10 篇研究方法学质量为极低，1 篇为低；GRADE 评价结果显示纳入的 36 个结局指标中，10 个结局指标质量为中，20 个为低，6 个为极低。AMSTAR Ⅱ评价结果显示各系统评价在选题、设计、注册和数据提取分析等方面均存在不同的问题。

2014 年，段春波对我国老年医学杂志发表的 Meta 分析文献质量进行了评价，研究结果显示：共纳入 71 篇文献，其中《老年医学与保健》1 篇，《实用老年医学》1 篇，《中国老年保健医学》10 篇，《中国老年学杂志》45 篇，《中华老年多器官疾病杂志》3 篇，《中华老年口腔医学杂志》1 篇，《中华老年心脑血管病杂志》5 篇，《中华老年医学杂志》5 篇。近年我国老年医学期刊上发表的 Meta 分析文章数量呈增多趋势，文献质量也有提高，但仍存在很多问题。本次研究纳入的 71 篇文献均未提供注册信息和计划书，可能导致对同一个选题进行过多系统评价的风险。检索策略不完整，文献选择个数提取描述不清，无完整的文献选择过程和如何从原始研究者获取或确认数据的详细过程，影响读者对 Meta 分析制作过程是否合理的判断，缺乏对可能影响合并结果的偏倚风险评价和说明。经费来源、利益冲突报告不明，影响对其结果公正性的正确判断。

2016 年，赵颖系统评估了中国老年医学领域系统评价或者 Meta 分析的方法学与报告质量，结果显示：纳入的文献中，5 篇为系统评价，128 篇为 Meta 分析。方法学与报告质量的问题主要表现为检索不全面，偏倚风险评估未得到相应重视，研究中的资助来源未详细说明等。部分研究的可信性较低，文献检索不全面，纳入标准中不能充分考虑纳入研究的发表状态，未提供纳入和排除的研究清单，未评价发表偏倚，未报道利益冲突。研究发现，虽然老年病科系统评价文献的发表数量呈整体上升趋势，但文献质量普遍不高，且方法学质量及报告质量均存在缺陷。

（三）老年医学临床实践指南的现状

2021 年，有学者基于 AGREEII和 AGREE-REX 对衰弱老年人临床实践指南进行质量评价，发现现有相关临床指南大多来自欧美发达国家，国内尚无衰弱老年人的临床实践指南。最新发布的指南在方法学和指南推荐意见方面质量较之前提高，但严谨性、应用性、编辑独立性与价值观和偏好 4 个领域有待改进。2019 年，有学者对国内外老年人跌倒预防临床实践指南进行质量评价，发现目前国内外跌倒预防临床实践指南的总体质量不佳，指南在制定的严谨性、应用性和编辑独立性方面均有待提高，老年人跌倒预防临床实践指南的内容宽泛，有待进一步完善。近年来虽然我国老年病科临床实践指南文献的发表数量在逐年攀升，但质量却参差不齐，制订方法不够科学严谨，制订过程也不够公开透明。

二、我国老年医学领域循证医学研究存在的问题

我国老年病科领域中的随机对照试验文献、系统评价文献及临床实践指南存在的问题包括：①虽然老年病科随机对照试验文献、系统评价文献与临床实践指南的数量均呈逐年增长的趋势，但质量却参差不齐；②科研人员对随机对照试验中随机和分配隐藏等方法的选择不够严谨，偏倚风险较高；③系统评价/Meta 分析缺乏完善的研究计划，文献检索和纳入过程不够全面系统，质量控制不够严格；④临床实践指南缺少方法学专家的参与，大部分参与制订指南的专家未全面掌握正确的指南制订、更新及改编的方法，制订过程中未使用统一且透明清晰的证据与推荐分级方法，而且未重视患者偏好与价值观；⑤不论是随机对照试验、系统评价文献还是临床实践指南均缺少专项的资金支持，部分有医药公司资金支持的文献未进行利益冲突的声明与管理，未按照标准规范进行报告，导致研究过程和结论模糊以及推荐意见辨识不清等问题，同时给临床医生的实际应用带来障碍。

三、对我国老年医学领域循证医学发展的建议

1. 在老年病科临床教学中引入循证医学理念

传统的医学教学模式以教师为中心教学，内容陈旧，忽视了对学生思维方式的指导与启迪，过多强调系统完整地掌握知识内容。而老年病科疾病种类复杂，治疗方法多样，存在多学科交叉问题，这使得学生在短期的教学中掌握大量的老年病科知识存在一定的难度。将循证医学理念引入老年病科临床教学，是运用循证医学的思维在教学初期阶段就注重培养学生的科研能力。运用循证医学理念思考问题，可使未来投身于老年病科医疗事业的学生，在提高临床技能的同时，全面掌握循证医学的科研方法。

2. 加大老年病科循证医学研究的开展力度

过去由于经济和医疗保障体制尚未完善，老年病科疾病治疗方法多样，涉及学科复杂，导致我国开展的临床研究存在方法学质量和报告质量较差的问题。为进一步提高我国老年病科临床研究的质量，应加强老年病科临床研究中心的建设，增加对老年病科临床研究的资金投入。合理运用医疗资源开展针对我国人群的高质量临床研究，在探讨新的治疗方法的同时，从根本上改善我国老年病科循证医学研究的基础，为系统评价/Meta 分析提供科学依据。鼓励医疗中心加强与国际老年病科科研机构的合作，联合开展大样本多中心高质量的国际化临床研究。同时，相关机构需严格控制临床研究的质量。

3. 开展高质量的老年病科文献系统评价/Meta 分析

针对不同地区和民族等差异开展适合我国人群的高质量系统评价/Meta 分析，帮助临床医生从大量文献中获得最佳证据，以指导临床实践。高质量的系统评价/Meta 分析需对证据质量进行分级，而 GRADE 系统由于科学合理，过程透明适用性强，目前已被 WHO、Cochrane 协作网及英国国家卫生与临床优化研究所（National Institute for Health and Clinical Excellence，NICE）等全球 90 余个组织采纳。近年来我国老年病科领域也逐渐开始使用 GRADE 系统作为系统评价/Meta 分析证据质量分级的标准，这有助于老年病科医生对系统评价/Meta 分析方法的准确理解和正确应用。

4. 制订高质量的老年病科临床实践指南

从政府管理部门、学会及协会的角度出发，系统全面地收集现有的研究证据，并进行质量评价与分级，基于证据的质量正确考量患者的偏好与价值观、医疗成本及临床可行性，最终达成推荐意见的共识，制订出适合我国人群的高质量老年病科循证临床实践指南，帮助规范老年病科医疗行为，提高老年病科医疗质量。为保证指南的科学性和严谨性以及指南推荐意见的可行性，指南制订者可参考 WHO 和 NICE 等组织制订的指南手册，涉及中西医结合治疗方法的老年病科指南可参考《中西医结合诊疗指南制订手册》。另外，老年病科指南制订者应加强与国内外循证医学专家的合作，注重指南的注册与评审，加强对指南质量的控制，并且根据证据

等级及时更新指南，由于指南的规范化报告对其使用和传播至关重要，指南制订者可参考国际实践指南报告规范进行撰写和报告，确保指南提供的推荐意见清晰、科学、可信，从而为老年病科临床医生提供参考依据。

循证医学的发展促进了我国临床医学的变革，对临床实践与科研工作产生了深远的影响。在老年病科治疗水平日趋国际化的今天，进一步提高我国老年病科循证医学研究的质量，规范老年病科医疗行为，增强老年病科临床实践的专业性，在为患者提供最佳诊疗方案的基础上改善患者结局，减少医疗费用，帮助患者早日回归正常生活。我们坚信基于循证医学理念的老年病科临床研究与实践，将如虎添翼般改善科研质量，提高我国老年病科医疗的水平。

（梅　俊　徐凤芹）